U0197092

Vascular and Endovascular Surgery
血管和腔内血管外科学

注　意

该领域的理论知识和临床实践在不断变化。随着新的研究与经验不断扩充我们的知识结构，在实践、治疗和用药方面做出适当的改动是必要或适宜的。建议读者检查相关操作的最新信息，或检查每一药物生产厂家所提供的最新产品信息，以确定药物的推荐剂量、服用方法、服用时间以及相关禁忌证。治疗医师根据对患者的了解和相关经验，确立诊断，确定每一位患者的服药剂量和最佳治疗方法，并采取适当的安全预防措施，是其职责所在。不论是出版商还是著作者，对于在本出版物使用过程中引起的或与本出版物相关的任何个人或财产的损伤和（或）损失，均不承担任何责任。

出版者

外科专科医师临床实践指南系列丛书

Vascular and Endovascular Surgery

血管和腔内血管外科学

（第 5 版）

原著主篇 Jonathan D. Beard
Peter A. Gaines
Ian Loftus

主　　译 陈　忠　王　盛
主　　审 王深明　刘昌伟

北京大学医学出版社

XUEGUAN HE QIANGNEI XUEGUAN WAIKEXUE

图书在版编目（CIP）数据

血管和腔内血管外科学：第5版/（英）比尔德，（英）盖恩斯，（英）洛夫特斯著；陈忠，王盛译—北京：北京大学医学出版社，2016.10

书名原文：Vascular and Endovascular Surgery

ISBN 978-7-5659-1324-2

Ⅰ.①血… Ⅱ.①比… ②盖… ③洛… ④陈… ⑤王… Ⅲ.①血管和腔内血管外科学 Ⅳ.①R654.3

中国版本图书馆CIP数据核字（2016）第014753号

北京市版权局著作权合同登记号：图字：01-2015-2850

ELSEVIER

Elsevier (Singapore) Pte Ltd.

3 Killiney Road，#08-01 Winsland House I，Singapore 239519

Tel：(65) 6349-0200；Fax：(65) 6733-1817

Vascular and Endovascular Surgery，5/E

Jonathan D. Beard Peter A. Gaines Ian Loftus

ISBN-13：9780702049583

《血管和腔内血管外科学》(第5版)(陈忠 王盛 译)

ISBN：9787565913242

血管和腔内血管外科学（第5版）

主　　译： 陈　忠　王盛

出版发行： 北京大学医学出版社

地　　址：（100191）北京市海淀区学院路38号　北京大学医学部院内

电　　话： 发行部 010-82802230；图书邮购 010-82802495

网　　址： http://www.pumpress.com.cn

E-mail： booksale@bjmu.edu.cn

印　　刷： 中煤（北京）印务有限公司

经　　销： 新华书店

责任编辑： 李　娜　　**责任校对：** 金彤文　　**责任印制：** 李　啸

开　　本： 787mm×1092mm　1/16　　**印张：** 26.5　　**字数：** 651千字

版　　次： 2016年10月第1版　2016年10月第1次印刷

书　　号： ISBN 978-7-5659-1324-2

定　　价： 125.00元

译校者名单

主　译：陈　忠（首都医科大学附属北京安贞医院）
王　盛（首都医科大学附属北京安贞医院）

主　审：王深明（中山大学附属第一医院）
刘昌伟（北京协和医院）

专家委员会：

符伟国（复旦大学附属中山医院）
郭　伟（解放军总医院）
舒　畅（中国医学科学院阜外心血管病医院）
张小明（北京大学人民医院）
赵纪春（四川大学华西医院）
辛世杰（中国医科大学附属第一医院）
张福先（首都医科大学附属北京世纪坛医院）
吴丹明（辽宁省人民医院）
常光其（中山大学附属第一医院）

译校者（按翻译章节排序）：

陆清声（第二军医大学附属长海医院）
冯泽坤（第二军医大学附属长海医院）
王斯文（中山大学附属第一医院）
常光其（中山大学附属第一医院）
王深明（中山大学附属第一医院）
辛世杰（中国医科大学附属第一医院）
杨　燎（首都医科大学附属北京安贞医院）
张腾飞（首都医科大学附属北京安贞医院）
贺文斌（首都医科大学附属北京安贞医院）
陈　忠（首都医科大学附属北京安贞医院）
王　盛（首都医科大学附属北京安贞医院）
吴中俭（首都医科大学附属宣武医院）
齐立行（首都医科大学附属宣武医院）
李　骥（首都医科大学附属宣武医院）
郭宝磊（复旦大学附属中山医院）
董智慧（复旦大学附属中山医院）
符伟国（复旦大学附属中山医院）
狄　潇（北京协和医院）
蒋　超（北京协和医院）
花苏榕（北京协和医院）
郭　伟（解放军总医院）
胡忠洲（解放军总医院）
熊　江（解放军总医院）
林长泼（复旦大学附属中山医院）
张立魁（辽宁省人民医院）
刚清伟（辽宁省人民医院）
李占军（辽宁省人民医院）
吴丹明（辽宁省人民医院）
王文达（北京协和医院）
成　伟（首都医科大学附属北京安贞医院）
翟梦瑶（首都医科大学附属北京安贞医院）
卫　任（解放军总医院）
舒　畅（中国医学科学院阜外心血管病医院）
杨晨紫（中南大学湘雅二医院）
熊　飞（四川大学华西医院）
陈熹阳（四川大学华西医院）
赵纪春（四川大学华西医院）
杜晓炯（四川大学华西医院）
王铁皓（四川大学华西医院）
吴洲鹏（四川大学华西医院）
张　岩（首都医科大学附属北京世纪坛医院）
厉祥涛（首都医科大学附属北京世纪坛医院）
张明逸（首都医科大学附属北京世纪坛医院）
冯亚平（首都医科大学附属北京世纪坛医院）
罗小云（首都医科大学附属北京世纪坛医院）
刘　蒙（首都医科大学附属北京世纪坛医院）
赵　辉（首都医科大学附属北京世纪坛医院）
成　龙（首都医科大学附属北京世纪坛医院）
梁刚柱（首都医科大学附属北京世纪坛医院）
张福先（首都医科大学附属北京世纪坛医院）
焦　洋（北京大学人民医院）
张小明（北京大学人民医院）
刘　磊（第二军医大学附属长海医院）

原著者名单

Gillian Atkinson, MCSP
Clinical Specialist Physiotherapist (Amputees), Mobility and Specialised Rehabilitation Centre, Northern General Hospital, Sheffield, UK

Jonathan D. Beard, BSc, ChM, MEd, FRCS
Consultant Vascular Surgeon, The Sheffield Vascular Institute; Professor of Surgical Education, The University of Sheffield, Sheffield, UK

Jill J.F. Belch, MBChB, MD, FRCP(Glasg), FRCP(Ed), FRCP
Co-Director, Medical Research Institute; Head, The Institute of Cardiovascular Research, University of Dundee, Institute of Cardiovascular Research (TICR), Division of Cardiovascular & Diabetes Medicine, Medical Research Institute, Ninewells, Dundee, UK

John R. Bottomley, MBChB, FRANZCR
Endovascular Specialist, Centre for Advanced Interventional Radiology, North Shore Hospital, Auckland, New Zealand

Julie Brittenden, MD, FRCS
Professor in Vascular Surgery, Division of Applied Medicine, University of Aberdeen, Aberdeen, UK

Peter W.G. Brown, BSc, MBChB, FRCS(Ed), FRCR
Consultant Radiologist, Department of Diagnostic Imaging, Northern General Hospital, Sheffield, UK

Jan Brunkwall, MD, PhD
Professor and Chairman, Department of Vascular Surgery, University Clinics, University of Cologne, Cologne, Germany

Kelly Cheer, MD
Specialty Trainee in Diabetes and Endocrinology, Tameside Hospital NHS Foundation Trust, Ashton-under-Lyne, UK

Nicholas J. Cheshire, MD FRCS
Vascular Surgery Research Group, Imperial College, London, UK

Trevor Cleveland, BMedSci, BMBS, FRCS, FRCR
Consultant Vascular Radiologist, Sheffield Vascular Institute, Northern General Hospital, Sheffield, UK

Alan G. Dawson, MBChB, BSc (Hons)
Foundation Year Two Doctor, Department of Vascular Surgery, Aberdeen Royal Infirmary, Aberdeen, UK

Alun H. Davies, MA, DM, FRCS, FHEA, FEBVS, FACPh
Professor of Vascular Surgery, Honorary Consultant Surgeon, Head of Academic Section of Vascular Surgery, Faculty of Medicine Imperial College School of Medicine; Charing Cross Hospital, London, UK

Richard Donnelly, MBChB(Hons), MD, PhD, FRCP, FRACP
Professor of Vascular Medicine, University of Nottingham; Honorary Consultant Physician, Royal Derby Hospital, Derby, UK

Mark O. Downes, MBBS, DMRD, FRCR
Consultant Vascular/Interventional Radiologist, Kent and Canterbury Hospital, East Kent Hospitals University Foundation Trust, Canterbury, UK

Peter A. Gaines, FRCP, FRCR
Consultant Vascular Radiologist, The Sheffield Vascular Institute; Professor of Radiology, Sheffield Hallam University, Sheffield, UK

Michael Gawenda, MD, PhD
Professor of Surgery, Vice Chair of the Department of Vascular Surgery, University of Cologne, Cologne, Germany

Manjit S. Gohel, MD, FRCS, FEBVS
Cambridge Vascular Unit, Addenbrooke's Hospital & Imperial College, London, UK

Edward B. Jude, MBBS, MD, MRCP
Consultant Physician and Honorary Reader in Medicine, Tameside Hospital NHS Foundation Trust and University of Manchester, Ashton-under-Lyne, UK

Robert Kaikini, BMBCh, MRCP, FRCR
East Kent Hospitals University NHS Foundation Trust, Canterbury, UK

Robert J. Hinchliffe, MD, FRCS
Senior Lecturer and Honorary Consultant Vascular Surgeon, St George's Vascular Institute, London, UK

James E. Jackson, FRCP, FRCR
Consultant Radiologist, Department of Imaging, Imperial College Healthcare NHS Trust, Hammersmith Hospital, London, UK

Matthew A. Lambert, MBChB, MRCP
Clinical Lecturer, University of Dundee, Institute of Cardiovascular Research (TICR), Division of Cardiovascular & Diabetes Medicine, Medical Research Institute, Ninewells, Dundee, UK

Johannes Lammer, MD
Professor of Radiology; Director of the Division of Cardiovascular and Interventional Radiology; Vice Chairman of the Department of Radiology, Medical University of Vienna, Vienna, Austria

Timothy A. Lees, MBChB, FRCS, MD
Consultant Vascular Surgeon, Northern Vascular Centre, Freeman Hospital, Newcastle upon Tyne, UK

Sumaira Macdonald, MBChB, FRCP, FRCR, PhD, EBIR
Consultant Vascular Radiologist, Department of Interventional Radiology, Freeman Hospital, Newcastle upon Tyne, UK

Jacobus van Marle, MBChB, MMed (Surg), FCS(SA)
Professor of Vascular Surgery, Department of Surgery, University of Pretoria, Pretoria, South Africa

David C. Mitchell, MA, MBBS, MS, FRCS
Department of Surgery, Southmead Hospital North Bristol NHS Trust, Bristol, UK

Robert Morgan, MBChB, MRCP, FRCR, EBIR
Consultant Vascular and Interventional Radiologist, Radiology Department, St George's NHS Trust, London

Jonathan G. Moss, MB ChB, FRCS, FRCR, EBIR
Interventional Radiology Unit, Gartnavel General Hospital, Glasgow, UK

Ramesh Munjal, MS, FRCS
Consultant and Clinical Lead Neurological and Amputee Rehabilitation, Mobility and Specialised Rehabilitation Centre, Sheffield Teaching Hospitals, Sheffield, UK

A. Ross Naylor, MD, FRCS
Professor of Vascular Surgery, Vascular Surgery Group, Division of Cardiovascular Sciences, Leicester Royal Infirmary, Leicester, UK

Anthony Nicholson, MSc, FRCR, FFRRCSI(Hon), EBIR
Consultant Interventional Radiologist, Department of Radiology, Leeds Teaching Hospital NHS Trust, Leeds, UK

Ian Nordon, MSc, MD, FRCS
Consultant Vascular Surgeon, Southampton General Hospital, Southampton, UK

Janet T. Powell, MD, PhD, FRCPath
Professor of Vascular Biology, Department of Vascular Surgery, Imperial College, London, UK

Jean-Baptiste Ricco, MD, PhD
Professor of Vascular Surgery, University Hospital Jean Bernard, University of Poitiers, Poitiers, France

John D. Rose, FRCR
Consultant Interventional Radiologist, Department of Clinical Radiology, Freeman Hospital, Newcastle upon Tyne, UK

Dirk A. le Roux, MBChB, FCS(SA), CVS(SA)
Consultant Vascular Surgeon, Department of Surgery, University of Witwatersrand, Johannesburg, South Africa

Fabrice Schneider, MD, PhD
Consultant in Vascular Surgery, University Hospital Jean Bernard, University of Poitiers, Poitiers, France

Julian Scott, MD, MBChB, FRCS, FRCSEd, FEBVS
Professor of Vascular Surgery, University of Leeds; Consultant Vascular Surgeon, Leeds Vascular Institute, Leeds General Infirmary, Leeds, UK

Cliff Shearman, BSc, MBBS, FRCS, MS
Professor of Vascular Surgery, Department of Vascular Surgery, University Hospital Southampton Foundation Trust, Southampton, UK

Henrik Sillesen, MD, DMSc
Chairman, Vascular Surgery, Rigshospitalet, Copenhagen, Denmark

Rob H.W. Strijkers, MD
PhD-candidate, Venous Surgery, Maastricht University Medical Center, Maastricht, The Netherlands

Matthew Thompson, MA, MBBS, MD, FRCS
Professor of Vascular Surgery, University of London; Consultant Vascular Surgeon, St George's Vascular Institute, St George's Healthcare NHS Trust, London, UK

Hazel Trender, RGN, RM
Vascular Nurse Specialist, Sheffield Vascular Institute, Sheffield Teaching Hospitals NHS Foundation Trust, Northern General Hospital, Sheffield, UK

Cees H.A. Wittens, MD, PhD
Professor of Venous Surgery, Head of Venous Surgery, Maastricht University Medical Center, Maastricht, The Netherlands

Michael G. Wyatt, MBBS, MSc (Med. Sci.) MD, FRCS, FRCSEd (ad hom), FEBVS
Consultant Vascular Surgeon and Honorary Reader, Northern Vascular Centre, Freeman Hospital, Newcastle upon Tyne, UK

译者前言

随着血管疾病发生率和检出率的大幅增加，我国医疗卫生行业对血管疾病给予了越来越多的重视，各级医院特别是各大学及医学院校附属医院、省会及各大城市中心医院，甚至部分二级医院都纷纷成立了独立的血管外科，血管外科专科医师的队伍不断发展壮大。但是，随之而来的问题是：各级医院由于基础水平不同、医生来源不同、培养条件不同等诸多因素，造成血管外科医师队伍的技术素质水平参差不齐，治疗方法欠规范统一。因此，随着住院医师规范化培训的全面推行，专科医师的规范化培训也已经提到日程上来。

血管外科专科医师规范化培训是毕业后医学教育的重要组成部分，目的是为各级医疗机构在住院医师规范化培训的基础上，继续培养能够独立、规范地从事血管外科专科诊疗工作的临床医师，通过医教协同完善我国血管外科医师培养体系，整体提升血管外科临床医疗水平和质量，培养一支高素质的血管外科临床医师队伍。为此，除了制订详细、规范的培训计划外，一本内容翔实精炼，同时能反映专科最新进展的参考书是必不可少的。

“A Companion to Specialist Surgical Practice”系列丛书就是这样一套参考书，立足于指导医师专科化培训，并指导医师临床实践，满足专科医师对所在亚学科领域最新的循证医学信息的需求。其中的 Vascular and Endovascular Surgery 分册作为血管外科专科医师的重要参考书，自出版以来受到了广泛的赞誉，现已经是第 5 版。本书涵盖各类血管外科疾病，对每类疾病的诊断、治疗原则、治疗方法以及最新进展等都做了充分的阐述。

我们希望本书能成为国内血管外科专科医师培训的重要参考书，并为已经完成培训的血管外科医师及其他相关专业的医师提供参考。

陈　忠　王　盛

原著丛书前言

自“外科专科医师临床实践指南”系列丛书第 1 版出版至今已有大约 17 年时间。我们致力于满足高年资的外科专科培训医师的学习需要，以及帮助独立执业的外科顾问医师了解与其普通外科临床实践相关的亚专科领域最新的循证医学资讯。该系列丛书并不是要取代外科学参考教材，它们有各自的应用价值，并且均尽可能地与外科临床实践的发展保持同步。第 5 版丛书还充分考虑到了普通外科不断细化的专业分科。手术和其他治疗的微创化，以及普通外科中类似乳腺外科、血管外科这样的一些亚专科的独立化可能在一些国家已显示出挑战性，但同时也强调了外科医师们了解其专业领域最新进展的重要性。在之前的版本中，已逐渐凸显出循证实践的重要性，编者也争取在各个章节中给出关键的推荐意见。

十分感谢第！版丛书的各分册主编以及所有章节编者。我们也尽可能地不断更新丛书内容。编者和主编队伍的热忱、贡献和努力让我们十分感动，是他们确保了丛书较短的更新周期和最新、最准确的内容。同时十分感激 Elsevier 出版公司 Laurence Hunter 和 Lynn Watt 的支持和鼓励。相信我们推出一套与时俱进且价格实惠的专业丛书的初衷已经实现，而第 5 版丛书对于我们的读者，不论是正在接受培训还是已独立执业的医师们，均是十分宝贵的资源。

O. James Garden, BSc, MBChB, MD, FRCS(Glas), FRCS(Ed), FRCP(Ed), FRACS(Hon), FRCSC(Hon), FRSE
Regius Professor of Clinical Surgery, Clinical Surgery School of Clinical Sciences, The University of Edinburgh and Honorary Consultant Surgeon, Royal Infirmary of Edinburgh

Simon Paterson-Brown, MBBS, MPhil, MS, FRCS(Ed), FRCS(Engl), FCS(HK)
Honorary Senior Lecturer, Clinical Surgery School of Clinical Sciences, The University of Edinburgh and Consultant General and Upper Gastrointestinal Surgeon, Royal Infirmary of Edinburgh

原著前言

本书是为那些从事血管疾病治疗的医务人员编写的一本内容全面、文字简明的教科书，无论是正在接受血管外科训练的住院医师、从事血管外科或非血管外科的专业人员，还是其他医疗专业人员，均可以阅读本书。现代的血管外科治疗涵盖了多个学科，成功的治疗有赖于团队的合作。而血管外科医生始终是对此类患者进行全面管理的医生，但是血管疾病的治疗通常也要依靠血管外科专科护理人员、脉管学医生，以及介入放射学医生的合作。在血管疾病的治疗领域可能涉及的专科医生还有糖尿病专家、神经病学专家、风湿病学专家以及血液病学专家。物理治疗师以及其他的康复学专家对于患者的良好预后也是至关重要的。我们在选择本书第 5 版的作者时，也充分反映了这一多学科合作的特点。

由于第 4 版的编排结构受到了广泛好评，所以第 4 版的许多章节都被保留了下来，并且按照近期发表的证据进行了广泛的修订。本书的内容反映了血管疾病的治疗向着无创影像学、药物治疗以及腔内技术的转变。鉴于此，我们引入了“未来的发展”这一全新章节。

为了反映现代血管疾病治疗多学科合作的特点，许多章节都是由血管外科专家和血管放射学专家共同完成的。为了强调全球的实践性，我们继续扩大了作者队伍，邀请了更多的欧洲和国际专家。非常感谢各章节作者的辛勤工作。

在编写完这一版后，我们将退出临床一线工作。我们非常高兴地欢迎伦敦圣乔治医院的资深血管外科专家 Ian Loftus，他会与另外一位血管放射学专家共同负责第 6 版的编写工作。希望他们在这本成功的教科书今后各版本的编写工作中再创佳绩！

Jonathan D. Beard
Peter A. Gaines
Sheffield

外科学中的循证实践

对发展中的循证实践进行批判性评价可通过一系列方式，其中最可靠的是随机对照临床研究，还有系统性文献回顾、meta 分析和观察性研究。在临床实践应用中使用三个等级的循证依据，类似于法庭上的证据等级：

1 级：排除一切合理怀疑。此类证据很可能来自高质量的随机对照研究、系统性回顾或高质量的整合性依据（synthesised evidence），如决策分析、成本效益分析或大规模的观测数据。这些研究必须直接适用于关注人群并且有明确的结果。该级别类似于刑事法庭中的举证责任，被认为与医学文献中“证据”的一般标准相一致（例如，$P<0.05$）。

2 级：概然性权衡。许多情况下，由于结果具有争议性或不确定性、试验的方法不佳或在指南适用人群中缺乏依据，即使是通过高质量的文献回顾也不能得到肯定的结论。在这些情况下，通过概然性权衡仍有可能得到最佳治疗方式。这类似于民事法庭中，在评估所有现有证据后，根据概然性权衡进行判决。

3 级：证据不足。结论的支持证据不充分，或有反面证据。

根据现有资料，将用于临床实践的推荐意见分为三个等级：

a 级：强烈推荐，除非有迫不得已的原因，否则必须遵从该意见。

b 级：基于有效性证据的推荐意见，但在实际决策中需要考虑其他因素，例如指南的实施者还应该考虑患者的偏好、当地的设备条件和审计结果或是可用资源。

c 级：没有关于最有效方式的充分依据，而是有为了使医疗耗费最小化或是减少错误概率之类的理由，通过地方认可的规范制定出的推荐意见。

✔✔ 证据得出“**排除一切合理怀疑**”的结论，并且由此可给出**强烈推荐意见**。

这通常应基于下列等级的证据：

- Ⅰa，随机对照试验的 meta 分析。
- Ⅰb，证据来自至少一项随机对照试验。
- Ⅱa，证据来自至少一项非随机对照试验。
- Ⅱb，证据来自至少一项其他类型的类实验性研究。

✔ 证据得出**概然性权衡**的结论，并且所得出的推荐意见还会受其他因素影响。这与双钩图标所代表的内容相比，其证据的决定性不足：

- Ⅲ，证据来自非实验性描述性研究，例如比较研究和病例对照研究。
- Ⅳ，证据来自专家委员会的报告/意见或权威专家的临床经验，或两者兼有。

文中会在框内突出显示**强烈推荐意见**或**专家意见**相关的证据，正如上方所示，并分别双钩或单钩标示用以区别。对于双钩标示的证据，其参考文献也会在每章节末尾的参考文献列表中突出显示，同时写出该文献结论的简要总结。

关于本主题更详尽的叙述，读者请参阅本系列丛书中的《普通外科和急诊外科中的核心主题》分册第 1 章“外科学中的循证实践”。

目 录

第1章 外周动脉疾病的流行病学和危险因素

Richard Donnelly · Janet T. Powell 著
陆清声 冯泽坤 译校

引言

外周动脉硬化性疾病（atherosclerotic peripheral arterial disease，PAD）是累及一个或多个下肢血管的常见疾病，多见于老年患者。在复杂的基因与环境因素影响下，血管的结构与功能发生异常，最终导致血液流速降低。早期的外周动脉硬化性疾病无明显症状，但由于其与全身其他动脉，特别是冠状动脉、颅内动脉硬化性疾病存在复杂伴发关系，往往会导致患者的生存期缩短。值得一提的是，有观察性研究表明，踝肱指数（ankle-brachial pressure index，ABPI）降低与心血管疾病死亡率密切相关（表1.1）[1]。但是，由于血管钙化、硬化导致血管不可压缩，部分严重的外周动脉疾病患者的ABPI可能出现假性上升。另一项Strong Heart试验发现，ABPI与预期寿命降低呈现U形关系，即ABPI过低（<0.90）或过高（>1.40）都与心血管疾病全因死亡率升高有关（图1.1）[2]。例如，校正危险评估显示，ABPI降低与升高对于患者全因死亡的相对风险率分别为1.69和1.77，对于心血管疾病死亡的相对风险率为2.52和2.09[2]。

表1.1 不同踝肱压力指数（ABPI）的患者死亡率的校正相对危险值

ABPI	相对危险值	95% *CI*	*P* 值
<0.4	3.35	2.16～5.20	<0.001
0.4～0.85	2.02	1.34～3.02	<0.001
>0.85	1.00	Reference	

摘自 McKenna M，Wolfson S，Kuller L. The ratio of ankle and arm arterial pressure as an independent predictor of mortality. Atherosclerosis 1991；87：119 - 28. With permission from Elsevier.

本章主要介绍外周动脉疾病的流行病学特点，以及与疾病进展相关的可逆与不可逆危险因素的观察试验和随机对照试验，这些试验支持疾病缓解疗法对于多危险因素的同时干预。

外周动脉疾病的流行病学特点

我们无法直接获得准确的外周动脉疾病的患病率与发病率。许多流行病学研究

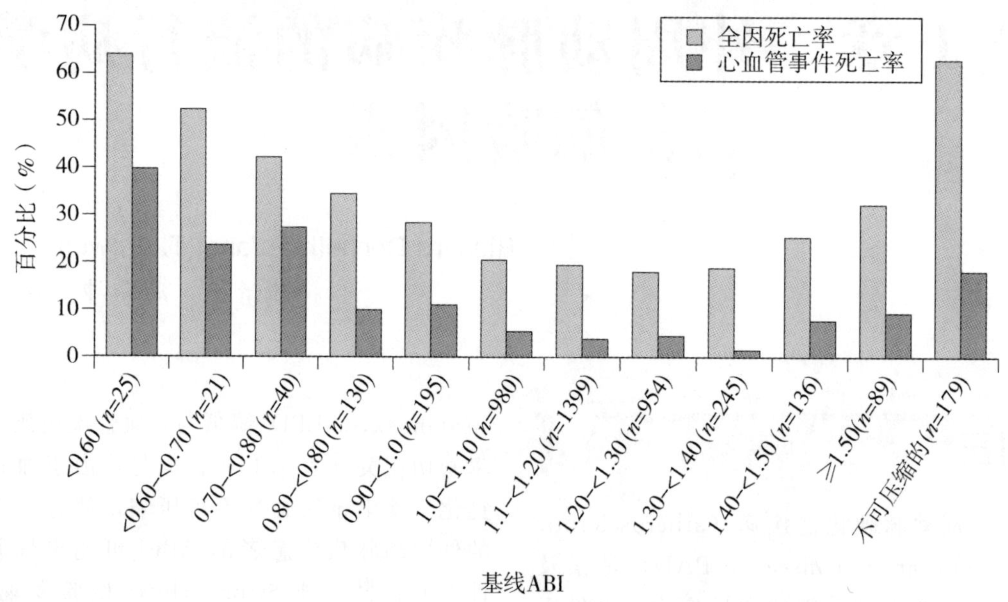

图 1.1 Strong Heart 研究中 ABPI（ABPI）与患者生存率的关系[2]。ABPI 与患者生存率呈 U 形关系，降低（<0.9）与升高（>1.4）均与心血管事件风险和全因死亡率升高相关

只针对特定人群，如特定工作场所或院内患者，得到的结果并不真正代表更大的群体。因此，工作场所研究就会将退休人员或不适宜劳动的人群排除在外。同理，对门诊或住院患者的流行病学调查可能会低估外周动脉疾病在社区中的患病率。爱丁堡动脉病研究（Edinburgh Atery Study）利用全科医生的登记资料，得出了目前有症状/无症状外周动脉疾病的总体患病率，是样本量最大且最可靠的临床研究之一[3-4]。

外周动脉疾病流行病学调查的检测手段

显而易见，研究者采用的诊断技术会对外周动脉疾病流行病学调查的结果产生显著影响。如 1962 年设计的 WHO/Rose 问卷调查，可以用来调查症状性外周动脉疾病的性质与严重程度。由 Rose 开发的原始调查问卷具有很高的敏感性，但特异性不高。因此，在 1985 年又对该问卷进行了修正，适度降低了问卷的敏感性，以获得较高的特异性[5]。爱丁堡动脉问卷则用于自我评估，对于症状性外周动脉疾病诊断的敏感性与特异性分别达到 91% 和 99%[6]。总体来说，所有问卷往往都低估了间歇性跛行的患病率。泛大西洋学会共识（TASC）指出，对于单纯依靠问卷进行的外周动脉疾病流行病学调查结果应当谨慎解读。

体格检查如外周动脉搏动触诊，也同样可用于流行病学调查中判断患者是否有间歇性跛行。但是，外周脉搏消失与外周动脉疾病没有必然联系。有 10% 的成年人群会出现至少 1 支外周动脉搏动消失，但是仅有 3% 患有症状性外周动脉疾病[7]。

无症状性外周动脉疾病在普通人群中的发病率也同样值得重视。ABPI 是最为实用、有效的无创检查手段，不但方便快捷，而且有高度的敏感性和特异性。在 ABPI<0.9 的人群中，经血管造影发现血管病变的敏感性为 95%，特异性则达到 100%[8]。

遗憾的是，多数严重肢体缺血的流行病学数据依旧来自住院患者资料，仅有很少的人群研究采用 ABPI。

外周动脉疾病的患病率与发病率

应用 ABPI 的流行病学研究显示，在中年人和老年人中，无症状血管病的患病率为 7％～15％[3,9]。但是，英国地区心脏研究（British Regional Heart Study）直接利用超声评估股动脉病变，结果发现 64％的 56～77 岁人群存在显著的股动脉硬化，但仅有 10％的人群有明显症状[10]。这一患病率与尸检结果类似，这提示既往的研究可能明显低估了无症状性外周动脉疾病的患病率。

不同研究报道的间歇性跛行的发病率差异较大。多数研究采用问卷调查的形式，因此存在高估发病率的倾向。然而可以肯定的是，间歇性跛行的发病率随年龄显著上升。例如，苏格兰心脏研究（Scottish Heart Study）报道 40～59 岁人群中患病率为 1.1％[11]；林堡研究（40～79 岁）中，根据不同的诊断标准，发病率为 1.4％～6.1％[12]；爱丁堡动脉研究（Edinburgh Artery Study）的样本平均年龄较大（55～74 岁），因此患病率上升至 4.5％[3]。

Selvin 与 Erlinger 分析了美国国家健康与营养调查（National Health and Nutrition Examination Survey，NHANES，1999—2000 年）中 2174 例参与者后指出，美国 40 岁以上人群外周动脉疾病的发病率为 4.3％（任意一侧下肢 ABPI＜0.9）[13]。这意味着美国有近 500 万人群患有外周动脉疾病，而 70 岁以上人群的患病率更高达 14.5％（图 1.2）[13]。

据估算，每年严重肢体缺血的发病率约为每年 0.4‰，相当于每年每 2500 人中就有 1 人发病[14]。每 100 名间歇性跛行的患者中，每年就有 1 人发展为严重肢体缺血[8]。

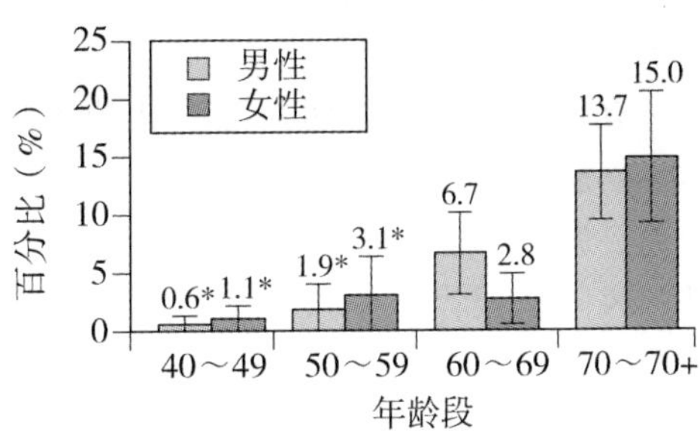

图 1.2　美国国家健康与营养调查显示外周动脉疾病的患病率随年龄显著上升[13]

外周动脉疾病的自然病程：心血管与下肢血管疾病的转归

外周动脉疾病自然病程的两个重要部分是下肢动脉病变与全身心血管伴发症的进展。

无症状性疾病

爱丁堡动脉研究是为数不多的探讨 ABPI 异常的无症状患者向症状性疾病转化规律的临床观察性试验。根据初始病变的严重程度，7％～15％的无症状 ABPI 异常患者 5 年内会出现间歇性跛行[4]。最近，荷兰的研究小组也报道了相似的结论，15％（27/177）的无症状患者在 7 年内出现下肢缺血症状[15]。

心血管健康研究（Cardiovascular Health Study）对 ABPI 变化与 ABPI 下降的危险因素进行了纵向研究[16]。在 5000 名 ABPI 正常的随访者中，9.5％在 6 年内出现了 ABPI 的显著下降。ABPI 下降的独立危险因素包括年龄（75～84 岁，*OR* ＝ 1.96；＞85 岁，*OR*＝ 3.79）、吸烟（*OR*＝ 1.74）、高血压（*OR* ＝ 1.64）、糖尿病（*OR* ＝ 1.77）和低密度脂蛋白升高[16]。ABPI 的降低往往还伴随血清肌酐的升高[17]，这提示即使是无症状的外周动脉疾病也有可能累及肾。

有可靠的证据表明，无症状的外周动脉疾病患者发生全身心血管并发症的风险较高。患者发生死亡或致残性心脑血管意外的风险甚至高于下肢缺血症状（间歇性跛行或急性下肢缺血）。爱丁堡动脉研究发现，无症状的外周动脉疾病患者发生急性心肌梗死或脑卒中的概率明显升高。实际上，无症状患者心血管事件的发生和死亡率与间歇性跛行患者相似[3]。反推上述结论，对于其他无症状性动脉疾病，如无症状性颈动脉狭窄的患者，ABPI有可能是发生脑卒中的最强的危险预测因子[18]。

间歇性跛行

大规模患者随访发现，50%的间歇性跛行患者在5年内症状相对稳定（例如，不出现行走距离的明显缩短），甚至出现症状自行改善的现象；只有25%的间歇性跛行患者会出现行走距离的明显缩短[12,20]。巴塞尔研究[20]是很具有代表性的观察性试验，研究结果表明，尽管三分之二的外周动脉疾病患者在5年随访中间歇性跛行减轻（如症状完全缓解），但经动脉造影核实，有63%的患者疾病实际上发生了进展。这一结果意味着即使外周动脉疾病在病理生理学上发生进展，但由于患者受多种因素共同影响，如侧支循环形成、生理耐受或心理耐受等，不一定出现相关症状。虽然在四分之一的间歇性跛行症状加重的患者中，仅有5%的患者行走距离缩短，需要行血管重建，但只有1%～2%的患者需要行截肢术[8]。

原发性间歇性跛行患者的下肢预后往往较好。由于身体其他部位可能存在隐匿或无症状的动脉狭窄，所以应当特别警惕心血管并发症的发生。研究表明，下肢间歇性跛行患者在初诊第1年内发生非致死性心血管事件的发生率为2%～4%，其后每年递增1%～3%[8]。但是对于多数患者，10年内发生冠状动脉疾病的风险大于30%，全因死亡率与多种肿瘤相似。在CASS研究中，外周动脉疾病患者比普通人群的死亡率高大约四分之一[21]。

严重下肢缺血

1993年，大不列颠与爱尔兰血管外科协会公布的全国调查结果显示，70%的严重下肢缺血患者接受了血管重建治疗，其中75%的患者下肢功能得到改善。但是，严重下肢缺血患者的截肢率与死亡率依旧分别高达21.5%和13.5%[14]。因此，严重下肢缺血患者的长期预后可能较差。

降低动脉粥样硬化血栓形成的持续健康（REACH）注册研究

REACH注册研究是一项旨在探索21世纪疾病谱变化、心血管疾病预后与治疗方案的多国联合大规模观察性注册研究。研究纳入了来自44个国家的67 888名45岁以上确诊为心血管疾病的患者，或存在3个及以上危险因素的无症状患者（n=12 389)。有症状组的患者被分为冠状动脉疾病组（CAD，n=40 248)、脑血管病组（CVD，n=18 843）和外周动脉疾病组（PAD，n=8274)[22]，其中16%的患者患有多血管病变。

这一研究的3年随访结果已经发表[23]。在有症状组中，冠状动脉疾病组、脑血管病组、外周动脉疾病组的心血管疾病的死亡、心肌梗死（MI)、脑卒中的发生率分别为23.0%、18.7%、33.6%。可见，外周动脉疾病患者伴发血管疾病死亡的风险较高（2.9次事件/100人年）。

动脉粥样硬化累及的血管数量也是影响患者预后的重要因素。因此，多发血管病变的患者在3年内，其主要心血管事件的发生风险极高。

外周动脉疾病流行病学危险因素与疾病缓解治疗二级预防手段的随机临床试验

心血管疾病的一般危险因素

有很多心血管疾病危险因素影响动脉粥样硬化疾病的进展（图 1.3）。然而，特别需要明确的是，哪些危险因素被干预后可能影响患者的预后（如症状、生存率）。高血清同型半胱氨酸[24]、纤维蛋白酶原等是外周动脉疾病潜在的危险因素，但是如果没有临床随机前瞻性试验证明，降低血清同型半胱氨酸、纤维蛋白酶原可影响疾病转归，对于内科医生的临床实践在很大程度上毫无意义。事实上，最近的一项通过补充叶酸与维生素 B（维生素 B_6 和 B_{12}）降低心血管疾病患者血清同型半胱氨酸水平的安慰剂对照试验也证实，降低血清同型半胱氨酸并不影响患者的临床终点事件与非致死性心血管事件的发生率[25]。

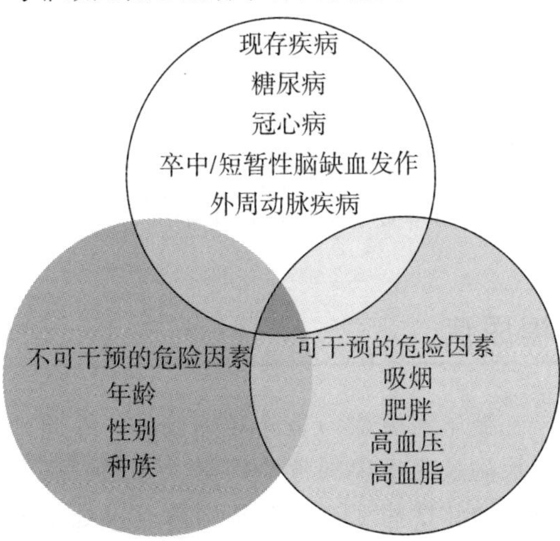

图 1.3　主要心血管疾病危险因素根据安慰剂对照试验结果分为：现有疾病、不可干预的危险因素和可干预的危险因素

外周动脉疾病的危险因素

研究者通过对患者资料进行年龄、性别修正后，应用 Logistic 回归分析得出，外周动脉疾病的危险因素（和比值比）包括：种族（黑人/非黑人，*OR*＝ 2.83）、当前吸烟史（*OR* ＝4.46）、糖尿病（*OR*＝ 2.71）、高血压（*OR*＝ 1.75）、高胆固醇血症（*OR*＝ 1.68）以及肾功能减退（*OR*＝ 2.00）。纤维蛋白酶原与 C 反应蛋白升高也与外周动脉疾病相关[13]。利用社区动脉粥样硬化危险（ARIC）研究糖尿病患者的数据也得出了相似的危险因素列表[26]。最近的研究表明，高血清脂联素是女性外周动脉疾病的保护因素[27]。

年龄与性别

有许多确切的证据表明，无论男性与女性，外周动脉疾病的发病风险会随着年龄增长而增加[3,28]（图 1.2）。但是，疾病的性别差异并不明显。部分研究包括弗雷明汉心脏研究（the Framingham Heart Study），提出男性患间歇性跛行的危险性是女性的 2 倍[28]。但是，该结果未能在爱丁堡动脉研究中得到证实[3]。林堡研究（the Limburg Study）随访发现，无论有症状性或无症状性周围神经病，男性的发病率均高于女性[15]。家族史是冠心病的独立危险因素，但研究并未证实与外周动脉疾病相关。

吸烟

吸烟与心血管事件、呼吸系统疾病及癌症导致的过早死亡相关。毫无疑问，吸烟也是外周动脉疾病重要的可干预危险因素。吸烟与下肢动脉疾病的相关性最早在 1911 年已被证实。当时的内科医生发现，烟民患间歇性跛行的概率为普通人群的 3 倍。吸烟不仅影响外周动脉疾病的进展，而且持续吸烟会影响外周动脉疾病患者的临床预后。外周动脉疾病患者如果不戒烟，往往会进展为严重的下肢缺血，需要截肢或行血管介入治疗[29]。此外，持续吸烟可使间歇性跛行患者的死亡率上升 1.5～3.0 倍[6]。

✔✔ 对于男性，戒烟 5～7 年后，心血管疾病的发生风险可降至正常人群水平[30]。女性仅需要 2～4 年[31]。

但是，吸烟带来的额外的癌症风险往往会在戒烟后持续 10 年。在男性，戒烟带来的益处需要 5 年时间才能显现出来。不过，对于心血管疾病，戒烟的成本效益很高，患者可很快从中获益。

由于尼古丁具有成瘾性，即使对于主动戒烟的患者，自主戒烟的成功率仍然较低（<10%）。为了帮助患者戒烟，可以采取以下几种手段：

✔✔ 辅助戒烟的首选方法包括抗抑郁药丁胺苯丙酮、尼古丁替代疗法（NRT）以及最新的盐酸伐尼克兰。去甲替林偶尔可用于二线治疗[32]。

一项 meta 分析总结了 100 个随机对照试验后发现，各种尼古丁替代疗法对于长期戒烟的效果无显著差异（表 1.2）[33]。在随机对照试验中，药物组的戒烟率几乎为安慰剂组的 2 倍（OR = 1.77）[33]。联合尼古丁疗法（如贴剂 + 口香糖）可以有效控制单药不能有效控制的尼古丁戒断症状。

表 1.2 超过 100 项尼古丁替代疗法协助戒烟的随机对照试验的结果汇总

治疗方式	试验数（n）	样本量（n）	总体 OR	95% CI
戒烟口香糖	52	17 783	1.66	1.52～1.81
戒烟贴	37	16 691	1.81	1.63～2.02
鼻腔喷剂	4	887	2.35	1.63～3.38
吸入剂	4	976	2.14	1.44～3.18
口服药/含片	4	2 739	2.05	1.62～2.59
联用与单药	7	3 202	1.42	1.14～1.76
尼古丁替代疗法组与对照组	103	39 503	1.77	1.66～1.88

合并 OR 显示不同治疗方式的总体优势比。尼古丁替代治疗组的 1 年戒烟率为安慰剂组的 1.77 倍[33]。

盐酸伐尼克兰——一种 $\alpha_4\beta_2$ 乙酰胆碱烟碱受体部分阻断剂已被批准上市，用于戒烟治疗。

✔✔ 盐酸伐尼克兰相比尼古丁替代治疗更加有效[34]，meta 分析显示其戒烟率是安慰剂组的 3 倍，并明显优于丁胺苯丙酮（OR= 3.22）[35]。

糖尿病

糖尿病被认为是除吸烟以外，外周动脉疾病最为重要的危险因素。糖尿病患者下肢动脉性病变通常范围弥散且多处于末梢血管，往往并发缺血性与神经病理性溃疡。爱丁堡动脉研究与专业健康随访研究（the Health Professionals Follow-up Study）

显示，糖尿病患者患症状性和无症状性外周动脉疾病的风险分别是正常人群的 1.5 倍和 2.5 倍，下肢截肢风险则增加 10～16 倍[36-37]。患糖尿病的病程长短也很重要。例如专业健康随访研究根据病程将患者分组，与病程少于 5 年的患者相比，病程较长者的患病风险更高，相对危险度分别为 3.63（患病时间 6～10 年）、2.55（患病时间 11～25 年）和 4.53（患病时间＞25 年）[37]。

> ✔ 伴有糖尿病的下肢缺血患者往往预后更差，截肢率更高，血管重建的成功率更低[38]。

并发的微血管病变和外周神经病变也促进了糖尿病患者下肢溃疡的进展。

部分研究表明，无论 1 型或 2 型糖尿病患者，血糖控制水平都是外周动脉疾病的独立危险因素[39-40]。

> ✔ 英国前瞻性糖尿病研究（UKPDS）证实了糖化血红蛋白与外周动脉疾病的相关性：糖化血红蛋白每升高 1%，外周动脉疾病的发生风险增加 28%[40]。

2 型糖尿病的代谢综合征包括胰岛素耐受、高血压、肥胖和血脂异常（典型的高密度脂蛋白降低、低密度脂蛋白升高）。无论患者是否有糖尿病，流行病学数据显示胰岛素耐受与高胰岛素血症均为外周动脉疾病的独立危险因素[41]。

高血压在糖尿病患者外周动脉疾病的进展中也有重要作用。

> ✔✔ 英国前瞻性糖尿病研究（UKPDS）显示，收缩压每降低 10 mmHg，心血管疾病发生风险可降低 12%，截肢风险与外周动脉疾病的病死率可降低 16%[42]。

高血压优化治疗试验（HOT）显示，积极的血压控制可以使糖尿病患者获益更多[43]，有效的血压控制减少血管意外事件发生率的作用甚至高于单纯的血糖控制[44]。控制血压的主要获益在于延缓末梢血管与神经病变的进展，预防溃疡、感染等并发症的发生。

ARIC 研究探讨了各种传统外周动脉疾病危险因素与非传统因素对糖尿病患者的影响[26]。分析显示，吸烟、冠心病和高三酰甘油（甘油三酯）可以提高糖尿病患者患外周动脉疾病的风险，相对危险度分别为 1.87、2.27、1.75。[26]

血压（BP）

弗雷明汉研究和许多其他试验均证明高血压是诱发间歇性跛行的危险因素。26 年的随访结果显示，血压高于 160/95 mmHg 会使男性发病风险增加 2.5 倍，女性的发病风险增加 4 倍[28]。高血压也是心血管事件的重要危险因素。至少 55%的外周动脉疾病患者伴发高血压病[45]。高血压同样会增加外周动脉疾病患者心血管并发症的发生与死亡风险。有临床证据表明多达 5%的高血压患者同时患有外周动脉疾病，且发病率随年龄显著上升[46]。外周动脉疾病患者通常表现为单纯或显著的收缩期高血压。

> ✔ 鹿特丹研究利用多因素分析得出，收缩压每上升 10 mmHg，外周动脉疾病风险就随之增加（*OR* ＝1.3，95% *CI* ＝1.2～1.5）[47]。

有效的抗高血压治疗可以延缓外周动脉疾病的进展，并降低脑卒中与冠心病的死亡率[48-49]，但是很少有研究证实不同降压药对于患者外周动脉疾病的影响。而且在许多大型临床试验中，外周动脉疾病患者仅有很小的亚组。此外，外周动脉疾病患者血压控制往往不理想。由于动脉硬化患者血管弹性下降，收缩期高血压变得更加难以控制。例如，在 PARTNERS 试验中[50]，新发与原有外周动脉疾病患者的血压控制率（分别为 84%、88%）均低于冠心病组患者。因此，外周动脉疾病患者是否应当采取不同的血压控制方案与指南呢?

近期有文章回顾了外周动脉疾病患者的降压治疗[51]。但是，尚无外周动脉疾病患者血压控制的国家和地区性指南。

✔✔ 英国高血压协会/国家卫生和临床优化研究所（NICE）联合发布的抗高血压指南[52]中提到，外周动脉疾病患者持续的血压升高，即在两次独立的检查中发现收缩压、舒张压或二者高于 140/90 mmHg，就需要进行药物治疗[53]。

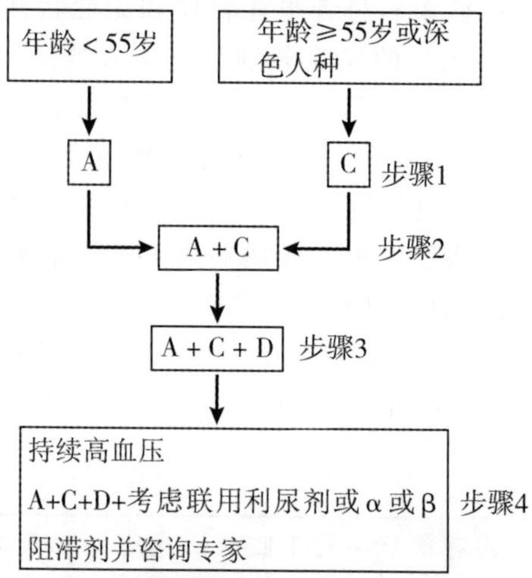

图 1.4 英国国家卫生与临床优化研究所（NICE）发布的高血压患者药物选择和药物使用流程图。β受体阻滞剂不再推荐作为一线用药，但可用于联合用药。A. ACEI类（如 ACEI 不耐受，可使用 ARB类）；C. 钙离子通道阻滞剂；D. 噻嗪类利尿剂 。深色人种即黑人、加勒比海人、无混血的亚裔和中国人

血压控制的目标应当低于 140/85 mmHg。可以明确的是，微小的血压变化会导致完全不同的临床预后，即使血压控制没有严格低于 140/85 mmHg，患者仍然可以从降压治疗中获益。

NICE 在 2011 年指南中更新了降压药物的选择。对于年轻（＜55 岁）患者，首选抗血管紧张素抑制剂类药物；对于高龄患者，则倾向于钙离子通道拮抗剂（图 1.4）。由于不能有效预防脑卒中的发生，β受体阻滞剂不再被推荐为一线用药。临床上，许多患者需要联用 2～3 种降压药（ACEI、钙离子通道阻断滞、利尿剂），才能使血压控制满意[54]。

肾素-血管紧张素-醛固酮系统拮抗剂

肾素-血管紧张素-醛固酮系统（RAAS）对于心血管病理生理学改变的重要意义一直受到长期、密切的关注。研究者关注 RAAS 抑制剂是否会对心血管系统产生独立于血压降低的保护作用，并可用于心血管疾病的 2 级预防[55]。血管紧张素转化酶抑制药（ACEI）与血管紧张素Ⅱ受体拮抗剂（ARBs）已被证实可改善心力衰竭患者的左心功能，并延缓慢性肾病患者肾小球滤过率的降低。这类药物同样可以独立改善动脉硬化患者（无左室功能或肾功能不全）的转归。但是，其作用原理是由于降低血压还是直接改善血管壁结构，尚存在争议。

血脂

血清胆固醇水平与心血管疾病的死亡率显著相关（图 1.5）。对于外周动脉疾病，弗雷明汉研究显示，空腹胆固醇＞7 mmol/L的患者发生间歇性跛行的风险会增加 1 倍[56]。但是，并不是所有观察性试验得到的结论

均相同。高密度胆固醇降低或低密度胆固醇/高密度胆固醇比值升高同样是外周动脉疾病的独立危险因素[3]，血清载脂蛋白 Apo A 与 Apo B 水平也与外周动脉疾病独立相关[57-58]。

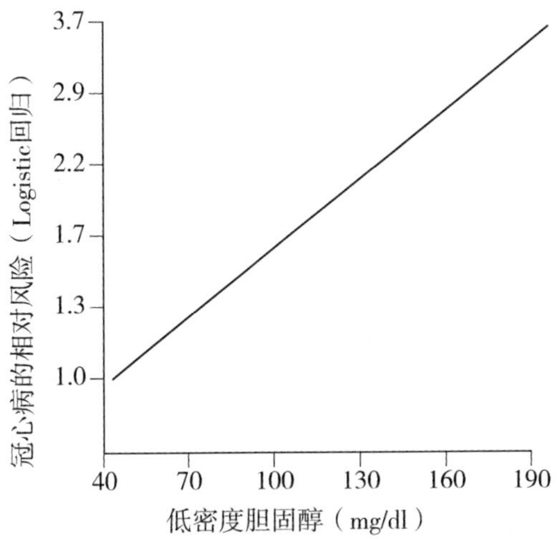

图 1.5　低密度胆固醇水平与冠心病相对风险的 Logistic 线性回归。低密度胆固醇每升高 30 mg/dl（0.8 mmol/L），冠心病的相对风险增加 30%（1 mmol/L=38.46 mg/dl）

胆固醇有两个主要来源（图 1.6）：①肝的内源性合成，再通过与载脂蛋白颗粒结合进入血液或从胆囊分泌；②胃肠道吸收的食物中的胆固醇和胆酸。他汀类药品（胆固醇合成限速酶、羟甲基戊二酰-CoA 还原酶的抑制剂）是降血脂的关键药物。依折麦布——一种胆固醇吸收抑制剂，可以与他汀类药物联用。依折麦布并不作用于全身，只影响肠道对胆固醇的吸收，促进胆固醇随粪便排出，从而降低血清胆固醇水平。

多数应用他汀类药物的大型干预性试验（多数为冠心病、脑卒中患者）仅纳入了少量伴发外周动脉疾病的患者。例如，心脏保护研究中仅有约 20% 的外周动脉疾病患者。但结果显示，外周动脉疾病亚组的患者从中获益显著（主要心血管事件的发生率为 27.6%，安慰剂组为 34.3%，图 1.7）[59]。

外周动脉疾病被认为是冠心病的等位症，因此除非存在他汀类药物治疗禁忌证，所有症状性外周动脉疾病患者均需要接受他汀类药物治疗。

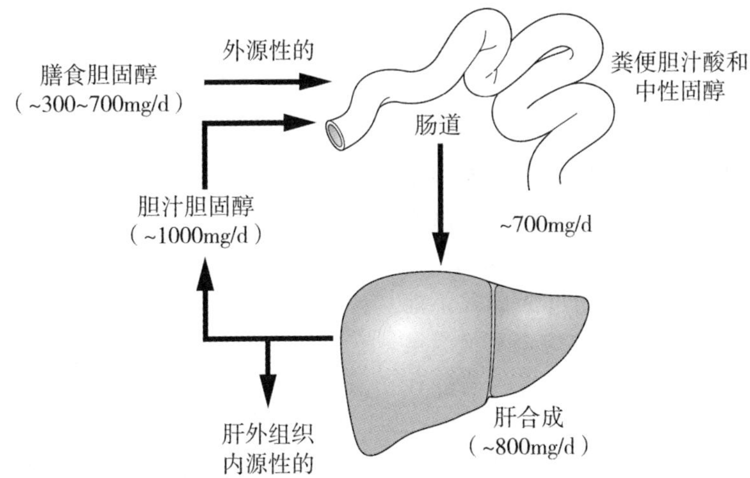

图 1.6　血清胆固醇源自肝内源性合成与外源性吸收（食物与胆汁酸）。他汀类药物可阻断胆固醇合成，依折麦布可阻断肠道吸收。药物可能对血清胆固醇存在额外效应

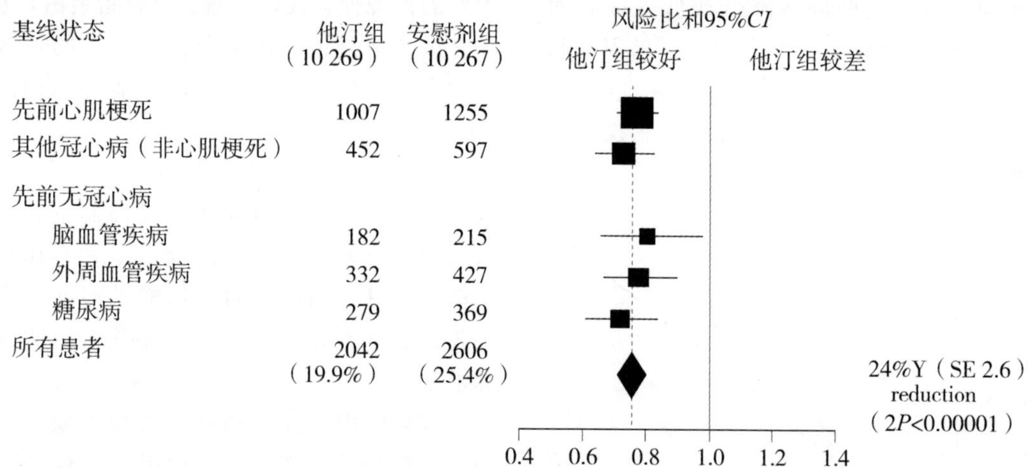

图 1.7 心脏保护(Heart Protection)研究显示:无论年龄、血压、基线胆固醇水平,辛伐他汀 40 mg/d 均可使外周血管疾病患者受益。摘自 Heart Protection Study Collaborative Group. MRC/BHF Heart Protection Study of cholesterol - lowering with simvastatin in 20,536 high - risk individuals. Lancet 2002;360:7 - 22.

✔✔ 多数国际指南规定的低密度胆固醇目标值(<2.6 mmol/L)[61]主要源于两项前瞻性观察性试验:①比较积极降血脂治疗组与安慰剂组发现,低密度胆固醇水平越低,主要心血管事件的发生风险也越低(图 1.8);② 比较接受小剂量与大剂量他汀治疗的心血管疾病患者后发现,他汀强化治疗组患者(阿托伐他汀 80 mg/d)与普通治疗组(阿托伐他汀 10 mg/d)相比,死亡率明显降低(图 1.9)。

常规剂量的第一代他汀类药物通常很难将低密度胆固醇血脂控制在目标范围以内(<2.6 mmol/L)。例如,超过65%服用辛伐他汀(40 mg/d)的患者低密度胆固醇不能达到目标值。因此,内科医生应当更换为第二代他汀类药物,如阿托伐他汀、瑞舒伐他汀。

Cochrane 系统综述指出,对外周动脉疾病患者进行降血脂治疗可以预防现有疾病恶化、减轻症状,并一定程度上降低病死率[62]。

✔✔ 部分已发表的试验结果显示,他汀类药物可改善外周动脉疾病患者的下肢功能。其中,最大样本量的试验显示,与安慰剂组相比,经过 12 个月的他汀治疗,患者行走距离与生活质量均得到改善[63]。其他一些规模较小的临床试验也得出了相似的结果(图 1.10)[61]。

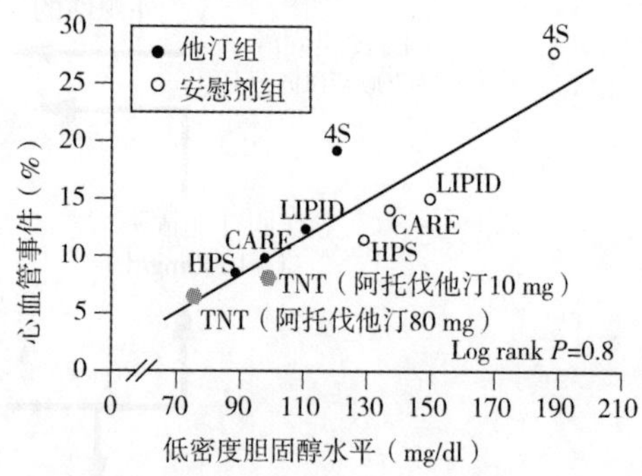

图 1.8 安慰剂对照他汀类药物研究汇总分析显示了对照组与药物治疗组低密度胆固醇水平。心血管事件发生率随低密度胆固醇水平下降而降低。摘自 LaRosa JC, Grundy SM, Waters DD et al. Intensive lipid lowering with atorvastatin in patients with stable coronary disease. N Engl J Med 2005;352:1425 - 35. Copyright© 2005 Massachusetts Medical Society. All rights reserved.

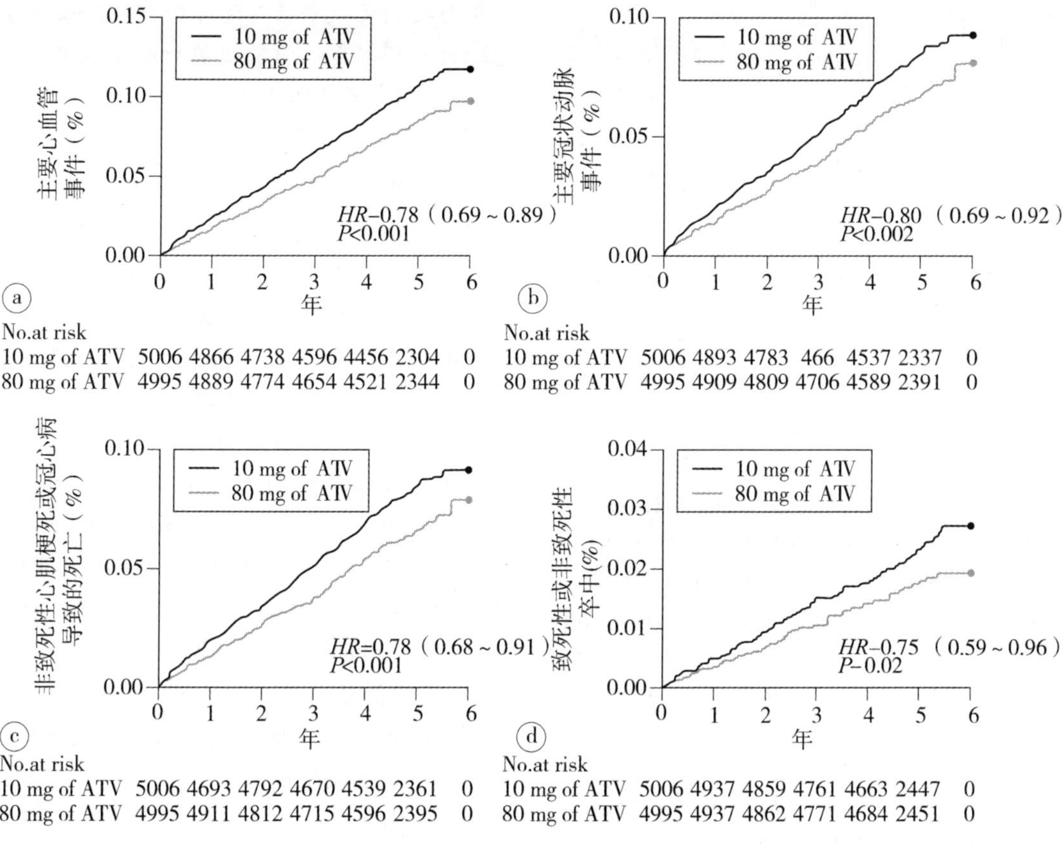

图 1.9　“Treating to New Targets”随机对照研究入组 10 000 名冠心病患者，随机分为大剂量（80 mg/d）阿托伐他汀组与低剂量（10 mg/d）阿托伐他汀组。两组平均低密度胆固醇水平分别为 2.0 mmol/L、2.6 mmol/L。组间低密度胆固醇引起心血管疾病的转归存在明显差异。摘自 LaRosa JC, Grundy SM, Waters DD et al. Intensive lipid lowering with atorvastatin in patients with stable coronary disease. N Engl J Med 2005；352：1425 – 35.

最近的一篇 meta 分析证实，无论基线胆固醇水平如何，外周动脉疾病患者均可以从他汀治疗中明显获益[64]。独立于年龄、血压和初始胆固醇水平，患者的低密度胆固醇每下降 1 mmol/L，冠状动脉疾病的死亡风险下降三分之一。

饮食控制与营养补充的循证医学依据

外周动脉疾病治疗很少提及饮食控制，但至少有四个方面值得考虑：

- 体重增加可缩短患者的行走距离[65]；
- 体重增加可增加糖耐量异常的风险；
- 血脂升高可增加血管粥样硬化的风险；
- 减少钠盐摄入可降低心脏负荷。

除外胆固醇、三酰甘油，其他营养因素也与动脉粥样硬化及外周动脉疾病相关，主要包括多不饱和脂肪酸、烟酸、叶酸、维生素 B/C/E 等。

WHO 建议每周摄入 200～500 mg 二十碳五烯酸和二十二碳六烯酸，增加单不饱和脂肪酸摄入以代替饱和脂肪酸，增加水果与蔬菜的摄入以获得充足的维生素、抗氧化剂与膳食纤维[66]。增加鱼肉摄入可减缓冠状动脉疾病的进展。但 Cochrane 系统

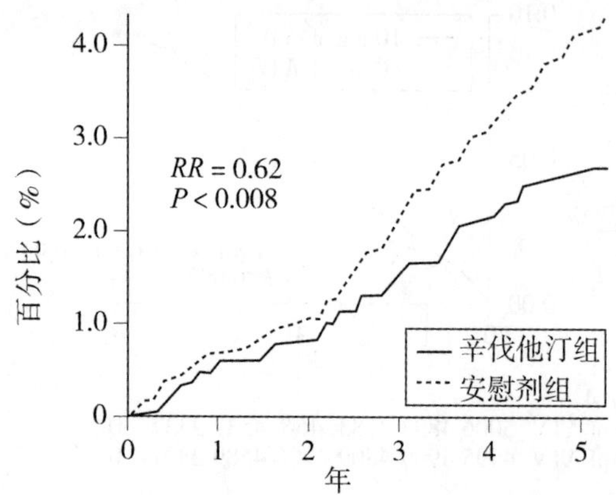

图 1.10 4S 研究纳入了 4000 名既往患心肌梗死的患者，研究辛伐他汀组与安慰剂组的新发间歇性跛行与间歇性跛行加重的发生率。摘自 Pedersen TR，Kjekshus J，Pyörälä K et al. Effect of simvastatin on ischemic signs and symptoms in the Scandinavian Simvastatin Survival Study (4S). Am J Cardiol 1998；81：333 – 5. With permission from Elsevier.

综述未能证实补充 ω-3 脂肪酸是否可改善间歇性跛行患者的临床转归[67]。

✔ meta 分析同样未能证实摄入多不饱和脂肪酸可以改善外周动脉疾病患者的预后[67]。

通过控制饮食，将每日脂肪摄入量控制在全天能量摄入的 30%或以下，血脂和脂蛋白水平可降低 5%～20%，并降低超重患者的体质量指数（BMI）。

✔ 全面的饮食控制，包括降低饮食中的脂肪含量，适当食用植物蛋白质、固醇及杏仁，同样可以有效帮助控制血脂。饮食控制的降脂效果与第一代他汀类药物相似，但患者依从性往往较差。

因此，虽然饮食控制适用于临界高血脂患者，但不能代替他汀类药物。

✔ 与之相反，中等剂量的饮酒（1～2 单位/天）可以降低间歇性跛行的发生率并有效提高高密度胆固醇水平。

虽然维生素 C 和维生素 E 在疾病早期可以改善血管内皮功能与血管顺应性，但没有证据表明补充维生素 E 或维生素 C 可降低冠脉疾病的发生风险或改善动脉粥样硬化的临床症状。同样，饮食补充叶酸与维生素 B（可降低血清同型半胱氨酸）并不能减少临床终点事件的发生[25]。

另一种饮食控制方法是高血压控制饮食（Dietary Approaches to Stop Hypertension，DASH）[69]。高血压控制饮食包括增加水果、蔬菜和膳食纤维，以及钾、钙、镁和非红肉的摄入（与 WHO 的推荐类似）。长期低盐饮食（30～40 mmol/d）同样可以降低血压及临界高血压患者冠状动脉意外事件的发生风险[70]。

抗血小板治疗

部分证据提示，外周动脉疾病与血液高凝状态有关。例如，间歇性跛行患者的血细胞比容和血液黏稠度明显高于普通人群。但是，弗雷明汉研究发现血液黏稠度与症状性外周动脉疾病无明显相关性。一些研究还证实，高血清纤维蛋白酶原水平与外周动脉疾病相关，且纤维蛋白酶原是评价血栓形成风险的指标。

已有多个大规模随机临床试验研究了抗血小板疗法与心血管疾病间的关系。

✔✔ Cochrane 系统综述指出，抗血小板治疗可以降低间歇性跛行患者远期血管重建的风险、心血管相关死亡率与全因死亡率[71]。对于外周动脉疾病，氯吡格雷的成本效益优于阿司匹林[72]。

阿司匹林不能改善间歇性跛行的症状，但部分研究发现，与双嘧达莫联用可以延缓疾病进展并降低手术率。标准剂量(75～150 mg/d)的阿司匹林可抑制血小板功能，但不会引起额外的胃肠道副作用。

CAPRIE 试验纳入了 19 185 名患者，评估并比较了氯吡格雷与阿司匹林作为二级预防的有效性[73]。结果显示，经过 1.9 年的随访，与阿司匹林组相比，氯吡格雷组心肌梗死、缺血性脑卒中和血管相关死亡的相对风险降低了 8.7%，绝对风险降低了 0.51%（1.9 年内有 196 例患者避免了 1 个缺血性事件的发生），而外周动脉疾病组的风险降低甚至大于 8.7%。最近的研究也证实，对于外周动脉疾病，氯吡格雷的成本效益明显优于阿司匹林[72]。

对于行冠状动脉旁路移植/经皮支架置入术或有不稳定斑块证据的急性冠脉综合征（如不稳定性心绞痛、急性心肌梗死）患者，氯吡格雷与阿司匹林联用优于单用阿司匹林 。CHARISMA 试验试图证明负荷剂量的抗血小板疗法（氯吡格雷＋阿司匹林）对于稳定的动脉硬化患者的疗效[74]。但是，目前尚没有关于氯吡格雷与阿司匹林联用的安全性评估和确切证据。

✔✔ 外周动脉疾病抗血小板治疗的指南已出版[75]。

运动疗法

间歇性跛行治疗的首要原则只有 4 个字：戒烟、快走。同样有随机试验研究了外周动脉疾病患者运动与否对于疾病的影响[76-79]。合理的锻炼可改善血管重建术前和术后患者的行走能力。一项最新的研究表明，通过有计划的锻炼，患者可以在 12 个月内提高 300 m 的行走距离[80]。

✔✔ 合理的锻炼应当列入间歇性间跛的一线疗法[78]。

小结

下肢阻塞性病变是常见的致残性疾病，其患病率随年龄增长显著上升。虽然下肢动脉疾病的症状多样且多数预后良好，但会增加心血管事件的风险（如急性心肌梗死、猝死等)。所以，外周动脉疾病患者需要采取更加积极的二级预防措施。外周动脉疾病是冠状动脉疾病的等位症。根据 REACH 的数据显示，以往外周动脉疾病患者并发心血管事件的风险可能被低估了。

通过大规模纵向随访研究，证实了许多影响外周动脉疾病发病与进展的危险因素。明确某一危险因素并不意味着干预这一因素可改善患者预后。很少有随机安慰剂对照研究关注外周动脉疾病。大多数治疗指导建议来自针对其他心血管疾病的临床试验结果。

主要的可干预危险因素包括：吸烟、高脂血症、高血压病和糖尿病。所有的外周动脉疾病患者均可从二级预防中获益，主要包括控制血压、胆固醇，戒烟，抗血小板治疗和有效的血糖控制。

要点

- 40 岁以上人群外周动脉疾病（任一侧 ABPI ＜0.90）的患病率为 4.3%。全美有近 5 百万患者。在 70 岁以上人群中，患病率高达 14.5%。

- ABPI与预期生存期呈U形关系。ABPI降低（<0.9）与ABPI升高（>1.4）对于全因死亡的相对风险率分别为1.69、1.77，心血管相关死亡相对风险率分别为2.52和2.09。
- 外周动脉疾病的发病率随年龄增长显著升高，且在男性中相对多发。
- REACH数据库的随访结果显示，虽然多数下肢动脉疾病患者预后尚可，但患者的心血管事件死亡率较高。
- 外周动脉疾病的危险因素一般与其他动脉粥样硬化性疾病相同，但是吸烟与糖尿病对下肢疾病的影响更为显著。
- 戒烟在短期内就可降低患者心血管事件的额外风险。缓解尼古丁戒断效应的方法包括尼古丁替代治疗、丁胺苯丙酮及盐酸伐尼克兰。尼古丁替代治疗的1年戒烟率几乎为对照组的2倍。盐酸伐尼克兰的效果优于以往的尼古丁替代治疗和 丁胺苯丙酮。
- 改善生活方式，特别是锻炼，已经被广泛运用到外周动脉疾病的治疗中。医生指导下的运动可以延长间歇性跛行患者的步行距离，并可改善几乎所有患者的生活质量。
- 血糖控制对于糖尿病患者预防微血管病变非常重要。但糖尿病代谢综合征，如高血压、高脂血症，在外周动脉疾病进展中的作用更加显著。
- 降血脂（他汀类）治疗可以延长患者的步行距离与心血管疾病的生存时间。所有的外周动脉疾病患者均需要接受降血脂治疗。
- 所有外周动脉病患者均是低剂量阿司匹林（或氯吡格雷）抗血小板治疗的适应证。

参考文献

1. McKenna M, Wolfson S, Kuller L. The ratio of ankle and arm arterial pressure as an independent predictor of mortality. Atherosclerosis 1991;87:119–28.
2. Resnick HE, Lindsay RS, McGrae M, et al. Relationship of high and low ankle brachial index to all-cause and cardiovascular disease mortality: the Strong Heart Study. Circulation 2004;109:733–9.
3. Fowkes F. Edinburgh Artery Study: prevalence of asymptomatic and symptomatic peripheral arterial disease in the general population. Int J Epidemiol 1991;20:384–92.
4. Leng GC. Incidence, natural history and cardiovascular events in symptomatic and asymptomatic peripheral arterial disease in the general population. Int J Epidemiol 1996;25:1172–81.
5. Criqui MH. The sensitivity, specificity, and predictive value of traditional clinical evaluation of peripheral arterial disease: results from noninvasive testing in a defined population. Circulation 1985;71:516–22.
6. Leng GC, Fowkes FG. The Edinburgh Claudication Questionnaire: an improved version of the WHO/Rose Questionnaire for use in epidemiological surveys. J Clin Epidemiol 1992;45:1101–9.
7. Schroll M, Munck O. Estimation of peripheral arteriosclerotic disease by ankle blood pressure measurements in a population study of 60-year-old men and women. J Chronic Dis 1981;34:261–9.
8. Transatlantic Inter-Society Consensus (TASC) Document. Management of peripheral arterial disease. J Vasc Surg 2000;31:S5–35.
9. Newman AB. Ankle–arm index as a marker of atherosclerosis in the Cardiovascular Health Study. Cardiovascular Heart Study (CHS) Collaborative Research Group. Circulation 1993;88:837–45.
10. Leng GC. Femoral atherosclerosis in an older British population: prevalence and risk factors. Atherosclerosis 2000;152:167–74.
11. Smith W, Woodward M, Tunstall-Pedoe H. Intermittent claudication in Scotland. In: Fowkes FGR, editor. Epidemiology of peripheral vascular disease. London: Springer-Verlag; 1991. p. 109–15.
12. Stoffers HE. The prevalence of asymptomatic and unrecognized peripheral arterial occlusive disease. Int J Epidemiol 1996;25:282–90.
13. Selvin E, Erlinger TP. Prevalence of and risk factors for peripheral arterial disease in the United States: results from the National Health and Nutrition Examination Survey (1999–2000). Circulation 2004;110:738–43.
    Recent information about the prevalence of PAD in the USA.
14. Critical limb ischaemia: management and outcome. A report of a national survey by The Vascular Surgical Society of Great Britain and Ireland. Eur J

Vasc Endovasc Surg 1995;10:108–13.

15. Hooi JD. Incidence of and risk factors for asymptomatic peripheral arterial occlusive disease: a longitudinal study. Am J Epidemiol 2001;153:666–72.

16. Kennedy M, Solomon C, Manolio TA, et al. Risk factors for declining ankle–brachial index in men and women 65 years or older. Arch Intern Med 2005;165:1896–902.

17. O'Hare AM, Rodriguez RA, Bacchetti P. Low ankle–brachial index associated with rise in creatinine level over time. Arch Intern Med 2005;165:1481–5.

18. Ogren M, Hedblad B, Isacsson SO, et al. Ten year cerebrovascular morbidity and mortality in 68 year old men with asymptomatic carotid stenosis. Br Med J 1995;310:1294–8.

19. Bloor K. Natural history of arteriosclerosis of the lower extremities. Ann R Coll Surg Engl 1961;28:36–51.

20. Da Silva A. The Basle longitudinal study: report on the relation of initial glucose level to baseline ECG abnormalities, peripheral artery disease, and subsequent mortality. J Chronic Dis 1979;32:797–803.

21. Eagle KA. Long-term survival in patients with coronary artery disease: importance of peripheral vascular disease. The Coronary Artery Surgery Study (CASS) Investigators. J Am Coll Cardiol 1994;23:1091–5.

22. Bhatt DL, Steg PG, Ohman EM, et al. International prevalence, recognition and treatment of cardiovascular risk factors in outpatients with atherothrombosis. JAMA 2006;295:180–9.
The REACH registry is a large multinational observational study of >67 000 patients with CV disease, including those with PAD. The registry documents clinical outcomes, patterns of disease and treatment in a 21st century setting.

23. Alberts MJ, Bhatt DL, Mas J-L, et al. Three-year follow-up and event rates in the international REduction of Atherothrombosis for Continued Health Registry. Eur Heart J 2009;30:2318–26.
The first outcome data showing what has happened to the 67 000 patients in the registry highlights that PAD confers a substantial risk of MI and stroke.

24. Boers G. Moderate hyperhomocysteinaemia and vascular disease: evidence, relevance and the effect of treatment. Eur J Pediatr 1998;157(Suppl. 2): S127–30.

25. Bonaa KH, Njolstad I, Ueland PM, et al. Homocysteine lowering and cardiovascular events after acute myocardial infarction. N Engl J Med 2006;354:1578–88.
Although serum homocysteine is a risk factor for CV disease in population studies, this intervention trial shows no clinical benefit of homocysteine-lowering therapy (folic A + B vitamins).

26. Wattanakit K, Folsom AR, Selvin E, et al. Risk factors for peripheral arterial disease incidence in persons with diabetes: the Atherosclerosis Risk in Communities (ARIC) study. Atherosclerosis 2005; 180:389–97.

27. Ho DY, Cook NR, Britton KA, et al. High molecular weight and total adiponectin levels and incident symptomatic peripheral arterial disease in women. Circulation 2011;124:2303–11.

28. Murabito JM, D'Agostino RB, Silbershatz H, et al. Intermittent claudication: a risk profile from The Framingham Heart Study. Circulation 1997;96:44–9.

29. Jonason T, Ringqvist I. Factors of prognostic importance for subsequent rest pain in patients with intermittent claudication. Acta Med Scand 1985;218:27–33.

30. Godtfredsen NS, Holst C, Prescott E, et al. Smoking reduction, smoking cessation, and mortality: a 16-year follow-up of 19,732 men and women from the Copenhagen Centre for Prospective Population Studies. Am J Epidemiol 2002;156(11):994–1001.

31. Rosenberg L, Palmer JR, Shapiro S. Decline in the risk of myocardial infarction among women who stop smoking. N Engl J Med 1990;322:213–7.
Data illustrating the health outcomes following smoking cessation.

32. Aveyard P, West R. Managing smoking cessation. Br Med J 2007;335:37–41.
Modern clinical services to aid smoking cessation using NRT, varenicline and bupropion. Summarises the evidence for smoking cessation and the clinical practicalities.

33. Silagy C, Lancaster T, Stead L, et al. Nicotine replacement therapy for smoking cessation. Cochrane Database Syst Rev 2004;3:CD000146.
Systematic review of NRT.

34. Wu P, Wilson K, Dimoulas P, et al. Effectiveness of smoking cessation therapies: a systematic review and meta-analysis. BMC Public Health 2006;6:300.

35. Cahill K, Stead LF, Lancaster T. Nicotine receptor partial agonists for smoking cessation. Cochrane Database Syst Rev 2007;i:CD006103.
The evidence for smoking cessation treatments.

36. MacGregor AS, Price JF, Hau CM, et al. Role of systolic blood pressure and plasma triglycerides in diabetic peripheral arterial disease. The Edinburgh Artery Study. Diabetes Care 1999;22:453–8.

37. Al-Delaimy WK, Merchant AT, Rimm EB, et al. Effect of type 2 diabetes and its duration on the risk of peripheral arterial disease among men. Am J Med 2004;116:236–40.

38. Da Silva A. The management and outcome of critical limb ischaemia in diabetic patients: results of a national survey. Audit Committee of the Vascular Surgical Society of Great Britain and Ireland. Diabet Med 1996;13:726–8.

39. Beks P. Peripheral arterial disease in relation to glycaemic level in an elderly Caucasian population: the Hoorn study. Diabetologia 1995;38:86–96.

40. Adler A. UKPDS 59: hyperglycaemia and other potentially modifiable risk factors for peripheral arterial disease in type 2 diabetes. Diabetes Care 2002;25:894–9.

41. Price J, Lee A, Fowkes F. Hyperinsulinaemia: a risk factor for peripheral arterial disease in the non-diabetic population. J Cardiovasc Risk 1996; 3:501–5.

42. Adler AI, Stratton IM, Neil HA, et al. Association of systolic blood pressure with macrovascular and microvascular complications of type 2 diabetes (UKPDS 36): prospective observational study. Br Med J 2000;321:412–9.
Pooled analysis of UKPDS data with respect to achieved BP and outcomes, including lower limb events.

43. Hansson L. Effects of intensive blood-pressure lowering and low-dose aspirin in patients with hypertension: principal results of the Hypertension Optimal Treatment (HOT) randomised trial. HOT Study Group. Lancet 1998;351:1755–62.

44. Beckman J, Creager M, Libby P. Diabetes and atherosclerosis: epidemiology, pathophysiology and management. JAMA 2002;287:2570–81.

45. Lip GY, Makin AJ. Treatment of hypertension in peripheral arterial disease. Cochrane Database Syst Rev 2003;4:CD003075.

46. The sixth report of the Joint National Committee on prevention, detection, evaluation, and treatment of high blood pressure. Arch Intern Med 1997;157:2413–46.

47. Meijer WT, Grobbee DE, Hunink MG, et al. Determinants of peripheral arterial disease in the elderly: the Rotterdam study. Arch Intern Med 2000;160:2934–8.

48. Feringa HH, van Waning VH, Bax JJ, et al. Cardioprotective medication is associated with improved survival in patients with peripheral arterial disease. J Am Coll Cardiol 2006;47:1182–7.

49. Ostergren J, Sleight P, Dagenais G, et al., HOPE study investigators. Impact of ramipril in patients with evidence of clinical or subclinical peripheral arterial disease. Eur Heart J 2004;25:17–24.

50. Hirsch AT, Criqui MH, Treat-Jacobson D, et al. Peripheral arterial disease detection, awareness, and treatment in primary care. JAMA 2001;286:1317–24.

51. Singer DJ, Kite A. Management of hypertension in peripheral arterial disease: does the choice of drugs matter. Eur J Vasc Endovasc Surg 2008;35:701–8.

52. British Hypertension Society and National Institute for Healthcare Excellence. Hypertension: Management in adults in primary care: pharmacological update, www.nice.org.uk; July 2007. Joint NICE and BHS guidance for BP management.

53. NICE. Hypertension: clinical management of primary hypertension in adults. Clinical Guidelines. CG127, http//guidance./nice/org/uk/CG127; 2011.

54. Williams B, Poulter NR, Brown MJ, et al., British Hypertension Society. Guidelines for management of hypertension: report of the fourth working party of the British Hypertension Society, 2004-BHS IV. J Hum Hypertens 2004;18:139–85.

55. Donnelly R, Manning G. Angiotensin converting enzyme inhibitors and coronary heart disease prevention. J Renin Angiotensin Aldosterone Syst 2007;8:13–22.

56. Kannel WB. Intermittent claudication. Incidence in the Framingham Study. Circulation 1970;41:875–83.

57. Cheng SW, Ting AC, Wong J. Lipoprotein (a) and its relationship to risk factors and severity of atherosclerotic peripheral vascular disease. Eur J Vasc Endovasc Surg 1997;14:17–23.

58. Pilger E. Risk factors for peripheral atherosclerosis. Retrospective evaluation by stepwise discriminant analysis. Arteriosclerosis 1983;3:57–63.

59. Heart Protection Study Collaborative Group. MRC/BHF Heart Protection Study of cholesterol-lowering with simvastatin in 20,536 high-risk individuals. Lancet 2002;360:7–22.

60. Hirsch AT, Haskal ZJ, Hertzer NR, et al. ACC/AHA guidelines for the management of patients with peripheral arterial disease. Circulation 2006;113:463–5.
Updated US guidelines for management of PAD.

61. Erez G, Leitersdorf E. The rationale for using HMG-CoA reductase inhibitors (Statins) in peripheral arterial disease. Eur J Vasc Endovasc Surg 2007;33:192–201.
Effects of statins on PAD.

62. Leng GC, Price JF, Jepson RG. Lipid-lowering for lower limb atherosclerosis. Cochrane Database Syst Rev 2000;2:CD000123.
Analysis of currently available data suggests that lipid-lowering therapy is of benefit for PAD patients to reduce morbidity and possibly mortality.

63. Mohler ER, Hiatt WR, Creager MA. Cholesterol reduction with atorvastatin improves walking distance in patients with peripheral arterial disease. Circulation 2003;108:1481–6.
Effects of statin therapy on functional status in PAD.

64. Prospective studies collaboration. Blood cholesterol and vascular mortality by age, sex and blood pressure: a meta-analysis of individual data from 61 prospective studies with 55 000 vascular deaths. Lancet 2007;370:1829–39.
Overview of the large statin trials, quantifies the benefits of cholesterol reduction.

65. Wyatt MG, Scott PM, Poskitt K, et al. Effect of weight on claudication distance. Br J Surg 1991;78:1386–8.

66. WHO Study Group. Diet, nutrition and prevention of chronic diseases. Technical Report Series No. 916. Geneva: World Health Organisation; 2003.

67. Sommerfield T, Price J, Hiatt WR. Omega-3 fatty acids for intermittent claudication. Cochrane Database Syst Rev 2007;17:CD003833.

68. Djousse L, Levy D, Murabito JM, et al. Alcohol consumption and risk of intermittent claudication in the Framingham Heart Study. Circulation 2000;102:3092–7.
Relationship between alcohol intake and PAD in observational follow-up studies.

69. Sacks FM, Svetkey LP, Vollmer WM, et al. Effects on blood pressure of reduced dietary sodium and the

Dietary Approaches to Stop Hypertension (DASH) diet. N Engl J Med 2001;344:3–10.

70. Cook NR, Cutler JA, Obarzanek E, et al. Long term effects of dietary sodium reduction on cardiovascular disease outcomes: observational follow-up of the trials of hypertension prevention (TOHP). Br Med J 2007;334:885–8.

71. Greenhalgh J, Bagust A, Boland A, et al. Clopidogrel and modified-release dipyridamole for the prevention of occlusive vascular events (review of Technology Appraisal No. 90): a systematic review and economic analysis. Health Technol Assess 2011;15:1–178.

72. Wong PF, Chong LY, Mikhailidis DP, et al. Antiplatelet agents for intermittent claudication. Cochrane Database Syst Rev 2011;11:CD001272.
Meta-analysis of the effects of antiplatelet therapy in intermittent claudication.

73. CAPRIE Steering Committee. A randomised, blinded trial of clopidogrel versus aspirin in patients at risk of ischaemic events (CAPRIE). Lancet 1996;348:1329–39.

74. Bhatt DL, Fox KAA, Hacke W, et al. Clopidogrel and aspirin versus aspirin alone for the prevention of atherothrombotic events (CHARISMA). N Engl J Med 2006;354:1706–17.

75. Peripheral Arterial Disease Antiplatelet Consensus Group. Antiplatelet therapy in peripheral arterial disease: Consensus statement. Eur J Vasc Endovasc Surg 2003;26:1–16.
Recent, evidence-based consensus guidelines for use of antiplatelet therapy in different clinical scenarios related to PAD.

76. Housley E. Treating claudication in five words. Br Med J 1988;296:1483–4.

77. Watson L, Ellis B, Leng GC. Exercise for intermittent claudication. Cochrane Database Syst Rev 2008; CD000990.

78. Frans FA, Bipat S, Reekers JA, et al. Systematic review of exercise training or percutaneous transluminal angioplasty for intermittent claudication. Br J Surg 2012;99:16–28.

79. Murphy TP, Regensteiner JG, Mohler FR, et al. Supervised exercise versus primary stenting for claudication resultion from aorto-iliac peripheral artery disease: 6-month outcomes from the CLEVER study. Circulation 2011;Nov 16 (Epub).

80. Nicolaï SP, Teijink JA, Prins MH. Exercise therapy in Peripheral Arterial Disease Study Group multicenter randomised clinical trial of supervised exercise therapy with and without feedback versus walking advice for intermittent claudication. J Vasc Surg 2010;52:348–55.

第 2 章　慢性下肢缺血的评估

Henrik Sillesen · John R. Bottomley　著
王斯文　译　常光其　王深明　校

引言

动脉粥样硬化是一类累及全身动脉的全身性疾病。最常累及的部位包括冠状动脉、颈动脉、髂动脉和股动脉。当动脉粥样硬化累及外周循环时，称为外周动脉疾病（peripheral arterial disease，PAD）。通常认为这类疾病累及机体的三个动脉节段，即主-髂动脉、股-腘动脉和胫动脉节段。间歇性跛行是外周动脉疾病典型的首发症状。疼痛最常位于腓肠肌且通常在外周动脉疾病影响某个节段时发生——最常见于髂动脉或股-腘动脉节段。病情加重累及 2 个或 3 个节段时可能会导致严重的下肢缺血，表现为静息痛、溃疡或足趾、前足坏疽。胫动脉节段病变通常是由于糖尿病、终末期肾病和老龄化使动脉钙化所致。本章主要介绍慢性下肢缺血的评估和血管疾病的诊断原则。

✔ 外周动脉疾病依据严重程度有几种分期方法。最简单的是 Fontaine 分级（表 2.1）。Rutherford 分期（表 2.2）在临床研究报道中最详细、最有用，但临床实践中则应用较少。

间歇性跛行

间歇性跛行的典型特征是行走时动脉闭塞远段的肌肉群疼痛，最常见于小腿部位，也见于大腿或臀部，取决于动脉粥样硬化的病变部位。疼痛在休息时可缓解，或者行走一段距离后出现进行性肌肉疼痛、痉挛或者紧张而促使患者停止行走。轻度的跛行偶尔可能出现在徒步上山或快速行走时。疼痛的诱因为肌肉缺血，因而疼痛位于肌肉处而非关节，这对于鉴别诊断有很大帮助。跛行的患者休息后，疼痛会很快消失，但行走同样距离后又会再次出现。

表 2.1　严重外周动脉疾病的 Fontaine 分级

Fontaine 分级		定义
Ⅰ	无症状	无临床症状的外周动脉疾病
Ⅱ	间歇性跛行	步行时发生腿部肌肉抽筋样疼痛，停下休息时疼痛迅速缓解
Ⅲ	静息痛	足部持续性疼痛（常在夜间加重）
Ⅳ	组织缺损或损伤	缺血性溃疡或坏疽

表 2.2　严重外周动脉疾病的 Rutherford 分级

级别	类别	定义
0	0	无症状
Ⅰ	1	轻度跛行
Ⅰ	2	中度跛行
Ⅰ	3	重度跛行
Ⅱ	4	缺血性静息痛
Ⅱ	5	小范围组织缺损
Ⅲ	6	大范围组织缺损

✔✔ 间歇性跛行（intermittent claudication，IC）是老年患者的常见症状，65 岁以上的男性患者中发病率为 14%，85 岁以上的患者中发病率增加至 21%（参见第 1 章）。

鉴别诊断包括髋关节或膝关节骨关节炎和腰部神经刺激。椎管狭窄的患者也可有类似血管疾病引起的间歇性跛行的症状[1]。血管性跛行的患者当停止步行站立时疼痛可缓解，但是椎管狭窄的患者则需要减缓椎管压力如坐下或平卧才能缓解疼痛。如果站立或行走时均有疼痛症状，则提示为椎管狭窄引起的神经性跛行。髋关节骨关节炎的患者则表现为大腿疼痛，以及转身时臀部或会阴部常感觉类似跛行的疼痛，即使在坐位或仰卧位时也可出现。疼痛在站立时也不能缓解，除非减少关节负重才可减缓疼痛。另外，骨关节炎的疼痛在行走时可出现，但在做一些运动后可使症状好转。虽然可依据病史和辅助检查来进行鉴别诊断，但是采用一些创伤小的检查，包括运动试验以排除动脉疾病可进一步明确诊断。

腰部神经纤维刺激同样可引起小腿或下肢后部从臀部至踝关节的疼痛。这种感觉与跛行非常相似，尤其是位于小腿的疼痛。这些症状对于诊断非常重要，但是主要的特征仍然是在坐下或躺下时疼痛症状才能缓解。弯曲脊柱可能缓解神经纤维压迫，但伸直大腿时则常常再次出现疼痛。当坐骨神经刺激或椎管狭窄和外周动脉疾病同时存在时，很难判断引起患者疼痛的最主要原因。

慢性下肢缺血的评估基础是详细的病史询问、动脉搏动的触诊和踝肱压力指数（ABPI）的测量。诊断的关键是确定患者的症状和临床检查结果一致。随着患者年龄的增长，动脉也随着老化。仅仅检查提示存在外周动脉疾病（如 ABPI 指数下降，彩超检查提示动脉粥样硬化）并不意味着那是引起症状的原因。病史需包括症状持续时间和起病时的情况。大部分患者在行走时进行性出现疼痛感，这是进展性外周动脉疾病的典型症状。当患者运动时代谢会增加而下肢肌肉动脉供血不足，因而引起患者下肢疼痛。

✔✔ 肌肉在静息状态下需要的血供相对较少（130～150 ml/min），而活动时可增加 5～10 倍[2]。

动脉闭塞时，正常机体由于形成了侧支循环，可在静息状态下维持同样的血供[3]，例如收肌管处股浅动脉周围的大腿肌肉由股深动脉侧支供血，髂动脉闭塞后，盆腔和臀部的侧支可能维持了正常静息状态血压甚至足部搏动（图 2.1）。典型的外周动脉疾病通常 ABPI<0.9（见下文），这些患者运动后可能出现踝部血压下降和远处搏动消失。如果这些患者限制活动，则可能无明显症状出现。

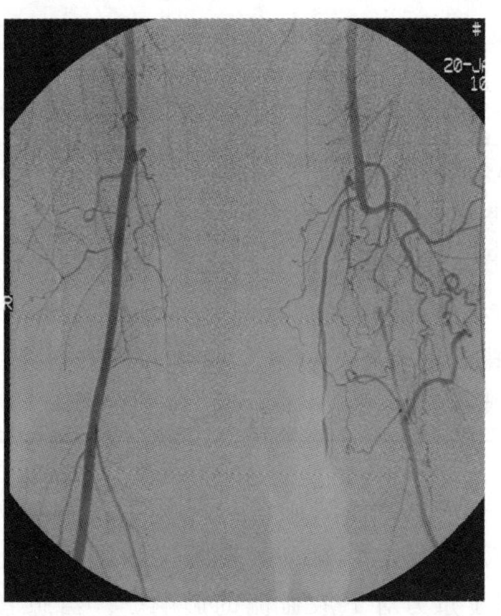

图 2.1　动脉造影显示左股浅动脉闭塞后良好的侧支生成。该患者可以触及足部动脉搏动，并且静息时 ABPIs 几乎正常，但是运动后左侧搏动及 ABPIs 均下降

严重缺血

缺血性静息痛、缺血性溃疡或足部坏疽需要及时检查和尽快行血管再通治疗，避免发展成组织缺血坏死和（或）感染。如果不予治疗，患者和患肢的预后较差，因此，严重缺血的评估诊断非常重要。对严重肢体缺血（critical limb ischaemia，CLI）的定义已达成了一些共识。

> ✔ 欧洲共识（European Consensus）定义严重肢体缺血为静息痛超过 2 周或溃疡/坏疽，并且踝部血压＜50 mmHg 或足趾血压＜30 mmHg[4]。

然而，这些定义也存在一些争议，因为存在溃疡或坏疽时，血压通常较高，且糖尿病患者的踝部血压通常测量不准确[5]（见下文）。泛太平洋协作共识（Trans－Atlantic Inter－Society Consensus，TASC）Ⅱ建议踝部血压＜70 mmHg 或足趾血压＜50 mmHg 更接近于溃疡或坏疽存在的标准。

> ✔✔ 与临床应用相比，准确的定义更多与学术报道标准有关。共识建议：严重肢体缺血的定义应该适用于所有慢性缺血引起静息痛、溃疡或坏疽的患者，这些患者经客观检查已确诊存在动脉闭塞性疾病[6]。

严重肢体缺血在初期可能表现为夜间前足疼痛，影响患者平卧位睡眠，因此忽略了重力对下肢血流的影响[7]。当患者在床外悬垂下肢或站立和行走时，会增加进入足部的血流，疼痛可缓解。如果患者夜间长时间悬垂下肢于床外，或者甚至坐位睡眠，下肢则会水肿。这样会形成恶性循环，导致更多的组织损伤。关键措施是使用强效止痛药（通常是吗啡）使下肢整晚保持水平位置，从而在动脉重建前减轻水肿。

通过肉眼经验性诊断严重肢体缺血似乎是可行的，但是容易漏诊足跟或足趾的缺血灶。当存在坏死或坏疽且肢体动脉搏动消失时，可明确诊断。当无坏死或坏疽存在时，肢体严重缺血（Rutherford Ⅱ 4 级）可表现为下肢抬高至心脏水平以上时出现皮肤苍白和下肢悬垂时出现皮肤发红（Bureger 或 Ratshow 试验阳性）。足部扩张的毛细血管可导致皮肤暗红色（图 2.2；彩图 2.2）。通常，仅有 1/3 的毛细血管在任何时候均开放，但在严重缺血时，自身调节功能障碍导致所有毛细血管开放[8]。因此，当抬起下肢时，可能会在一段时间后才出现皮肤苍白，但毛细血管再充盈则很快消失。

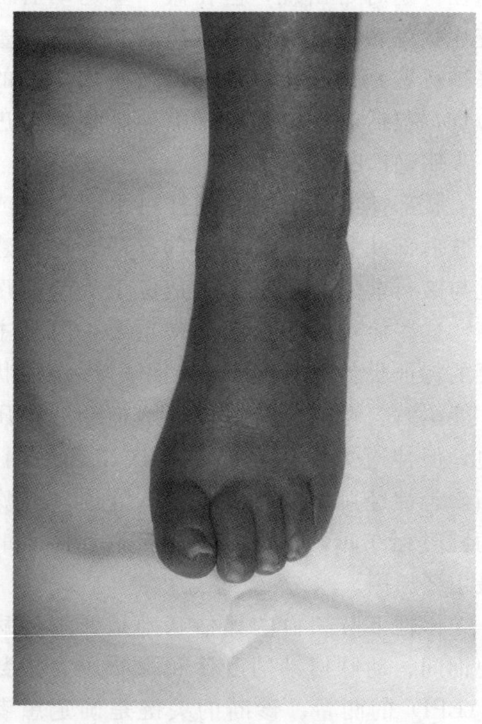

图 2.2 严重缺血时（危机肢体）引起侧支扩张以致足部出现夕阳红颜色。抬高足部则会出现苍白颜色（Buerger 或 Ratshow 试验阳性）

引起缺血的罕见原因

大部分慢性肢体缺血的病例主要是由动脉粥样硬化性外周动脉疾病引起，但在年轻人群中可能存在一些罕见的发病原因。当年轻患者出现间歇性跛行时，需仔细询问病史，因为有些病因的存在可能导致快速进展至严重肢体缺血。所有下肢活动后疼痛尤其是足部搏动消失的患者，需常规检查静息状态下的 ABPI。那些具有典型间歇性跛行病史但足背动脉搏动可触及或者 ABPI 正常的患者，需要进一步进行运动试验或者检查活动后 ABPI。对于存在持续性坐骨神经伴行动脉的患者是非常少见的，笔者在过去 30 年里仅见过 1 例。

遗存坐骨神经伴行动脉闭塞缺血

在这类先天性畸形病变中，胚轴肢体动脉、坐骨神经伴行动脉未退化消失，而是保留下来与腘动脉相连，成为下肢的主要供血动脉。在此类病例中，双侧畸形占 22%，并与髂股动脉发育不良相关。主要的临床表现为疼痛和臀部可触及的搏动性包块，这种搏动性包块可能是由动脉退行性瘤样变形成的。此类血管从坐骨神经闭孔引出。血栓形成或远端动脉栓塞可能导致急性缺血[9]。如果存在髂股血管发育不良（Cowie 征）时，尽管存在足部动脉搏动，但是股动脉搏动减弱或消失。如果其他系统均发育不良，则会导致间歇性跛行（图 2.3）。有症状患者可以通过人工血管旁路联合动脉瘤血管腔内隔绝术治疗。无症状患者则可监测动脉瘤的发展情况。

动脉外膜囊性病变

动脉外膜囊性病变（cystic adventitial disease，CAD）是由于动脉外膜囊性畸形

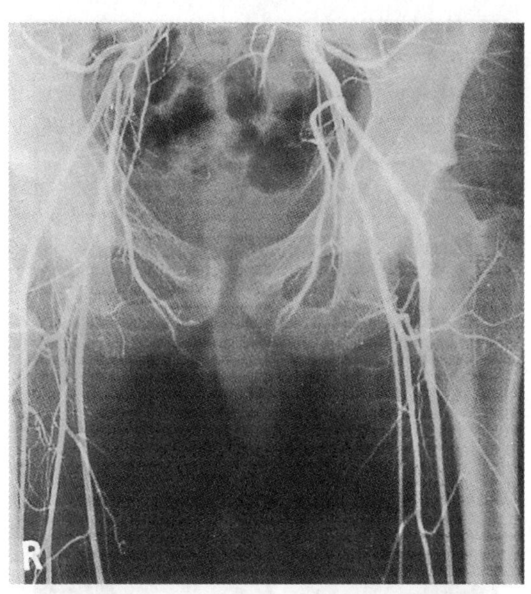

图 2.3　双侧遗存坐骨动脉发自髂总动脉，并且左侧髋臼水平的坐骨动脉扩张及内膜不规整

引起，最常累及腘动脉并可能出现间歇性跛行。其内容物类似于神经节并且包囊可能与膝关节的滑膜相连。间歇性跛行可能会迅速出现并且程度严重。这类病变通常好发于无外周动脉疾病危险因素的年轻患者。当膝关节屈曲时，足部动脉有时会消失，动脉造影通常显示为平滑的沙漏形态或者偏心性狭窄（图 2.4）。超声扫描显示囊性变异，与 CT 扫描或磁共振检查相似。动脉造影效果不佳。动脉病变节段通常需切除并通过静脉搭桥手术治疗[10]。

腘动脉陷迫综合征

该病变不常见，但如果年轻患者尤其是运动员出现典型的严重缺血情况，需怀疑腘动脉陷迫综合征。此病变可能为解剖学病变抑或功能性病变。如为解剖学病变，动脉走行被腓肠肌内侧头包绕而不是在腓肠肌两头之间走行，或比较少见的是在腘肌深部穿过。当屈曲时，动脉则被压迫导致间歇性跛行。可能会出现动脉瘤样退行

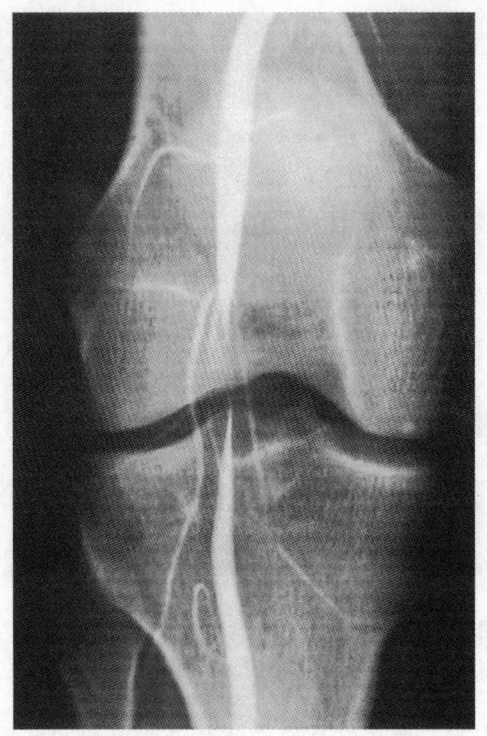

图 2.4 动脉外膜囊性病变引起腘动脉光滑的“沙漏”样狭窄。在腘动脉陷迫综合征中也可见到同样的表现，尤其是在主动跖屈时

性变和（或）血栓形成。2/3 的病例为双侧病变，并且腘静脉受累的病例占 10%[11]。查体可能发现当主动跖屈时，足部动脉搏动减弱或消失。在患肢主动跖屈时，进行多普勒扫描或动脉造影检查也显示腘动脉压迫或扭曲。CT 或 MR 扫描也可显示有解剖学的变异。有症状患者的治疗包括分离腓肠肌内侧头和（或）进行腘动脉重建。对于对侧肢体同样存在解剖结构陷迫的无症状患者，也推荐进行手术治疗[12]。在功能性病变的情况下，解剖位置正常的动脉被肥厚的腓肠肌或比目鱼肌环压迫。不同于解剖学病变，功能性压迫只有在出现症状时才给予治疗处理。

纤维肌性发育不良

尽管纤维肌性发育不良（fibromuscular dysplasia，FMD）通常累及肾动脉和颈动脉，但是它在年轻患者中可累及上肢和下肢近端动脉而导致间歇性跛行。髂外动脉是最常累及的部位，并且在动脉造影下可表现为经典的串珠样外观（图 2.5）。髂动脉纤维肌性发育不良患者应该同时检查肾动脉。对于有症状的狭窄病变，血管腔内成形术通常效果良好[13]。

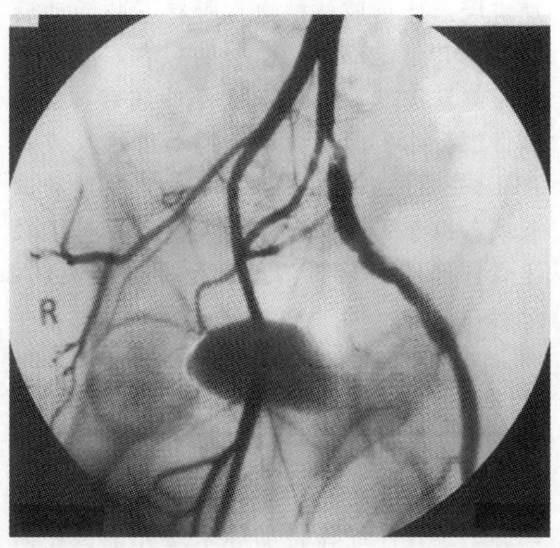

图 2.5 一名 12 岁男孩患有纤维肌性发育不良，累及左侧髂外动脉

Buerger 病

Buerger 病（血栓闭塞性脉管炎）是一类系统性血管炎性病变，主要累及中动脉和静脉。主要见于大量吸烟的年轻跛行男性，尤其见于中东或远东人种[14]。常出现血管痉挛症状和浅表血栓性静脉炎，而且患者病情进展迅速或表现为严重肢体缺血。

> ✔✔ 腿部血管常常受累严重，并引起膝关节动脉开放和腓肠肌内出现典型的“螺旋形”侧支形成。

此病变的病理生理机制和治疗以及其他引起血管炎症的原因例如 Takayasu 病将

会在第 12 章中详细介绍。

病史和体格检查

病史

✔✔ 因为所有外周动脉疾病患者均为心肌梗死或脑卒中的高危患者，所以详细全面地了解患者其他的心血管疾病病史和危险因素是非常重要的（见第 1 章）。

除了既往心肌梗死、脑卒中、冠状动脉旁路移植和动脉手术病史，还应注意心绞痛或一过性脑缺血的症状。尽管约 30% 存在下肢缺血症状的患者具有心肌缺血的病史，但首次诊断为心绞痛或一过性脑缺血的情况还是比较少见的。这种情况应首先检查和治疗这类症状的相关疾病，再考虑治疗外周动脉疾病（见第 3 章）。明确心血管疾病危险因素同样重要，主要包括吸烟、糖尿病、高血压、血脂异常、吸毒史及家族史。上肢劳累性疼痛、餐后腹痛和男性勃起功能障碍是提示存在明确闭塞性动脉硬化疾病的重要线索。

吸烟可能也是导致慢性阻塞性肺疾病的原因。这种疾病和任何一种心脏疾病一样可以限制患者的活动能力，使血管重建能力受限，导致患者不适合进行血管再通治疗。因此，需详细检查，出现相关症状则提示患者可能不适合行介入治疗。

检查

由心血管系统任何部位引起的动脉粥样硬化体征和其发生的危险因素均应该明确，还需检查明确外周动脉疾病的发病位置和严重程度。检查应全面系统并包括以下几个方面：双侧上肢血压的测量和双上肢的血压差异；所有外周及中心脉搏搏动；搏动的频率、节奏和心音；手掌和腹主动脉的检查；仔细检查足部尤其是皮肤完整性、颜色和温度。另外，皮肤改变和小腿周围毛发脱失也可能提示慢性下肢缺血[16]。

体质量指数（BMI）要求测量身高、体重[17]。这是评估肥胖的良好指标，也是预期寿命和麻醉风险的预测指标，同时也是测量患者步行能力的参数。在一些病例，减肥可以逐渐缓解患者的缺血症状。

触摸动脉搏动是比较主观的，受手指敏感度、检查者的经验、患者的肥胖程度和室内温度的影响。若患者的下肢症状可能是由缺血引起的，则应该进行 ABPI 检查。如果检查手法正确，不管是存在搏动还是闭塞，股动脉搏动通常是可以触及的，除非患者非常肥胖（图 2.6）。如果股动脉闭塞，通常能触及动脉粥样硬化引起的条索状血管。如果搏动感觉减弱，通常是因为近端闭塞，从而导致股动脉血压下降。腘动脉搏动较难触及，尤其是肌肉较多或肥胖的患者，但是仍应该检查以排除动脉瘤（图 2.7）。通常需描述足部动脉搏动是否触及。当足部肿胀或室温低下时，足部动脉很难触及。体格检查足部动脉存在与否是主观评价，因而确定性较弱，应该采用客观的辅助检查如 ABPI。单纯足部动脉搏动消失可能临床意义不大，尽管需记录该体征，但不足以成为需要进一步详细检查的指征。

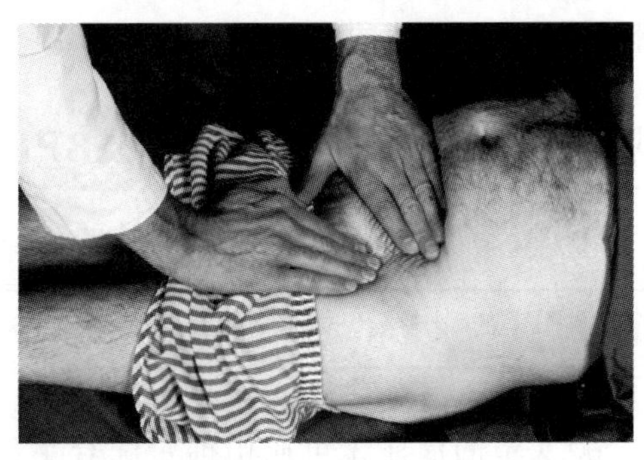

图 2.6　需要用双手触摸股动脉搏动（在消瘦的患者除外）。一只手推开下腹部，另一只手触摸股动脉搏动

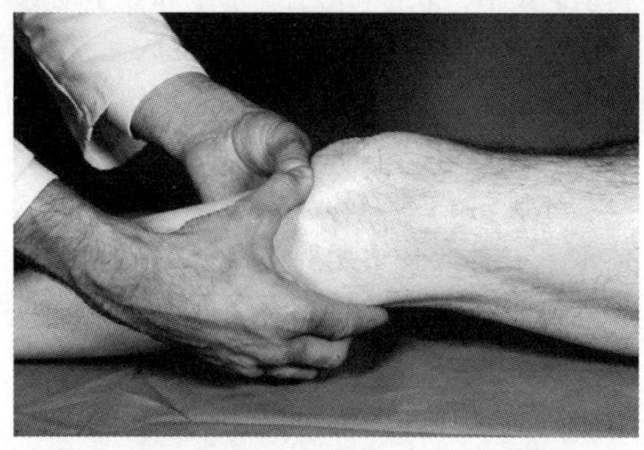

图 2.7 腘动脉搏动最好在腿放松并且稍微屈曲的情况下用双手触摸

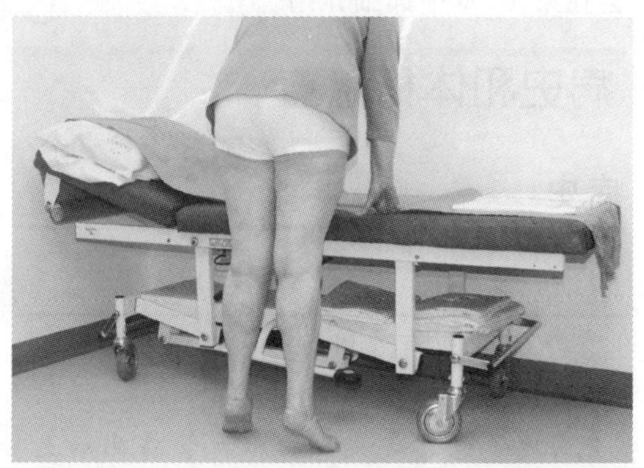

图 2.8 简单的“踮脚”动作活动腓肠肌可引起血管扩张，在运动结束后立即进行检查可发现脉搏消失且出现杂音

运动负荷

患者有时会有典型的间歇性跛行病史，但足部动脉可触及。这些患者尽管具有“典型”的跛行病史，但可能既往已经检查过关节疾病或腰部神经根刺激征。而且大部分时候，近端主-髂病变存在来自盆腔的侧支循环，在静息状态下，能有效提供足够甚至正常的搏动。主诉活动时出现症状的患者应该在运动负荷时进行腿部检查。在门诊就可以简单进行或让患者在走廊（或者在跑步机上）来回行走。即使是老年患者，也可以倚靠沙发上进行简单的“踮脚”动作活动腓肠肌（图 2.8）。患者运动完 1 min 后回到沙发上时，即可立即检查搏动情况。更重要的是运动后测量 ABPI。

应用手动多普勒仪器测量 ABPI

✔ ABPI 的测量是一项常规血管检查[6]。

踝关节的灌注压可应用袖带配合足部动脉多普勒超声测得。患者需在静息状态下平卧 5 min 以上，然后应用标准测血压袖带绑于踝关节上方，袖带宽度需超过下肢直径约 50%。袖带充气后压力需超过收缩压，直到足部多普勒信号消失。逐渐降低袖带压力，随着踝部收缩压力重新出现多普勒信号（图 2.9）。探头需以 30°～60°对准血管从而获得理想的信号。肱动脉收缩压以相同的方法测得，然后通过踝部与肱部的收缩压比值计算得到 ABPI。应该测量患者的双上肢血压，因为在首诊的患者中，有 3%～5%的外周动脉疾病患者可能存在主动脉弓上动脉闭塞性疾病。取两侧肱动脉收缩压高值来计算 ABPI。

✔ 由于动脉网络中脉搏波的叠加下传，踝部的收缩压通常是比较高的，因此 ABPI 值为 1.0～1.2。ABPI<0.9 提示动脉疾病和下肢灌注低于正常水平。ABPI<0.5 通常与严重缺血相关[6]。

当腓肠肌部位的动脉由于钙化变硬，则可能测出错误的踝动脉压力，这种情况常见于糖尿病和慢性肾功能不全（透析患者）。很高的踝部压力或不能压缩的踝部动脉通常会增加误差率。在这些病例中，测量足趾血压（见下文）可显示正确的血压值，因为小的足趾动脉很少受中层动脉钙化

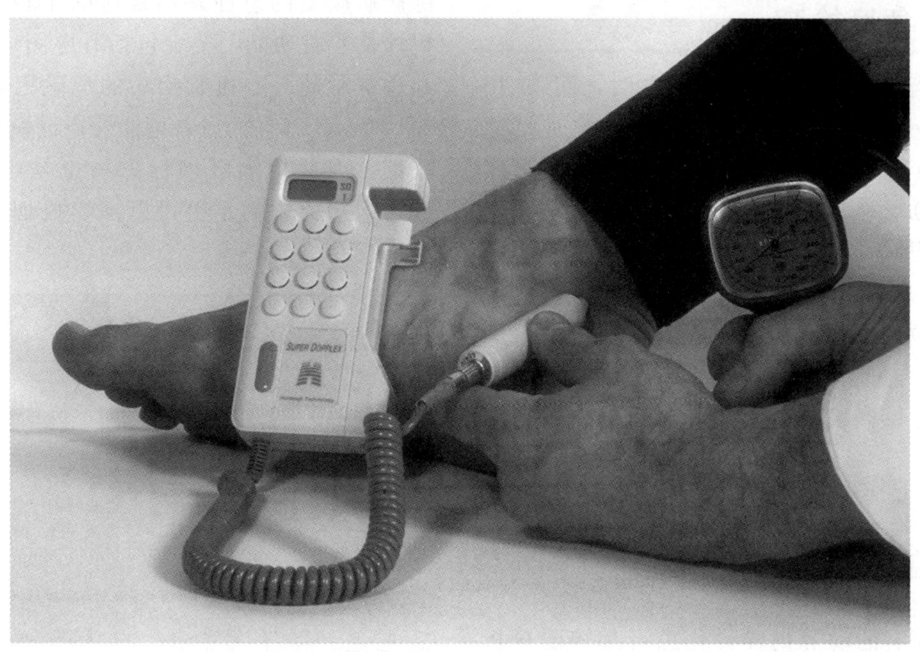

图 2.9　一种手持多普勒检查仪可以检测踝部动脉信号。评估波形——异常（单相/减幅）或正常（双相/三相），并测量 ABPI

影响。另外，如果无法进行足趾血压测量，也可以通过正常的三相波或双向波获取足部多普勒信号（见后面章节）。当近端病变导致足部多普勒信号为单向波时，由于血管钙化的原因，此时血压与肱动脉血压比值可能会异常升高。

对于下肢溃疡形成或足部溃疡的患者，必须进行 ABPI 的评估。这项检查对于糖尿病“神经病性”足趾或足部溃疡或感染病灶的确诊非常重要。如果漏诊了这些病变的近端动脉疾病，可能导致感染进行性加重以致截肢。ABPI 对于有足部症状但常规检查未发现血管病变的老年患者也具有诊断意义。

足趾血压

当小腿动脉不可触及或足部存在严重的远端动脉疾病，比如高 ABPI 测量值但前足或足趾存在不愈溃疡，那么足趾血压的测量是很有必要的。

✔✔ 此时需应用一种足趾小袖带缠绕于第一、二或三足趾近端趾节，同时带光电探头贴近足趾远端[18]。

足趾血压的测量是应用应变技术、光电容积描计或激光多普勒技术检测随袖带充气和排气时消失和再次出现的脉搏[19]。温暖的室内温度是基本要求，从而避免血管痉挛，而且通常需要给双足 15～20 min 的加热时间。足趾血压的测量值与肱动脉血压比值的正常值通常低于 ABPI，为 0.8～0.9。

✔ 严重缺血时，趾-肱血压比值一般很难超过 0.3，或者单纯足趾血压超过 40 mmHg。两次或更多次测量比单次测量对于预测结果更有意义[20]。

缺血角度检查

当小腿动脉难以压缩时，可应用Buerger试验的改良检查方法，此时足部抬高至多普勒信号消失时的高度水平可作为踝动脉血压的粗略测量值[21]。这项检查方法也被称为“顶点测试”，因为抬高足部至以mmHg（0.73 mmHg＝1 cmH_2O）为单位的校准后的顶点附近从而得出血压测量值。此技术仅适用于那些难以抬高足部至足够高度并测出正常血压的严重缺血患者。

危险因素

所有的动脉粥样硬化患者都需要分析其动脉粥样硬化形成的危险因素，从而减少严重心血管事件，而且对于动脉重建也是必需的。与外周动脉疾病相关的危险因素本质上与缺血性心脏病相似，包括吸烟、缺乏运动、不健康的饮食习惯（进食含太多脂肪的肉类食品、日常脂肪摄入、进食太少鱼类和蔬菜类食物）、血脂异常、糖尿病和高血压（见第1章）。所有患者都要求检查全血细胞计数、红细胞沉降率(ESR)、尿素及电解质；另外，还需查随机血糖和血脂。贫血可表现为下肢缺血症状，类似的还有红细胞增多症。ESR（或血液黏稠度）升高可能代表纤维蛋白原升高，这可能是导致外周动脉疾病和血管内血栓形成的重要因素。肾功能不全通常与外周动脉疾病相关，并且在进行影像学检查或介入治疗前是需要考虑的。动脉血栓栓塞在50岁以下的患者中常见。患有外周动脉疾病的年轻患者建议进行血栓形成倾向的筛查，包括抗磷脂抗体或抗凝血酶Ⅲ缺乏等，这些因素可引起血管腔内治疗或重建后反复血栓形成。高同型半胱氨酸血症会加重动脉粥样硬化，在年轻的外周动脉疾病患者中需排除此类疾病。无外周动脉疾病病史的急性外周缺血的年轻患者需要评估心脏功能，至少包括心电图（ECG）和心脏彩超。心血管疾病的危险因素如框2.1所示。25％的患者可能会撒谎说自己已戒烟，因此检测吸烟标志物也是必需的，尽管这些标志物是否可以证实戒烟还有待商榷[22]。

框2.1　外周动脉疾病患者的血液检测

所有患者

全血细胞计数和红细胞沉降率（或血浆黏稠度）

贫血

红细胞增多症

血小板增多症

生化指标

糖尿病

肾功能不全

血脂异常

高甘油三酯血症

依患者情况选择性检查

（年龄<50岁或急性非正常血栓形成）

血栓筛检

高同型半胱氨酸血症

既往吸烟者

硫氰酸盐、碳氧血红蛋白或尿中可替宁

血管检查

波形评估和阶段性压力

应用多普勒波形，主要是采用手持式连续波多普勒仪器，在检测外周动脉疾病中仍具有重要的作用。正常动脉的弹性在此多普勒仪器中表现为三相波形（图2.11c；彩图2.11c）。狭窄远端的血压可能会下降，因此，外周血管床的阻力下降导致波形改变。中度狭窄（直径缩小50％）远端的波形为双相波形；大于70％的狭窄时，波形为单相形态（图2.11d；彩图2.11d）[23,26]。波形会受到远端动脉疾病、动脉扩张疾病、多节段疾病、动脉完全闭塞和环境温度的影响。波形仅仅能够提示存在相关疾病，需联合节段压力来检测下肢病变节段。例如，由于微创技术经皮血管腔内成形术（PTA）通常对髂动脉疾病有很好的治疗效果，所以在髂动脉部位存在血压下降时，提示此重度跛行的患者可行介入治疗。

临床医生经常会碰到多节段病变的患者。节段动脉压测量具有额外作用，包括确定病变水平，以及预测近端动脉重建对于治疗严重缺血是否足够有效（图 2.10）。然而，多普勒超声或动脉造影在这方面更有价值。

激光多普勒和经皮血氧饱和度检测

这两种技术都是用来检测皮肤灌注情况。激光多普勒测量二极管发射光线中多普勒位移情况，可测量出深度大约为1.5 mm的整体皮肤的灌注情况。

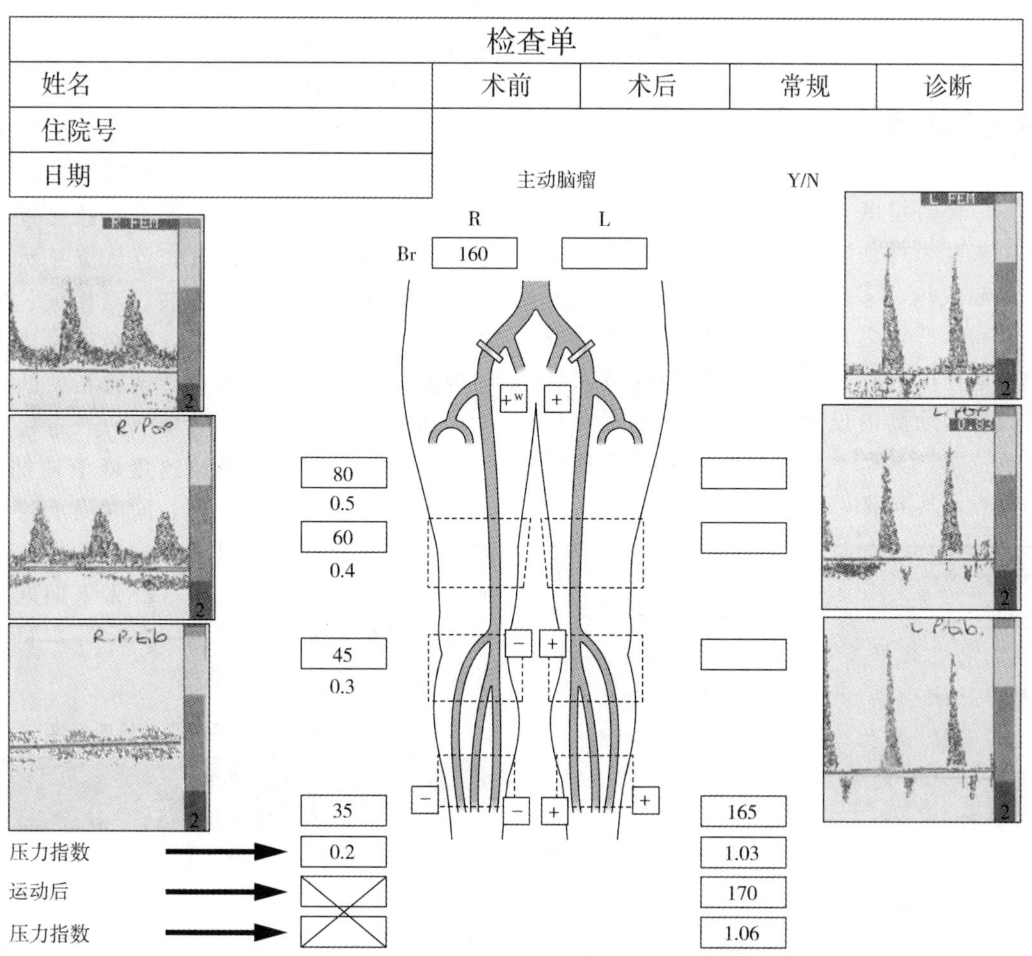

图 2.10　节段动脉波形可以帮助判别多节段病变的功能情况，比如右髂动脉和股浅动脉闭塞的患者。理论上，使大腿下段压力值正常将会使踝动脉压力达到接近双倍水平，从而可以缓解缺血性静息痛

✔✔ 此项技术最主要的是用做趋势测量，即使用更新的探头也很难在外周动脉疾病患者中进行任何有意义的临床应用。多次测量结果会更可信。

经皮血氧饱和度检测可用于测量氧气通过皮肤表面时产生的部分压力，并可间接测量皮下组织内血氧分压。测量小腿皮肤的 $tcPO_2$ 可能用于预测膝下截肢后伤口是否能愈合[24]。遗憾的是，不管是 $tcPO_2$，还是 ABPI，在远端肢体截除的患者中，皮肤灌注变化是不能预测的。当有严重近端疾病时，远端肢体截肢后伤口很难愈合。

多普勒超声

多普勒超声（DUS）利用血流运动时产生灰度来评估动脉血流动力学情况，也叫 B 超成像、彩色血流多普勒图、能量多普勒和脉搏波多普勒。它是依赖操作者经验的检查；然而，有经验的超声检查人员可以显示动脉的长度和分辨病变的严重程度及位置。类似于其他用来评估患者病情的检查，其准确度需进行评估。

✔✔ 下肢多普勒超声对于外周动脉疾病的诊断、病变位置和闭塞程度的确定，在指南中的推荐等级为 1 级（多中心随机对照试验或 meta 分析研究支持）。对于股动脉-腘动脉或股动脉-胫前动脉静脉旁路术后的常规检测，也是同样的推荐等级[25]。

多普勒的价值就在于应用超声灰度清晰描绘病变动脉，比如看清斑块的回声以及动脉或病变的解剖。实时彩色血流多普勒能够分辨血流通过位于灰阶图像上的彩色框。彩色填充只能出现在血流通畅流动时，因此可以用来分析灰阶图像和辨别无回声的“软”斑块或血栓，这些病变是没有血流填充的。彩色血流也可以通过动脉管腔颜色的改变来分辨血流速度改变。联合灰度和血流显像，严重的闭塞可以表现为灰色回声并颜色填充的直径减少，并且出现“马赛克”表现提示血流增加和湍流。灰度和彩色血流除了测量管腔直径或测量缺失区域外，并不能有效地评估狭窄的严重程度（图 2.11a，b；彩图 2.11a，b）。

准确评估狭窄严重程度需应用脉搏波多普勒。该技术是通过超声信号定位于固定深度，位于管腔中心很小的位置。反射信号的频率改变（多普勒频移）取决于传导频率、反射角度和血流。目前，多普勒仪器一般都能自动算出血流速度，但其准确度非常依赖于脉搏波多普勒探头位置的准确定位，以及中心光标与血流纵轴的角度。收缩期速度峰值可在正常动脉靠近狭窄处位置测出，并且通过彩色血流显示狭窄处。多普勒波形（三相波、双相波、单相波）、色谱扩展（血流的速度色谱见于湍流继发的波谱）和上游正常动脉相关的收缩压动脉峰值，均可评估狭窄的严重程度（表 2.3）[26]。收缩压血流速度峰值增加 2 倍，则提示动脉狭窄 50%，同时提示狭窄超过 50%的概率增加 2.5 倍。收缩压血流速度峰值下降和加速时间（舒张末期至收缩高峰时的时间，图 2.11c；彩图 2.11c）缩短可导致多普勒波形改变。

表 2.3　外周动脉直径减少的诊断标准

	直径减少（%）	波形	光谱扩展	远端 PSV / 近端 PSV
正常	0	三相	消失	无改变
轻度	1～19	三相	存在	<2∶1
中度	20～49	双相	存在	<2∶1
重度	50～99	单相	存在	>2∶1*

PSV，收缩期峰值速度。
* >4∶1 提示>75%狭窄，>7∶1 提示>90%狭窄。

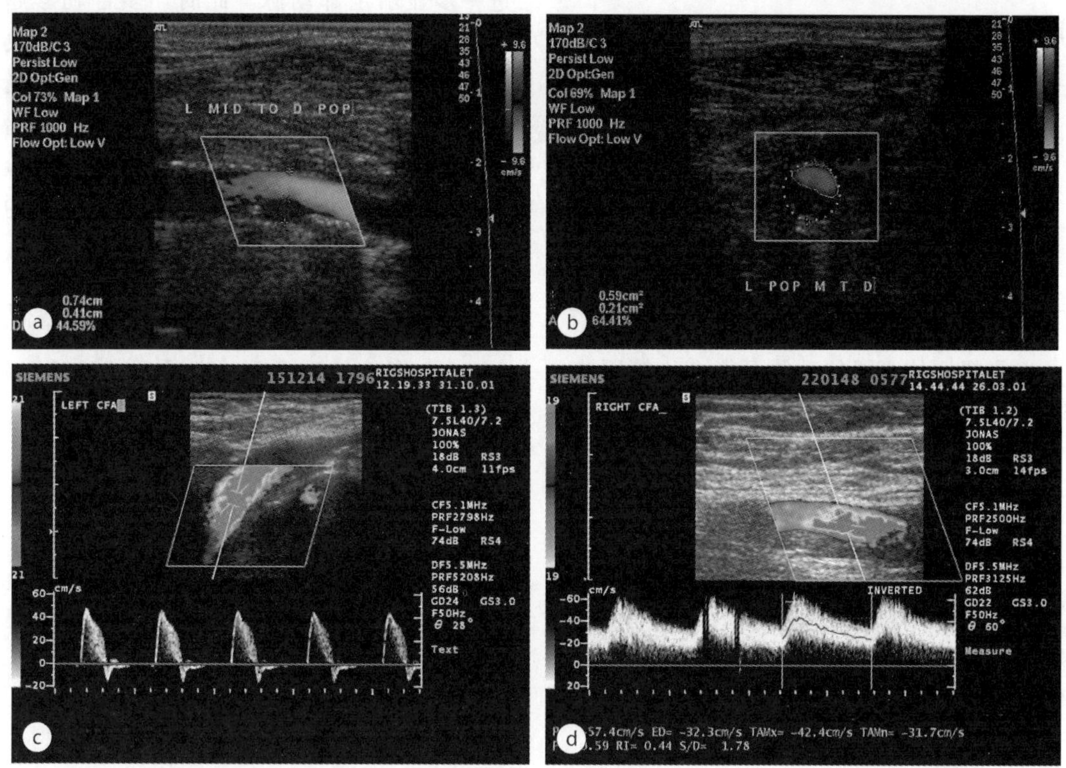

图 2.11　a. 纵向彩色多普勒显影左侧腘动脉中段至远段狭窄，直径减少 45%。b. 同一病变部位横断面显像直径减少 64%。c、d. 股总动脉多普勒波形显示近端狭窄（c）和远端狭窄（d）。注意三相波形中陡峭的加速阶段信号表示高阻力（c）。单相波形和减幅表示远端狭窄，此处狭窄导致压力下降合并阻力下降（d）

准确诊断完全闭塞还是仍有细小血流的高度狭窄是比较困难的，非常依赖于超声医生的经验判断。多普勒波形在病变近端和远端的形态、血流显像和侧支存在情况，均有助于鉴别这些病变。深部或扭曲的动脉会增加鉴别诊断难度，因为返回的信号会减少，同时很难获得理想的声波角度。动脉走行中的多节段狭窄降低了测量更远段狭窄病变血流速度的准确性。因此，超声医生必须具有多年的经验，并熟悉血流速度各种微妙的变化，来评估串联或多节段狭窄时某段狭窄的严重程度。

腹股沟以上的动脉评估

由于呼吸运动、动脉深度、动脉扭曲、肠气覆盖以及动脉壁钙化，会使动脉管腔模糊尤其是血流速度缓慢，因此腹股沟以上的动脉评估是比较困难的。改变声波探头平面可能会偶尔起到一些帮助，但如此需忽略解剖和病理的评估。

> ✔ 主动脉-髂动脉应用超声评估与导管穿刺血管内造影比较，前者敏感性为 0.89，特异性为 0.90[27]。

一名经验丰富的血管超声医生会报告任何研究的局限性。当发现某个节段显示不清时，在此节段前后发生多普勒波形改变可提示病变存在且需要进一步的检查。一个简单的例子就是在股总动脉处评估多普勒波形，如果波形为三相波，那么在主动脉-髂动脉节段存在严重闭塞的概率是非常小的[28]。

腹股沟以下的动脉评估

> ✔ 对于经验丰富的医生而言，多普勒彩超能够准确判断从股总动脉至腘动脉远端的病变。与导管穿刺造影相比，多普勒彩超的敏感性为 84%～87%，特异性为 92%～98%[29-30]。

彩超评估小腿的动脉可能会比较困难，尤其是存在近端严重狭窄时[31-32]。在肥大的小腿中，声波到达的深度会导致返回信号的衰减，造成小腿近端动脉显示困难[32]。应用 4.2 - MHz 曲线阵列腹部探头可以提高准确性，因为此探头具有更深的穿透性。或者，应用能量多普勒，对于缓慢血流更敏感，因此能帮助检查出最理想的胫动脉来重建[33-34]。

放射学检查

评估慢性下肢缺血的形态学检查方法的选择已作为英国临床循证研究中心关于"下肢周围动脉疾病诊断和治疗"指南 147 的部分内容，于 2012 年 8 月发表。8 个关于临床评估外周动脉疾病效益最好的检查相关研究得出以下推荐意见：

因为多普勒彩超可操作性较强、花费较低，缩减了 MR 的检查时间，许多血管中心把多普勒彩超作为一线检查方法来评估外周动脉疾病患者。在下肢重建之前，单纯依靠多普勒彩超可评估手术风险，包括血管疾病的严重程度、病变部位和数量，尤其是较难达到的解剖部位如髂动脉和腹股沟以下近端肢体动脉。另外，CE-MRA 可较准确地诊断全部动脉情况，因此也可以作为一线检查手段[36-37]。CE-MRA 可以应用最大强度投影技术（maximum intensity projection，MIP）显示造影图像，从而能够清晰完整地显示整个血管，甚至可以进一步显示足部动脉。此时，多普勒彩超可作为一个辅助检查手段，主要用于解决问题，显示特定位置上血流动力学不清晰的病变，而这些病变很有可能会影响到治疗决策。这种检查可以减少彩超医生的检查时间，并且可以减少对正常动脉节段的重复检查。

> ✔✔ 1. 对于需要考虑进行血管重建的患者，多普勒彩超作为一线检查适用于所有外周动脉疾病患者。
>
> 2. 外周动脉疾病患者在考虑血管重建之前（多普勒超声检查后），可以进一步给予对比增强磁共振血管造影（contrast - enhanced magnetic resonance angiography，CE - MRA）检查。
>
> 3. 如果外周动脉疾病患者（多普勒超声检查后）不适合或不能耐受 CE - MRA 检查，可以进一步给予 CT 血管造影（computed tomography angiography，CTA）检查[35]。

造影剂

血管内碘造影剂是否可用于导管血管造影或血管组织增强 CT 检查，取决于发生造影剂肾病（contrast - induced nephrotoxicity，CIN）的风险。CIN 通常是向静脉注入造影剂后，在排除其他原因情况下出现急性肾功能下降，血清肌酐升高超过正常值 25%以上，或者 48～72 h 内血肌酐升高 44 μmol/L（0.5 mg/dl）[38]。

多因素分析显示，存在几种危险因素可致 CIN（框 2.2）[39]。减少 CIN 发生风险的方法存在极大争议，包括改换其他显示技术、更换造影剂、减少造影剂用量、停止使用肾毒性药物或二甲双胍，以及静脉扩容[40]。

由造影剂领域专家组成的 CIN 共识工

作小组总结发表了一项广泛适用的研究并且提出十项共识（框 2.3）[41]。

很多争论都是围绕哪种造影剂可以减少 CIN 的发生率，大部分都支持应用等渗、非离子造影剂，优于低渗、非离子型试剂。最近一项关于随机对照试验的 meta 分析显示，给药途径可能影响造影剂对于肾的安全性。具体的例子是，碘克沙醇对于动脉内注射造影剂的患者是比较好的选择[42]。

框 2.2　多变量分析显示造影剂肾病的危险因素

慢性肾病［3 期或以上：eGFR＜60 ml/（min・1.73m^2）］

糖尿病肾病（1 型或 2 型）

低血容量

应用肾毒性药物（NSAIDs、环孢素、氨基糖苷类抗生素）

术前血流动力学不稳定

其他合并症：

- 贫血
- 充血性心力衰竭
- 低蛋白血症

eGFR，估算的肾小球滤过率；NSAIDs，非甾体消炎药。

在 PREDICT 研究中，一项随机双盲试验比较了使用低渗或高渗造影剂后 CIN 的发生情况，248 例合并中度至重度慢性肾脏疾病和糖尿病患者在进行 CT 检查时，随机使用至少 65 ml 的碘帕醇 370（低渗）或碘克沙醇 320（等渗），结果显示，注射造影剂后 48～72 h，CIN 的发生率没有显著性差异[43]。

框 2.3　造影剂肾病共识工作小组达成的一致意见

1. CIN 对于具有急性肾功能损害风险的患者较常见，而且是注射造影剂后潜在的严重并发症。
2. 对于慢性肾脏疾病患者（尤其是糖尿病患者），如 eGFR＜60 ml/（min・1.73m^2），患 CIN 的风险升高且有重要的临床意义。
3. 如不能检测血清肌酐或 eGFR，则需要确认患者患 CIN 的风险是否比一般人群高。
4. 需急诊检查时，早期进行造影检查的益处大于等待评估患者后再检查，故可在无须检测血清肌酐或 eGFR 值的情况下进行。
5. 在同一患者中具有多种 CIN 的危险因素，或具有高危临床情况的患者，发生造影剂肾病（50%）和急性肾衰竭（15%）的风险很高，此时需要在使用造影剂后进行透析治疗。
6. 动脉内注射造影剂会增加患者发生 CIN 的风险，且离子型高渗性试剂比低渗性试剂发生 CIN 的风险更高。现有的证据提示，在具有慢性肾病的高风险患者，尤其是合并糖尿病的患者，动脉注射非离子型等渗造影剂发生 CIN 的风险最低。
7. 高危患者注射较高剂量的造影剂（100 ml）后，发生 CIN 的概率会升高。然而，即使小剂量（30 ml）的碘造影剂在极高危患者中同样可引起 CIN 和急性肾衰竭并需要透析治疗。因此，建议不设定影响阈值。
8. 动脉内注射碘造影剂后发生 CIN 的概率比静脉注射发生的概率要高。
9. 检查前 3～12 h 和检查后 6～24 h，以等渗晶体液进行充分的静脉扩容［1.0～1.5 ml/（kg・h）］能减少高危患者发生 CIN 的概率。有关口服溶液代替静脉扩容来预防 CIN 的数据尚不充分。
10. 尚未证实有辅助药物或相关治疗可有效降低 CIN 的发生概率。预防性血液透析或血液滤过是否能作为一种有效的措施尚需进一步研究。

eGFR，估算的肾小球滤过率。

二甲双胍在尿液中分泌的量是不变的。当肾衰竭时，不管是先前存在还是碘造影剂诱发的，二甲双胍可能会蓄积以致引起乳酸酸中毒等严重并发症。二甲双胍不会导致肾衰竭[38]。因此，造影剂的使用需谨慎，尤其是存在肾功能不全的患者，而且原则上需在检查之前检测其肾功能情况（血肌酐）。如果注射超过 100 ml 静脉用碘造影剂进行动脉内对比显像，二甲双胍必须在检查后停用48 h。

✔✔ CIN共识工作小组同意如下观点：当肾小球滤过率（eGFR）为30～59 ml/min时，静脉扩容可以减少CIN的风险，因此患者可以在检查前3～12 h以及检查后6～24 h静脉输注足够的等渗晶体液[1.0～1.5 ml/(kg·h)]。如果eGFR＜30 ml/min，建议请肾病医生会诊并且因可能出现CIN而需要计划透析治疗。

✔ 如果存在肾功能不全的生化检查依据，比如血肌酐＞120 μmol/L，二甲双胍也需要在进行造影剂注射前以及之后停用2天。血肌酐需要在检查48 h之后复测，而且只有当肾功能稳定（升高不超过正常水平的25%）后，二甲双胍才能重新使用。

血肌酐＞150 μmol/L的患者不建议服用二甲双胍。如果患者虽然慢性肾功能不全达到这个水平，但之前使用了二甲双胍，则二甲双胍应该停用，并且患者在进行检查前可以使用其他可替代的降糖药治疗。

肾源性系统性纤维化（nephrogenic systemic fibrosis，NSF）是一种表现为皮肤、肌肉和器官纤维化，以至于可能引起严重功能不全甚至死亡的病变。其发生率在某些具有高危临床情况的人群中极低，为2%～5%。从2007年5月至今，全世界范围内发病总数为215例。NSF的发病原因已经阐明，大部分是由于在进行MR对比显像时使用钆造影剂（gadolinium-based contrast agents，GBCA），造成中度至重度肾功能不全。特殊亚型的钆MR造影剂在慢性肾脏疾病患者（CKD 4和5；框2.3）使用，导致大部分病例发病，而大环钆螯合物更稳定且更少释放自由钆离子[44]，因此是其病理生理学的关键。

血池造影剂（blood pool contrast agents，BPCAs）同样属于GBCAs造影剂，现在已经出现并应用于血管疾病的显像。Gadofosveset Trisodium或Ablavar®（Lantheus Medical Imaging）是一种白蛋白结合钆螯合物，其能够维持在血管腔隙内，因此可以一次注射后维持血管显像时间达30～40 min。它能够从肾分泌排泄90%，并且在所有钆试剂中具有最高的T1弛豫，因此在首次通过动脉时具有较强的信号显像。最后可以得到高分辨率的图像，从而明确狭窄部位和血管壁。至今为止，使用Gadofosveset®还未报道过NSF的病例，可能与需要钆的浓度减少有关。

磁共振血管造影

目前有很多MR技术可以检查血管及血管通畅性，且这些技术发展迅速。最近几年，时相对比和渡越时间磁共振血管造影（MRA）可以进行三维成像对比增强MRA（CE-MRA），CE-MRA可进行减影、团注追踪和步进运动。CE-MRA提供了一种无创、三维管腔评估血管技术，同时无须应用具有危险性的碘造影剂和接触电离辐射。现在成为检测外周动脉疾病的一种更受欢迎的一线显影技术，它是国际指南同时也是TASC Ⅱ文件和关于外周动脉疾病诊断及治疗的NICE临床指南147推荐的检查[6,36]。分析MRA准确性和比较不同MR技术优点的研究正在开展中。

✔✔ 在一项包含32个研究共1022例患者的meta分析中，结论提出对于有外周动脉疾病症状的成人患者，CE-MRA分辨或排除临床相关动脉狭窄-闭塞具有较高的准确性[45]。

技术

进行外周下肢 MRA 有各种技术，取决于 MR 硬件、软件序列、移动或连续制表能力、外周和表面扭曲、合适的造影剂和注射程序。如小腿（胫部）血管由于静脉影响，成为进行连续高质量外周 MRA 的主要问题（“阿喀琉斯之踵”），因此发展了相关技术解决此问题。通过快速平行显像（加速技术），或者首先应用动态时间增强 MRA，接着应用更常见的三维或四维步进表“团注跟踪”技术（图 2.12a）获得图像节段。更新的发展包括在足部血管成像研究上投入更多的精力，因为远端动脉干预已经变得越来越重要（图 2.12b）。

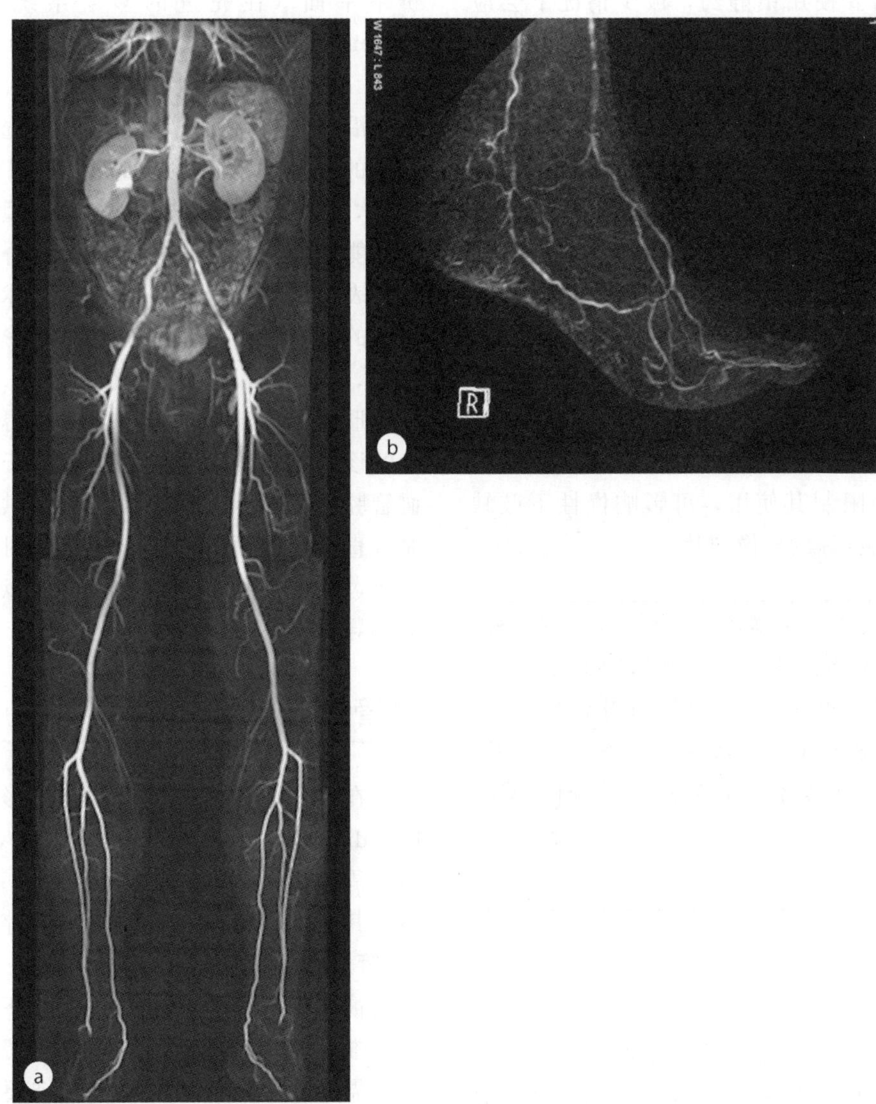

图 2.12　a. 在 3T 相采用步进、团注追踪技术及图像融合后，主动脉及下肢 MRA 显示造影剂增强冠状面 MIP。b. 足部动态对比增强 MRA 显示动脉充盈良好的矢状面 MIP。图片来自 Dr A. Holden，Auckland City Hospital

禁忌证

MRA 的禁忌证包括存在起搏器，或存在某种金属假体如植入的心脏瓣膜、颅内动脉瘤夹、植入的人工耳蜗或有眼内金属异物。有 5%的患者在 MR 舱内可能会出现幽闭恐惧症，这类患者可以采用开放式舱系统或应用心理放松治疗技术缓解该症状。有时候需要使用镇静药，极少情况下会应用全身麻醉[6]。

CT 血管造影

在过去 15 年里，CT 扫描机从单一层面不断增加数量，发展成同时可以多个螺旋层面的检查系统，发展进程从 4、8、16、32、64 排双源系统至 256 排 CT。目前，CT 血管造影（CTA）已经成为快速诊断急性出血和血管损伤的重要手段，同时极其依赖合适的对比时间技术[46]。下肢动脉中的钙化会限制其使用，可影响慢性下肢缺血时得到良好的显像图片。

> ✔✔“英国国家临床指南中心，‘下肢外周动脉疾病：诊断和治疗’，NICE 临床指南 147，2012 年 8 月”推荐，对于需要血管重建（多普勒超声检查后）的外周动脉疾病患者，当不适合或不耐受 CE-MRA 时，可以采用 CT 血管造影进一步检查[35]。

技术

应用多层扫描系统、球管连续旋转并通过扫描仪接受来自患者反馈的信息。容积扫描可以被分解为很多体积元素（三维像素，）同时中央处理器通过这些数据集重建层面。因为组织体积被扫描，所以可以在任何层面进行重建（多平面和曲面重建）。也能进行复杂的重建，包括可能掩盖动脉显影的骨头或其他细节进行减影。当动脉壁钙化接近动脉白色血流显像的亨斯菲尔德单位时，在进行自动减影时必须小心谨慎，避免动脉正常部分被减影。这种情况同样适用于靠近骨头近端的血管，例如胫动脉，当骨头被自动移除时可能被减影。因此，放射科医生必须在最大空间分辨率平面（在先进的多层系统中采用 0.6 mm厚度层面，包括任意平面、倾斜面），以及血管重建上分析回顾原始数据。

沿着已知平面或多个平面上选择密度最高的三维像素，则可以重建 MIP 图像（图 2.13a）。如此可以生成二维血管成像图像且能够旋转多个观察角度。结合预设的特定表示解剖部位的彩色图谱技术，则重建后的多种三维容积也能够显示彩色图像（图 2.13b）。除了复杂的血管解剖，如动静脉畸形或颅内动脉瘤，很少能获得其他明确的诊断信息。但是这些图像对于开放或血管腔内手术非常有用，能够提供准确的血管直径，进而有助于介入手术时导管的选择，或者计划合适的透视角度以及血管造影导管位置的数字减影。

导管血管造影

在很长一段时间里，数字减影血管造影（digital subtraction angiography，DSA）是外周血管疾病诊断的“金标准”；然而，因为其是侵入性检查并且对患者存在风险（尽管风险的发生率低）（表 2.4），现在已逐渐被非侵入性检查方式替代且不再在指南中推荐使用。诊断性血管造影费用也较高，需要签署知情同意书，并需要在病床上护理一天，且要求配备很多造影医生，因此对计划进行介入治疗的合适时间带来了不利影响[47-48]。

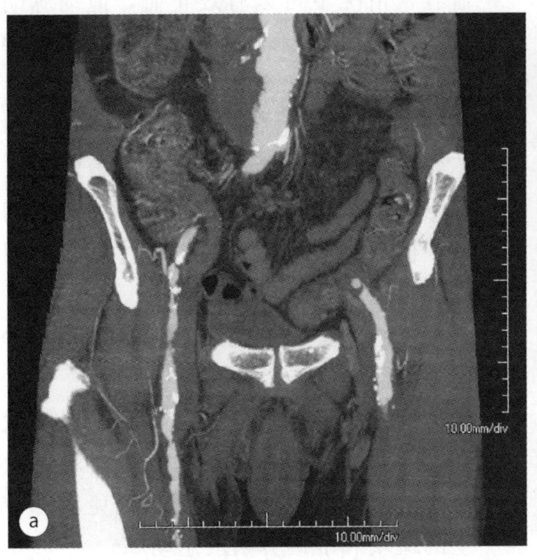

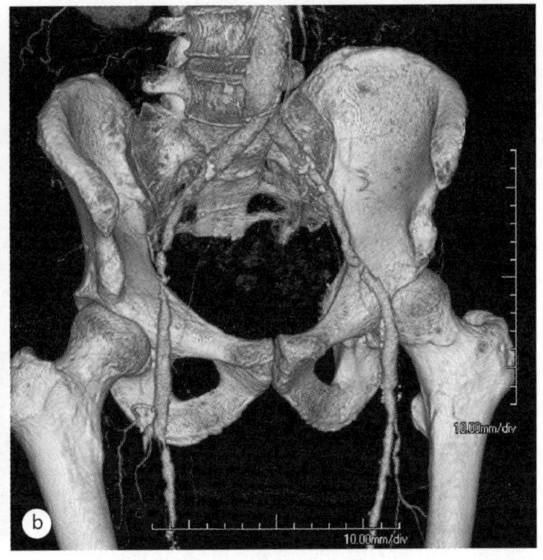

图 2.13 a. 一名有双侧下肢慢性缺血的老年男性患者的倾斜冠状位薄层 MIP 重建图像。b. 下腹主动脉、髂动脉和近端股动脉体积渲染 CT 血管造影图像，显示广泛的外周血管疾病。在髂外动脉和右侧近端股浅动脉均存在高度狭窄病变

表 2.4 皇家放射科医生协会推荐由诊断性血管造影引起的并发症的发生上限

血肿（需要输血、手术或延迟出院时间）	3.0%
动脉闭塞	0.5%
假性动脉瘤	0.5%
动静脉瘘	0.1%
远端动脉狭窄	0.5%
远端动脉闭塞	2.0%

技术

DSA 是通过增强图像和数字显影得到相关信息和结果。在注入造影剂前获得单一图像（掩膜图像）；当注入造影剂时，进一步获得可以减影掩膜的图像，从而得到去除骨细节后剩余清晰动脉树的图像。在严重肢体缺血中，质量良好的小腿动脉（胫动脉）和足底动脉弓图像，对于计划远端动脉旁路手术是非常重要的。在严重肢体缺血中，这些远端动脉图像由于运动可能会产生假影，因而必须使用足够的镇痛药。

采用 Seldinger 技术[49]建立基本的造影入路，使用空心穿刺针和软导丝，通常是通过穿刺针中心管腔后以 J 形头端进入动脉管腔内。然后在拔出穿刺针后，导管沿着导丝前进。大部分下肢缺血的造影图像需要通过有多个侧孔的导管，并应用机械泵注入造影剂生成。如此能够保证造影剂均匀分布在血流中，并且维持导管位置稳定。通常在腹主动脉处置入猪尾巴导管，从而生成从肾动脉以下腹主动脉至足部动脉的诊断性造影图像。在通过不确定的狭窄部位时，动脉内血压梯度也可以测量出来。在诊断性造影时，3F 或 4F 导管对于国际化比值超过 3 的患者是安全的，其血压也较容易控制。

风险与局限性

传统导管造影血管成像的风险可能与造影剂或技术操作有关。

造影剂相关风险

- **过敏反应**：该反应与剂量无关，且可能由肥大细胞脱颗粒引起。由离子型造影

剂引起的严重过敏反应发生率为0.01%～0.01%，但是非离子型低渗碘造影剂比前者安全5～10倍。具有严重哮喘或枯草热的患者发生过敏反应的风险增加，发生后可能会非常严重。需考虑给予类固醇药物预防。已知有造影剂过敏的患者，应该采用其他替代技术显像。

- **毒性反应**：该反应与剂量有关，且表现为口内金属味、身体发热感、恶心或呕吐、心律失常和肺水肿。在严重血管疾病患者更容易发生毒性反应。
- 肾损伤（CIN，见上文）。

技术操作相关并发症

- **假性动脉瘤/血肿**：在穿刺口出现血肿是常见的。可以通过使用较小的导管和良好的动脉压迫手法压迫止血至少10 min以减少此并发症发生。虽然闭合器可以让患者较快下床行走，而且在凝血异常情况下可以有效止血，但动脉闭合器在使用3F和4F导管诊断性造影中很少应用。
- **夹层**：夹层内膜片通常是由于技术操作不熟练引起，如使用不适当的力度或亲水导丝。尽管小内膜片很少发产生问题，但更大的或顺行的内膜片可能会明显减慢血流速度或阻塞动脉。
- **感染**：感染在良好的无菌操作下是很少发生的。
- **动静脉瘘**：因为股动脉和静脉并行于股鞘内，两者可能在盲穿动脉入路时同时穿透。此时，应用超声可以避免动脉前壁的斑块和准确分辨股总动脉。
- **栓塞**：如果动脉内的动脉粥样斑块碎片不经意脱落，可能会栓塞远端动脉。此时，可采用抽吸的办法取出栓子，但也可能需要行外科取栓手术或旁路手术。

要点

- Fontaine分级对评估严重外周动脉疾病患者既简单又有临床意义。
- 所有外周动脉疾病患者都应明确危险因素并给予治疗处理。
- 需要仔细询问病史，尤其是合并有脊椎问题的患者。
- 具有间歇性跛行的患者需要在运动后和（或）进行运动试验后检查动脉搏动情况。
- 不能忽视引起缺血的少见原因，尤其是对于年轻患者。
- 对于搏动缺失或减弱，并主诉有脚痛、脚麻或无力的患者，都需要进行多普勒压力/波形检查。
- 除非考虑进行血管重建，进一步检查是不必要的。
- 肢体发生严重缺血时需尽快检查，并进行血管重建，从而避免肢体因缺血发生进行性组织坏死和（或）感染而需截肢。
- 对于所有考虑进行血管重建的外周动脉疾病患者，多普勒超声可作为一线检查手段。在考虑进行血管重建前（多普勒超声检查以后），可以给予外周血管疾病患者CE-MRA检查。
- 对于需要使用碘造影剂的检查，需考虑到可能发生造影剂肾病。所有具有发生此并发症风险的患者都需要检测血清肌酐或eGFRs，并且必须在造影剂注射完48 h后复测。
- 肾源性系统性纤维化很少见，但慢性肾脏疾病患者在注射钆造影剂后有可能发生这一严重并发症。因此，对于可能发生此类并发症的患者（3、4 和 5 期慢性肾功能不全），进行 CE－MRA 检查时必须检测血清肌酐水平或 eGFR。

- CTA 能够获得外周动脉疾病详细的血管造影图像，但是对于严重钙化疾病比如严重的外周动脉疾病，则作用有限。CTA 能够非常有效地快速评估急性下肢缺血的栓塞位置。
- 导管血管造影是一项侵袭性检查，在诊断外周动脉疾病时不再推荐作为一线显像检查手段，仅在计划同时进行介入治疗的患者中使用。

参考文献

1. Porter RW. Spinal stenosis and neurogenic claudication. Spine 1996;21:2046–52.
2. Leyk D, Baum K. Cardiac output, leg blood flow and oxygen uptake during foot plantar flexions. Int J Sports Med 1999;20:510–5.
   Parallel determinations of cardiac output, leg blood flow (LBF) and pulmonary oxygen uptake were performed in nine healthy male subjects at the onset and cessation of dynamic foot plantar flexions. Within the first 10 seconds of exercise LBF increased from 400 to about 1000 mL/min at all exercise intensities. During the subsequent 5 minutes of exercise, LBF decreased to about 800 mL/min at the lowest intensity. By contrast, it increased to about 1900 mL/min at the highest intensity.
3. Pena CS, McCauley TR. Quantitative blood flow measurements with cine phase-contrast MR imaging of subjects at rest and after exercise to assess peripheral vascular disease. AJR Am J Roentgenol 1996;167:153–7.
4. Second European Consensus Document on Chronic Critical Leg Ischemia. Eur J Vasc Surg 1992;6: 1–4.
5. Thompson MM, Sayers RD, Varty K, et al. Chronic critical leg ischemia must be redefined. Eur J Vasc Surg 1993;7:420–6.
6. Norgren L, Hiatt WR, Dormandy JA, et al., on behalf of the TASC II Working Group. Inter-Society Consensus for the Management of Peripheral Arterial Disease (TASC II). Eur J Vasc Endovasc Surg 2007;33:S1–75.
7. Jelnes R, Tonnesen KH. Nocturnal foot blood flow in patients with arterial insufficiency. Clin Sci (Lond) 1984;67:89–95.
   Twenty-four-hour continuous recording of xenon (^{133}Xe) washout from the forefoot was performed on patients with normal circulations (*n*=10) and on patients with different degrees of arterial insufficiency (*n*=36). During day hours the calculated subcutaneous blood flow in the forefoot was the same in patients with normal circulation and in patients with different degrees of arterial insufficiency (2.0±0.8 mL/min per 100 g). During sleep the blood flow nearly doubled in patients with normal circulation, no systematic change was seen in patients with IC, and in patients with severe ischaemia the blood flow decreased by approximately 50%.
8. Eickhoff JH. Local regulation of subcutaneous blood flow and capillary filtration in limbs with occlusive arterial disease. Studies before and after arterial reconstruction. Dan Med Bull 1986;33:111–26.
9. Maldini G, Teruya TH. Combined percutaneous endovascular and open surgical approach in the treatment of a persistent sciatic artery aneurysm presenting with acute limb-threatening ischemia – a case report and review of the literature. Vasc Endovasc Surg 2002;36:403–8.
10. Macfarlane R, Livesey SA. Cystic adventitial arterial disease. Br J Surg 1987;74:89–90.
11. Levien LJ, Veller MG. Popliteal artery entrapment syndrome: more common than previously recognized. J Vasc Surg 1999;30:587–98.
12. Turnipseed WD. Popliteal entrapment syndrome. J Vasc Surg 2002;35:910–5.
13. Hui C, Baker D, Platts A. The role of percutaneous transluminal angioplasty in the treatment of carotid fibromuscular dysplasia. Eur J Vasc Endovasc Surg Extra 2003;5:102–5.
14. Mills JL. Buerger's disease in the 21st century: diagnosis, clinical features, and therapy. Semin Vasc Surg 2003;16:179–89.
15. Suzuki S, Yamada I. Angiographic findings in Buerger disease. Int J Cardiol 1996;54(Suppl.):S189–95.
    One hundred and forty-four angiographic images of the lower extremities of 119 patients with Buerger's disease were studied. The collateral vessels had a 'corkscrew' appearance in 39 (27%) of 144 limbs affected by Buerger's disease, whereas this appearance was seen in only 2 (3%) of 63 limbs of patients with atherosclerosis ($P < 0.001$). The appearance of corkscrew-shaped vessels is the most characteristic feature of Buerger's disease and represents a dilated vasa vasorum of the occluded main arteries.
16. Adam AJ, Beard JD, Cleveland T, et al. BASIL trial participants. Bypass versus angioplasty in severe ischaemia of the leg (BASIL): multicentre, randomised controlled trial. Lancet 2005;366:1925–34.
    A prospective randomised controlled trial of surgery versus angioplasty in patients with severe lower limb ischaemia. At entry into the trial, only one-third were on

17. NHS Direct. What is the body mass index?, www.nhsdirect.nhs.uk/articles/article.aspx?ArticleId=850; 2008.

18. Pahlsson HI, Laskar C. The optimal cuff width for measuring toe blood pressure. Angiology 2007;58:472–6.

To determine the optimal cuff width for measuring toe blood pressure in patients with lower limb ischaemia, this study examined 20 patients with symptoms of PAD referred for vascular examination or vascular surgery. Toe blood pressure was measured hydrostatically by the pole test using cuffs of different widths. The pole test reflects the true physiological blood pressure value and was the reference method. The 2.5-cm cuff most accurately reflected the pole test.

19. Ubbink DT. Toe blood pressure measurements in patients suspected of leg ischemia: a new laser Doppler device compared with photo-plethysmography. Eur J Vasc Endovasc Surg 2004;27:629–34.

20. Varatharajan N, Pillay S, Hitos K, et al. Implications of low great toe pressures in clinical practice. Aust N Z J Surg 2006;76:218–21.

21. Smith FCT, Shearman CP, Simms MH, et al. Falsely elevated ankle pressures in severe leg ischemia. The pole test: an alternative approach. Eur J Vasc Surg 1994;8:408–12.

22. Silagy C, Mant D, Fowler G, et al. Meta analysis on efficacy of nicotine replacement therapies in smoking cessation. Lancet 1994;343:139–42.

23. Cole SEA, Walker RA, Norris R. Vascular laboratory practice, IPEM Part III. York: Institute of Physics and Engineering in Medicine; 2001.

24. De Graaff JC, Ubbink DT, Legemate DA, et al. Evaluation of toe pressure and transcutaneous oxygen measurements in management of chronic critical leg ischemia: a diagnostic randomised clinical trial. J Vasc Surg 2003;38:528–34.

25. ACC/AHA Guidelines for the Management of Patients with Peripheral Arterial Disease (Lower Extremity, Renal, Mesenteric, and Abdominal Aortic): a collaborative report from the American Association for Vascular Surgery/Society for Vascular Surgery, Society for Cardiovascular Angiography and Interventions, Society for Vascular Medicine and Biology, Society of Interventional Radiology, and the ACC/AHA Task Force on Practice Guidelines (Writing Committee to Develop Guidelines for the Management of Patients with Peripheral Arterial Disease). J Am Coll Cardiol 2006;47(6):1239–312.

26. Gerhard-Hermana M, Gardin JM, Jaff M, et al. Guidelines for noninvasive vascular laboratory testing: a report from the American Society of Echocardiography and the Society for Vascular Medicine and Biology. Vasc Med 2006;11:183–200.

27. Kohler TR, Nance DR, Cramer MM, et al. Duplex scanning for the diagnosis of aortoiliac and femoropopliteal disease: a prospective study. Circulation 1987;76:1074–80.

28. Eiberg JP, Jensen F, Grønvall Rasmussen JB, et al. Screening for aortoiliac lesions by visual interpretation of the common femoral Doppler waveform. Eur J Vasc Endovasc Surg 2001;22(4):331–6.

29. Cossman DV, Ellison JE, Wagner WH, et al. Comparison of contrast arteriography to arterial mapping with color-flow duplex imaging in the lower extremities. J Vasc Surg 1989;10:522–9.

30. Moneta GL, Yeager RA, Antonovic R, et al. Accuracy of lower extremity arterial duplex mapping. J Vasc Surg 1992;15:275–84.

31. Larch E, Minar E, Ahmadi R, et al. Value of colour duplex sonography for evaluation of tibioperoneal arteries in patients with femoropopliteal obstruction: a prospective comparison with anterograde intraarterial digital subtraction angiography. J Vasc Surg 1997;25:629–36.

32. Grassbaugh JA, Nelson PR, Rzucidlo EM, et al. Blinded comparison of preoperative duplex ultrasound scanning and contrast arteriography for planning revascularization at the level of the tibia. J Vasc Surg 2003;37:1186–90.

33. Wain RA, Berdejo GL, Delvalle WN, et al. Can duplex scan arterial mapping replace contrast arteriography as the test of choice before infrainguinal revascularization? J Vasc Surg 1999;29:100–9.

34. Ligush Jr. J, Reavis SW, Preisser JS, et al. Duplex ultrasound scanning defines operative strategies for patients with limb-threatening ischemia. J Vasc Surg 1998;28:482–91.

35. National Clinical Guideline Centre. Lower limb peripheral arterial disease: diagnosis and management. NICE Clinical Guideline 147, August 2012

1. Offer duplex ultrasound as first-line imaging to all people with peripheral arterial disease for whom revascularisation is being considered.

2. Offer CE-MRA to people with peripheral arterial disease who need further imaging (after duplex ultrasound) before considering revascularisation.

3. Offer computed tomography angiography to people with peripheral arterial disease who need father imaging (after duplex ultrasound) if CE-MRA is contraindicated or not tolerated.

36. Collins R, Burch J, Cranny G, et al. Duplex ultrasonography, magnetic resonance angiography, and computed tomography angiography for diagnosis and assessment of symptomatic, lower limb peripheral arterial disease: systematic review. Br Med J 2007;334(7606):1257.

37. Visser K, Hunink MG. Peripheral arterial disease: gadolinium enhanced MR angiography versus color-guided duplex US – a meta-analysis. Radiology 2000;216:67–77.

38. European Society of Urogenital Radiology (ESUR). Guidelines on Contrast Media, version 6.0. February 2007.

39. McCullough PA, Adam A, Becker CR, et al. Risk prediction of contrast-induced nephropathy. Am J Cardiol 2006;98(Suppl. 6A):27K–36K.

40. Thomsen HS, Morcos SK, Barrett BJ. Contrast-induced nephropathy: the wheel has turned 360 degrees. Acta Radiol 2008;49(6):646–57.

41. Stacul F, Adam A, Becker CR, et al. Strategies to reduce the risk of contrast-induced nephropathy. Am J Cardiol 2006;98(Suppl. 6A):59K–77K.

42. Dong M, Jiao Z, Liu T, et al. Effects of administration route on the renal safety of contrast agents: a meta-analysis of randomized controlled trials. J Nephrol 2012;25(3):290–301.
Administration route may affect the renal safety of contrast agents. Specifically, iodixanol may be a better choice for patients receiving intra-arterial contrast.

43. Kuhn MJ, Chen N, Sahani DV, et al. The PREDICT study: a randomized double-blind comparison of contrast-induced nephropathy after low- or isoosmolar contrast agent exposure. AJR Am J Roentgenol 2008;191(1):151–7.
Two hundred and forty-eight patients with moderate to severe chronic kidney disease and diabetes mellitus were randomised to receive at least 65 mL of iopamidol 370 (low osmolar) or iodixanol 320 (iso-osmolar) for a CT procedure. There was no significant difference in the incidence of CIN at 48–72 hours after contrast administration.

44. European Society of Urogenital Radiology (ESUR) Guideline. Gadolinium based contrast media and nephrogenic systemic fibrosis (17 July 2007) opinion of only the Academic members of the ESUR Contrast Media Safety Committee.

45. Menke J, Larsen J. Meta-analysis: accuracy of contrast-enhanced magnetic resonance angiography for assessing steno-occlusions in peripheral arterial disease. Ann Intern Med 2010;153(5):325–34.
A total of 32 studies met the inclusion criteria. The pooled sensitivity of MRA was 94.7% (95% confidence interval (CI): 92.1–96.4%) and the specificity was 95.6% (CI: 94–96.8%) for diagnosing segmental steno-occlusions. The pooled positive and negative likelihood ratios were 21.56 (CI: 15.7–29.69) and 0.056 (CI: 0.037–0.083), respectively. MRA correctly classified 95.3%, overstaged 3.1% and understaged 1.6% of arterial segments.

46. Heijenbrok-Kal MH, Kock MCJM, MyriamHunink MG. Lower extremity arterial disease: multidetector CT angiography-meta-analysis. Radiology 2007;245(2):433–9.
A total of 12 studies met the inclusion criteria. Multidetector CT angiography was used to evalulate 9541 arterial segments in 436 patients. The pooled sensitivity and specificity for detecting a stenosis of at least 50% per segment were 92% (95% CI: 89–95%) and 93% (95% CI: 91–95%), respectively. There was no significant difference in the diagnostic performance in the infrapopliteal segments from that in the aorto-iliac and femoropopliteal segments.

47. Kock MR, Adriaensen ME, Pattynama PM, et al. DSA versus multi-detector row CT angiography in peripheral arterial disease: randomized controlled trial. Radiology 2005;237(2):727–37.

48. Edwards M-B. 25 years of heart valve replacements in the United Kingdom. A guide to types, models and MRI safety. United Kingdom Heart Valve Registry. London: Hammersmith Hospital; 2000.

49. Seldinger S. Catheter replacement of the needle in percutaneous angiography. Acta Radiol 1953;39:368–76.

第3章 慢性下肢缺血的药物治疗

Cliff Shearman 著

辛世杰 译校

引言

外周动脉疾病（peripheral arterial disease，PAD）是一种极为常见的疾病。

✔✔ 爱丁堡动脉研究发现，在55～74岁的人群中，有4.5%出现症状性外周动脉疾病，即间歇性跛行。然而，超过8%的人群证实存在无症状血管病变，16.6%的人群血流动力学参数异常，即为轻微外周动脉疾病患者[1]。5年后，研究组中所有新增间歇性跛行病例均来自于前期无症状患者[2]。

这一发现令人鼓舞，因为这为减缓或逆转外周动脉疾病的进展提供了治疗机遇。在该研究中，无论是有症状还是无症状的外周动脉疾病患者，其患病率均随年龄增长而升高，且在低收入群体，患病率更高。外周动脉疾病与其他心血管疾病相比，二者均是重要议题。

症状性外周动脉疾病可降低患者的活动能力及生活质量，这些表现与某些癌症类似，但外周动脉疾病作为一个显著的心血管危险因素，其风险与患有心肌梗死相当[3]。一项包含1886名外周动脉疾病患者的研究显示，58%的患者合并冠心病，34%的患者有卒中史[4]。

✔✔ 总体而言，外周动脉疾病患者死于心血管疾病的风险是非外周动脉疾病患者的6倍[5]。虽然有症状的患者发生心血管事件的风险更高，但是无症状患者的风险也是存在的。

确诊为外周动脉疾病的患者5年后的死亡率是乳腺癌患者的2倍。

✔✔ 在REACH（the Reduction of Atherothrombosis for Continued Health，REACH）研究纳入的5986名患者中，无论是患有心血管疾病，还是存在心血管危险因素，合并外周动脉疾病患者的心血管事件发生率最高。1年时随访发现，因心血管事件死亡，发生心肌梗死（myocardial infarction，MI）、卒中，或因心血管事件住院的外周动脉疾病患者比例高达18.2%，而冠心病和脑血管组的这一比例分别为13.3%和10%[6]。心血管事件发生率最高的一组为多血管病变，即三个动脉床（如脑、心脏及外周）。

总体来说，目前成人外周动脉疾病的发病率超过29%，而其中大多数是无症状的。除了该病症状对患者的影响外，外周动脉疾病同样提示心血管事件发生的风险极高，尤其是当患者具有其他动脉疾病时（图3.1）。因此，治疗外周动脉疾病的主要目标应该是降低心血管疾病风险和改善症状。尽管有这些醒目的数字，但仍有证据显示许多患者的外周动脉疾病仍未得到及时诊断，甚至那些已经确诊的患者仍难获得像冠心病患者一样完善的治疗[7]。本章将对外周动脉疾病的诊疗、心血管疾病危险因素以及药物治疗进行详细阐述。

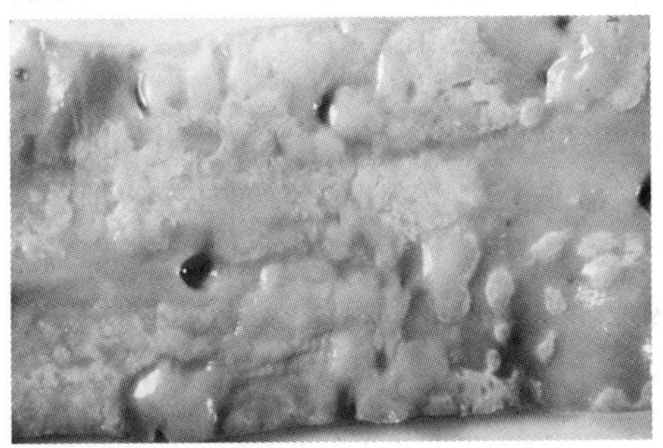

图 3.1　无症状患者主动脉粥样硬化的早期改变。Dr P. Gallagher 提供

外周动脉疾病的诊断和筛查

外周动脉疾病患者大概可分为如下三类：第一类，患者主要表现为下肢活动受限，并存在心血管疾病风险，可适宜开始治疗间歇性跛行；第二类，患者已存在心血管事件高危因素（如心肌梗死或卒中病史），当患者被诊断为外周动脉疾病的亚型（多血管病变）时，其心血管事件风险极高；第三类，为无症状的外周动脉疾病患者，应尽可能减少心血管事件危险因素，防止病情恶化。上述三种类型的诊断依据应通过检查甄别。

有症状的外周动脉疾病可以通过常规问诊、体格检查和踝肱压力指数（ankle - brachial pressure index，ABPI）测定确诊。行走时，小腿、大腿和臀部出现典型的肌肉痛，并结合足背动脉搏动减弱甚至消失，强烈提示外周动脉疾病（图 3.2）。然而，许多患者同时患有其他疾病，如关节炎，可混淆病史，同时让动脉触诊也变得困难。基于上述临床诊断标准，许多外周动脉疾病患者会被漏诊，因此急需客观准确的诊断标准，尤其是对于无症状患者[8]。已证实测量 ABPI 是一种可靠的诊断方法，已广泛运用于一级、二级预防（图 3.3）[9]。

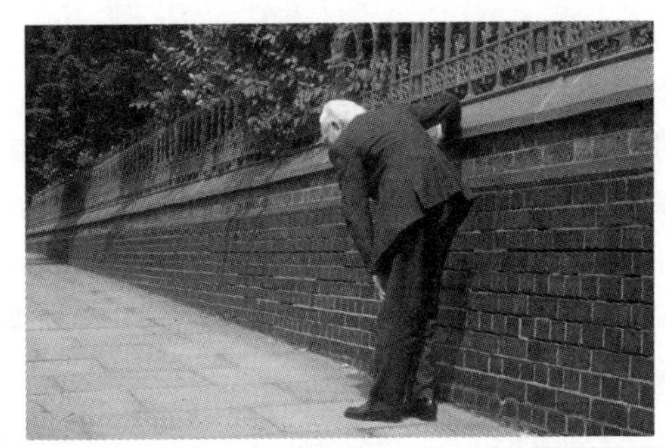

图 3.2　间歇性跛行严重影响患者活动

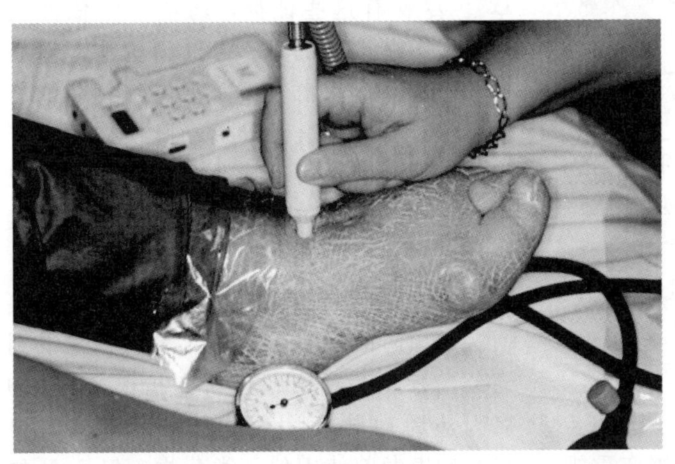

图 3.3　测量外周动脉疾病患者的踝肱压力指数。该检查需规范化操作。患者于静息状态取仰卧位，袖带尺寸应适合患者肢体，将其固定于内踝上方。用 8 - MHz 多普勒超声探头测量并记录胫前动脉（图示）、胫后动脉、腓动脉收缩压及双臂收缩压。踝肱压力指数为踝部最高压力与手臂最高压力的比值

对于部分诊断仍不明确的患者，可行多普勒超声检查。平板运动试验可能有助于鉴别其他合并症导致行走障碍的患者，如关节炎。

✔ 外周动脉疾病通常可以通过病史、体格检查和ABPI测量确诊。尽管诊断简单易行，但很多有症状的患者仍未及时发现病情，并处于心血管疾病的高风险中。更遗憾的是，患者常常直到外周动脉疾病促成冠状动脉心脏疾病（coronary heart disease，CHD）或卒中时才开始接受正规的治疗。即便是那些已确诊为外周动脉疾病的患者，也常常得不到治疗，因为医生和患者对此病的认识相对匮乏。

从某种程度上讲，对外周动脉疾病的认识匮乏是国家层面上的问题。在英国，减少心血管疾病死亡是政府的既定目标，冠心病、卒中的一级预防及其相关危险因素的治疗早已纳入医保。而直至2012年4月，外周动脉疾病才被纳入医保，而英国国家卫生与临床优化研究所（National Institute of Health and Clinical Excellence，NICE）预计在2012年中期发布外周动脉疾病治疗指南。

✔✔ TASC Ⅱ和一些国际专家团体已经认识到外周动脉疾病是一个严重的健康问题，需进行及时的诊断和治疗[10-14]。

✔ 确诊为冠心病或脑卒中的外周动脉疾病患者发生心血管事件的风险极大。目前，很少有卒中或冠心病患者常规筛查外周动脉疾病，但这一状况可能因为引入新的国际指南而有所改善。

诊断为外周动脉疾病的患者是进一步发生心血管事件的极高危人群，故应重视消除该人群的危险因素。观察研究发现，即便是在无症状的患者中，ABPI降低亦与心血管疾病风险升高相关，这促进了对成年人群筛查观念的推广[15]。

✔✔ ABPI越低，患者有多血管病变的概率越高，进而心血管疾病的风险越大。

外周动脉疾病在成年人中患病率很高。ABPI是简便、经济的诊断方法，其最大优点是能在高危患者出现心绞痛、心肌梗死、卒中等临床症状前将他们筛查出来。尽管这很吸引人，但目前没有证据表明在成年人中广泛使用ABPI筛查外周动脉疾病是有利的或者说是符合成本-效益原则的，这需要进一步的研究来阐明。但已证实，在所有行走时腿痛的患者、患有心脑血管疾病或有糖尿病、高血压、高脂血症等增加心血管风险的高危患者中，运用ABPI筛查是非常有效的。

降低心血管风险

强有力的证据表明，识别和治疗外周动脉疾病患者的高血压、血脂异常、糖尿病及肥胖等危险因素是有益的。积极戒烟、加强锻炼和服用抗血小板药物可显著降低心血管疾病的发病率及病死率（见第1章）。尽管有这些证据，药物治疗依然欠缺。在正在进行的REACH研究中，对心血管事件高危人群主要采取一级预防的方式，仅有少部分合并外周动脉疾病的患者得到了充分的药物治疗[17]。即便医嘱建议患者进行二级预防，也仅有70%的患者接受抗血小板治疗，40%的患者接受他汀类药物治疗[18]。或许最令人失望的是，在接受二级预防的患者中仍有大量患者未得到充分治疗。一项回顾性研究指出，在109名因外周动脉疾病而截肢的患者中，仅41%的患者曾使用他汀类药物，仅60%的患者曾使用抗血小板药物，39%的患者这两种药物都曾使用过，但 32%的患者这两种药都未使用过[19]。

与卒中和冠心病相比，人们对外周动脉疾病知之甚少。在一项包含 2501 名美国成年人的调查中，仅有 26%的受访者听说过外周动脉疾病，其中知晓其与吸烟有关的受访者占 56%，约有 25%的受访者了解其与心肌梗死、卒中和截肢相关[20]。冠心病的临床二级预防已被证明能够降低病死率，由此推导，二级预防也能使外周动脉疾病患者获益[21]。

症状性外周动脉疾病的药物治疗

让所有患者都能得到规范、合理、个体化的治疗意见，并了解如何改善疾病预后是非常重要的。

锻炼

普遍认为锻炼对外周动脉疾病患者有利，锻炼不仅可以提高步行距离，而且有助于降低心血管疾病的死亡率。遗憾的是，在英国，只有 27%的血管外科医生会使用这样的方案[22]。虽然大多数比较运动与其他疗法的研究规模较小，且锻炼方式不一，但已有充分证据证实锻炼可以优化肌肉功能、血管内皮细胞功能和代谢适应[23]。

✔✔ 一项包括 21 项研究的 meta 分析指出，锻炼可使间歇性跛行患者的行走距离提高 122%[24]。运动计划为每周至少进行 3 次以上的锻炼并有人指导，每次运动 30min，坚持 6 个月，如此获益最大。没有他人指导的锻炼效果相对较差，如果有效果的话，当然更好[25]。

现已提出多种机制，包括代谢适应、肌纤维转换、增加肌肉毛细血管血流和血流动力学因素（如纤维蛋白原减少等），但最优方案或锻炼的方法仍是需要探讨的问题。

在一项股腘动脉病变所致间歇性跛行的随机对照研究中，比较了血管成形术、指导下锻炼，或联合血管成形术及指导下锻炼对患者预后的影响，随访 12 个月，结果显示所有治疗方法均能提高患者的行走距离和生活质量（quality of life，QOL）。联合锻炼和血管成形术短期内较单独运用其中一种方法获益更多，但生活质量获益各组相当[26]。MIMIC 试验则指出，在股浅动脉或主髂动脉病变中，指导下锻炼、最佳药物治疗及血管成形术三者联用时获益最多[27]。

✔✔ 指导下锻炼方案适用于所有间歇性跛行的患者，并在进行其他干预治疗前使用。

血管成形术可能会使患者短期内获益[28]，但从长远来看，锻炼在提高行走距离方面更加有效。如果采用血管成形术治疗，应联合药物治疗及指导下锻炼。

一项关于血运重建的随机对照研究比较了单纯锻炼与手术和锻炼相结合的疗效差别，手术和锻炼相结合极大提高了患者的行走能力，但接受手术治疗的患者不良事件的发生风险增加了 20%[29]。

久坐是心血管疾病的危险因素之一，与不运动者相比，经常锻炼者其心血管疾病死亡风险可降低 50%[30]。不仅剧烈运动（如长跑等）能显著降低心血管疾病的风险，适度增加活动也是有益的[31]。美国国立卫生研究所讨论了活动与健康的关系，结果认为，儿童和成人每天应累积有 30min 的中度运动，如健步走[32]。有趣的是，活动的水平与踝肱压力指数（ankle brachial pressure indices，ABPI）相关，这提示积极运动的生活方式可能有助于预防外周动脉疾病[33]。有证据表明，在成年人中，与久坐者相比，增加运动可明显降低心血管死亡率[34]。但当运动强度不适宜时，便不能获益，因此，运动项目应保证患者能够坚持。

锻炼可使间歇性跛行患者的某些炎症介质增加，这也属于一种缺血-再灌注损伤的类型。基于这一观点，有人提出锻炼可能破坏内皮细胞，甚至是心血管事件的高危因素。但常规的运动不仅能提高行走距离，而且显著降低了运动前炎症因子的浓度，也就是说，锻炼是有益的[35]。

✔ 锻炼对于提高间歇性跛行患者行走距离的价值确切，适用于所用间歇性跛行患者。尽管一些患者开始尝试这种方法，但依从性差，只有当充分重视心血管风险时，依从性才能提高[36]。

药物治疗

血管活性药

近来，NICE 评价了西洛他唑（培达）、草酸萘呋胺（必来循宁）、己酮可可碱（巡能泰）、烟酸肌醇酯（舒血通锭）这 4 种药物对间歇性跛行的疗效。大量随机对照研究证实，己酮可可碱治疗组较安慰剂组可使患者绝对行走距离提高 60%；而较西洛他唑组，该指标可提高 25%。三项头对头研究（非安慰剂对照研究）两两评价了上述 4 种药物的疗效，结果各药物间疗效相当，并未发现某一种药物疗效明显优于其他三种。因此，从成本-效益的角度考虑，运用血管活性药时应首选草酸萘呋胺[37]。

尽管该药物的副作用相对少见，但患者对其是否符合成本-效益，何谓临床获益相对较小，都不甚理解。

✔✔ 总结目前治疗间歇性跛行的随机对照研究可发现，草酸萘呋胺是成本-效益最高的血管活性药，但获益相对较小，与安慰剂相比，其预计可使患者的绝对行走距离提高 60%。目前尚未与其他治疗方式做比较。总之，草酸萘呋胺应作为首选药物。

✔ 血管活性药的用量有地域差异，如在英国，西洛他唑、草酸萘呋胺的使用量就较其他欧洲国家少。具体原因不明，但这似乎也反映出人们对这类药物临床价值（仅能稍微提高行走距离）及治疗成本的质疑。这些药物治疗的成本-效益绝不可能优于指导下锻炼。

患者应用草酸萘呋胺治疗 3 个月后应复查，除非治疗获益，才能继续治疗。

人们还研发出如维生素 E、丁咯地尔、肉碱等一系列治疗外周动脉疾病的药物，但都缺乏证实其疗效的充分证据。ω－3 鱼油可降低心肌梗死后再发梗死的概率，同时减弱动脉硬化斑块中的炎症反应。但多个用 ω－3 鱼油干预外周动脉疾病的非对照研究发现，目前尚无证据表明其对外周动脉疾病有效[38]。

亦有研究报道在给予患者低脂饮食的同时服用高剂量他汀类药物，可使动脉硬化斑块缩小。已有研究显示服用阿托伐他汀 80 mg/d 能提高间歇性跛行患者的行走距离[39]。尽管这些研究很有趣，但是否能为临床所用仍有待商榷。在那些通过服用高剂量他汀类药物缩小冠脉粥样硬化斑块的研究中，极高的血药浓度在产生治疗效果时也增加了副作用。

前列腺素类药物

前列腺素 E_1（prostaglandin E_1，PGE_1）及稳定型前列环素（prostacyclin，PGI_2）有多种功能。从理论上讲，这类药物更适用于外周动脉疾病的治疗。它是一类强效血管扩张剂，同时具有抗血小板功能和促血小板解聚作用，此外还具备内皮保护功能。PGE_1 经肺首过消除，因此需要给药载体。PGI_2 半衰期仅有 1～2 min，限制了其临床运用。伊洛前列素是稳定型前列环素衍生物，半衰期约为 30 min。PGE_1 和伊洛前列素静脉注射时常常会导致头痛、恶心、面色潮红及血压增高的副作用，因此，应院内用药并严密观察。

✔✔ 一些研究认为，前列腺素类药物对间歇性跛行无益。但伊洛前列素能减轻严重肢体缺血患者的疼痛，提高溃疡愈合率，降低截肢率及病死率[40]。在一项包括 133 名 Buerger 病（血栓闭塞性脉管炎）患者的研究中，与阿司匹林及安慰剂相比，伊洛前列素明显提高了溃疡愈合率，同时疼痛明显缓解[41]。

然而，这些都是一些低质量的研究。近来亦无证据支持使用这类药物有益。当临床医生认为干预尚无改观，而部分患者认为获益时，应注册进行规范的临床研究。

血管再生

基因治疗

缺血组织的血管再生、治疗性血管再生一直是传统血管重建术难以企及的。研究已发现了一系列促血管再生因子，并尝试通过增高这些因子在局部的浓度，促进潜在分化的血管形成，以提高缺血肢体的血流。我们或许可以将某一生长因子的编码基因插入质粒，以裸质粒形式或嵌入如人腺病毒等病毒载体后进行肌内注射。早期临床试验运用了血管内皮细胞生长因子、成纤维细胞生长因子以及血小板源性生长因子，并证明确实能促进血管再生，提高肢体血流量。但这些研究规模甚小，且为非对照研究。此外，该疗法有促进眼和肿瘤血管生成的风险[42]。

细胞治疗

内皮祖细胞可趋附于内皮损伤或缺血部位，以修复受损内皮，促进血管再生。其来源不明，但可从单个核细胞或内皮来源的细胞中分离得到。研究表明，骨髓源性单核细胞，包括内皮祖细胞，均可趋附于缺血区域。早期研究认为向缺血肌肉注射这些细胞是有益的。目前，这些研究尚不成熟，讨论是否运用于临床还为时过早。

脊髓电刺激

脊髓电刺激是用于缓解慢性疼痛的技术，即将电极安置于硬膜外腔，并与埋在皮肤里的脉冲发射器相连。依据闸门学说，在 L3～L4 刺激脊髓即能减轻肢体疼痛，并产生温暖、麻木的感觉。电刺激装置的植入相对容易，但电极安置于哪一位置才能有效缓解疼痛是难点，设置合理的脉冲频率和强度可能也是问题。脊髓电刺激主要用于合并难治性疼痛且无法重建血运的外周动脉疾病患者。一项包括 120 名患者的单中心随机对照研究证明，脊髓电刺激对降低截肢率和病死率无益[43]。

✔✔ NICE 推荐在尚无临床研究佐证前，不应将脊髓电刺激用于缺血所致的慢性疼痛[44]。

腰交感神经节切除术

✔ 腰交感神经节切除术用于治疗无法重建血运的严重肢体缺血曾倡导多年。其通过破坏 L2 和 L3 的腰交感神经节以提高皮肤血运，减轻疼痛。目前尚无证据证实腰交感神经节切除术的有效性。在疼痛缓解程度方面，早期研究结果报道不一。仅有少数严重肢体缺血患者接受这一治疗，且地域差异明显。

间歇充气压缩泵

于小腿及足部运用间歇充气压缩泵可以增加腘动脉血流量，其具体机制不明，使静脉压持续降低可能是其机制之一。一项小型研究持续随访 12 个月发现，间歇充气压缩泵治疗可使患者在行走能力方面持续获益。自从患者可在家自行使用该装置治疗，从某种意义上可能证明了这是一个有效的治疗方法[45]。

小结

外周动脉疾病依然是易漏诊、误治的疾病。每每想到其在人群中极高的发病率，便足以令人震惊，但临床医生及公众对该病的认识依然匮乏。发现外周动脉疾病预示着患者存在大量心血管危险因素，大量证据证实了这一点。锻炼可以提高间歇性跛行患者的行走距离，且疗效与现有的其他疗法相当，因此，在运用其他治疗方法前，应让患者首先采取锻炼的方法。药物治疗可能有益，但总体而言，获益不多且缺乏有力证据。前列腺素类药物可能对部分患者有益，如Buerger病患者。提高健康意识、控制危险因素、遵医嘱调整生活方式，可能是治疗外周动脉疾病更为关键的方法。

要点

- 在 55 岁以上人群中，外周动脉疾病的发病率为 29%，但仅有 4.5%的患者出现症状。
- 外周动脉疾病可通过询问病史、体格检查及 ABPI 降低来诊断。
- 低水平的 ABPI 是存在心血管事件风险的标志。
- 患者行走时出现腿疼症状应测定 ABPI。
- 确诊有心血管疾病的患者应测定 ABPI。
- 推荐在成年人中筛查 ABPI 降低者。
- 所有外周动脉疾病患者均应积极治疗伴随的危险因素，但目前仅有不足半数的患者得到正确治疗。
- 应让间歇性跛行患者加强锻炼。
- 草酸萘呋胺可能对 Buerger 病患者有益，但效果有限且证据不足。
- 血管再生这一观点具有较大的发展前景，但有待进一步的研究证实。

参考文献

1. Fowkes FGR, Housley E, Cawood EHH, et al. Edinburgh Artery Study: prevalence of symptomatic and asymptomatic peripheral arterial disease in the general population. Int J Epidemiol 1991;20:384–91.
2. Leng GC, Lee AJ, Fowkes FGR, et al. Incidence, natural history and cardiovascular events in symptomatic and asymptomatic peripheral arterial disease in the general population. Int J Epidemiol 1996;25:1172–81.

These two reports from the Edinburgh Artery Study are important as they reveal the true prevalence of PAD in the community. The 5-year follow-up data also reinforce the high risk of cardiovascular events that these patients experience.

3. St Pierre AC, Cantin B, Lamarche B, et al. Intermittent claudication: from its risk factors to long term prognosis in men. The Quebec cardiovascular study. Can J Cardiol 2010;26(1):17–21.
4. Aronow WS, Ahn C. Prevalence of coexistent coronary artery disease, peripheral artery disease and atherothrombotic brain infarction in men and women ≥62 years of age. Am J Cardiol 1994;74:64–5.
5. Criqui MH, Langer RD, Fronek A, et al. Mortality over a period of 10 years in patients with peripheral

arterial disease. N Engl J Med 1992;326:381–6.

This is an important study of 565 men and women over a 10-year period. All subjects with evidence of PAD had a significantly increased risk of cardiovascular death. Those with the most severe disease had a 15-fold increased risk of cardiovascular death.

6. Steg PhG, Bhatt DL, Wilson PWF, et al. One-year cardiovascular event rates in outpatients with atherothrombosis. JAMA 2007;297:1197–206.

The REACH registry is important as it is a contemporaneous registry of the outcome and treatment of over 68 000 patients worldwide at increased risk of cardiovascular events. Interestingly, the group with PAD appears to have the highest morbidity and mortality compared to coronary heart disease and cerebrovascular disease.

7. Hirsch AT, Criqui MH, Treat-Jacobsen D, et al. Peripheral arterial disease detection and awareness and treatment in primary care. JAMA 2001;286:1317–24.
8. Criqui MH, Fronek A, Klauber MR, et al. The sensitivity, specificity, and predictive value of traditional clinical evaluation of peripheral arterial disease: results from noninvasive testing in a defined population. Circulation 1985;71:516–22.
9. Caruana MF, Bradbury AW, Adam DJ. The validity, reliability, reproducibility and extended utility of ankle to brachial pressure index in current vascular surgical practice. Eur J Vasc Endovasc Surg 2005;29:443–51.
10. Hirsch AT, Haskal ZJ, Hertzer NR, et al. ACC/AHA 2005 guidelines for the management of patients with peripheral arterial disease (lower extremity, renal mesenteric and abdominal aortic): executive summary. JACC 2006;47:1239–312.
11. Abramson BL, Huckell V, Anand S, et al. Canadian Cardiovascular Society Consensus Conference: peripheral arterial disease – executive summary. Can J Cardiol 2005;21:997–1006.
12. Scottish Intercollegiate Guideline Network (SIGN 89). Diagnosis and management of peripheral arterial disease. A national clinical guideline. 2006.
13. Norgren L, Hiatt WR, Dormandy JA, et al. Inter-Society consensus for the management of peripheral arterial disease (TASC II). J Vasc Surg 2007;45(Suppl. S): S5–67.
14. JBS 2. Joint British Societies Guidelines on prevention of cardiovascular disease in clinical practice. Heart 2005;91(Suppl. V) v1–52.

The guidelines outlined in Refs 10–14 all identify PAD as a major cardiovascular risk that should be treated the same way as other risk factors.

15. Heald CL, Fowkes FG, Murray GD, et al. Ankle brachial index collaboration. Atherosclerosis 2006;189:61–9.
16. Fowkes FGR, Low L-O, Tuta S, et al., on behalf of AGATHA Investigators. Ankle brachial index and the extent of atherothrombosis in 8891 patients with or at risk of vascular disease: results of the international AGATHA study. Eur Heart J 2006;27: 1861–7.

This large international study recruited 8891 patients. They found that the ABPI was related to the risk profile of the patient and a low ABPI was associated with arterial disease in more than one bed.

17. Bhatt DL, Steg PG, Ohman E, et al. International prevalence, recognition, and treatment of cardiovascular risk factors in outpatients with atherothrombosis. JAMA 2005;295:180–9.
18. Khan S, Flather M, Mister R, et al. Characteristics and treatments of patients with peripheral arterial disease referred to UK vascular clinics: results of a prospective registry. Eur J Vasc Endovasc Surg 2006;33:442–50.
19. Bradley L, Kirker SGB. Secondary prevention of arteriosclerosis in lower limb vascular amputees: a missed opportunity. Eur J Vasc Endovasc Surg 2006;32:491–3.
20. Hirsch AT, Murphy TP, Lovell MB, et al. Gaps in public knowledge of peripheral arterial disease. The first national PAD public awareness survey. Circulation 2007;116:2086–94.
21. Murchie P, Campbell NC, Ritchie LD, et al. Secondary prevention clinics for coronary heart disease: four year follow up of a randomised controlled trial in primary care. Br Med J 2003;326:84.

Patients with a history of coronary heart disease (*n*=1343) were randomised to receive an invitation to attend a secondary prevention clinic or continue usual care. The mean follow-up was 4.7 years. A reduction in deaths and coronary events was found in the intervention group (proportional hazards ratio 0.76 for coronary events).

22. Stewart AHR, Lamont PM. Exercise for intermittent claudication. Br Med J 2001;323:703–4.
23. Stewart K, Hiatt W, Regensteiner J. Exercise training for claudication. N Engl J Med 2002;347: 1941–51.
24. Gardner AW, Peohlman ET. Exercise rehabilitation programs for the treatment of claudication pain. JAMA 1995;274:975–80.

This meta-analysis still remains the best evidence for advising exercise in patients with claudication. Based on this, TASC II (recommendation 14) states: 'supervised exercise should be made available as part of the initial treatment for all patients with peripheral arterial disease'. Attempts at larger studies of the role of exercise failed due to lack of recruitment of patients.

25. Bendermacher BLW, Willigendael EM, Teijink JAW, et al. Supervised exercise therapy versus nonsupervised exercise therapy for intermittent claudication. Cochrane Database Syst Rev 2006;(2), Art. No.:CD005263. doi:10.1002/14651858.CD005263.pub2.
26. Mazari F, Khan JA, Carradice D, et al. Randomized clinical trial of percutaneous transluminal angioplasty, supervised exercise and combined treament for intermittent claudication. Br J Surg 2012; 99:39–48.

178 patients with intermittent claudication due to superficial femoral artery disease were randomised to supervised exercise, angioplasty or supervised ex-

ercise and angioplasty. Their clinical outcomes were recorded and quality of life assessed up to 12 months. Although all treatment groups gained improvement there was an advantage in terms of walking distance in the group that received both angioplasty and exercise.

27. The Mimic Trial Participants. The adjuvant benefit of angioplasty in patients with mild to moderate intermittent claudication (MIMIC) managed by supervised exercise, smoking cessation advice and best medical therapy: results from two randomised trials in stenotic fenoropopliteal and aortoiliac disease. Eur J Vasc Endovasc Surg 2008;36:680–86.
144 patients with intermittent claudication were randomised to best medical treatment, supervised exercise and angioplasty or best medical treatment, supervised exercise. Patients were stratified according to the level of the arterial disease: 93 femoropopliteal and 34 aortoiliac. Follow-up was for 24 months. Patients gained greater benefit from angioplasty and exercise combined but the subgroups were very small, limiting the value of the results.

28. Fowkes FGR, Gillespie IN. Angioplasty (versus nonsurgical management) for intermittent claudication. Cochrane Database Syst Rev 1998;(2), Art: CD000017. doi:10.1002/14651858.CD000017
There have been two trials involving 98 patients randomised to angioplasty versus exercise or angioplasty compared with medical treatment. At 6 months the angioplasty group had higher ABPIs than the non-angioplasty group. However, despite a long-term follow-up over a year there was no identifiable benefit in terms of walking distance.

29. Lundgren F, Dahllof A-G, Lundholm K, et al. Intermittent claudication – surgical reconstruction or physical training? A prospective randomized trial of treatment efficiency. Ann Surg 1989;209:346–55.
Seventy-five patients were randomised in this study and generally did better and more were likely to lose their symptoms completely. However, there was morbidity associated with the surgery and a number of patients did not complete exercise training. The added effects of exercise and surgery are interesting, but need further evaluation. This is an old study and all of the therapies have changed significantly, making it difficult to compare with current practices.

30. Powell KE, Pratt M. Physical activity and health. Br Med J 1996;313:126–7.

31. Winslow E, Bohannon N, Brunton SA, et al. Lifestyle modification: weight control, exercise and smoking cessation. Am J Med 1996;101(Suppl. 4A):25S–31S.

32. NIH Consensus Development Panel on Physical Activity and Cardiovascular Health. NIH Consensus Conference: physical activity and health. JAMA 1996;267:241–6.

33. Gardner AW. Physical activity is related to ankle/brachial index in subjects without peripheral arterial disease. Angiology 1997;48:883–9.

34. Blair SN, Kohl HW, Barlow CE, et al. Changes in physical fitness and all cause mortality: a prospective study of healthy and unhealthy men. JAMA 1995;273:1093–8.

35. Tisi PV, Husle M, Chulakadabba A, et al. Exercise training for intermittent claudication: does it adversely affect biochemical markers of the exercise induced inflammatory response. Eur J Vasc Endovasc Surg 1997;14:344–50.

36. Noble J, Modest GA. Managing multiple risk factors: a call to action. Am J Med 1996;101(Suppl. 4A): 79S–81.

37. NICE Technology Appraisal Guidance 223. Cilostazol, naftidrofuryl oxalate, pentoxifylline and inositol nicotinate for the treatment of intermittent claudication in people with peripheral arterial disease, www.nice.org.uk/guidance/TA223.
All published trials of the use of these agents were reviewed and the quality of the data assessed by a panel of experts and patients. The evidence for improvements in absolute walking distance seems strong but it is not clear how these compare to other treatments such as supervised exercise. It was concluded that on cost-effectiveness grounds naftidrofuryl should be the only agent used.

38. Sommerfield T, Price J, Hiatt WR. Omega-3 fatty acids for intermittent claudication. Cochrane Database Syst Rev 2004;(3), Art. No.:CD0038333. doi:10.1002/14651858.CD003833.pub3.

39. Mohler ER, Hiatt WR, Creager MA. Cholesterol reduction with atorvastatin improves walking distances in patients with peripheral arterial disease. Circulation 2003;108:1481–6.

40. Loosemore TM, Chalmers TC, Dormandy JA. A meta-analysis of randomized placebo control trials in Fontaine stages III and IV peripheral occlusive disease. Int Angiol 1994;13:133–42.

41. Fiessinger JN, Schafer M. Trial of iloprost versus aspirin treatment for critical limb ischaemia of thromboangiitis obliterans. Lancet 1990;335:555–7.
In this study 87% of the treated group was thought to respond to treatment. Complete pain relief was obtained in 63% and 35% of the treatment group compared to 28% and 13% of the control group at 6 months.

42. Mughal NA, Russell DA, Ponnambalam S, et al. Gene therapy in the treatment of peripheral arterial disease. Br J Surg 2012;99:6–15.

43. Klomp HM, Spincemaille GH, Steyerberg EW, et al. Spinal cord stimulation in critical limb ischaemia: a randomised trial. Lancet 1999;353:1040–4.

44. NICE Technology Appraisal Guidance 159. Spinal cord stimulation for chronic pain of neuropathic or ischaemic origin, www.nice.org.uk/TA159.
Four randomised controlled trials failed to show any sustained benefit of spinal cord stimulation compared to other treatments for pain reduction, avoidance of amputation or quality of life in patients with ischaemic pain due to PAD.

45. Ramaswami G, D'Ayala M, Hollier LH, et al. Rapid foot and calf compression increases walking distance in patients with intermittent claudication: results of a randomized study. J Vasc Surg 2005;41:794–801.

第 4 章　慢性下肢缺血的干预

Anthony Nicholson · Julian Scott　著

杨　燎　张腾飞　贺文斌　译　陈　忠　王　盛　校

引言

本章节将重点介绍慢性下肢缺血的干预。行走锻炼已在第 3 章中介绍过。对慢性下肢缺血患者采用腔内或开放手术治疗，取决于症状的轻重、相关并发症、技术考虑和循证医学的疗效。无法行保守或腔内治疗或者二者无法有效缓解症状时仍可采用开放手术。行开放手术的基本原则包括确保良好的流入道、合适的血管和良好的流出道。患者需理解任何干预都有失败的风险或存在并发症，这些都可能导致截肢或者死亡。

患者选择

慢性下肢缺血患者的临床表现各异，从轻度间歇性跛行到威胁肢体的缺血。间歇性跛行患者是否需要干预，取决于行走距离、患者目前生活状态和重获以前生活质量的意愿。当然还必须考虑任何一项干预的潜在风险、手术的长期疗效和是否需要后续干预。例如，对跛行距离 400 m 的年轻患者来说，如不能有效工作或参加业余活动，可能是很大的困扰。相反，如果拥有便利的当地设施和照顾他们的家庭，跛行距离 50～100 m 的老年患者可能也不会有太大的生活障碍。这两种情况提示我们在做出治疗决策时要考虑生活质量的重要性。框 4.1 概括了影响间歇性跛行干预决策的一些因素。

框 4.1　影响间歇性跛行患者干预决策的一些因素

支持

较短的行走距离

工作/生活方式受限

行走锻炼无效

狭窄/短段闭塞

单侧症状

反对

病史较短

生活方式未受明显影响

继续吸烟

其他限制因素，例如慢性呼吸道疾病、关节炎

长段闭塞/弥漫病变

双侧症状

对间歇性跛行患者采取保守治疗或实施干预的决策，目前有两个随机研究给出了一些回答（MIMIC 和 CLEVER 试验）。

CLEVER 试验[1]将 111 例患者随机分配到最优药物治疗（best medical care，BMC）组、BMC＋监督指导的行走锻炼组和 BMC＋髂动脉支架组。6 个月后，BMC＋监督指导的行走锻炼组的踏车行走距离显著优于 BMC＋支架组，并且二者都显著优于仅接受 BMC 组。但是，接受支架置入组相对于行走锻炼组报告的生活质量更好。这种终点时的差异难以解释，但如果患者没有意识到监督指导下的行走锻炼也是一种干预治疗的话，这种差异更像是一种心理上感觉治疗优于非治疗的安慰剂效应。

MIMIC 试验将相同程度的间歇性跛行患者分配到球囊成形＋BMC＋监督指导下行走锻炼组，或监督指导下行走锻炼＋BMC 组。34 例主-髂疾病患者和 93 例股-腘疾病患者被随机分配。球囊扩张组的绝对行走距离和跛行距离在股-腘疾病人群中都提高了 30％以上，在主-髂疾病人群中提高了 78％以上[2]。尽管因样本太小招致批评，但样本量仍明显大于经常被引用的牛津和爱丁堡随机对照研究[3-4]（这两项研究将患者随机分配到球囊扩张组或行走锻炼组并发现行走锻炼更有效）。况且，球囊扩张组的改善程度使 MIMIC 研究在伦理上难以继续下去。

这两个试验结果可以证实：对大部分间歇性跛行患者，无论是主-髂或股-腘动脉疾病，调整危险因素、BMC 和行走锻炼是应该给予的一线治疗。那些治疗无效、症状更重及不能或无条件参与监督指导下行走锻炼的人群应接受干预治疗。

与间歇性跛行患者不同，大部分严重肢体缺血（critical limb ischaemia，CLI）患者需要接受某种形式的干预治疗。如果患者不能耐受非必需的检查或治疗，积极干预反而不合适。如果患者的一般状况较差，由于合并疾病存活的概率不高，应推荐保守治疗（图 4.1）。但是，如果患者有合乎自身的生活质量需求且预期寿命较长，条件允许时最好尝试血运重建。没有人愿意看到患者带着残肢和原发病挣扎着度过余生。一些患者表现为严重的肢体缺血以至于脚上承重的区域只有少量活组织残留。如果条件允许，对相应的血管区域进行血运重建并进行个体化前足截肢，保留足的功能；但如果不具备条件，最好直接选择截肢（参见第 5 章）。对活动主要局限于椅子或床的患者，决定是否需要干预是有挑战性的。固定屈曲位畸形可能是截肢的最佳适应证。但是，决策时需要征求康复团队的意见，因为患者从椅子到床或厕所的能力取决于肢体残留部分的功能。

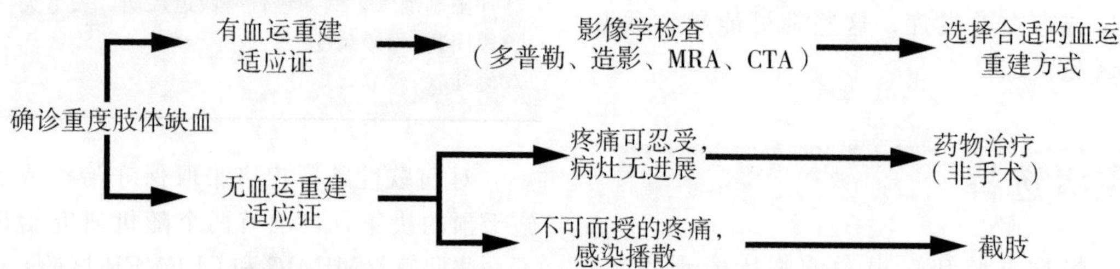

图 4.1 严重肢体缺血患者治疗示意图。CTA，computed tomography angiography；CT 血管造影；MRA，magnetic resonance angiography，磁共振血管造影。摘自：Norgren L，Hiatt WR，Dormandy JA et al. TASC Ⅱ Working Group. Inter－Society Consensus for the Management of Peripheral Arterial Disease（TASC Ⅱ）. J VascSurg 2007；45（Suppl S）：S5 － 67. With permission from the Society for Vascular Surgery.

术前的生活自理和移动能力被认为是严重肢体缺血患者行腹股沟以远旁路移植术后生活自理和移动能力良好的预测因子[5]。在 25 例术前生活无法自理的存活患者中，仅有 1 人在术后 6 个月可生活自理。因此，对那些已经需要社区护理的患者，为实现生活自理而进行过多的血运重建意义不大。

成本-疗效

任何干预的成本-疗效都需要谨慎评

估。一项严重肢体缺血的老年患者的回顾性分析发现，重建血运的住院花费是直接截肢的 2 倍[6]。但是，如果把社区护理花费加上，截肢费用则高达 2 倍多，部分原因是 66%的重建血运患者能回归家庭，而仅有 33%的截肢患者能做到这一点。一项最新的前瞻性研究发现，1 年时截肢成本高于血运重建[7]。成功的腔内治疗与外科重建相比，花费几乎没有差异，因为住院时间更取决于足部的状态，而非接受哪种治疗。一项包括 150 例严重肢体缺血患者的前瞻性研究显示，日常活动量和疼痛评分在成功血运重建和直接截肢后明显好转，但移动能力仅在成功重建血运后才能提高[8]。因此，成功重建血运人群的整体生活质量提升似乎很大程度上取决于更好的移动能力。那些重建血运失败后截肢的患者，生活质量更差、花费更高，实施这类血运重建时需要更高的成功率。这对腹股沟以远的旁路手术来说尤其重要。在一项研究中，这种可快速缓解疼痛、伤口短期愈合、较快恢复发病前功能且无须进一步干预的，以及理想化的、无并发症的腹股沟以远旁路手术在 112 例患者中仅有 16 例获得成功[9]。

泛大西洋协作组织推荐

> ✔ 泛大西洋协作组织（Trans - Atlantic Inter - Society Consensus，TASC）和介入放射学会（Society of Interventional Radiology，SIR）已经对适合或不适合行腔内或开放治疗的病变类型提出了建议[10-11]。

二者的建议存在差异，但并不矛盾，总结如表 4.1 所示。一些建议随腔内技术的进步已被更新。根据外周动脉疾病的病变节段（例如主动脉、髂动脉、股-腘动脉和膝下动脉）和病变的严重程度（例如 A～D 型）进行分类。随着病变逐渐加重、弥漫，建议从腔内转向开放治疗。

- A 型病变一般采用腔内治疗；
- B 型病变应优先采用腔内治疗；
- B 型病变应优先采用开放重建；
- D 型病变应一般采用开放手术。

当时的影像学诊断是依据磁共振血管造影，其不能显示动脉钙化，故区分 B 型和 C 型病变较困难，可能导致决策失误。

腹股沟以近腔内介入治疗

腹主动脉

影响血流动力学的肾上腹主动脉狭窄比较少见，常见于主动脉直径较小的矮小、肥胖、吸烟女性。在腔内治疗出现之前，这些患者可能需要接受局部主动脉内膜剥脱术，但常规支架置入已成为目前的一线治疗（图 4.2），该方式 5 年通畅率为 50%[12]，并发症较少，且并发症的发生常与栓塞、假性动脉瘤形成和疾病复发相关[13]。主动脉全程闭塞优先选用主-双股旁路术（见下文）。不适合此术式的患者，行主-单髂支架植入联合股-股转流术，可能相对于腋-双股旁路术为更优选择[14]。亦可应用对吻支架，但存在支架压迫对侧支架的风险。

髂动脉

欧洲有关严重肢体缺血和糖尿病足治疗的指南[18]声称没有经皮腔内血管成形术（PTA）与开放手术治疗髂动脉疾病的随机研究，但这并不准确。

有一项比较开放手术与腔内血管成形术

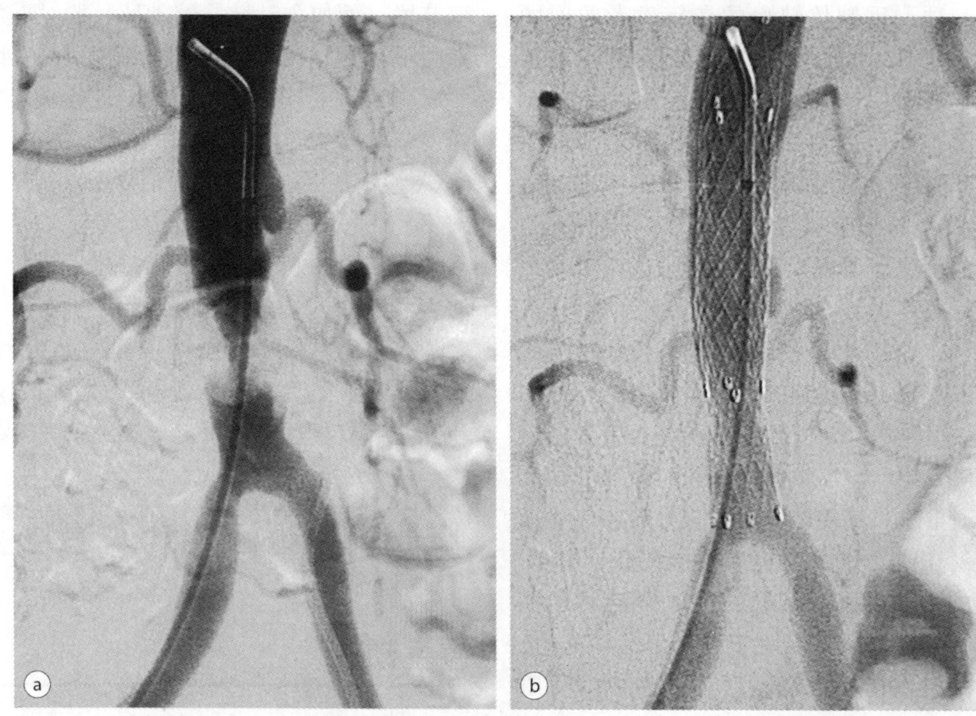

图 4.2 局限性肾下主动脉狭窄（a）用自膨式镍钛支架成功治疗（b）

表 4.1 TASC Ⅱ 工作组有关腔内治疗和开放手术的推荐总结

节段/推荐	一般采用 PTA（A 型）	PTA 优先（B 型）	外科手术优先（C 型）	一般采用外科手术（D 型）
肾下主动脉		狭窄≤3 cm		主动脉闭塞
髂动脉（CIA/EIA）	狭窄≤ 3 cm	狭窄 3～10 cm 单侧 CIA 或 EIA 闭塞	双侧 CIA 闭塞 单侧 CIA ＋ EIA 闭塞	双侧 EIA 闭塞 病变弥漫至主动脉和（或）CFA
股动脉	SFA 狭窄 ≤10 cm	SFA 狭窄或闭塞 ≤ 15 cm	SFA 狭窄或闭塞＞ 15 cm	全程 SFA 或腘动脉闭塞
腘动脉	闭塞≤ 5 cm	腘动脉狭窄	复发性疾病	
膝下	如不成功，膝下介入预后较差，因此无 A 或 B 型	狭窄≤4 cm 或再闭塞 ≤2 cm	弥漫病变或闭塞＞ 2 cm	
疗效	所有节段的腔内治疗都能获得满意的效果	PTA 或支架疗效一般，适合因技术或患者因素不适合行开放手术者	不推荐腔内治疗，除非症状严重到威胁肢体存活且无法行外科手术	

出现钙化或多处病变一般按向开放手术方向增加一级处理，例如 B 型到 C 型。CFA，common femoral artery，股总动脉；CIA，common iliac artery，髂总动脉；EIA，external iliac artery，髂外动脉；PTA，percutaneous transluminal angioplasty，经皮腔内血管成形术；SFA，superficial femoral artery，股浅动脉。

治疗症状性髂动脉疾病的随机对照研究[19]。该研究中，263 例男性患者主要表现为静息痛或生活受限性跛行的髂动脉疾病，接受外科旁路术（$n=123$）或血管成形术（$n=129$）。手术组出现 3 例死亡，腔内血管成形组无死亡病例。在中位随访时间为 4 年时，二者通畅率和保肢率无差异。作者认为血管成形术的截瘫率和死亡率低，可将血管成形术作为首选治疗，因为两种治疗疗效并无差异。但这项研究的局限性有：①无女性患者，女性的血管直径较小；②样本数量较小，而且不能进行亚组分析。

在第二个非随机对照性研究[20]中，针对严重主-髂闭塞性疾病，将支架植入的并发症发生率、一期通畅率和费用与直接外科重建进行了比较。65 例患者行支架植入术，54 例患者接受外科重建。两组间的临床表现、人口学特征和远期并发症无显著差异。但旁路移植物在 18 个月（93% *vs.* 73%）、30 个月（93% *vs.* 68%）及 42 个月（93% *vs.* 68%）的累计通畅率要显著优于髂动脉支架。多因素分析显示，女性、合并同侧股浅动脉闭塞、出现血管相关并发症及高胆固醇血症的患者，更容易出现旁路移植物或支架堵塞。两者费用无显著性差异。

因此，这里有两个结论不同的研究。第一个是随机对照研究，第二个为观察性研究。很难判断观察性研究的众多因素中哪个对哪组造成了影响，但那些不适合开放手术的患者接受了腔内治疗是完全可能的。事实就是文献仍有争议。

✔✔ TASC 工作组考察了所有有用的临床证据并得出结论：腔内治疗是 A 型主髂动脉病变的首选治疗方法，而开放手术为 D 型病变的首选[11]治疗方法。TASC 认为对 B 型和 C 型病变，一种治疗疗效取代另一种治疗的证据不足。

何时髂动脉病变有临床意义

观察者自身及不同观察者之间存在较大的偏差限制了狭窄的影像学分级[21]。血管内超声为血管横断面提供了更好的测量，但价格昂贵且未广泛应用。理论上，造影时行压力差测量应该是相对简单的步骤。然而，文献中在制订有意义的压力差方面没有任何共识[22]，很少甚至没有关于扩血管类药物（剂量）作用、收缩压与平均压的比较，以及外周血管阻力在评估狭窄血管方面的资料。Tetteroo 等报道了他们为 4%～87%的患者放置了支架，强调了整体缺乏共识[23]。他们认为静息时或扩血管后 10 mmHg 的平均压力差可当做一个有临床意义的标准。虽然并没有任何证据，但这一标准被广泛接受。

哪些患者应该行血管成形或支架植入术

早期主-髂动脉腔内血管成形术存在较高的栓塞发生率，特别是处理闭塞性病变时，比狭窄性病变的发生率更高[24]。因此，基于这一现象，支架植入成为髂动脉闭塞性疾病的一线治疗。虽然实施了随机对照研究，但这些研究混杂了错误的设计和研究方法。有这样一项研究证实了支架植入术后 4 年的通畅率为 91.6%，单纯行 PTA 为 74.3%，但试验结果未全部公开发表[25]。

仅有一项同行评价、公开发表的随机对照研究，旨在比较在髂动脉常规支架植入与 PTA 加必要时支架植入。荷兰髂动脉支架试验（Dutch Iliac Stent Trial，DIST）将患者随机分配到常规 Palmaz 支架组或单纯 PTA 组，后一组中 PTA 效果不满意者将植入支架。作者报道，随机分配到 PTA 组的患者中有 43%接受了支架植入，两组间 2 年的累计通畅率相似，为 71%与

70%。他们得出的结论是：因为球囊加选择性支架植入不会比常规支架植入费用昂贵，所以前者应作为髂动脉闭塞性疾病引起的生活受限性跛行的首选治疗。但是279例患者中，仅治疗了29例髂动脉闭塞性疾病，而且按照试验设计，>5 cm的闭塞性病变患者不适合入组。12例单纯行PTA的患者中有10例失败。虽然支架植入在治疗长段病变时似乎具有特殊意义，但这一试验未能为这类患者提供借鉴。再者，大部分DIST试验的患者临床症状较轻，每组仅有22%的患者被划分为血管外科学会（Society for Vascular Surger，SVS）/心血管外科国际学会（International Society for Cardiovascular Surgery，ISCVS）3～5级缺血。因此，DIST研究中观察到的较轻类型的动脉硬化性疾病不同于很多介入试验遇到的病变类型。此外，该研究检测到两组间术后12个月的动脉通畅率有10%的差异（权重=90%），这具有90%的可能性。遗憾的是，该研究在不到80%的目标病例入组前即终止。最终入组的样本中约60%只有不到1年的疗效信息，在发表的文章中，这一数字实际上代表了不到45%的目标病例样本。因此，尽管作者并未观察到试验组间临床疗效存在本质差异，但DIST试验更有可能未发现在12个月时通畅率可能存在10%的改善，像试验设计的那样，因为实际权重少于50%。因为无法招募患者，作者尝试通过报告治疗的病变数而非实际入组的样本数来增加样本量。例如，合并髂总和髂外狭窄或闭塞的患者被分为两处病变，而非整体作为一例患者。因此，报告中很少见到关键性患者亚组的信息（例如，闭塞性 *vs.* 狭窄性、髂总病变 *vs.* 髂外病变）。尽管存在这些问题，作者仍继续按照初始资料报告5年的通畅率和存活率[28]。

还有另一个支架植入与球囊成形术治疗全程髂动脉闭塞的随机对照试验（STAG trial）。其并未发表在同行评价的刊物上，但已公开[28]。结果表明，相对于PTA，支架植入后主要并发症减少，特别是栓塞，但支架植入在通畅率方面没有优势。如果真是这样，我们在绕了一圈后重回之前的推测，支架植入在治疗髂动脉闭塞性疾病时在减少并发症方面具有优势，而非提高通畅率。虽然作者在该研究发表前未作评论，但更多取决于初始设计和第一终点及第二终点的研究权重。

✔✔ 一项有关此类研究的meta分析已经完成[29]。该分析表明，支架植入（97%）相对于PTA（91%）具有更高的技术成功率。同时发现支架植入在严重肢体缺血患者中的4年总体一期通畅率更高（67% *vs.* 35%），但在间歇性跛行患者中则不同（77% *vs.* 65%）。这提示我们任何一项研究都需要做有效的亚组分析。一项主-髂狭窄性疾病的成本-疗效分析[30]显示，PTA加选择性支架植入（结果不满意时）为性价比最高的治疗选择，但不适用于处理更困难和可能出现并发症的闭塞性病变。

髂动脉狭窄

在髂动脉狭窄性疾病中，单纯行血管成形术是必需的治疗选择。主-髂动脉血运重建术的终点是由动脉血管腔内血流动力学的测量结果决定的，这个结果应该提前在病变血管腔内测量到。理想的情况是，被治疗的病变段近、远端的连续动脉波形应该相互重叠，没有收缩期的压力差（图4.3）。

理想化的血流动力学结果通常很难测得，这是因为血管存在弹力回缩或者当球囊扩张到可以消除压力梯度的口径时，患者已经难以忍受。这种情况下，就需要一个直径和长度都合适的支架。球扩式支架一般来说是首选，但在问题很难解决时，可能还是需要自膨式支架。

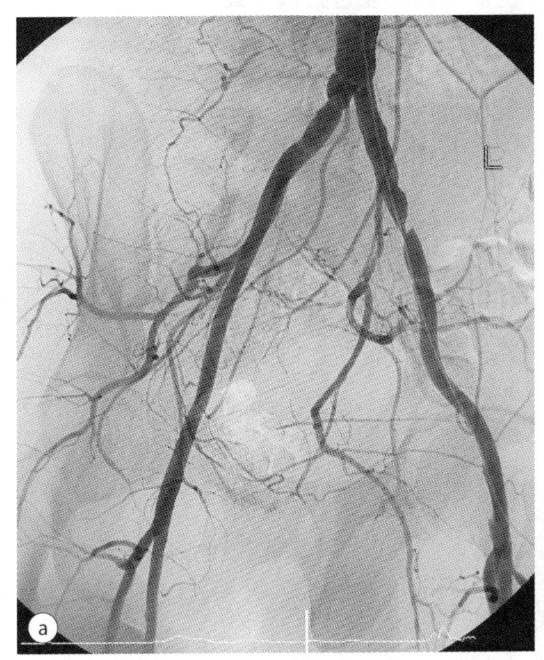

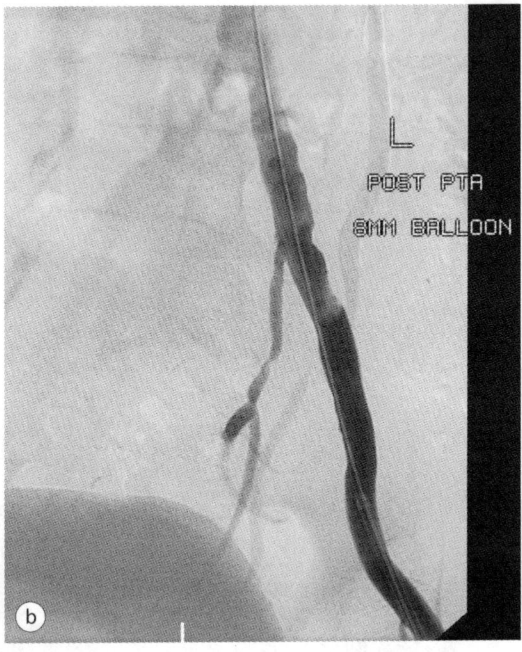

图 4.3　a. 左侧髂外动脉存在一处严重的局限性狭窄；b. 球囊扩张后存在轻度的残余狭窄。然而，病变处没有压力梯度，此时不需植入支架

髂动脉闭塞

慢性髂动脉闭塞性病变可以通过同侧或者对侧入路来开通，需要植入支架来减少栓塞并发症的出现。这就需要先植入支架，然后进行球囊扩张成形（图 4.4）。自膨式支架是合适的，而且在笔者的经验中，这种情况下经常可以顺利在导丝的引导下通过全堵病变。动脉通路建立后要立即给予肝素。一旦释放了直径和长度均合适的支架后，就可以选择一个直径合适的球囊进行后扩张。如果髂动脉开口处仍有长度合适的残端，单一髂动脉支架即可很好地解决问题。但是，如果闭塞的髂动脉没有合适的残端，主动脉管腔朝着闭塞的髂动脉开口处逐渐均匀变细时，即使对侧髂动脉不存在严重狭窄，也不得不使用对吻支架了[31]。当然，如果可能的话，要尽量避免这种情况。对吻支架早期结果较好[32]，但在一些管径偏小的血管中，其长期通畅率不如单一髂动脉支架。髂外动脉与髂总动脉相比，更容易破裂，但是对支架的反应性良好。

并发症

英国髂血管成形术研究（British Iliac Angioplasty Study ，BIAS）跟踪随访了 2233 位患者，持续时间 12 个月到 8 年。这些患者中，伴有间歇性跛行的患者出现并发症的概率为 2.6%，伴有严重肢体缺血的患者出现并发症的概率为 11.6%，两组反映出年龄、并发症以及疾病严重程度方面的差异。然而，所有患者中只有 2.4%的患者需要施行非计划性手术、非计划性血管腔内治疗或其他延迟出院的操作。报告中指出，所有行介入治疗的住院患者的整体死亡率为 2.8%，24 h 出、入院的患者没有发生死亡事件。动脉血管穿孔发生率极低，这些患者整体死亡率为 0.17%。其中潜在的严重并发症包括以下几个：

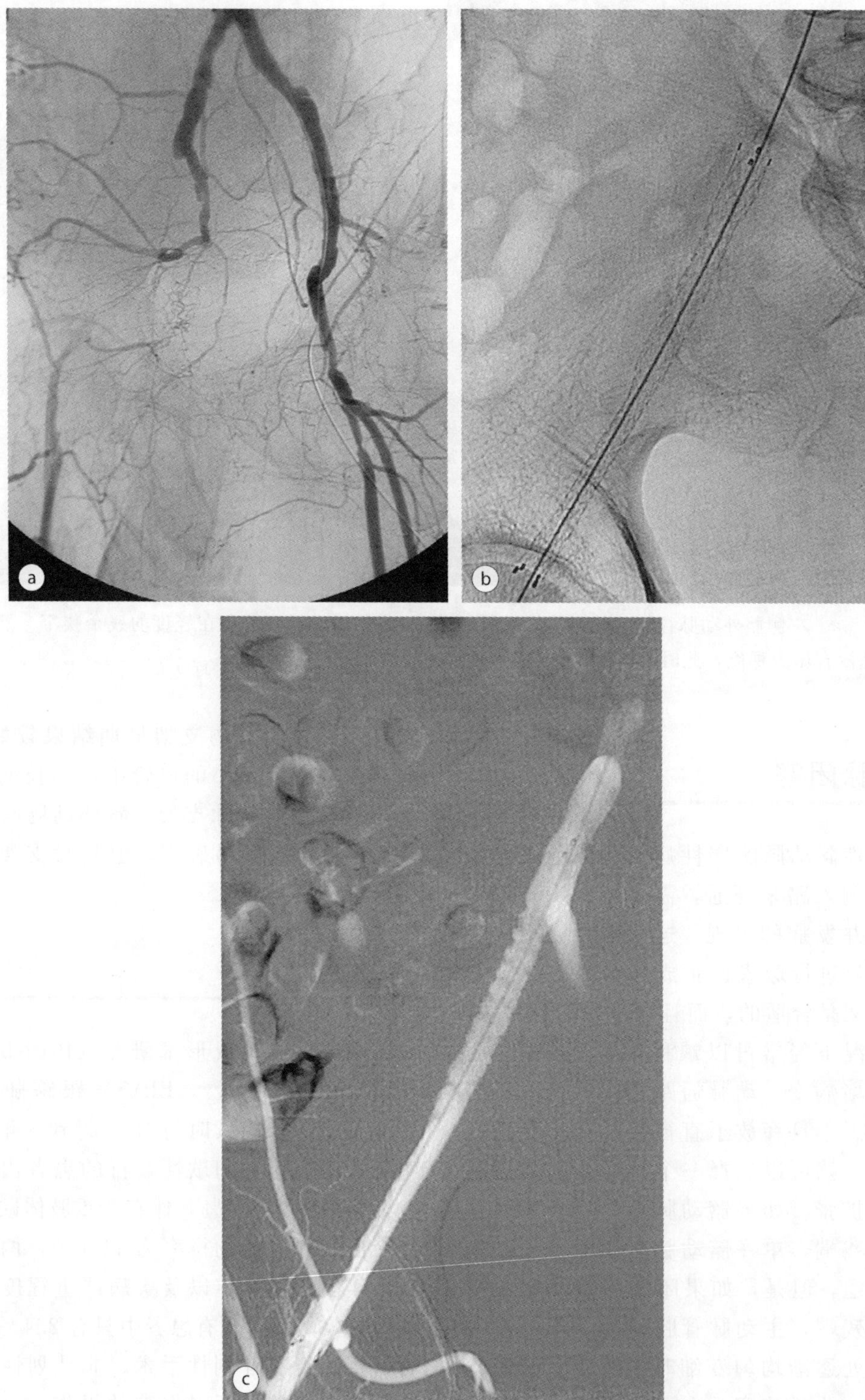

图 4.4 a. 右侧髂动脉长段闭塞；b. 使用自膨式镍钛合金支架成功治疗；c. 图示为经皮腔内血管成形术后支架形态

出血和假性动脉瘤形成

可以通过局部加压处理，但是如果存在假性动脉瘤，则可能需要超声引导压迫[34]，必要时也可采取局部凝血酶注射、覆膜支架植入或开放手术修补等方法[35]。

动脉血管破裂

一般来说，施行血管腔内成形术的过程中发生动脉破裂，患者会出现明显的疼痛不适。但有时候，动脉破裂并没有出现疼痛或其他症状。因此，在 PTA 后，立即描记一张动脉波形图是非常重要的。血管发生破裂时，一般可以看到造影剂的外溢（图 4.5）。一旦发现动脉血管破裂，应该立即采取措施来以避免死亡事件的发生。这时向其他血管介入医生求助是非常明智的。先使用球囊填塞破口，然后植入一个覆膜支架来封闭破口是最佳的治疗方法。如果出现低血压、心动过缓的情况，应该立即进行复苏治疗[36-38]。

动脉栓塞

2%～7%的患者会出现动脉栓塞，在全堵性病变和严重肢体缺血的患者中更容易发生。栓子（斑块、血栓、胆固醇）的性质决定了有不同的治疗选择。如果栓子是坚硬的物质（斑块），局部溶栓药物的作用就会很差。血栓抽吸术对于血栓或者斑块效果都很好。它需要一个非锥形导管，而且有较大的末端开孔。如果是较大的栓子，还需要行外科手术清除。

支架相关并发症

耗材相关问题，比如：①植入或者释放失败；②极少数情况下会出现感染，以及超出此章节范围的一些情况[36]。患者出现支架感染后应该立即给予血管内抗生素治疗，同时要将支架取出，最好通过解剖外途径，使用肢体静脉重新进行血运重建。

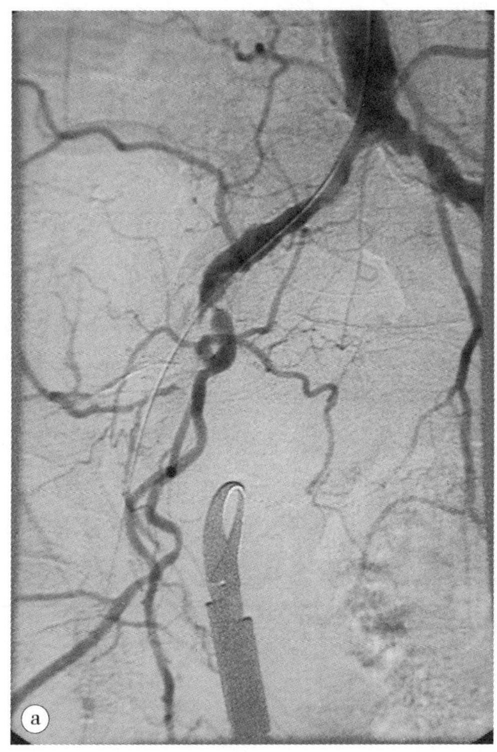

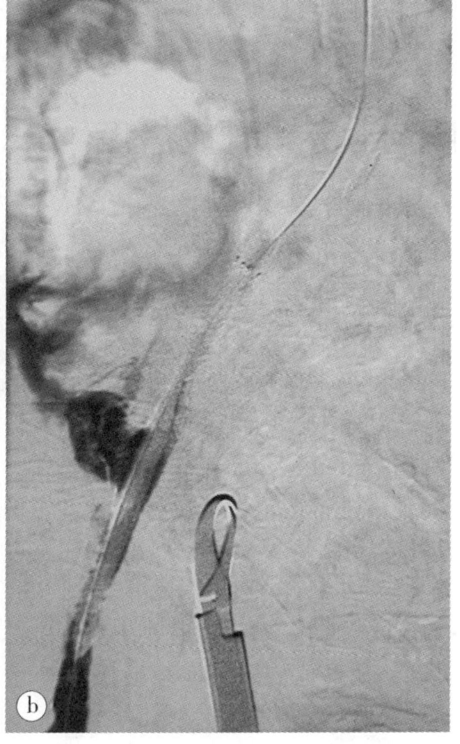

图 4.5　a. 血管造影显示右侧髂外动脉的闭塞性病变；b. 球囊扩张时，血管发生了破裂

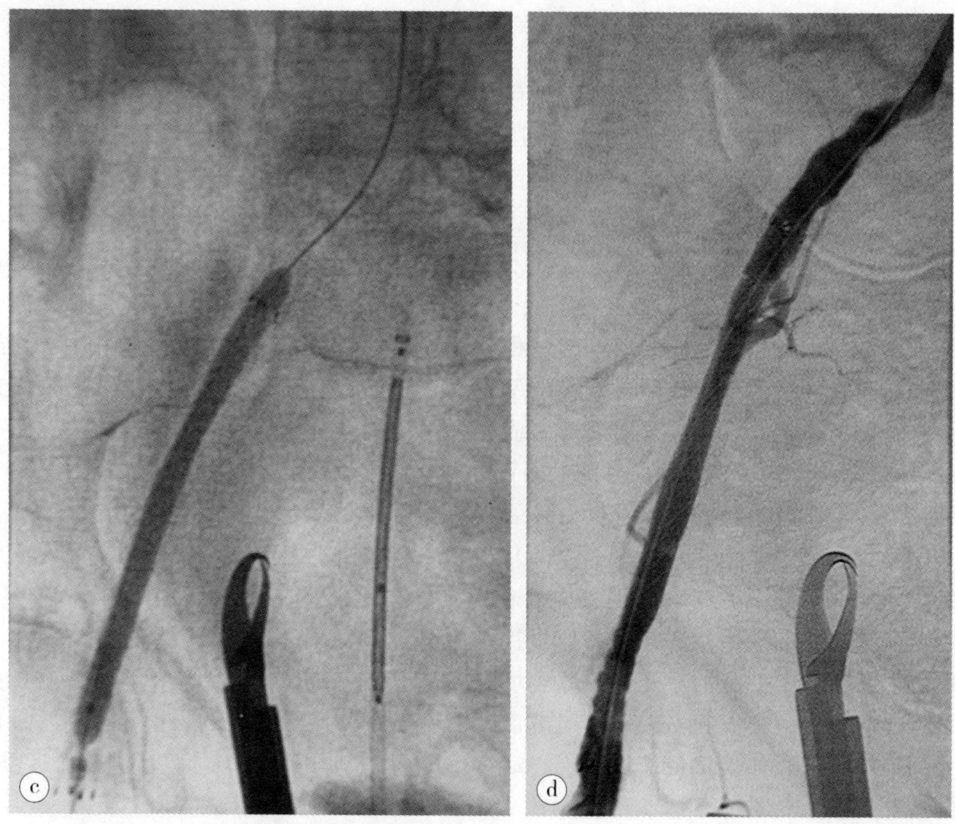

图 4.5（续） c. 通过球囊堵塞破裂处得以控制；d. 植入覆膜支架，修复动脉血管

腹股沟上外科开放治疗

存在严重主-髂动脉疾病的患者是否采取外科方法是由患者的健康状况决定的，无论他们之前有无腹部手术史（图 4.6）。一般来说，所有患者都应该进行心脏、呼吸功能的评估，如呼吸功能测试、左室射血功能［超声或者多门电路探测分析（multiple gated acquisition scan，MUGA）］，最好进行运动心肺功能试验。如果他们能练习到峰值摄氧量，那就意味着可保留有耐受外科手术的能力［>15 ml/(kg · min)，这时就不需要更进一步的检查了。然而，如果他们因为间隙性跛行产生的疼痛不能进行练习，那就更适合进行压力多巴酚丁胺超声心动图检查或者心肌灌注显像检查[39]。

✔✔ 至今，仍无有效筛查术前耐药性金黄色葡萄球菌（methicillin - resistant *Staphylococcus aureus*，MRSA）的方法，但是在英格兰，所有已经进行假体移植物治疗的患者，都要进行筛查，或者接受标准的 MRSA 预防治疗，即经鼻莫匹罗星治疗和氯己定冲洗。为防止交叉感染，对于择期或者急诊血管手术的病例，应该依据规章制度使用器械[40]。

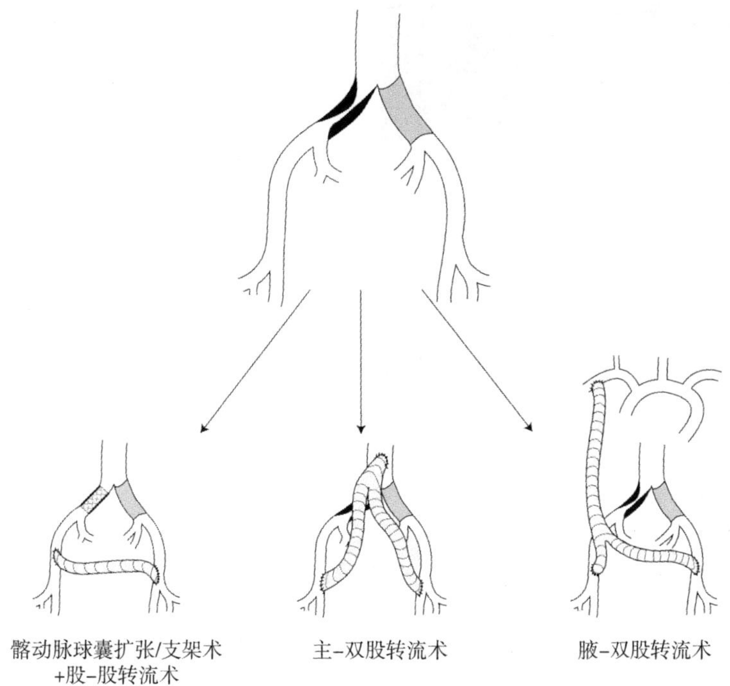

图 4.6　存在主-髂动脉病变的患者的一种可行的治疗选择。腋-双股动脉转流术应该为严重肢体缺血患者的一种治疗选择

主动脉-双股动脉旁路术

肾下型腹主动脉疾病可以通过腹腔镜或传统的开放手术来解决。腹腔镜进行主动脉手术已经在许多欧洲国家施行，并声称可以降低并发症发生率、死亡率和缩短住院时间[41-42]。因为没有随机试验，所有仍然没有令人信服的证据来支持这些说法。腹腔镜主动脉手术需要大量的培训，手术时间也超过开放手术。关于开放手术，有很少或根本没有证据显示更偏向于腹膜腔或者腹膜后途径。垂直、横向切口也是一样，虽然麻醉医师更倾向于横向切口，因为垂直切口的最上缘经常“逃离”硬膜外麻醉的作用范围。端-端吻合经常用于肾下的主动脉齐平堵塞（图 4.7）。如果肾下主动脉的近心端是通畅的，端-侧吻合可以保留肠系膜下动脉和（或）髂内动脉的血流，因此可以减少盆腔缺血的风险。

> ✔ 大部分外科医生在涤纶移植物和聚四氟乙烯移植物之间，更倾向于涤纶移植物。现在有一些理论资料显示，聚四氟乙烯移植物的抗感染能力优于涤纶移植物，但这个优势与涤纶移植物优越的操作和缝合特性相比，仍稍显逊色。体外试验显示，使用利福平或者阴离子浸透涤纶移植物可以提高其抗感染能力。虽然目前没有临床证据支持它们的使用，但使用它们并无害处[43]。有一些观察到的证据显示，合并早期动脉硬化的年轻（<55 岁）患者使用自体股浅静脉转流的效果优于传统的涤纶移植物[44]。尽管这些方法都有很好的早期成效，但术后仍会出现明显的并发症，以及较高的腰臀部跛行的发生率（表 4.2）[45]。

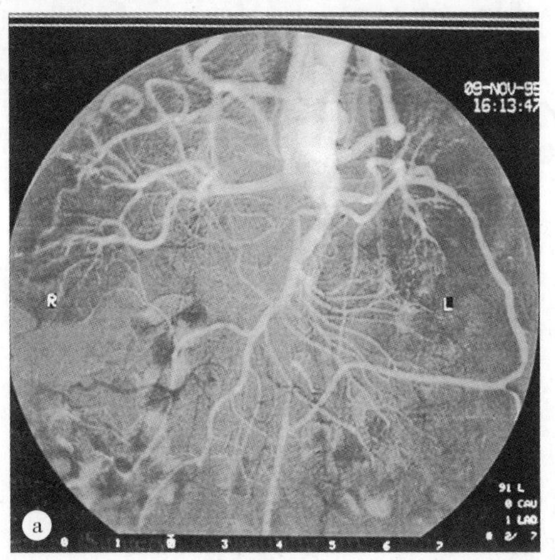

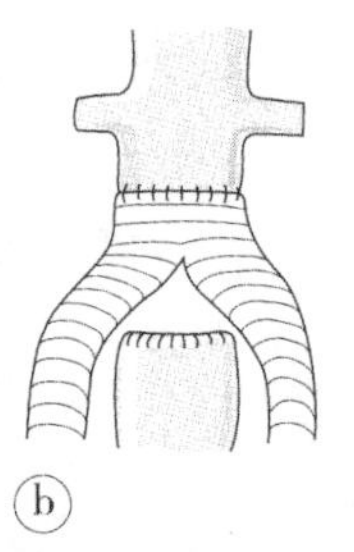

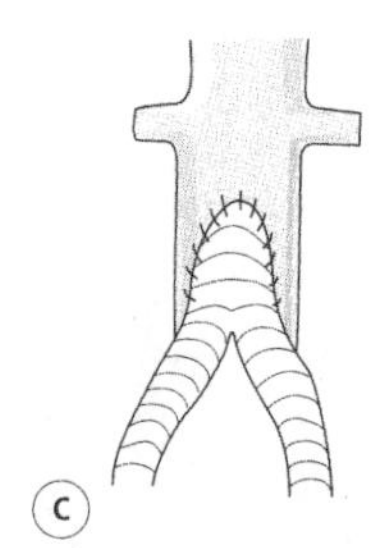

图 4.7 a. 主动脉造影显示肾下型腹主动脉闭塞；b. 在这种情况下，主-双股动脉转流的近心端吻合口应该采用端-端吻合的方式；c. 如果存在肠系膜下动脉或髂内动脉的话，更适合进行端-侧吻合

表 4.2 主-双股动脉移植物转流术后随访结果[36]

手术死亡率	5%
患者存活率	5 年 73%～88%
一期通畅率	5 年 85% 10 年 60%
二次手术	33%
移植物感染	10 年 1%
假性动脉瘤	10 年 1%

腋动脉-双股动脉转流术

这种手术方式通常被认为是无奈的选择，对于那些健康条件非常差的患者或者腹部不适合手术的患者，仍具有一定的价值。

✔ 这种术式的院内死亡率为 5%，5 年保肢率和生存率分别为 74%和 34%～39%[46-47]。一个随机对照研究报道了使用分流器的移植物的 3 年通畅率(86%)，明显高于传统对侧臂呈 90°展开的移植物的通畅率（38%）[48]。

单侧髂股动脉转流

这种术式适用于腔内介入治疗失败、髂外动脉存在严重病变的患者，或者病变累及股总动脉的患者。

✔✔ 最近的一项来自法国的研究表明，接受髂股动脉转流的患者，其 4 年结果明显优于那些接受股股转流的患者[49]。

成功的关键是一个无病变的髂总动脉作为好的流入道，血流能够很好地流入股浅动脉或者股深动脉（profunda femoris artery，PFA）。在大多数情况下，需要行股总动脉（common femoral artery，CFA）内膜切除术和补片成形来作为流出道。在极少数情况下，髂总动脉条件较差，可以使用腹主动脉远端作为流入道。髂总动脉可以通过经典的“Rutherford - Morrison”切口找到，其中，“Omnitract”或环形牵开器可以很好地辅助持续暴露血管。此过程中，要特别注意识别和保护输尿管。髂总动脉的近端控制是至关重要的，一些外科医生会避免游离血管的后方，因为这样可以避免汹涌的静脉出血，特别是当血管周围存在炎症反应时。一些外科医生因此主张不充分游离血管，而只是简单的钳夹，不进行悬吊。既往的腹部手术，如阑尾切除术或腹股沟疝修补术，会影响向腹膜后间隙的寻找，这些应该在任何择期手术前考虑到。有外环支撑的 8 mm 涤纶或聚四氟乙烯移植物通常是桥血管的选择。通过端侧吻合缝在髂总动脉上，建立起血管通路，自上而下跨越腹股沟韧带，此刻在腹股沟韧带水平以及远端股总动脉吻合口处，要注意避免损伤覆盖在股总动脉上方的静脉。在股浅动脉闭塞这种情况下，非常有必要将吻合口下移，至少吻合在股深动脉的第一级分叉处。

髂股交叉旁路术

这个术式适用于病变侧肢体没有流入道血管，而对侧肢体有相对无病变的髂动脉作为流入道。使用对侧髂动脉可以避免需要同时暴露双侧腹股沟区。另外，如果随着时间的推移，供体髂动脉发生了严重动脉粥样硬化，则可以通过供体侧股动脉经皮穿刺处理，从而避免直接穿刺移植物和（或）吻合口处。供体髂血管可以通过“Rutherford-Morrison”切口找到，同时可以将移植物（直径 8 mm，有外环支撑的涤纶/聚四氟乙烯）放置在 lazy 位置。至关重要的是，患者应该进行置管，同时应格外注意将移植物沿隧道送至对侧腹股沟区的过程，因为此时存在损伤膀胱和髂股处静脉的可能性。

股股旁路术

股股旁路术被认为是一项低风险的操作，其手术死亡率在 0～5%。这些数字受是否存在严重肢体缺血、既往手术史以及是否需要联合处理髂动脉因素的影响[51]。Pursell 等在最近的一篇回顾性文章中指出，股股旁路的并发症发生率为 22%，其中包括移植物感染率为 6%[52]。当病变侧肢体没有流入道血管，而对侧肢体有无病变的髂动脉和股动脉时，这时有些操作和髂股动脉转流是一致的。腹围较大是其中一个禁忌证，因为它可影响移植物的位置，特别是走行位置。这种方法虽然可以避免腹部切口，但是理论上增加了患者发生腹股沟区切口相关问题的概率，特别是感染。目前有两种移植物摆放形态：雷氏 S 型和倒置 U 型。没有任何令人信服的数据来支持哪种形态更好，通常是在手术的时候才最终决定。

✔✔ 一项随机试验认为有外环支撑的 8 mm 涤纶与聚四氟乙烯移植物并没有明显的差异[53]。然而，Mingoli 等报道称有支撑的移植物 5 年、10 年一期通畅率分别为 80%、60%，而无支撑的移植物则分别为 69%、21%[54]。对于那些髂动脉病变长度超过 5 cm 的患者，应避免在行股股移植物旁路术的同时或者以后行髂动脉血管成形术。Aburahma 等报道称，对于髂动脉病变长度为 3～5 cm 以及 5 cm 以上的患者，其 3 年一期通畅率分别为 85%、31%[55]。

股动脉内膜剥脱术和股深动脉成形术

股总动脉和股深动脉起始处是发生外生型钙化性动脉粥样硬化性疾病的常见位置（图 4.8）。目前大家普遍认为，处于易发生弯曲的动脉分叉处的病变通常不适合进行血管成形术或支架植入术（图 4.9）。虽然有几个小型队列研究声称，股总动脉血管成形术/支架有一定的安全性和有效性，但却没有找到任何超过 IV 级的证据。现在急需一个随机试验来关注重要的并发症，尤其是与股总动脉内膜切除手术相关的并发症。

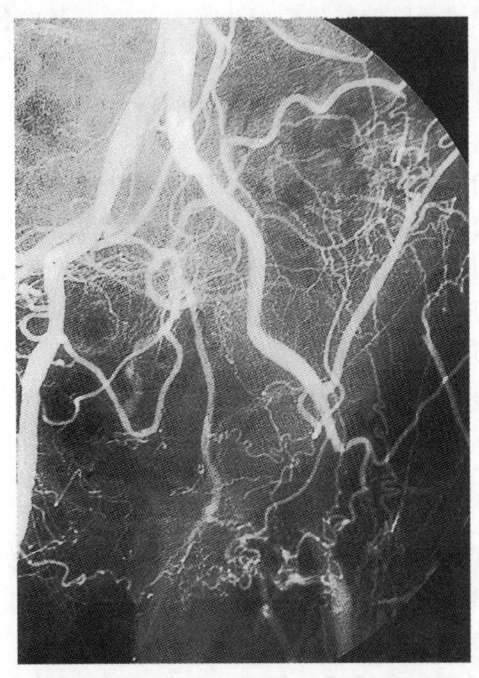

图 4.8 图示为一个间断性跛行患者的左侧股总动脉存在一处局限性阻塞病变，更适合采用动脉内膜切除术和补片修补术

股动脉内膜切除术和补片修补术，同时延伸至股深动脉，是目前首选的治疗方法。补片的选择可以是静脉，也可以是移植物（涤纶或聚四氟乙烯）。如果股浅动脉是闭塞的，可以切割一段并进行内膜剥脱，以形成一个可用的补片，这样可以保留大隐静脉，避免了发生移植物相关感染的风险（图 4.10；彩图 4.10）。当近心端病变很难通过经皮穿刺来完成时，可以将股动脉内膜剥脱和髂动脉血管成形术或者支架植入术同期完成。股动脉内膜剥脱也可以和股腘动脉或者膝下动脉转流同期完成。在这种情况下，近心端的人工移植物末端可以作为一个补片使用。

为了施行远端血运重建而对血管进行控制时，不推荐钳夹近心端的支架。因为钳夹时可能会发生压瘪支架或者撕破血管壁的情况。可以采用一个球囊通过 J 形头导丝引导，堵塞血流来完成动脉血管的控制。这种技巧在流入道血管严重钙化时仍然非常有用。对于合并股总动脉病变，同时需

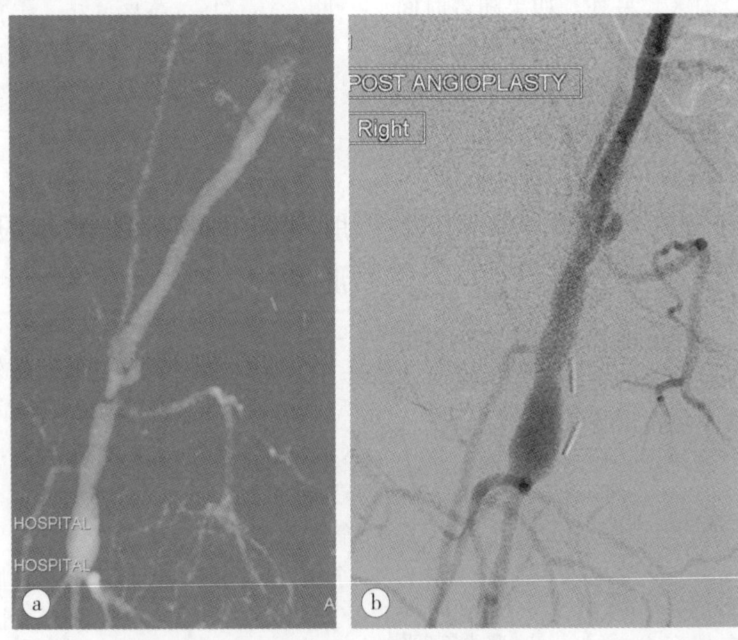

图 4.9 a. 一位 65 岁患者有短距离间歇性跛行，且存在其他并发症，其中慢性肾脏疾病 3 期；二氧化碳血管造影证实了磁共振血管造影术显示的股总动脉狭窄；b. 通过行血管成形术成功治疗。股总动脉在术后 18 个月仍保持通畅，只有一点再狭窄

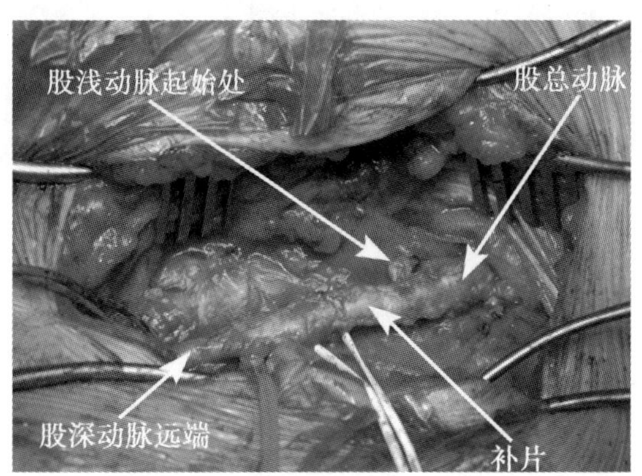

图 4.10 图示股总动脉和股深动脉内膜剥脱术，并用股浅动脉内膜剥脱术补片进行修复。这样就避免了人工移植物感染并保留了大隐静脉

要行血管腔内治疗一直达到或者跨越腹股沟韧带的患者，需要考虑扩大股总动脉或者髂外动脉内膜剥脱范围。可以通过股总动脉上方做垂直切口，延长切口超过腹股沟韧带，然后弯向髂前上棘方向。这样可以找到腹膜后间隙和髂外动脉，尤其是能够找到腹股沟韧带下方的狭小间隙。

腹股沟下方的血运重建

对于股浅动脉存在孤立性病变的患者，有多种治疗方案（图 4.11）。腹股沟下的多节段病变常常需要更广泛的血运重建，并且只对严重肢体缺血的患者是合理的（图 4.12）。在过去的 10 年里，腹股沟下的人工移植物转流的数量明显减少。原因并不是很清楚，但可能与整体药物治疗的改善、危险因素的纠正、运动治疗效果的出现、早期咨询、更容易得到血管介入治疗以及不断提高的腔内治疗技术（见下文）有关。

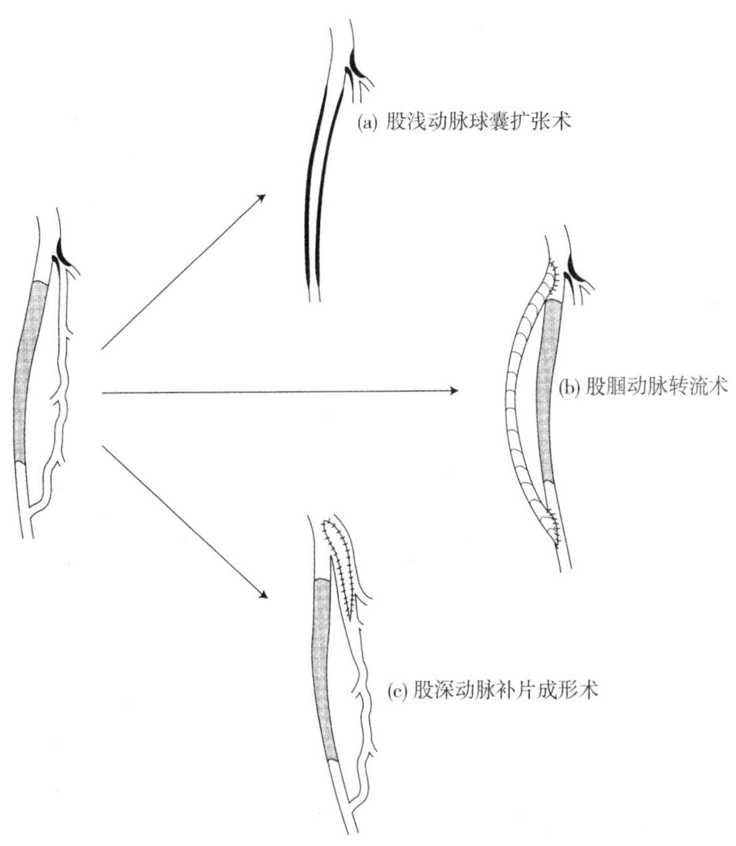

图 4.11 对于股浅动脉局限性病变患者可行的治疗方案。血管成形术（a）应该是治疗病变长度小于 15 cm 的狭窄或者阻塞病变的首选方案。更长的病变需要行股腘动脉人工血管转流（b）。股深动脉成形术（c）可能有助于改善跛行或者静息痛，但通常不会促进溃疡或坏疽处的愈合

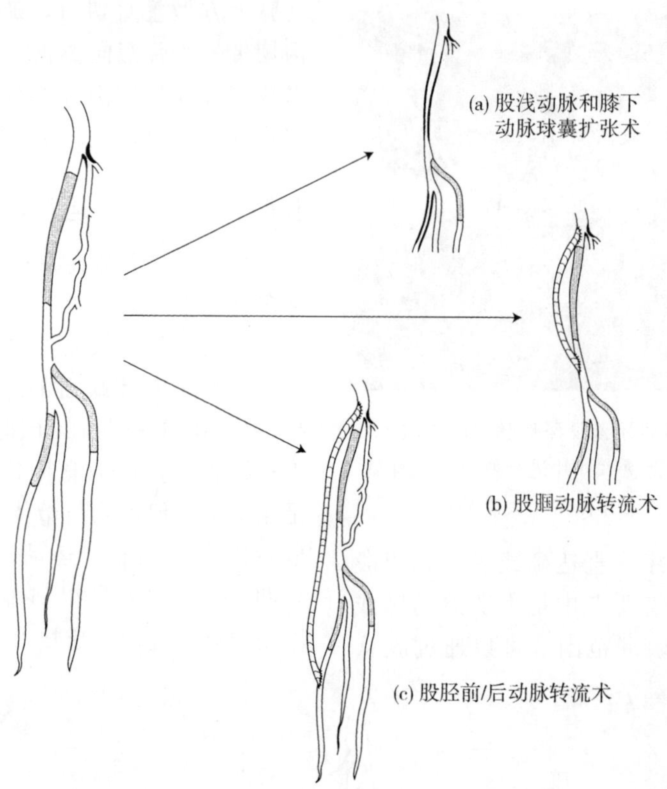

图 4.12 图示为对于多节段病变而致严重下肢动脉缺血的患者，可行的腹股沟下血运重建。如果可行的话，应该尝试血管成形术（a），但可能需要多处进行，且面临早期再狭窄的风险。股腘动脉转流（b）供应足部血运可能会失败，除非至少有一条通畅的小腿动脉可以到达足部。存在广泛组织缺损或者败血症的患者通常需要行股腘动脉转流（c），特别是糖尿病患者

✔✔ 戒烟是非常重要的，因为持续吸烟可使移植失败的风险增加 3 倍[52]。术前筛查高凝结状态也很重要，因为这会对移植物的通畅率、保肢以及生存产生不利影响[56-57]。

腹股沟下旁路术的成功取决于一个好的流入道、一个直径合理的移植物管腔和合适的流出道。留存一套当前的影像学资料是非常重要的（通常在 6 个月内），并有疾病解决前、手术当时、疾病解决后所有流入道的影像。股总动脉是近端吻合口经常选择的位置，但如果静脉长度不够，这时股深动脉或者股浅动脉也可以用来选择。如果股浅动脉存在病变，可以进行内膜剥脱。

为了获得更多远端流出道的血流量，只有在静脉血管不能满足需求或者膝上腘动脉不存在病变时，才考虑将人工移植物吻合至膝上腘动脉。同样，膝下腘动脉也是远端吻合的首选位置。相比之下，胫腓干动脉经常受病变累及，只能作为小腿段的一个不太好的选择。为促进坏疽愈合，通常需要恢复足背动脉的搏动，尤其是当患有糖尿病时。如果对远端流出血管存在顾忌时，进行顺行血管造影或小腿和足部专用的磁共振血管造影也许可以提供更多的信息。胫后动脉由于位于大隐静脉（long saphenous vein，LSV）的深处，是最容易解剖找到的。腓动脉中段也可以从胫骨和比目鱼肌中间的内侧方找到。寻找

腓动脉远段则需要切除一段腓骨（图 4.13）。通过腓骨前缘一个 4 cm 长的切口，可以找到胫前动脉。具体哪条血管作为移植物的靶点，主要取决于血管自身的口径以及到足弓的连续性。因为有证据表明，对存在病变的血管区域进行直接血运重建可以提高远期疗效[58]。

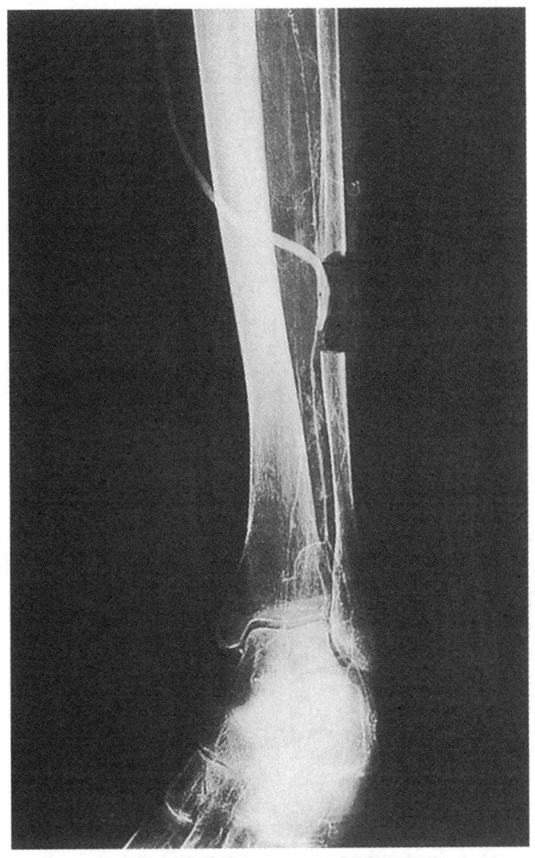

图 4.13　股-腓静脉转流后进行动脉波形描记，显示在小腿外侧需要切除一段腓骨来寻找腓动脉

移植物材料选择

大隐静脉是股腘动脉转流较为合适的移植物。术前超声标记很重要。通常情况下，只要管径不要太细，无曲张的大隐静脉都是可用的。

> ✔✔ 直径小于 3 mm 的大隐静脉早期手术失败风险会翻一番，因而不应作为移植物，可作为静脉补片或静脉套袖[59]。

相反，直径大于 6 mm 的静脉常常合并局部静脉曲张，需要行局部切除吻合或者局部缩缝。复杂的大隐静脉系统（两条或更多）与切口数量增加、局部血肿形成以及皮肤坏死相关。如果同侧大隐静脉已切除或质量很差，应考虑取对侧大隐静脉。如果仍不行，可以考虑小隐静脉或者上肢静脉，但是对于大多数股腘动脉转流，往往两者都需要。患者俯卧位时获取小隐静脉最容易（图 4.14）。如果需要取上肢静脉，一定要提醒低年资医师和采血者不要从同一静脉抽血。

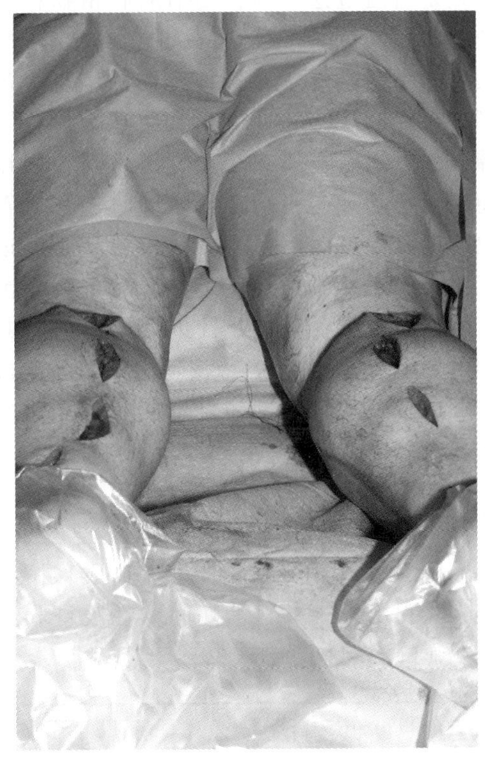

图 4.14　图示为二次左侧股动脉-胫前动脉静脉转流术取双侧小隐静脉

✔ 通常情况下，上肢静脉只能用于静息痛、溃疡或坏疽患者，也有一些特殊情况下可以使用，但需要告知患者术后通畅率较低，而且会增加取静脉和吻合的技术难度[60]。

原位静脉移植与倒转静脉移植

目前并没有很好的临床证据表明这两种术式哪种更好。但是，原位移植技术与传统倒转手术相比更微创，特别是在静脉条件很好的情况下。原位移植可以将远端的吻合口做在胫后动脉、腓动脉和足背动脉。相反，侧卧位时通往胫前动脉的移植物血管隧道是最好的。通过小腿骨间膜从中间向侧方建立血管移植物隧道十分困难，特别是当通过这个部位的血管移植物存在狭窄时尤其困难。成功的关键步骤是正确使用瓣膜刀，要熟悉各种不同的型号，包括一次性的（LeMaitre）。如果认为倒转转流技术更适合，那么建立隧道时要特别注意避免扭转或打折，尤其是同时进行血管吻合的时候。应用止血带对于股动脉以远的吻合手术特别适用，它可以减少解剖范围、使吻合更容易，并且不需要使用阻断钳（图 4.15）。此外，橡皮筋悬吊阻断或血管腔内阻断要比阻断钳好，同时吻合时使用放大镜也是必要的。

人工血管移植物

由于通畅率很差而且可能造成移植物感染，利用人工材料治疗间歇性跛行和重症缺血的病例数急剧减少[61]。

✔✔ Hunink 等针对重度缺血股腘转流通畅率的 meta 分析显示，使用静脉的 5 年一期通畅率为 66%（包括膝上和膝下）；使用 PTFE 在膝上为 47%，膝下为 33%[62]。TASC 报告中混合加权数据显示，股动脉-远端小动脉（胫后、胫前动脉和腓动脉）旁路术使用静脉血管和使用人工材料的 1、3、5 年的通畅率分别是 85%、80%、70% 和 70%、35%、25%[11]。

一项 Cochrane 回顾性研究显示，使用 PTFE 和涤纶没有区别[63]。但是，随后的多中心随机研究显示，针对膝上股腘转流涤纶血管的 2 年二期通畅率要优于 PTFE 且有显著性差异[64]。

如果没有合适的静脉，大多数外科医生会在远端吻合口做一个静脉袖口。联合血管研究组关于股腘动脉 PTFE 人工血管转流使用 Miller 静脉袖口技术和不使用该技术的随机临床试验显示，在膝下水平，前者的 3 年通畅率要明显高于后者[65]。

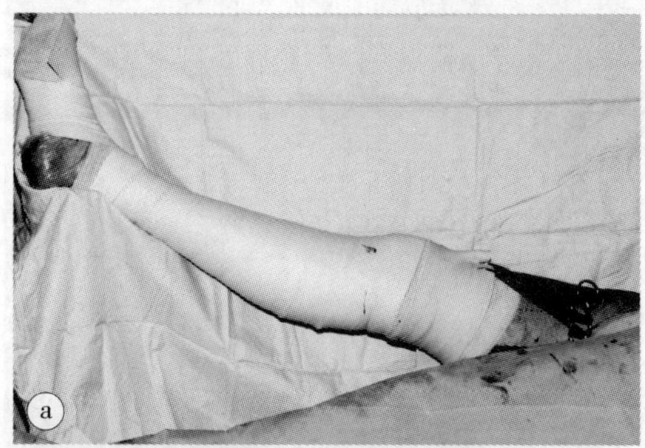

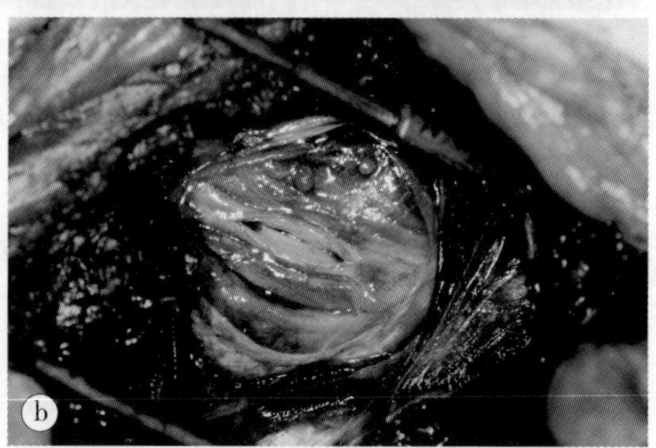

图 4.15 a. 在绷带的基础上使用止血带；b. 应用止血带后解剖胫后动、静脉，不需要阻断钳且不会出血，更有利于吻合

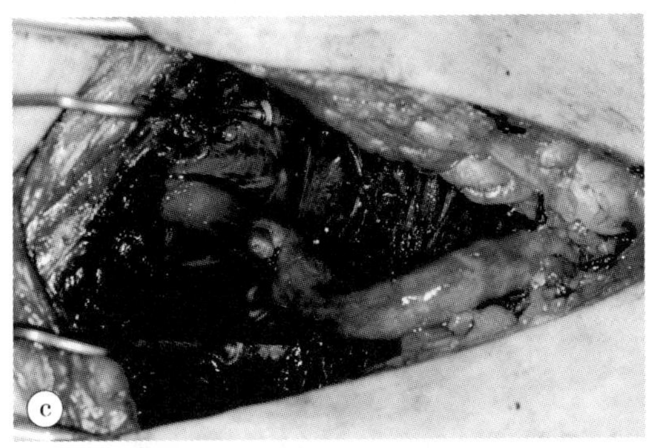

图 4.15（续）　c. 完全吻合于远端胫后动脉。同样可以适用于 Boazul 袖口技术（见第 17 章）

✔ 基于这些研究，Mofidi 等采用严格的超声检查标准进行观察研究发现，术后 6 周的超声检查结果可以预测患者之后是否需要对静脉移植物进行长期随访观察[70]。另外，那些使用上肢静脉作为移植物的患者需要特殊标记出来，因为他们更容易出现再狭窄和血管瘤[71]。目前，还需要更多的工作来证实这些结论，但当前术后 6 周应当常规进行超声检查以确定静脉移植物是否需要长期随访观察。

血管移植物监测随访

这仍是一个很有争议的话题。有 3 个随机临床试验显示进行血管移植物监测随访并未让患者获益[66-68]。这些研究对于“危险”血管的超声检查标准和进行首次检查的时机遭到质疑（表 4.3）[69]。

✔ 使用 PTFE 人工血管的资料有限，但是有研究显示，早期超声检查可以发现人工血管低流速的情况。这些患者可能需要进行长期抗凝治疗[72]。

表 4.3　股腘动脉转流静脉移植物存在堵塞风险的超声检查标准

作者	年	机器	PSV（cm/s）	V2/V1
Lundell et al.[66]	1995	Diasonics CV 400	＞200	-
		Acuson XP10	＜45	-
Ihlberg et al.[67]	1998	ATL ultramark 9	＜45	＞2
Davies et al.[68]	2005	-	＜45	＞2

PSV，收缩期峰值流速。

腹股沟韧带以下血管腔内治疗

股腘动脉球囊扩张成形术

文献显示，股腘动脉球囊扩张成形术后 1 年通畅率为：狭窄病例 70%，闭塞病例 50%。但是，文献对病变类型的定义很模糊。TASC 文件[11]对哪种病变应该进行治疗的标准更现实。为了得到更好的治疗效果，提出了许多其他替代方案，包括支架、切割球囊[73]、冷冻球囊[74]以及药物洗脱支架。一项关于冷冻球囊的多篇文献的批评性分析显示，冷冻球囊并不比单独使用普通球囊效果好[75]。

内膜下成形术

尽管内膜下成形术常被形容为是一种新技术，但实际上它已经存在了 20 余年。这可能是因为它在最近 10 年才被详细地描述。该技术使用一根顺行的导管和亲水导丝从股腘动脉病变的内膜下通过，在此过程中，导丝成袢下行推送（图 4.16）。如果血管钙化不是很严重，导丝可以很容易地返回真腔，然后使用 5 mm 或 6 mm 的球囊扩张以形成一个通畅的内膜下空间以恢复血流。这技术作为一项保肢技术是很成功的，据报道保肢率大于 75％[75-77]。

股腘动脉支架术

股腘动脉支架术的效果因人而异，取决于是否有良好的流入道、靶病变的直径以及很好的流出道。早期结果显示，支架术并不明显优于单纯球囊扩张，其部分原

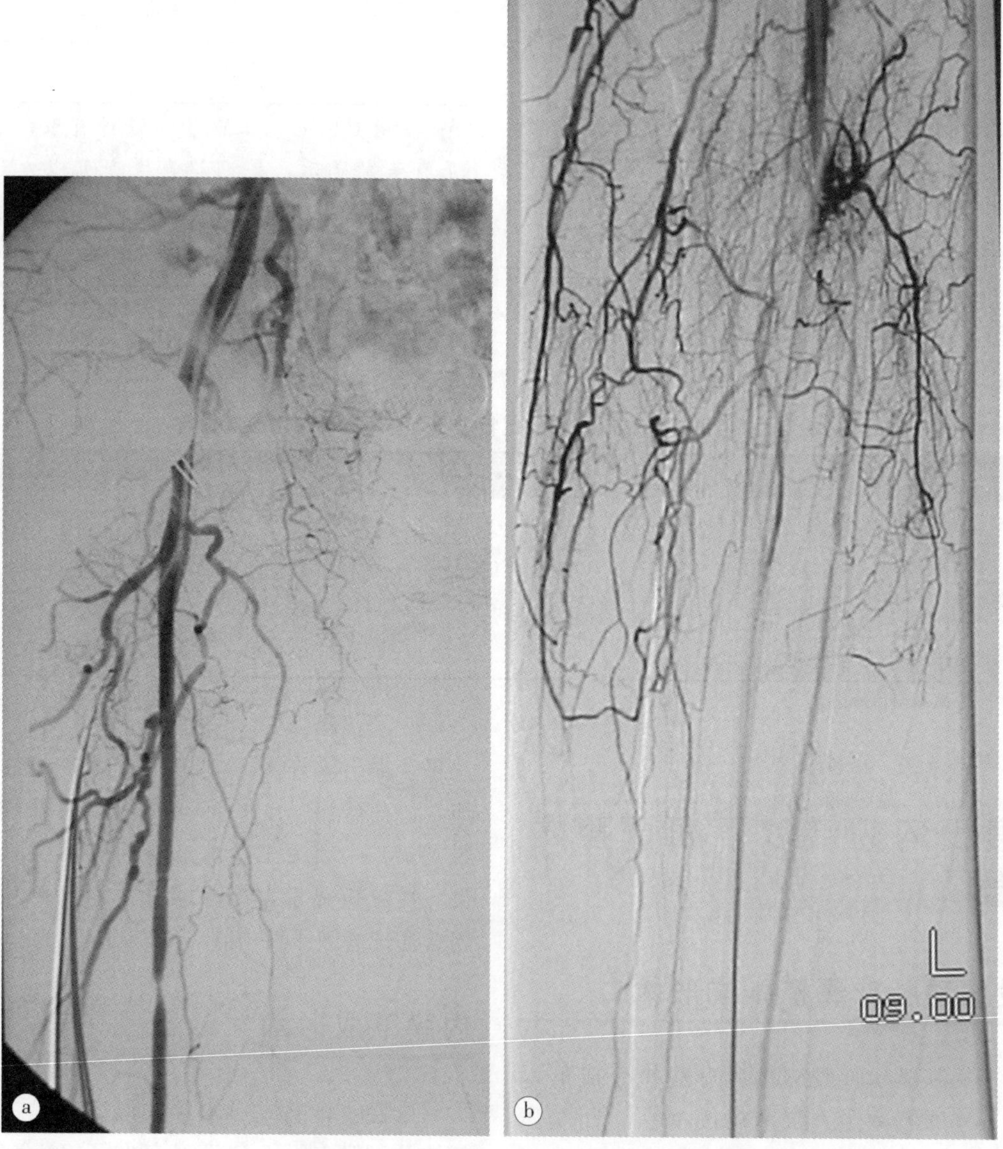

图 4.16 a，b. 一个右下肢组织坏死的患者造影证实股浅动脉闭塞合并股深动脉狭窄，孤立的腘动脉，胫前动脉、腓动脉通畅

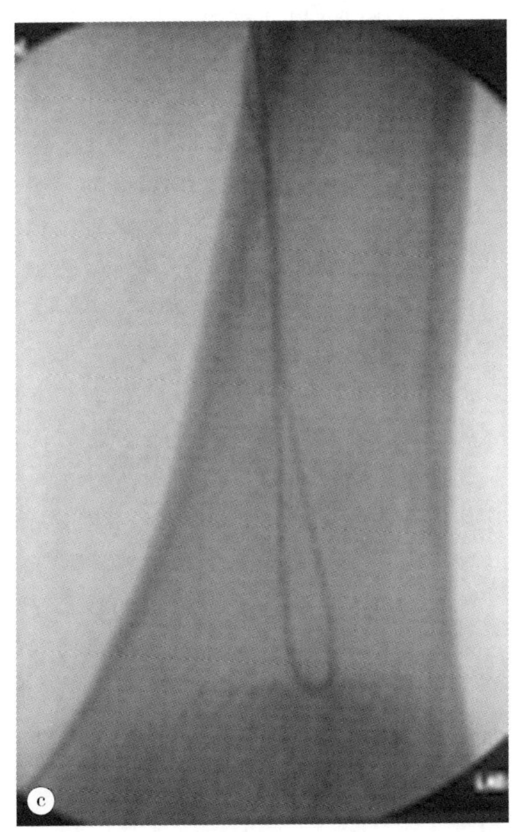

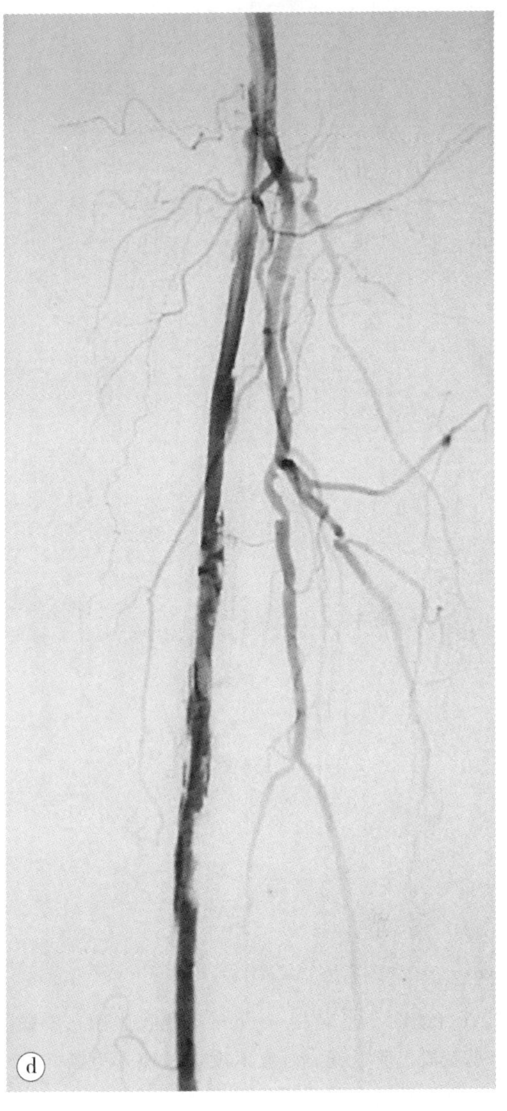

图 4.16（续）　c. 图示为亲水导丝成袢通过内膜下空间；d. 使用 6 mm 球囊扩张后，股腘动脉病变段血流通畅。血流不规则的地方为撕开的内膜片，这种情况很常见，但很少影响血流

因可能是由于不了解股浅动脉的生物力学[78-80]。目前有 4 项诊断跛行患者的股浅动脉单纯扩张和支架置入的随机对照研究[81-84]。两组病例之间病变长度、并发症以及危险因素没有差异。有 3 项研究结果支持使用支架，而另一项研究显示没有差异，可能是他们对支架断裂倾向性的标准过于严格[84]。有 3 项 meta 分析研究结果并不认为在股腘动脉病变段使用支架要优于单纯球囊扩张[85-87]。无论如何，任何一项研究的结论是否适用于所有支架是存在疑问的，因为有数据显示支架的设计也很重要[88]。

✔ 有报道 1 年通畅率接近 90%，3 年接近 78%[80-84]。这些良好的结果一般都来自跛行患者。股腘动脉发生支架断裂更为常见，多由于扭曲和多个支架层叠所致。支架断裂是再狭窄和再闭塞的高危因素。目前没有很好的证据支持在股腘动脉病变段常规一期置入支架[85-88]。

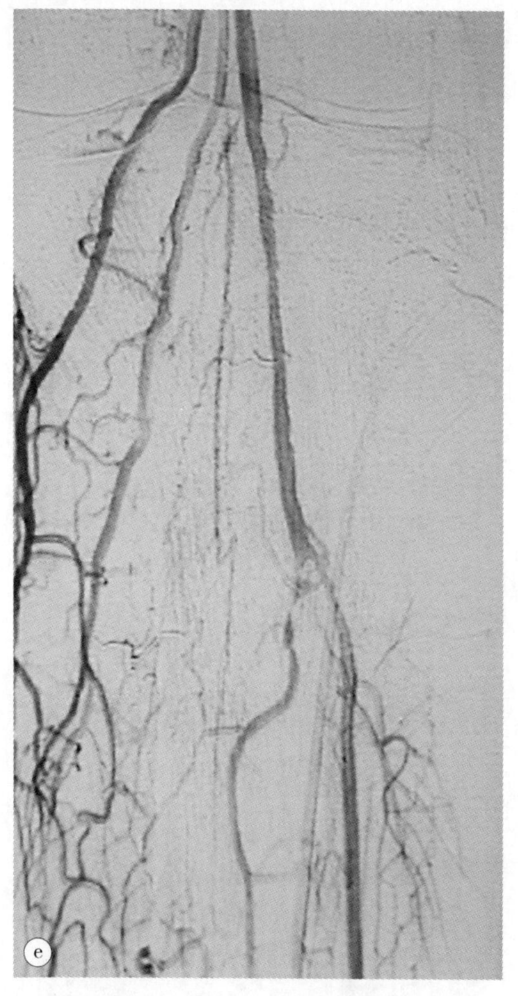

图 4.16（续） e. 使用 6 - mm 球囊扩张后，股腘动脉病变段血流通畅。血流不规则的地方为撕开的内膜片，这种情况很常见，但很少影响血流

药物洗脱支架/球囊

已经有动物试验结果证实西罗莫司洗脱支架能有效抑制平滑肌增生和细胞增殖，从而减少支架术后的内膜增生。

一项德国的多中心研究显示，与普通球囊相比，紫杉醇洗脱球囊 6 个月和 24 个月的管腔丢失率更小、靶病变血管再重建更少[93]。但是，就如 SIROCCO 试验所显示的，它的效果可能像冠脉药物洗脱支架治疗结果一样，随着药物的丢失而降低，远期并发症增多。因此，在这项技术常规应用之前，还需要更多的数据支持。而对于那些血管重建手段有限，特别是再狭窄的病例，药物洗脱球囊不失为一种选择。但是本章作者使用药物洗脱球囊的经验令人失望。

✔✔ SIROCCO 试验针对 TASC C 级病变分别使用西罗莫司洗脱支架和 SMART 镍钛支架治疗，24 个月再狭窄率分别为 22.9%和 21.1%[89-90]。第二个随机试验针对病变段小于 10cm 的狭窄或闭塞病变，对比了紫杉醇洗脱的镍钛支架和单纯球囊扩张，12 个月的结果证实药物洗脱支架有明显优势[91]。另一项 2 年的研究结果也显示药物洗脱支架更具优势[92]，但这项研究的多数患者都有间歇性跛行症状，没有他汀类药物的使用数据。这项研究的方法学因为存在潜在偏倚而备受诟病，超过 50%同意使用药物洗脱支架的患者都有单纯球囊扩张失败的经历，因此二次支架植入后几乎都得到了改善。这项研究同样因为明显的商业因素影响而受到质疑。目前为止，还没有强有力的数据证实单纯球囊扩张失败后药物洗脱支架要比普通金属裸支架更有优势。

覆膜支架

✔ 一项小规模随机试验对比了 Viabahn（PTFE 覆膜支架）和使用 PTFE 或涤纶人工血管行膝上股腘动脉转流，结果显示 12 个月的一期通畅率和二期通畅率均无显著性差异（73.5% 和 83.9% *vs.* 74.2%和 83.7%）[94]。

这项试验的缺点在于大部分为跛行患

者，且优先选择人工材料而非自体大隐静脉。同样，很少一部分患者能很好地应用他汀和抗血小板药物治疗。其他一些试验并未发现通畅率有差异[95]或覆膜支架通畅率更佳[96]，但是都同样存在类似问题。当然，如果患者没有合适的静脉来源，那么覆膜支架也会是一个合理但是昂贵的选择。覆膜支架与普通支架的区别还未有试验证实，同样也没有关于膝下腘动脉水平覆膜支架和手术转流之间的对比研究，这对于重症缺血患者更为关键。

手术旁路和经皮旁路试验（SuperB）[97]是一项对比肝素涂层覆膜支架和股腘动脉自体静脉转流治疗股浅动脉长段病变的多中心随机对照研究，主要比较通畅率、并发症发生率以及其他一些次要终点事件比如生活质量。对于之前其他相关试验的批评在实验设计时都进行了慎重考量。该试验会发布 1、3、5 年的结果，但目前尚未发表。

小腿段动脉介入治疗

对已有组织缺失的患者进行小腿段动脉腔内血运重建，12 个月保肢率约为 81％[98-99]。使用自膨式支架可能还有额外获益[100]。手术成功的要素包括要有很好的流入道、狭窄病变较闭塞病变更容易成功、局部病变要比广泛多发病变更容易成功。尽可能重建组织缺失区域的血运（图 4.17）。虽然并没有证据能够证实这一方法，但这是一个合乎逻辑的方式。我们需要一个试验来证实溃疡供血区域血管重建与重建任意小腿部血管相比，对于溃疡愈合是否更有效。

✔✔ BASIL 试验是关于转流与单纯球囊扩张治疗重症下肢缺血患者的对比研究[101-103]。主要衡量指标是保肢率。次要衡量指标包括全因死亡率、二次干预率、生活质量和住院花费。总共入选 452 患者，30 天死亡率两组都不高（手术组 5％，球囊扩张组 3％）；手术组并发症发生率更高（57％ *vs.* 41％），主要因为心肌梗死和伤口感染；手术组住院周期更长，这也造成术后 1 年手术组总费用要比球囊扩张组高 1/3，而到 3 年的时候两组费用相差无几，这是因为球囊扩张组明显更高的失败率（20％ *vs.* 3％，12 个月内），从而导致更高的再次干预率（28％ *vs.* 17％）；2 年内两组病例生活质量、保肢率、全因死亡率无明显差异；5 年内 36％的患者死亡。亚组分析显示手术更适合那些还能存活很长一段时间且有可用静脉的患者，而对于无可用静脉或无手术机会的患者，球囊扩张也是一种选择。

腹股沟以下血管转流对比单纯球囊扩张术

这个试验的主要缺点在于复合终点，高死亡率导致了 75％的终点事件、无法解释次要危险因素以及缺少血糖控制数据。尽管 BASIL 试验补充改善了二级预防的药物治疗，使试验的两组数据对称，但其中一位作者（为数据监测委员会的成员）对这些病例的分析显示，这是一项非常困难的手术与非常困难的球囊扩张术的对比研究，这与重症肢体缺血欧洲指南作者们的设想恰恰相反[18]。此外，“只要合适就采用静脉桥血管”策略的批判者们指出，重症肢体缺血的患者总是合并一些严重的疾病导致早期死亡。患者和他们的亲属应该要知道开放手术的高死亡风险，并询问医生这组重症肢体缺血患者的预后如何，即使是技术最顶尖的医生也不例外，而这类患者如果接受介入治疗可能会存活很长一段时间。另外，手术还是腔内介入治疗的决定还取决于患者仅仅有静息痛或是仅仅有组织缺失（溃疡）。静息痛的患者采取手术方式可能会取得更好的远期效果，但这又同时把问题带回到前文所述预期寿命的辩论中。

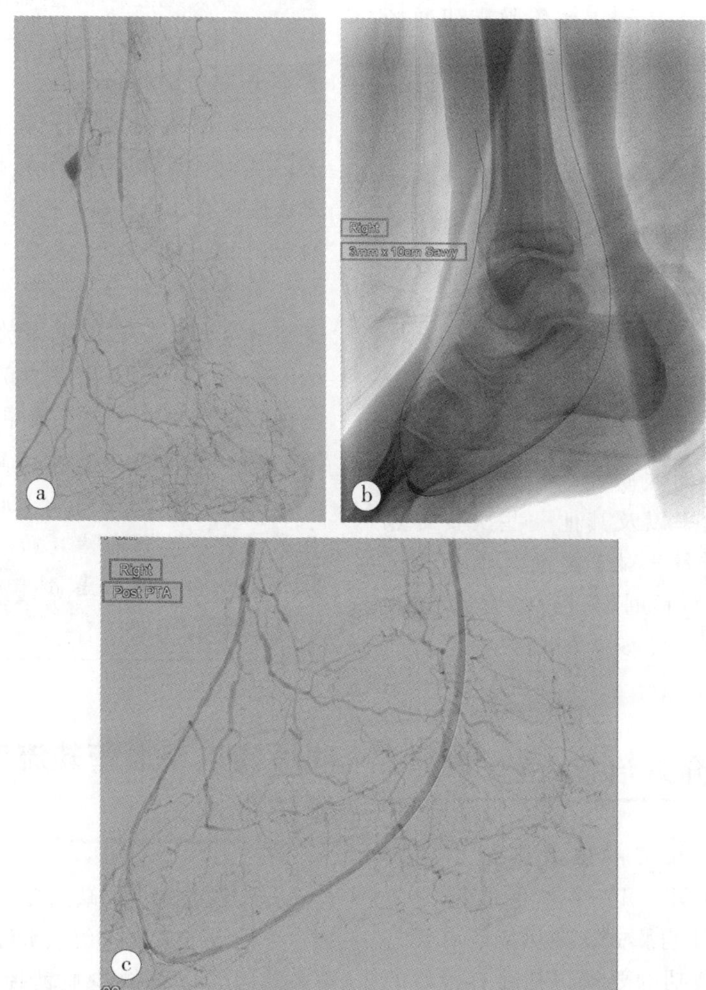

图 4.17　a. 一位 80 岁老年患者左足跟部溃疡，疼痛难忍，经强化治疗仍无缓解。之前的到胫前动脉的桥血管已经闭塞。b. 胫后动脉、腓动脉闭塞，足弓动脉显影很差。导丝通过胫后动脉和足弓动脉，并使用 3 mm 球囊对病变进行扩张。c. 造影结果良好，1 个月后溃疡愈合

重症肢体缺血的非介入治疗

详见第 21 章关于将来可能的基因治疗的讨论。

伊洛前列素

这一昂贵的药物的长期疗效还有待观察，英国近些年已经减少该药用量。

✔✔ 一项对 6 个关于伊洛前列素的随机对照研究的 meta 分析（入组大于 700 例重症肢体缺血患者）显示，使用伊洛前列素可显著降低 6 个月的死亡率和截肢率（35% *vs.* 55%）[104]。

脊髓刺激

✔ 两项关于脊髓刺激的对照研究已经证实其无法改善溃疡愈合、保肢率以及死亡率[105-106]。最近，更新的研究确认脊髓刺激对血管疾病无作用。作者认为是术前经皮氧分压测定和术前筛选改善了保肢率[107]。

交感神经切除术

腰交感神经切除术适用于那些无法重建的闭塞性疾病合并静息痛的患者，但是疗效的持续时间仍存在疑问。对于那些静息痛同时合并组织缺失的患者，交感神经切除术的作用有限。已经发表的文献比较久远且结果不一。一些报道显示 78%的病例可长期解决疼痛问题，但仍有 11%需要截肢[108]；另外一些报道显示疼痛缓解率仅有 6%，70%的患者需要早期截肢[109]。

小腿和足部压迫

✔✔ Kavros 等进行一项小规模基于社区的观察显示，对重症下肢缺血患者的足部和（或）小腿进行间断充气按压（目标压力 85～95 mmHg，0.2 s 内迅速上升至目标压力并维持 2 s，每分钟循环 3 次，每天 3 次，每次 2 h），与对照组相比可以显著提高伤口愈合以及保肢率[110]。

要点

- TASC 为腹股沟韧带上、下的血管疾病提供了较为合理的指南。
- 最优药物治疗和有监督指导的行走锻炼应作为跛行患者的初始治疗选择，但是却没有充分实行，可能是因为资源不足以及未被充分重视。
- 髂动脉闭塞患者如果行走锻炼无效或无法进行，应行一期支架治疗，并发症较少。
- 腹股沟韧带以上手术对于双侧/弥漫性病变仍是有效的选择，但鉴于目前耐甲氧西林金黄色葡萄球菌（MRSA）感染十分多见，术后要加强护理。
- 腹股沟韧带以下手术正在减少，但自体大隐静脉转流仍是第一选择。
- 如果下肢静脉缺如，也可以考虑上肢静脉。
- 人工血管仅作为最后的手段，且必须要大隐静脉套袖。
- 移植物监督随访仍有争议，需要更进一步的研究。
- 腹股沟以下腔内介入治疗仍需要更多的研究。
- BASIL 试验的长期结果提示，如果解剖允许、有很好的静脉、患者相对年轻、没有严重危及生命的并发症，患者更适合接受开放手术。如若不然，PTA 也是一种选择。
- 血管舒张药物对重度肢体缺血无效。
- 尽管极少有证据证明交感神经切除术有效，但仍然在使用。
- 对于有些重度肢体缺血患者，一期截肢可能是最好的选择。

参考文献

1. Murphy TP, Cutlip DE, Regensteiner JG, et al. Supervised exercise versus primary stenting for claudication resulting from aortoiliac peripheral artery disease: six-month outcomes from the claudication: exercise versus endoluminal revascularization. Circulation 2012;125:130–9.
   In iliac arteries supervised exercise when adhered to is objectively superior to iliac intervention when walking distance is measured, but quality of life is subjectively better post-intervention.
2. Greenhalgh RM, Belch JJ, Brown LC, et al. The adjuvant benefit of angioplasty in patients with mild to moderate intermittent claudication (MIMIC) managed by supervised exercise, smoking cessation advice and best medical therapy: results from two randomised trials for stenotic femoropopliteal and aortoiliac arterial disease. Eur J Vasc Endovasc Surg 2008;36:680–8.
   Supervised exercise therapy and endovascular intervention work. The two may work well together.
3. Perkins JMT, Collin J, Creasy TS, et al. Exercise training versus angioplasty for stable claudication. Long and medium term results of a prospective, randomised trial. Eur J Vasc Endovasc Surg 1996;11:409–13.
4. Whyman MR, Fowkes FGR, Kerracher EMG, et al. Randomised controlled trial of percutaneous transluminal angioplasty for intermittent claudication. Eur J Vasc Endovasc Surg 1996;12:167–72.
5. Abou-Zamzam Jr. AM, Lee RW, Moneta GL, et al. Functional outcome after infrainguinal bypass for limb salvage. J Vasc Surg 1997;25(2):287–97.
6. Humphreys WV, Evans F, Watkin G, et al. Critical limb ischaemia in patients over 80 years of age: options in a district general hospital. Br J Surg 1995;82(10):1361–3.
7. Singh S, Evans L, Datta D, et al. The costs of managing lower limb-threatening ischaemia. Eur J Vasc Endovasc Surg 1996;12(3):359–62.
8. Johnson BF, Singh S, Evans L, et al. A prospective study of the effect of limb-threatening ischaemia and its surgical treatment on the quality of life. Eur J Vasc Endovasc Surg 1997;13(3):306–14.
9. Nicoloff AD, Taylor Jr. LM, McLafferty RB, et al. Patient recovery after infrainguinal bypass grafting for limb salvage. J Vasc Surg 1998;27(2):256–66.
10. Society of Interventional Radiology Standards of Practice Committee. Guidelines for percutaneous transluminal angioplasty. J Vasc Interv Radiol 2003;14:S209.
11. Norgren L, Hiatt WR, Dormandy JA, et al. TASC II Working Group. Inter-Society Consensus for the Management of Peripheral Arterial Disease (TASC II). J Vasc Surg 2007;45(Suppl. S):S5–67.
    Comprehensive guidelines on the treatment of peripheral arterial disease.
12. Stoeckelhuber BM, Meissner O, Stoeckelhubr M, et al. Primary endovascular stent placements of focal infrarenal aortic stenosis. Initial and mid term results. J Vasc Interv Radiol 2003;14:1443–7.
13. Simons PC, Nawijn AA, Bruijninckx CM, et al. Long-term results of primary stent placement to treat infrarenal aortic stenosis. Eur J Vasc Endovasc Surg 2006;32:627–33.
14. Naylor AR, Ah-See AK, Engeset J. Axillofemoral bypass as a limb salvage procedure in high risk patients with aortoiliac disease. Br J Surg 1990;77(6):659–61.
15. Benson K, Hartz AJ. A comparison of observational studies and randomised control trials. N Engl J Med 2000;342:1878–86.
16. Concato J, Shah N, Howitz RI. Randomised control trials, observational studies in the hierarchy of research design. N Engl J Med 2000;342:1887–92.
17. Ioannidis JPA, Haidich AB, Lau J. Any casualties in the clash of randomised and observational evidence? Br Med J 2001;322:879–90.
18. Setacci C, de Donato G, Tera M, et al. Management of critical limb ischaemia and diabetic foot clinical practice guidelines of the European Society for Vascular Surgery. Eur J Vasc Endovasc Surg 2011;42:S43–60.
19. Wolf GL, Wilson SE, Cross AP, et al. Surgery or balloon angioplasty for peripheral vascular disease; a randomised clinical trial. J Vasc Interv Radiol 1993;4:639–48.
    A multicentre prospective trial comparing PTA versus surgery for both supra- and infrainguinal disease. Both treatment arms were successful in terms of improving quality of life and haemodynamics; however, no difference was observed in outcomes at 4 years.
20. Ballard JL, Burgen JJ, Singh P, et al. Aorto iliac stent deployment vs surgical reconstruction; analysis of outcome and cost. J Vasc Surg 1998;28:94–101.
21. Kaufmann SL, Barth KH, Kadir S, et al. Haemodynamic measurements in the evaluation and follow up of transluminal angioplasty of the iliac and femoral arteries. Radiology 1982;142:329–36.
22. Kamphius AG, van Engelen AD, Tetteroo E, et al. Impact of different haemodynamic criteria for stent placement after suboptimal iliac angioplasty. Dutch Iliac Stent Trial Study Group. J Vasc Interv Radiol 1999;10:741–6.
23. Tetteroo E, Haaring C, van der Graaf Y. Randomised comparison of primary stent placement versus primary angioplasty followed by selective stent placement in patients with iliac-artery occlusive disease. Lancet 1998;351:1153–9.
24. Ring EJ. Percutaneous recanalisation of common iliac occlusions; an unacceptable complication rate. AJR Am J Roentgenol 1982;139:587–9.
25. Richter GM, Noeldge G, Roeren T, et al. First long term results of a randomised muticentre trial: iliac Radiology 1990;177(P):152.
26. Tetteroo E, van der Graaf Y, Bosch JL, et al. Randomised comparison of primary stent placement

versus primary angioplasty followed by selective stent placement in patients with iliac-artery occlusive disease. Dutch Iliac Stent Trial Study Group. Lancet 1998;351:1153–9.

A multicentre randomised clinical trial (1993–7) comparing direct stent placement versus primary angioplasty with or without subsequent stent placement in patients with intermittent claudication. No difference was observed in the quality of life, patency and reintervention rates.

27. Klein WM, van der Graaf Y, Seegers J, et al. Dutch Iliac Stent Trial: long-term results in patients randomized for primary or selective stent placement. Radiology 2006;238:734–44.
28. Hersey N, Cleveland T, Gaines P. STAG trial: a multicentre randomised clinical trial comparing angioplasty and stenting for the treatment of iliac occlusion: comparison of clinical outcomes and complications. Abstract. British Society of Interventional Radiology 2010;.
29. Bosch JL, Hunink MG. Stent or PTA in iliac "occlusive" disease meta-analysis of the results of PTA and stent placement in aortoiliac occlusive disease. Radiology 1997;204:87–96.

A meta-analysis of data from 1990 onwards, which included six PTA studies (1300 patients) and eight stent placement studies (816 patients). No differences were observed between the two groups in terms of mortality and complications, but technical success was higher in the stented group.

30. Bosch JL. Iliac arterial disease: cost effectiveness analysis of stent placement vs PTA. Radiology 1998;208:641–81.
31. Dyet JF, Cook AM, Nicholson AA. Self expanding stents in iliac arteries. Clin Radiol 1993;48:117–9.
32. Dyet JF, Gaines PA, Nicholson AA. Treatment of chronic iliac occlusions by means of percutaneous endovascular stent placement. J Vasc Interv Radiol 1997;8:349–53.
33. Third BSIR Iliac Angioplasty and Stenting Report. British Society of Interventional Radiology. Oxfordshire: Dendrite Clinical Systems; 2008. http://www.bsir.org; [accessed 29.11.12].
34. Lewis DR, Davies AH, Irvine CD, et al. Compression ultrasonography for false femoral artery aneurysms: hypocoagulability is a cause of failure. Eur J Vasc Endovasc Surg 1998;16:427–8.
35. Tisi PV, Callam MJ. Surgery versus non-surgical treatment for femoral pseudoaneurysms. Cochrane Database Syst Rev 2006;1:CD004981.
36. Hogg ME, Peterson BG, Pearce WH, et al. Bare metal stent infections: case report and review of the literature. J Vasc Surg 2007;46:813–20.
37. Redman A, Cope L, Uberoi R. Iliac artery injury following placement of the memotherm arterial stent. Cardiovasc Intervent Radiol 2001;24:113–6.
38. Chatziioannou A, Mourikis D, Katsimilis J. Acute iliac artery rupture: endovascular treatment. Cardiovasc Intervent Radiol 2007;30:281–5.
39. Carlisle J, Swart M. Mid-term survival after abdominal aortic aneurysm surgery predicted by cardiopulmonary exercise testing. Br J Surg 2007;94:966–9.
40. Thompson M. An audit demonstrating a reduction in MRSA infection in a specialised vascular unit resulting from a change in infection control protocol. Eur J Vasc Endovasc Surg 2006;31:609–15.

A prospective audit that demonstrated the effectiveness of an isolation policy on MRSA infection rates.

41. Coggia M, Javerliat I, Di Centa I, et al. Total laparoscopic bypass for aortoiliac occlusive lesions: 93-case experience. J Vasc Surg 2004;40:899–906.
42. Štádler P, Šebesta P, Vitásek P, et al. A modified technique of transperitoneal direct approach for totally laparoscopic aortoiliac surgery. Eur J Vasc Endovasc Surg 2006;32:266–9.
43. Schmacht D, Armstrong P, Johnson B, et al. Graft infectivity of rifampin and silver-bonded polyester grafts to MRSA contamination. Vasc Endovasc Surg 2005;39:411–20.
44. Jackson MR, Ali AT, Bell C, et al. Aortofemoral bypass in young patients with premature atherosclerosis: is superficial femoral vein superior to Dacron? J Vasc Surg 2004;40:17–23.
45. Jaquinandi V, Picquet J, Bouyá P, et al. High prevalence of proximal claudication among patients with patent aortobifemoral bypasses. J Vasc Surg 2007;45:312–8.
46. Hertzer NR, Bena JF, Karafa MT. A personal experience with direct reconstruction and extra-anatomic bypass for aortoiliofemoral occlusive disease. J Vasc Surg 2007;45:527–35.
47. Harrington ME, Harrington EB, Haimov M, et al. Axillofemoral bypass: compromised bypass for compromised patients. J Vasc Surg 1994;20:195–201.
48. Wittens CH, van Houtte HJ, van Urk H. European Prospective Randomised Multi-centre Axillo-bifemoral Trial. Eur J Vasc Surg 1992;6:115–23.

A prospective multicentre RCT comparing two designs: (i) contralateral branch at an angle of 90° and (ii) a flow-splitter. At a median follow-up of 12 months the flow-splitter group had a significantly better patency rate at 2 years. No differences were observed in terms of mortality and graft infection.

49. Ricco JB, Probst H. Long-term results of a multicenter randomized study on direct versus crossover bypass for unilateral iliac artery occlusive disease. J Vasc Surg 2008;47:45–53.

A prospective multicentre RCT (France and Switzerland) between 1986 and 1991, which demonstrated superior assisted primary and secondary patency rates for ilio-femoral grafting over femoro-femoral bypass. The latter should be reserved for high-risk cases not amenable to interventional radiology.

50. Ascer E, Kirwin J, Mohan C, et al. The preferential use of the external iliac artery as an inflow source for redo femoropopliteal and infrapopliteal bypass. J Vasc Surg 1993;18:234–9.
51. Kim YW, Lee JH, Kim HG, et al. Factors affecting the long-term patency of crossover femoro-femoral bypass graft. Eur J Vasc Endovasc Surg

2005;30:376–80.

52. Pursell R, Sideso E, Magee TR, et al. Critical appraisal of femorofemoral crossover grafts. Br J Surg 2005;92:565–9.

53. Eiberg JP, Røder O, Stahl-Madsen M, et al. Fluoropolymer-coated Dacron versus PTFE grafts for femorofemoral crossover bypass: randomised trial. Eur J Vasc Endovasc Surg 2006;32:431–8.
A randomised multicentre clinical trial comparing Dacron versus PTFE in femoro-femoral reconstruction demonstrated no differences in outcome.

54. Mingoli A, Sapienza P, Feldhaus RJ, et al. Femorofemoral bypass grafts: factors influencing long-term patency rate and outcome. Surgery 2001;129:451–8.

55. Aburahma AF, Robinson PA, Cook CC, et al. Selecting patients for combined femorofemoral bypass grafting and iliac balloon angioplasty and stenting for bilateral iliac disease. J Vasc Surg 2001;33(Suppl. 2):S93–9.

56. Willigendael EM, Teijink JAW, Bartelink M-L, et al. Smoking and the patency of lower extremity bypass grafts: a meta-analysis. J Vasc Surg 2005;42:67–74.
A meta-analysis of 29 studies that evaluated the influence of smoking on the patency rates of lower limb arterial reconstruction.

57. Curi MA, Skelly CL, Baldwin ZK, et al. Long term outcome of infrainguinal bypass grafting in patients with serologically proven hypercoagulability. J Vasc Surg 2003;37:301–6.
A retrospective analysis of consecutive patients from January 1994 to January 2001, which demonstrated that patients with evidence of hypercoagulability have a worse outcome in terms of long-term patency, limb salvage and survival rates.

58. Neville RF, Attinger CE, Bulan EJ, et al. Revascularization of a specific angiosome for limb salvage: does the target artery matter? Ann Vasc Surg 2009;23:367–73.

59. Shanser A, Hevelone N, Owens CD, et al. Technical factors affecting autogenous vein graft failure: observations from a large multicentre trial. J Vasc Surg 2007;46:1180–90.
Analysis of the PREVENT III trial database of 1404 North American patients who underwent lower limb arterial reconstruction with autogolous vein.

60. Faries PL, Arora S, Pomposelli Jr. FB, et al. The use of arm vein in lower-extremity revascularization: results of 520 procedures performed in eight years. J Vasc Surg 2000;31:50–9.

61. Veith FJ, Gupta SK, Ascer E, et al. Six-year prospective multicenter randomized comparison of autologous saphenous vein and expanded polytetrafluoroethylene grafts in infrainguinal arterial reconstructions. J Vasc Surg 1986;3(1):104–14.

62. Hunink MG, Wong JB, Donaldson MC, et al. Patency results of percutaneous and surgical revascularization for femoropopliteal arterial disease. Med Decis Making 1994;14(1):71–81.
The authors used a method based on the proportional hazards model and the actuarial life-table approach; the results were adjusted for differences in case mix of the study populations. Adjusted 5-year primary patencies after surgery varied from 33% to 80%, the best results being for saphenous vein bypass performed for claudication.

63. Mamode N, Scott RN. Graft type for femoropopliteal bypass surgery. Cochrane Database Syst Rev 2000;2:CD001487.
A Cochrane review of nine trials that included 1334 patients. No clear evidence was identified as to which type of graft is best. No difference was observed between in situ and reversed. Vein cuffs offer better primary patency rates for below-knee femoro-popliteal PTFE grafts.

64. Jensen LP, Lepäntalo M, Fossdal JE, et al. Dacron or PTFE for above knee femoropopliteal bypass. A multicenter randomised study. Eur J Vasc Endovasc Surg 2007;34:44–9.
A prospective multicentre RCT (1993–8) comparing Dacron versus PTFE. No difference was observed in terms of limb salvage, mortality and major complications. Secondary patency rates were better in the Dacron group.

65. Griffiths GD, Nagy J, Black D, et al. Randomized clinical trial of distal anastomotic interposition vein cuff in infrainguinal polytetrafluoroethylene bypass grafting. Br J Surg 2004;91:560–2.
A prospective RCT of cuff versus no cuff for femoropopliteal PTFE reconstructions. Three-year patency rates were significantly better in the cuff group in the below-knee setting; however, no differences were observed in limb salvage rates (above and below knee).

66. Lundell A, Lindblad B, Bergqvist D, et al. Femoropopliteal–crural graft patency is improved by an intensive surveillance program: a prospective randomised study. J Vasc Surg 1995;21:26–34.
A prospective RCT of intensive versus routine surveillance. Primary and secondary patency rates were better in the intensive group, but no difference was observed in the PTFE grafts.

67. Ihlberg L, Luther M, Tierala E, et al. The utility of duplex scanning in infrainguinal vein graft surveillance: results from a randomised controlled study. Eur J Vasc Endovasc Surg 1998;16:19–27.
Entry into this trial was based upon a patent graft at 1 month. Patients were prospectively randomised to clinical observation versus duplex. No beneficial effect was noted in the duplex group.

68. Davies AH, Hawdon AJ, Sydes MR, et al on behalf of the VGST participants. Is duplex surveillance of value after leg vein bypass grafting? Circulation 2005;112:1985–91.
A multicentre prospective RCT where patients with a patent graft at 1 month were randomised to clinical versus duplex assessment. No differences were observed between the two groups in mortality, primary and secondary patency rates and limb salvage rates.

69. Bandyk D. Surveillance after lower extremity arterial bypass. Perspect Vasc Surg Endovasc Ther 2007:19:376–83.

70. Mofidi R, Kleman J, Berry O, et al. Significance of early postoperative duplex results in infrainguinal

vein bypass surveillance. Eur J Vasc Endovasc Surg 2007;34:327–32.

71. Armstrong PA, Bandyk D, Wilson JS, et al. Optimizing infrainguinal arm vein bypass patency with duplex ultrasound surveillance and endovascular therapy. J Vasc Surg 2004;40:724–31.

72. Brumberg RS, Back MR, Armstrong PA, et al. The relative importance of graft surveillance and warfarin therapy in infrainguinal prosthetic bypass failure. J Vasc Surg 2007;46:1160–6.

73. Rabbi JF, Kiran RP, Gersten G, et al. Early results with infra-inguinal cutting balloon angioplasty limits distal dissection. Ann Vasc Surg 2004;18:640.

74. Laird J, Jaff MR, Biamino G, et al. Cryoplasty for the treatment of femoro-popliteal arterial disease; results of a prospective multi-centre registry. J Vasc Interv Radiol 2005;16:1067–73.

75. Karthik S, Tuite DJ, Nicholson AA, et al. Cryoplasty for arterial restenosis. Eur J Vasc Endovasc Surg 2007;33:40–3.

76. Spinosa DJ, Leung DA, Matsumoto AH, et al. Percutaneous intentional extraluminal recanalization in patients with chronic critical limb ischemia. Radiology 2004;232:499–507.

77. Lazaris AM, Salas C, Tsiamis AC, et al. Factors affecting patency of subintimal infrainguinal angioplasty in patients with critical lower limb ischemia. Eur J Vasc Endovasc Surg 2006;32:668–74.

78. Sabeti S, Schillinger M, Amighi J, et al. Primary patency of femoro-popliteal arteries treated with Nitinol stainless steel self expanding stents: propensity score adjusted analysis. Radiology 2004;232:516–21.

79. Vogel TR, Shindelman LE, Nackman JB, et al. Efficacious use of Nitinol stents in the femoral and popliteal arteries. J Vasc Surg 2003;38:1178–84.

80. Jahnke T, Voshage G, Müller-Hülsbeck S, et al. Endovascular placement of self expanding Nitinol coiled stents for the treatment of femoro-popliteal obstructive disease. J Vasc Interv Radiol 2002;13:257–66.

81. Laird JR, Katzen BT, Scheinert D, et al. Nitinol stent implantation versus balloon angioplasty for lesions in the superficial femoral artery and proximal popliteal artery: twelve-month results from the RESILIENT randomized trial. Circ Cardiovasc Interv 2010;3(3):267–76.

82. Krankenberg H, Schlüter M, Steinkamp HJ. Nitinol stent implantation versus percutaneous transluminal angioplasty in superficial femoral artery lesions up to 10cm in length. The Femoral Artery Stenting Trial (FAST). Circulation 2007;116:285–92.

83. Dick P, Wallner H, Sabeti S, et al. Balloon angioplasty versus stenting with nitinol stents in intermediate length superficial femoral artery lesions. Catheter Cardiovasc Interv 2009;74:1090–5.

84. Schillinger M, Sabeti S, Loewe C, et al. Balloon angioplasty versus implantation of nitinol stents in the superficial femoral artery. N Engl J Med 2006;354(18):1879–88.

85. Mwipatayi BP, Hockings A, Hofmann M, et al. Balloon angioplasty compared with stenting for treatment of femoropopliteal occlusive disease: a meta-analysis. J Vasc Surg 2008;47:461–9.

86. Kasapis C, Henke PK, Chetcuti SJ, et al. Routine stent implantation vs. percutaneous transluminal angioplasty in femoropopliteal artery disease: a meta-analysis of randomized controlled trials. Eur Heart J 2009;30:44–55.

87. Bachoo P, Thorpe PA, Maxwell H, et al. Endovascular stents for intermittent claudication. Cochrane Database Syst Rev 2010;1:CD003228.

88. Rits J, van Herwaarden JA, Jahrome AK, et al. The incidence of arterial stent fractures with exclusion of coronary, aortic and non-arterial settings. Eur J Vasc Endovasc Surg 2008;36:339–45.

89. Duda SH, Bosier SM, Lammer J, et al. Sirolimus eluting vs bare Nitinol stents for obstructive superficial femoral artery disease. The SIROCCO II trial. J Vasc Interv Radiol 2005;16:331–8.
A randomised double-blind trial comparing bare stents against sirolimus-eluting stents. No difference was observed between the groups in terms of the primary endpoint of in-stent lumen diameter at 6 months.

90. Duda SH, Bosiers M, Lammer J, et al. Drug-eluting and bare nitinol stents for the treatment of atherosclerotic lesions in the superficial femoral artery: long-term results from the SIROCCO trial. J Endovasc Ther 2006;13:701–10.
A randomised double-blind trial comparing bare stents against sirolimus-eluting stents. At 24 months no difference was observed between the two groups in terms of mortality, ankle–brachial index and restenosis rates.

91. Dake M, Ansell G, Jaff M, et al. Paclitaxel-eluting stents show superiority to balloon angioplasty and bare metal stents in femoropopliteal disease. Twelve-month Zilver PTX randomized study results. Circ Cardiovasc Interv 2011;4:495–504.

92. Dake M. The Zilver PTX randomized trial of paclitaxel-eluting stents for femoropopliteal disease: 24-month update. Presented at 7th edition of the Leipzig Interventional Course (LINC) 2011 2011 Leipzig, Germany; 19–22 January.

93. Tepe G, Zeller T, Albrecht T, et al. Local delivery of paclitaxel to inhibit restenosis during angioplasty of the leg. N Engl J Med 2008;14:689–99.
A randomised multicentre trial that compared paclitaxel-coated angioplasty balloons and paclitaxel dissolved in the angiographic contrast medium during angioplasty of the leg. At 6 months there was a significant reduction in late lumen loss and requirement for target lesion revascularisation.

94. Kedora J, Hohmann S, Garrett W, et al. Randomised comparison of percutaneous Viabahn stent grafts vs prosthetic femoro-popliteal bypass in the treatment of superficial femoral arterial occlusive disease. J Vasc Surg 2007;45:10–6.

95. McQuade K, Gable D, Pearl G, et al. Four-year randomized prospective comparison of percutaneous ePTFE/nitinol self-expanding stent graft versus prosthetic femoral–popliteal bypass in the treatment of superficial femoral artery occlusive disease. J Vasc

Surg 2010;52:584–90.

96. Lepäntalo M, Laurila K, Roth WD, et al. Scandinavian Thrupass Study Group. PTFE bypass or thrupass for superficial femoral artery occlusion? A randomised controlled trial. Eur J Vasc Endovasc Surg 2009;37:578–84.

97. Lensvelt MM, Holewijn S, Fritschy WM, et al. SUrgical versus PERcutaneous Bypass: SUPERB-trial; heparin-bonded endoluminal versus surgical femoro-popliteal bypass: study protocol for a randomized controlled trial. Trials 2011;12:178.

98. Soder HK, Manninen HI, Jaakkola P, et al. Prospective trial of infrapopliteal artery balloon angioplasty for critical limb ischemia: angiographic and clinical results. J Vasc Interv Radiol 2000;11:1021–31.

99. Vraux H, Hammer F, Verhelst R, et al. Subintimal angioplasty of tibial vessel occlusions in the treatment of critical ischaemia: mid-term results. Eur J Vasc Endovasc Surg 2000;20:441–6.

100. Peregrin JH, Smirová S, Koznar B, et al. Self-expandable stent placement in infrapopliteal arteries after unsuccessful angioplasty failure: one year follow up. Cardiovasc Intervent Radiol 2008;31:860–4.

101. Adam AJ, Beard JD, Cleveland T, et al. BASIL trial participants. Bypass versus angioplasty in severe ischaemia of the leg (BASIL): multicentre, randomised controlled trial. Lancet 2005;366:1925–34.
A prospective RCT of surgery versus angioplasty in patients with severe lower limb ischaemia. The primary end-point of the study was amputation. At the end of 6 months there was no difference between the two groups in terms of amputation-free survival rates and quality of life.

102. Bradbury AW, Adam DJ, Bell J, et al. Bypass versus Angioplasty in Severe Ischaemia of the Leg (BASIL) trial: an intention-to-treat analysis of amputation-free and overall survival in patients randomized to a bypass surgery-first or a balloon angioplasty-first revascularization strategy. J Vasc Surg 2010;51:5S–17S.

103. Bradbury AW, Adam DJ, Bell J, et al. Bypass versus Angioplasty in Severe Ischaemia of the Leg (BASIL) trial: analysis of amputation free and overall survival by treatment received. J Vasc Surg 2010;51:18S–31S.

104. Loosemore TM, Chalmers TC, Dormandy JA. A meta-analysis of randomized placebo control trials in Fontaine stages III and IV peripheral occlusive arterial disease. Int Angiol 1994;13:133–42.
A meta-analysis of six RCTs of iloprost in the treatment of patients with Fontaine stage III and IV peripheral arterial occlusive disease unsuitable for arterial reconstruction. Significant ($P < 0.05$) beneficial effects with regards to the probability of being alive with both legs at 6 months follow-up were reported.

105. Jivegard LE, Augustinsson LE, Holm J, et al. Effects of spinal cord stimulation (SCS) in patients with inoperable severe lower limb ischaemia: a prospective randomised controlled study. Eur J Vasc Endovasc Surg 1995;9:421–5.

106. Klomp HM, Spincemaille GH, Steyerberg EW, et al. Spinal-cord stimulation in critical limb ischaemia: a randomised trial. ESES Study Group. Lancet 1999;353:1040–4.

107. Amann W, Berg P, Gersbach P, et al. European Peripheral Vascular Disease Outcome Study SCS-EPOS. Spinal cord stimulation in the treatment of non-reconstructable stable critical leg ischaemia: results of the European Peripheral Vascular Disease Outcome Study (SCS-EPOS). Eur J Vasc Endovasc Surg 2003;26:280–6.

108. Persson AV, Anderson LA, Padberg Jr. FT. Selection of patients for lumbar sympathectomy. Surg Clin North Am 1985;65:393–403.

109. Fulton RL, Blakeley WR. Lumbar sympathectomy: a procedure of questionable value in the treatment of arteriosclerosis obliterans of the legs. Am J Surg 1968;116:735–44.

110. Kavros SJ, Delis KT, Turner NS, et al. Improving limb salvage in critical ischemia with intermittent pneumatic compression: a controlled study with 18-month follow-up. J Vasc Surg 2008;47:543–9.
A retrospective observational study looking at the efficacy of intermittent pneumatic compression (IPC) in the community in patients with chronic limb ischaemia. Wound healing and limb salvage were significantly better in the IPC group.

第5章 糖尿病足

Kelly Cheer·Edward B. Jude 著
吴中俭 齐立行 译校

引言

足部问题是糖尿病最常见的并发症之一，其中15%的患者会发生足部溃疡[1]。住院糖尿病患者发生足部并发症的人数多于其余并发症者[2]。糖尿病足具有相当高的发病率和死亡率[3]。周围性神经病变和周围性血管病变是足部溃疡发生的主要病因，它们可作为单独致病因素，或与生物力学异常和感染易感性共同诱发病变。

糖尿病足的范畴较为宽泛，包括周围性神经病变和相关的神经性疼痛、周围性血管病变、溃疡、骨髓炎、Charcot神经性关节病，最终导致下肢截肢。糖尿病患者的下肢截肢率比非糖尿病患者高8～24倍[4]。而事实上，85%的截肢可通过早期检查和专业足病小组的治疗得以避免[5]。糖尿病患者多表现为较复杂的糖尿病症状，包括视网膜病变、肾病和缺血性心脏病，因此治疗较为棘手，需要由内科医生、外科医生组成的多学科专职团队来进行治疗。

流行病学

2010年，糖尿病患者的全球患病人数估计为2.85亿人；而到2030年，这个数字预计将升至4.38亿[6]。2011年，在英国有290万人被诊断患有糖尿病[7]；到2025年，这一数字将上升到400多万[6]。因此，足部溃疡的发生率也将随之上升。已经有一定数量的研究关注糖尿病患者的足部溃疡发病率，这些研究以各个社区人群为基础。2002年，在英格兰西北部的一个研究中报道，在1万名社区2型糖尿病患者中，足部溃疡的年发病率为2.2%[8]。在威斯康星州的研究中报道，4年中溃疡发病率在1型糖尿病和2型糖尿病患者中分别为9.5%和10.5%[9]。美国的一个最新研究表明，在随访的3年中有5.8%的糖尿病患者出现了足部溃疡，每年近2%[10]。

45%～60%的足溃疡为神经性溃疡，10%左右为单纯缺血性溃疡，其余25%～45%为神经缺血混合性溃疡。一项为期7年的研究观察了在一个足部诊所就诊的所有患者，发现神经性溃疡的比例略有减少，约为36%，神经缺血混合性溃疡约为52.3%，单纯缺血为11.7%[11]。这可能表明在进行患者教育和多学科诊疗后，糖尿病足溃疡的变化规律。我们需要进一步的研究以确定这种情况。

2005年，国际糖尿病联盟制订了糖尿病足的治疗指南。指南指出，在世界范围内每30 s便有1名糖尿病患者的1条下肢被截除[12]。有证据表明，每100例糖尿病患者中每周便有1位失去脚趾、脚或者下肢[13]，因糖尿病而截肢的患者5年死亡率高达70%[14]。

> ✔✔ 英国国家卫生与临床优化研究所(NICE)已发布了糖尿病足管理指南(框5.1)[15]。

框 5.1 糖尿病足部并发症总结[15]

- 周围性神经病变 20%～40%
- 周围性血管病变 20%～40%
- 足部溃疡：每年有 5%的糖尿病患者
- 足部感染及骨髓炎：占所有足部溃疡的 22%～66%
- 截肢：每年有 0.5%的糖尿病患者
- 夏科关节神经病变：每年有 0.1%～0.4%的糖尿病患者

足部溃疡的病因

糖尿病性神经病变

多达 50%的患者表现有多种糖尿病性神经病变症状，但很多深入的研究对其病理生理学机制仍未阐明。现在主要有两种意见，一种认为是微血管病变导致神经缺氧，另一种意见认为是高血糖直接干扰了神经元的代谢。

糖尿病性神经病变表现为多种症状，从简单的单神经元病变到复杂的多神经元病变。在下肢，远端感觉神经最常被累及，但是运动和自主纤维也可以累及。神经病变的进展与长期血糖控制不佳有关，因此，发病率与糖尿病的发病时间和年龄增长呈正相关。因为诊断标准和人群的差异，统计的神经病变的患病率会有所不同。许多研究表明，以患病率接近 20%的人口为基础样本，在医院检查时该样本的患病率接近 30%[16]。这个数字在检查老龄群体时会更高，可能高达 50%。定期的足部检查是十分必要的，以便及时发现神经性病变，从而可以及时进行适当的宣教并予以治疗，以防止因保护性感觉丧失而导致的并发症。若不进行适当的足部检查，大量的患者将会被漏诊[17]。

并不是每一个患者的糖尿病性神经病变表现为文中描述的症状，他们可能完全没有意识到自己的感觉丧失，这种感觉丧失只有对无症状糖尿病患者进行定期筛查检测才能发现。随着时间的推移，神经病变进一步进展，患者会出现症状，这些症状可能是极其痛苦的，如烧灼感、温度感知能力的改变、感觉异常或痛觉异常（触摸时表现为疼痛刺激），或者表现为所谓的阴性症状，如肢体麻木或坏死。神经症状和间歇性跛行可以通过是否夜间发作、缺乏锻炼和症状位置轻易区分（表 5.1）。

并存的自主神经病变可减少皮肤汗液的分泌，开放动静脉交通支，导致腿部血流增加[18]。患有神经性病变的足往往因边缘脉搏而温度较高，皮肤较为干燥，有时会干裂。运动神经病主要影响足部的固有肌肉（因为它们是最末梢的），并可能因脚趾外张和跖骨头突起导致萎缩（跖骨之间的间隙）和足型改变。这反过来增加了未被察觉的外部创伤的风险（如鞋不合脚），行走时因痛觉丧失而反复伤害跖骨头下的负重区，且干裂的皮肤很容易被感染。病变早期可以在负重区形成硬茧。神经病变与

表 5.1 神经性和缺血性疼痛症状和体征的比较

	神经性疼痛	间歇性跛行	缺血性静息痛
位置	足部/胫部	小腿/大腿	足部/小腿
性质	刺痛、烧灼痛、阵痛	痉挛	隐痛
加重因素	夜间	运动	抬高肢体
缓解因素	运动	休息	足下垂
足部的临床症状	暖，脉搏正常	乏力/脉搏弱	凉/无脉

足部溃疡的高发病率相关。在包括 14 个欧洲医学中心、1232 例患者参与的 Eurodiale 研究中发现，在接受足部溃疡治疗的患者中有 86%患有外周神经病变[19]。

周围神经病变的诊断通常较为简单。通过临床检查，我们可发现一种或多种（痛觉、温度觉和振动觉）呈袜套状分布的感觉丧失。用于感知的振动、压力和温度觉的阈值都可进行定量感官测试，但压力阈值测试是最简单的，并且在临床中最常用。单根尼龙丝挤压皮肤，当它发生弯曲变形时大概为 10 g 的压力负载。若无法感知对脚掌的这种触碰，患者即为易发生溃疡的高危人群。简单的床旁试验即可辨别患者的足部是否有发生神经性溃疡的风险，临床很少需要进行神经传导测试。

✔ 使用 128 - Hz 音叉检查大脚趾顶端的振动觉，以及使用 10 g 的单丝检查足部 10 个位点的轻触觉，可以发现 87%的患者因保护性感觉丧失而有发生足部溃疡的高风险[20]。

✔✔ 尚未有证据显示有药物可以改善潜在的神经性病变，但 NICE 已经提出了对患有痛觉神经性病变糖尿病患者的治疗指南[21]。

- 一线用药：
  - 度洛西汀，起始量为每天 60 mg，最高可增至每日 120 mg。
  - 如有禁忌，可以更换为阿米替林，起始量为每天 10 mg，逐渐增至每日 75 mg。
- 二线用药：
  - 如果一线用药为度洛西汀，可改用阿米替林或普瑞巴林，或和普瑞巴林联合应用。
  - 如一线用药为阿米替林，可改用普瑞巴林或与其联合应用。
- 三线用药：
  - 请参考疼痛科专家意见。
  - 可考虑曲马多或外用利多卡因，但治疗效果有待观察。

✔✔ 良好的血糖控制是预防神经性病变进展的根本，这已被具有里程碑意义的糖尿病控制和并发症试验（DCCT）[22]及英国前瞻性糖尿病研究（UKPDS）[23]所证明。这项研究表明，严格的血糖控制使神经性病变的发生率减少了 60%，异常神经传导减少了 44%。因此，在治疗足部溃疡患者时不应忽视既往的血糖控制情况。

外周血管性病变

所有病程较长的糖尿病患者可能均有动脉粥样硬化性血管病（至少存在亚临床形式）[24]。糖尿病患者通常还有一些其他的导致外周动脉疾病的危险因素，如高血压、高脂血症或吸烟。

✔ 血管病变是导致所有类型糖尿病患者发病和死亡的主要病因，是 44%的 1 型糖尿病患者和 52%的 2 型糖尿病患者的死亡病因[25]。Eurodiale 研究表明，49%的足部溃疡患者患有外周动脉疾病[19]。

糖尿病患者的血管病变在下肢的分布差异较大，膝下血管更容易被累及。一项对患者进行血管造影的研究表明，糖尿病患者和非糖尿病患者在近端血管病变上（髂-股腘动脉血管）没有差异，但在远端血管病变（小腿血管），前者高达后者的两倍[26]。病变也更容易在血管的多个部位发生，且侧支血管更容易发生狭窄（图 5.1）。

由于病变分布广泛，当侧支建立能力下降时，病情更为复杂。尽管存在这些问题，但血运重建术往往会获得成功，不过吻合时可能需选择更远端的血管。对照研究表明，对于糖尿病患者和非糖尿病患者，血运重建的远期结果基本一致[27]，糖尿病对远端血运的重建没有显著的负面影响[28]。

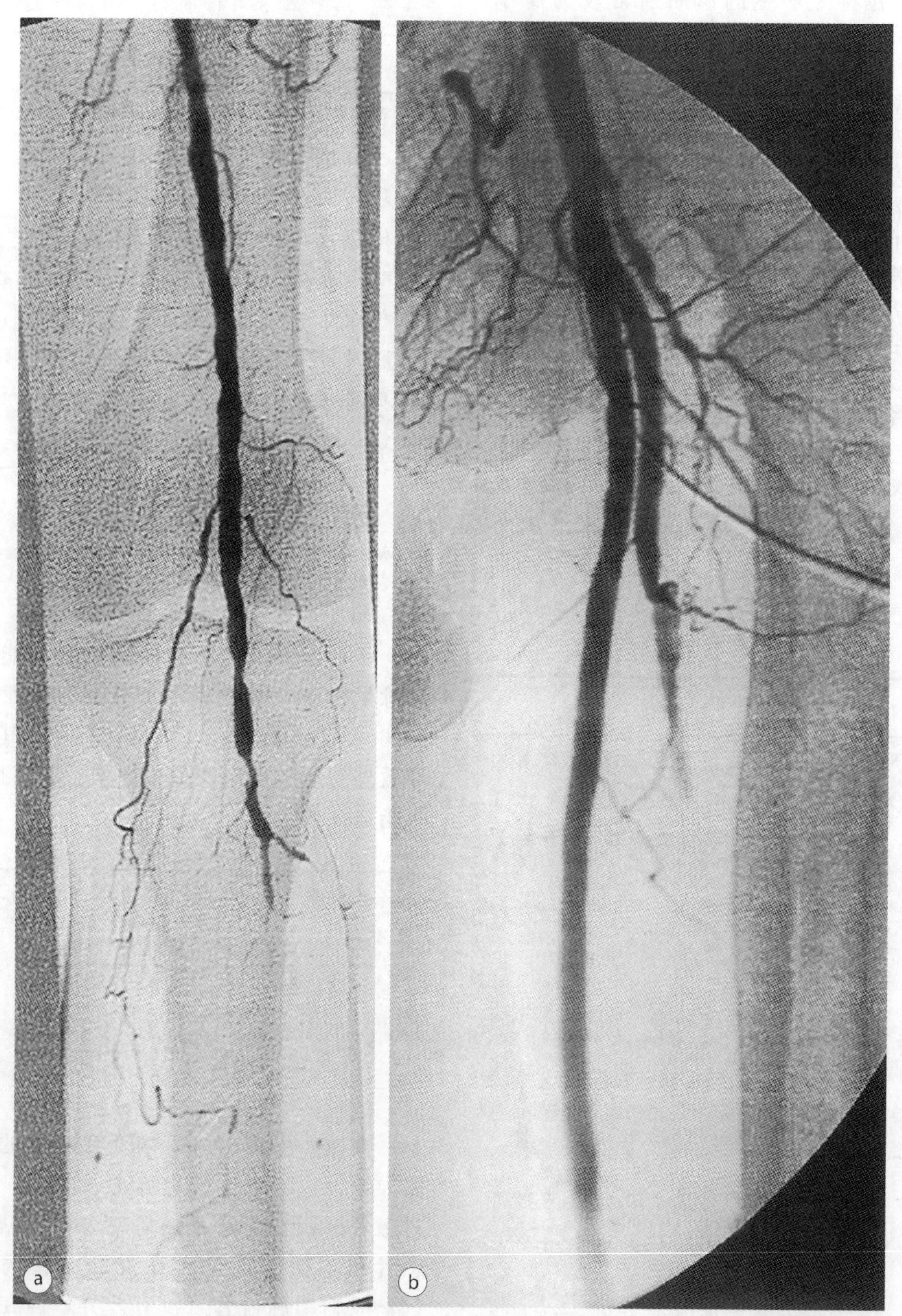

图 5.1 动脉粥样硬化主要累及腘窝膝下三支动脉开口处及胫动脉（a）。股深动脉远端也受到累及（b），这降低了侧支循环在股浅动脉狭窄时的代偿能力

由于合并有糖尿病性周围神经病变，糖尿病患者和周围血管病变患者可能出现间歇性跛行症状，但这种情况通常不会出现。首先出现的临床症状可能是缺血性足部溃疡[24]。这种缺血性溃疡通常发生在脚趾的末端，如果没有神经病变，会剧烈疼痛。足部通常皮温低且无脉，但当神经缺血性病足出现皮温高且肿胀时，可能意味着潜在的深部感染或神经性关节病。最有用的非侵入性检查是踝肱压力指数（ABPI）的测量[29]。结合行走时的小腿疼痛病史、无脉和 ABPI 小于 0.9，诊断外周动脉疾病的灵敏度和特异度可达 95%[30]。ABPI 可能会因血管壁钙化而反常升高（>1.3），这种现象常见于糖尿病性神经病变的患者（图 5.2）。在这种情况下，可以依靠多普勒波形来诊断，因为正常的三相波形缺失代表存在血管病变。经皮氧分压（由放置在足部的电极测定）可准确地反映皮肤氧含量，并且可用于反映局部缺血的严重程度和缺血性溃疡治愈的可能性[31]。尽管非侵入性检查技术发展较快，但动脉造影（其中应包括下肢动脉）仍然是诊断和制订治疗计划的金标准。磁共振（MR）是糖尿病患者的首选检查，因为它避免了造影剂相关肾病和造影剂相关代谢性酸中毒的危险（见第 3 章医疗管理）。

发生缺血性或神经缺血性溃疡时，通常需行血管重建。需要在解剖及现有医疗条件的基础上认真考虑单独血管重建的适用范围。比如，面对一个肾衰竭和缺血性心脏疾病的患者，不应仅考虑血管的可利用性，更应考虑到长时间手术导致的实质性围术期风险而选择截肢而非血管重建。我们可以采取积极的方式重建血管以保存肢体，但其他状况也需要在行血管手术之前治疗或优化。当存在严重的足部感染时，需要行清创切开引流，只有在感染控制后才可行血管重建。

生物力学方面

足部溃疡最重要的原因是保护性疼痛感觉的丧失，导致“无痛性”的重复创伤和组织损伤。站立时，垂直压力作用于脚掌，所以行走可诱发溃疡。足底压力可以通过多种方法测量，包括动态或静态的方法。周围神经病变患者，尤其是足部溃疡患者，足底压力较高，虽然单纯的高压力在保护性感觉未丧失时不会导致溃疡。Frykberg 等[32]认为，当使用 F-扫描压力垫测量足部压力>6 kg/cm^2 时，患者存在溃疡风险。Stacpoole-Shea 等[33]研制出了足底压力分布测量系统——Pedar，其预测足部溃疡潜在位点的敏感性为 83%，特异性为 69%。

神经病变、本体感觉的改变和小肌肉的萎缩本身可导致足部结构和形状的改变、脚趾呈爪形改变、跖骨头隆起和高足弓，所有这些将最终导致足部压力的改变[34]。在某种程度上，应对这些方面进行回顾性临床分析，并发现足部容易发生溃疡的位置。与神经性关节病相关的严重畸形（关节脱位及骨性畸形），也可以导致足部压力的增加，从而继发溃疡。

关节活动受限为升高足底压力的进一步促进因素。慢性高血糖会导致蛋白质的糖基化，当胶原蛋白参与其中时，胶原束变得厚重而粘连。这导致皮肤厚、紧、蜡样改变，关节运动受限。距下关节受限改变了行走的力学特性，和高足底压力密切相关[35]。

单纯的神经病变不会导致自发溃疡，除非对创伤不敏感而导致组织损伤。创伤可以是一次性的，比如踩到钉子，但更常见的是重复轻微创伤，如无法察觉的鞋对足部的摩擦或行走时跖骨头所受到的较高压力。如上所述，那些因神经性病变和高足压而发生溃疡的患者应监测足底压力。

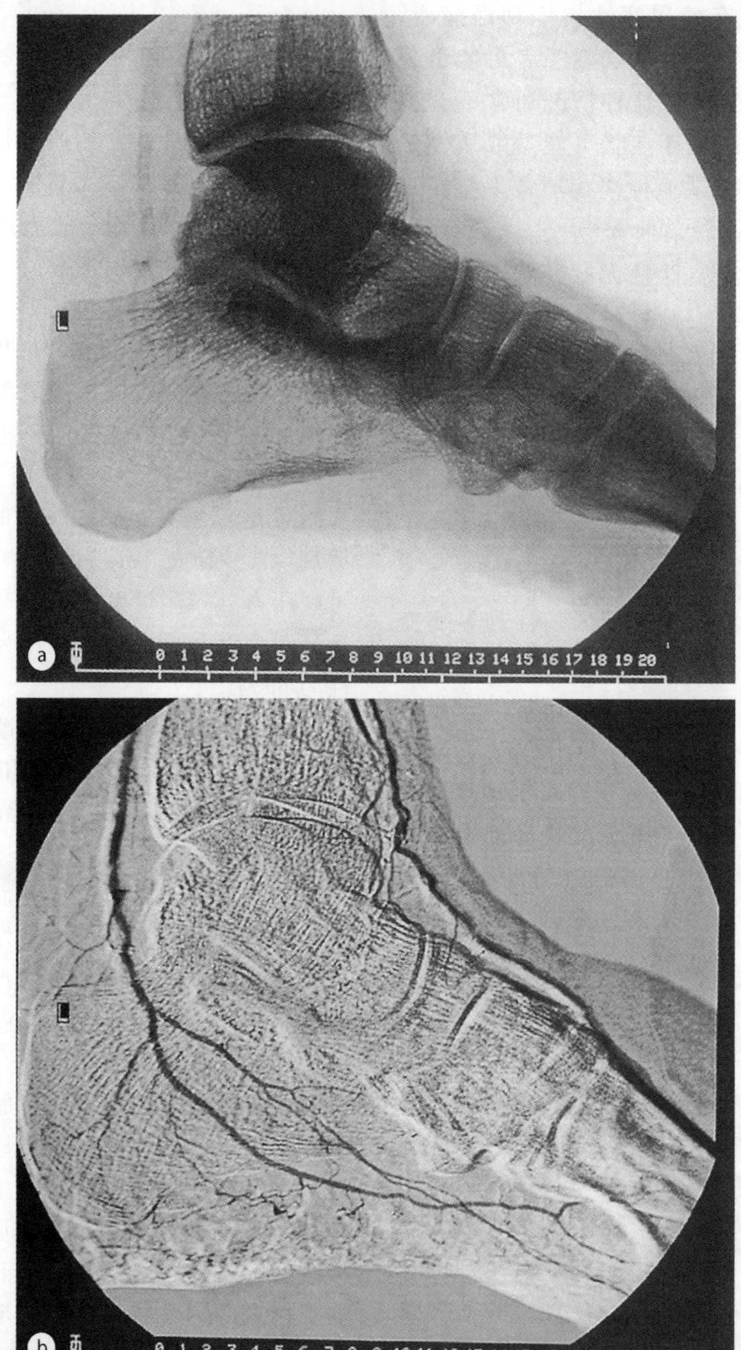

图 5.2 a. 糖尿病患者胫后、胫前和足背动脉的钙化；b. 血管壁的钙化可能会升高多普勒测量的压力，并且使脉搏难以触摸到，但是血流依然是通畅的

一项前瞻性研究表明，28%的高足压患者在随后的30个月内出现了足部溃疡[36]。硬茧的存在（因压力产生）像异物一样增加了足底压力，从而进一步加剧了病情[37]。去除硬茧可明显降低足部压力[38]，因此应由有经验的足病医生定期进行处理。

精确的足部压力测量需要复杂而昂贵的设备，目前只在专科中心可以提供。

然而通过观察足部的形状及是否存在硬茧等进行的临床检查，同样可提供非常有价值的信息。这种检查可用于筛选那些应减少负重的患者（见管理章节）。鞋也应该作为评估检查的一部分[15]。实际上在一些情况下，存在硬茧的地方所受到的压力要比实际测得的压力高，因为该位置不仅受到纵向压力，而且受到剪切力的影响，而这种剪切力往往无法测量。茧下出血症状应被看做是溃疡发生的前兆，需要密切关注。

其他危险因素

高龄常伴有导致溃疡的其他危险因素，如视力受损和活动不便，两者均增加了对脚进行定期检查的难度，并且在溃疡出现需要治疗时，延误了诊断时间。不论是神经病变还是周围血管病变，其发病率在老年患者中均高发。

NICE[15]评估溃疡风险和进行足部护理频率的指导性意见如框 5.2 所示。

框 5.2　NICE 足部风险筛查指南概要

每位患者都应该接受评估并分入以下一组中：

- 低风险组（感觉正常、脉搏可及）：宣教并进行年度评估
- 中风险组（神经病变或无脉）：于专业的足部治疗团队就诊并每 3～6 个月复查
- 高风险组（神经病变或无脉，外加畸形、皮肤改变或先兆溃疡）：每 1～3 个月于足部护理团队处复查
- 足部溃疡组：24 h 内由多学科团队进行紧急评估

溃疡发生的过程

正如我们先前认为的那样，糖尿病患者有许多导致足部溃疡的危险因素：皮肤破溃、神经病变、周围血管病变、脚形改变、足底的高压力、年龄的增加、视力障碍和独居。溃疡和截肢的发生过程通常是复杂的，往往需要两个或两个以上的上述因素同时存在。足部感觉减退时，创伤会导致溃疡发生；周围血管病变的增加使外周血压降低，可引起局部缺血和组织分解。相反，即使患者因类风湿关节炎导致足底压力升高，溃疡也不会发生，因为患者的足部感觉是完整的，可以保护双脚免受伤害。

这种多因素疾病的发病进程可以在任何节点上被打断。在糖尿病的早期严格控制血糖，将有助于预防神经病变。良好的足部护理宣教和穿着合脚的鞋对于防止溃疡同样重要。因此，为了使足部溃疡愈合，每一个独立因素都需要认真加以处理。

管理

糖尿病足问题的管理需要有大量不同专业的医疗保健人员参与（图 5.3），专科糖尿病足诊疗可以显著降低溃疡和截肢率。一项回顾性研究显示，引入了多学科足部诊疗和重建缺血性肢体血运的完善措施后，大截肢减少了 75%[39]。糖尿病患者出现了足部溃疡后，应在专科诊疗机构治疗。多学科团队应包括糖尿病足专科医生、足病医生和矫形师，且方便获得血管和矫形外科医生的帮助[40]。

高风险足

所有糖尿病患者每年都应对足部进行检查，已明确是否有足部溃疡风险。这种筛选不需要昂贵的设备和检测，可以在一个普通的诊所进行。足部检查经常被忽视[41]，可能是因为患者没有任何症状而导致医务人员掉以轻心。然而，如同前面所讨论的，神经病变、血管病变甚至溃疡经常可以是无症状的，但通过简单的临床检

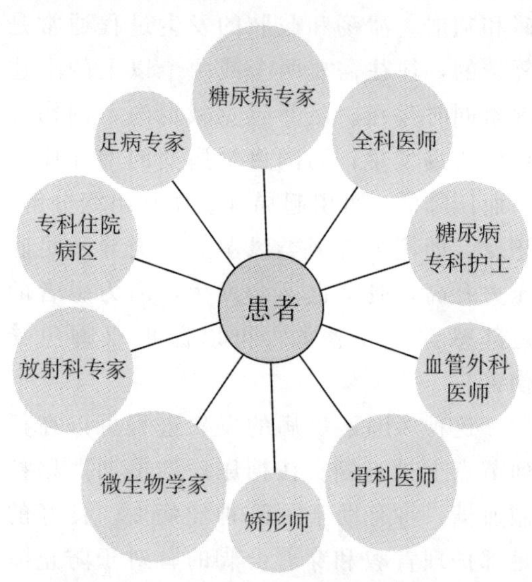

图 5.3 参与足部溃疡患者护理的多学科小组

查是比较容易诊断的[42]。周围性神经病变可以通过一些临床标准来诊断，如足对震动、针刺或热感觉识别的减弱或丧失。用128-Hz的音叉来检查大脚趾末端的振动觉，用10 g单丝检查足部10个位置的轻触觉，这种方法可以准确识别出87%的保护性感觉缺失的患者，该感觉的缺失会带来较高的溃疡发生风险[43]。定量感觉测试也可以作为一个有用的辅助手段。足部皮肤的干裂通常预示着自主神经病变，此时可发现一些神经性症状（烧灼感、感觉异常等）。通过触诊脉搏通常可以评估外周血管的状态，应该记住的是，未触及动脉搏动可能是因为动脉壁硬化而不是没有血流。有疑问时可行ABPI检查，但进一步的检查应由个人情况来决定。

如果患者表现出了外周神经性病变和（或）外周血管性病变，被鉴定为“高风险”，那么还需要详细评估其他危险因素。足部检查可以发现足部畸形和局部的老茧，这表明该区域受到外压或摩擦。患者的文化背景和社交可影响其理解能力，以及是否能够对足部采取适当的护理。既往有溃疡史的患者应该尤为注意，因为这可能是溃疡再次出现的一个强力信号。

由于大部分的危险因素（除了周围性血管病变）都无法直接治疗，所以对高危患者的管理最重要的就是提供良好的足部护理教育。

✔ 即使是一个简单的方法也可以获得相当大的成功，这一点已被Malone等证明[44]。他们发现，1 h的宣教可以减少2/3的截肢和溃疡的发生。许多不同的宣教策略已被验证过，并证明可减少溃疡的发病率和截肢率[45]。

对患者的宣教应包括我们对足部护理的建议（框5.3），同样也应包括纠正他们的错误观念。这可以通过群组讨论、印刷材料或者随机的临床教育等形式予以普及。关于足部护理的建议，我们应专注于提倡，而不是禁止。患者还需要知道如何快速地从足部护理团队获得意见和治疗。在足部出现新溃疡时，多学科团队的紧急评估应在24 h内进行[15]。相对较深的鞋可提供足够的空间以利于足趾的张开，鞋垫可以减少足底的压力。大多数患者可以穿市售的超正常深度的鞋。如果患者有较严重的足部畸形，应穿着定制的鞋。我们也可以对鞋做一些改进，如在鞋内跖骨头后方增加一个较坚硬的垫片，有了它的支撑，跖骨头部的压力可降低40%[46]。对于高危人群常见的足部疾病，也需要给予关注，如足部的硬茧应定期去除，虽然它是因压力和摩擦而产生，但将其去除可以降低局部的压力。溃疡有时可能藏于茧下，只有去掉硬茧后才会被发现。如果没有及时去除，更容易形成感染和脓肿，这一点应向患者着重说明，并不是因为足病医生去除硬茧导致溃疡发生。出现胼胝后应及时查找原因，很可能需要对鞋做一些修整。

框 5.3　足部护理的宣教原则

1. 仅需给予患者所需要的信息层级，那些无风险的患者给予足部保健和鞋类穿着的一般建议即可。
2. 给予积极的而不是消极的建议：
   a. 每日做足部的检查；
   b. 报告任何问题，即使不疼痛；
   c. 不买方头鞋和需系带的鞋；
   d. 每天穿鞋之前都要检查鞋内是否有异物；
   e. 定期到经验丰富的足科医生处就诊；
   f. 将指甲边缘剪成直边而非圆边；
   g. 让脚远离热源（火、散热器、热水袋），用手或肘检查洗脚水；
   h. 平时脚上要穿着袜子等加以保护，不要赤脚走路。
3. 再次建议定期进行正规检查。
4. 提倡其他家庭成员参与对患者的护理。

为了防止溃疡发生，一些特定的足部畸形需要行矫正手术，但术前必须确认末梢循环良好。在行拇外翻矫正时，要意识到该手术可能会导致大脚趾僵硬，使足底压力增高。通常在患者发生溃疡时才进行畸形矫正，而不是作为预防手段。

溃疡管理

有足部溃疡的糖尿病患者均需要对足部做全面的检查，包括外周感觉和循环检查（当对外周循环是否正常有任何怀疑时，都要增加 ABPI 检查），以便对溃疡作出分类。对这些患者还需要对鞋和畸形作出评估。

✔ 糖尿病足国际工作组于 2007 年制订的准则强调了对鞋的检查，对溃疡类型的评估，记录溃疡的位置、大小和深度，对新发足部溃疡感染情况作出检查的重要性[47]。

足部溃疡可分为神经性、缺血性或神经缺血性。德克萨斯大学或瓦格纳分类系统则提供了更多的信息。瓦格纳分类[47]通过组织坏死的深度和范围来划分溃疡等级，不涉及病因。而德克萨斯大学创伤分类系统的特点是依靠病因分类[48]，并在临床试验中得到验证[49]。德克萨斯大学系统对溃疡深度、伤口感染和下肢缺血迹象进行了评估（表 5.2）。例如，感染深达骨的神经缺血性溃疡会被划为ⅢD。

神经性溃疡

通常情况下，足部通过动脉搏动及静脉扩张而保持良好的灌注和正常的皮温。溃疡通常发生在反复受到创伤的部位，最常见于脚趾背部（因其经常受到鞋的摩擦），或跖骨头下的高压区域。溃疡也可能

表 5.2　德克萨斯创伤分类系统

	分类			
阶段	0	Ⅰ	Ⅱ	Ⅲ
A	表皮创伤	浅表创伤	累及筋膜和肌肉	累及骨和筋膜
B	感染（+）	感染（+）	感染（+）	感染（+）
C	缺血（+）	缺血（+）	缺血（+）	缺血（+）
D	感染和缺血（+）	感染和缺血（+）	感染和缺血（+）	感染和缺血（+）

隐藏于硬茧之下。异物偶尔也可导致溃疡，例如穿透鞋底的钉子，或鞋内发现的石子。神经病变患者可能数小时甚至数天都发现不了异物的存在。

管理的关键是减压和减负[50]。若溃疡是因鞋导致，则需要更换一双合适的鞋，即使患者自己认为这双造成溃疡的鞋子很舒适。但仅仅提供一双合适的鞋子可能是不够的，患者往往错误地穿着一双鞋只是因为它的样式好看，或认为它们只是外出时才穿着。

针对足底溃疡，应采用更积极的方法来减压。简单的办法便是住院卧床休息，但住院治疗较为昂贵，且对于自我感觉良好并且无疼痛的患者来说难以执行，所以有人设计了非住院治疗模式。这一方案原本应用于因麻风病而导致神经性溃疡的患者，Paul Brand 将其改进后应用于治疗糖尿病神经性溃疡。护具从膝盖向下包围整个足部，只在前足部增加了一些填充物。

✔✔ 多项研究相继报道了良好的愈合率。在一项随机对照试验中，全接触护具相对于其他可移动设备，促进愈合的速度更快[51]。

全接触护具的作用原理是将前脚掌的负重传递到脚后跟，并直接传递到护具壁，从而降低作用力以减少水肿的发生[52]。其最主要的缺点是护具需要经常调整，当在护具下出现伤口或者新的溃疡时，可能就观察不到异常现象的发生。经常使用的替换装置是 Scotch 护具靴。这种可以移除的靴子由玻璃纤维制成，依足底轮廓造模（图 5.4）。目前市售的有许多可缓解压力的靴子，虽然已证明了其缓解压力的功能，但是只有全接触护具进行了促进溃疡愈合作用的临床观察。由于这些设备是可以改装或拆卸的，很多患者在家时就不再穿戴，因此减弱了其促进愈合的能力。可将这些可拆卸的地方改制成不可拆卸的玻璃纤维套管。有证据表明，采用这种形式，脚的愈合情况与应用全接触护具类似[53]。

神经性溃疡管理的第二个重要方面是对结痂的清创。伤口从边缘愈合，结痂会阻碍表皮细胞从边缘向内迁移，诱发伤口感染并将其覆盖。至少每周都要对坏死组织和结痂进行清创，而且要保持连续性。当结痂快速累积时，应考虑行减压术。

缺血性和神经缺血性溃疡

真正的缺血性溃疡比较少见，其实大部分是神经缺血性。高发的部位包括脚趾头、足跟和第一跖骨头端。此处一般没有硬茧。溃疡通常呈中心坏死，周围由缺血组织包绕。是否伴有疼痛取决于神经病变的程度。溃疡常由轻微外伤发展而来，而最常见的诱因就是鞋子不合脚。及时的血管评估是至关重要的，通常需行血管造影。只要条件允许，应尽可能行血运重建，既可促进溃疡愈合（血运得不到改善的缺血性和神经缺血性溃疡难以愈合），也可预防溃疡再次发生。

坏疽和截肢是糖尿病最可怕的并发症之一。尽管坏疽可能由难治的神经性溃疡导致（溃疡内感染的微生物可产生坏死性毒素，这会导致微小动脉发生血栓性闭塞继而坏疽），但它通常只发生在有明显血管疾病的基础上。坏疽组织与正常脚趾有个明显的边缘，坏疽组织通常会自发性脱落，并留下愈合的残端（图 5.5）。但是，当这种情况没有出现的话，必须行局部截肢。局部截肢包括简单的截趾、分枝切除术（脚趾头和跖骨）或者经跖骨截肢术。基本原则是去除所有坏死和感染的组织，确保没有骨端暴露，并开放创面，以便引流。

以骨作为有机载体的导致骨髓炎的细菌，与导致溃疡的细菌并非同一类。如果怀疑有继发骨髓炎的可能性，局部截肢后行足部 X 线检查是有效的诊断办法。如果

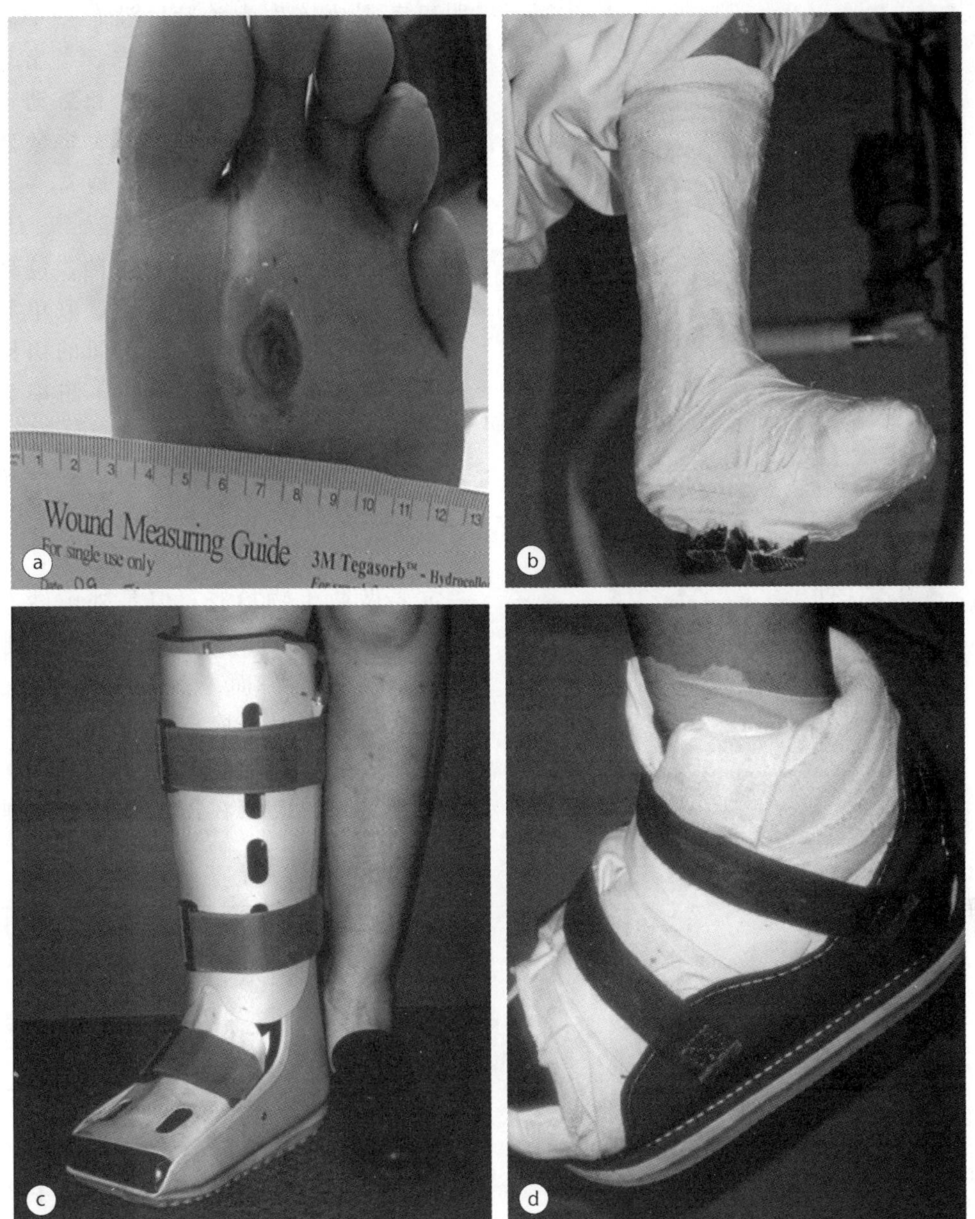

图 5.4　因神经性病变导致的足底溃疡（a）、治疗所用的全接触护具（b）、Aircast 护具（c）和 Scotch 护具靴（d）

有条件行动脉重建，可与截肢手术同时进行，从而促进截肢创面的愈合。当有败血症时禁忌行血运重建，只有感染已被清除并应用抗生素控制后方可进行。截肢平面的选择应由所选截肢平面处的组织状况及血运状况决定。经皮氧分压技术可以帮助评价血运状况。一项大型研究证明氧分压小于 40 mmHg 时，截肢伤口愈合困难[54]。

感染

糖尿病足部溃疡的感染可由浅表的蜂窝织炎进展至较深的软组织和骨感染。足部溃疡感染几天之内就可进展到必须

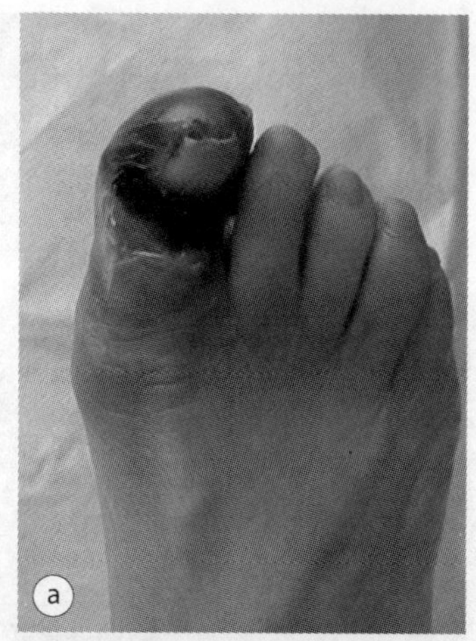
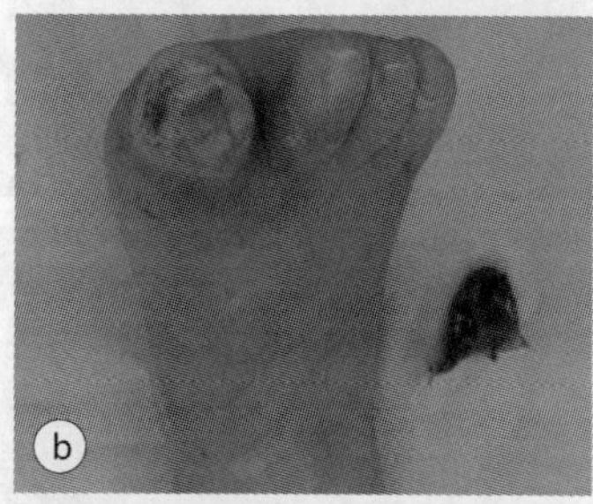
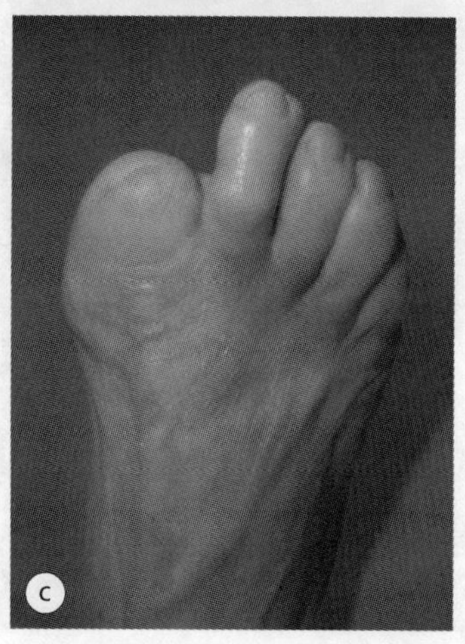

图 5.5 a. 足趾坏疽的患者；b. 导致自离断；c. 伤口愈合

截肢的程度，但这并不意味着所有的溃疡都会感染，虽然定植菌是普遍存在的。区别定植菌与致病菌很困难，通常无法进行细菌学检查[55]。临床症状是判断是否感染最可靠的指标。感染的全身表现（发热、白细胞增多）可能并不多见，但局部炎症体征，如出现红肿和脓疮，表明患者需要抗生素治疗。没有一个临床征象是感染存在的可靠标志。当出现严重感染时，会因气体的产生和流动而产生捻发音，表明存在脓肿。大多数感染是多种微生物共同导致的，通常一个溃疡创面可检测出 3～6 种致病菌[56]。最常见的细菌包括金黄色葡萄球菌、链球菌和革兰氏阴性菌如变形杆菌、假单胞菌等及厌氧菌如拟杆菌。细菌间的协同作用可能增加其致病性。最近，耐甲氧西林金黄色葡萄球菌（MRSA）已经成为一个日益严重的问题，专门治疗糖尿病足的诊所在 30％的溃疡中发现了它的存在[57]。对于未累及大肢体的感染，并不一定要做微生物检查，但是外敷纱布是非常重要的。放于表面的纱布更多地是用于隔离定植菌而不是致病菌。因此，行微生物监测时，取样的位置越深，致病菌的检出结果越可靠。理想情况下，溃疡的刮取物应该在需氧和厌氧两种方式下进行培养。

> ✔ 深的溃疡出现窦道时，一定要考虑是否有骨髓炎的发生。另外，当压力已完全去除后，溃疡仍不愈合，也要考虑骨髓炎的可能。

骨髓炎是截肢的重要诱因，22％～66％的糖尿病足部溃疡患者会发生骨髓炎[58]。X 线平片通常用于一线检查，进展到骨质结构的改变（图 5.6）大概需要 2 周或者更久的时间，此时已有 30％～50％的骨受到破坏[59]。

其他影像学检查包括：3D 骨扫描、铟标记的白细胞扫描、核磁引导的中性粒细胞扫描。美国传染病学会指南推荐磁共振成像和骨抽样检查[60]。磁共振成像技术可以在骨皮质层被破坏前显示出骨髓水肿，而且在区别骨髓炎和夏科关节神经病变方面也有潜在价值。有趣的是，一个简单的临床试验（采用钝器探测溃疡的基底部，参见图 5.7）被证明可以诊断是否有骨髓炎[61]，该实验有 66% 的敏感度和 89% 的阳性预测值（即 66% 的骨髓炎中骨头可被探及，而 89% 的骨被探及的地方有骨髓炎）。一些简单的检验有助于诊断，例如红细胞沉降率、C 反应蛋白。

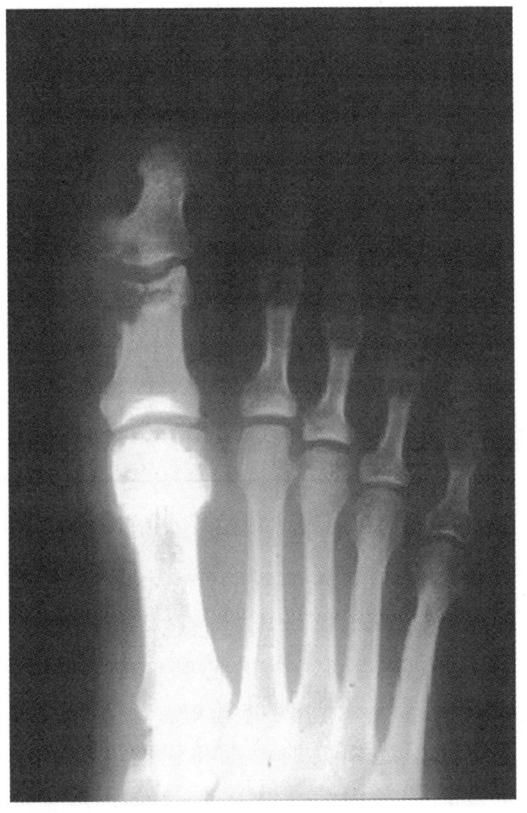

图 5.6　大脚趾骨髓炎导致的骨质破坏

抗生素治疗的标准开始不应过高，而且使用药物的抗菌谱应该包括常见的致病菌[62]。在如何使用抗生素更为有效方面，证据非常有限；但已证实，抗生素在没有明确临床感染的神经性溃疡中并无使用必要[63]。抗生素治疗方案的选择应该考虑如下因素：合适的给药途径、抗生素的抗菌谱、作用持续的时间及当地的政策。如果患者有全身感染的迹象，则需要静脉输入抗生素。很多抗生素在临床实验中已经证明是有效的，但是更多依靠的是经验性用药。轻度感染通常可以应用窄谱抗生素，覆盖革兰氏阳性菌，例如口服阿莫西林克拉维酸、氟氯西林或口服克林霉素。考虑有革兰氏阴性菌感染时，可加入环丙沙星，但这种抗生素同时也会诱发艰难梭菌感染而导致腹泻，这一点要考虑到。在严重感染时，初始经验性用药包括阿莫西林克拉维酸、广谱头孢菌素，或联合使用克林霉素和环丙沙星。前面已经提到过，MRSA 引起了日益严重的糖尿病足感染问题。当治疗有 MRSA 的足部感染时，应当遵循当地抗生素的指导原则，且要保持与微生物学家的沟通以便咨询方案。

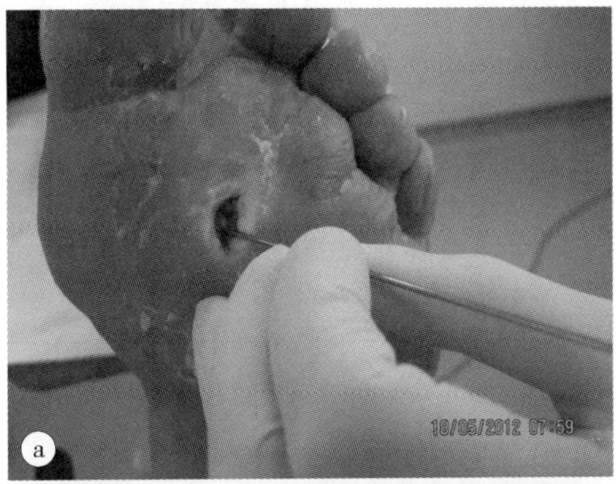

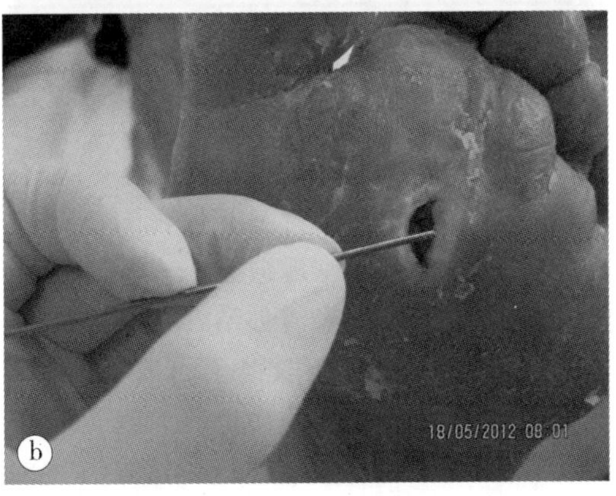

图 5.7　用消毒探针探查溃疡可能会发现窦道，并有助于诊断潜在的骨髓炎

为保证已感染的足部伤口的愈合，其他因素也要处理好。需要关注患者的基本

情况，纠正高血糖症、肾衰竭及电解质紊乱，这些重要因素都会影响伤口的愈合。常规的清创术是很重要的，它可以去除坏死和失活组织，及时清除脓液并减少脚的负重。包扎正在愈合伤口的原则是保持湿润、控制分泌物并保护好周围完好的皮肤[64]。如果有肢体感染的可能，则需要紧急住院，卧床休息、手术清创并使用广谱抗生素治疗。

✔ 最近有科学家正在研究各种新的局部治疗方法，可以促进糖尿病患者足部慢性溃疡的愈合。这些方法包括血小板衍生生长因子（贝卡普勒明）、人造真皮（Dermagraft）及采用人皮肤等（植皮）。但是这些方法并非适用于所有患者，而且也只能用于特定的环境中。它们的使用不能掩盖一个事实，即对大多数溃疡来说，有效的治疗还是简单的护理，包括减压、清创术和控制感染。新方法的出现并不能替代上述方法，而只是多了一种护理创口的方法。

幼虫清创治疗

幼虫清创治疗（利用蛆来清洁伤口）并不是什么新鲜事。事实上，早在拿破仑战争期间就提出了幼虫治疗方法。当时有人指出，当伤口有蛆时，不但没有受到感染，反而伤口更迅速地愈合。在最近几年中，使用无菌幼虫来清创治疗（例如绿瓶蝇、丝光绿蝇）已经取得了可喜的成果，并成为治疗感染和坏死伤口越来越流行的新方法[65]。据了解，蛆通过分泌强有力的酶将坏死组织变为液体状态并摄取，从而消除坏死组织[66]。幼虫预防或对抗感染的机制很复杂，但有趣的是，有证据证明它们在对抗耐药性菌株方面有一定的协同作用。应用幼虫进行清创治疗的临床经验越来越多。对于治疗患有组织坏死、组织缺损或神经缺血性溃疡的患者有很大的益处。使用这种方法治疗已感染的足部溃疡已经得到广泛的认同和应用，且有一些证据表明，它还可以有效对抗 MRSA[67]。

外科病房的医疗问题

在血管外科病房的糖尿病患者往往伴有多种基础疾病，且糖尿病也有多种并发症。除了外周神经病变和周围血管病变，患者可能还有缺血性心脏疾病、糖尿病性肾病和自主神经病变，所有这些疾病都可以影响治疗效果。这些合并症都需要考虑和解决。例如，当患者有明显的肾功能损害症状，首先要做的就是复查肾功能。

✔✔ 血管造影可能会使肾功能进一步恶化。

由于二甲双胍可能会导致肾衰竭和乳酸酸中毒，所以在行造影 48 h 前需要停药。冠状动脉疾病和心脏自主神经病变也会增加手术中发生心脏事件的风险，因此应当在术前就处理好。在围术期，手术会引起相关的激素和代谢变化，这就造成了新的糖尿病问题。除了麻醉持续时间较短（＜45 min）或不使用胰岛素的患者，一般都要通过静脉给予胰岛素（同时予以葡萄糖和钾）。

神经病变的患者由于要卧床几天，还会有脚后跟溃疡的风险，这样伤口就难以愈合，但是这完全有办法避免。当患者尤其是高风险人群卧床时，应提供泡沫腿枕来缓解足跟的压力。Ipswich 测试[68]可用来判断哪些情况易发溃疡。用手轻触患者第一、三、五根脚趾头，当患者无法感知到 2 个或以上的位点时，就处于易患溃疡的高危状态，应及时进行足部护理。

夏科关节神经病变

夏科关节神经病变的特征是骨和关节的结构性破坏，骨呈碎片化同时又无序重建。这是糖尿病最具破坏性的足部并发症之一，起初被认为是脊髓结核的并发症。夏科关节神经病变以往报道多继发于感觉神经病变，可以发生在所有关节，但目前糖尿病是其最主要的发病诱因。既往认为该疾病非常罕见，然而目前发现，10％的神经病变患者和 16％的有神经性溃疡病史的患者患有此病[69]。夏科关节神经病变继发于足部创伤，而其神经病变导致的影响常常进展缓慢且不易被注意。在发病初期，表现为足部肿胀、皮温增高（通常较对侧足高 2 ℃以上）和出现红斑，并可能误诊为扭伤、痛风、蜂窝织炎或深静脉血栓。如不及时治疗，就会发生骨溶解和骨量减少、韧带松弛，足部会逐渐发生重塑改变，出现慢性畸形和异常的骨骼融合。发病的关节周围经常出现糜烂，还可出现骨折和骨质碎片化。炎性关节病（可能继发于创伤）是该病的第一阶段，如果此时关节负重，就会进一步发展为骨重吸收和骨折。

大多数教科书都认为该环节不会产生疼痛。尽管不足以造成行走阻碍，但是会有一些不适感。症状持续几周之后，该病才会显现，但是因为缺少典型疼痛症状，X 线平片也无法将其全部诊断。平片通常足以用于诊断，但由于需要和骨髓炎相鉴别，故需要进行同位素扫描和磁共振成像检查。在正常的疾病发展过程中，骨质会不断被吸收，数月后肿胀和发热的症状也会消失。治疗的目的是缩短该时间以减少对骨和关节的破坏。足中部关节是夏科关节神经病变最多发的部位，当它受累时就会出现足弓塌陷、跖骨隆起和“摇椅畸形”，而且有很高的溃疡风险（图 5.8）。主要的治疗方案是休息及足部的固定，通常会使用全接触护具。治疗时间可能要持续数月，直到疾病稳定。而疾病是否处于活跃期，可以通过红外温度计测量皮肤表面温度来判断，如果仍然比对侧足部温度高 2 ℃，说明炎症仍然存在。

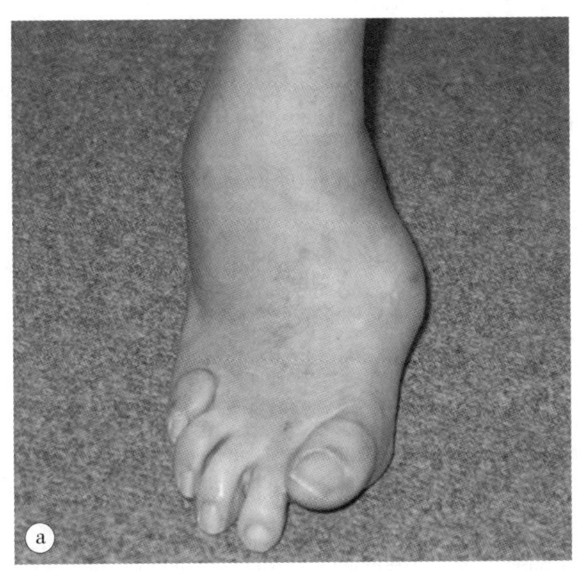

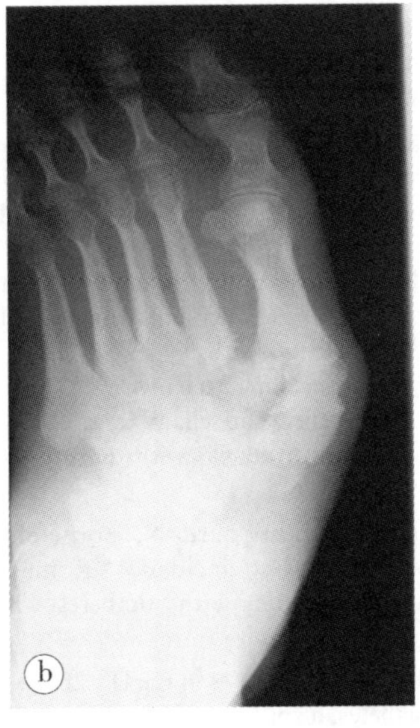

图 5.8　a. 典型的伴有足弓塌陷的夏科畸形；b. 关节破坏的 X 线表现

✔✔ 一项随机试验显示，单剂量注射帕米膦酸可以显著减少相关疾病症状，并且获得了抑制疾病活动性的额外好处，与对照组相比可明显减少骨转换[70]。口服双膦酸盐、阿仑膦酸盐（70 毫克/周）也被证明可以减少骨转换及相关的症状，但是并没有抑制疾病的活动性[17]。

在该病早期不可进行足部手术，从总体效果来看会增加骨质重吸收的风险（类似创伤）。而在疾病的下一阶段，矫正手术可以获益，因为此手术可以去除骨突，而骨突的存在会增加溃疡的风险。在该病的早期阶段，需穿着合适的鞋子（通常是定做的），同时要关注另一只脚，因为夏科关节神经病变对侧足的发病风险也较高。当已经确诊为夏科关节神经病变时，应立即进行治疗。急性夏科关节神经病变的基础治疗就是要有效减少负重，通常要使用全接触护具，同时要减少关节的负重[72]。药物治疗的主要目的是抑制更多的破骨细胞活化，抑制促炎性细胞因子的反应。由于该病复发率高，且有足部溃疡发生的可能，故对患者需进行长期随访。

要点

- 糖尿病足的治疗非常复杂，需要多学科协助治疗。
- 筛选及确定高危患者需要进行全面的、定期的检查，同时在此过程中应进行患者宣教。
- 一旦有溃疡出现，积极的足部管理可以明显减少截肢率和再溃疡的风险。
- 未来的研究将针对足部溃疡的预防，终止可能导致溃疡的因素，并采用最有效的方法促进溃疡的愈合。目前已有的“最佳方案”已经对这种前景产生了重要影响。

参考文献

1. Sanders LJ. Diabetes mellitus: prevention of amputation. J Am Podiatry Assoc 1994;84:322–8.
2. Krentz AJ, Acheson P, Basu A, et al. Morbidity and mortality associated with diabetic foot disease: a 12-month prospective survey of hospital admissions in a single UK centre. Foot 1997;7:144–7.
3. Boyko EJ, Ahroni JH, Smith DG, et al. Increased mortality associated with diabetic foot ulcers. Diabet Med 1996;13:967–72.
4. Fosse S, Hartemann-Heurtier A, Jacqueminet S, et al. Incidence and characteristics of lower limb amputations in people with diabetes. Diabet Med 2009;26:391–6.
5. Holstein P, Ellitsgaard N, Bornefeldt Olsen B, et al. Decreasing incidence of major amputations in people with diabetes. Diabetologia 2000;43:844–7.
6. Diabetes UK. Diabetes in the UK 2010: key statistics on diabetes, http://www.diabetes.org.uk/Documents/Reports/Diabetes_in_the_UK_2010.pdf; 2010.
7. Diabetes UK. Diabetes prevalence 2011. 2011. http://www.diabetes.org.uk/Professionals/Publications-reports-and-resources/Reports-statistics-and-case-studies/Reports/Diabetes-prevalence-2011-Oct-2011/
8. Abbott CA, Carrington AL, Ashe H, et al. The North-West Diabetes Foot Care Study: incidence of, and risk factors, for new diabetic foot ulceration in a community-based patient cohort. Diabet Med 2002;19:377–84.
9. Moss SE, Klein R, Klein B. The prevalence and incidence of lower extremity amputation in a diabetic population. Arch Intern Med 1992;152:610–3.
10. Ramsey SD, Newton K, Blough DK, et al. Incidence, outcomes and cost of foot ulcers in patients with diabetes. Diabetes Care 1999;22(3):382–7.
11. Oyibo SO, Jude EB, Voyatzoglou D, et al. Clinical characteristics of patients with diabetic foot problems: changing patterns of foot presentation. Pract Diabetes Int 2002;19:10–2.
12. International Diabetes Federation. Position statement – the diabetic foot, http://www.idf.org/position-statement-diabetic-foot; 2005.
13. National Diabetes Support Team. Diabetic foot guide, http://www.diabetes.nhs.uk/document.php?o=219; 2006.
14. Schofield CJ, Libby G, Brennan GM, et al. Mortality

and hospitalization in people after amputation: a comparison between patients with and without diabetes. Diabetes Care 2006;29(10):2252–6.

15. National Institute for Health and Clinical Excellence (NICE). Type 2 diabetes: prevention and management of foot problems, www.nice.org.uk/guidance/CG10; 2004.
NICE guidance for management of patients with foot problems and type 2 diabetes.

16. Young MJ, Boulton AJ, MacLeod AF, et al. A multicentre study of the prevalence of diabetic peripheral neuropathy in the UK hospital clinic population. Diabetologia 1993;36:150–4.

17. Herman WH, Kennedy L. Underdiagnosis of peripheral neuropathy in type 2 diabetes. Diabetes Care 2005;28:1480–1.

18. Boulton AJM, Scarpello JS, Ward JD. Venous oxygenation in the neuropathic diabetic foot: evidence of arteriovenous shunting. Diabetologia 1982;22:6–8.

19. Prompers L, Huijberts M, Apelqvist J, et al. High prevalence of ischaemia, infection and serious comorbidity in patients with diabetic foot disease in Europe. Baseline results from the Eurodiale study. Diabetologia 2007;50:18–25.
Large multicentre study across Europe looking at a variety of factors in patients with diabetes-related foot ulceration.

20. Boulton AJM, Vinik AI, Arezzo JC, et al. Diabetic neuropathies: a statement by the American Diabetes Association. Diabetes Care 2005;28:956–62.
Testing with a 10-g monofilament and 128-Hz tuning fork can be used to screen patients for peripheral neuropathy.

21. National Institute for Health and Clinical Excellence (NICE). Neuropathic pain: pharmacological management, www.nice.org.uk/guidance/CG96; 2010.
Recommendations for pharmacological management of neuropathic pain in patients with diabetes.

22. The Diabetes Control Complications Trial Research Group. The effect of intensive treatment of diabetes on the development and progression of long-term complications in insulin-dependent diabetes mellitus. N Engl J Med 1993;329(14):977–86.
Landmark study in diabetes care showing that tight glycaemic control reduced the risk of microvascular complications.

23. Turner RC, Cull CA, Holman RR. The UK Prospective Diabetes Study. Diabetes Care 1996;19:182–3.

24. Jude EB. Intermittent claudication in the patient with diabetes. Br J Diabetes Vasc Dis 2004;4:238–42.

25. Morrish NJ, Wang SL, Stevens LK, et al. Mortality and causes of death in the WHO multinational study of vascular disease in diabetes. Diabetologia 2001;44(Suppl. 2):s14–21.

26. Jude EB, Oyibo SO, Chalmers N, et al. Peripheral arterial disease in diabetic and non-diabetic patients: a comparison of severity and outcome. Diabetes Care 2001;24:1433–7.

27. Karacagil S, Almgren B, Bowald S, et al. Comparative analysis of patency, limb salvage and survival in diabetic and non-diabetic patients undergoing infrainguinal bypass surgery. Diabet Med 1995;12:537–41.

28. Faires PL, LoGerfo FW, Hook SC, et al. The impact of diabetes on arterial reconstructions for multilevel arterial occlusive disease. Am J Surg 2001;181:251–5.

29. Weitz JL, Byrne J, Glaggett GP, et al. Diagnosis and treatment of chronic arterial insufficiency of the lower extremities: a critical review. Circulation 1996;94:3026–49.

30. Jude EB, Boulton AJM. End stage complications of diabetic neuropathy. Diabetes Rev 1999;7:395–410.

31. Ruangsetakit C, Chinsakchai K, Mahawongkajit P, et al. Transcutaneous oxygen tension: a useful predictor of ulcer healing in critical limb ischaemia. J Wound Care 2010;19(5):202–6.

32. Frykberg RG, Lavery LA, Pham H, et al. Role of neuropathy and high foot pressures in diabetic foot ulceration. Diabetes Care 1998;21:1714–9.

33. Stacpoole-Shea S, Shea G, Lavery L. An examination of plantar pressure measurements to identify the location of diabetic forefoot ulceration. J Foot Ankle Surg 1999;38:109–15.

34. Boulton AJM. The pathogenesis of diabetic foot problems: an overview. Diabet Med 1996;13(Suppl. 1):S12–6.

35. Fernando DJ, Masson EA, Veves A, et al. Relationship of limited joint mobility to abnormal foot pressures and diabetic foot ulceration. Diabetes Care 1991;14:8–11.

36. Veves A, Murray HJ, Young MJ, et al. The risk of foot ulceration in diabetic patients with high foot pressures: a prospective study. Diabetologia 1992;35:660–3.

37. Murray HJ, Young MJ, Hollis S, et al. The association between callus formation, high pressures and neuropathy in diabetic foot ulceration. Diabet Med 1996;13:979–82.

38. Abouaesha F, van Schie CH, Griffiths GD, et al. Plantar tissue thickness is related to peak plantar pressure in the high-risk diabetic foot. Diabetes Care 2001;24:1270–4.

39. Holstein P, Ellitsgaard N, Bornefeldt Olsen B, et al. Decreasing incidence of major amputations in people with diabetes. Diabetologia 2000;43:844–7.

40. Cheer K, Shearman C, Jude EB. Managing complications of the diabetic foot. Br Med J 2009;339:b4905.

41. Herman WH, Kennedy L. Underdiagnosis of peripheral neuropathy in type 2 diabetes. Diabetes Care 2005;28:1480–1.

42. Apelqvist J, Bakker K, van Houtum WH, et al. Practical guidelines on the management and prevention of the diabetic foot: based upon the International Consensus on the Diabetic Foot (2007). Prepared by the International Working Group on the Diabetic Foot. Diabetes Metab Res Rev 2008;24(Suppl. 1):S181–7.

43. Boulton AJM, Vinik AI, Arezzo JC, et al. Diabetic neuropathies: a statement by the American Diabetes Association. Diabetes Care 2005;28:956–62.

44. Malone JM, Snyder M, Anderson G, et al. Prevention

of amputation by diabetic education. Am J Surg 1989;158:520–3.

45. Singh M, Armstrong DG, Lipsky BA. Preventing foot ulcers in patients with diabetes. JAMA 2005;293(2):217–28.

46. Schaff PS, Cavanagh PR. Shoes for the insensitive foot: the effect of a 'rocker bottom' shoe modification on plantar pressure distribution. Foot Ankle 1990;11:129–40.

47. Wagner Jr FW. The dysvascular foot: a system for diagnosis and treatment. Foot Ankle 1981;2:64–122.

48. Armstrong DG, Lavery LA, Harkless LB. Validation of a diabetic wound classification system: the contribution of depth, infection and ischaemia to risk of amputation. Diabetes Care 1998;21:855–9.

49. Oyibo S, Jude EB, Tarawaneh I, et al. Comparison of two diabetic foot ulcer classification systems: the Wagner and University of Texas systems. Diabetes Care 2001;24:84–8.

50. Bus SA. Priorities in offloading the diabetic foot. Diabetes Metab Res Rev 2012;28(Suppl. 1):54–9.

51. Armstrong DG, Nguyen HC, Lavery LA, et al. Offloading the diabetic foot: a randomised clinical trial. Diabetes Care 2001;24:1019–21.
Proper offloading of the diabetic foot ulcer was shown to enhance wound healing.

52. Shaw JE, Hsi WL, Ulbrecht JS, et al. The mechanism of plantar unloading in total contact casts: implications for design and clinical use. Foot Ankle Int 1997;18:809–17.

53. Katz IA, Harlan A, Miranda-Palma B, et al. A randomized trial of two irremovable off loading devices in the healing of diabetic wounds: a randomized controlled trial. Diabetes Care 2005;28:551–4.

54. Jacobs MJ, Ubbink DT, Kitslaar PJ, et al. Assessment of the microcirculation provided additional information in critical limb ischaemic. Eur J Vasc Surg 1992;6:135–41.

55. Lavery LA, Armstrong DG, Wunderlich RP, et al. Risk factors for foot infections in individuals with diabetes. Diabetes Care 2006;29:1288–93.

56. Lipsky BA, Pecoraro RE, Wheat LJ. The diabetic foot. Soft tissue and bone infection. Infect Dis Clin North Am 1990;(4)409–32.

57. Dang CN, Prasad YDM, Boulton AJM, et al. Methicillin-resistant Staphylococcus aureus in the diabetic foot clinic: a worsening problem. Diabet Med 2003;20:159–61.

58. Lavery LA, Peters EJ, Armstrong DG, et al. Risk factors for developing osteomyelitis in patients with diabetic foot wounds. Diabetes Res Clin Pract 2009;83:347–52.

59. Tomas MB, Patel M, Marwin SE, et al. The diabetic foot: pictorial review. Br J Radiol 2000;73:443–50.

60. Lipsky BA, Berendt AR, Deery HG, et al. Diagnosis and treatment of diabetic foot infections. Clin Infect Dis 2004;39:885–910.

61. Grayson ML, Gibbons GW, Balogh K, et al. Probing to bone in infected pedal ulcers: a clinical sign of underlying osteomyelitis in diabetic patients. JAMA 1995;273:721–3.

62. Jude EB, Unsworth PF. Optimal treatment of diabetic foot ulcers. Drugs Aging 2004;21:833–50.

63. Chantelau E, Tanudjaja T, Altenhofer F, et al. Antibiotic treatment for uncomplicated neuropathic forefoot ulcers in diabetes: a controlled trial. Diabet Med 1996;13:156–9.

64. Steed DL, Attinger C, Coolaizzi T, et al. Guidelines for treatment of diabetic foot infections. Wound Repair Regen 2006;14:680–92.

65. Thomas S, Jones M, Shutler S, et al. Using larvae in modern wound management. J Wound Care 1996;5:60–9.

66. Casu RE, Eisemann CH, Vuoclo T, et al. The major excretory/secretory protease from Luciliacuprina larvae is also a gut digestive protease. Int J Parasitol 1996;26:623–8.

67. Bowling FL, Salgami EV, Boulton AJ. Larval therapy: a novel treatment in eliminating methicillin-resistant Staphylococcus aureus in diabetic foot ulcers. Diabetes Care 2007;30:370–1.

68. Rayman G, Vas PR, Baker N, et al. The Ipswich Touch Test: a simple and novel way to identify inpatients with diabetes at risk of foot ulceration. Diabetes Care 2011;34(7):1517–8.

69. Cavanagh PR, Young MJ, Adams JE, et al. Radiographic abnormalities in the feet of patients with diabetic neuropathy. Diabetes Care 1994;17:201–9.

70. Jude EB, Selby PL, Mawer B, et al. Pamidronate in diabetic Charcot neuroarthropathy: a randomised placebo controlled trial. Diabetologia 2001;44:2032–7.
This trial showed the efficacy of bisphosphonates in treating acute Charcot arthropathy.

71. Pitocco D, Ruotolo V, Caputo S, et al. Six-month treatment with alendronate in acute Charcot neuroarthropathy: a randomised controlled trial. Diabetes Care 2005;28(5):1214–5.
This trial showed the reduction in symptoms, bone turnover markers and improvement in bone density in the feet of Charcot patients treated with the bisphosphonate, alendronate.

72. Fabrin J, Larsen K, Holstein PE. Long-term follow up in diabetic Charcot feet with spontaneous onset. Diabetes Care 2000;23:796–800.

第 6 章　截肢术、术后康复及假肢的发展

Ramesh Munjal・Gillian Atkinson　著
李　骥　齐立行　译校

引言

对于一些下肢缺血的患者，截肢术或许是唯一的治疗手段，因为患肢的血流重建是不可能的——已经失败或者患肢已无法挽回。当患者长期卧床和（或）痴呆时，与那些复杂的血流重建术相比，截肢术或许是一种更好的选择。截肢术不应当认为是治疗的失败，而应当被临床医生和患者视为一种积极的治疗手段。截肢术应当致力于解除患者疼痛，去除坏死、严重缺血或感染的组织，从而提高他们的生活质量，即使对于那些不能依靠假肢行走的患者也是有益的。

截肢术后康复的计划和过程应当在截肢术前开始实施并延续到出院后。专家通过对患者全面、仔细的评估所决定的截肢的水平，良好的外科技术手段及最佳的术后管理，在截肢患者术后康复的最初阶段都是至关重要的。然后可以将以下措施例如行走辅助器械、轮椅的使用融入到截肢术后的早期康复中，并适时进行假肢康复的家庭评估、持续的随访以及在社区中对患者及其家庭给予帮助。

虽然相对于其他原因导致的截肢（如外伤），很多术后康复处理原则是相似的，但本章集中阐述的是由于下肢缺血而被迫截肢的患者的术后康复。

流行病学

在西方国家，外周动脉血管闭塞性疾病是下肢截肢患者的主要病因。在英国，超过 80％的截肢是因为外周血管疾病，而同时糖尿病截肢者的比例也在逐渐增加[1]。胰岛素依赖性糖尿病患者截肢的综合风险要比非胰岛素依赖性者高出 6 倍之多。一项全球性研究也报道了 6 个不同国家 10 个中心城市截肢发生率的显著差异。截肢发生率在北美和北欧最高，在西班牙、中国台湾和日本最低。在北美纳瓦霍部落，糖尿病的高发病率被认为是截肢高发的重要因素[2]。

英国截肢患者统计数据库 2006—2007 年的统计资料报道，转诊到假肢维修中心的截肢患者中，血管疾病是最常见的原因，大概占到 70％[3]。在英国本组中被提及的假肢中心的截肢患者，53％是经胫截肢，39％是经股截肢。在英国近 1 年期间，假肢中心患者总共 4957 人，其中 4574 人是下肢截肢患者（占总体的 92％）[3]。

有证据表明，现代血管外科手术的干预可能会降低截肢的发生率[4]。丹麦截肢注册资料表明，在 1980—1990 这 10 年期间，因为周围血管疾病而截肢的人数下降了 27％。下降的原因是由于腹股沟下血管搭桥手术使用的增加[5]。来自芬兰的论文

还报告，对于肢体严重缺血的患者，积极的血管重建可能会降低截肢的发生率[6]。不过，瑞典西海岸血管外科研究小组未能证明截肢和血管重建率之间呈负相关关系[7]。

截肢后的生存率取决于截肢的原因，而不是截肢本身。那些因为外伤而截肢的患者往往具有较好的长期生存率，但那些因为血管疾病（包括糖尿病）而截肢的患者术后 30 天的死亡率在 9%～15%，1 年生存率约为 60%，3 年生存率约为 42%，5 年生存率为 35%～45%[8]。糖尿病患者下肢截肢患者中，2～3 年之内另一条腿截肢的概率为 55%[9]。

截肢的适应证

截肢的原因似乎简单明了，即有广泛的组织损失或者预期血流重建效果不佳。但是在严重肢体缺血患者的管理中，截肢的确切作用还存在争议。如果预测到血管重建可能会失败，实施早期截肢术对提高患者的生活质量及减少医疗花费不失为一种最佳选择[10]。第 3 章讨论了慢性肢体缺血的治疗，涵盖更详细的经济和生活质量等问题。严重肢体缺血的患者往往合并其他顽疾，或者由于医疗条件所限导致不能挽救其肢体，那么早期截肢加上合理的术后康复为患者提供了最佳选择。此类患者包括那些具有重度痴呆、严重偏瘫或脊髓麻痹、严重关节炎和心肺疾病的患者。

截肢平面选择

截肢理想平面的选择依赖于患者术后愈合潜能、康复潜能，以及假肢的考量。患者术后康复潜能及可能达成的目标要由专家康复团队通过对患者的整体评估来判定。这些评估应当包括患者的并存疾病、残疾程度、认知状态及疾病诊疗的积极性，比如出院去向、生活方式，还有患者自身的期望。一般来说，截肢平面越靠近近侧，患者独立行走就越困难。相反，截肢水平越靠近肢体末端，术后康复行走的可能性就越大。因为这样保留了更多的关节，从而能更好地控制假肢。图 6.1 是一种截肢水平选择的方法。

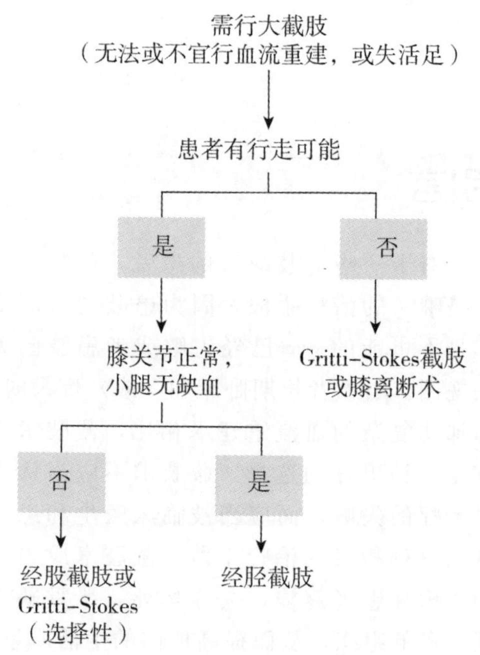

图 6.1 截肢水平选择路径

除了有良好足背动脉搏动的糖尿病患者（见第 7 章），单个或多个脚趾的局部截肢一般无法愈合，除非足部的血管可以进行血流重建。如果技术可行的话，经跖骨或楔形截肢术将会产生良好的效果。Chopart 经中跗截肢和 Symes 经踝截肢在慢性下肢缺血的治疗中极少被采用，而且是不被推荐的，因为有形成马蹄足畸形的风险（Chopart）、远段皮瓣活动的风险（Symes）、较差的皮瓣长期发育能力，以及在假肢适配中的重大技术难题。因此，下肢缺血截肢最常见的是经胫骨、膝离断、Gritti－Stokes 截肢和经股骨截肢。髋关节离断和半骨盆截肢很少采用，在 2006—

2007 年英国的假肢中心所有下肢截肢病例中略超过 1%。在此平面截肢的病例中，血管疾病只占 19%[3]。根据我们的经验，在这个水平截肢的患者往往有肿瘤（通常是肉瘤）或者是静脉吸毒者。膝关节的保留在移动性方面有巨大的优势。在一项研究中，与经膝盖以上截肢者（40%）相比，80%或者更高比例的经胫截肢者可实现无限制的家庭活动[11]。在谢菲尔德研究中，经过 1 年随访，经胫骨截肢配合假肢康复的患者有 50%实现了社会活动，而经股血管截肢的患者比例只有 26%。在这项研究中，经过 1 年随访，经股骨与经胫骨截肢后实现家庭活动的比例分别为 48%与 63%[12]。

经皮血氧分压（$tcPO_2$）[13]、光电容积描记[14]、激光多普勒测速仪[15]、热成像[16]和同位素清除率[17]的结果均被证实与残端愈合有关。然而，尽管所有这些方法似乎均优于多普勒踝部动脉压[18]，但一项研究表明其敏感性和特异性均不足以推荐临床使用[19]。

与未截肢患者相比，单侧经胫骨与经股骨截肢术后用假肢行走的能量消耗分别增加 63%和 117%。在双侧经股截肢者，计算出的能量消耗高达 280%[20]。因此，在选定的一组双侧经股截肢者在住院康复机构经训练能利用假肢行走，回家后大多数患者放弃行走而依赖轮椅就不觉得奇怪了[21]。

必须截肢的患者应该记住以下几点：

- 如果预料患者有借助假肢行走的潜力，或用假肢从椅子、床等协助转移的潜力，都应该尽可能地保留膝关节。
- 患者截肢术后很可能会依靠轮椅或卧床，经胫骨截肢的患者会有不愈合的风险，而且如果膝和髋屈曲挛缩，会不利于活动。对于这样的患者，膝关节离断或 Gritti-Stokes 截肢似乎是一个更好的选择。
- 25%或更多的膝关节固定屈曲畸形和（或）严重关节病，经胫骨截肢后，患者佩戴假肢行走要达到令人满意的效果可能很困难。在这种情况下，截肢应更靠近近侧。
- 包括双侧截肢的很多患者很可能仍需要轮椅或者卧床，与经胫和经股相比，膝离断或 Gritti-Stokes 截肢会是更好的选择。更长的长度和较大的表面积更有利于力量传导，并提供一个更好的嵌套平衡。
- 当患者行经胫骨截肢术困难，但有行走的潜能时，与膝关节离断术或者是 Gritti-Stokes 截肢相比，大多数截肢康复机构选择经股骨截肢。这是因为考虑到假肢嵌合的问题，这会影响到假肢的外观和功能。相反，很多研究证明经膝截肢的患者术后假肢在功能性方面会更佳。

手术注意事项

所有的截肢应当由有经验的外科医师主刀，而不应该授权给无监督或者是没有经验的初级医师。应当遵守以下重要原则：处理组织时要谨慎小心，同时要配合良好的止血措施。

- 开始时皮瓣应当充分准备，然后按需要进行裁剪和修整。
- 覆盖肢体残端的高质量的、有感觉的皮肤应当无张力。
- 残骨边缘应当被磨平成锥形。
- 皮肤和肌肉皮瓣应适当修剪以防止褶皱、多余组织的产生及球根样残端。
- 塑造正确的残端形状是外科医生在手术中的责任。
- 在加工肌肉皮瓣时，大腿止血带的使用会明显减少出血。

经股截肢术

确保有足够的肌肉（肌肉皮瓣）覆盖股骨断端，以防止疼痛和不适，让屈肌和伸肌的作用保持平衡[22]。因为组织质量较差，在骨头上钻孔来固定肌肉的肌肉固定术对于缺血的肢体可能是不合适的，但这会降低肌肉从股骨滑落的风险。肌肉成型和固定术需要髋关节保持自然的内收位置。

应留出从肢体残端到膝关节水平至少 12 cm 的距离，以允许置入假肢膝关节。这将防止假肢膝关节平面降低而引起外观和功能上的障碍。截肢骨头位置的确切选择取决于大腿肌肉和皮下组织厚度。考虑到这一点，病态肥胖患者应当考虑经膝截肢。

经膝截肢术

以过去的观点来看，那些被认为无能力行走的患者可考虑此水平截肢。较长的残端有助于患者移动、坐位平衡、保持肌肉附着及运动感觉。然而，最近包括系统回顾和 meta 分析的研究文章表明，经膝截肢的躯体健康总体评分（PCS）、生活质量调查表（SF-36）这些主要指标要高于经股骨截肢。经膝截肢的患者能行走 500 m 者要明显多于经股截肢。但是，拥有明显较短的假肢的经膝截肢患者比经股骨截肢的患者要更加痛苦[23]。另一项研究[24]表明，那些患外周血管疾病的患者选择经膝截肢往往与可以接受的早期愈合率和令人满意的功能性结果有关。这项研究的结论是经膝截肢优于经股骨截肢，这为有血管疾病患者的假肢康复提供了更好的选择机会。

常规的经膝上截肢与所造成的球形股骨髁和滑液的泄漏问题相关联。改进后的 Gritti-Stokes 截肢避免了这些问题，而且与可供选择的 Mazet 技术相比，在伤口愈合方面问题更少（图 6.2）。由于膝关节中心下降导致的假肢适配方面，以及膝关节在站立和运动时可行的控制技术的限制，经此水平截肢与假肢并不适配，所以需要进一步的研究来开发适配的假肢装置。这可以通过越来越多的由于地雷和简易爆炸装置（IED）引起的士兵和平民广泛小腿损伤而采用的经膝截肢术得到启发。

经胫骨截肢术

相比于传统的 Burgess 长后皮瓣[26]，许多外科医生更看倾向于选择斜行皮瓣技术[25]。斜行皮瓣是基于与长或短隐静脉伴行的提供皮肤主要血供的动脉。一项关于后皮瓣与斜行皮瓣的缺氧评估的小规模研究表明，后皮瓣常伴有经皮氧分压的显著与持久降低[27]。

✔✔ 尽管报道的经胫骨截肢应用斜行皮瓣的案例并不多，但随机试验表明，斜行皮瓣与传统的 Burgess 长后皮瓣在术后愈合方面并无明显差异[28]。因为斜行皮瓣应用后球状残肢较少，假肢适配和术后早期活动的时间会大大减少（图 6.3）。

斜行皮瓣可能因为股骨远端旁路手术及后续的筋膜切开减压术失败（行内侧皮肤切口时受到损伤），此时 Burgess 长后皮瓣可能会有帮助（图 6.4）。

理想状态是在保留 15 cm 处行胫骨截肢。腓骨应当在离胫骨残端 1.5 cm 处离断。必须修出短斜面和圆钝的胫骨末端。很多较短的经胫骨截肢的残端（短至 8 cm）虽然不理想，但可以配备额外的悬挂系统，例如销钉和内衬。

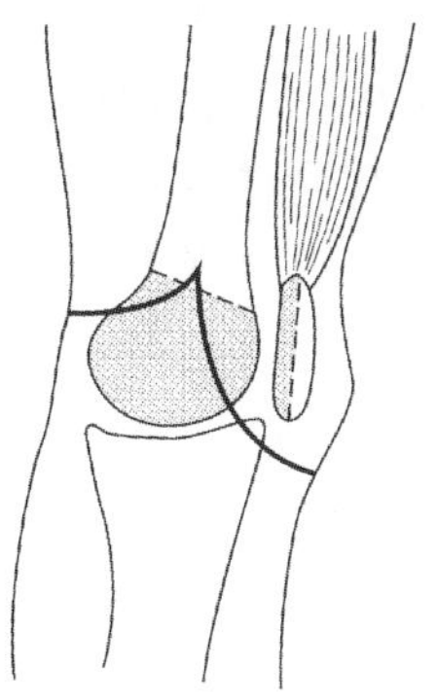
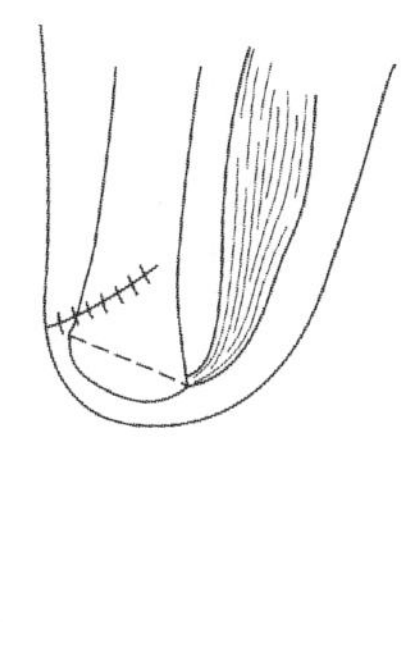

图 6.2　在改良的 Gritti – Stokes 截肢术中，股骨横断面的后倾角可以使膝盖骨的附件更加稳定

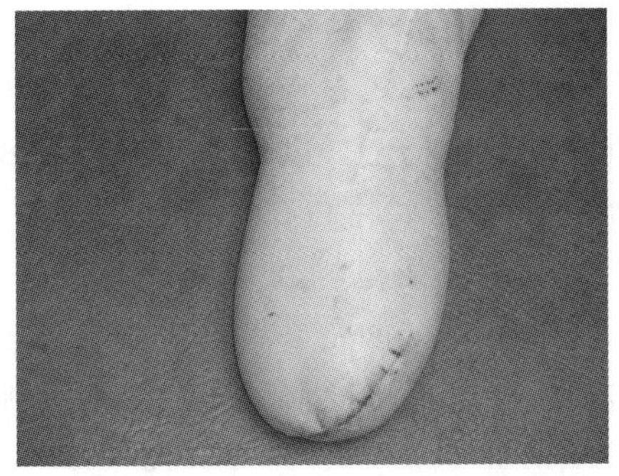

图 6.3　经胫骨截肢的斜行皮瓣在 2.5 周后表现出很好的适合于早期肢体配件的残端形状

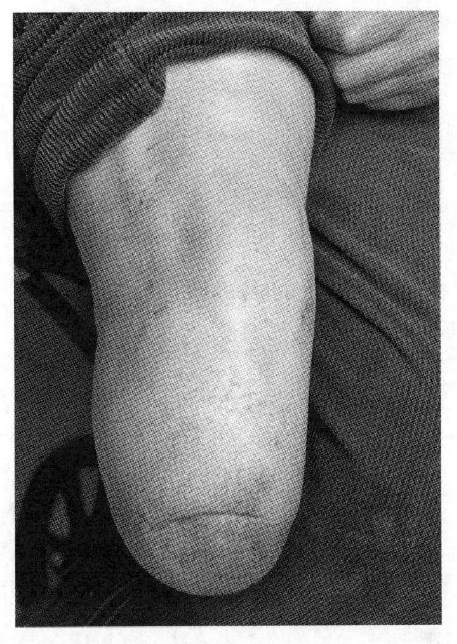

图 6.4　一个满意的经胫骨截肢及长后皮瓣成形术的残端

经趾骨截肢术

脚趾截肢术常用于有糖尿病的患者，因为他们足趾感染的风险更高。只有足部动脉可触及或可以恢复时，经足趾截肢术后才能愈合。因此，最好避免对有部分干性坏疽的脚趾进行截肢；而且最好通过近端趾骨基底部进行截肢，让伤口敞开以达到二期愈合。当感染超出近节趾骨时，特别是有糖尿病的患者，需行楔形切除术。相关的脚趾切除后，切除的径线应当越过感染的组织而到达健康部位为止。跖骨头应予切除，将伤口像“鱼嘴”一样敞开。第一和第五跖趾关节的感染应当行“网球拍”切开。跖骨头切除后，网球拍柄常常能够闭合。如果存在骨髓炎，将切除并保留的骨组织进行微生物培养，这些微生物与在溃疡灶培养的有所不同。

当出现全脚趾的坏疽，而且足底的皮肤条件允许时，可行经跖骨截肢术。可经足底皮瓣和跖骨近端骨横断面，在跖骨中间水平行足背部皮肤切开。如果尝试早期关闭皮瓣，有可能会出现皮瓣的感染和坏疽，所以应尽可能地保留软组织，并且考虑到使皮瓣敞开而延迟伤口闭合。真空辅助闭合系统可促进这种开放式的足趾截肢创面的愈合。

术后康复

由于外周血管疾病而行截肢术的患者往往年龄偏大，而且合并其他的残疾和疾病，所以其术后康复将面临很大的挑战。英国截肢术后康复的治疗标准是对截肢术后住院康复的患者采用团队医疗和假肢治疗路径。团队的核心应当包括血管外科医生、康复医学专家、专业理疗师、职业治疗师和假肢修复专家。随时可提供的社会服务人员、社区护士和临床心理专家都是非常重要的。其他服务包括轮椅服务人员、起居服侍人员、社会服务和矫形师。团队成员之间的密切联系和精诚合作是至关重要的。如果有截肢顾问和志愿者的话，将会很有价值。

✔ 根据英国专家共识，英国康复医师学会更新并发布了关于截肢和术后康复的最新标准和指南[29]。

计划

理想的情况是由康复医学专家和他们的团队组织截肢术前会诊，但对每一个打算截肢的患者来说是不切实际的。但是，截肢康复团队的成员（通常是治疗师）应在截肢之前看望患者，以做出初步评估，并为患者准备最可行的治疗方案，逐步向患者交代实际情况，并解决患者所有的具体问题或疑虑。如果患者有特殊要求，在这一阶段可能需要多学科康复小组的其他成员参与。在笔者的单位，专业涵盖血管科和康复科之间的理疗师工作起来非常有效。如果截肢是一种治疗选择，而不是必须的情况下，或者在截肢平面选择不易确定的情况下，笔者建议手术团队在康复医学顾问处获得合理的建议。

残肢管理

不应在因血管疾病而被截肢的患者身上使用紧的或有松紧性的残端包扎绷带，因为它可以产生不可接受的压力，导致组织破坏[30]。尽管一些研究表明，刚性熟石膏敷料能减少小腿截肢术后膝盖的挛缩率，但在英国，其一般不用于因血管疾病而截肢者。术后应用透明塑料敷料是非常有用的，因为这样利于检查伤口。这种类型的敷料使得物理治疗师在患者早期应用助行器之前或之后检查伤口时更加方便。当伤口需要常规敷料时，通常应用有弹性的管状绷带（如 Tubifast 绷带）来使这些敷料处于合适位置。如果伤口已愈合或愈合情况良好，残肢可应用弹性和压力渐变的残端收缩袜（如 Juzo 袜）（图 6.5）。在英国，物理治疗师对截肢者的调查（未发表）显示，残肢收缩袜将会比过去更早使用。在谢菲尔德，如果血管外科医生对膝下残肢伤口满意，并且患者能够耐受，会在术后第 4 天使用上述称为 Juzo 的袜子。在第一天使用 1 h，然后在未来数天中穿着时间逐渐延长，直到患者持续穿着。这一过程应由有经验的工作人员密切监控。残肢支撑物宜安装到轮椅上，以保持膝盖以下残肢升高，防止其水肿和膝关节屈曲。有时，对于经股骨或通过膝盖截肢的残肢来说，残端支撑物也可能是必要的。如果另一只脚容易受伤，那可能需要专业的鞋袜加以保护来防止损伤。笔者的研究中心发现，减压足踝矫形器可以有效地防止足部损伤，亦可减轻平卧位时的足跟压力。

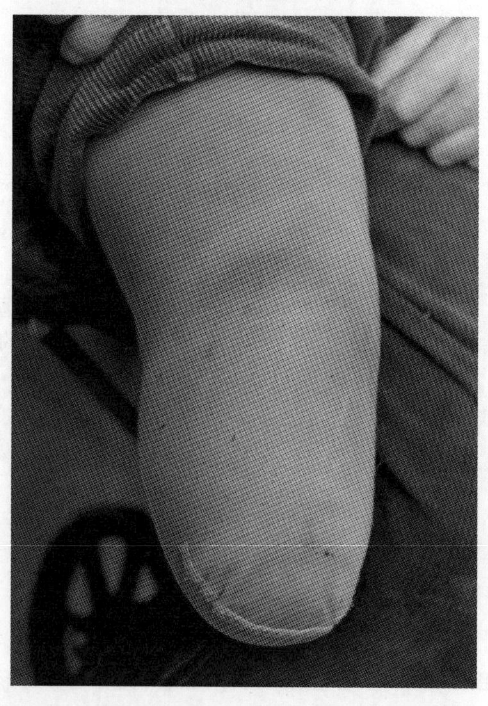

图 6.5 在经胫骨截肢残端可应用残端收缩的袜子

疼痛管理

控制肢体残端疼痛及幻肢痛对于患者顺利参与康复计划至关重要。Houghton等[31]发现，在血管性截肢患者术后 2 年，截肢前疼痛与幻肢痛之间存在显著的关系。Nikolajsen 等[32]在对大多数血管截肢者的研究中发现，术前肢体疼痛与截肢术后 1 周和 3 个月幻肢痛的事件之间存在相关性，而不是术后 6 个月。在这样的情况下，对疼痛早期介入是最有利的。近年来提出了众多医学干预措施，但目前认为三环类抗抑郁药和钠通道阻滞剂是用于神经性疼痛的首选药物[33]。

据报道，抗惊厥的卡马西平、非特异性钠通道阻断剂对幻肢痛是有效的[34-35]。已发现较新的药物普瑞巴林在临床上治疗严重幻肢痛有效。

除了对残肢和幻肢痛的药物治疗，各种非侵入性治疗如经皮神经电刺激、振动治疗、针灸、催眠和生物反馈都证明是有用的，尽管有效的证据不多。

术后早期康复

职业治疗师和物理治疗师应密切合作，以制订有效和及时的康复计划。在截肢术后第一天，理疗师会去看望患者，并且依据患者的全身状况和疼痛控制程度开始床上活动、关节运动、轮椅转移及轮椅上的活动方案。残端锻炼、残肢和上肢的锻炼、肌肉强化、保持近侧关节的活动度、坐位平衡和改善总体心血管健康状况，都应成为该计划的一部分。通过对每个截肢患者进行评估，尽早为其选择适当的轮椅和坐垫以便于出院。截肢患者应当学习必要的独立使用轮椅的技能。经过约 1 周的评估，治疗师通常会合理确定患者有无使用假肢的能力。一些截肢患者在术后早期康复阶段不太适应，但随后可能会得益于术后康复而恢复良好。因此，需要对这些患者进行适当的随访评估。极度虚弱、严重老年痴呆、严重心肺疾病、固定屈曲挛缩和严重的关节炎是假肢康复的禁忌。根据笔者的经验，老年人、双侧因血管疾病而经股骨截肢的患者没有应用假肢行走的能力。评估家庭环境和适应性、关于驾驶的建议、爱好和就业也被视为康复计划不可缺少的一部分。

✔ 针对早期康复阶段的循证治疗指南，由英国特许物理治疗师截肢康复协会出版[36]。

早期假肢康复

所有佩戴假肢的截肢患者应当接受假肢康复训练来达到最佳的康复效果。不应过于强调义肢矫具师在装配舒适、有功能假肢中的作用。假肢康复的目的应该是建立基于正常生理行走模式的高效步伐。理疗师应该通过姿势控制、重心转移、使用本体感受，以及特定的肌肉强化和伸展运动，来教会患者有效地控制假肢，以防止和纠正步态偏差。假肢康复将致力于个人的现实目标，并应包括与之相关的功能活动及他或她的生活方式。应给予他们充分的鼓励使其恢复兴趣爱好、体育活动、社会活动、驾驶并重返工作岗位。

✔ 英国截肢康复物理治疗师协会已经出版了针对成人下肢假肢的实用循证临床指南[37]。

截肢患者的体育活动

截肢不应该阻止个体积极参与体育活

动。我们通常认为的体育活动是跑步、骑车、游泳和踢球，但是还有其他可能更适合老年人、血管性截肢患者的体育活动，包括飞镖、斯诺克、保龄球、钓鱼和高尔夫。

大多数体育运动不需要特殊假肢，可以用健全的一边来完成。想要跑步或游泳的截肢者可以使用专业配件或假肢。它们可以使截肢者比以前更舒适，以较高的水平参加活动。活动假肢可能无法协助用户参与海滩/水上游泳，但允许截肢者到水中活动，比如冲浪、帆船和独木舟，没有这种假肢可能不允许进行上述活动。之前和当前的健康状况、并发残疾（如糖尿病并发症）和决心，都会成为个人返回或参加一项新的体育运动的重要影响因素。越来越多的截肢者可能会从截肢康复中心的专业人士、同龄人、类似英国截肢者 Les Autres 体育协会（BALASA）的组织和互联网上寻求建议。许多地方有专门截肢者可以参与的残疾人运动和休闲组织。

助步器

目前在英国主要使用两种类型的早期助步器（图 6.6、6.7）。大家最熟悉的是截肢后充气行动辅助装置（PPAM Aid）。PPAM Aid 应用广泛，可用于经胫骨、经膝、经股骨水平的截肢术。直到最近，另一种被称为截肢者行动辅助装置（AMA）的早期助行器已投入使用，它专为经胫骨截肢者而设计，允许被截肢者在步态训练周期弯曲并伸展膝关节。它有一只脚，而不是一个弯头，允许更自然的步态。遗憾的是，AMA 已经停产，目前还没有新的商品可用。对于经股骨截肢者来说，Femurette 是非常好的早期助步器，它是按照坐骨结节及膝关节外形进行仿制的经股骨截肢的假肢，同时它也有一只脚[38]。早期的助行器可以给人以极大的鼓舞，也用作评价截肢者行走潜力的评估工具。它们可减少残端不适感，有助于减轻残端水肿，并且可以促进伤口愈合，并允许姿势反射、平衡和步态的再训练。早期的助步器应考虑在有经验的治疗师指导下，于截肢术后 1 周左右使用。然而，在伤口愈合较差的情况下，助步器需要延迟使用。

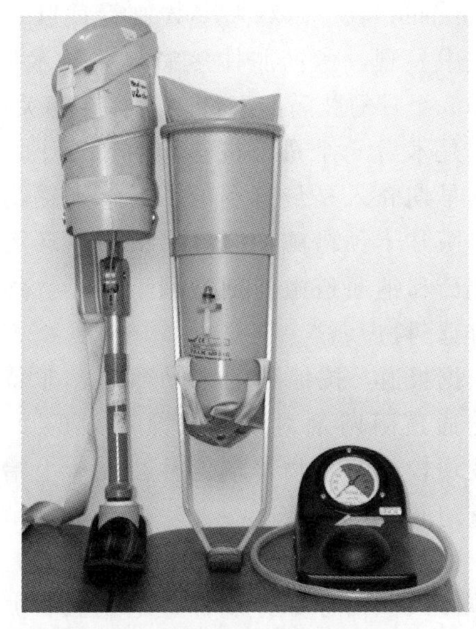

图 6.6 常用的早期行走辅助工具：Femurette（左）和术后充气行动辅助装置（PPAM Aid）。右边显示的是脚踏泵充气的 PPAM Aid

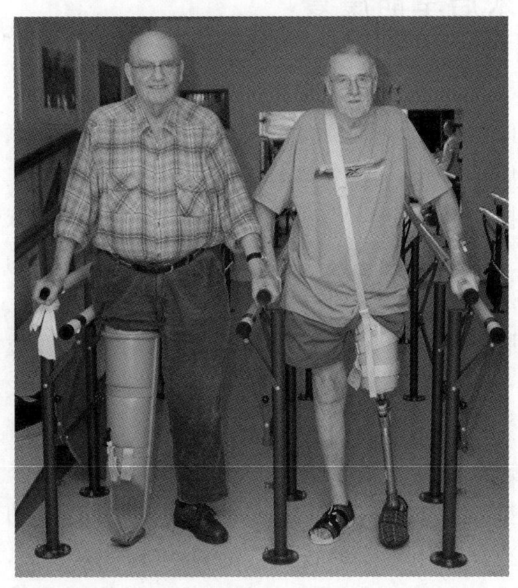

图 6.7 患者佩戴 Femurette（右）和 PPAM Aid（左）

假肢的发展

在英国使用的下肢假肢主要是内骨骼模块化结构（图 6.8）。这一系统与旧的传统式体外骨骼假肢相比，可以更快地生产、更换接头、调整和修理。对于大部分患者来说，一个新的肢体，从测量到交付，通常在 5 个工作日内完成。标准假肢通常包含由热塑性材料如聚丙烯或层压塑料为材料的接口，以及由碳纤维或轻合金制造的负重组件。通常会在血管截肢者截肢术后 6～8周为其设制第一个假肢，但可以根据伤口愈合情况和残肢的一般状况更早地装配，而不必等到残肢完全愈合后才装假肢。

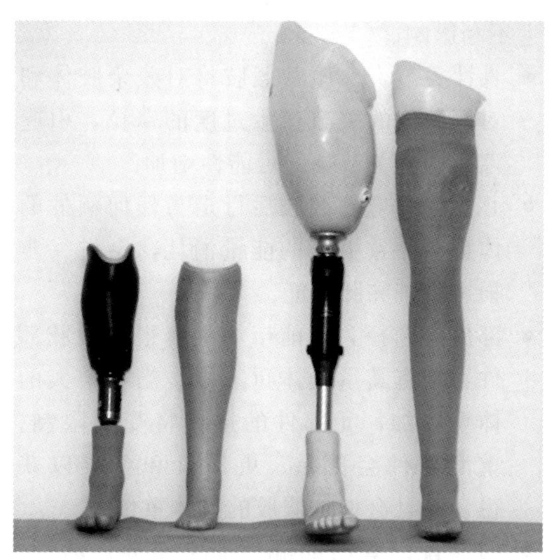

图 6.8　为经股骨和胫骨截肢患者准备的有（或无）装饰的、模块化的内骨骼假肢

因血管疾病而经股骨截肢的年轻患者，可能具有良好的肌肉组织和足够的肢体功能及灵活性而受益于假肢。这种假肢具有吸入接口装置和复杂的自由膝盖机动装置如气动或液压摆动。微处理器膝关节提供摆动和支撑时相控制，也可用于经股截肢者，但在许多 NHS 中心往往价格昂贵[39]。在英国，如果老年血管功能障碍经股骨截肢者接受一项假肢康复项目，其中大多数可被提供具有某种形式的腰带悬架和一个“锁定”膝盖（只能弯曲坐下）的非抽吸假肢。血管功能障碍经股截肢可能会受益于更积极的自由膝盖设计，包括具有四杆液压、气动或微处理器悬置接口的膝盖单位。

对于膝关节离断、Gritti-Stokes 或长段股骨截肢者，假肢的选择是有限的。采用多中心膝关节如四连杆膝盖机制已经解决了一些困难，但在这些水平的假肢仍然具有美观及功能性方面的局限性（图 6.9）。

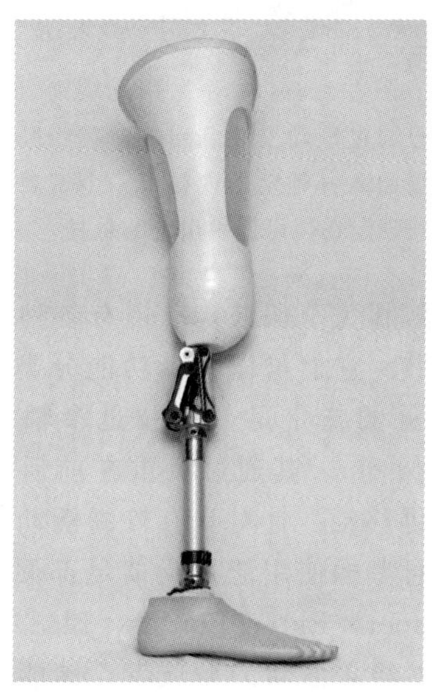

图 6.9　膝关节切除应用的假肢（无装饰）设置了四连杆多中心的膝关节

对于经胫骨截肢者，有各种接口系统供修复师使用，以达到最佳的配合和悬架。除了利用泥质衬套和髁上悬架的解剖系统，还引入了具有销或阀锁定装置的硅胶或凝胶的悬架系统，不但改善了悬架，同时减少了残肢与接口的摩擦力和剪切力（图 6.10）[40]。这种类型的假肢直接在残肢上使用硅胶或凝胶套筒，然后将其锁定在假肢插口上或使用吸入阀悬置。有许多商用衬垫可用于销悬挂系统。特别短的经胫骨截肢术后的残肢现在可以成功安装，这在以往用传统的髌腱支承假肢是不可能的。计算机辅助插口的设计和制造的使用，为铸

造假肢提供了一个替代选择。

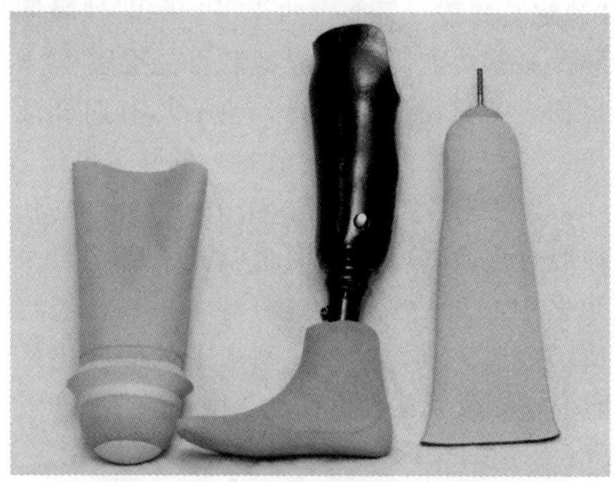

图 6.10 从左到右：一个采用远端锁定销的硅胶套内胆通过滚动安装到残端；在经胫骨截肢假肢残端插入并锁定的内衬；一个密封硅胶衬垫，无须锁定销便可提供出色的悬挂

类似膝关节假肢，市售有各种各样的足部假肢。它们可以按其功能分类。在英国最常见的指定足部假肢是多轴多样脚(Blatchfords)，其通过负重在前后及中侧方向提供移动。针对具有较高活动水平的患者，可考虑使用能量反馈足部假肢，包括 Flexfoot、Elite、Epirius、Blade 和 Seattle。对经常活动的截肢者，储能足部假肢因较少的能量消耗而为人所知。

✔✔ 最近发现，能量反馈足部假肢也可以为经股骨截肢者提供极大的帮助[41-42]。

其他有用的元件包括患者鞋跟高度不同应用的可调鞋跟高度设备、扭转设备、在假肢的胫骨方向吸收垂直和旋转扭矩力量的减震器、允许在地板上盘腿而坐的转盘、单独创建的或供游泳或淋浴用的高度逼真的硅胶美容套。选择假肢和组件将根据临床评估、截肢者的意愿、切合实际的目标、康复进程及得益于应用此设备的能力来综合决定。

肥胖患者的康复

肥胖症在英国以及许多国家呈上升趋势。2006 年，24%的人被列为肥胖。当记录正确的体质量指数时，截去肢体的重量需要计算在内。肥胖带来的健康危险是众所周知的，包括糖尿病、冠心病、卒中和骨关节炎。体重的增加将对假肢的康复产生不利影响。

- 骨性关节炎。佩戴假肢将对残余肢体和对侧肢体的关节产生过度的牵拉，引起疼痛和骨关节炎的可能性增加。
- 心血管效应。截肢后行走与任何额外的体重会导致更大的能量消耗，会进一步损害心脏和肺功能。
- 部件的选择。目前市场上有很多假肢部件，均有其承受体重上限。当一个人的体重增加，元部件的选择将受到限制。重型部件会更重、更昂贵和更难以获得，而且会增加假肢的整体重量。
- 臼装配。套臼的舒适非常重要；然而，由于软组织多少及骨突起位置不易确定，很难获得良好的稳定悬挂。因此，软组织更容易出现炎症和溃疡。

要点

- 在英国，80%的截肢是由于血管疾病和越来越多的糖尿病。血管重建可降低截肢率。
- 理想截肢平面的选择取决于愈合的潜能、康复潜力和假肢的考虑。
- 小腿截肢患者与那些接受经股截肢术的患者相比，应用假肢的潜力更高。
- 对那些不可能实现假肢行走的患者，Gritti-Stokes 截肢术优于经股截肢。
- 对截肢者或将要截肢者的全面评估，再辅以多学科康复治疗，有可能提供最佳的结果。

- 截肢手术应被视为一个建设性的操作，以创造最佳的截肢残端，因此应由经过专业训练的外科医生来操作。
- 不推荐用弹力绷带包扎残端。
- 截肢术后早期助行器的使用是康复的一个重要组成部分。
- 现代假肢是模块化的，可迅速应用现代材料技术。
- 越来越多更复杂的组件可以使用，虽然它们往往是只适用于更积极的截肢者。
- 假肢部件的类型将根据被截肢者的现实目标、康复的进展及获益的能力确定。

参考文献

1. Fyfe NCM. Amputation and rehabilitation. In: Davies AH, Beard JD, Wyatt MG, editors. Essential vascular surgery. London: WB Saunders; 1999. p. 243–51.
2. The Global Lower Extremity Amputation Study Group. Epidemiology of lower extremity amputation in centres in Europe, North America and East Asia. Br J Surg 2000;87:328–37.
3. Amputee Statistical Database for the United Kingdom 2006–07: Information Services Division. Edinburgh: National Health Service Scotland, Edinburgh; 2009.
4. Gutteridge W, Torrie P, Galland R. Trends in arterial reconstruction, angioplasty and amputation. Health Trends 1994;26:88–91.
5. Ebskov LB, Scroeder TV, Holstein PE. Epidemiology of leg amputation: the influence of vascular surgery. Br J Surg 1994;81:1600–3.
6. Luther M. The influence of arterial reconstruction surgery on the outcome of critical leg ischaemia. Eur J Vasc Surg 1994;8:682–9.
7. The West Coast Vascular Surgeons Study Group. Variations of rates of vascular surgical procedures for chronic critical limb ischaemia and lower limb amputation rates in Western Swedish counties. Eur J Vasc Endovasc Surg 1997;14:310–4.
8. Kuiken TA, Miller L. Lipschutz R, et al. In: Braddom RL, editor. Rehabilitation of people with lower limb amputation. Philadelphia, PA: Elsevier; 2007. p. 283–323.
9. Pandian G, Hamid F. Hammond M. In: Delisa JA, Gans BM, editors. Rehabilitation of the patient with peripheral vascular disease and diabetic foot problems. Philadelphia, PA: Lippincott-Raven; 1998.
10. Johnson B, Evans L, Datta D, et al. Surgery for limb threatening ischaemia. A reappraisal of costs and benefits. Eur J Vasc Endovasc Surg 1995;9:181–8.
11. Houghton AD, Taylor PR, Thurlow S, et al. Success rates for rehabilitation of vascular amputees: implications for preoperative assessment and amputation level. Br J Surg 1992;79:753–5.
12. Davies B, Datta D. Mobility outcome following unilateral lower limb amputation. Prosthet Orthot Int 2003;27:186–90.
13. Ratcliffe DA, Clyne CAC, Chant ADB, et al. Prediction of amputation wound healing: the role of transcutaneous pO_2 assessment. Br J Surg 1984;71:219–22.
14. Van Den Broek TAA, Dwars BJ, Rauwerda JA, et al. Photoplethysmographic selection of amputation level in peripheral vascular disease. J Vasc Surg 1988;8:10–3.
15. Karanfilian RG, Lynch TG, Zinsl VT, et al. The value of laser Doppler velocimetry and transcutaneous oxygen tension determination in predicting healing of ischaemic forefoot ulcerations and amputations in diabetic and non-diabetic patients. J Vasc Surg 1986;4:511–6.
16. Stoner HB, Taylor L, Marcuson RW. The value of skin temperature measurements in forecasting the healing of below-knee amputation for end-stage ischaemia of the leg in peripheral vascular disease. Eur J Vasc Surg 1989;3:355–61.
17. Moore WS, Henry RE, Malone JM, et al. Prospective use of xenon Xe-133 clearance for amputation level selection. Arch Surg 1981;116:86–8.
18. Welch GH, Leiberman DP, Pollock JG, et al. Failure of Doppler ankle pressure to predict healing of conservative forefoot amputations. Br J Surg 1985;72:888–91.
19. Savin S, Sharni S, Shields DA, et al. Selection of amputation level: a review. Eur J Vasc Surg 1991;5:611–20.

    The authors reviewed the evidence for many tests (Doppler indices, segmental pressures, skin blood flow, skin perfusion pressure, tcP_{O2}, thermography) to predict the likelihood of successful healing of an amputation stump. They concluded that the foremost requirement to raise the below-knee/above-knee ratio is to promote awareness among surgeons of the value of medical management and encourage the use of routinely available tests such as ankle–brachial pressure index and Doppler segmental pressures. The value of more specialised tests remains to be established.
20. Huang CT, Jackson JR, Moore NB, et al. Amputation: energy cost of ambulation. Arch Phys Med Rehabil 1979;60:18–24.
21. Datta D, Nair PN, Payne J. Outcome of prosthetic management of bilateral lower limb amputees. Disabil Rehabil 1992;14:98–102.

22. Chadwick SJD, Lewis JD. Above-knee amputation. Ann R Coll Surg Engl 1991;73:152–4.

23. Penn-Barwell JG. Outcomes in lower limb amputation following trauma: a systematic review and meta-analysis. Injury, Int J Care Injured 2011;42:1474–9.

24. Morse BC, Cull DL, Kalbaugh C, et al. Through knee amputation in patients with peripheral arterial disease: A review of 50 cases. J Vasc Surg 2008;48:638–43.

25. Robinson KP, Hoile R, Coddington T. Skew flap myoplastic below knee amputation: a preliminary report. Br J Surg 1982;69:554–7.

26. Burgess EM. The below knee amputation. Bull Prosthet Res 1968;10:19–25.

27. Johnson WC, Watkins MT, Hamilton J, et al. Transcutaneous partial oxygen pressure changes following skew flap and Burgess-type below knee amputations. Arch Surg 1997;132:261–3.

28. Ruckley CV, Stonebridge PA, Prescott RJ. Skewflap versus long posterior flap in below-knee amputations: multicenter trial. J Vasc Surg 1991;13:423–7.
A multicentre trial – 191 patients with end-stage occlusive vascular disease needing transtibial amputation were randomised to skew flap technique in 98 and long posterior flap technique in 93 patients. The two groups were well matched: 30-day mortality rate, state of wound at 1 week and need for surgical revision at the same or higher level were not statistically significant between the groups. Follow-up information at 6 months showed 64 (84%) of the skew flaps and 50 (77%) of the long posterior flaps were fitted with prostheses. Walking, alone or with support, was achieved in 59 (78%) and 46 (71%), respectively. None of these differences reached statistical significance.

29. British Society of Rehabilitation Medicine. Amputee and prosthetic rehabilitation standards and guidelines. 2nd ed. Report of the Working Party (chair Hanspal RS). London: British Society of Rehabilitation Medicine; 2003.

30. Isherwood PA, Robertson JC, Rossi A. Pressure measurements beneath below-knee stump bandages. Elastic bandaging, the Puddifoot dressing and a pneumatic bandaging technique compared. Br J Surg 1975;62:982–6.

31. Houghton AD, Nicholls G, Houghton AL, et al. Phantom pain: natural history and association with rehabilitation. Ann R Coll Surg Engl 1994;76:22–5.

32. Nikolajsen L, Ilkjaer S, Kroner K, et al. The influence of preamputation pain on postamputation stump and phantom pain. Pain 1997;72:393–405.

33. Nikolajsen L, Jensen TS. Phantom limb pain. Br J Anaesth 2001;87:107–16.

34. Elliott F, Little A, Milbrandt W. Carbamazepine for phantom limb phenomena. N Engl J Med 1976;295:678.

35. Patterson JF. Carbamazepine in the treatment of phantom limb pain. South Med J 1988;81:1101–12.

36. Broomhead P, Davies D, Hancock A, et al. Clinical guidelines for the pre and post operative physiotherapy management of adults with lower limb amputation. London: British Association of Chartered Physiotherapists in Amputee Rehabilitation; 2006.

37. Broomhead P, Dawes D, Hale C, et al. Evidence based clinical guidelines for physiotherapy management of adults with lower limb prostheses. London: British Association of Chartered Physiotherapists in Amputee Rehabilitation; 2003.

38. Ramsay EM. A clinical evaluation of the LIC Femurette as an early training device for the primary above knee amputee. Physiotherapy 1988;74:598–601.

39. Datta D, Howitt J. Conventional versus microchip controlled pneumatic swing-phase control for transfemoral amputees. Prosthet Orthot Int 1998;22:129–35.

40. Datta D, Vaidya S, Howitt J, et al. Outcome of fitting of ICEROSS prosthesis: views of transtibial amputees. Prosthet Orthot Int 1996;20:111–5.

41. Graham LE, Datta D, Heller B, et al. A comparative study – oxygen consumption and energy storing prosthesis in transfemoral amputees. Clin Rehabil 2008;22(10–11):896–901.
This experimental crossover trial established transfemoral amputees wearing Multiflex foot initially and then Variflex foot and concluded that a high functioning transfemoral amputee who wears an energy-storing prosthetic foot may have significantly reduced oxygen consumption at normal walking speed.

42. Graham LE, Datta D, Heller B, et al. A comparative study of conventional and energy storing prosthetic feet in high functioning transfemoral amputees. Arch Phys Med Rehab 2007;88(6):801–6.
In this study of the same subjects as in Ref. 41 it was shown that a transfemoral amputee who wears an energy-storing foot can have a more symmetrical gait in regard to some measures of spatial symmetry, kinetics and kinematics than one who wears a conventional prosthetic foot.

第 7 章　血管外科修复手术

Jan Brunkwall • Michael Gawenda　著
郭宝磊　董智慧　符伟国　译校

引言

由于动脉粥样硬化进展，移植物闭塞，动脉瘤形成或感染，在开始 6 周内往往需要血管重建修复。下肢旁路术后 5 年内多达 40％的病例需要再次干预[1]。同样，在动脉瘤腔内修复术后 5 年，也有 30％的病例需要再次干预[2-6]。再次干预手术需要丰富的经验判断；开放手术在技术上会更为困难，因为正常组织结构的破坏和纤维瘢痕形成，术中需要仔细分离以控制动脉血管。由于解剖结构已被先前的手术或介入干预改变，因此手术时间、术中失血、感染概率和手术风险都相应增加。腔内再次干预术前，需要仔细评估干预的时机、方案及何时需要中转开放手术。

移植物闭塞

移植物血栓形成往往发病急骤，但偶尔也会由于缺血症状加重而被发现，主要包括中度间歇性跛行到重度缺血症状，但移植物闭塞也可无明显症状。通常，自发的远端血管栓塞可引起远端肢体缺血（蓝趾综合征或坏疽）。移植物血栓形成导致远端血管栓塞后，远端流出道的丢失与截肢的风险密切相关。然而，术后 6 周内发生的移植物血栓形成往往与术中操作不当和流出道较差有关。远期的移植物内闭塞是由于旁路血管内膜增生、进展性的流入道或流出道疾病引起（见第 4 章）。移植物狭窄往往无明显症状，在下肢静脉旁路血管中发生率为 20％～30％，且主要发生在术后第 1 年内[7-8]。大于 70％的狭窄（流速＞3 m/s，或流速比＞3.0）可影响血流，如果不干预，往往会引起移植物闭塞[9]。

移植物闭塞的影响因素

局部因素

局部因素主要涉及流入道、流出道和移植物本身的质量（见第 4 章）。

> ✔✔ 腹股沟上移植物通畅率优于腹股沟下移植物，同时股胫动脉移植物闭塞的发生率高于股腘动脉旁路术[10]。自体大隐静脉优于 Dacron、聚四氟乙烯（PTFE）或人脐静脉[11]。Dacron 和 PTFE 用于股腘动脉旁路术的 5 年通畅率无明显差异[12]。但近期一项 Scandinavian 的多中心随机对照研究发现，肝素涂层的 PTFE 人工血管可使移植物失败率降低 37％；在股腘动脉旁路术和严重肢体缺血的病例中，其可将风险降低 50％[13]。相关注册数据已确认了这一结果[14]。
>
> 就技术而言，翻转式自体静脉旁路和原位移植的临床结果基本相同[15-16]。在一项关于腘动脉-远端动脉旁路术长期的一期、二期通畅率和保肢率的 meta 分析显示，翻转式自体静脉旁路更具优越性[17]。

血管镜（angioscopically）下观察手臂静脉与大隐静脉相似[18]。术前血管超声检查可识别最合适的自体静脉[19]。近期一项关于下肢重度缺血（CLI）旁路术后的回顾性研究显示，上肢静脉在中期的一、二期通畅率和保肢率方面均优于人工血管旁路[20]。

✔✔ Cochrane 的一项系统分析认为，在膝上旁路术中，自体静脉移植物通畅率明显优于人工合成材料；长期随访中（5年），Dacron 移植物通畅率略优于 PTFE 移植物。在膝下旁路术中，相对于单纯 PTFE 移植物，PTFE＋静脉袖套术式可提高一期通畅率[21]。

PTFE 人工血管移植物闭塞的风险较自体静脉旁路更大，并需要急诊处理。这是因为人工血管内血栓可迅速蔓延至流出道血管内，而远端吻合口处的静脉补片可显著降低 PTFE 内血栓蔓延至流出道血管的风险（图 7.1）[22]。

✔✔ 尽管大量研究表明自体静脉移植物具有优势，但是 Dutch BOA 研究显示，自体静脉和人工合成移植物材料在下肢旁路闭塞后的截肢风险中无明显差异[23]。

远端流出道血管的质量和数量是下肢旁路术后患者不良事件的预测因素[24-25]。肢体坏疽后旁路术后移植物闭塞风险高于其他情况，可能与导致严重缺血的不良流出道血管有关[26]。

一般因素

✔ 下肢旁路术后继续吸烟将使移植物失败的风险至少增加 3 倍[27]。糖尿病和肾功能不全可影响患者的生存率，但并不影响移植物的通畅率[27-29]。

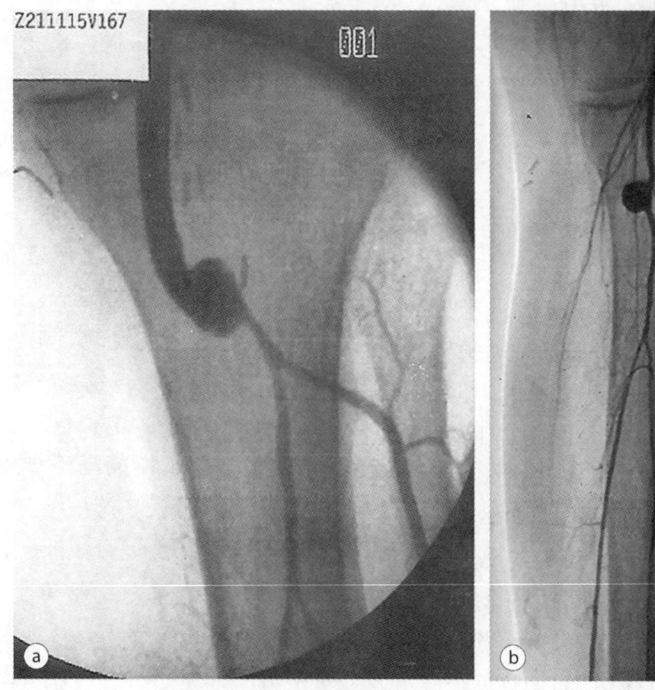

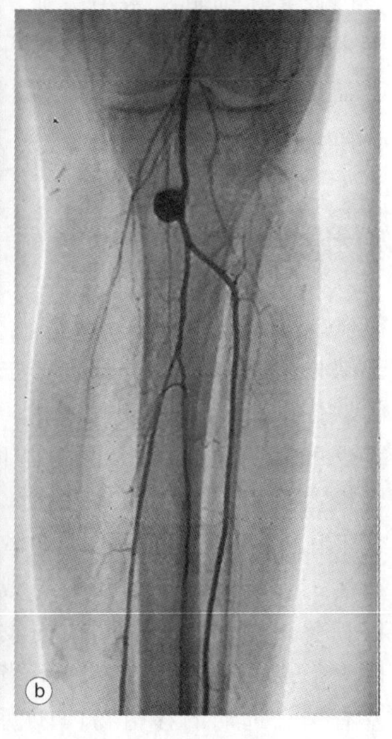

图 7.1 远端吻合口处使用静脉补片（Miller cuff）的股腘动脉旁路。a. 术前造影；b. 移植物血栓形成 3 年后远端流出道血管保留尚可

存在高水平纤维蛋白原、高脂血症、血栓形成高危因素（如蛋白 C、蛋白 S 或抗凝血酶Ⅲ缺乏、抗磷脂抗体综合征）和血小板聚集水平增高，均可导致移植物内血栓形成[30]。Ⅴ Leiden 因子变异的影响尚存在争议[31-32]。

黑人和女性是下肢自体静脉旁路术后不良事件的危险因素。黑人患者术后移植物失败率和截肢风险更高，因而黑人女性患者是此类手术的高危人群[33]。激素替代治疗也可增加此类风险[34-35]。

移植物内血栓形成的预防

✔✔ 采用阿司匹林抗血小板治疗有利于提高外周血管旁路移植物的通畅率，但其对于自体静脉移植物的益处却不如人工材料移植物[36]。Dutch BOA 研究显示，阿司匹林对于下肢人工血管移植物更有益处，而华法林对于静脉移植物的疗效更好[37]。但是，目前尚无常规服用华法林的指征。

在 CASPAR 研究中，氯吡格雷联合阿司匹林治疗并不能改善外周血管疾病患者膝下旁路术后的局部和全身效果。亚组分析显示，氯吡格雷联合阿司匹林有利于提高人工血管旁路的通畅率，同时不增加明显的大出血风险事件[38]。

腹股沟上血管旁路的随访观察并未显示出较好的成本-效益比，仅有少数临床获益。腹股沟下血管旁路术更易发生移植物闭塞，且大多发生在术后 2 年内，因此患者术后在此时间段应密切随访。随访包括药物服用史、临床症状和体征、超声检查。人工血管旁路术后不推荐另做多普勒超声检查。

✔✔ 一些研究对仅基于超声检查随访移植物通畅率提出质疑[39]。近期一项大宗随机对照研究发现，股腘动脉和股动脉-膝下动脉自体静脉旁路术后，密切的超声随访并不能对患者的保肢率带来更大益处[40]。

移植物狭窄（移植物失败）的处理

尽管对于无症状狭窄的处理尚存在争议，但很明确的是，有症状的移植物狭窄应该处理，可行血管成形术或开放手术修复。腹股沟下自体静脉移植物的手术修复可为进一步的介入干预或大范围截肢提供较大的自由度；但是，腔内修复的早期成功率却是相似的，尤其对于尚无闭塞的移植物。随着时间延长，腔内修复的再次干预率会不断增加，并表现出较高的失败率[41]。长期观察显示，开放手术修复可能更持久，但由于腔内修复短期通畅率尚可，且对于大于 3 个月的移植物狭窄、短段（<2 cm）和单个狭窄病变的并发症较少，故实际上更倾向于腔内治疗[42-43]。

短段的移植物狭窄无论是中段或是吻合口位置，使用较大压力（可达到 2020 kPa，图 7.2）的球囊扩张成形术可获得满意的效果。推荐使用切割球囊，但其带来一定效果的同时也增加了并发症的发生率[44-46]。支架（如自膨式镍钛合金裸支架）可选择性使用[47]。

长段的移植物狭窄行开放手术修复较

✔✔ 一项临床随机研究显示，在股腘动脉中段狭窄病变植入无聚合物的载紫杉醇涂层镍钛支架是安全的，且在 12 个月的通畅率方面优于经皮球囊扩张成形术（PTA）和植入金属裸支架[48]。

好，可能需要对侧较长的隐静脉或股浅静脉行旁路术[18]。胫动脉或腘动脉远端吻合口狭窄不宜行球囊扩张术，最好在新鲜的流出道血管处重新吻合，以避免周围瘢痕组织或血管粘连（图 7.3）。

移植物失败的处理

如果移植物闭塞并未引起有症状性的间歇性跛行，则推荐保守治疗。急性中度缺血可能留有时间行溶栓治疗或择期手术，但是伴有肢体感觉麻痹时，则需要在几小时内重建血运（见第 8 章）。

溶栓治疗的作用

> ✔ 局部置管溶栓是一个有效的保肢手段，尤其对于人工血管旁路术 3 个月内发生移植物闭塞 14 天之内的患者[49]。

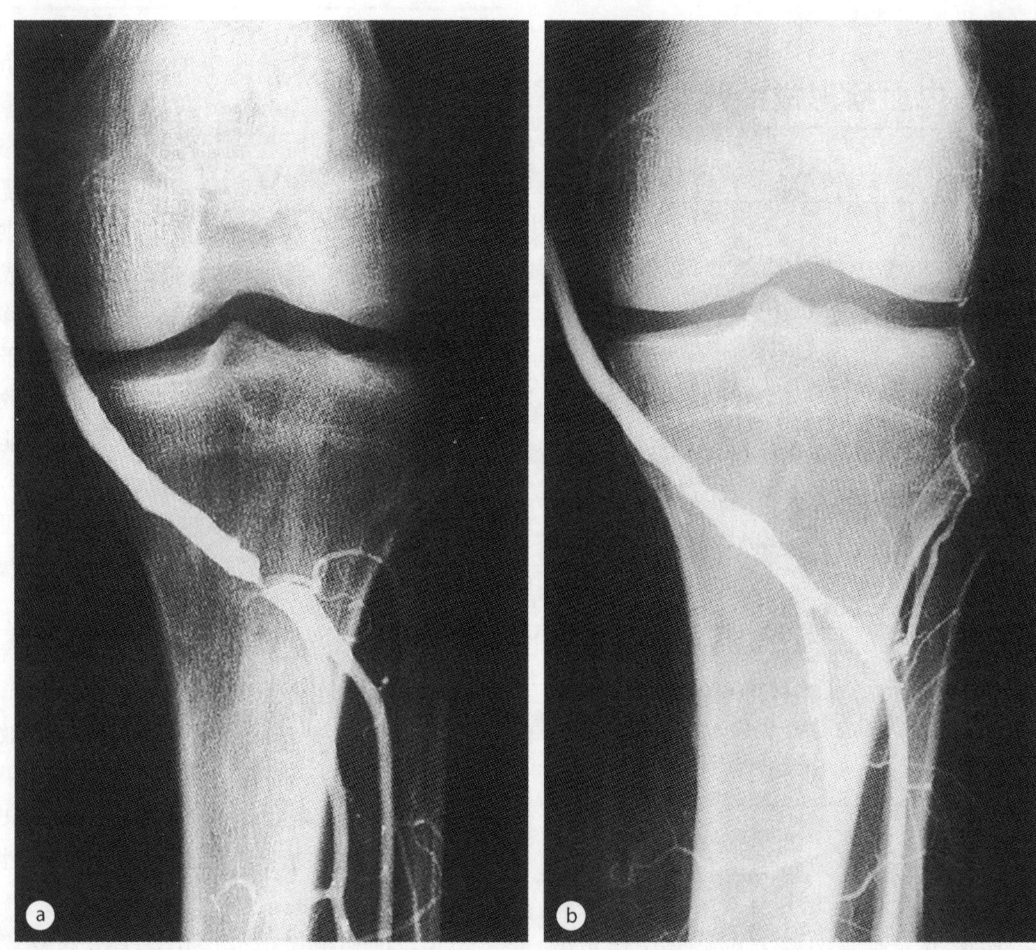

图 7.2 近膝下腘动脉吻合口处静脉移植物狭窄（a），通过球囊扩张成功修复（b）

尽管溶栓治疗不适合腹股沟上移植物，但在腹股沟下移植物闭塞中广泛应用。其优势是可以避免再次手术，移植物可以再通，且在腔内治疗的同时可了解闭塞的原因。远端流出道血管比开放手术也可更有效地再通。经皮机械性血栓清除术或使用大剂量药物可减少溶栓的时间[50-51]。如果溶栓治疗失败，或单纯溶栓并不能解决问题，此时行开放手术既可明确病因，又可评估流出道血管。尽管溶栓治疗一期成功率较高，但亦同时存在禁忌证、出血并发症、远期通畅率差和持续缺血等问题[52-53]。因此，对于存在远端流出道广泛血栓者，可推荐暂时保留溶栓导管[54]。

腹股沟上移植物血栓形成

主双股移植物的单侧肢体血栓形成，可在腹股沟区切开行血栓清除术，即使移植物已闭塞数月。可使用 Fogarty 取栓导管、陈旧性血栓取栓导管和环形剥离装置完成。在这些操作中，对侧腹股沟区应行加压以避免栓塞。远端吻合口处狭窄是引起移植物内血栓形成的重要原因，因此修复时应将吻合口延至股深动脉处（图 7.4）。对双侧移植物均闭塞的患者，经一侧股动脉取栓往往不能完成，问题在于病变均位于流入道血管。移植物可以在原位被重新置换或行解剖外旁路术（腋双股动脉旁路）。

腋双股动脉旁路术移植物闭塞的主要原因是吻合口或流入道血管狭窄[55]。可通过腹股沟区取栓，但往往需要行移植物上方切口。其原因是无瘢痕组织处的新移植物，可为长段的血栓清除或单侧取栓不够时提供更多的解决办法。这同样适用于股股动脉旁路移植物闭塞。

腹股沟下移植物血栓形成

如果发生慢性闭塞，是否需要行血管重建应根据患者既往病史、体格检查和实验室检查（多普勒、超声、血管造影）结果决定。

急性缺血患者需要立即决定是行溶栓治疗还是开放手术。如果是发生在 1 周内的人工血管移植物闭塞，通常可以行经腹股沟血栓清除术。吻合口处狭窄必须修复处理，围术期需行血管造影以确保流入道和流出道血管通畅。如有必要，流出道血管可通过膝下方法选择性处理。在某些病例中，术中溶栓也是另一种处理措施（见

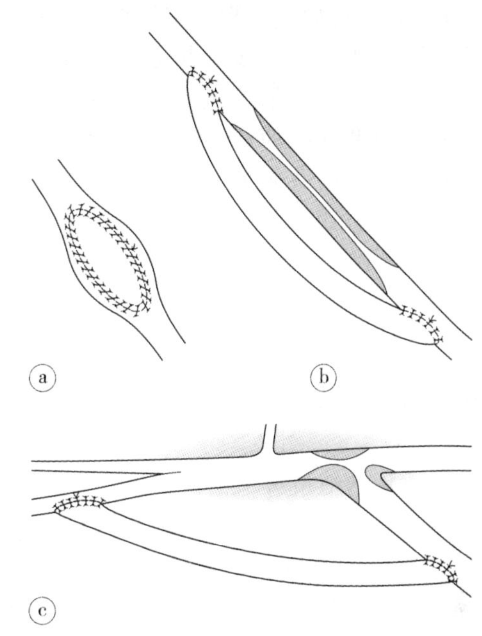

图 7.3 a. 静脉补片成形；b. 长段静脉移植物狭窄后旁路；c. 跳跃股腘动脉旁路远端狭窄吻合口至远端腘动脉的移植物旁路

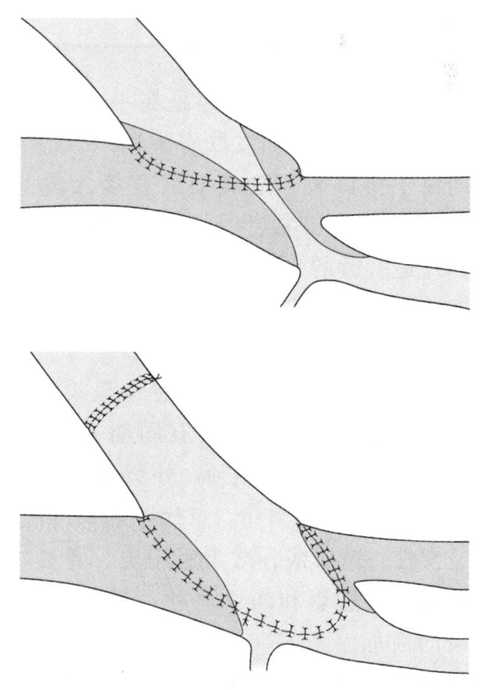

图 7.4 延长主双股一侧肢体移植物修补股深动脉开口处狭窄。此病例的股浅动脉已闭塞

第 8 章)[56]。静脉移植物通常很难行血栓清除术。比较理想的方法是重新做旁路，就像人工血管移植物取栓后效果不满意的做法一样。如果可能的话，可以继续使用静脉移植物。急性缺血取栓术后，应考虑行筋膜切开术以缓解患肢高压、提高远端灌注，如果小腿术前已有肿胀或压痛，更应该注意[57-58]。

移植物感染

移植物感染相对罕见（1%～5%），但截肢率和死亡率高[59]。在一项包括 55 例移植物感染病例的多中心研究中，31%的患者死亡，33%的患者截肢，仅有 45%的患者住院期间未行截肢[60]。因此，治疗的关键是提高患者的生存率和根除感染灶，以及通过一种持久的、不会引起进一步感染的方法重建血运。

病因

移植物感染通常认为是在手术消毒皮肤时种植了细菌（如皮肤寄生菌），或在围术期由于伤口裂开造成细菌直接入侵[61]。下肢血管重建开放手术的切口部位感染（SSI）是术后的一个严重并发症，其可使早期移植物失败和再次手术的风险增加至少 2 倍[62]。

患者合并如下情况时，感染风险增加：坏疽、高龄、肥胖，以及有同期入院行再次手术的病友。术前剃须、外科引流大于 3 天、手术时间大于 4 h、急诊手术、再次手术、女性、糖尿病、激素服用史、肾衰竭、近期有血管造影和伤口血肿，都是移植物感染的高危因素[62-63]。静脉导管引起的血源性感染或全身感染也可导致移植物细菌种植和败血症。

静脉移植物比人工血管更抗感染，但当暴露在开放伤口内时，细菌可直接侵蚀。

预防

感染患者应就近入院治疗，并与有明确感染的患者隔离，尤其是耐甲氧西林金黄色葡萄球菌（MASA）感染者。很多医院对择期手术患者入院前筛查 MASA，并在术前彻底治疗感染。

严格的无菌技术和空气层流手术间可使感染率降到最低。可使用碘浸黏附手术单隔离手术区。

预防性使用抗生素（头孢菌素或克拉维酸）可降低伤口和移植物感染。尚无证据表明术前可使用 3 倍以上剂量。有些医生会加用 1 个剂量的庆大霉素或万古霉素以覆盖 MASA。

✔✔ 预防性全身使用抗生素可降低伤口感染和早期移植物感染的风险。预防性使用抗生素超过 24 h 并不能增加益处。尚无证据显示，预防性利福平涂层 Dacron 人工血管可减少 1 个月或 2 年时的人工血管感染率[64]。镀银人工血管同样如此[65-66]。腹股沟区伤口抽吸引流对伤口感染率的利害关系尚不明确[64]，也尚无证据表明，术前使用抗菌药物冲洗腹股沟区切口可获益[67]。

仅有少量证据显示，存在人工血管移植物的患者进行其他开放手术或牙科操作前可预防性使用抗生素。

临床表现

血管外科手术的伤口感染按照组织累及的深度可分为：1 型仅累及皮肤，2 型累及皮下组织，3 型是移植物本身[68]。人工血管移植物感染可发生在术后任何时间，表现为发热、全身性败血症、局部脓肿或鼻窦炎、移植物外露、血栓形成或吻合口出血。少数情况下，感染性栓子是其首发征象（图 7.5）。感染的外露静脉移植物可在任何时间发生腐蚀。

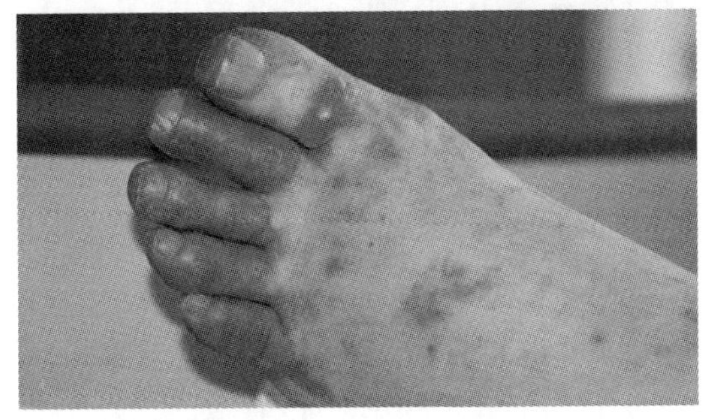

图 7.5　足部感染性栓子为主-股动脉人工血管移植物感染的首发征象

肾下型人工血管移植物可以侵蚀十二指肠的第 3 段或第 4 段，从而引起主动脉-十二指肠瘘，在出现灾难性大出血前会有1～2处胃肠道出血的征象。通常，主动脉人工血管移植物可侵蚀任何一部分肠管，包括阑尾和输尿管。如主动脉肠道侵蚀将会引起腹膜后局限性腹膜炎或腹股沟区脓肿（图 7.6a、b），最终导致灾难性大出血。主动脉侵蚀肠道的死亡率极高（>50%），再发感染或主动脉破裂的发生率超过 25%[69]。

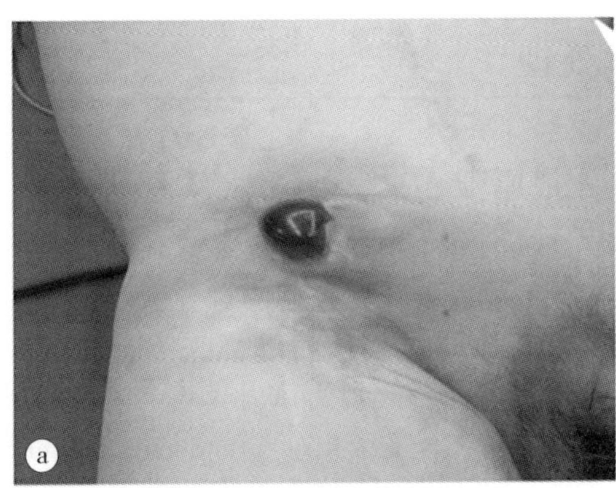

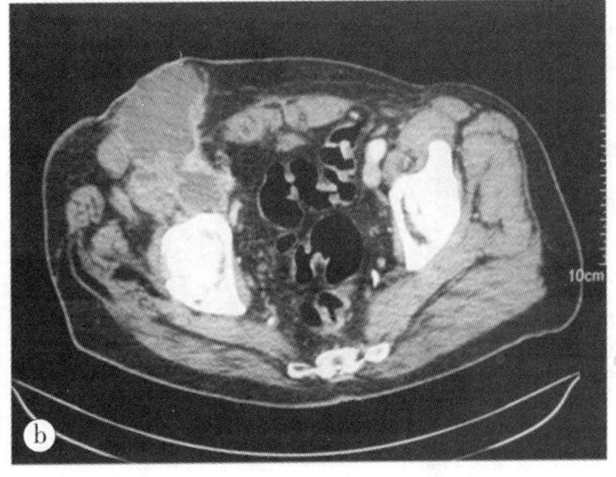

图 7.6　主动脉肠道瘘导致后腹膜内和腹股沟区脓肿形成。a. 腹股沟区外观；b. CT 表现

细菌学

大部分移植物感染是由于皮肤上的细菌引起[70]。表皮葡萄球菌是最弱的致病菌，数月或数年后可产生菌膜或已感染的血清肿。表皮葡萄球菌很难培养，需要移植血管材料均质化以移除其黏附细菌。金黄色葡萄球菌更具致病性，且发病更早。MASA 感染具有相当高的发病率和死亡率，而且呈不断增长的趋势。除葡萄球菌外，有很多不同的细菌可引起移植物血管感染，如大肠埃希菌、铜绿假单胞菌等革兰氏阴性菌。铜绿假单胞菌感染容易引起吻合口破坏并出血。使用较长时间的抗生素治疗之后，很难甚至不可能培养出这些致病菌。

诊断

很多情况下，细菌在移植物血管周围聚集或成簇分布。抽吸移植物血管周围脓液（frank）或浑浊性液体，培养后可明确致病微生物。CT、MRI 或超声通常可提示移植物周围存在液体和炎症反应，但往往低估感染的范围，特别是存在窦性感染灶时。尽管普通的影像学检查足以明确，但窦腔内成像技术对某些特殊病例非常有用。主动脉移植物感染很难诊断，需要大量高度可疑和检查的证据。中性粒细胞、红细胞沉降率和 C 反应蛋白水平通常升高。持续性移植物周围液体或周围软组织稀薄超过 3 个月、移植物周围积气（图 7.7）超过 4～7 周，应该考虑感染的存在。移植物周围液体可通过图像引导下穿刺技术抽吸，并进行病原菌检查，但此操作可增加进一步感染的风险[71]。4 例吻合口动脉瘤中有 1 例是由于移植物血管感染引起，但是 CT 并不能完全发现。当存在怀疑时，铟标记白细胞（indium - labelled leucocyte）或 PET 检查非常有用。在主动脉肠道瘘中，内镜下可见感染的移植物血管侵蚀十二指肠（图 7.8）。移植物感染的诊断有时仅在术中发现移植物周围脓肿和移植物与周围组织分离时方才明确（图 7.9；彩图 7.9）。

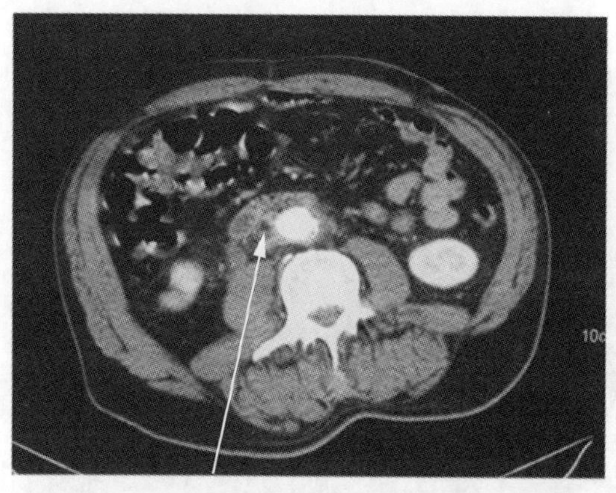

图 7.7 十二指肠和主动脉人工血管间积气（箭头所示）

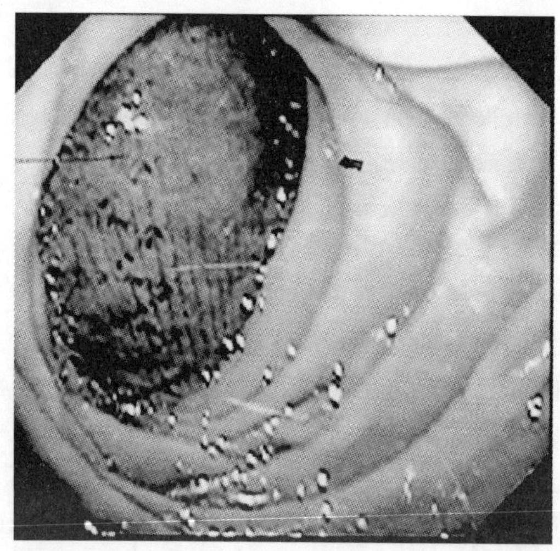

图 7.8 内镜下见主动脉人工血管侵蚀十二指肠

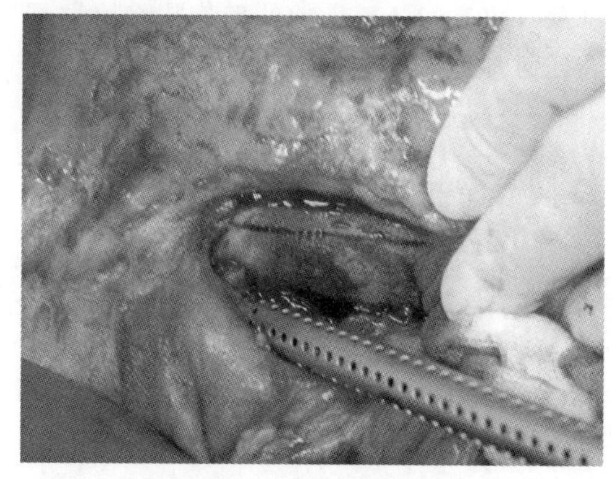

图 7.9 术中移植物血管与周围软组织分离，并被十二指肠分泌物染色

处理

一般原则

一旦感染明确，需要紧急（semi - urgent）处理以预先控制灾难性大出血、移植物血栓形成或全身性败血症。感染性人工血管移植物表现为体内异物，使得细菌与抗生素不能有效接触（rendering bacteria inaccessible to antibiotics）。保守治疗（包括长时间使用抗生素治疗、脓肿引流和灌洗、肌肉瓣）虽可有效争取时间，但其很少能治愈感染。

血管移植物感染的处理要点如下：①切除感染的移植物，因其作为异物存在有潜在感染的风险；②广泛完整地清除坏死和感染组织，确保伤口清洁以促进组织生长；③建立血管远端流出道血管床；④长期使用强效抗生素治疗，旨在减少败血症和移植物再次感染的风险[72]。

完整的移植物血管切除是必需的。部分移植物血管切除往往需要后期重新替换[73]。尽管与保守治疗原则相违背，但对于择期行移植物血管完全切除有风险的患者，保留部分或全部移植物血管并充分引流、腹股沟区伤口消毒清创，也是可行的方案[74-75]。

单纯移植物血管切除而不重建血运可

以治愈感染，但经常会导致较大范围截肢，即使是因间歇性跛行而行手术治疗的患者。血运重建传统上是行解剖外旁路术（肾下型主动脉人工血管感染可行腋-股动脉旁路，腹股沟区感染可行闭孔旁路，股腘动脉人工血管感染可行侧方旁路）[59]。

> ✔ 大量研究证实，在再次感染率、远期通畅率和截肢率方面，原位移植可获得与移植物切除和解剖外旁路术同等或略好的疗效[76-77]。原位血运重建首选自体血管[78]。

同种异体动脉移植物是另一选择，但其存在移植物狭窄、闭塞或动脉瘤样变等远期并发症[76,79]。仅有少数建议使用利福平涂层人工血管或镀银人工血管的报道，但对低级别感染（如表皮葡萄球菌）的患者也应引起注意[80-81]。

术后使用抗生素的时间仍存在争议。基于致病菌的特性，大部分学者支持 2～6 周的抗生素治疗[82]。

肾下型主动脉移植物感染

主动脉人工血管移植物感染的传统治疗包括完全移除感染性主动脉人工血管，解剖外旁路重建血运，尤其是腋-双股动脉旁路术。在过去的 20 年中，治疗方法还包括感染组织清创、使用冻存的同种异体移植物、自体静脉或利福平涂层人工血管行原位移植（图 7.10）。

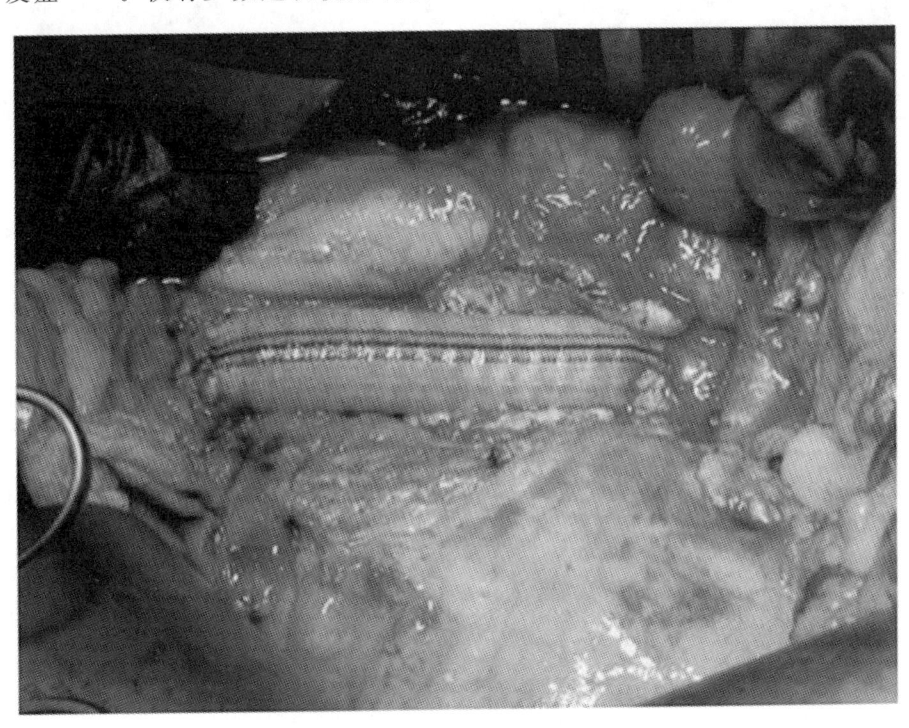

图 7.10 利福平涂层人工血管原位移植

一项镀银人工血管移植物的早期研究显示，主动脉移植物感染后原位移植方法具有较好的疗效。该研究表明原位移植方法安全、有效，随访 16 个月的再次感染率仅为 3.7%。但是，近期研究显示原位移植的疗效与其他方法相似，最终结论仍需进一步研究证实[80,83]。

主动脉移植物全程切除后行股浅静脉移植也是重建主动脉血运的另一种方法[84-85]。

众所周知，使用股浅静脉原位移植手术的技术要求高、手术时间长。这种术式因下肢静脉高压的问题也存在争议，尽管可通过保留深静脉侧支来避免（图 7.11、7.12），但也增加了筋膜切开的概率[86]。术后 30 天内有 4.5%的患者需要行筋膜切开术[87]。

✔✔ 近期一项 meta 分析发现，在再次感染率、移植物失败、早晚期死亡率和截肢率方面，原位移植重建血运较传统方法更具优势[77]。研究发现，利福平涂层人工血管的截肢率、移植物失败率和早期死亡率最低。但是，利福平涂层人工血管的再次感染率较其他移植物都高。自体静脉移植物的再次感染率最低，冻存的同种异体移植物仅次于自体静脉。自体静脉和冻存的同种异体移植物血运重建后的远期死亡率最低。全面考虑所有结果后，主动脉移植物感染后原位移植重建血运的方法有良好的应用前景。

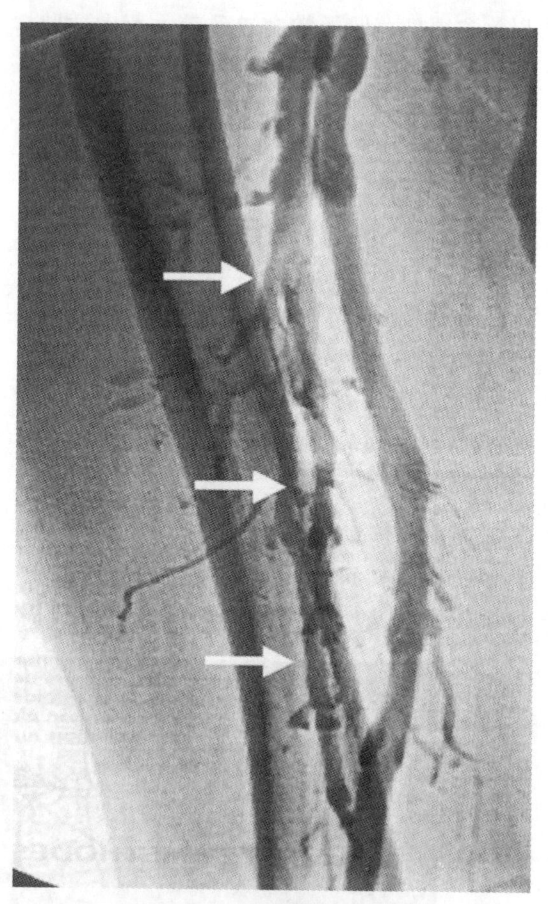

图 7.11 静脉造影所示股静脉。股浅静脉切除后，股深静脉（白色箭头所示）的重要侧支使其避免静脉高压

笔者推荐的方法是使用同种异体移植物（图 7.13），包括新鲜自体移植物，或更常用冻存在德国移植供体组织（DSO）中的同种异体移植物。

使用胸主动脉移植物吻合到自体血管时，常常需要重建一个分叉以适用于不同的血管口径（图 7.13a）。在移植物完全吻合前，检查缝线周围是否出血是很明智的。而且，当同种异体移植物充血伸展后，需精确判断需要的长度。有时可能需要隐静脉或其他自体动脉作为延长段（图 7.13b）。

腔内血管重建在移植物感染中的应用似乎有些局限性，尤其是在肾下主动脉移植物感染时。腔内修复经常会得到满意的即时效果和短期疗效。但在全身性感染中，腔内修复术（EVAR）是反复感染和出血的最后解决办法[88]。对于急性出血和进行性感染加重，可节段性联合 EVAR 和全身、局部使用抗生素治疗；对于虚弱的患者，手术切除脓肿和闭合瘘管可能是另一种选择。对于适合开放手术的患者，EVAR 可作为在进行精确修复前的桥梁操作，尤其是在全身感染的情况下[89]。

腔内移植物血管的感染率＜1%[90-92]（图 7.14）。大约 1/3 的患者有主动脉肠道瘘（尽管不到一半的患者表现为胃肠道出血），1/3 的患者有低级别菌血症的非特异性表现（精神萎靡、体重减轻），剩余患者有严重全身菌血症的证据[91]。在一组病例中，其总体死亡率为 18%，其中保守治疗者死亡率为 36.4%，手术治疗者死亡率为 14%。解剖外旁路血管移植术者的死亡率为 16%，而原位移植物血运重建者的死亡率为 5.8%[90]。

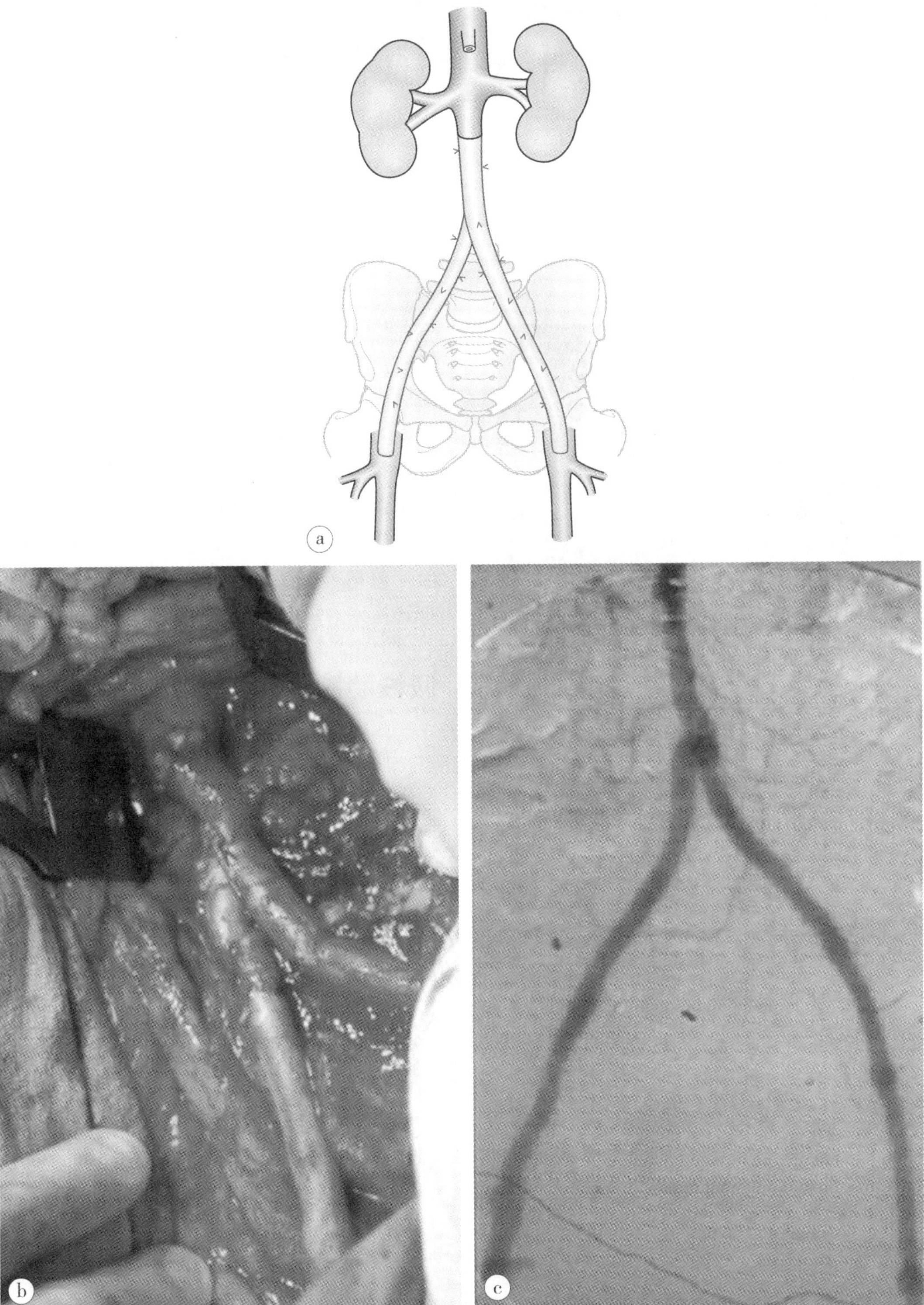

图 7.12　保留 Y 技术原位重建感染性主-双股动脉。a. 示意图；b. 术中所见；c. 术后造影表现

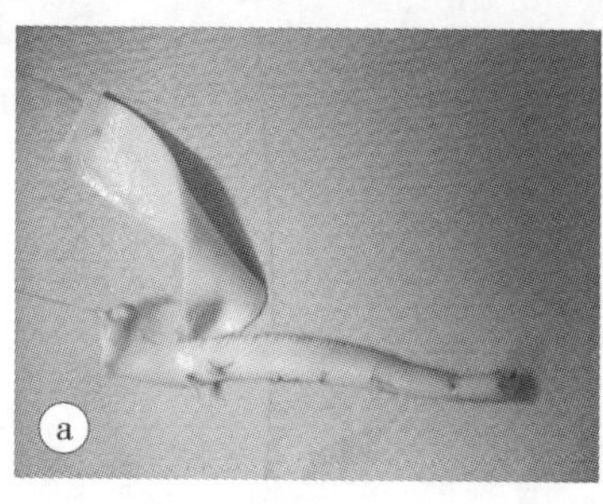

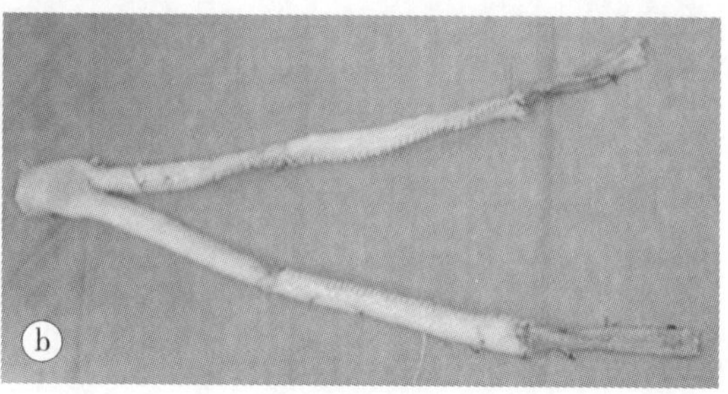

7.13 冻存的同种异体胸主动脉。a. 缝制新的血管分叉；b. 经内膜剥脱后的股浅动脉作为外周延长支

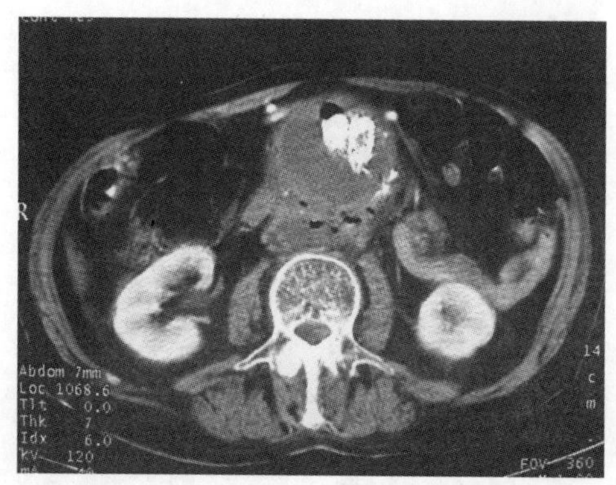

图 7.14 CT 表现为腔内修复术后动脉瘤腔内积气，合并主动脉后方脓肿形成

移植物动脉瘤

真性动脉瘤

真性动脉瘤修复后，邻近的动脉也会变得瘤样扩张。动脉瘤早期多使用 PTFE 人工血管修复，但随着工业技术进步，现使用已明显减少。生物移植物如人脐静脉移植血管在 Dacron 包绕前经常形成瘤样扩张[93]。异体移植物如牛肠系膜静脉、冻存的静脉或动脉同种异体移植物，经常因退行性变而瘤样扩张[76,79]。Dacron 人工血管因降解和扩张发生晚，有 2%～3%的患者使用。5～10 年后，在有压力的地方（如腹股沟韧带下方）可发生移植物材料破坏而造成假性动脉瘤[94]，表现为出血或血栓形成。PTFE 腋-股动脉旁路术后的患者肩外展时，如果不注意可发生自发性破裂或腋动脉吻合口破坏[95]。静脉移植物动脉瘤很少发生，但在腘动脉瘤旁路术后较闭塞性疾病旁路术后更易发生[96]。移植物动脉瘤不干预的自然病程缺少证据资料，但通常推荐修复以预防破裂、血栓或栓塞的发生。治疗包括覆膜人工血管支架修复或人工血管置换术。

假性动脉瘤

假性动脉瘤表现为搏动性的血肿，可发生在如下情况：造影（或介入）操作后动脉穿刺点处、静脉毒品注射者（IVDUs）动脉注射处、创伤（多为穿透伤）、原发感染（如沙门菌、HIV）的动脉、动脉吻合口的破裂处。穿刺点处假性动脉瘤常可有自发性血栓形成。

✔✔ 尽管目前的证据有限，但研究表明，瘤腔内凝血酶注射是股动脉假性动脉瘤的有效治疗方法。较为务实的方法是局部压迫（经验性或超声引导）作为首选，当加压包扎失败后转为凝血酶注射[97]。

超过 80%的患者行超声引导加压包扎后，动脉上破口可闭合，其余患者经过凝血酶注射后假性动脉瘤内会有血栓形成[98]。很少情况下需要直接开放手术或植入覆膜支架。感染性（真菌性）动脉瘤的处理详见第 13 章。

吻合口动脉瘤的发生逐年升高，主要因为涉及腹股沟区吻合的人工血管重建术不断增加。血管吻合口的动脉瘤总发生率约 2%，但当存在股动脉吻合口时，发生率增至 3%～8%。尽管最常发生在人工血管旁路术后，吻合口动脉瘤也可发生在静脉旁路、半闭合内膜切除术和开放性内膜切除加用静脉补片术后。吻合口动脉瘤可发生在任何地方，但在近关节处更易发生。约 80%发生在腹股沟区，可能与运动相关的牵拉有关[99]。

主动脉吻合口动脉瘤临床检查不易发现，但 CT 随访可发现其发生率高达 4%[100]。尽管因其复杂性而很少行再次修复手术，但有些学者认为开放手术重建后仍需要终身随访[101]。

股动脉的吻合口动脉瘤最佳的治疗方案是开放手术行移植物置换[101]，但也有腔内重建的报道[102]。髂动脉吻合口动脉瘤的最佳治疗是经腹股沟植入支架修复（图 7.15）。此操作可在局部麻醉下完成，且死亡率和发病率低。内漏和闭塞等远期并发症发生率低[103-104]。术前常需要栓塞髂内动脉，但可导致臀部间跛[105]和其他盆腔缺血并发症（见第 13 章）。

不适合行腔内修复的主动脉吻合口动脉瘤倾向于从后腹膜入路行人工血管置换术。该操作比原始的血管手术风险更大，择期手术的死亡率可达 17%，如果动脉瘤破裂则死亡率更高[106-107]。

> ✔ 如果患者的血管解剖学形态合适，更推荐行腔内重建（图 7.16）[108-109]。一项对照研究证实，腔内治疗组患者的出血量、手术时间和住院时间明显缩短。开放手术组患者的死亡率为 19%，而腔内治疗组为 10%[110]。近期一项研究报道显示，主动脉人工血管旁路术后患者的主动脉和髂动脉吻合口动脉瘤如果解剖条件合适，腔内修复是安全的。长期随访结果发现，分叉形支架术后的并发症发生率明显低于直形支架、AUI 支架或髂动脉延长支架[111]。尽管直形支架从技术角度可修复大多数的动脉瘤，但中期的随访结果显示分叉支架的效果可能更好[112]。

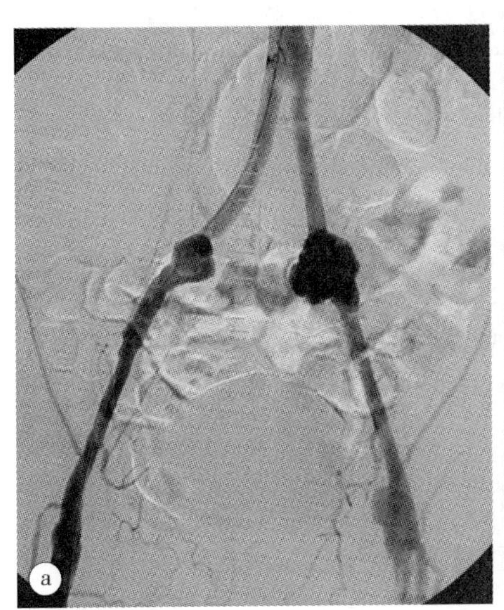

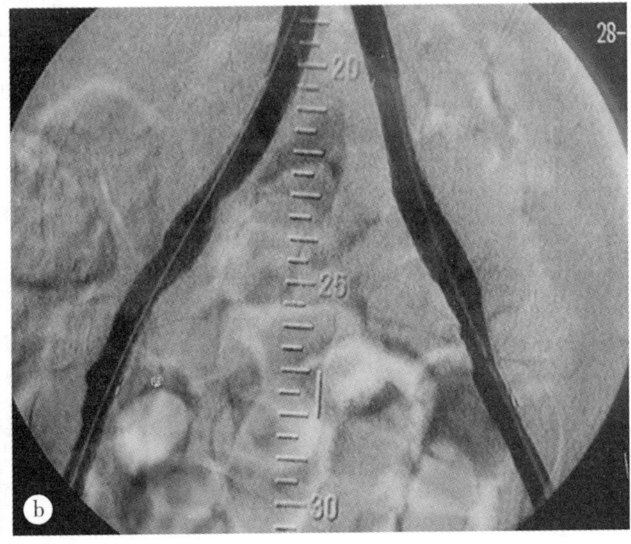

图 7.15　术前造影提示双侧髂动脉吻合口旁假性动脉瘤形成。a. 术前造影；b. 腔内支架植入术后造影

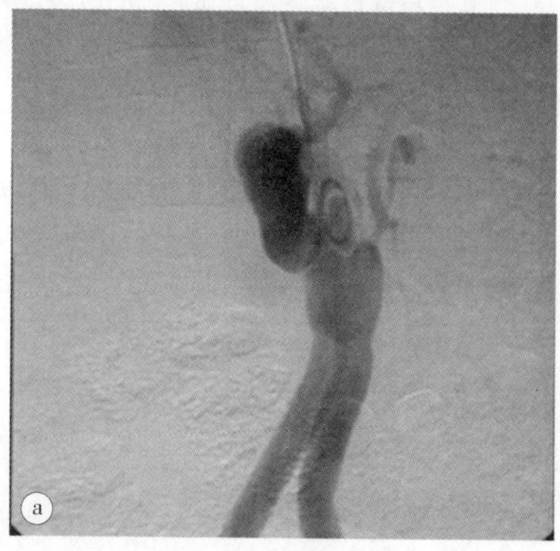

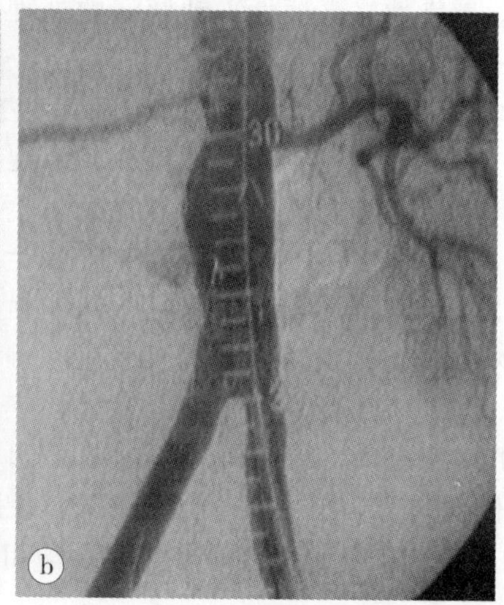

图 7.16 间隔 4 年后，主动脉近端吻合口假性动脉瘤的术前造影表现。a. 术前造影表现；b. 植入直形人工血管内支架后的造影表现

颈动脉

感染

颈动脉手术后 48～72 h 内，由于急性出血或血栓形成导致神经系统症状时，需再次手术干预。这类并发症的处理已在第 10 章详述，此处不再赘述。远期补片的感染风险＜1%[113]，当使用人工血管材料时，此风险更高（图 7.17；彩图 7.17）。患者常表现为肿胀或窦道细菌分离阳性。此时需要在全麻下实施修复手术。通常，因瘢痕组织过于致密，术中需要球囊阻断颈外动脉，并在颈内动脉中插入 Pruitt－Inahara 转流管。同时也为使用自体大隐静脉补片提供了额外的可操作长度[114]。

支架或支架型人工血管在治疗颈动脉感染方面似乎无明确的意义，但其在控制出血方面起到了重要作用。

动脉瘤形成

颈动脉内膜剥脱术（CEA）后动脉瘤形成往往继发于低级别的感染或假性动脉瘤。动脉瘤手术处理的指征是直径＞2 cm、有症状，同时合并补片感染。手术显露同标准的 CEA 术，但可能需要切除病变动脉血管行人工血管移植。目前尚无证据显示可以使用颈动脉腔内支架术（CAS）修复 CEA 术后形成的动脉瘤，但是如果禁忌行开放手术，可使用覆膜支架修复。

颈动脉腔内支架术后修复

如果 CAS 术中植入较长的颈动脉支架，则再次行 CEA 术发生并发症的风险会更高。开放手术应在患者出现神经系统症状和不适合行进一步腔内修复时考虑。手术显露同标准的 CEA 术（见第 10 章）。由于支架周围炎症反应和瘢痕形成，术中分离会更困难。如果支架穿透了血管壁，通常需要植入移植物血管，而不是做内膜剥脱和取栓术（图 7.18；彩图 7.18）。

腔内修复术后手术修复

EVAR 术后有较高的远期并发症和再次干预风险，尽管此类风险逐渐减少，但在某些病例，每年的发生率为 5%～10%。内漏是最常见的并发症，详见第 13 章。如有必要，大部分并发症可通过再次干预治疗[115]。手术方法如腹腔镜下夹闭动脉瘤侧支并重塑动脉瘤尚未广泛应用[116-117]。相反，如支架内取栓或股股旁路术等开放手术，已广泛应用在支架内血栓形成时[115]。

✔ 近期一项综述报道早期中转手术的发生率为 0.8%～5.9%，而最近的研究报道早期中转手术的发生率较前降低。早期中转的死亡率为 0～28.5%，平均死亡率为 12.4%。晚期的中转率为 0.4%～22%，中转死亡率为 10%[118]。

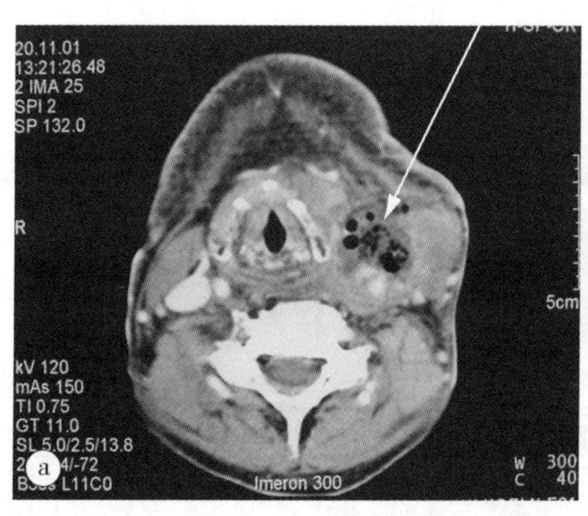

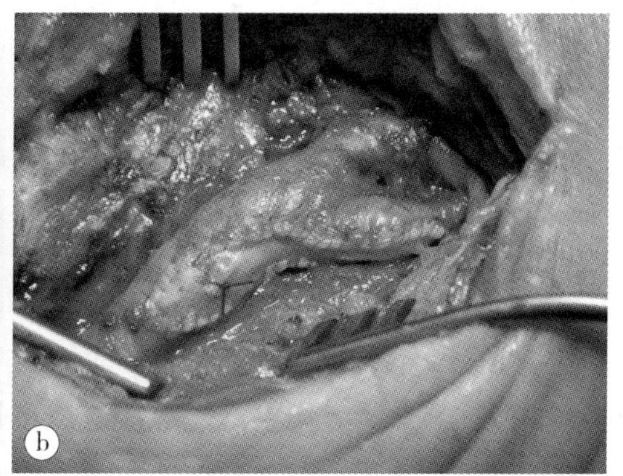

图 7.17　颈动脉内膜剥脱术＋补片成形术术后感染。a. CT 表现（箭头所示）；b. 术中静脉补片

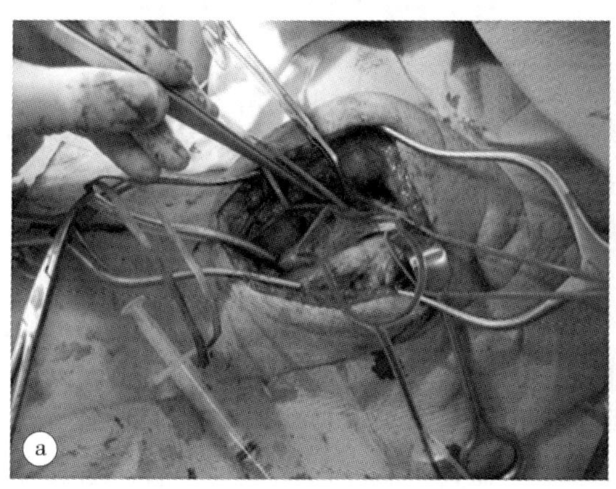

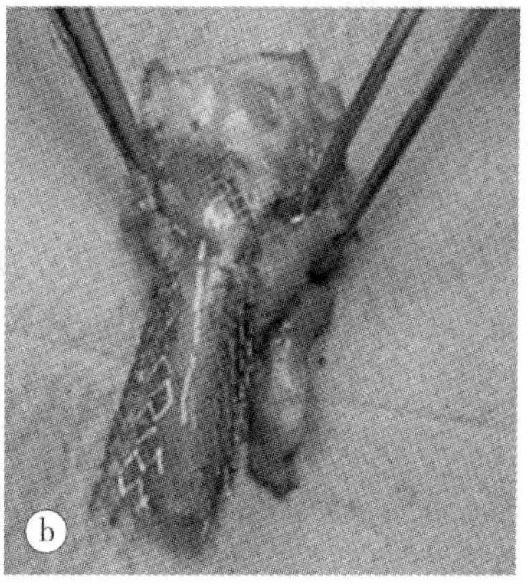

图 7.18　颈动脉腔内支架术后行颈动脉内膜剥脱术。a. 术中所见；b. 颈动脉内膜剥脱术后剥脱标本

尽管再次手术的挑战性更大，但是手术步骤与原始动脉瘤切除术相似。由于支架近端主动脉周围炎症反应，手术中近端肾下瘤颈的游离会更困难。尤其对于肾上支架固定的病例，常常需要肾上或内脏血管上方阻断。肾下主动脉阻断后，一旦动脉瘤腔开放，肾下型的人工血管移植物很容易被移除。对于肾上固定的支架，特别是带有倒钩或倒刺者，术中需要在肾血管上方留有足够的余地阻断主动脉血管，并

在肾血管下方切断人工血管内支架的金属骨架结构[119]。剩余的肾血管上方支架结构可在内脏血管上方主动脉阻断时，与人工血管近端吻合。最理想的是将人工血管内支架完全移除。对于植入分叉形人工血管时，需要将髂动脉完全游离并分别阻断髂内动脉和髂外动脉，以便在髂动脉分叉处行血管重建。

尽管中转手术可增加死亡率，但有报道称远期的择期中转手术的死亡率为0。早期中转手术的死亡率为7%～25%，而动脉瘤破裂的病例中可高达40%[120-122]。

胸主动脉血管腔内修复术（TEVAR）后手术修复

TEVAR术后并发症主要与支架内漏或移位相关，如主动脉支气管瘘、主动脉食管瘘和人工血管内支架感染，尽管通常合并较为复杂的情况，但可通过再次腔内治疗修复。

主动脉支气管瘘

TEVAR术后发生主动脉支气管瘘较罕见。目前尚无大量统计学数据。一项关于1113例TEVAR的病例报道中，与主动脉食管瘘相比，主动脉支气管瘘的发生风险可能<2%[123]。

咯血前的症状往往不明显。典型的患者在出现大出血前会有少量出血事件发生，但确切诊断经常延误。

尽管理论上支气管镜可显示出支架形态，但有时瘘口更多见于外周的肺组织内。

再次植入一枚支架可作为暂时稳定病情的办法，但是更明确和持久的解决方案是开放手术人工血管置换或同种异体移植物置换（图7.19）。

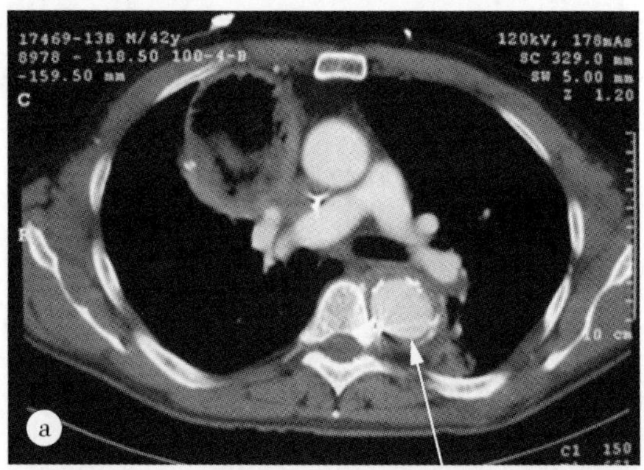

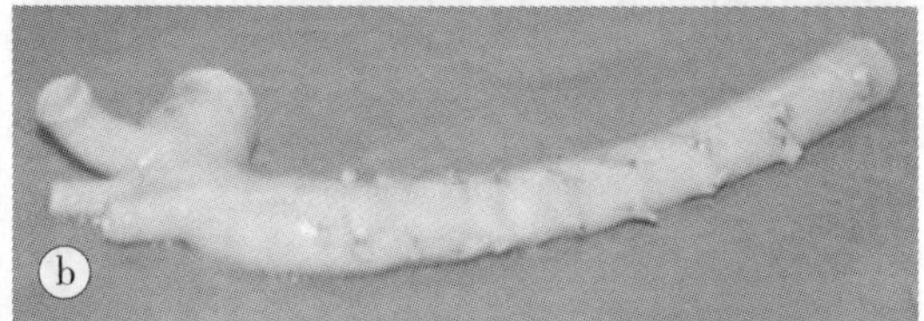

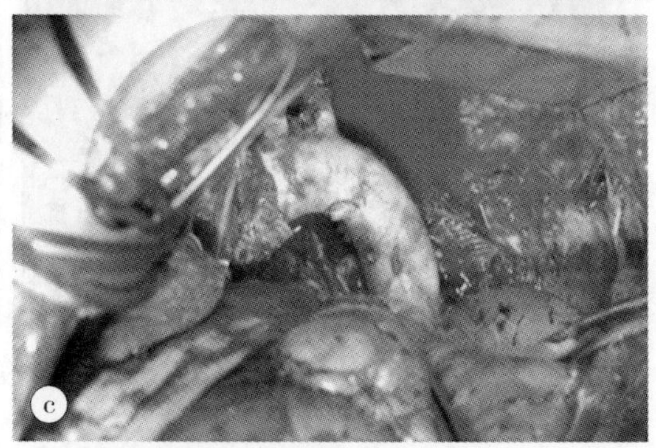

图7.19 胸主动脉横断伤行TEVAR术后4年人工血管内支架感染。a. CT征象（箭头所示）；b. 冻存的同种异体胸主动脉；c. 使用同种异体血管重建胸主动脉

主动脉食管瘘

人工血管内支架的倒钩或金属裸露部分由于机械原因可能穿透食管，但是即使在人工血管内支架与食管不直接接触的地方，也可发生主动脉食管瘘。支架可覆盖主动脉-食管动脉分支，因此可导致食管局部缺血坏死。TEVAR仅作为急诊手术前的抢救手段，应尽快行开放手术修复瘘口[124]。按照前面所述的主动脉处理原则，需要切除食管并重建胃代食管以获得相对正常的消化道。

感染

腔内植入人工血管内支架的感染发生率为 0.2%～3%[74,91]。处理感染的人工血管内支架是一个巨大挑战，确切的处理措施是移除支架并使用利福平浸泡的同种异体主动脉置换。尽管长期抗感染治疗是非手术患者的另一种治疗方法，但是药物治疗很少能根除感染。对于一些胸主动脉感染的病例尚无大综数据报道，仅有个案报道或病例报道[92]。

要点

- 远期移植物闭塞主要由流入道或流出道处内膜增生或动脉粥样硬化进展引起。
- 腹股沟下静脉移植物再狭窄发生率为 20%～30%。有症状的再狭窄需要治疗。腔内血管成形术可取得满意的早期疗效。从长远角度看，开放手术的效果可能更好。
- 腹股沟下人工血管闭塞后溶栓治疗可用于年龄<80 岁的有缺血症状但不影响肢体活动的患者，且患者在近 3 个月内无手术史、移植物闭塞时间<14 天。
- 移植物感染源于手术中未遵循无菌操作，并可通过表面伤口感染或血源细菌感染扩散。
- 人工血管移植物感染可导致移植物周围脓肿、窦道形成和吻合口出血，包括主动脉肠道瘘和肠道腐蚀。开放伤口中，感染灶可腐蚀静脉移植物。
- 表皮葡萄球菌是引起低级别感染最常见的病原菌。金黄色葡萄球菌和革兰氏阴性菌引起的感染出现更早、更严重。近年来，耐甲氧西林金黄色葡萄球菌（MARS）引起的感染逐年增加。
- 超声或 CT 检查示术后 3 个月存在移植物周围液体，或术后超过 4～7 周存在移植物周围积气，都提示感染可能。抽吸移植物周围脓液可确诊感染，尽管此项操作存在风险。
- 单纯移植物切除而不重建血运通常可引起严重的缺血症状，甚至导致截肢或死亡。
- 解剖外旁路血运重建在过去一直是“金标准”。自体静脉（如股静脉）原位重建有较高的通畅率和较低的再感染率。同种异体动脉移植物是另一种选择。使用镀银或利福平涂层 Dacron 人工血管行原位重建仍存在争议。
- 腔内人工血管内支架可修复主动脉十二指肠瘘引起的出血，并为手术争取时间，但其再感染发生率较高。
- 真性动脉瘤可发生在人工血管移植物、静脉移植物或原发动脉瘤周围。
- 假性动脉瘤可由吻合口松动或感染引起。股动脉假性动脉瘤的处理是开放手术。非感染的髂动脉或主动脉假性动脉瘤中，腔内治疗是另一种较好的治疗手段。
- 腹主动脉瘤腔内修复术后很少需要中转开放手术，但开放手术的疗效较好。

参考文献

1. Dawson I, van Bockel JH. Reintervention and mortality after infrainguinal reconstructive surgery for leg ischaemia. Br J Surg 1999;86:38–44.
2. Blankensteijn JD, de Jong SE, Prinssen M, et al. Two-year outcomes after conventional or endovascular repair of abdominal aortic aneurysms. N Engl J Med 2005;352:2398–405.
3. Giles KA, Landon BE, Cotterill P, et al. Thirty-day mortality and late survival with reinterventions and readmissions after open and endovascular aortic aneurysm repair in Medicare beneficiaries. J Vasc Surg 2011;53:6–12, 3 e1.

4. Karthikesalingam A, Holt PJ, Hinchliffe RJ, et al. Risk of reintervention after endovascular aortic aneurysm repair. Br J Surg 2010;97:657–63.
5. Mertens J, Houthoofd S, Daenens K, et al. Long-term results after endovascular abdominal aortic aneurysm repair using the Cook Zenith endograft. J Vasc Surg 2011;54:48–57 e2.
6. Verhoeven BA, Waasdorp EJ, Gorrepati ML, et al. Long-term results of Talent endografts for endovascular abdominal aortic aneurysm repair. J Vasc Surg 2011;53:293–8.
7. Mills JL, Bandyk DF, Gahtan V, et al. The origin of infrainguinal vein graft stenosis: a prospective study based on duplex surveillance. J Vasc Surg 1995;21:16–25.
8. Mofidi R, Kelman J, Berry O, et al. Significance of the early postoperative duplex result in infrainguinal vein bypass surveillance. Eur J Vasc Endovasc Surg 2007;34:327–32.
9. Mills Sr. JL, Wixon CL, James DC, et al. The natural history of intermediate and critical vein graft stenosis: recommendations for continued surveillance or repair. J Vasc Surg 2001;33:273–80.
10. Norgren L, Hiatt WR, Dormandy JA, et al. Inter-Society Consensus for the Management of Peripheral Arterial Disease (TASC II). Eur J Vasc Endovasc Surg 2007;33 (Suppl. 1):S1–75.
11. Pereira CE, Albers M, Romiti M, et al. Meta-analysis of femoropopliteal bypass grafts for lower extremity arterial insufficiency. J Vasc Surg 2006;44:510–7.
12. Takagi H, Goto SN, Matsui M, et al. A contemporary meta-analysis of Dacron versus polytetrafluoroethylene grafts for femoropopliteal bypass grafting. J Vasc Surg 2010;52:232–6.
13. Lindholt JS, Gottschalksen B, Johannesen N, et al. The Scandinavian Propaten® trial – 1-year patency of PTFE vascular prostheses with heparin-bonded luminal surfaces compared to ordinary pure PTFE vascular prostheses – a randomised clinical controlled multi-centre trial. Eur J Vasc Endovasc Surg 2011;41:668–73.
14. Dorigo W, Pulli R, Castelli P, et al. A multicenter comparison between autologous saphenous vein and heparin-bonded expanded polytetrafluoroethylene (ePTFE) graft in the treatment of critical limb ischemia in diabetics. J Vasc Surg 2011;54:1332–8.
15. Moody AP, Edwards PR, Harris PL. In situ versus reversed femoropopliteal vein grafts: long-term follow-up of a prospective, randomized trial. Br J Surg 1992;79:750–2.
16. Wengerter KR, Veith FJ, Gupta SK, et al. Prospective randomized multicenter comparison of in situ and reversed vein infrapopliteal bypasses. J Vasc Surg 1991;13:189–99.
17. Albers M, Romiti M, Brochado-Neto FC, et al. Meta-analysis of popliteal-to-distal vein bypass grafts for critical ischemia. J Vasc Surg 2006;43:498–503.
18. Gibbons CP, Osman HY, Shiralkar S. The use of alternative sources of autologous vein for infrainguinal bypass. Eur J Vasc Endovasc Surg 2003;25:93–4.
19. Vauclair F, Haller C, Marques-Vidal P, et al. Infrainguinal bypass for peripheral arterial occlusive disease: when arms save legs. Eur J Vasc Endovasc Surg 2012;43(1):48–53.
20. Arvela E, Soderstrom M, Alback A, et al. Arm vein conduit vs prosthetic graft in infrainguinal revascularization for critical leg ischemia. J Vasc Surg 2010;52:616–23.
21. Twine CP, McLain AD. Graft type for femoro-popliteal bypass surgery. Cochrane Database Syst Rev 2010;CD001487.
22. Jackson MR, Belott TP, Dickason T, et al. The consequences of a failed femoropopliteal bypass grafting: comparison of saphenous vein and PTFE grafts. J Vasc Surg 2000;32:498–505.
23. Smeets L, Ho GH, Tangelder MJ, et al. Outcome after occlusion of infrainguinal bypasses in the Dutch BOA Study: comparison of amputation rate in venous and prosthetic grafts. Eur J Vasc Endovasc Surg 2005;30:604–9.
24. Seeger JM, Pretus HA, Carlton LC, et al. Potential predictors of outcome in patients with tissue loss who undergo infrainguinal vein bypass grafting. J Vasc Surg 1999;30:427–35.
25. Ulus AT, Ljungman C, Almgren B, et al. The influence of distal runoff on patency of infrainguinal vein bypass grafts. Vasc Surg 2001;35:31–5.
26. Nasr MK, McCarthy RJ, Budd JS, et al. Infrainguinal bypass graft patency and limb salvage rates in critical limb ischemia: influence of the mode of presentation. Ann Vasc Surg 2003;17:192–7.
27. Willigendael EM, Teijink JA, Bartelink ML, et al. Smoking and the patency of lower extremity bypass grafts: a meta-analysis. J Vasc Surg 2005;42:67–74.
28. Albers M, Romiti M, Braganca Pereira CA, et al. A meta-analysis of infrainguinal arterial reconstruction in patients with end-stage renal disease. Eur J Vasc Endovasc Surg 2001;22:294–300.
29. Wolfle KD, Bruijnen H, Loeprecht H, et al. Graft patency and clinical outcome of femorodistal arterial reconstruction in diabetic and non-diabetic patients: results of a multicentre comparative analysis. Eur J Vasc Endovasc Surg 2003;25:229–34.
30. Cheshire NJ, Wolfe JH, Barradas MA, et al. Smoking and plasma fibrinogen, lipoprotein (a) and serotonin are markers for postoperative infrainguinal graft stenosis. Eur J Vasc Endovasc Surg 1996;11:479–86.
31. Aleksic M, Jahn P, Heckenkamp J, et al. Comparison of the prevalence of APC-resistance in vascular patients and in a normal population cohort in Western Germany. Eur J Vasc Endovasc Surg 2005;30:160–3.
32. Sampram ES, Lindblad B. The impact of factor V mutation on the risk for occlusion in patients undergoing peripheral vascular reconstructions. Eur J

Vasc Endovasc Surg 2001;22:134–8.

33. Nguyen LL, Hevelone N, Rogers SO, et al. Disparity in outcomes of surgical revascularization for limb salvage: race and gender are synergistic determinants of vein graft failure and limb loss. Circulation 2009;119:123–30.

34. Timaran CH, Stevens SL, Grandas OH, et al. Influence of hormone replacement therapy on graft patency after femoropopliteal bypass grafting. J Vasc Surg 2000;32:506–18.

35. Watson HR, Schroeder TV, Simms MH, et al. Association of sex with patency of femorodistal bypass grafts. Eur J Vasc Endovasc Surg 2000;20:61–6.

36. Brown J, Lethaby A, Maxwell H, et al. Antiplatelet agents for preventing thrombosis after peripheral arterial bypass surgery. Cochrane Database Syst Rev 2008;CD000535.

37. Dutch BOA trial. Efficacy of oral anticoagulants compared with aspirin after infrainguinal bypass surgery (the Dutch Bypass Oral Anticoagulants or Aspirin Study): a randomised trial. Lancet 2000;355:346–51.

38. Belch JJ, Dormandy J, Biasi GM, et al. Results of the randomized, placebo-controlled clopidogrel and acetylsalicylic acid in bypass surgery for peripheral arterial disease (CASPAR) trial. J Vasc Surg 2010;52:825–33, 33 e1–2.

39. Golledge J, Beattie DK, Greenhalgh RM, et al. Have the results of infrainguinal bypass improved with the widespread utilisation of postoperative surveillance? Eur J Vasc Endovasc Surg 1996;11:388–92.

40. Davies AH, Hawdon AJ, Sydes MR, et al. Is duplex surveillance of value after leg vein bypass grafting? Principal results of the Vein Graft Surveillance Randomised Trial (VGST). Circulation 2005;112:1985–91.

41. Berceli SA, Hevelone ND, Lipsitz SR, et al. Surgical and endovascular revision of infrainguinal vein bypass grafts: analysis of midterm outcomes from the PREVENT III trial. J Vasc Surg 2007;46:1173–9.

42. Carlson GA, Hoballah JJ, Sharp WJ, et al. Balloon angioplasty as a treatment of failing infrainguinal autologous vein bypass grafts. J Vasc Surg 2004;39:421–6.

43. Simosa HF, Pomposelli FB, Dahlberg S, et al. Predictors of failure after angioplasty of infrainguinal vein bypass grafts. J Vasc Surg 2009;49:117–21.

44. Garvin R, Reifsnyder T. Cutting balloon angioplasty of autogenous infrainguinal bypasses: short-term safety and efficacy. J Vasc Surg 2007;46:724–30.

45. Schneider PA, Caps MT, Nelken N. Infrainguinal vein graft stenosis: cutting balloon angioplasty as the first-line treatment of choice. J Vasc Surg 2008;47:960–6.

46. Vikram R, Ross RA, Bhat R, et al. Cutting balloon angioplasty versus standard balloon angioplasty for failing infra-inguinal vein grafts: comparative study of short- and mid-term primary patency rates. Cardiovasc Intervent Radiol 2007;30:607–10.

47. Duda SH, Bosiers M, Lammer J, et al. Drug-eluting and bare nitinol stents for the treatment of atherosclerotic lesions in the superficial femoral artery: long-term results from the SIROCCO trial. J Endovasc Ther 2006;13:701–10.

48. Dake MD, Ansel GM, Jaff MR, et al. Paclitaxel-eluting stents show superiority to balloon angioplasty and bare metal stents in femoropopliteal disease: twelve-month Zilver PTX randomized study results. Circ Cardiovasc Interv 2011;4:495–504.

49. Comerota AJ, Weaver FA, Hosking JD, et al. Results of a prospective, randomized trial of surgery versus thrombolysis for occluded lower extremity bypass grafts. Am J Surg 1996;172:105–12.

50. Braithwaite BD, Buckenham TM, Galland RB, et al. Prospective randomized trial of high-dose bolus versus low-dose tissue plasminogen activator infusion in the management of acute limb ischaemia. Thrombolysis Study Group. Br J Surg 1997;84:646–50.

51. Muller-Hulsbeck S, Order BM, Jahnke T. Interventions in infrainguinal bypass grafts. Cardiovasc Intervent Radiol 2006;29:17–28.

52. Aburahma AF, Hopkins ES, Wulu Jr JT, et al. Lysis/balloon angioplasty versus thrombectomy/open patch angioplasty of failed femoropopliteal polytetrafluoroethylene bypass grafts. J Vasc Surg 2002;35:307–15.

53. Richards T, Pittathankal AA, Magee TR, et al. The current role of intra-arterial thrombolysis. Eur J Vasc Endovasc Surg 2003;26:166–9.

54. Tiek J, Fourneau I, Daenens K, et al. The role of thrombolysis in acute infrainguinal bypass occlusion: a prospective nonrandomized controlled study. Ann Vasc Surg 2009;23:179–85.

55. Ricco JB, Probst H. Long-term results of a multicenter randomized study on direct versus crossover bypass for unilateral iliac artery occlusive disease. J Vasc Surg 2008;47:45–54.

56. Comerota AJ, Sidhu R. Can intraoperative thrombolytic therapy assist with the management of acute limb ischemia? Semin Vasc Surg 2009;22:47–51.

57. Gawenda M, Prokop A, Walter M, et al. The compartment syndrome with special reference to vascular surgery aspects. A patient sample of the Cologne University Clinic 1981 to 1991. Zentralbl Chir 1992;117:432–8.

58. Jensen SL, Sandermann J. Compartment syndrome and fasciotomy in vascular surgery. A review of 57 cases. Eur J Vasc Endovasc Surg 1997;13:48–53.

59. Yeager RA, Porter JM. Arterial and prosthetic graft infection. Ann Vasc Surg 1992;6:485–91.

60. Naylor AR, Hayes PD, Darke S. A prospective audit of complex wound and graft infections in Great Britain and Ireland: the emergence of MRSA. Eur J Vasc Endovasc Surg 2001;21:289–94.

61. Herscu G, Wilson SE. Prosthetic infection: lessons from treatment of the infected vascular graft. Surg Clin North Am 2009;89:391–401, viii.
62. Greenblatt DY, Rajamanickam V, Mell MW. Predictors of surgical site infection after open lower extremity revascularization. J Vasc Surg 2011;54:433–9.
63. Turtiainen J, Saimanen E, Partio T, et al. Surgical wound infections after vascular surgery: prospective multicenter observational study. Scand J Surg 2010;99:167–72.
64. Stewart A, Eyers PS, Earnshaw JJ. Prevention of infection in arterial reconstruction. Cochrane Database Syst Rev 2006;3:CD003073.
65. Gao H, Sandermann J, Prag J, et al. Prevention of primary vascular graft infection with silver-coated polyester graft in a porcine model. Eur J Vasc Endovasc Surg 2010;39:472–7.
66. Larena-Avellaneda A, Russmann S, Fein M, et al. Prophylactic use of the silver-acetate-coated graft in arterial occlusive disease: a retrospective, comparative study. J Vasc Surg 2009;50:790–8.
67. Webster J, Osborne S. Preoperative bathing or showering with skin antiseptics to prevent surgical site infection. Cochrane Database Syst Rev 2007; CD004985.
68. Szilagyi DE, Smith RF, Elliott JP, et al. Infection in arterial reconstruction with synthetic grafts. Ann Surg 1972;176:321–33.
69. Menawat SS, Gloviczki P, Serry RD, et al. Management of aortic graft-enteric fistulae. Eur J Vasc Endovasc Surg 1997;14(Suppl. A):74–81.
70. Hicks RC, Greenhalgh RM. The pathogenesis of vascular graft infection. Eur J Vasc Endovasc Surg 1997;14(Suppl. A):5–9.
71. Orton DF, LeVeen RF, Saigh JA, et al. Aortic prosthetic graft infections: radiologic manifestations and implications for management. Radiographics 2000;20:977–93.
72. Bunt TJ. Vascular graft infections: an update. Cardiovasc Surg 2001;9:225–33.
73. Becquemin JP, Qvarfordt P, Kron J, et al. Aortic graft infection: is there a place for partial graft removal? Eur J Vasc Endovasc Surg 1997;14(Suppl. A):53–8.
74. Calligaro KD, Veith FJ, Yuan JG, et al. Intra-abdominal aortic graft infection: complete or partial graft preservation in patients at very high risk. J Vasc Surg 2003;38:1199–205.
75. Hart JP, Eginton MT, Brown KR, et al. Operative strategies in aortic graft infections: is complete graft excision always necessary? Ann Vasc Surg 2005;19:154–60.
76. Kieffer E, Gomes D, Chiche L, et al. Allograft replacement for infrarenal aortic graft infection: early and late results in 179 patients. J Vasc Surg 2004;39:1009–17.
77. O'Connor S, Andrew P, Batt M, et al. A systematic review and meta-analysis of treatments for aortic graft infection. J Vasc Surg 2006;44:38–45.
78. Clagett GP, Valentine RJ, Hagino RT. Autogenous aortoiliac/femoral reconstruction from superficial femoral-popliteal veins: feasibility and durability. J Vasc Surg 1997;25:255–70.
79. Verhelst R, Lacroix V, Vraux H, et al. Use of cryopreserved arterial homografts for management of infected prosthetic grafts: a multicentric study. Ann Vasc Surg 2000;14:602–7.
80. Batt M, Magne JL, Alric P, et al. In situ revascularization with silver-coated polyester grafts to treat aortic infection: early and midterm results. J Vasc Surg 2003;38:983–9.
81. Nasim A, Hayes P, London N, et al. Vascular surgical society of Great Britain and Ireland: In situ replacement of infected aortic grafts with rifampicin-bonded prostheses. Br J Surg 1999;86:695.
82. Legout L, Sarraz-Bournet B, D'Elia PV, et al. Characteristics and prognosis in patients with prosthetic vascular graft infection: a prospective observational cohort study. Clin Microbiol Infect 2012;18:352–8.
83. Batt M, Jean-Baptiste E, O'Connor S, et al. In-situ revascularisation for patients with aortic graft infection: a single centre experience with silver coated polyester grafts. Eur J Vasc Endovasc Surg 2008;36:182–8.
84. Daenens K, Fourneau I, Nevelsteen A. Ten-year experience in autogenous reconstruction with the femoral vein in the treatment of aortofemoral prosthetic infection. Eur J Vasc Endovasc Surg 2003;25:240–5.
85. Nevelsteen A, Lacroix H, Suy R. Autogenous reconstruction with the lower extremity deep veins: an alternative treatment of prosthetic infection after reconstructive surgery for aortoiliac disease. J Vasc Surg 1995;22:129–34.
86. Modrall JG, Sadjadi J, Ali AT, et al. Deep vein harvest: predicting need for fasciotomy. J Vasc Surg 2004;39:387–94.
87. Nevelsteen A, Baeyens I, Daenens K, et al. Regarding "Deep vein harvest: predicting need for fasciotomy". J Vasc Surg 2004;40:403–4.
88. Danneels MI, Verhagen HJ, Teijink JA, et al. Endovascular repair for aorto-enteric fistula: a bridge too far or a bridge to surgery? Eur J Vasc Endovasc Surg 2006;32:27–33.
89. Antoniou GA, Koutsias S, Antoniou SA, et al. Outcome after endovascular stent graft repair of aortoenteric fistula: a systematic review. J Vasc Surg 2009;49:782–9.
90. Ducasse E, Calisti A, Speziale F, et al. Aortoiliac stent graft infection: current problems and management. Ann Vasc Surg 2004;18:521–6.
91. Hobbs SD, Kumar S, Gilling-Smith GL. Epidemiology and diagnosis of endograft infection. J Cardiovasc Surg (Torino) 2010;51:5–14.
92. Numan F, Gulsen F, Solak S, et al. Management of endograft infections. J Cardiovasc Surg (Torino) 2011; 52:205–23.

93. Nevelsteen A, Smet G, Wilms G, et al. Intravenous digital subtraction angiography and Duplex scanning in the detection of late human umbilical vein degeneration. Br J Surg 1988;75:668–70.

94. Van Damme H, Deprez M, Creemers E, et al. Intrinsic structural failure of polyester (Dacron) vascular grafts. A general review. Acta Chir Belg 2005;105:249–55.

95. White GH, Donayre CE, Williams RA, et a Exertional disruption of axillofemoral graft ana tomosis. 'The axillary pullout syndrome'. Arc Surg 1990;125:625–7.

96. Jones 3rd WT, Hagino RT, Chiou AC, et al. Gra patency is not the only clinical predictor (success after exclusion and bypass of poplite: artery aneurysms. J Vasc Surg 2003;37:392–8.

97. Tisi PV, Callam MJ. Treatment for femoral pseı doaneurysms. Cochrane Database Syst Rє 2009;CD004981.

98. Maleux G, Hendrickx S, Vaninbroukx J, et a Percutaneous injection of human thrombin to treat ia rogenic femoral pseudoaneurysms: short- and midten ultrasound follow-up. Eur Radiol 2003;13:209–12.

99. Szilagyi DE, Smith RF, Elliott JP, et al. Anastomot aneurysms after vascular reconstruction: prol lems of incidence, etiology, and treatment. Surgeı 1975;78:800–16.

100. Nevelsteen A, Suy R. Anastomotic false aneurysn of the abdominal aorta and the iliac arteries. J Va: Surg 1989;10:595.

101. Gawenda M, Prokop A, Sorgatz S, et al. Anastomot aneurysms following aortofemoral vascular r placement. Thorac Cardiovasc Surg 1994;42:51–

102. Derom A, Nout E. Treatment of femoral pseudoaı eurysms with endograft in high-risk patients. Eur Vasc Endovasc Surg 2005;30:644–7.

103. Curti T, Stella A, Rossi C, et al. Endovascular repa as first-choice treatment for anastomotic and trı iliac aneurysms. J Endovasc Ther 2001;8:139–43

104. Tielliu IF, Verhoeven EL, Zeebregts CJ, et a Endovascular treatment of iliac artery aneurysn with a tubular stent-graft: mid-term results. J Va: Surg 2006;43:440–5.

105. Pavlidis D, Hörmann M, Libicher M, et al. Buttoc claudication after interventional occlusion of tł hypogastric artery – a mid-term follow up. Va: Endovascular Surg 2012;46:236–41.

106. Mii S, Mori A, Sakata H, et al. Para-anastomotic aı eurysms: incidence, risk factors, treatment and pro; nosis. J Cardiovasc Surg (Torino) 1998;39:259–6(

107. Mulder EJ, van Bockel JH, Maas J, et al. Morbidiı and mortality of reconstructive surgery of noniı fected false aneurysms detected long after aortic pro thetic reconstruction. Arch Surg 1998;133:45–9.

108. Piffaretti G, Tozzi M, Lomazzi C, et al. Endovascul: treatment for para-anastomotic abdominal ao tic and iliac aneurysms following aortic surger J Cardiovasc Surg (Torino) 2007;48:711–7.

109. Sachdev U, Baril DT, Morrissey NJ, et a Endovascular repair of para-anastomotic aortic aneurysms. J Vasc Surg 2007;46:636–41.

110. Gawenda M, Zaehringer M, Brunkwall J. Open versus endovascular repair of para-anastomotic aneurysms in patients who were morphological candidates for endovascular treatment. J Endovasc Ther 2003;10:745–51.

111. Ten Bosch JA, Waasdorp EJ, de Vries JP, et al. The durability of endovascular repair of para-anastomotic aneurysms after previous open aortic reconstruction. J Vasc Surg 2011;54:1571–8.

112. van Herwaarden JA, Waasdorp EJ, Bendermacher BL, et al. Endovascular repair of para-anastomotic aneurysms after previous open aortic prosthetic reconstruction. Ann Vasc Surg 2004;18:280–6.

113. Stone PA, Srivastava M, Campbell JE, et al. A 10-year experience of infection following carotid endarterectomy with patch angioplasty. J Vasc Surg 2011;53:1473–7.

114. O'Hara PJ, Hertzer NR, Krajewski LP, et al. Saphenous vein patch rupture after carotid endarterectomy. J Vasc Surg 1992;15:504–9.

115. Becquemin JP, Kelley L, Zubilewicz T, et al. Outcomes of secondary interventions after abdominal aortic aneurysm endovascular repair. J Vasc Surg 2004;39:298–305.

116. Kolvenbach R, Pinter L, Raghunandan M, et al. Laparoscopic remodeling of abdominal aortic aneurysms after endovascular exclusion: a technical description. J Vasc Surg 2002;36:1267–70.

117. van Nes JG, Hendriks JM, Tseng LN, et al. Endoscopic aneurysm sac fenestration as a treatment option for growing aneurysms due to type II endoleak or endotension. J Endovasc Ther 2005;12:430–4.

118. Moulakakis KG, Dalainas I, Mylonas S, et al. Conversion to open repair after endografting for abdominal aortic aneurysm: a review of causes, incidence, results, and surgical techniques of reconstruction. J Endovasc Ther 2010;17:694–702.

119. Lawrence-Brown MM, Hartley D, MacSweeney ST, et al. The Perth endoluminal bifurcated graft system – development and early experience. Cardiovasc Surg 1996;4:706–12.

120. Bockler D, Probst T, Weber H, et al. Surgical conversion after endovascular grafting for abdominal aortic aneurysms. J Endovasc Ther 2002;9:111–8.

121. Lifeline Registry. Lifeline registry of endovascular aneurysm repair: long-term primary outcome measures. J Vasc Surg 2005;42:1–10.

122. Verzini F, Cao P, De Rango P, et al. Conversion to open repair after endografting for abdominal aortic aneurysm: causes, incidence and results. Eur J Vasc Endovasc Surg 2006;31:136–42.

123. Chiesa R, Melissano G, Marone EM, et al. Aorto-oesophageal and aortobronchial fistulae following thoracic endovascular aortic repair: a national survey. Eur J Vasc Endovasc Surg 2010;39:273–9.

124. Jonker FH, Schlosser FJ, Moll FL, et al. Outcomes of thoracic endovascular aortic repair for aortobronchial and aortoesophageal fistulas. J Endovasc Ther 2009;16:428–40.

第 8 章　急性下肢缺血的诊治

Robert J. Hinchliffe · Johannes Lammer　著
狄潇　蒋超　译　花苏榕　校

引言

✔✔ 2007 年修订的泛大西洋学会联盟（TASC）定义急性下肢缺血为：威胁肢体存活的下肢血流灌注的突然减少[1]。

急性下肢缺血的病程通常小于 2 周，然而仅靠病程时间有时不易与慢性下肢缺血相区分。为了更好地评估缺血的严重程度，在美国血管外科学会/国际心血管外科学会的指南中（表 8.1）[2]，将急性下肢缺血分为以下几型：

- Ⅰ型肢体可存活
- Ⅱa 型肢体存活受到威胁（及时治疗可存活）
- Ⅱb 型肢体存活受到威胁（立即治疗方可存活）
- Ⅲ型肢体不可逆缺血。

关于急性下肢缺血发病率的文献并不多。流行病学调查显示它在人群中的发病率约为 140/100 万[1]，且这个数字还在不断上升。有证据显示，若患者在 24 h 内接受血管相关治疗，其预后将明显改善[3]。由于存在截肢风险（30 天内为 10%～30%）且常常需要长期的住院治疗，急性下肢缺血给社会造成了沉重的经济负担。相关医生准确的临床评估和对各种治疗方案的深刻理解，将有助于降低治疗费用并改善患者的预后。

病因

急性下肢缺血是由于下肢动脉或动脉内人工移植物闭塞引起的。原位血栓形成或栓子栓塞均可导致动脉闭塞（框 8.1）。

栓塞

直到大约 30 年前，栓塞都是急性下肢缺血的主要病因，能阻塞主要动脉的栓子通常来源于心脏。过去，风湿性心脏病所致的二尖瓣病变是心源性栓子最常见的原因，大型的栓子可在这些患者扩张的左心房内形成。近年来，80%的心源性栓子源于缺血性心脏疾病所致的心房颤动，另外的 20%绝大多数来源于急性心肌梗死后的附壁血栓[4]。来源于主动脉瘤、髂动脉瘤的附壁血栓的脱落栓子也偶可见到。大型的栓子通常会堵塞在动脉分叉处，特别是股总动脉或腘动脉的分叉处（图 8.1）。有心源性栓子的患者常常同时伴有动脉粥样硬化，并累及外周血管。这种情况增加了判断缺血原因以及制订血管重建计划的难度。此外，约有 20%的急性下肢缺血患者无法明确栓子的来源。

动脉源性栓塞

栓子也可来源于近端的动脉瘤或动脉粥样硬化斑块。动脉瘤或斑块通常位于胸/

表 8.1 推荐的急性下肢缺血分型

分型	描述	毛细血管充盈情况	肌肉瘫痪	感觉缺失	多普勒超声血流信号	
					动脉	静脉
Ⅰ型，可存活	没有受到即刻的威胁	良好	无	无	可探测到	可探测到
Ⅱa 型，受到威胁	如果及时处理，可存活	良好/慢	无	部分	无	可探测到
Ⅱb 型，受到威胁	如果立即处理，可存活	慢/缺乏	部分	部分/全部	无	可探测到
Ⅲ型，不可逆	截肢	缺乏	全部，骨室张力增高	全部	无	无

摘自：Rutherford RB，Flanigan DP，Gupta SK et al. Suggested standards for reports dealing with lower extremity ischemia. J VascSurg 1986；4：80 - 94，with permission from Society for Vascular Surgery.

框 8.1 急性下肢缺血的病因

血栓形成

- 动脉粥样硬化
- 腘动脉瘤
- 搭桥血管闭塞
- 支架闭塞
- 医源性（腔内介入操作后局部动脉夹层、动脉闭合装置失败等）
- 高凝状态

栓塞

- 心房颤动
- 附壁血栓
- 附着物
- 近端动脉瘤
- 动脉粥样硬化斑块

其他少见原因

- 动脉夹层
- 创伤（包括医源性的）
- 药物滥用
- 外源性压迫
- 腘窝陷迫综合征
- 囊性血管病
- 髂动脉内纤维化

腹主动脉。心源性栓子的成分主要是血小板血栓，而来源于近端动脉的栓子可包含动脉粥样硬化性斑块，或为富含胆固醇的栓子。由于切开取栓术对动脉源性栓塞的治疗效果比心源性栓塞要差，因此，动脉源性栓塞的预后往往更差。动脉源性栓子的小碎屑可顺血流堵塞至足部的小动脉，从而导致“急性蓝趾综合征”。在这种情况下，应尽快明确栓子的来源，并指导进一步处理。通常该类栓子是血小板与胆固醇的混合物，来源于近端动脉斑块的破裂（图 8.2）。富含胆固醇的斑块既可以自发破裂，也可因血管腔内操作或外科操作导致破裂（垃圾脚）。动脉源性栓塞往往是灾难性的，大小动脉可同时被堵塞，且通过溶栓及手术均不能开通，最终常常导致截肢或器官功能丧失，有时甚至会危及生命（图 8.3；彩图 8.3）。

血栓形成

动脉内原位血栓形成是目前急性下肢缺血最常见的病因。血栓形成的原因可以是动脉斑块的破裂，也可以是动脉粥样硬化狭窄部位的血流严重减缓。动脉粥样硬化在人群中的患病率随着年龄的增加而升高，急性下肢缺血的发生率也相应地升高。急性下肢动脉闭塞可以是手术并发症（如腘动脉闭塞后形成的侧支动脉网可被膝关节置换术破坏），也可继发于心力衰竭或高凝状态（真性红细胞增多症、脱水、恶性肿瘤等）。其中最为凶险的是腘动脉瘤内急性血栓形成，多见于老年男性患者，常常合并有其他部位的动脉瘤（50％有主动脉瘤）或全身动脉扩张。腘动脉瘤通常起始于膝上腘动脉并延伸至胫动脉分叉处。随着腘动脉瘤的扩大，瘤体内可附着层状血栓，这些血栓既可引起急性血栓形成，也可引起远端动脉的栓塞，严重时可能导致胫动脉的栓塞，威胁下肢的存活（截肢率约 50％）。

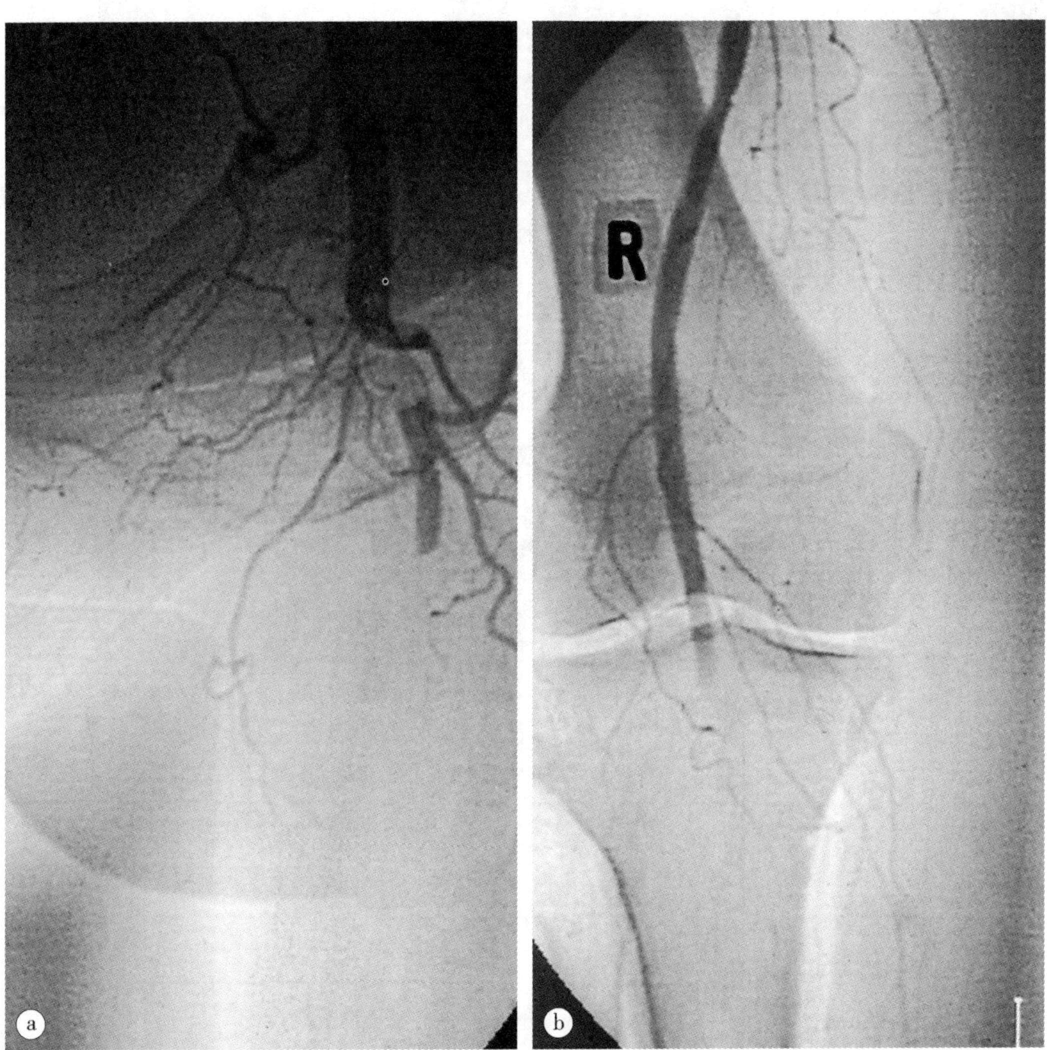

图 8.1　a. 动脉造影显示，栓子位于股总动脉分叉处；b. 栓子同样堵塞了远端的股深动脉和腘动脉

其他原因

随着血管外科腔内治疗技术在下肢缺血中应用的不断推广，术后患者再次出现动脉或血管移植物内急性血栓形成的情况将会变得越来越常见。血管移植物的闭塞可能有各种原因，术后 1 个月之内的闭塞更加倾向于是手术技术问题或流出道条件差所致，术后 1 年内的闭塞多是因为吻合

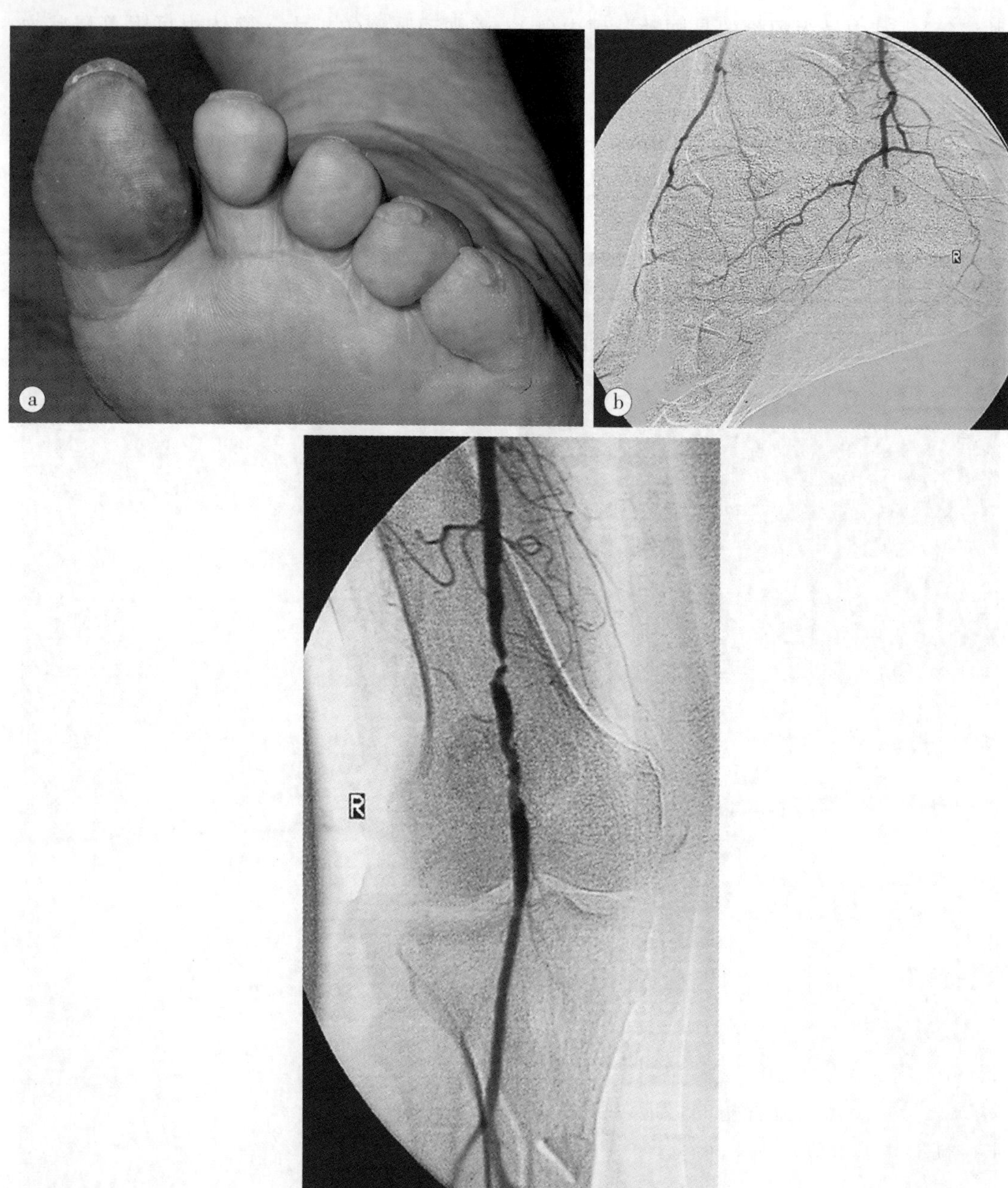

图 8.2 a. 由于足趾和足部动脉栓塞而产生的“蓝趾综合征”；b. 动脉栓子来源于近端的动脉狭窄；c. 注意胫后动脉起始段的闭塞，在超声除外了腘动脉瘤的可能后，对病变进行了球囊扩张治疗

口处的内膜增生或者是静脉移植物的狭窄，而术后 1 年以上的闭塞多是因为远端动脉粥样硬化的加重。人工血管移植较自体静脉移植更容易发生闭塞（见第 3 章及第 7 章）。

髂腿的闭塞可见于主-双股动脉搭桥术后，多由于髂腿的扭曲或者远端流出道条件差所致。主动脉瘤腔内修复术后也可因类似的原因发生髂腿支架闭塞；若髂腿延伸至髂外动脉，其闭塞的概率会更高。髂腿闭塞可发生于支架置入后的任何时间，发生率约 5%[5]。

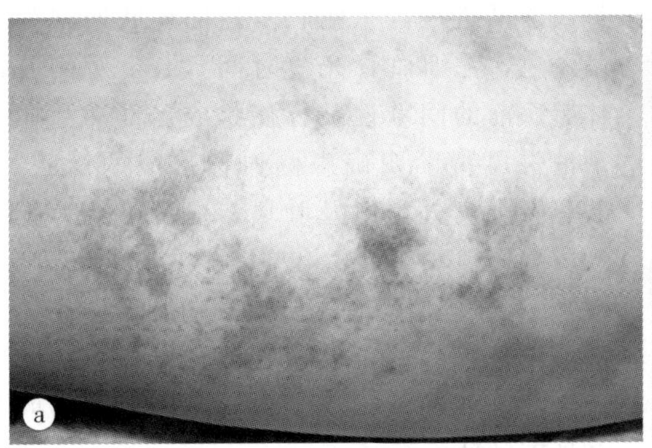
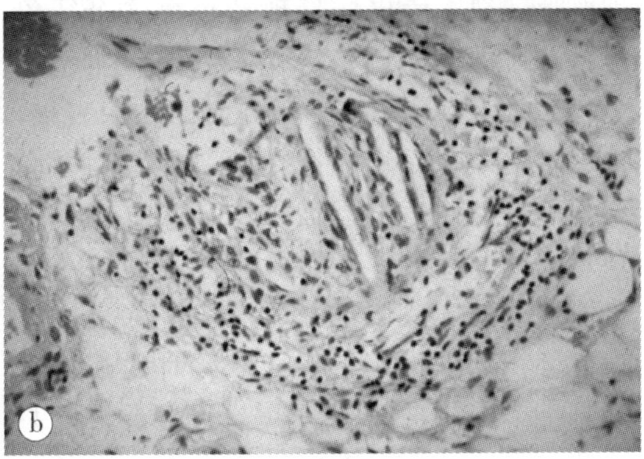

图 8.3　a. 网状青斑；b. 由胆固醇栓塞引起

临床上还会遇到一组特殊的医源性髂外动脉及股动脉闭塞病例，病因与血管闭合装置的错误使用相关。这些装置用于腔内操作后在血管穿刺部位缝合或闭合血管，然而这些装置可以不经意地直接封闭血管，引起血管狭窄或夹层，进而阻塞血流。相关的临床表现可以早期出现，也可延迟出现。

自发性的动脉血栓形成也可在无动脉狭窄的情况下发生。这部分患者需要筛查凝血异常因素（高凝倾向），如抗磷脂抗体综合征、蛋白 C 缺乏、恶性肿瘤等。

动脉夹层、外伤、外源性压迫或药物非法滥用（可卡因和纯可卡因）偶尔也可引起急性动脉闭塞。例如，对于一个年轻的急性腘动脉闭塞患者，应该考虑到腘窝陷迫综合征或囊性血管病的可能（见慢性肢体缺血相关章节）。

近期进展

一些因素可能影响急性下肢缺血的临床特点。例如，目前许多患者长期使用药物来控制某些危险因素，如抗血小板治疗以及他汀类药物治疗。对于确诊为外周血管疾病（peripheral arterial disease，PAD）[6]的患者，抗血小板治疗能降低肢体血管情况进一步恶化的风险以及需再次介入治疗的可能性。然而，抗血小板治疗是否会影响急性下肢缺血的发病率，目前仍不清楚。心房颤动的患者会根据他的 CHADS（2）[7]评分而选择进行抗凝治疗。虽然抗凝治疗不能完全阻止外周血管栓塞的发生，但是它可以通过减少血栓的形成，特别是减少小动脉血栓的形成，对急性缺血的治疗产生协同作用。

临床表现

发病时缺血的严重程度是影响预后最重要的因素[8-9]。近端动脉的完全闭塞合并侧支循环的缺失（如心源性栓塞）将导致临床上典型的 5P 征（疼痛、瘫痪、麻木、苍白、无脉）和肢体冰冷。急性下肢缺血的疼痛十分剧烈，止痛药往往无法控制。小腿疼痛、压痛、肌肉紧张等提示严重的肌肉缺血或坏死，这种坏死通常是不可逆的。感觉运动受损则包括肌肉瘫痪和感觉异常。感觉运动受损提示肌肉与神经缺血，如果及时治疗，这种损伤是可逆的。缺血初期，下肢苍白，静脉空虚；但 6～12 h 之后，血管平滑肌的缺氧将导致血管的扩张，毛细血管床充满了缺氧的血液，而肢体表面则呈现为花斑样外观，用手指按压时会变白（图 8.4）。如果未能迅速恢复血流，闭塞远端的动脉将充满血栓，进而导致毛细血管破裂，使皮肤呈现蓝色。这个征象提示缺血的改变已不可逆。以上为典型的急性动脉闭塞且无侧支循环时的临床表现，提示急性缺血是由栓塞导致。如果动脉闭塞是由慢性缺血发展而来，合并有侧支循环形成，那么肢体远端的缺血程度将不那么严重。对于下肢动脉粥样硬化的患者，血栓可在动脉斑块上形成，此时的缺血表现是一个渐进的过程。患者的主诉常常是症状的突然变化，随后症状在接下来的数日内逐渐进展。患侧肢体足部皮肤通常为暗黄色，毛细血管充盈时间延长。对侧肢体起病前的间歇性跛行症状或足部动脉搏动消失可帮助明确患侧血栓形成的诊断。若患者腘窝处可触及肿块，提示可能为腘动脉血栓形成。若患者年纪较轻（＜50岁）、有非典型病史（如与主动脉夹层相关的严重背痛）或近期血管腔内操作史，应该考虑到非动脉粥样硬化、非栓塞源性的急性下肢缺血可能。

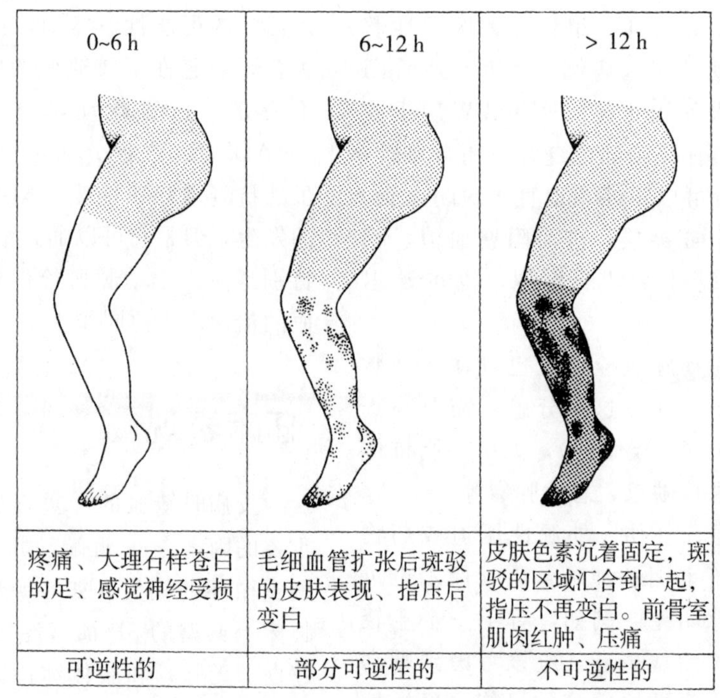

图 8.4 急性下肢缺血的临床发展过程

初始治疗

急性下肢缺血患者的一般情况通常较差，常合并有心脑血管疾病，这进一步增加了急性下肢缺血的死亡率。脱水、心力衰竭、低氧、疼痛等情况均应按常规对症治疗：静脉输液扩容、静脉镇痛泵镇痛。如果存在溶栓可能，需尽量避免肌内注射止痛药，因为它将增加出血的风险。迅速静脉给入普通肝素（5000 单位初始剂量，随后维持剂量）使全身肝素化，能有效防止血栓的进一步发展，改善预后[10]。

由于低分子肝素抗凝效果的可靠性，在很多治疗中心，它已经取代了普通肝素。如果患者需要硬膜外麻醉，抗凝治疗应推迟，在这种情况下，普通肝素由于其半衰期较短，使用起来更为方便。为了提高患者的氧合状态，可以用面罩吸氧（氧浓度约 24%）。

全血细胞分析、血尿素氮、血电解质以及血糖水平应作为常规筛查。在心律失常以及心力衰竭的诊治中，心电图与胸片非常重要。如果怀疑患者有原发性血栓形成倾向，部分检查应推迟，因为在血栓形成急性期，该类检查不准确。

血运重建

对肢体缺血程度的临床评估将很大程度上决定其治疗策略（图 8.5）。

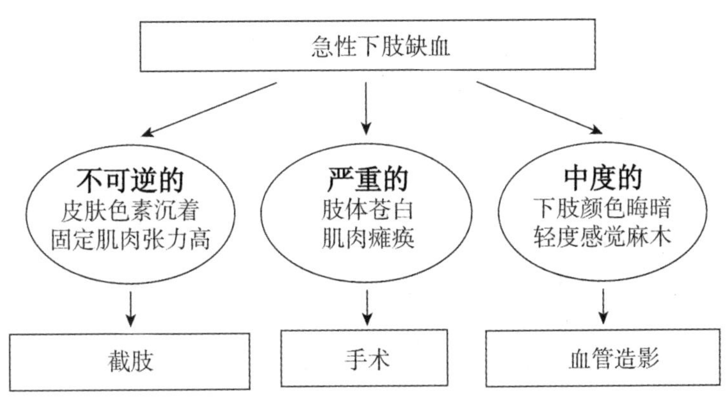

图 8.5　急性下肢缺血的临床处理流程

不可逆的肢体缺血（Ⅲ型缺血）

一小部分患者的下肢缺血是不可逆的，伴有肢体缺血的终末期表现（肌肉瘫痪、肌肉筋膜肿胀且张力升高、固定的皮肤色素沉着），这种情况下应考虑截肢治疗。对于不可逆的肢体缺血，血运重建治疗在理论上不仅是不合适的，而且可能是危险的。正在治疗其他疾病时也可能发生不可逆的急性下肢缺血，这些患者往往在老年病房，其预后也较其他患者差[11]。对于危重患者，在截肢前应首先进行复苏治疗并保证患者生命体征的稳定。

肢体存活受到威胁（Ⅱb 型缺血）

急性下肢苍白伴有感觉运动受损时，需要紧急干预以防止肢体坏死。虽然临床上迅速判断急性下肢缺血的病因是血栓源性还是栓塞源性比较困难，但是对于此类患者，栓塞的可能性更大。对于急性下肢苍白的患者，如果患者之前无间歇性跛行病史，对侧下肢脉搏正常，存在可能产生栓子的基础病（如心房颤动），那么栓塞极可能是急性下肢缺血的病因。该类患者在生命体征稳定的前提下有急诊手术指征。通常不推荐溶栓治疗，因为溶栓治疗可能无法及时完成血运重建。影像学检查可以帮助指导血运重建，但是不应因影像学检查而延迟手术。许多血管和创伤中心有 CT 动脉重建（CT angiography，CTA）的快速通道，这对于无法触及股动脉搏动或怀疑主动脉夹层的患者十分有用。另一种替代方法是直接股动脉穿刺行血管造影来评估病变。由于下肢血流速度减慢，急诊又常常缺乏有经验的超声科医师，超声检查对于急性下肢缺血的诊断价值不高。

术前双侧腹股沟区及下肢均应消毒准

备，如果患侧的股动脉血运不能通过介入方法重建，那么可以考虑股-股转流（或参考主动脉夹层的处理方法，见第9章）。

肢体存活受到威胁（Ⅱa型缺血）/可存活（Ⅰ型缺血）

大多数急性下肢缺血的患者为此类，临床表现为突发静息痛，不伴瘫痪，无或仅有轻度的感觉异常。缺血的原因通常为粥样硬化动脉或血管移植物内的急性血栓形成。由于肢体存活没有受到即刻的威胁，通常有时间完善进一步检查，以制订对患者最为合适的治疗方案。过去我们通过导管造影来评估急性下肢缺血（图8.6）。该方法的优点是造影后可以直接行溶栓治疗。现在有许多其他选择，如CTA、MRA等，它们均可以提供丰富的信息以便制订治疗方案。选择检查的方法应依据其症状出现的时间以及设备条件。该类患者有两种主要的治疗方案：手术干预或介入溶栓。对于因动脉粥样硬化斑块血栓形成而闭塞的动脉，切开取栓术的效果不佳，通常需要行血管旁路移植术。世界范围的多中心注册研究提示，对于急性下肢缺血的患者，手术重建血运的病例数是溶栓的3～5倍[12]。其原因可能是溶栓设备的缺乏（溶栓需多次血管造影）和医生的经验偏好。

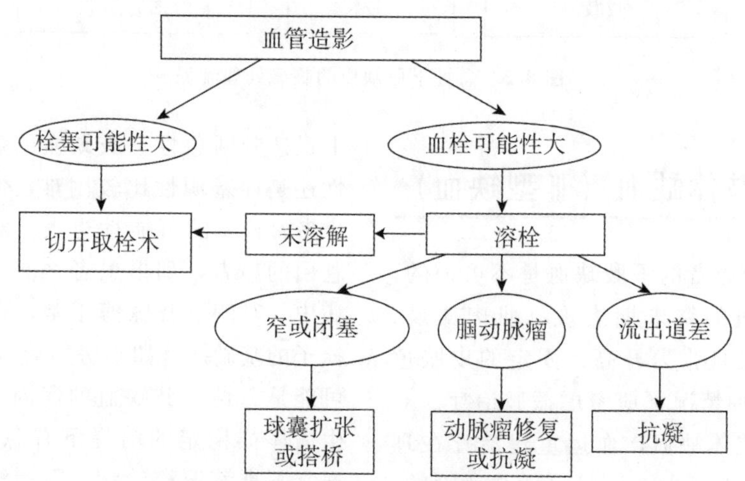

图8.6 血管造影后的治疗流程图

溶栓治疗比手术重建血运的创伤更小。它既可以开通小动脉，也可能开通大动脉。溶栓治疗有可能会掩盖造成原位血栓形成的原因，如动脉狭窄。动脉狭窄可以通过球囊扩张达到更为长远的治疗效果。

一些下肢急性血栓形成的患者（通常是股浅动脉）入院时只有间歇性跛行，没有静息痛。对于这些间歇性跛行的患者，溶栓治疗是非常有吸引力的治疗选择，但是这类患者溶栓的风险与那些威胁肢体存活的患者是相同的[13]。初始抗凝治疗后进行临床观察，根据缺血的进展情况再考虑下一步治疗方法，这种诊疗策略同时降低了对患者死亡和截肢的风险[10]。一部分患者在进行抗凝治疗后，症状即得到改善，不再需要行血运重建。而另一部分患者（特别是间歇性跛行距离短的患者）更适合对病变的动脉进行球囊扩张。扩张的时机最好选择在症状发作后的6～12周，这个时候血栓已经机化，术中脱落栓塞的风险明显下降。

手术与溶栓的选择：相关证据

对于急性下肢缺血中的手术与溶栓方案如何选择，现在仍有争论。Diffin 和 Kandarpa[14]总结了 42 个研究（大多数为非随机的），发现溶栓较手术具有更高的保肢率和更低的死亡率。

✔✔ 3 个大型随机研究提供了较高级别的证据[15-20]。纽约研究首先提出，对于肢体存活受威胁的、发病 14 天内的急性下肢缺血患者，溶栓治疗的存活率更高[15]，然而，这个研究患者样本量较小，溶栓治疗优势的主要原因是急诊手术术后心脑血管事件所致的高死亡率。STILE 研究的样本量更大，并且包含了病程长于 14 天的患者[16]，其不足之处是约 1/3 的动脉溶栓患者未能成功置入导管。该研究引入了无截肢存活的概念，其结果显示两种治疗策略总体的主要终点事件无显著差异，而在病程小于 14 天的亚组中，溶栓治疗降低了截肢的概率。1 年的随访结果提示，在血管移植物闭塞中，溶栓是更好的初始治疗选择，而对于自身动脉闭塞患者，手术的效果更好[17-18]。STILE 研究的缺陷在于重症下肢缺血的患者比例较低。在上述研究的基础上，学者们又设计了 TOPAS 研究。第一阶段的研究确立了最佳的溶栓治疗剂量（尿激酶 4000 IU/h）[19]。第二阶段研究在 544 名患者中进行了溶栓与急诊手术的比较[20]，虽然溶栓降低了开放手术的概率，但两组间的 6 个月与 1 年的无截肢生存率是类似的（分别为尿激酶组 72%和 65%，手术组 75%和 70%）。

综上所述，手术或溶栓治疗策略均是有效的。选择哪种治疗策略应根据患者的个体情况、医师的经验与技术来具体判断。

外周动脉溶栓

溶栓药物促进与纤维蛋白相关联的纤溶原转化为活性的纤溶酶。纤溶酶是一个非特异性蛋白酶，它可以降解纤维蛋白，从而导致血栓溶解。

与急性心肌梗死的溶栓治疗不同，全身应用溶栓药物治疗急性下肢缺血的成功率较低，且并发症发生率较高。经皮穿刺后置入导管到血栓部位，药物通过导管直达血栓，可以使溶栓药物在血栓处达到最大浓度，且纤溶酶不易被循环系统中的抗纤溶酶中和。可以用最小剂量的溶栓药物达到局部的治疗效果，而不产生全身的影响，降低并发症的发生率。

禁忌证（框 8.2）

活动性内出血可能是溶栓的唯一绝对禁忌证。其他禁忌证都是相对的，需要综合考虑溶栓的风险与获益。高龄（>80 岁）患者的出血风险明显高于其他年龄段患者。手术 2 周内以及卒中后 2 个月内进行溶栓的风险较高。涤纶材料血管移植物的密闭需要 3 个月时间，若在此之前进行溶栓，可能会导致血管移植物的渗血。在腹腔内的涤纶材料血管移植物内血栓形成时，应用溶栓治疗时需要格外小心，因为一旦出血，无法压迫止血。从理论上说，如果溶栓前心脏内有血栓，会增加患者全身栓塞的风险，但是目前没有证据表明根据超声心动筛选溶栓治疗的患者能够影响溶栓治疗的预后。

操作技术

所有患者都应该建立静脉通路以满足镇痛和水化的需求。足够的镇痛支持是必需的。患者所在的病房应配备溶栓治疗经

框 8.2 溶栓的禁忌证

- 活动性内出血
- 妊娠
- 2 个月内发生过卒中
- 2 个月内发生过短暂性脑缺血发作
- 明确的颅内肿瘤、血管瘤、动静脉畸形
- 严重的出血倾向
- 2 个月内曾行开颅手术
- 2 周内曾行血管外科手术
- 2 周内曾行腹部手术
- 10 天内曾对不易压迫的血管行穿刺或活检
- 胃肠道出血史
- 10 天内受过创伤

验丰富的医护人员，并建立明确的诊疗流程。最好有一个能实时观察溶栓患者情况的重症监护室。动脉闭塞性疾病需要在介入治疗前通过动脉造影或多普勒超声来明确其狭窄程度。动脉穿刺的次数应尽可能少，以减少治疗过程中穿刺部位出血的风险。依靠肢体受累的区域即可进行初步诊断。例如一个患者的患侧股动脉搏动消失，但是对侧股动脉搏动良好，则提示为髂动脉闭塞。在这种情况下，可以采用对侧股动脉穿刺到达病变部位进行诊断性动脉造影，如明确有髂动脉血栓，就可以用“翻山”技术（crossover technique）进行处理了（图 8.7）。如果急性缺血侧肢体股动脉搏动良好，则需依靠 CT 血管造影或多普

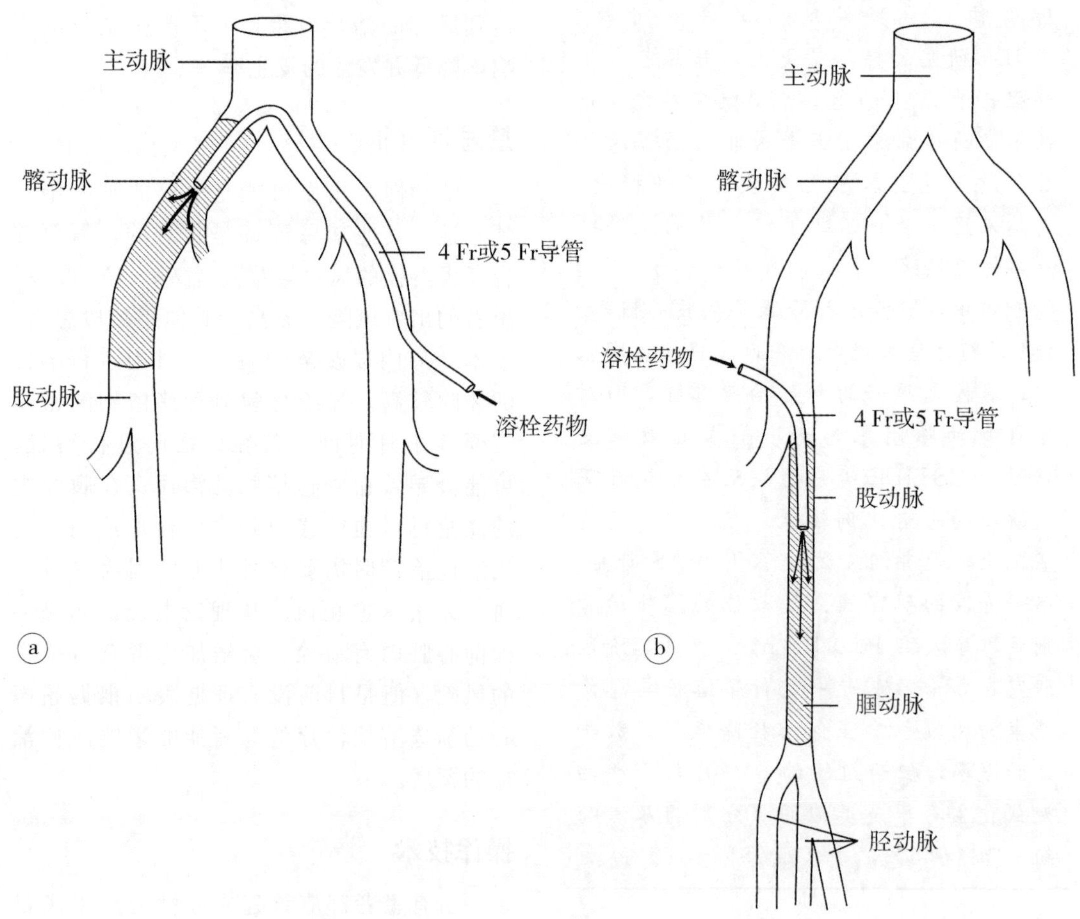

图 8.7 经皮溶栓技术：经股动脉治疗对侧（a）和同侧（b）的方法

勒超声得到初步诊断。只要能够确保足够长度的流入道，就可以通过同侧顺行穿刺，用血管成形术或血栓抽吸术来尝试治疗股动脉分叉以下的闭塞病变（图 8.7）。对于旁路移植术后闭塞的人工血管，最好从自体动脉的近端穿刺，以便从同一穿刺部位处理其他可能的病变。虽然从人工血管近端可穿刺的位置直接穿刺溶栓的成功率很高，但由于技术原因常常无法做到。一旦穿刺成功，应操作导丝穿过闭塞部位。能够做到这一点意味着软血栓的存在，也预示着手术的成功（导丝穿越测试）。随后，将溶栓导管放置在血栓内。

目前有几种技术用于溶栓剂的输送。低剂量缓慢输注的方法会在数小时内通过导管输注溶栓药物。也可以在低剂量缓慢输注的基础上使用一个较大的初始剂量。

✔✔ 最近，高剂量输注技术被认为能够更加快速地溶解血栓[21]。这一方式通过连续实施一系列的大剂量输注或是通过"脉冲注射"技术实现[18]。后者通过具有多个侧孔的导管高压喷射微小脉冲剂量的溶栓剂，结合了酶促反应与机械崩解作用。高剂量输注技术加速了溶栓速度，使得患者能够在一次介入治疗的正常工作时间内接受治疗。

几个比较低剂量缓慢输注和快速输注的随机试验提示，两者的保肢率和并发症发生率相似，但快速输注法更省时[21-24]。

目前有三种药物可用于外周溶栓：链激酶、尿激酶和组织型纤溶酶原激活物（t－PA）。推荐的剂量方案见框 8.3 。

STILE 试验表明尿激酶和 t－PA 的效果相当[16]，这一结果与厂商未发表的数据相吻合。进一步的临床试验也许能更好地指导药物的选用。目前，尿激酶和 t－PA 的选择在很大程度上取决于使用成本和可用情况。一些新药，如葡萄球菌激酶和蛇毒金属蛋白酶等，其效果还在观察之中，目前尚无证据表明它们比现有的药物效果更好。

框 8.3　推荐的溶栓药物治疗方案

缓慢输注

- 链激酶 5000 U/h
- 组织型纤溶酶原激活物（t－PA）0.5 mg/h
- 尿激酶* 4000 IU/min，持续 2 h，然后 2000 IU /min，持续 2 h，然后 1000 IU/min

脉冲注射

- 每 30s 脉冲注射 t－PA 0.3 mg
- 每 30s 脉冲注射尿激酶 5000 IU

大剂量冲击治疗

- t－PA 5 mg 每 10 min 3 次，然后 3.5 mg/h，最多持续至 4 h，然后（如果需要的话）缓慢输注

* 尿激酶目前不可用。

✔✔ 目前尚无高质量的临床试验证明哪些药物是最有效的，但大多数学者认为 t－PA和尿激酶优于链激酶[25]。t－PA 在英国是首选用药；而在北美，许多血管外科专家首选尿激酶。但由于制造困难，尿激酶在过去几年并没有被广泛使用。

尽管一些关于溶栓治疗急性脑卒中的临床试验提示，肝素可能增加出血的风险，但肝素仍在溶栓前后常规全身给药，用于对抗可能存在的血栓形成趋势。另一种方法是经由端孔导管输注溶栓药物至腹股沟下的动脉闭塞处的同时，经由近端动脉鞘给予低剂量肝素（200 U/h）。肝素应在溶栓完成后的 48 h 常规应用，随后再根据患者情况考虑是否需要终身使用华法林抗凝。目前尚缺乏指导抗凝治疗的数据。当存在华法林治疗禁忌时，一些临床医生使用双重抗血小板治疗作为替代，如阿司匹林与氯吡格雷。溶栓也可作为诊断手段，用于

发现潜在的狭窄病变（图 8.8）。这些病变大多可用多普勒超声发现，大部分病变都可用血管成形术或支架植入术处理。当病变广泛时可能需要手术重建，尤其是当吻合口狭窄导致支架闭塞时。

腘动脉瘤导致的下肢缺血仍然是临床上的一个难题。溶栓可能会导致动脉瘤血栓脱落引起远端的广泛栓塞；此外，腘动脉瘤血管再通后，瘤腔内血栓清除率低，残余大量血栓风险较高。这些因素限制了溶栓药物的使用。只有在进行旁路移植术时，为了开通远端流出道才会使用溶栓药物。溶栓时，将导管通过腘动脉插入胫动脉中溶栓，直到某一远端血管的通畅程度满足旁路移植的需要。另外，急诊手术可以在术中进行血管造影和溶栓以开通流出道（见下文）。

经皮血栓切除装置

经皮机械血栓清除装置（percutaneous mechanical thrombectomy，PMT）的目的是加快血栓清除速度，以达到减少或替代溶栓药物的效果[26]。这些装置可以按照其工作模式进行分类。最基本的模式是单纯通过大孔导管吸取血栓。某些装置通过将血栓软化分解成极小的颗粒，使得它们能够通过体内的纤溶作用清除（例如 Amplatz Thrombectomy™ Device）。另一些则基于伯努利或文丘里原理，设计为可防止远端栓塞的血栓抽吸装置（如 Angiojet™）。还有使用超声波溶解血栓的超声导管（如 Acolysis™ catheter）。在机械清除血栓后常常需要溶栓。如在使用 Trellis 血栓清除系统时，闭塞部位的动脉先被近端和远端的球囊所隔离，然后机械分割血栓，并注入溶栓药物帮助溶解血栓，最后将封闭段的液化物吸出。这些装置都是昂贵的一次性耗材，学术界尚未在其使用效果上达成一致意见。少数产品具有在外周动脉的使用许可。厂家通常会先尝试将产品用于透析

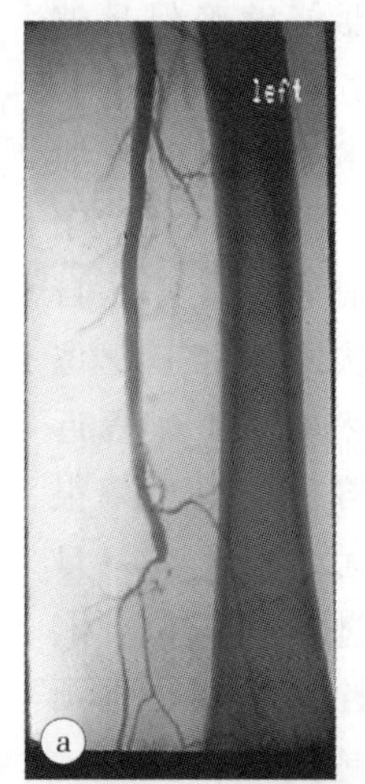

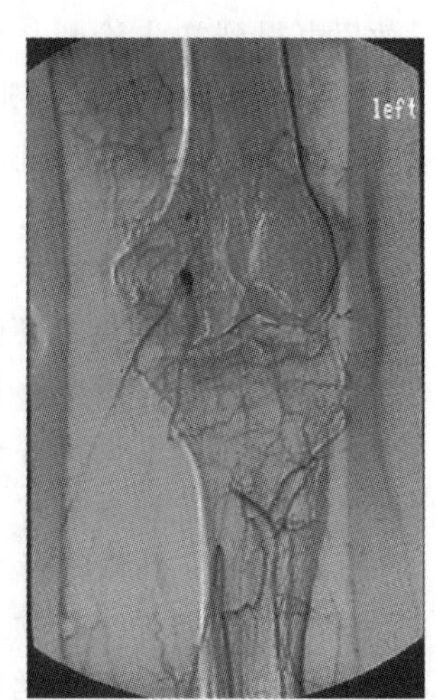

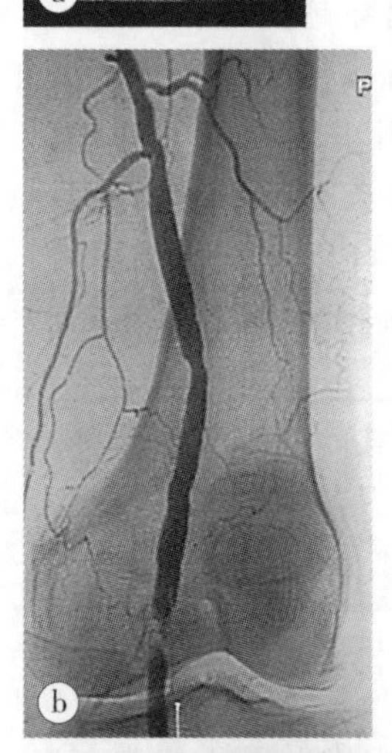

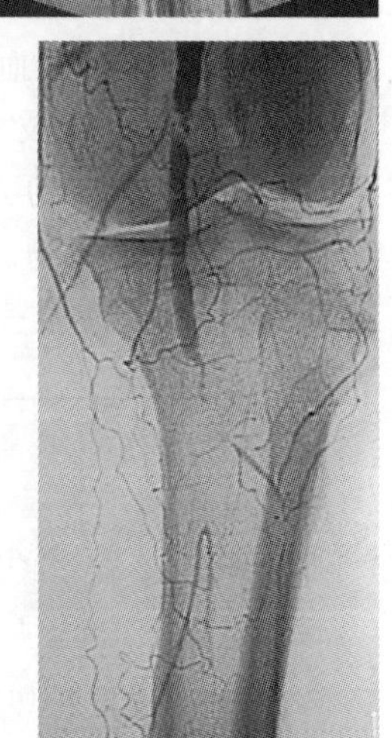

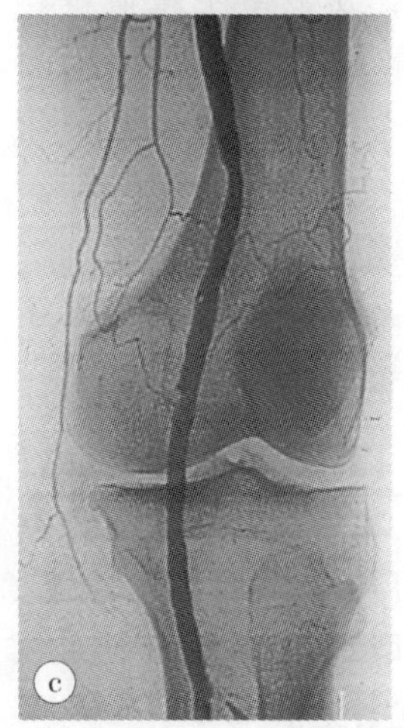

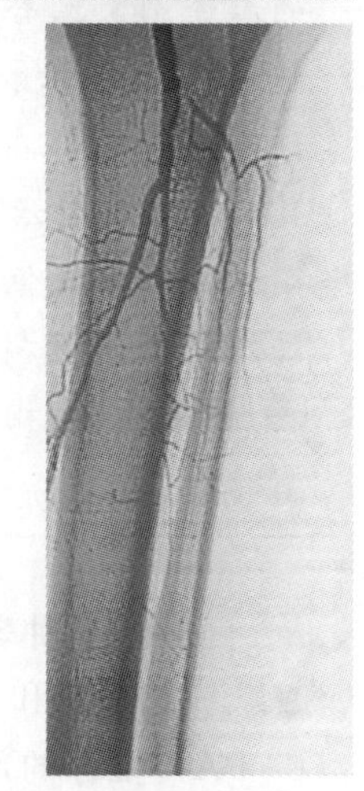

图 8.8 a. 造影提示腘动脉闭塞延伸至胫血管；b. 溶栓后显示出腘动脉的狭窄位置，以及胫动脉分叉处的闭塞；c. 狭窄处通过球囊扩张成形术处理，并使用抽吸导管吸除胫动脉分叉处血栓

患者的动静脉瘘血栓治疗中。在装置使用的过程中，也有可能损伤动脉；血栓抽吸装置还会造成血液的大量丢失。

并发症

经皮溶栓治疗有很多风险，多数都与患者健康状况差和广泛的动脉粥样硬化相关。心肌梗死和脑卒中是最常见的死因。根据患者治疗的情况，报道的不良事件发生率不同。在 Diffin 和 Kandarpa 的综述中提到，在北美的文献中，溶栓后 30 天的死亡率是 4％[14]。英国 TSG（Thrombolysis Study Group）数据库中包括 1100 余例溶栓记录（多数为威胁肢体存活的缺血），其记录的 30 天死亡率是 12.4％[27]。其他大宗研究报道的死亡率介于上述两者之间[28-29]。约 9％的患者出现大出血，通常位于腹股沟穿刺处，但也有腹膜后或腹腔内出血的。如果在溶栓时出现大出血，抑肽酶是一个有效的纤溶酶抑制因子，再予以全血、新鲜冰冻血浆以及浓缩蛋白原（尤为重要）重建凝血系统。约 3％的患者出现脑卒中（在 TSG 数据库中是 2.3％），多在溶栓后的抗凝治疗期间发生，其中约半数是缺血性卒中而非出血性卒中。如果发生脑卒中，应当行急诊 CT 以除外出血。如果并非出血性卒中，则需决定是否继续溶栓治疗以挽救患肢，溶栓治疗同时可能对改善颅内血供也有一些好处。

少量出血很常见（约占 40％），通常发生在腹股沟穿刺部位。可通过直接压迫，或更换一个较大的导管鞘来处理。溶栓期间约有 4％的患者发生远端栓塞，通常采用局部抽吸取栓术或持续溶栓的方法处理。报道的再灌注损伤发生率约为 2％，导管旁血栓形成的发生率约为 1％。

结果

Diffin 和 Kandarpa 报告的溶栓治疗成功率为 70％，保肢率为 93％[14]，需要注意的是，许多患者在入组时并没有威胁肢体存活的严重缺血。在 TSG 数据库的记录中，有 45.5％的患者血栓完全溶解；另有 27.9％的患者结果为临床有效的溶栓，总体保肢率为 75.2％；有 12.4％的患者需要截肢，另外 12.4％的患者死亡[30]。溶栓在旁路移植血管和自身血管中的有效率相近。治疗的结果似乎取决于病变的性质和患者的一般情况。亚临床缺血状态的患者的截肢可能性比严重缺血且导致感觉运动神经功能障碍的患者要低。此外，以下因素是溶栓治疗失败的预测因素：导丝不能通过血栓或者不能将溶栓导管置于血栓内、糖尿病、多节段病变、静脉移植物闭塞、高龄和女性[28]。自身动脉成功开通后的远期通畅率：1 年为 75％，2 年为 55％[29,31]。如果存在潜在病变，移植物血管溶栓后的 2 年通畅率约为 85％。在自身或移植血管内没有潜在病变时，溶栓的长期通畅率较低。此外，髂动脉闭塞或栓塞在成功治疗后具有更好的长期预后[32-33]。

静脉移植物闭塞的溶栓结果较差[34]。移植静脉的局部缺血被认为是溶栓成功率降低的原因。另外，人工血管的溶栓结果较好，当存在导致人工血管闭塞的潜在病变时，其 1 年通畅率远高于静脉移植物（86％*vs.* 37％）[35]。

目前，人们正在努力改善外周溶栓的效果。各种先进技术的百花齐放，将使得单一方法难以显著优于其他的方法。

> ✔✔ 专家共识小组已经完成了一个涵盖所有现有证据的指南，给出了溶栓治疗的具体建议[36]。

一些评分系统可用于预测哪些患者在溶栓治疗后难以存活[37]。详尽的大数据分析或许能够帮助我们确定哪些患者的溶栓风险更高、效果不佳。对 TSG 数据库的详细统计分析显示，以下几个因素可能降低无截肢生存率：高龄、严重的缺血程度(Fontaine 分级，存在感觉运动障碍)、下肢缺血病程较短和糖尿病[27]。病变闭塞时，若正在应用华法林可提高无截肢生存率。溶栓后死亡风险较高的是：闭塞性栓塞、女性、老年和合并缺血性心脏疾病的患者。截肢风险较高的是：年轻男性、合并感觉运动神经功能障碍、有血管移植物和血栓闭塞的患者。

手术处理

随着人口的老龄化，尽管缺血的主要原因仍是血栓，但动脉粥样硬化也常常并发缺血。因此，若初始的球囊导管取栓术治疗失败，可能需要复杂的二期手术（图 8.9）。因此，建议由有经验的血管外科医生操作或监督手术。对于身体虚弱的患者，尽管局部麻醉能够满足简单的经股动脉取栓，但硬膜外麻醉是更好的选择。应有一名麻醉医师始终在场监测心电图和血氧饱和度，给予镇静或镇痛；如有需要，可转为全身麻醉。

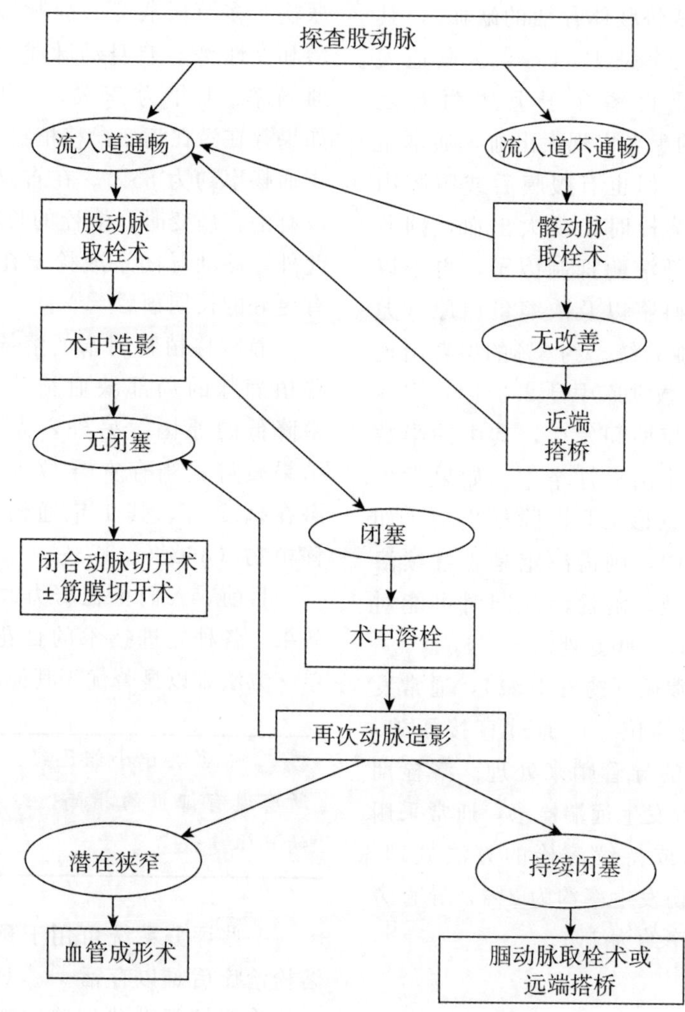

图 8.9　探查股动脉时可能的治疗途径

球囊导管取栓术

腹股沟区和整个腿部均应做好外科手术和动脉造影的准备。足部应放在无菌透明袋中以便于术中观察。通过腹股沟切口暴露股总动脉分叉，并绕以硅胶管控制动脉。手术初期应避免使用夹具，因其可能将完整去除的血栓夹断。从股总动脉近端向分叉处横向切开动脉，切开时应避免切到明显的斑块（图8.10）。横向切开动脉更容易缝合，并且不容易造成血管狭窄。如需要旁路移植，还可以转化为菱形切口行近端吻合。分叉处的血栓可以轻轻吸出，或是在松开血管钳的瞬间用镊子夹出。一些医生会将栓塞组织送组织学和微生物学检查，但并没有证据支持常规进行上述检查。

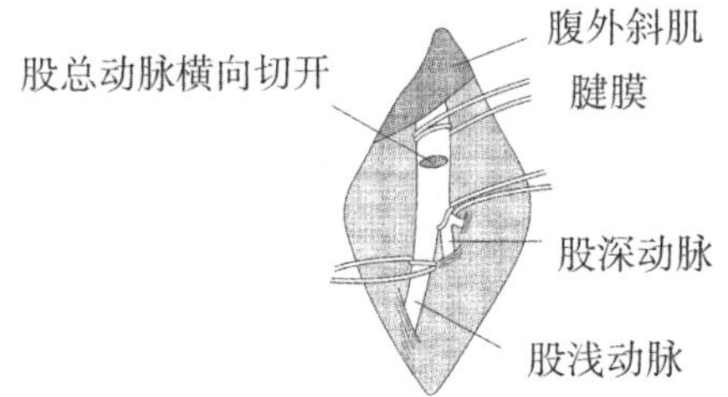

图8.10　探查股动脉时使用硅橡胶管控制股动脉，并横向切开动脉至股总动脉分叉

如果股动脉内没有搏动性血流出现，则应使用4 Fr或5 Fr球囊导管向上进入主动脉，进行充气并撤回操作。在此过程中，需压迫对侧股动脉，以防止对侧栓塞。如果仍未得到良好的股动脉血流，则需要行股-股或腋-股转流术。腹主动脉下端的骑跨血栓通常可以通过双侧股动脉取栓术开通。接着，将3 Fr或4 Fr球囊导管通过股深和股浅动脉尽可能地伸向肢体远端，若遇到阻力应避免暴力操作以防止造成夹层或穿孔；球囊只在被抽出时充气，且充气量应适量调节，以避免与内膜过度摩擦。重复充气-抽出过程，直到栓子被清除干净。过去在取栓时缺少有效的观测方法，外科医生在导管通过腘动脉下方分叉时无法控制方向。现在可以使用“over - the - wire”取栓导管，在透视帮助下选择进入胫动脉，这是一个显露腘动脉分叉的好方法（图8.11）。

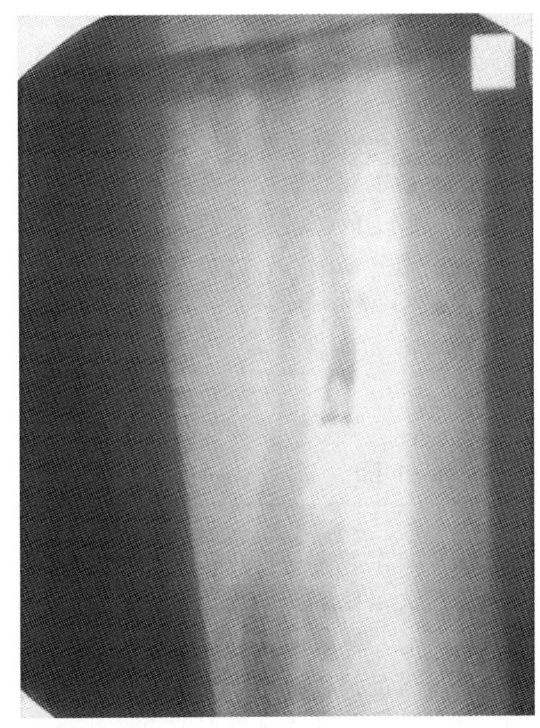

图8.11　造影控制的球囊导管取栓术。球囊阻塞管腔后，其上的血栓在造影剂填充下呈充盈缺损图像

术后造影确认

> ✔ 手术完成后应常规行动脉造影，因为即使导管一直延伸到足部也可能残存血栓[38]；反血可能来自近端建立的侧支，因此没有评估预后的价值。现代的血管外科手术室配有先进的荧光屏，能够完成高质量的动脉造影。远端动脉用肝素盐水冲洗，如果造影确认没有残留血栓，则在动脉切开处用5/0缝线缝合。松开血管钳后，足部应变成粉色，并可触及动脉搏动。

取栓失败

如果动脉造影显示持续闭塞，则可将15 mg t－PA溶于100 ml肝素盐水中，经由中央导管输注30 min后重复动脉造影（图8.12），该方法通常可以溶解血栓，从而减少了暴露腘动脉的需要[39]。该方法也可在腘动脉瘤旁路术中溶解胫动脉的残余血栓[40]。若发现股浅动脉狭窄，应行血管成形术。持续的远端闭塞需要行膝下动脉探查，可行腘动脉取栓或旁路手术。胫前动脉和胫腓干的起始端应放置吊带控制备用，纵向切开动脉进行选择性取栓。腘动脉切开术后缝合时需要静脉补片（译者注：也可用人工血管补片），以防止动脉狭窄。

进一步处理

下肢缺血的血运重建后，静脉血液回流会携带大量缺氧时的代谢产物，回流的血液pH低、钾浓度高。麻醉医师必须纠正内环境紊乱，否则患者可能出现低血压和心律失常。大量缺血组织的再灌注会导致全身性炎症反应，并导致系统性炎症，进而导致多器官功能障碍和衰竭。肌红蛋白尿可能会进一步损害肾功能，为此需要保持良好的水化和利尿。

✔ 肌肉缺血后的血管重建可导致腿部骨筋膜室内的严重肿胀。若骨筋膜室综合征不能及时缓解，则会导致进一步的肌肉和神经损伤。对于严重的肢体缺血且骨筋膜室已明显紧张的患者，在血运重建的同时行筋膜切开术是明智的。骨筋膜室综合征主要依靠临床诊断，仅单纯测量骨筋膜室压力是不可靠的。如果在取栓过程中或之后出现肌肉紧张，所有4个肌肉筋膜室均应通过皮肤和筋膜切口进行减压，应从膝到踝全长切开[41]。前筋膜的切口应位于胫骨外侧旁约两指宽处，避免损伤腓神经前缘。后筋膜的切口应位于股骨内侧髁和内踝连线后方约两指处，避免损伤大隐静脉。这些切口可以随后缝合或植皮封闭。

为了降低取栓后复发性栓塞的风险，需要继续使用肝素序贯华法林抗凝治疗，合并有心房颤动的患者更应予以抗凝[42-44]。

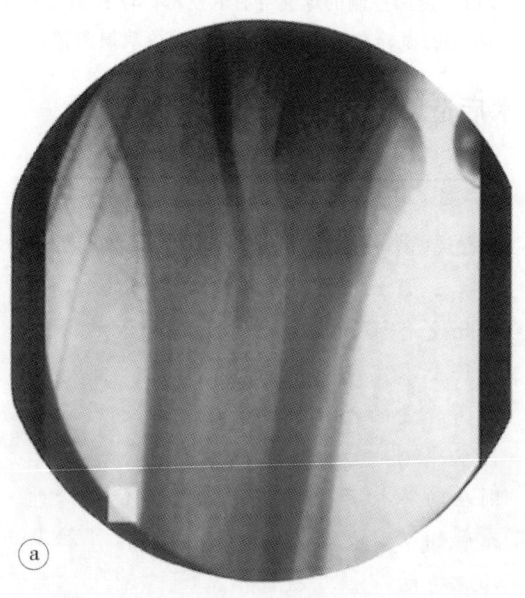

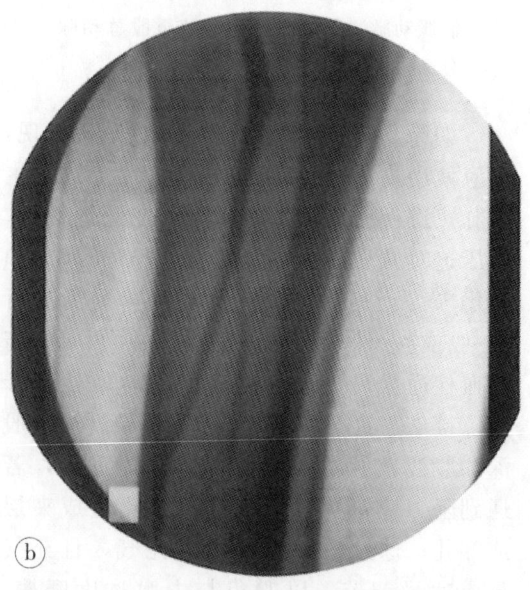

图8.12 a. 取栓术后造影提示腘动脉分叉持续闭塞；b. 术中溶栓后血栓完全溶解

对于那些既没有心房颤动，也没有其他明确病因的患者，抗凝治疗已有一个简单明确的指南。超声心动或者 CTA 寻找近端血栓的结果对是否需要终生抗凝有重要的提示意义。许多患者需要根据华法林化的风险和末梢循环的具体情况作出个体化的决策。

总体预后

近年来，放射影像学和手术技巧不断进步的同时，高龄动脉粥样硬化患者比例的不断增加使得下肢缺血的总体预后变化不大。约 10％的患者下肢无法被挽救。一项瑞典的人口学研究表明，1965—1983 年，下肢缺血的发病率越来越高，尽管教学医院的治疗效果优于地区医院，但总体的截肢率或生存率没有任何改善[45-46]。一项英国和爱尔兰血管外科学会的前瞻性调查研究表明，在 474 名患者的 539 例次缺血事件中，保肢率为 70％，总体死亡率为 22％[47]。美国住院患者的采样分析结果显示，总体截肢率为 12.7％，总体死亡率为 9％[12]；合并潜在心脏疾病是栓塞患者具有较高死亡率的原因；血栓形成患者的截肢风险增加。下列危险因素是取栓术后患者死亡率升高的危险因素[43]：

- 心脏功能差；
- 合并周围血管疾病；
- 下肢缺血病程短；
- 需要截肢。

缺血时间长和围术期心功能差是截肢率升高的危险因素[48]。最近，一项关于术前肌钙蛋白 T 的研究提示，它可以用于预测取栓术后的预后[49]。下肢缺血的患者多为老年人，其中合并恶性肿瘤的患者预后极差，及时识别这类患者并提供适当的姑息治疗而非激进的手术治疗非常重要[50]。

小结

虽然急性下肢缺血的治疗手段已经有了巨大的改进，但最优化的治疗策略仍在讨论之中。相关的临床试验难以组织，且由于患者下肢条件的各异容易造成研究结论的混乱。尽管如此，基于现有数据的进一步分层分析可能有助于我们了解哪些类型的闭塞适合溶栓或手术治疗，还可以比较不同的药物和给药技术之间的差异。新药在证明其安全性之后，将成为可选择的治疗方案。未来，溶栓联合其他腔内技术治疗也可以提高其有效性。

要点

- 急性下肢缺血患者具有较高的发病率和死亡率。
- 应基于缺血的严重程度制订最佳的治疗策略。
- 随机试验未能证明溶栓或手术治疗对所有患者均有优势。
- 要取得最好的结果，需要一个由血管外科医师和介入放射医师组成的团队，综合参照现有知识、证据以及当地情况来共同制订治疗策略。
- 尚需要进一步研究来识别那些肢体看似可以挽救，但直接截肢比徒劳地尝试血运重建更能获益的患者。
- 对于一些患者来说，急性下肢缺血预示着生命的终结，应考虑姑息治疗。

参考文献

1. Norgeren L, Hiatt WR, Dormandy JA, et al. Inter-Society Consensus for the management of peripheral arterial disease. Eur J Vasc Endovasc Surg 2007;33:S1–75.
   Latest definitive standards for scientific research.
2. Rutherford RB, Flanigan DP, Gupta SK, et al. Suggested standards for reports dealing with lower extremity ischemia. J Vasc Surg 1986;4:80–94.
3. Clason AE, Stonebridge PA, Duncan AJ, et al. Acute ischaemia of the lower limb: the effect of centralising vascular surgical services on morbidity and mortality. Br J Surg 1989;76:592–3.
4. Earnshaw JJ. Demography and aetiology of acute leg ischaemia. Semin Vasc Surg 2001;14:86–92.
5. Mehta M, Sternbach Y, Taggert JB, et al. Long-term outcomes of secondary procedures after endovascular aneurysm repair. J Vasc Surg 2010;52(6):1442–9. Epub 2010 Aug 17.
6. Wong PF, Chong LY, Mikhailidis DP, et al. Antiplatelet agents for intermittent claudication. Cochrane Database Syst Rev 2011;11:CD001272.
7. Sandhu RK, Bakal JA, Ezekowitz JA, et al. Risk stratification schemes, anticoagulation use and outcomes: the risk–treatment paradox in patients with newly diagnosed non-valvular atrial fibrillation. Heart 2011;97(24):2046–50.
8. Earnshaw JJ, Hopkinson BR, Makin GS. Acute critical ischaemia of the limb: a prospective evaluation. Eur J Vasc Surg 1990;4:365–8.
9. Jivegard L, Holm J, Schersten T. Acute limb ischaemia due to arterial embolism or thrombosis: influence of limb ischaemia versus pre-existing cardiac disease on postoperative mortality rate. J Cardiovasc Surg (Torino) 1988;29:32–6.
10. Blaisdell FW, Steele M, Allen RE. Management of lower extremity arterial ischaemia due to embolism and thrombosis. Surgery 1978;84:822–34.
11. Davies B, Braithwaite BD, Birch PA, et al. Acute leg ischaemia in Gloucestershire. Br J Surg 1997;84:504–8.
12. Eliason JL, Wainess RM, Proctor MC, et al. A national and single institutional experience in the contemporary treatment of acute lower extremity ischemia. Ann Surg 2003;238(3):382–9.
13. Braithwaite BD, Tomlinson MA, Walker SR, et al. Peripheral thrombolysis for acute-onset claudication. Br J Surg 1999;86:800–4.
14. Diffin DC, Kandarpa K. Assessment of peripheral intraarterial thrombolysis versus surgical revascularization in acute lower limb ischemia: a review of limb salvage and mortality statistics. J Vasc Interv Radiol 1996;7:57–63.
15. Ouriel K, Shortell CK, DeWeese JA, et al. A comparison of thrombolytic therapy with operative revascularisation in the initial treatment of acute peripheral arterial ischaemia. J Vasc Surg 1994;19:1021–30.
   Intra-arterial thrombolysis was associated with a reduction in cardiorespiratory complications and a corresponding increase in survival.
16. The STILE Investigators. Results of a prospective randomized trial evaluating surgery versus thrombolysis for ischaemia of the lower extremity. Ann Surg 1994;220:1–68.
   There were similar outcomes at 30 days, but patients with ischaemia for less than 14 days had improved amputation-free survival after thrombolysis.
17. Comerota AJ, Weaver FA, Hosking JD, et al. Results of a prospective randomized trial of surgery versus thrombolysis for occluded lower extremity bypass grafts. Am J Surg 1996;172:105–12.
   Patients with ischaemia for less than 14 days did better after surgery, those with shorter-duration ischaemia did better after thrombolysis.
18. Weaver FA, Comerota AJ, Youngblood M, et al. Surgical revascularisation versus thrombolysis for nonembolic lower extremity native artery occlusions: results of a prospective randomized trial. J Vasc Surg 1996;24:513–23.
   Surgical revascularisation was more effective and durable than lysis for native vessel occlusions.
19. Ouriel K, Veith FJ, Sasahara AA, for the TOPAS investigators. Thrombolysis or peripheral arterial surgery: phase I results. J Vasc Surg 1996;23:64–75.
   This study was designed to find the optimum dose of urokinase for the second phase of the trial.
20. Ouriel K, Veith FJ, Sasahara AA, for the TOPAS investigators. A comparison of recombinant urokinase with vascular surgery as initial treatment for acute arterial occlusion of the legs. N Engl J Med 1998;338:1105–11.
   This was the largest of the thrombolysis studies and included 544 patients; the results were similar up to 1 year in both groups.
21. Braithwaite BD, Buckenham TM, Galland RB, et al. on behalf of the Thrombolysis Study Group. Prospective randomized trial of high-dose bolus versus low-dose tissue plasminogen activator infusion in the management of acute limb ischaemia. Br J Surg 1997;84:646–50.
   High-dose bolus therapy significantly accelerated thrombolysis without compromising outcome.
22. Yusuf SW, Whitaker SC, Gregson RHS, et al. Prospective randomised comparative study of pulse spray and conventional local thrombolysis. Eur J Vasc Endovasc Surg 1995;10:136–41.
   Pulse spray lysis was quicker.
23. Kandarpa K, Chopra PS, Arung JE. Intra-arterial thrombolysis of lower extremity occlusion: prospective randomized comparison of forced periodic in-

fusion and conventional slow continuous infusion. Radiology 1993;188:861–7.
There was no difference in success or complication rates but forced periodic infusion was quicker.

24. Plate G, Jansson L, Forssell C, et al. Thrombolysis for acute lower limb ischaemia – a prospective, randomised multicenter study comparing two strategies. Eur J Vasc Endovasc Surg 2006;31:651–60.
Success rates were similar in the two groups.

25. Berridge DC, Gregson RHS, Hopkinson BR, et al. Randomized trial of intra-arterial recombinant tissue plasminogen activator, intravenous recombinant tissue plasminogen activator and intra-arterial streptokinase in peripheral thrombolysis. Br J Surg 1991;78:988–95.
Intra-arterial t-PA was safer and more effective than streptokinase.

26. Haskal ZJ. Mechanical thrombectomy devices for the treatment of acute peripheral arterial occlusions. Rev Cardiovasc Med 2002;3(Suppl. 2):S45–52.

27. Earnshaw JJ, Whitman B, Foy C, on behalf of the Thrombolysis Study Group. National Audit of Thrombolysis for Acute Leg Ischaemia (NATALI): clinical factors associated with early outcome. J Vasc Surg 2004;39:1018–25.

28. Hess H, Mietaschk A, Bruckl R. Peripheral arterial occlusions: a 6-year experience with local low-dose thrombolytic therapy. Radiology 1987;163:753–8.

29. Eliason JL, Wainess RM, Proctor MC, et al. A national and institutional experience in the contemporary treatment of acute lower extremity ischaemia. Ann Surg 2003;238:382–9.

30. Earnshaw JJ, Whitman B, Foy C, on behalf of the Thrombolysis Study Group. National Audit of Thrombolysis for Acute Leg Ischaemia (NATALI): clinical factors associated with early outcome. J Vasc Surg 2004;39:1018–25.

31. Ouriel K, Shortell CK, Azodo MVU, et al. Acute peripheral arterial occlusions: predictors of success in catheter-directed thrombolytic therapy. Radiology 1994;193:561–6.

32. McNamara TO, Bomberger RA. Factors affecting initial and six month patency rates after intraarterial thrombolysis with high dose urokinase. Am J Surg 1986;152:709–12.

33. Durham JD, Rutherford RB. Assessment of long-term efficacy of fibrinolytic therapy in the ischaemic extremity. Semin Interv Radiol 1992;9:166–73.

34. Hye RJ, Turner C, Valji K, et al. Is thrombolysis of occluded popliteal and tibial bypass grafts worthwhile? J Vasc Surg 1994;20(4):588–96.

35. Gardiner Jr GA, Harrington DP, Koltun W, et al. Salvage of occluded arterial bypass grafts by means of thrombolysis. J Vasc Surg 1989;9(3):426–31.

36. Working Party on Thrombolysis in the Management of Limb Ischemia. Thrombolysis in the management of lower limb peripheral arterial occlusion: a consensus document. J Am Coll Cardiol 1998;81:207–18.
Recommendations from expert surgeons and radiologists.

37. Neary B, Whitman B, Foy C, et al. Value of POSSUM physiology scoring to assess the outcome after thrombolysis for acute leg ischaemia. Br J Surg 2001;88:1344–5.

38. Bosma HW, Jorning PJG. Intraoperative arteriography in arterial embolectomy. Eur J Vasc Surg 1990;4:469–72.

39. Beard JD, Nyamekye I, Earnshaw JJ, et al. Intraoperative streptokinase: a useful adjunct to balloon catheter embolectomy. Br J Surg 1993;80:21–4.

40. Thompson JF, Beard J, Scott DJA, et al. Intraoperative thrombolysis in the management of thrombosed popliteal aneurysm. Br J Surg 1993;80:858–9.

41. Ernst CB. Fasciotomy in perspective. J Vasc Surg 1989;9:829–30.

42. Hammarsten J, Holm J, Shersten T. Positive and negative effects of anticoagulant treatment during and after arterial embolectomy. J Cardiovasc Surg (Torino) 1978;19:373–9.

43. Ljungman C, Adami H-O, Bergqvist D, et al. Risk factors for early lower limb loss after embolectomy for acute arterial occlusion: a population-based case–control study. Br J Surg 1991;78:1482–5.

44. Campbell, Ridler BM, Szymanska TH. Two year follow-up after acute thromboembolic leg ischaemia: the importance of anticoagulation. Eur J Vasc Endovasc Surg 2000;19:169–73.

45. Ljungman C, Adami H-O, Bergqvist D, et al. Time trends in incidence rates of acute, non-traumatic extremity ischaemia: a population based study during a 19-year period. Br J Surg 1991;78:857–60.

46. Ljungman C, Holmberg L, Bergqvist D, et al. Amputation risk and survival after embolectomy for acute arterial ischaemia. Time trends in a defined Swedish population. Eur J Vasc Endovasc Surg 1996;11:176–82.

47. Campbell WB, Ridler BMF, Symanska TH, on behalf of the Vascular Surgical Society of Great Britain and Ireland. Current management of acute leg ischaemia: results of an audit by the Vascular Surgical Society of Great Britain and Ireland. Br J Surg 1998;85:1498–503.

48. Dreglid EB, Stangeland LB, Eide GE, et al. Patient survival and limb prognosis after arterial embolectomy. Eur J Vasc Surg 1987;1:263–71.

49. Rittoo D, Stahnke M, Lindesay C, et al. Prognostic significance of raised cardiac troponin T in patients presenting with acute limb ischaemia. Eur J Vasc Endovasc Surg 2006;32:500–3.

50. Braithwaite BD, Davies B, Birch PA, et al. Management of acute leg ischaemia in the elderly. Br J Surg 1998;85:217–20.

第 9 章　血管创伤

Jacobus van Marle • Dirk A. le Roux　著
郭伟　胡忠洲　译　熊江　校

引言

多发伤患者合并有血管创伤者不会超过 10%，但是这些创伤可以引起严重的并发症甚至死亡[1]。在大多数欧洲国家，血管创伤主要由钝挫伤（车祸）以及医源性损伤引起[2]。在南非，血管创伤主要为穿通伤，而主要引起的原因从刀刺伤变为火器伤[3]。

复杂的血管损伤具有高发病率和死亡率，清楚地了解血管创伤的病理生理过程，以及采用合理的方法处理这些创伤对于取得满意的疗效至关重要。

损伤机制

血管损伤根据损伤的机制来分类。

钝挫伤

动脉的直接创伤占血管钝挫伤的绝大部分。动脉的间接创伤通常由两种情况引起，一种为伴随关节脱位以及长骨骨折分离产生的剪切和分散力量引起，另一种由高速机动车辆事故和高处坠落造成的加速/减速伤引起。钝挫伤可引起伴随内膜撕裂的动脉壁肿胀。内膜的撕裂可能引起即时的血管闭塞，或者可能发生血栓栓塞以及远期的血管闭塞（图 9.1；彩图 9.1）。随着血管壁的破坏进一步延伸，当只有通过外膜来维持血管的连续性或者血管壁完全破裂的时候，意味着中膜层也被破坏了。

穿通伤

穿通伤可能导致血管的部分或完全横断。出血通常迅猛并且远端的血流可能中断。刺伤或低速的弹药伤可以引起局限于受伤部位的局部损伤。高速弹药伤则引起弹药周围组织的破坏，表现为弹药穿过部分被大面积可疑坏死组织包围，从而引起与其广泛联系的软组织创伤。高速弹药所带来的冲击波可以引起血管内膜损伤[4]。血管外观看起来是完整的，仅仅有小面积的瘀紫，但若将血管切开，会发现撕裂的内膜上长满了血栓。散弹枪可引起广泛的局部组织损伤，且伴随多个部位的穿通伤。炸弹爆炸往往造成复杂创伤，主要由广泛的局部组织损伤、高速碎片伤以及热损伤同时引起。

医源性损伤越来越受到关注，在欧洲许多国家占到了血管创伤的 40%以上[2]。

血管损伤的后遗症

血管损伤有明显的后遗症（框 9.1，图 9.2 和图 9.3）。挫伤的血管起初可能是通畅的，但后期会有血栓形成。而后血栓脱落可以阻塞重要的属支血管，导致进行性动脉缺血。急性缺血可以导致肌细胞的变性和坏死以及神经的沃勒变性。对大型动物的研究发现，3 h 内恢复血供几乎可以完全恢复机体功能；反之，如果机体缺血超过 6 h 以上，则会发生肌肉的变性和神经的坏死[5]。

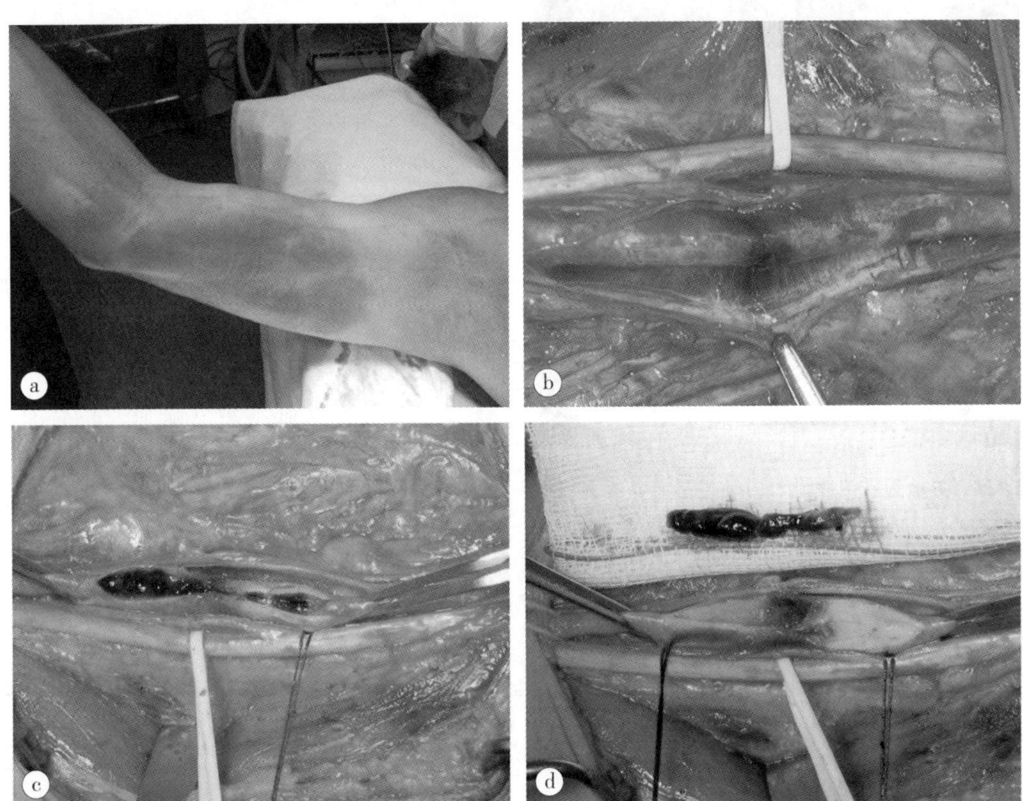

图 9.1 臂部钝挫伤（a）引起肱动脉挫伤（b），逐渐血栓栓塞（c），发现有潜在的内膜破坏（d）

框 9.1 血管损伤后遗症

急性出血
- 明显的外出血
- 包裹性出血（如位于肌间隔内）
- 隐匿性出血（如胸膜腔内）

低血容量、休克
合并或不合并二次感染的血肿
慢性出血或再出血
血栓形成：急性或延迟性
缺血：急性或延迟性
动静脉瘘（图 9.2）
假性动脉瘤形成（图 9.3）

血管、神经、软组织创伤合并有骨折、关节脱位，以及异物引起的伤口感染，均会加速血管复合伤的形成。其他决定预后的因素还包括血管损伤的程度、侧支循环的供血能力以及是否患有动脉闭塞性疾病。

临床评价

病史

包括创伤机制、入院之前的失血量，以及潜在的血管疾病。

检查

最初的评估应根据高级创伤生命支持（advanced trauma life support，ATLS）的原则以及威胁生命的情况来进行。框 9.1 列出了血管损伤可能引起的并发症。血管

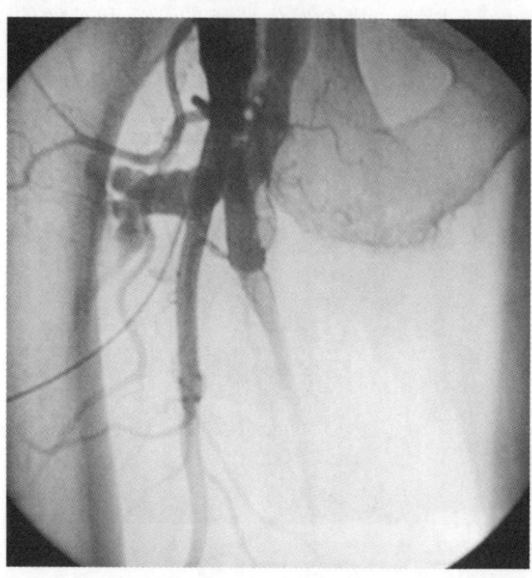

图 9.2 图示为右侧股血管的动静脉瘘，是用于诊断的心脏导管引起的医源性损伤所造成

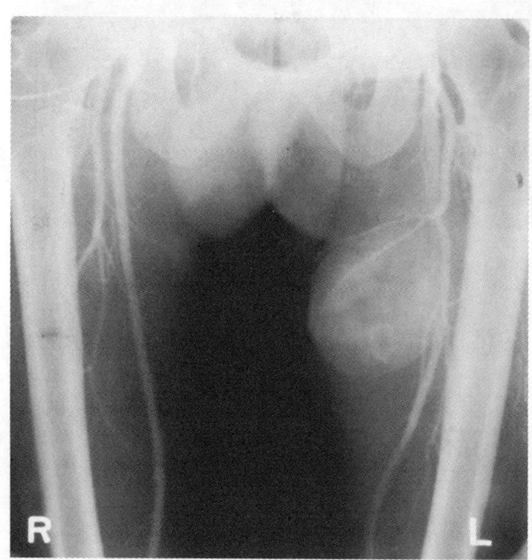

图 9.3 左侧大腿枪击伤后形成的假性动脉瘤

损伤的体征可以分为直接和间接体征。

血管损伤的直接体征包括：

- 活跃的喷射性出血
- 失血性休克
- 肢端脉搏的消失
- 急性缺血的症状和体征
- 不断扩大或跳动的血肿
- 受伤部位可以听到杂音或触及震颤

血管损伤的间接体征包括：

- 严重出血史
- 肢端脉搏的消失
- 相关解剖结构的外伤
- 小的没有扩大的血肿
- 多发骨折以及大面积软组织损伤
- 受伤位于主要血管的解剖位置

对于存在广泛软组织损伤、肿胀并且为多发伤的患者，肢端搏动的评估比较困难。直到明确肢端搏动的减弱是因为动脉的闭塞，否则不能归因于血管的痉挛、外部的压力以及一些不明确的原因。

急性动脉供血不足（缺血）的体征包括脉搏短绌（缺失或减弱）、疼痛、苍白、感觉异常和麻痹。神经功能的损伤必须认真评估，以便鉴别是缺血性神经病变还是创伤引起的直接神经受损。

诊断

✔✔ 目前已有诸多关于全面的临床检查在预判血管损伤方面的价值和确切性的报道[6]。动脉多普勒压力测量是对临床检查的有力补充。动脉压力指数（arterial pressure index，API）在 0.9 以上可以排除重要的、隐匿的血管损伤[7]。

特殊的检查只能对足够清醒和血流动力学稳定的患者实施。如果存在血流动力学不稳定、活动性出血，并且血肿不断扩大的情况，应立即手术。

复苏和早期处理

应遵照 ATLS 原则，谨记急需手术的、生命体征不稳定的患者最好在手术室进行复苏。

> 复苏时，补液的量和时机至关重要。非控制性失血性休克时，出血可能会因为低血压、血管收缩以及血栓形成而暂时停止，持续的补液可以增加血管内压力、降低血液黏滞度、减少血栓形成，从而增加出血和死亡的风险[8]。

低压复苏（可允许性低血压）的目的在于使收缩压维持在 70～90 mmHg 以维持脑和肾的血液灌注，直到出血被有效地控制。

活动性出血是紧急行手术探查的指征，但通常用压迫止血的方法暂时止住出血。伤口内部盲目夹紧血管止血的方法是不被提倡的，因为可能会造成邻近神经及血管的损伤。止血带只能用于特殊的情况，例如用于因矿难或爆炸造成的创伤性下肢截肢面，并且只能短时间使用。

在实施复苏和进行诊断性检查时，骨折必须固定，以免血管和其他软组织进一步受到创伤。早期减少骨折的移位或关节的脱位可以改善肢体远端的血液循环。

特殊检查

平片

平片检查用于相关的骨骼外伤时。当高度怀疑骨折或关节脱位合并血管损伤时，应行平片检查（图 9.4）。胸片通常用于评价胸腔的受伤情况。

动脉造影

> 动脉造影通常在缺乏直接的临床体征时用来评估血管损伤程度，尤其是用于肢端创伤的评价[9]。

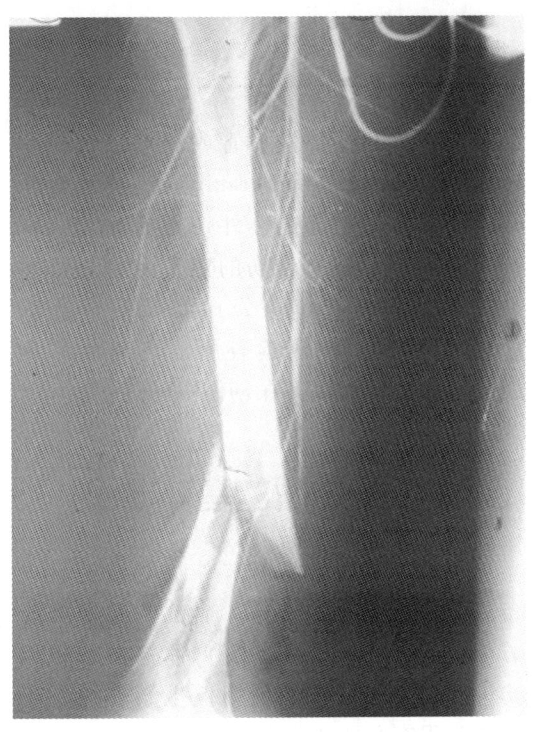

图 9.4　股骨骨折移位引起的股浅动脉损伤

导管动脉造影术已经在很大程度上被计算机断层扫面血管成像术所代替，但仍可用于血流动力学稳定的患者，包括多发骨折、广泛的软组织损伤、散弹伤、1 和 3 区域的颈部外伤以及胸腹部外伤。

当血管损伤证据确凿、患者生命体征不稳定或肢体存在缺血的风险时，要及时行手术治疗，不能推迟到动脉造影完成后。对于必须行手术治疗的肢端血管损伤，应该在术中完成动脉造影，并且造影所获得的信息对于手术是有价值的[10]。

超声

多功能彩色多普勒广泛应用于临床筛查，例如缺乏明确的体征时、肢端血管外伤、颈部和腹部外伤，以及患者的预期随访。

轴位成像

计算机断层扫描血管成像术（computed tomographic angiography，CTA）对于颈部、腹部及胸部钝性外伤很有价值。同样可以用于对肢体创伤的定位和描述。磁共振血管成像（magnetic resonance angiography，MRA）由于检查所需的时间限制及不够方便限制了其在创伤中的运用。

血管损伤处理的基本原则

手术应采用全身麻醉并在舒适的且设备齐全的手术室中完成。血液制品术中应方便取用，并且应该备有自体输血装置以防失血过多。预防性使用抗生素在血管手术中是很有必要的。

恰当的显露对于阻断血管近端及远端非常关键。这里要求包括手术区域邻近的解剖部位，例如胸部外伤同时应准备颈部（反之亦然），腹股沟处外伤同时应准备腹部。应准备健康的下肢以便旁路手术取其血管。在对受伤区域进行操作之前，应完成受损血管近端和远端的阻断。在有可以使用的血管阻断钳之前，可以采用指压法或腔内的方法进行血管阻断。

钝挫伤以及高速冲击伤一般会造成广泛的内膜损伤。应对血管进行仔细的清创直到找到正常的内膜（图 9.5；彩图 9.5）。应该评估顺行及逆行的血流。用取栓导管将动脉血栓取出，随后注入肝素盐水。

单纯的血管壁撕裂可行侧面缝合，但要确保不会造成血管狭窄，否则可行补片成形术。当50%以上周径的血管壁被破坏时，这部分应被切除，然后对残端进行端端吻合。需要实现近端及远端的动脉残端的无张力缝合，否则，需要间位移植物来达到无张力缝合。自体血管是血管重建的理想材料。因为存在感染的风险，人工材料一般只能用于特殊的情况[11]。

当需要修复的血管与自体移植物直径不匹配时，就要用到镶嵌式或螺旋形移植物。

> ✔✔ 在复杂的动脉修复导致延迟再血管化处，管腔内的分流术必须用于维持修复处的血流，从而减少缺血时间[12]。

术毕要再次造影以便记录成功的腔内修复以及血管远端的分支血运情况。一旦血管创伤修复完成，其带来的相关创伤也同时被解决。要进行伤口的清创，去除掉所有不重要及污染的组织。污染的伤口应保持开放，但修复后的血管应由软组织覆盖，并且应反复地检查伤口变化，以便在伤口清洁后给予缝合。

静脉损伤

如果发现只需简单的静脉修复（例如端侧吻合），或是只有在修复不会明显耽误行其他组织创伤的修复，或不会使患者的病情变得不稳定时，可在行动脉修复同时进行静脉修复。只有在患者血流动力学稳定时，才可行复杂的静脉修复或旁路手术。为了确保血流动力学的稳定，所有的静脉包括下腔静脉（inferior vena cava，IVC）都可以结扎。

血管创伤的腔内修复

腔内技术应用于创伤患者的救治具有很多潜在的优势。不需要全身麻醉，可以避免开放性手术带来的外科创伤，如进一步的血液丢失、体温降低、钳夹主要血管造成的末梢动脉缺血，以及松开血管钳后造成的缺血再灌注损伤。主要的优势在于，可以选择从远端去处理那些解剖位置具有挑

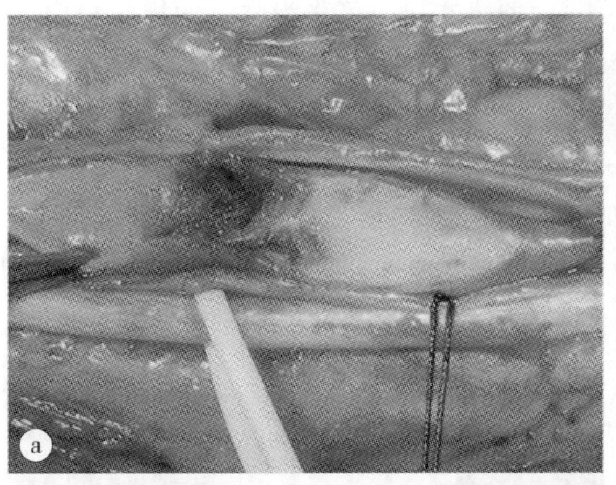

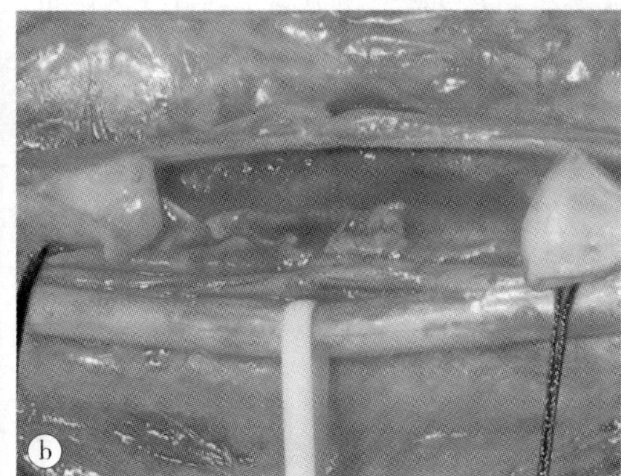

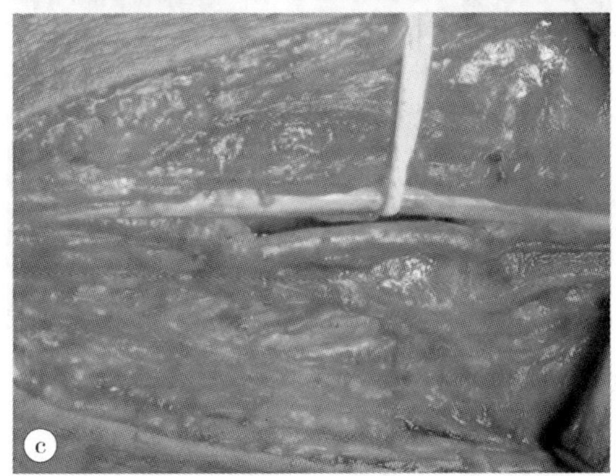

图 9.5　内膜钝挫伤（a）被切除（b）后，由静脉移植物替代（c）

战性的、复杂的动脉损伤。避免在受伤区域行高难度的探查，从而减少对周围组织的破坏以及防止再出血。

虽然各种血管腔内技术已经越来越多地运用到血管创伤中，但仍存在一些局限性。由于时间的限制，血管腔内技术通常不能用于有活动性出血、生命体征不稳定的患者，以及终末器官缺血的区域。血管腔内技术不能用于有压迫症状的部位、感染的伤口或是周边创伤需行开放手术探查的部位。技术的限制包括导丝不能通过损伤处；因导丝通过时，远端血管栓塞的风险增大，从而阻碍了导丝通过时的安全性；或损伤处血管近端及远端血管直径不同。

血管腔内技术处理血管创伤的方式有三种：

1. 止血：损伤的血管可以用止血剂（泡沫硬化剂）、弹簧圈以及球囊等进行栓塞。这项技术已经成为处理骨盆骨折引起大出血的标准治疗方式，同时也是处理颈部、盆腔及四肢非重要但又难以接近的血管损伤的公认手段[13-14]，同样也可用于控制肝、肾和脾的穿通伤及钝性损伤引起的出血[15-17]。

2. 血流阻断：通过手术达到血流阻断之前，在行诊断性造影时，临时用球囊将损伤血管闭塞可以阻止出血。这项技术在处理相对难以接近的区域时特别有价值，并且可以减少手术中暴露的范围并获得血管阻断[18]。该技术可以有效处理颈部 1 和 3 区域、腹主动脉、锁骨下动脉近端以及髂动脉的损伤。

3. 血管修复：覆膜支架用于修复解剖位置具有挑战性的血管，以避免一些重要血管的手术显露，例如胸主动脉、胸廓出口处的血管、颈内动脉及椎动脉（图9.6）[19-22]。这在相关章节会有更详尽的讨论。覆膜支架也可作为临时的措施稳定患者的病情，随后再行开放性手术。

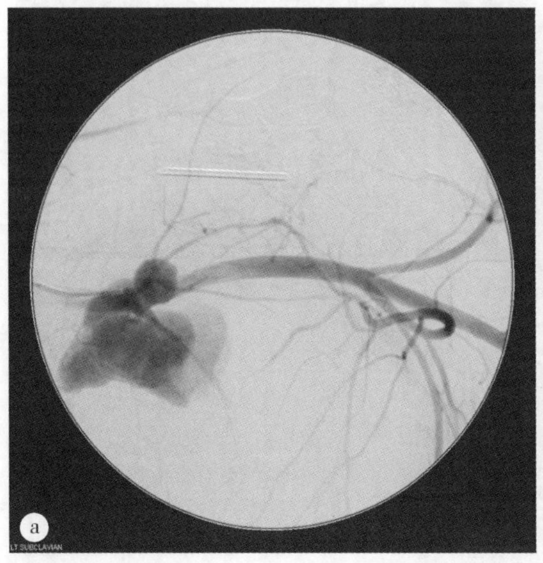

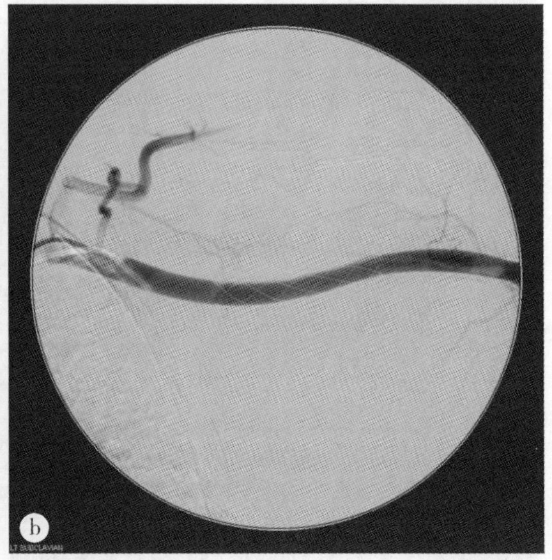

图 9.6 a. 左锁骨下刺伤所致的假性动脉瘤；b. 植入覆膜支架进行修复

众所周知，支架植入术后的并发症包括支架内再狭窄、支架移位、支架断裂和内漏等。支架植入后，在年轻人这类创伤受害者中的耐久性受到了极大的关注。尽管短期结果令人满意，但仍需要进行长期随访以及开展比较传统手术与腔内修复的前瞻性随机对照试验。

颈部血管损伤

颈动脉损伤

头部或颈部外伤的患者中，有 25%涉及颈部血管损伤。颈动脉损伤占到动脉损伤的 5%～10%[23]。颈动脉损伤的死亡率为 10%～31%，16%～60%伴有永久性神经功能缺失[24-25]。

机制

超过 90%的颈动脉损伤是由穿通伤引起的。钝挫伤是由直接作用于动脉血管的力量引起，过伸、过曲，或是来源于下颌骨、颞骨或颈椎骨骨折的骨片引起的挫伤。

穿通伤可引起血管部分的或完全的横断伤、假性动脉瘤或动静脉瘘（图 9.7）。假性动脉瘤可急性形成，也可延迟形成，在不断扩大的同时，可引起上消化道或臂丛的压迫。钝挫伤可以引起内膜片形成、壁间血肿、夹层以及血管壁彻底破坏后形成假性动脉瘤、动静脉瘘以及管腔的完全闭塞（图 9.8）。

神经系统后遗症一般由低灌注（横断伤或血栓形成的血管）、血栓栓塞、假性动脉瘤或动静脉瘘引起。

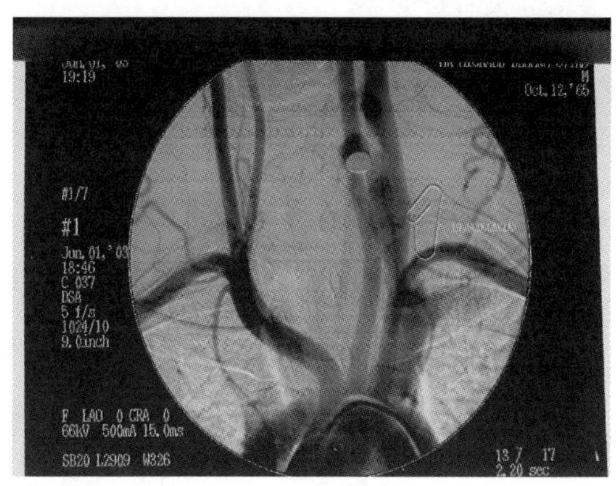

图9.7 枪击伤引起颈动脉与颈内静脉之间的动静脉瘘

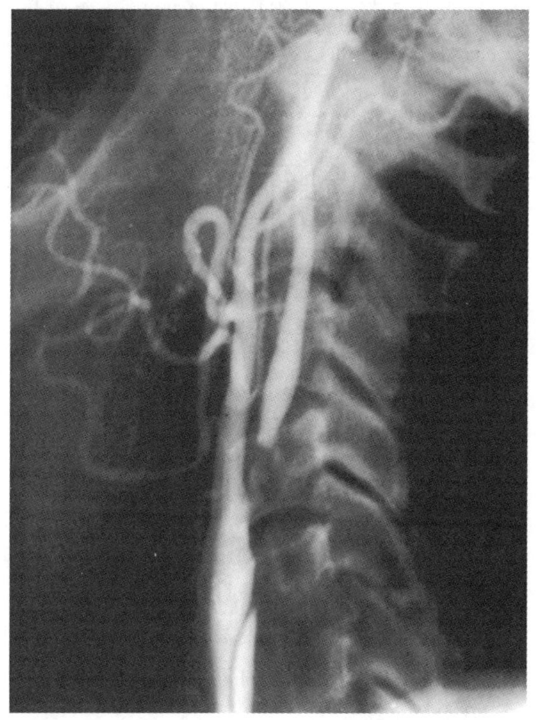

图9.8 交通事故造成的颈部钝挫伤引起的颈总动脉夹层

临床体征

活跃的外部出血、迅速扩大的颈部血肿、颈动脉搏动消失以及杂音或震颤等，都提示血管损伤。如果存在以下体征则提示相关血管的损伤需要进一步检查，这些体征包括颈部或咽部伤口出血、浅表颞动脉搏动消失、患侧Horner综合征、第Ⅸ～Ⅻ对脑神经功能紊乱、纵隔增宽、颅底及颞骨骨折、脊椎骨折及脱位。患者可能表现有神经功能的丧失，但是意识模糊可能与头部外伤、休克或者饮酒、吸毒有关。已经明确大约50％颈动脉和椎动脉钝挫伤的患者在最初没有症状，但是这其中的43％～58％在入院后将最终表现出神经症状[26]。

诊断

只有血流动力学稳定以及呼吸道通畅的患者才能行进一步的相关检查。在解剖学上将颈部分为三部分，以便于统一颈部血管损伤的诊断及处理（图9.9）。

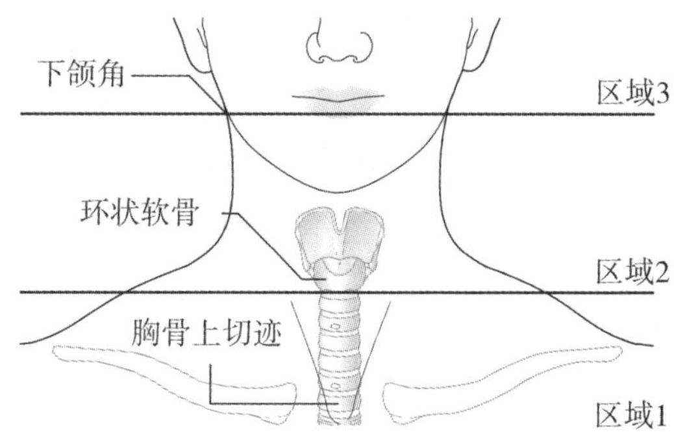

图9.9 颈部分区

正位胸片可以提供有价值的信息，如血胸或气胸、纵隔增宽、合并消化道损伤的颈部外科气肿等。

✔✔ 多功能彩色多普勒检查对于发现颈部区域2血管的损伤十分有用。对于有经验的医生，已成为较常用的诊断手段[27-28]。

超声扫描在区域1和区域3的应用受到限制，因为主动脉弓部造影一直是该部位诊断的金标准。超声检查对于制订合理的手术计划，以及评估可能的血管腔内治疗方法很重要。在无症状的患者中不建议行常规造影[29]。

颅脑 CT 应该用于合并有头部外伤、脊髓和颅骨骨折以及神经功能损伤的患者。这项检查可以对预后进行预测：入院时颅脑 CT 示脑梗死的患者要比正常患者具有更高的死亡率，且神经功能恢复的可能性更低。MRA 在诊断颈动脉及椎动脉夹层方面具有一定的价值[30]。

处理

活跃的外部出血可在急诊室通过直接指压止血控制，或是在伤道处置入气囊导管，通过使气囊充气来控制出血[31]。

所有的颈部穿通伤已经由择期处理代替了紧急的探查手术[32]。活跃的搏动性出血、不断扩大的颈部血肿以及气道受压是急诊探查手术的指征。对于低速穿通伤，如果没有活动性出血或末梢循环正常，可以暂不行探查术，而是仔细观察病情变化[33]。这些损伤包括内膜受损、小的假性动脉瘤（<5 mm）以及不影响血流的内膜剥脱。尽管如此，大多数颈动脉穿通伤最好在一期血管修复时进行处理[34]。对于深度昏迷伴有重度神经功能丧失、动脉闭塞以及颅脑 CT 示大面积脑梗死的患者，虽然伴有神经功能丧失，但不可以行手术治疗[34]。而对于其他伴有神经功能丧失的患者，动脉修复术有利于降低死亡率以及改善神经功能。

大部分颈动脉及椎动脉的钝挫伤都会导致内膜的破坏，出现夹层和（或）血栓形成，处理时最直接的目的是恢复大脑的供血以防出现栓塞。因此，全身抗凝可作为治疗的一种选择，因为可以阻止血栓的形成、脱落以及栓塞的发生。在急性期应监测血管内肝素的量，之后口服抗凝药物至少 3 个月[35]。

手术技巧

本章对手术技巧不做详细的叙述，读者可以参考有关手术操作的专业书籍[36]。手术的基本原则如下：

- 患者取仰卧位，肩垫置于两肩之间，使头部过伸，头偏向对侧。患者铺单需要确保从颅底至胸骨剑突的入路。
- 区域 2 损伤的暴露可以采用标准的颈动脉切口，即沿着胸锁乳突肌前界切开。
- 区域 1 的损伤可沿着胸骨正中切开。
- 各种扩大区域 3 颈内动脉远端暴露范围的方法已有描述，包括下颌骨半脱位、下颌骨截骨以及茎突切除等。
- 一些作者推荐转流管来维持顺行血流。
- 当受伤处不能行简单的修复手术时，可行旁路术。一般用大隐静脉进行颈内动脉的旁路术，而用聚四氟乙烯（polytetrafluoroethylene，PTFE）人工血管行颈总动脉的旁路术。
- 如果颈内动脉通畅，可以结扎颈外动脉。颈内动脉的结扎只有在有血栓形成的远端血管中的血栓被取出后无血液回流时才可实施。
- 小的血管损伤可行侧缝合，但是对于复杂的血管损伤则不可以，因为这种方法的血管闭塞发生率很高，并且增加了手术操作的难度。颈内静脉结扎后没有明显的后遗症[37]。
- 当合并有气管及食管联合损伤时，血管的修复需要植入软组织（胸锁乳突肌）给予保护。

椎动脉损伤

椎动脉损伤的发生率不高，颈部穿通伤合并椎动脉损伤的发生率为 1%～7.4%。枪击伤是最常见的原因[38]。钝挫伤导致椎动脉损伤的情况不多见，通常由侧方作用力导致的颈椎骨折引起，包括横突、脊椎骨折，颈椎韧带损伤，或严重的头部过伸和（或）过屈。这些损伤可见于交通事故、悬挂伤以及过度的脊椎按摩后。

大部分椎动脉损伤的患者都合并有颈椎、脊髓以及其他血管结构的损伤[40]。CTA 对于发现椎动脉损伤具有高度特异性和敏感性，并且已经越来越多地应用于颈部外伤[41]。

血管造影栓塞术可以用于大多数椎动脉损伤的患者[22]。手术只在存在严重活动性出血或介入栓塞术失败时进行。血流动力学稳定并且其椎动脉已经栓塞的患者，不需要给予任何的干预。

关于椎动脉损伤详细的手术治疗及处理方法由 Hatzitheofilou 等提供[42]。

颈部外伤的腔内处理

腔内修复术用于治疗颅外脑血管的优势在于，可避免使用全身麻醉以及术中可监测神经功能的状况。腔内修复术治疗颈部创伤时一般采用如下三种方法：

1. 血管造影栓塞术。一般用于处理：①持续出血的颈外动脉分支（面部、口咽及舌咽）；②椎管内椎动脉损伤[43]。

2. 临时球囊封堵术。这项技术通常作为颈部 1 区及 3 区开放手术的辅助手段。通过股动脉置入封堵球囊，可以控制损伤血管近端的出血，使得手术的暴露具有可控性，避免了胸骨切开。

3. 覆膜支架植入术。一般用于穿通伤、动静脉瘘以及以下位置的假性动脉瘤：①手术难以接近的位置，如远端颈动脉。②因为多发伤、局部恶化或因内科疾病具有高手术风险，而不能行广泛手术探查的患者。还用于头臂干、颈总动脉近端及锁骨下动脉的损伤[20-21,44]。

胸腔血管损伤

穿通伤占到了胸腔血管损伤的 90%以上[45]。主动脉钝挫伤被认为是引起创伤患者死亡的第二大原因[46]。70%～90%的此类患者在入院前便死亡。肺动脉韧带嵌入的位置，恰巧位于左锁骨下动脉的起始部远端，为损伤好发的典型位置。减速或挤压伤可以造成头臂干、肺血管及腔静脉损伤。

临床表现和初级处理

胸部血管穿通伤的患者通常血流动力学不稳定，并且伴有持续的血流进入胸膜腔或纵隔，需要紧急行开胸手术。只有在术中才能对血管的损伤做出准确的诊断。胸部钝挫伤的患者起初血流动力学稳定，血管损伤由于复合创伤的存在不会立即表现出来。以下的临床表现可能与潜在的胸腔大血管损伤相关：

1. 休克/低血压；
2. 双上肢血压和脉搏不一致；
3. 上肢与下肢血压和脉搏不一致（假性缩窄综合征）；
4. 胸廓出口不断扩大的血肿；
5. 连枷胸；
6. 肩胛下摩擦音；
7. 明显的胸骨骨折；
8. 明显的胸椎骨折；
9. 胸部创伤的外部证据；
10. 胸部受过减速或挤压伤。

诊断性检查

诊断性检查的次数和类型决定于患者血流动力学的稳定性、全身状况、主动脉损伤的类型以及复合伤。

胸片

胸部正位片是重要的筛查工具，并且所有胸部穿通伤及可疑钝挫伤的患者均应拍摄胸部正位片。不透射线的标志物可用来标示胸廓出口及入口的位置。

胸片示纵隔增宽，一般90%以上与胸主动脉损伤有关，并且敏感度达到90%，阴性预测值达到95%[47]。其他与升主动脉钝挫伤有关的影像学表现如下：

1. 纵隔表现：

（1）纵隔增宽＞8 cm；

（2）主动脉结轮廓消失；

（3）左主支气管降低＞140°；

（4）椎旁胸膜线消失；

（5）气管侧方移位；

（6）鼻胃管偏移；

（7）主动脉结钙化。

2. 胸骨，第1、2肋骨及胸椎骨折。多发伤患者存在肩胛骨及锁骨骨折。

3. 其他表现：①胸部正位片：胸膜顶血肿（肺尖冒），左侧大面积的血胸/渗出，横隔膜破裂；②胸部侧位片：气管前方移位，主动脉肺窗消失。

胸片的阳性表现提示应该行进一步的诊断检查，主要是平片和螺旋CT。

造影

对于穿通伤疑有无名动脉、颈动脉或锁骨下动脉损伤的血流动力学稳定的患者，需要行CTA检查，并且CTA要优于传统造影。其提供的重要信息可以影响处理方式的选择，例如切口类型的选择或腔内治疗的可行性。只要头臂动脉接近弹道处，即使查体没有发现血管损伤的征象，也要行动脉造影。

> ✔✔ CTA被认为是识别主动脉损伤及破裂的确定性的诊断手段[48]。

与动脉导管造影相比，CTA创伤小，可以更快、更容易获得检查结果，更大的优势在于可提供复合伤的重要信息。但是，检查时接近患者相对困难限制了其在不稳定患者中的运用。

其他显像模式

经食管超声心动图及血管内超声可作为某些患者的补充检查手段，但这些技术的常规应用是有局限性的。

治疗

紧急手术的指征包括：患者血流动力学不稳定、持续增多的胸腔血性引流液以及存在血肿持续增大的影像学表现。初次胸腔引流出血性液＞1500 ml或者＞200～300 ml/h的持续出血，可提示大血管的损伤，并且需要行开胸手术。

目前，延迟主动脉修复的指征包括：中枢神经系统创伤后昏迷且血流动力学稳定的患者、因肺挫伤致呼吸衰竭的患者、体表烧伤的患者、心脏钝挫伤的患者、将采取保守治疗的内脏损伤的患者、存在腹膜后血肿的患者、污染伤口的患者、低体温患者、凝血障碍的患者、存在其他纠正病情后可提高手术效果的患者、≥50岁以及并存基础疾病的患者[49]。

某些轻微的动脉损伤，如内膜缺失、小的内膜剥脱以及假性动脉瘤等，可以采取保守治疗，密切观察病情变化[50]。对于最初选择保守治疗的患者，应密切监测血压，使得收缩压维持在120 mmHg以下，平均动脉压维持在80 mmHg以下。诸多指南中指出，依据心率设定静脉滴注β受体阻滞剂的速率，对心肌钝挫伤患者是有益的。

腔内血管修复术

腔内血管支架植入术能够有效治疗主

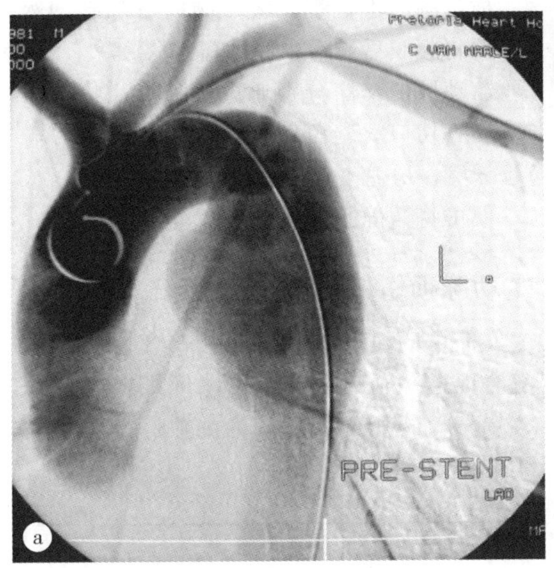

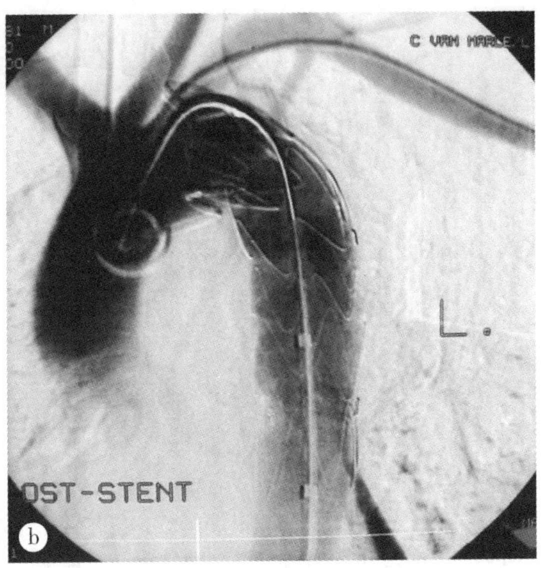

图 9.10　胸部钝挫伤造成的胸主动脉瘤（a）用覆膜支架治疗（b）

动脉弓流出道的损伤（图 9.10）[20,51]。

> ✔✔ 腔内支架植入术是目前治疗创伤所致胸降主动脉破裂的首选方法。与开放手术相比，死亡率明显减低（9% *vs.* 19%），且有效降低了脊髓缺血、肾损伤、移植物及全身感染的风险[52]。

手术修复

开放手术用于不稳定、低血压的患者，以及腔内治疗不易实施的升主动脉和主动脉弓部的损伤。基本的手术方法包括：胸骨正中切开、左前外侧胸廓切开和左后外侧胸廓切开。读者可以参阅关于这些术式的标准书籍。

腹部血管损伤

穿通伤占腹部血管损伤的 90%～95%（图 9.11）。由于血管损伤一般涉及其他内脏损伤，因此死亡率较高。从乳头至大腿的穿通伤考虑可能存在内脏损伤是十分重要的。

诊断

可能存在腹部血管损伤的生命体征不稳定的患者需要立即手术。生命体征稳定的患者可根据伤势做进一步检查。采用不透射线标记的腹部平片，在确定弹药引起的穿通伤轨道时具有一定的价值。造影和 CT 对于腹部血管穿通伤的诊断没有价值[53]。

处理

腹部外伤的患者当血流动力学不稳定或存在肠道损伤时，应行剖腹探查术。在麻醉诱导下迅速进入腹腔。切口需从剑突下到耻骨联合上方。应立即实施腹部 4 个分区的压迫止血，以控制位于横隔角处的主动脉近端出血。一旦血管损伤被控制住，就应行输血治疗。在血管修补起作用之前，可以先临时控制住肠道损伤。

根据治疗目的，后腹膜在解剖结构上

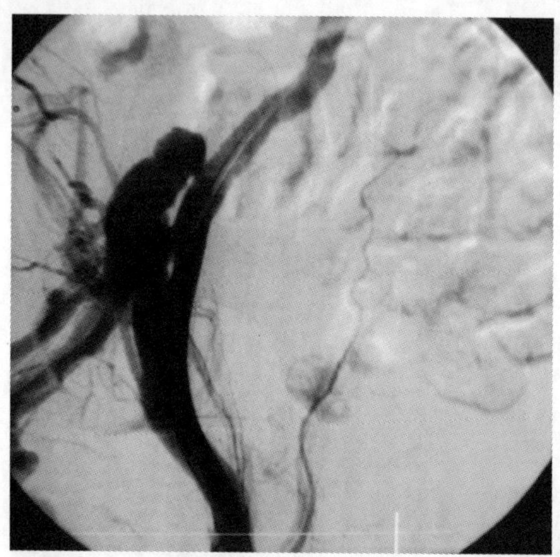

图 9.11 穿通伤造成的左髂总动脉瘘（腹部枪击伤）

被分为 3 部分。中间腹膜后血肿（区域 1）由于常合并主要血管、胰腺或十二指肠的损伤，一旦被忽视，则会出现高死亡率和发病率，故该区域应常规探查。由穿通伤引起的侧方/肾周的血肿（区域 2）应常规探查，而由钝挫伤引起的血肿如果没有继续扩大的趋势及增强 CT 示尿路正常，则可采取保守治疗。局限在或起源于盆腔的区域 3 的损伤，通常与骨盆骨折有关；对这一区域的探查有危险且通常应该避免。由穿通伤引起的腹膜后血肿应常规探查以排除主要的血管损伤。

应根据外伤的种类选择不同的手术显露方法：

- 左侧的内脏向中间翻转（mattox maneuver），例如脾、胰尾、左半结肠及肾翻转后可暴露主动脉、腹腔干左侧支、肠系膜上动脉、肠系膜下动脉、左肾动脉和左髂血管。
- The Cattell - Braasch 或扩展的 Kocher maneuver（右边内侧内脏动脉的翻转），可暴露下腔静脉肝下段、右肾静脉、门脉系统和右髂血管。
- 肾下主动脉及下腔静脉的暴露是通过将横结肠向上翻起，将小肠向右翻起，然后将腹膜后腔沿中线分离。
- 髂动脉的暴露分别通过盲肠及乙状结肠侧方切口，避免伤及跨过髂总动脉的输尿管。分离位于髂静脉前方的动脉后，便可将髂静脉暴露出来。

主动脉损伤

简单的血管撕裂可直接修复，应横向缝合以避免血管狭窄。聚酯纤维或聚四氟乙烯移植物用于面积较大的血管破损，但不能用于污染的位置。

✔✔ 在“损伤控制”方案中，将无菌胸腔引流管作为临时转流管植入主动脉。一旦患者生命体征平稳且各项生理指标正常时，可实施最终修复[53]。

对于严重污染处，大隐静脉可作为移植物，或结扎大动脉，然后进行旁路移植术（如髂股旁路术）[54]。

钝挫伤（“安全带主动脉伤”）所致的主动脉夹层相对少见，但在这种病例的治疗方法中有提及腔内血管修复术[55]。

髂动脉损伤

这些损伤可以采用基本缝合或移植物植入术。对于严重污染的病例，可行结扎和股股旁路移植术[54]。单侧髂内动脉损伤可给予结扎。

内脏动脉损伤

腹腔干及其分支损伤通常行结扎处理[54]。肠系膜上动脉被分为 4 个区域[56]。前 2 个区域（即肠系膜上动脉到结肠中动脉起始部）的损伤应该给予修复。对于基本修复无法处理的大的损伤，可行大隐静脉或聚四氟乙烯移植物旁路术以维持中肠的血运。孤立的肠系膜上动脉损伤通常可以结扎。

肾动脉损伤

由加速或减速伤引起的钝挫伤常导致内膜的破坏，随后血管内血栓形成。损伤必须在 12 h 内被修复，否则肾功能的恢复几乎不可能。可以通过肠系膜根部从中间显露肾动脉近端的损伤，而远端的损伤则是从侧方显露。血管的修复可采用基本缝合技术，或采用大隐静脉移植术。外伤性肾动脉夹层则可以采用腔内支架植入术给予修复，支架可以是金属裸支架，也可以是腹膜支架[57]。

下腔静脉损伤

下腔静脉包括 4 部分：肾下部分、肾上部分、肝后部分和心包内部分。钝挫伤经常涉及肝后部分和心包内部分。入院前死亡率接近 50%，院内死亡率为 20%～57%。

肝下下腔静脉损伤可以通过指压法或腔内球囊导管临时控制出血。当运用止血钳时，应注意丰富的腰椎侧支循环。修复可采用侧面缝合的方式，或当缺损较大时，可加用人工材料。对于血管的穿透伤，血管前方的撕裂应该扩大以便能够首先处理血管后方的撕裂。对于下腔静脉这部分损伤引起出血的情况，可将这部分结扎止血。肝后部分的处理应十分谨慎。如何加压包扎可控制住出血，便可采用这种治疗方式。尽管各种损伤处理的方法已有报道，但是预后仍然不佳，死亡率达到了 70%～90%[59]。通过右心房插入 Shrock 转流管，可以暂时控制这些损伤。笔者采用改良的技术即将气管内导管插入肝下下腔静脉，同时充盈位于右心房的球囊。肝完全分离（Heany maneuver）会有较高的死亡率，尤其是对于大出血的患者。静脉修复可采取结扎肝静脉或直接修补的方法。

Castelli 等报道过急诊行腔内支架植入术修复创伤所致的下腔静脉损伤[60]。

盆腔血管损伤

出血是引起骨盆骨折患者死亡的首要原因。出血的主要来源是髂内动静脉的分支、骨及软组织。出血通常可以通过骨盆外固定的方法控制住。来自于髂内动脉分支的持续性出血可通过经导管弹簧圈栓塞的方法进行处理[13]。对于骨盆骨折的患者，髂总动脉、髂外动脉、股总动脉以及相应的静脉只有 1%的可能性成为致命性出血的来源。最初开放性手术是处理这些血管的损伤主要手段，但是近期的许多报道对腔内修复术治疗髂动脉的损伤给予了有力支持[61]。

肢端血管创伤

周围血管损伤的发生率依赖于创伤的程度及种类，单纯的四肢骨折发生率为 0.6%～3.6%，而肢体穿通伤的发生率则为 25%～30%[1]。钝挫伤、高速弹药伤或紧密枪伤的患者具有极高的肢体丧失的风险。

诊断

任何肢体外伤的患者都需要对患肢和末梢血管做全面的体格检查。对于缺乏血管损伤直接体征的患者，可行保守治疗，并且不需行动脉造影[62]。创伤位置附近动脉的造影只用于枪弹伤或多发骨折的患者（图 9.12）[63]。

骨折后延迟血栓的形成强调了 24 h 内对外周血液循环行常规评估的重要性。对于存在血管损伤间接体征或近端外伤的患者，可行超声检查。

基本处理原则

- 必须尽快恢复缺血肢体的血液灌注。传

统观点认为，保肢必须在 6 h 内恢复肢体的灌注。尽管如此，现代观点仍强调快速恢复肢体灌注（3～4 h 内）有利于受伤肢体神经功能的恢复[5]。辅助治疗如高渗生理盐水复苏、临时血管内转流、筋膜切开、肢体降温以及缺血的改善等可以降低肢体缺血的严重程度[5,65]。

- 对于无动脉闭塞的无症状的损伤可行保守治疗。这些损伤可以概括为假性动脉瘤、内膜剥脱或不规则、小型动静脉瘘以及不影响血流动力学的血管狭窄。倘若这些损伤需要行相应的修复，修复应该在不增加并发症发生率的条件下完成[6]。
- 肢端动脉的创伤通常通过传统的开放手术治疗。对于穿通伤，血管内的治疗通常包括对非重要的血管进行栓塞。
- 简单的动脉修复效果要优于加用移植物。如果需要行复杂修复，静脉移植物是最好的选择[66]。在无法获得可利用的静脉移植物时，聚四氟乙烯可作为替代品，甚至可用于污染区域[11]。但是移植物表面一定要有软组织覆盖。
- 临时分流术可用于维持顺行血流，以便在最终行血管修复之前能够将不稳定骨折和（或）关节脱位固定（图 9.13；彩图 9.13）[12]。
- 目前公认将小腿筋膜间室分为 4 部分。筋膜切开的指征包括：①缺血时间大于 4～6 h；②急性缺血的体征；③广泛的软组织损伤；④动静脉联合伤；⑤筋膜间室内出血；⑥筋膜间室内压升高。测量筋膜间室压力是有用的，但需谨慎，谨记组织灌注使筋膜间室内压力和血压保持平衡。可以接受的筋膜室压力即绝对筋膜室压力不超过 20 mmHg，且比平均动脉压至少低 30 mmHg[67]。
- 动脉修复术后应即刻行动脉造影，以便评估血管通畅性及手术是否成功。
- 尽管截肢的概率随缺血时间增加而增加，但无法将这种关系进行量化，因为截肢的概率同样也依赖于其他因素，如软组织损伤的范围、侧支循环的供血能力、基础动脉疾病和血管损伤[68]。
- 在一些病例中应该考虑对患者实施早期截肢。评分系统如损伤严重程度评分（mangled extremity severity score，MESS）可帮助预测保肢术后的结果[69]。MESS≥7 分，则截肢率预测可达到 100%。假如截肢具有重要意义，延迟 1

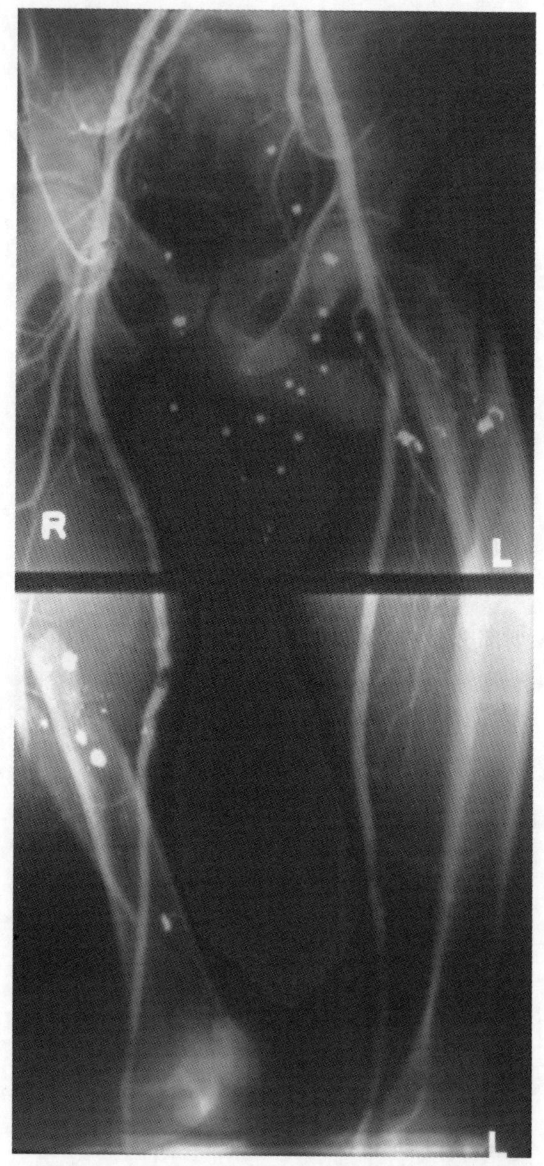

图 9.12 枪击伤后的盆腔和大腿的动脉造影图来评估动脉损伤的程度

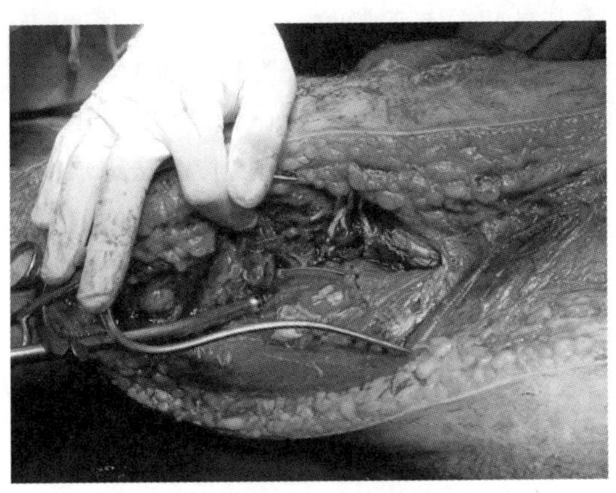

图 9.13　右股浅动脉临时分流在股骨外固定时保证了远端的灌注

或 2 天行截肢术会比较合理，因为在此之前应该对肢体进行仔细检查，并且应和患者及其家属进行沟通。

- 应该采取措施使机体免于缺血再灌注损伤以及随之而来的肾损害。利尿剂加入足够的盐水中进行滴注，维持量至少为 2～3 ml /（kg·h）。这项措施在术中就应该开始，并且持续到术后，确保血清肌红蛋白和肌酸激酶升高时持续使用。还应对高钾血症进行治疗。

上肢血管损伤（图 9.14）

上肢血管的损伤主要是肱动脉的损伤，穿通伤占到了 90%[70]。上肢血管损伤通常不会存在生命危险，但会出现较高的并发症发生率。功能的恢复程度与关联的神经损伤有关。因为大量侧支静脉网的存在，臂部静脉损伤几乎不需要修复，即使肱静脉和腋静脉损伤，也可行结扎处理。

锁骨下动脉损伤和腋动脉损伤

所有锁骨附近外伤的患者都应该评估可能的血管损伤。这些损伤大部分由穿通伤引起。外周动脉搏动的存在并不一定能排除严重的近端动脉损伤。若双上肢血压相差 20 mmHg 以上或 API＜0.9，则需要行进一步的检查。1/3 的锁骨下动脉或腋动脉损伤的患者合并有臂丛损伤。应进行全面的神经功能的评估。

多普勒超声可以明确地评估动静脉的损伤，但仍有局限性，例如无法观察到锁骨下动脉的开口[71]。CTA 作为有效的诊断工具可以评估超声不能明确诊断的上纵隔损伤。该区域的损伤可以通过腔内动脉栓塞或支架植入的方式进行治疗。

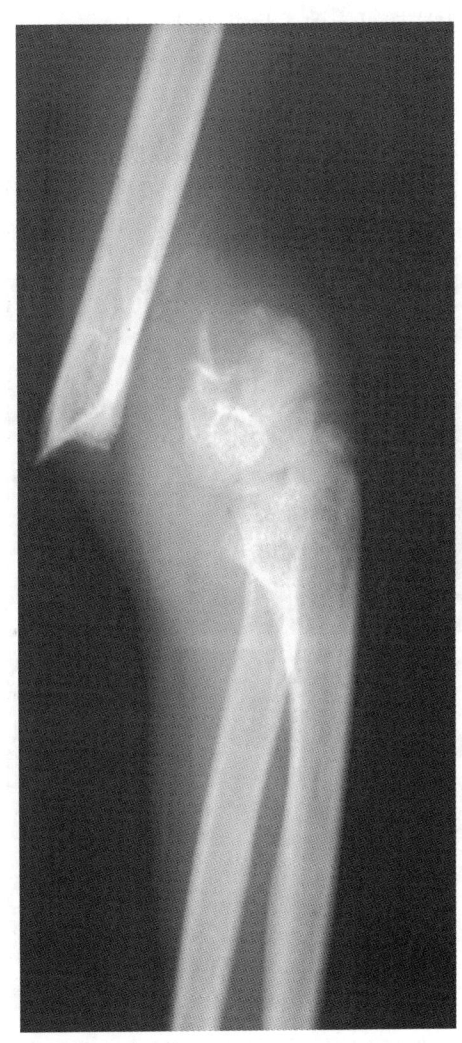

图 9.14　股骨髁上骨折通常合并血管损伤，且应警惕单根血管损伤的可能

手术治疗时，除了受伤部位，胸部与颈部也要显露在术野内。患者取仰卧位，手臂自然下垂且外展 30°。头转向另一边。

标准切口起于胸锁关节，延伸至锁骨中线，呈弧形跨过胸三角肌间沟。对锁骨下动脉损伤的处理，可采用此切口联合胸骨前正中开胸，可将双侧锁骨下动脉完美地暴露[36]。所谓的“活板门”切口（锁骨上切口、胸骨正中上1/3开胸及左前开胸），因其较高的术后并发症发生率，不推荐使用。

可在锁骨与胸大肌胸骨部分做锁骨下切口将腋动脉显露。应避免将锁骨断开，因为这样可导致术后并发症。

对于某些假性动脉瘤及动静脉瘘的患者，腔内修复术的治疗效果令人满意（图9.15a、b）[20]。大多数研究表明，手术修复锁骨下动脉损伤时通常会造成臂丛的损伤，而腔内治疗则可以避免这一点[51]。

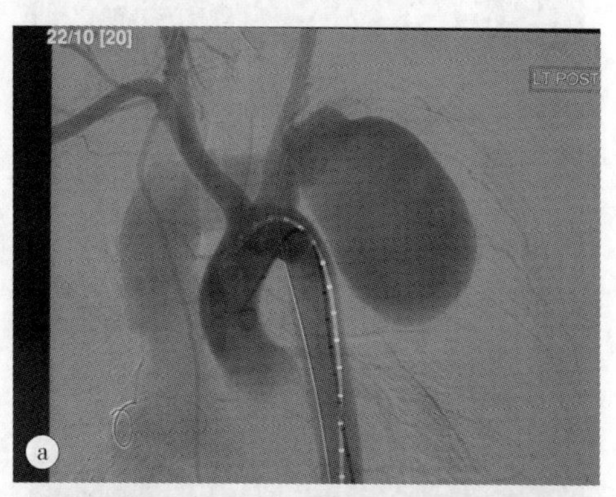

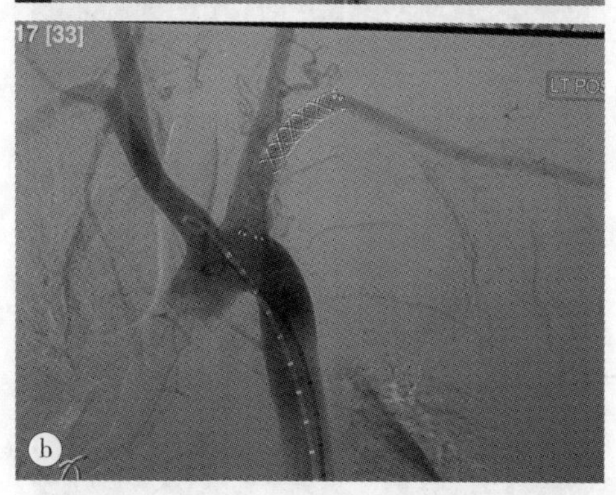

图 9.15 锁骨下动脉动静脉瘘（a）通过支架植入进行修复（b）

下肢血管损伤

下肢血管损伤通常与骨骼损伤有关，尤其是膝关节后脱位、胫骨近端骨折以及股骨髁上骨折。当骨折为稳定性且没有明显的移位时，应立即行血管修复。当骨折不稳定且严重移位、肢端复位无法完成时，应在行骨折矫形术时采用临时分流技术维持顺行血流，最后行血管修复术。这些损伤可能造成患者大量出血，应该采用压迫止血法控制出血。

股血管损伤

来自股三角的出血通常难以控制，尤其是当动静脉同时受损时。可通过腹股沟韧带上方的切口进入腹股沟下方控制血管近端的出血。

✔✔ 股总动脉损伤后，若通过结扎的方式去处理，则截肢率达到50%[68]。

应尽量修复股总静脉。

由股动脉穿刺继发的医源性损伤（假性动脉瘤和动静脉瘘）十分普遍。假性动脉瘤的基本治疗主要是超声引导下压迫和凝血酶注射[72]。

腘血管损伤

腘动脉损伤后的截肢率高达16%[68]。众所周知，膝关节后脱位可导致腘动脉破裂（图9.16）。所有膝关节后脱位患者均应对患肢的神经血管进行全面检查。大部分腘动脉损伤的患者都能表现出动脉损伤的直接体征。直接体征的缺乏通常可以作为排除腘动脉损伤的充分证据[73]。

✔✔ 膝关节脱位后行选择性动脉造影是安全的，因为一系列体格检查结果与是否需要行动脉造影密切相关。按照预期处理的患者应该给予严密观察，并且应常规对外周循环做再次评估[74-75]。

腘静脉损伤应该给予修复以减少术后

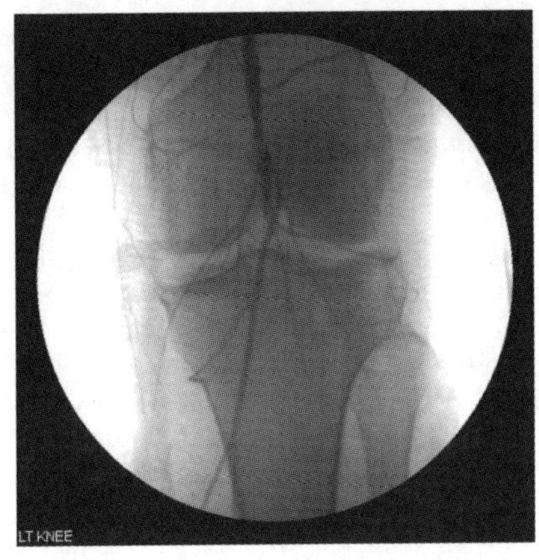

图 9.16　左膝关节后脱位引起的腘动脉损伤

肿胀及筋膜间室综合征的发生，并且可以提高动脉修复后的通畅率。

腘动脉损伤并发筋膜间室综合征是截肢的主要危险因素[76]。有证据表明，修复动脉的同时可进行筋膜切开，但一定要在发生筋膜间室综合征之前施行（预防性切开），可以降低截肢率，尤其是对于手术前长时间等待、广泛损伤、动静脉损伤以及损伤血管被结扎的患者。

如果远端有明确的侧支血流，单纯的胫血管损伤可以结扎。

要点

- 对创伤患者，应高度怀疑可能存在血管损伤。
- 全面的检查可以准确预测明显的血管损伤。
- 特殊检查只能应用于神志清醒的及血流动力学稳定的患者。
- 血流动力学不稳定、活跃的出血以及持续扩大的血肿是立即手术的适应证。
- 对于缺乏血管损伤直接体征的患者，可以保守治疗，但应严密观察。
- 动脉血流应尽快恢复，基于这点可采用临时转流技术。
- 充分的外科显露对于恰当处理血管损伤至关重要。
- 下肢血管的创伤可灵活行筋膜切开。
- 腔内治疗一般用于处理解剖位置具有挑战性的动脉损伤，目前适用于降主动脉损伤、主动脉弓近端分支损伤、颈内动脉及椎动脉远端损伤。

参考文献

1. Herberer G, Becker HM, Ditmer H, et al. Vascular injuries in polytrauma. World J Surg 1983;7:68–79.
2. Fingerhut A, Leppäniemi AK, Androulakis GA, et al. The European experience with vascular injuries. Surg Clin North Am 2002;82:175–88.
3. Bowley DMG, Degiannis E, Goosen J, et al. Penetrating vascular trauma in Johannesburg, South Africa. Surg Clin North Am 2002;82:221–36.
4. Levien LJ. Ballistics of bullet injury. In: Champion HR, Robbs JV, Trunkey D, editors. Robb and Smith's operative surgery. 4th ed. London: Butterworths; 1989. p. 106–10.
5. Burkhardt GE, Gifford SM, Propper BW, et al. The impact of ischaemic interval on neuromuscular recovery in a porcine (Susscrofa) survival model of extremity vascular injury. J Vasc Surg 2011;53:165–75.
6. Dennis JW, Frykberg ER, Veldenz HC, et al. Validation of non-operative management of occult vascular injuries and accuracy of physical examination alone in penetrating extremity trauma: 5–10 year follow up. J Trauma 1998;44:243–53.
   A prospective study with 10-year follow-up proving the accuracy of clinical assessment and conservative management of occult vascular trauma.
7. Johansen K, Lynch K. Non-invasive vascular tests reliably exclude occult arterial trauma in injured extremities. J Trauma 1991;31:515–22.
   In this prospective study it was shown that an API of more than 0.9 has a negative predictive value of 99% for excluding significant arterial trauma. Reserving arteriography for limbs with an API of less than 0.9 is safe, accurate and cost-effective.
8. Bickell WH, Wall MJ, Pepe PE, et al. Immediate vs delayed fluid resuscitation for hypotensive patients with penetrating torso injuries. N Engl J Med 1994;331:1105–9.

etrating torso injuries, reduced mortality and complications were seen when fluid resuscitation was delayed until haemorrhage was controlled.

9. Weaver FA, Yellin AE. Is arterial proximity a valid indication for arteriography in penetrating extremity trauma? A prospective study. Arch Surg 1990;125:1256–60.
In this prospective study of 373 patients with penetrating extremity trauma it was found that arteriography rarely identified significant arterial injury in the absence of clinical signs, and that its routine use was not justified.
10. O'Gorman RB, Feliciano DV. Emergency centre arteriography in the evaluation of suspected peripheral vascular injuries. Arch Surg 1984;119:568–73.
11. Shah DM, Leather RP, Carson JD, et al. Polytetrafluoro-ethylene grafts in the rapid reconstruction of acute contaminated peripheral vascular injuries. Am J Surg 1984;148:229–33.
12. Barros D'Sa AAB. Complex vascular and orthopedic injuries. J Bone Joint Surg 1992;74:176–8.
This paper discusses the problems encountered with, and management of, complex vascular and orthopaedic injuries, advocating the use of temporary arterial and venous shunts for improving outcome.
13. Panetta T, Sclafani SJA, Goldstein AS, et al. Percutaneous transcatheter embolization for massive bleeding from pelvic fractures. J Trauma 1985;25:1021–9.
14. Coldwell DM, Stokes KR, Jakes WF. Embolotherapy: agents, clinical applications and techniques. Radiographics 1994;14:623–43.
15. Mervis SE, Pais SO. Trauma radiology: part 3. Diagnostic and therapeutic angiography in trauma. Intensive Care Med 1994;9:244–56.
16. Carrillo EH, Spain DA, Wohltmann D, et al. Interventional techniques are useful adjuncts in non-operative management of hepatic injuries. J Trauma 1999;46:619–22.
17. Sclafani SJ, Shafton GW, Scalea TM, et al. Non-operative salvage of CT diagnosed splenic injury: utilization of angiography for triage and embolization for hemostases. J Trauma 1995;39:818–25.
18. Scalea TM, Sclafani SJ. Angiographically placed balloons for arterial control: a description of a technique. J Trauma 1991;31:1671–7.
19. Lachat M, Phammatter T, Witzke H, et al. Acute traumatic aortic rupture: early stentgraft repair. Eur J Cardiothorac Surg 2002;21:956–63.
20. Du Toit DF, Strauss DC, Blaszczyk M, et al. Endovascular treatment of penetrating thoracic outlet arterial injuries. Eur J Vasc Endovasc Surg 2000;19:489–95.
The authors give an overview of the clinical problem and discuss the technique used.
21. Gomez CR, May AK, Terry JB, et al. Endovascular therapy of traumatic injuries of the extracranial cerebral arteries. Crit Care Clin 1999;15:789–809.
22. Demetriades D, Theodorou D, Asensio J. Management options in vertebral arteries injuries. Br J Surg 1996;83:83–6.
23. Kumar SR, Weaver FA, Yellin AE. Cervical vascular injuries: carotid and jugular venous injuries. Surg Clin North Am 2001;81:1331–44.
24. McKevitt EC, Kirkpatrick AW, Vertisi L, et al. Blunt vascular neck injuries: diagnosis and outcomes of extra-cranial vessel injury. J Trauma 2002;53:472–6.
25. Weaver FA, Yellin AE, Wagner WH, et al. The role of arterial reconstruction in penetrating carotid injuries. Arch Surg 1988;123:1106–11.
26. Biffl WL, Moore EE, Offner PJ, et al. Blunt carotid and vertebral arterial injuries. World J Surg 2001;25:1036–43.
27. Fry WR, Dot JA, Smith RS, et al. Duplex scanning replaces arteriography and operative exploration in the diagnosis of potential cervical vascular injury. Am J Surg 1994;168:693–5.
28. Corr P, Abdool-Carim AT, Robbs J. Colour-flow ultrasound in the detection of penetrating vascular injuries of the neck. S Afr Med J 1999;89:644–6.
This prospective study demonstrates the sensitivity of colour-flow ultrasound as a screening investigation to detect vascular injuries following penetrating neck trauma.
29. Demetriades D, Charalambides D, Lakhoo M. Physical examination and selective conservative management in patients with penetrating injuries of the neck. Br J Surg 1993;80:1534–6.
30. Levy C, Laissy JP, Raveau V, et al. Carotid and vertebral artery dissections: three-dimensional time-of-flight MR angiography and MR imaging vs conventional angiography. Radiology 1994;190:97–103.
31. Gilroy D, Lakhoo M, Sharalambides D, et al. Control of life-threatening haemorrhage from the neck: a new indication for balloon tamponade. Injury 1992;23:557–9.
32. Stain SC, Yellin AE, Weaver FA, et al. Selective management of non-occlusive arterial injuries. Arch Surg 1989;124:1136–40.
33. Frykberg ER, Crump JM, Dennis JW, et al. Non-operative observation of clinically occult arterial injuries: a prospective evaluation. Surgery 1991;109:85–96.
34. Robbs JV. Penetrating injury to the blood vessels of the neck and mediastinum. In: Branchereai A, Jacobs M, editors. Vascular emergencies. New York: Futura; 2003. p. 39–48.
35. Fabian TC, Pattern Jr. JH, Croce MA, et al. Blunt carotid injury. Importance of early diagnosis and anticoagulation therapy. Ann Surg 1996;223:513–25.
36. Robbs JV. Injuries to the vessels of the neck and superior mediastinum. In: Champion HR, Robbs JV, Trunky D, editors. Robb and Smith's operative surgery. 4th ed. London: Butterworths; 1989. p. 529–38.
37. Nair R, Robbs JV, Muckart D. Management of penetrating cervico-mediastinal venous trauma. Eur J Vasc Endovasc Surg 2000;19:65–9.
38. Demetriades D, Theodorou D, Cornwill E, et al. Evaluation of penetrating injuries of the neck: prospective study of 223 patients. World J Surg 1997;21:41–8.

39. Nadgir RN, Loevner LA, Ahmed T, et al. Simultaneous internal carotid and vertebral artery dissection following chiropractic manipulation: case report and review of the literature. Neuroradiology 2003;45:311–4.

40. Biffl WL, Moore E, Elliot J, et al. The devastating potential of blunt vertebral artery injuries. Ann Surg 2000;231:672–81.

41. Munera F, Solo J, Palacio D, et al. Diagnosis of arterial injuries caused by penetrating trauma to the neck: comparison of helical CT angiography and conventional angiography. Radiology 2000;216:356–62.

42. Hatzitheofilou C, Demetriades D, Melissas J, et al. Surgical approaches to vertebral artery injuries. Br J Surg 1988;75:234–7.

43. Mwipatyi BP, Jeffery P, Benningfield SJ, et al. Management of extra-cranial vertebral artery injuries. Eur J Vasc Endovasc Surg 2004;27:157–62.

44. Duane TM, Parker F, Stokes GK, et al. Endovascular carotid stenting after trauma. J Trauma 2002;52:149–53.

45. Mattox KL, Feliciano DV, Burch J, et al. Five thousand seven hundred and sixty cardiovascular injuries in 4459 patients. Epidemiologic evolution 1958–1978. Ann Surg 1989;209:698–707.

46. Clancy TV, Gary-Maxwell J, Covington BI, et al. A statewide analysis of level I and II trauma centers for patients with major injuries. J Trauma 2001;51:346–57.

47. Patel NH, Stephens KE, Mirvis SE, et al. Imaging of acute thoracic aortic injury due to blunt trauma: a review. Radiology 1998;209:335–48.

48. Gavant ML, Menke PG, Fabian T, et al. Blunt traumatic aortic rupture: detection with helical CT of the chest. Radiology 1995;197:125–33.

Helical CT is compared to conventional arteriography in a series of 1518 patients with blunt chest trauma. CT sensitivity and specificity were 100% and 82%, respectively, vs. 94% and 96% for conventional arteriography.

49. Magissano R, Nathens A, Alexandrova NA, et al. Traumatic rupture of the thoracic aorta: should one always operate immediately? Ann Vasc Surg 1995;9:44–52.

50. Fischer RG, Oria RA, Mattox KL, et al. Conservative management of aortic lacerations due to blunt trauma. J Trauma 1990;30:1562–6.

51. Carrick MM, Morrison CA, Pham HQ, et al. Modern management of traumatic subclavian artery injuries. A single institution's experience in the evolution of cardiovascular repair. Am J Surg 2010;199:28–34.

52. Lee WA, Matsumura MD, Mitchell RS, et al. Endovascular repair of traumatic thoracic aortic injury: clinical practice guidelines for the Society for Vascular Surgery. J Vasc Surg 2011;53:187–92.

A systematic review of 7768 patients from 139 studies.

53. Aucar JA, Hirshberg A. Damage control for vascular injuries. Surg Clin North Am 1997;77:853–62.

A good review of the different techniques in vascular damage control.

54. Asensio JA. Abdominal vascular injuries. Surg Clin North Am 2001;81:1395–416.

55. Fontaine AB, Nichols SC, Barsa J, et al. Seatbelt aorta: endovascular management with a stentgraft. J Endovasc Ther 2001;8:83–6.

56. Fullen WD, Hunt J, Altemeier WA. The clinical spectrum of penetrating injury to the superior mesenteric arterial circulation. J Trauma 1972;12:656–64.

57. Lee JT, White RA. Endovascular management of blunt traumatic renal artery dissection. J Endovasc Ther 2002;9:354–8.

58. Burch JM, Feliciano DV, Mattox KL. Injuries to the inferior vena cava. Am J Surg 1988;156:548–52.

59. Buckman RF, Bradley M. Injuries to the inferior vena cava. Surg Clin North Am 2001;81:1431–48.

60. Castelli P, Caronno R, Pifaretti G, et al. Emergency endovascular repair for traumatic injury of the inferior vena cava. Eur J Cardiothorac Surg 2005;28:906–8.

61. White R, Krajcer Z, Johnson M, et al. Results of a multicentre trial for the treatment of traumatic artery injury with a covered stent. J Trauma 2006;60:1189–95.

62. Frykberg ER, Dennis JW, Bishop K, et al. The reliability of physical examination in the evaluation of penetrating extremity trauma for vascular injury: results at one year. J Trauma 1991;31:502–11.

63. Frykberg ER, Crump JM, Vines FS, et al. A reassessment of the role of arteriography in penetrating proximity trauma: a prospective study. J Trauma 1989;29:1041–52.

64. Schwartz M, Weaver F, Yellin A, et al. The utility of color flow Doppler examination in penetrating extremity arterial trauma. Am Surg 1993;59:375–8.

65. Percival TJ, Rasmussen TE. Reperfusion strategies in the management of extremity vascular injury with ischaemia. BJS 2012;99(Suppl. 1):66–74.

66. Keen RR, Meyer JP, Durham JR, et al. Autogenous vein graft repair of injured extremity arteries: early and late results with 134 consecutive patients. J Vasc Surg 1991;13:664–8.

67. Mabee JR, Bostwick TL. Pathophysiology and mechanisms of compartment syndrome. Orthop Rev 1993;22:175–81.

68. Hafez HM, Woolgar J, Robbs JV. Lower extremity arterial injury: results of 550 cases and review of risk factors associated with limb loss. J Vasc Surg 2001;33:1212–9.

The authors review the factors associated with limb loss in their extensive experience of more than 500 cases.

69. Johansen K, Daines M, Howey T, et al. Objective criteria accurately predict amputation following lower extremity trauma. J Trauma 1990;30:568–72.

70. Hunt CA, Kingsley JR. Upper extremity trauma. South Med J 2000;93:466–8.

71. Demetriades D, Ascensio JA. Subclavian and axillary vascular injuries. Surg Clin North Am 2001;81:1357–73.

72. Lonn L, Olmarker A, Geterud K, Risberg B. Prospective randomized study comparing ultrasound-guided thrombin injection to compression in the treatment of femoral pseudo-aneurysms. J Endovasc Ther 2004;11:570–6.

73. Miranda FE, Dennis JW, Frykberg ER, et al. Confirmation of the safety and accuracy of physical examination in the evaluation of knee dislocation for injury of the popliteal artery: a prospective study. J Trauma 2000;49:247–52.

74. Stannard JP, Shiels TM, Lopez-Ben RR, et al. Vascular injuries in knee dislocations: the role of physical examination in determining the need for arteriography. J Bone Joint Surg 2004;86:910–4.

75. Holtis JD, Daley BJ. 10-year review of knee dislocations: is arteriography always necessary? J Trauma 2005;59:672–6.

76. Fainzilber G, Roy-Shapira A, Wall Jr MJ, et al. Predictions of amputation for popliteal artery injuries. Am J Surg 1995;170:568–70.

第 10 章　颅外脑血管疾病

A. Ross Naylor · Sumaira Macdonald　著
林长波　董智慧　符伟国　译校

引言

全球范围内，卒中是三大死亡原因之一，且是导致神经源性残疾的首要病因。卒中的定义为：急性的局灶性大脑功能丧失，症状持续超过 24 h（或导致死亡），且无血管源以外的明显病因。短暂性脑缺血发作（transient ischaemic attack，TIA）除症状持续时间小于 24 h 外，其他定义相同。在英国，卒中的年发病率为 2 / 1000 人，且每年的新发病例数为 125 000[1]。半数以上的卒中患者年龄大于 75 岁。卒中患者总计占用 10%的住院病床数及 5%的医保支出[2]。目前，卒中的死亡率虽然降低了 20%，但这主要归功于存活率的提高而非发病率的降低。随着人口老龄化的到来，到 2033 年，预计卒中的发病率将上升 30%[3]。英国每年的 TIA 发病率为 0.5 / 1000 人，即每年约有 36 000 名患者会发生一次 TIA。TIA 的发病率随年龄增长而增加，从 0.9/1000（55～64 岁）上升到 2.6 / 1000（75～84 岁）[4]。

病因和危险因素

约 80%的卒中为缺血性，其余 20%为出血性（颅内或蛛网膜下腔出血）。而接近 80%的缺血性卒中是由颈动脉病变引起的。

卒中的危险因素包括：年龄增长、吸烟、高血压、缺血性心脏病、心源性栓塞、TIA 发作史、糖尿病、外周血管病变、高血浆纤维蛋白原和高胆固醇血症。颈动脉缺血性卒中的主要原因包括：颈内动脉或大脑中动脉的血栓栓塞（50%）、颅内小血管病变（25%）、心源性栓塞（15%）、造血系统疾病（5%）和非动脉粥样硬化性疾病（5%）。

大血管血栓栓塞

卒中最常见的原因是颈内动脉或者大脑中动脉的血栓栓塞，而血流动力学障碍只占不到 2%。颈内动脉狭窄是由颈动脉斑块形成所致，而这又源于该区域血流的低剪切力、淤滞和分散。斑块的急性破裂（破裂、溃疡形成、斑块内出血）会导致内膜下胶原暴露，从而引起血栓形成和栓塞。

小血管病变

末端小动脉的阻塞会引发腔隙性梗死。此闭塞过程会导致纤维素样坏死（高血压脑病）、透明样变和微动脉粥样化（慢性高血压）或微钙化（糖尿病）。腔隙性梗死的主要发病部位包括基底节、丘脑和内囊。

心源性脑栓塞

心源性栓子包括心室附壁血栓（心肌梗死后或者心肌病）、左房血栓（心房颤动）和瓣膜病变（赘生物、人工瓣膜、瓣膜钙化、心内膜炎)。

血液系统疾病

包括骨髓瘤、镰状细胞性贫血、红细胞增多症、口服避孕药和其他易致卒中发生的相关血栓性疾病。

非动脉粥样硬化性疾病

肌纤维发育不良

肌纤维发育不良(fibromuscular dysplasin,FMD)是发生在年轻和中年妇女中的一种病因不明的罕见病变,受累的主要为中等大小动脉,包括肾动脉(60%~75%)和颈动脉(25%~30%)。最常见的症状为高血压。肌纤维发育不良分为以下几类:①内膜纤维增生;②中膜发育不良(中膜纤维增生、中膜周围纤维增生、中膜增生);③外膜(动脉周围)增生。最常见的为中膜纤维增生(75%~80%),其特征为交替性的狭窄、扩张或动脉瘤形成(图10.1;彩图108)。60%的肌纤维发育不良为双侧。颈动脉肌纤维发育不良的患者可能无症状,也可能有症状(如短暂性脑缺血发作/卒中、动脉夹层、假性动脉瘤)。无症状患者采用保守治疗,并严密随访。一旦出现症状,患者应采取与症状性动脉粥样硬化性疾病一样的治疗。手术方案包括:病变切除加血管旁路术、开放手术逐级内部扩张,或者经皮腔内血管成形术(更常见)。

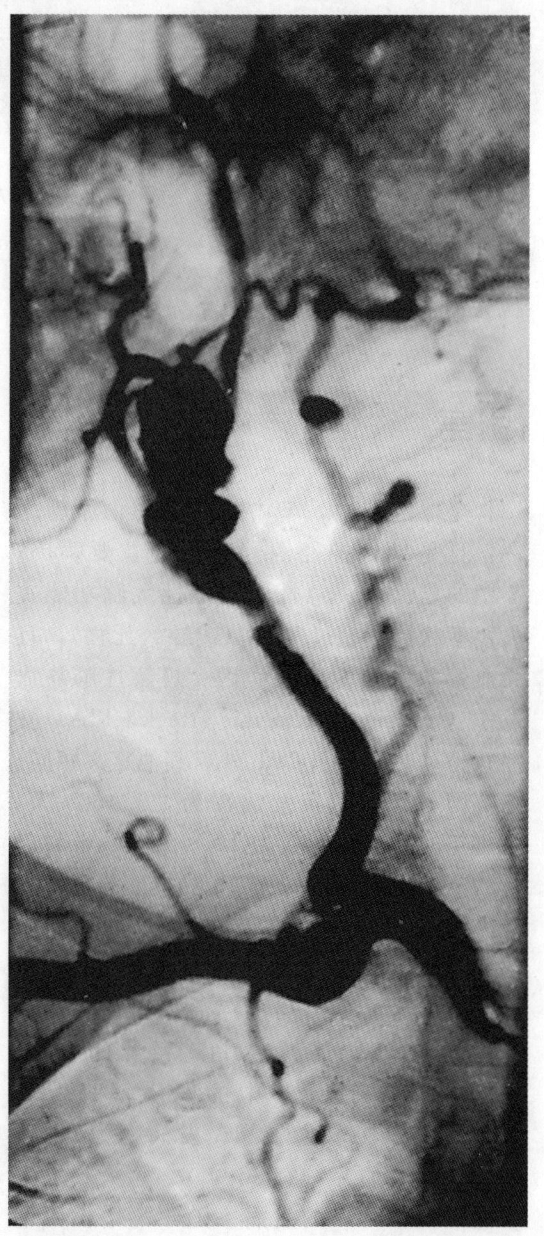

图 10.1 颈动脉肌纤维发育不良导致形成早期动脉瘤

动脉炎(见第12章)

多发性大动脉炎(TA)是一种跨壁的肉芽肿性炎症,可由于纤维化最终导致血管闭塞。TA好发于青年女性(女∶男=7∶1),临床症状可能类似相对无害的疾病,如全身不适、发热、关节痛/肌痛等。TA在病变急性期表现为肉芽肿性炎症导致的中膜破坏,继而发生跨壁纤维化。炎症有时也会造成内弹力层和中膜断裂而形成局灶性动脉瘤。

TA可导致血管闭塞或者肾血管性高血

压，进而产生神经系统症状。Ⅰ型 TA（累及主动脉弓及分支）和Ⅱa 型（累及升主动脉、主动脉弓及分支）主要表现为脑血管病变、眼部症状或无症状性狭窄。Ⅲ型 TA（累及弓部血管同时合并腹主动脉及其分支病变）最为常见（占 65%），且与卒中、肾血管性高血压及肠系膜缺血的发生密切相关。

TA 主要给予免疫抑制药物治疗（如类固醇、环磷酰胺、氨甲蝶呤），急性期避免手术。对于颈部血管长段纤维化病变，内膜切除术与支架植入术均不适用。如必须手术，可考虑行血管旁路术，此时流入道应搭在升主动脉上（不应选用锁骨下动脉，因其亦可能发生了相应的病变）。

巨细胞动脉炎

巨细胞动脉炎（GCA）是成人最常见的原发性血管炎，好发于老年女性（女：男=4：1）。有三个已知的亚型（全身炎症反应综合征、颅动脉炎和大动脉炎）。GCA 不累及颅内血管。最常见的临床表现为全身不适、头痛和肌肉痛。下颌跛行的发生率为 50%，同时有 50%会在颞动脉走行区域产生疼痛。卒中很少见，短暂性或者永久性失明最为常见。眼部症状（失明、角膜溃疡、白内障）可在最初的症状发生 6 个月后出现。可使用皮质类固醇治疗。

颈动脉瘤

颈动脉瘤很少见（占外周血管瘤的比例< 4%）。其定义为：直径大于颈总动脉直径的 150% 或者大于末梢颈内动脉（ICA）直径的 2 倍。颈动脉瘤病因不明，可能为动脉粥样硬化所致，也可能是创伤或者炎症的后遗症。临床表现有：搏动性肿块（伴或不伴疼痛）、Horner 综合征、血栓形成、夹层、破裂或栓塞（短暂性脑缺血发作/卒中）。治疗方案包括：切除动脉瘤并原位重新吻合血管或行血管旁路术。末梢颈内动脉瘤患者最好采取腔内修复术。

颈动脉夹层

颈动脉夹层患者卒中的发生率为 2%，而在年轻患者中这一比例增至 20%（图 10.2）。伴有不明原因神经损伤的创伤患者中，有将近 1/5 会发生动脉夹层，且其中 25%为双侧。颈动脉夹层可为自发性（如肌纤维发育不良）、医源性（如罕见的源自血管成形术/支架植入术）、主动脉夹层的延续（如 A 型胸主动脉夹层），或源自挤压位于乳突与 C2 横突之间的颅内动脉造成的闭合性损伤（直接破裂、强力过伸或强力扭转）。

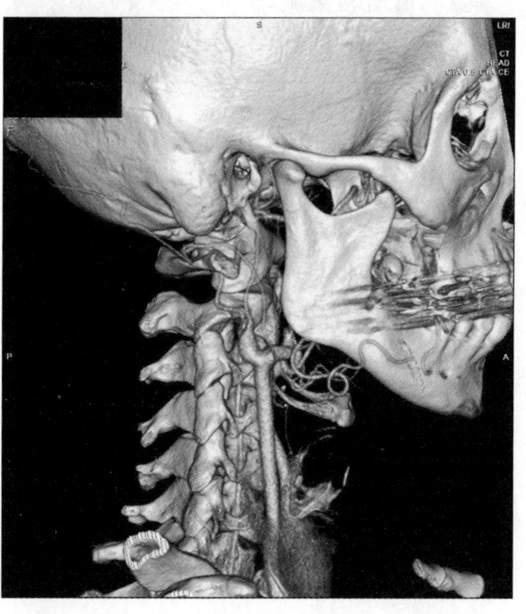

图 10.2　三维 CTA 所示为 1 例右颈内动脉急性夹层的典型影像。夹层起自颈动脉分叉上方 2～3 cm，假腔内的血流压迫真腔（真腔变成一条狭窄的通道向上延伸至颅底）

Ⅰ型夹层可导致不显著的不规则狭窄，Ⅱ型夹层可导致 70%～99%的狭窄和（或）>50%的扩张，而Ⅲ型夹层则可在距离分叉 2～3 cm 处形成典型的“火焰样”闭塞。之后的临床症状取决于假腔中血栓对真腔的压迫程度。

夹层最常见的先发症状为同侧的头痛/颈痛（70%），紧接着50%～75%的患者会出现短暂性脑缺血发作/卒中（通常为血栓性）、搏动性耳鸣、晕厥、眼部症状或者颅神经麻痹症状（Ⅲ、Ⅳ、Ⅵ、Ⅶ、Ⅸ、Ⅹ、Ⅻ），颅神经症状一般是由壁间血肿或者血管拉伸产生机械性压迫导致的。60%的自发性夹层会出现眼部症状［眼部交感神经麻痹、黑矇症（久坐/站立后加重）、偏盲、缺血性眼部神经症状、疼痛性Horner综合征］。后期会出现从节后神经纤维末梢到颈上神经节的节段性缺血，且在50%的病例中将持续存在。

✔ 对可疑夹层患者眼部症状的诊断非常重要，因为这类患者中多达25%会在7天内发生卒中。

可疑的夹层患者应行B超、CT或者MRA检查。图10.2所示为距颈内动脉起始部2～3 cm的典型夹层。夹层撕裂的远端范围不固定（有时可高达C2岩段），并且在中间累及的节段可出现狭窄、扩张、内膜片漂浮及闭塞等各种病变。主要采取保守治疗，目的是减少血栓形成和栓塞的风险。

✔ 大部分情况采取抗凝治疗（肝素，然后华法林），系统性综述未发现抗血小板治疗更合适/更安全[5]。

腔内介入适用于复杂创伤病例（通常为Ⅱ型），但是治疗后仍有脑血管事件复发的可能。总的来说，夹层的死亡率为20%，永久性致残率为30%。

颈动脉体瘤

颈动脉体位于颈动脉分叉处后壁的外膜下，主要功能是监测血气和pH。颈动脉体瘤（carotid body tumour，CBT）来源于神经脊外胚层分化的细胞（化学感受细胞），通常位于颈内动脉和颈外动脉之间，主要由肿瘤上皮样主细胞巢组成。随着瘤体增大并将颈动脉分叉部展开（图10.3a），患者可在颈部发现一个隆起性包块。其余症状包括：疼痛、肿瘤侵犯/压迫导致声嘶、颅神经麻痹和Horner综合征。颈动脉体瘤极少出现脑缺血症状，但可导致激素异常综合征，表现为脸红、头晕、心律失常和高血压等。

诊断主要依靠患者自身察觉，再辅以超声和MRA/CTA检查。总体来讲，有5%为双侧性，5%为恶性。治疗手段为手术切除，但是老年、无症状性小颈动脉体瘤可采用保守治疗。瘤体巨大时，采用术前栓塞或者覆膜支架植入颈外动脉近端可能会减少术中出血。

鉴别诊断包括：迷走神经副神经节瘤/颈静脉球瘤。迷走神经副神经节瘤起源于迷走神经的化学感受细胞，与颈动脉体瘤的区别在于其不会展开颈动脉分叉，而是会使分叉上方的颈内动脉发生移位（图10.3b；彩图10.3b）。术前应考虑到并告知患者的是，切除迷走神经副神经节瘤可能会导致吞咽困难（运动神经纤维损伤）和声嘶（喉返神经损伤）。

颈动脉疾病的临床表现

无症状性脑血管疾病

45岁以上患者中有4%会出现血管杂音，60岁以上患者增加到12%[6]。颈内动脉狭窄70%～99%的患者中，有1/3可不出现杂音；颈内动脉狭窄90%～99%的患者中，这一比例增至60%。而颈内动脉闭塞的患者中，则有高达30%可闻及血管杂音，这点颇为矛盾。假阳性杂音最常见的原因为：收缩期心脏杂音、血流动力学因素，或者源自椎动脉或颈外动脉的杂音。

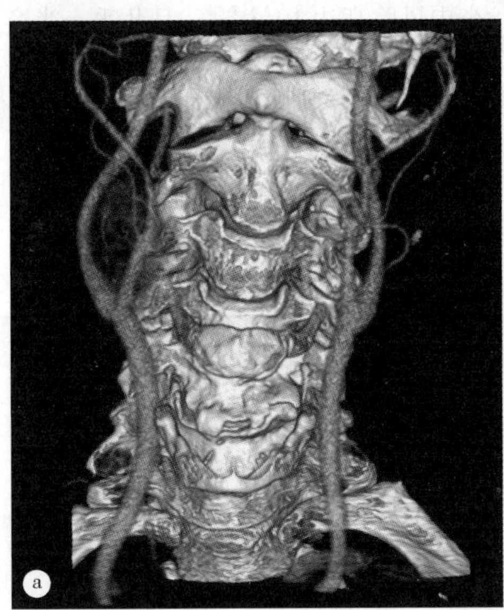

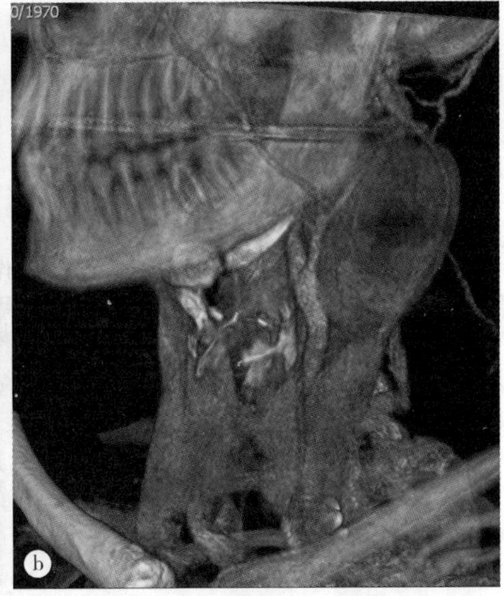

图 10.3　a. CTA 三维重建显示一例高位的右颈动脉体瘤，瘤体将颈动脉分叉部展开。除了提供有关瘤体大小和位置的信息外，这类影像还有助于排除双侧病变（发生率 5%）。可以看到瘤体的血供主要来自于颈外动脉的分支。b. 三维 CTA 所示为一个可疑的迷走神经副神经节瘤。需注意的是肿瘤并未将颈动脉分叉部展开，瘤体位置较高，位于颈内、外动脉之间，并从后方推移血管

✔ 杂音的有无以及杂音的性质与狭窄程度并无关联。

症状性脑血管疾病

颈内动脉型

典型症状包括：①大脑半球运动/感觉相关病理征；②短暂性单眼失明（transient monocular blindness，TMB）；③高级皮质功能受损（框 10.1）。短暂性单眼失明通常在几秒钟之内发生，并于数分钟后恢复正常。若 24 h 不能恢复，则类似于一次卒中发作。

✔ 无栓塞史的 TMB 应迅速转诊至眼科医生，以排除可导致视神经乳头急性缺血的前部缺血性视神经病变（睫状后动脉微血管病变）。

框 10.1　“典型的”颈动脉和椎基底动脉疾病特征

颈动脉

偏身感觉/运动障碍征象

单眼视力丧失（一过性黑矇）

高级皮层功能障碍（语言障碍、视空间忽视等）

椎基底动脉

双侧失明

步态异常、站立不稳

偏身或双侧感觉/运动障碍征象

构音障碍

同侧偏盲

复视、眩晕和眼球震颤（假如不是唯一症状）

鉴别诊断包括：癫痫、肿瘤、巨型动脉瘤、低血糖和偏头痛（与卒中相似）。饱餐、热水澡或运动后所致的短暂性脑缺血发作（TIA），应高度怀疑为血流动力学受限引起的重度颈内动脉狭窄。

过去认为：TIA 或者轻度卒中发生后，其 7 天和 30 天卒中风险分别为 1%～2%和

2%～4%。这与超急性期间不适合开展颈动脉手术（增加手术风险）的观点相吻合，从而导致对此类患者的转诊、检查和管理都毫无紧迫感。但是现有的确切证据表明（表 10.1）：在上述相关事件发生后，7 天卒中风险高达 10%[7-8]，且几乎一半卒中发生在头 24 h 内[9]。颈动脉狭窄 50%～99% 的 TIA 患者，7 天卒中风险高达 20%[10]。已有充分证据表明，卒中的早期风险可以通过 ABCD[2] 量表来评估（表 10.2）[11]。

表 10.1　TIA 发作后早期卒中风险

	6 h	12 h	24 h	48 h	72 h	7 天	14 天	28 天
过去观点						1%～2%		2%～4%
meta 分析（面对面）[7-8]				6.7%		10.4%		
单中心系列（超早阶段）[9]	1.2%	2.1%	5.1%					
单中心（颈内动脉狭窄 50%～99%）[10]					17%	22%	25%	
ABCD[2] 0～3[11]				1.0%		1.2%		
ABCD[2] 4～5[11]				4.1%		5.9%		
ABCD[2] 6～7[11]				8.1%		11.7%		
CT/MRI 梗死灶＋ABCD[2] 评分 0～3[12]						2.3%		
＋ABCD[2] 评分 4～5[12]						8.9%		
＋ABCD[2] 评分 6～7[12]						15.0%		
CT/MRI 未见梗死灶 ＋ ABCD[2] 评分 0～3[12]						0.2%		
＋ ABCD[2] 评分 4～5[12]						1.4%		
＋ ABCD[2] 评分 6～7[12]						3.3%		

越来越多的人意识到应对 TIA 发作进行评估并作紧急处理，因此，目前已经建立单一治疗和快速就诊体系。在英国的绝大多数医疗中心都采用 ABCD[2] 评分系统来分诊（表 10.2），且所做判断绝不受有无颈动脉杂音影响[12]。ABCD[2] 评分系统基于 5 个床旁因素来评判（A＝年龄，B＝血压，C＝临床特征，D＝症状持续时间，D＝糖尿病，7 分为最高），评分越高，风险越大（表 10.1）。

✔ 实事求是地说，不可能每个可疑的 TIA 患者都能够在 24 h 内完成转诊。ABCD[2] 评分系统使得 7 天卒中风险最低（0～3 分）的患者能够在 7 天内转诊并得到进一步诊治。但是评分在 4～7 分的患者应立即得到治疗或在第二天早上进行治疗。

最新修订版 ABCD[2] 评分系统已经纳入是否存在 CT/MRI 显示的梗死证据[13]。一项前瞻性多中心研究（4574 例患者）发

表 10.2　ABCD[2]评分系统用于预测 TIA 发作后 7 天内卒中风险

参数		评分	最大分值
年龄 ＞ 60 岁		1	1
收缩压 ＞ 140 mmHg 或舒张压 ＞ 90 mmHg		1	1
临床表现	一侧肢体无力	2	
	语言障碍，不伴肌力减退	1	2
	其他	0	
症状持续时间	＞ 60 min	2	
	10～59 min	1	2
	＜ 10 min	0	
糖尿病	是	1	1

数据源自 Johnston SC，Rothwell PM，Nguyen－Huynh N et al. Validation and refinement of scores to predict very early stroke risk after transient ischaemic attack. Lancet 2007；369：283－92.

现，不管 ABCD[2] 评分为多少，存在 CT/MRI 显示的梗死均会增加早期卒中风险（表 10.1）。CT/MRI 显示梗死，但 ABCD[2] 评分低的患者早期卒中的风险与无梗死但评分高的患者类似。

椎基底动脉型

椎基底动脉型（vertebrobasilar，VB）的症状（表 10.1）包括：双侧失明、步态/站立不稳、单侧/双侧运动或感觉障碍（10％为单侧感觉/运动障碍）、构音障碍、同向偏盲、眼球震颤、头晕、复视和眩晕（最后 3 个不会单独出现）。

> ✔ 椎基底动脉型 TIA 患者的早期卒中风险与颈动脉病变型相近，尤其是当患者同侧狭窄达 50％～99％时（90 天卒中风险为 20％～30％）[14]。有椎基底动脉症状的患者应立即得到治疗。

非半球型

非半球型患者的症状为：孤立性晕厥（一过性黑矇、跌倒）、晕厥前期（衰弱）、孤立性头晕、孤立性复视和孤立性眩晕。

> ✔ 非半球型症状最开始不应该认为是颈动脉型或者椎基底动脉型，除非出现其他典型症状，且非常重要的是要排除心脏和内耳病变。

颈动脉疾病的检查

> ✔ NICE 指南推荐：可疑 TIA 患者且 ABCD[2] 评分 4～7 分，需在症状出现 24 h内进行专家评估和检查[15]。
>
> NICE 指南推荐：可疑 TIA 患者且 ABCD[2] 评分 0～3 分，需在症状出现 7 天内进行专家评估和检查[15]。
>
> 每个中心均应制订详尽的指南来指导使用哪种测量方法来评估狭窄的严重程度（ECST/NASCET）。

这些指南重点关注 3 个问题：①什么是最好的单一或复合影像学策略？②颈动

脉支架植入（CAS）和颈动脉内膜切除术（CEA）的影像学策略有何不同？③能否为症状性患者在 24 h 治疗窗内提供这些影像学策略？

多普勒超声

首次评估狭窄程度通常采用多普勒超声，其能结合 B-模式（实时）成像与脉冲多普勒波形进行分析。其优势包括：①低成本；②易实施；③无创性。多普勒的缺陷大多与医师的专业技能有关。经验丰富的超声医师对颈动脉区域病变的检出率高达 95%。在英国大多数中心，仅靠多普勒超声结果即可确定大部分患者是否需行 CEA。

✔ 放射科超声共识协会会议[16]指出，多普勒检查通常在指定的实验室完成，从一个实验室到另一个实验室的实践中存在不一致。很多时候，存在对颈动脉狭窄测量标准的胡乱应用，或不清楚如何准确诊断颈动脉狭窄。

多普勒超声的检查范围仅限于颈部的颅外颈动脉，因而在排除其他位置病变时相对不可靠。在糖尿病患者中，联合颈内动脉末端狭窄的发生率为 14%～21.3%，而联合颅内疾病的发生率为 17%～24%[17]。任何其他可疑病灶均需另行影像学检测（如 MRA）。

放射科超声共识会议协会[16]依据北美症状性颈动脉内膜切除术试验（NASCET）测量方法，制订了颈动脉疾病严重程度的诊断标准（表 10.3）。

易损斑块（如易致血栓并发症的那些斑块）很难通过超声发现。Gray - Weale 分类法[18]通过有无回声将斑块分为：无回声型（1 型）、大部分无回声型（2 型）、大部分有回声型（3 型）和全部有回声型（4 型）。遗憾的是，其与组织学及临床危险度之间的相关性并非是一成不变的。已证实，灰度值（GSM）作为一个客观的超声参数，可用来识别斑块与有无视网膜及脑血管症状间的关联[19]。但是依据 GSM≤25 判定的易损斑块与 CAS 术风险增加之间的相关性，有些报道是相互矛盾的[20-21]。

表 10.3　放射科超声共识协会会议达成了超声测量颈动脉狭窄的标准，此标准使用的 NASCET 测量法

狭窄程度（%）	主要参数		其他参数	
	颈内动脉收缩期峰值流速（cm/s）	斑块估计值（%）*	颈内动脉/颈总动脉收缩期峰值流速比	颈内动脉舒张末期流速（cm/s）
正常	＜125	无	＜2.0	＜40
＜50	＜125	＜50	＜2.0	＜40
50～69	125～230	＞50	2.0～4.0	40～100
≥70 但未接近闭塞	＞230	＞50	＞4.0	＞100
接近闭塞	高，低或检测不到	可见的	变化的	变化的
完全闭塞	检测不到	可见，检测不到管腔	不适用	不适用

*使用灰度及彩色多普勒超声评估斑块（直径减少）。

引自 Grant EG，Benson CB，Moneta GL et al. Carotid artery stenosis：gray - scale and Doppler US diagnosis - Society of Radiologists in Ultrasound Consensus Conference. Radiology 2003；229：340 - 6. 北美放射协会授权使用。

导管造影

在高质量无创性成像时代，常规的导管造影已无用武之地。在一些 CAS 中心，弓部造影用于评估解剖情况是否适合行 CAS，以及主动脉弓和弓部大血管分支的情况。相对于其他的选择性造影，导管造影的卒中风险显著降低[22]。

测量狭窄严重性的方法有三种，每种都采用狭窄最严重处的管腔直径来计算（图 10.4）。同一狭窄，ECST 测量所得的狭窄级别比 NASCET 测得的要高（表 10.4）。虽然颈总动脉法可能是可重复性最好的方法，但是大部分脑血管中心还是采用 NASCET 方法进行测量。

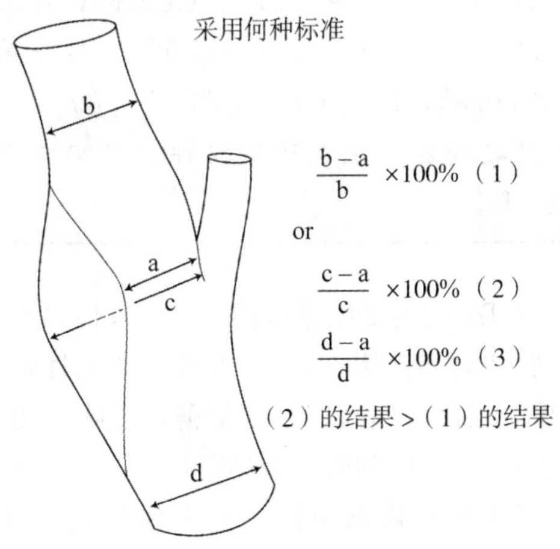

图 10.4　ECST、NASCET 及颈总动脉法评估颈动脉狭窄程度

> ✔ 在 ACAS 研究中，选择性导管造影导致的卒中/死亡风险超过 1.5%（超过所有手术风险的 50%）[23]，故不再作为 TIA 患者的常规检查。

表 10.4　ECST 和 NASCET 评估颈动脉狭窄标准间的关系

NASCET (%)	ECST (%)
30	65
40	70
50	75
60	80
70	85
80	90
90	95

实际上，NASCET 标准下 50% 的狭窄相对应于 ECST 75% 的狭窄程度，而 NASCET 70% 的狭窄相当于 ECST 85% 的狭窄程度。

磁共振血管造影

磁共振血管造影（MRA）使用流动的血液（时间流逝法）或者钆（对比-增强 MRA，CEMRA）作为造影剂。CEMRA 并不十分受限于血管走行，故其可扩展应用于弓部及颅内血管（图 10.5）。

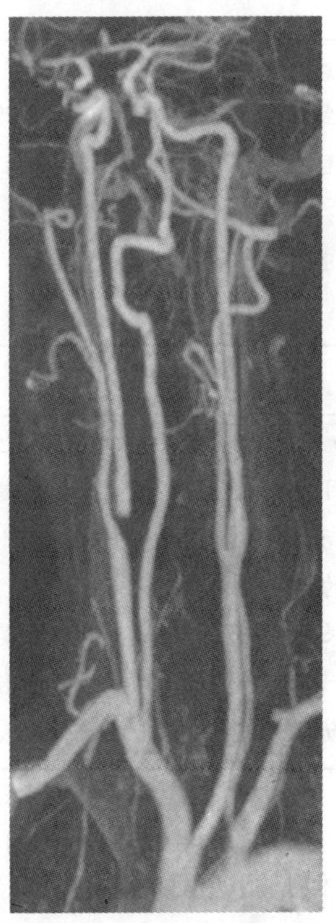

图 10.5　右前斜位 CEMRA 显示一副全貌解剖影像，从弓部血管发出点到颅内 Willis 环。右颈动脉球部/近端颈内动脉可见一严重狭窄病灶（＞95%）

虽然许多对比 MRA 与导管造影的研究在方法学上有瑕疵，但其中一些仍具有参考价值。一项研究使用超声、CEMRA 和数字减影血管造影（DSA），对比研究了 39 例症状性患者中 71 个颈动脉分叉处的情况[24]。对于适合手术的病灶检出率，CEMRA 的敏感性为 95％，特异性为 79％，假阳性和假阴性率分别为 10％和 2.5％。超声也具有相似的准确性。如果超声和 CEMRA 结果一致（80％的病例），那么狭窄 70％～99％的病变都能正确检出，且假阳性率只有 8.4％，这些假阳性的情况存在于狭窄 60％～65％的病变中。另外一个研究（50 例）发现，CEMRA 对适合手术的病灶错检率为 24％（超声为 36％），但是 CEMRA 与超声结果一致时，敏感性为 100％且错检率只有 17％[25]。

✔✔ 最近一篇综述对比分析了 DSA 与非侵入性成像检测方法在评估颈动脉狭窄上的优劣[26]。CEMRA 敏感性（0.94，95％*CI*：0.88～0.97）和特异性均最高，变异性最小，超声紧随其后（0.89，95％*CI*：0.85～0.92）。

✔✔ 如果将 MRA 用于非侵入性颈动脉成像，目前的数据显示最好同超声一起使用。尚无研究评估 MRA 检测弓部动脉病变的准确性。

如果使用多普勒超声评估是否施行 CEA，HTA 推荐让不同的医师使用另一种多普勒仪器再进行一次确定性扫描[26]。

尽管 MRA 是非侵入性检查，且无辐射危害，但是最近发现钆可引起肾系统性纤维化（hephrogenic systemic fibrosis，NSF）。

✔ NSF 是一种系统性胶原样物质沉积综合征，3％～5％的肾功能不全患者暴露于钆类化合物后可发生这种病变，5％的受累患者病情进展迅速。

CT 血管造影（CTA）

多层 CT（MDCT）血管造影可以快速采集大量横断面数据，并可对任一平面进行重建。

✔✔ 一项关于非侵入性成像评估 70％～99％狭窄病变的系统性综述表明，CT 血管造影（CTA）特异性最高（0.94，95％*CI*：0.91～0.97），CEMRA 其次（0.93，95％*CI*：0.89～0.96），超声第三（0.84，95％*CI*：0.77～0.89）[26]。不足之处在于该综述仅仅评估了单排螺旋 CT。

CTA 的主要优势包括：①侵入性最小化（静脉注射碘造影剂）；②可进行全局性解剖成像（扫描时间短、层面更薄，意味着更少的伪影）；③比 MRA 更易获得；④耐受性好。

CTA 的缺点包括：①需要碘造影剂；②辐射负荷；③不能传递动态信息，如鉴定“细流”不可靠；④严重钙化会使评估狭窄程度的难度加大。

✔ 2004 年全国卒中临床指南推荐[27]：多普勒发现的病变需由 MRA 确认（或者二次多普勒）。假如再次行多普勒检查，最好确保由不同医师进行。

放射科超声共识协会[16]推荐：血管实验室应具备质量保证体系并使用 NASCET 检测法。

脑血管病变的管理

最佳药物治疗

所有患者均可从最优化危险因素、抗血小板/他汀类治疗和排除重大并发症中获益。所有患者均应行心电图检查以排除隐匿性心脏病变。基本血液学检测可排除糖尿病、动脉炎、红细胞增多症、贫血、血小板增多、镰状细胞性贫血及高脂血症。

✔ 欧洲卒中促进会关于症状性和无症状性颈动脉疾病患者的最佳药物治疗方案中应包括哪些药物，总结如表 10.5 所示[28]。

由于晚期死亡主要为心源性，因此应优化心绞痛的治疗。血压需降至 140/90 mmHg 以下。系统性综述表明：舒张期血压降低 5 mmHg，卒中风险就下降 35%；同时，心肌梗死的相对风险降低 25%[29]。但是有证据表明，只有 60%的高血压患者在首次卒中发生前就接受治疗，且只有一半患者的血压能够控制在 90 mmHg 以下[30]。心脏保护研究[31]证实了他汀类在治疗脑血管病变中的作用（证据级别：IA 级）。

✔ 英国心脏保护研究证明：随机接受他汀类治疗的患者主要冠脉事件、卒中以及 5 年内需血管重建的相对风险减少达 25%。这种受益与年龄、性别、胆固醇水平无关[31]。

无禁忌证的患者一开始就应接受抗血小板治疗。

✔✔ 最近的 NICE 指南[32]推荐：

- 缺血性卒中：阿司匹林 300 mg 连服 14 天，然后序贯氯吡格雷 75 mg 长期服用；

表 10.5 欧洲卒中促进会对无症状及症状性颈动脉疾病患者“最佳药物治疗”的推荐

治疗	证据等级	
	无症状性	症状性
血压 < 140/90 mmHg 或 糖尿病患者血压 < 130/80 mmHg	Ⅰ级	Ⅰ级
控制血糖以防止其他糖尿病并发症	Ⅲ级	Ⅲ级
他汀类药物治疗	Ⅰ级	Ⅰ级
戒烟	Ⅱ级	Ⅱ级
避免大量摄入乙醇（酒精）	Ⅰ级	Ⅰ级
经常锻炼身体	Ⅱ级	Ⅱ级
低盐、低饱和脂肪、富含纤维素的水果和蔬菜饮食	Ⅱ级	Ⅱ级
若体重指数升高，减肥	Ⅱ级	Ⅱ级
对需预防卒中的女性不使用激素替代疗法	Ⅰ级	Ⅰ级
阿司匹林	预防心梗，Ⅳ级	Ⅰ级
阿司匹林和双嘧达莫	不推荐，Ⅳ级	Ⅰ级
氯吡格雷	不推荐，Ⅳ级	Ⅰ级

- 缺血性 TIA：阿司匹林 300 mg 序贯阿司匹林 75 mg＋双嘧达莫 SR 200 mg b. d. 长期使用；
- 如果双嘧达莫不耐受，可阿司匹林 300 mg序贯氯吡格雷 75 mg 长期使用。

对于施行 CEA 的患者，阿司匹林的使用剂量仍存在争议。NASCET 报道[33]，接受高剂量（650～1300 mg）阿司匹林治疗的患者围术期风险低于每天服用阿司匹林 325 mg 的患者。但是，一项包含 2849 例患者的随机对照试验结果显示[34]，接受 80～325 mg 组在 CEA 术后 30 天和 90 天内发生卒中、心肌梗死以及死亡的风险低于 650～1300 mg 组。这表明低剂量的阿司匹林是更合适的。

✔ 双重抗血小板治疗可能会增加 CEA 期间出血的风险。对于需行急诊 CEA 的症状性患者，外科医师应连同卒中医师一起优化其抗血小板治疗方案。关于使用常规剂量、单一剂量还是负荷剂量的氯吡格雷，应该制订一个明确的方案。

拟行 CAS 的患者均需要行双重抗血小板治疗。

表 10.6 颈动脉内膜剥脱术试验者协作组：VA、ECST 和 NASCET 汇总的 5 年卒中风险（包括术后 30 天卒中/死亡）

试验	狭窄	人数	CEA 术后 30 天风险	5 年风险		ARR	RRR	NNT	每 1000 例 CEA 可预防的卒中发生数
				手术	药物				
CETC	<30%	1746	无相关数据	18.36%	15.71%	−2.6%	N/b	N/b	5 年时无
CETC	30%～49%	1429	6.7%	22.80%	25.45%	＋2.6%	10%	38	5 年 26 例
CETC	50%～69%	1549	8.4%	20.00%	27.77%	＋7.8%	28%	13	5 年 78 例
CETC	70%～99%	1095	6.2%	17.13%	32.71%	＋15.6%	48%	6	5 年 156 例
CETC	线样	262	5.4%	22.40%	22.30%	−0.1%	N/b	N/b	5 年无

ARR：绝对危险度降低率；N/b：未从 CEA 中受益；NNT：需治疗人数；RRR：相对风险度降低率；每 1000 例 CEA 可预防的卒中发生数：行 1000 例 CEA 5 年后可预防的卒中发生例数。数据源自 CETC[36-38]，所有患者均使用 NASCET 所示方法进行预先随机的造影评估。

在 TIA 发作后，卒中的早期风险升高，因此，既要考虑手术时间（见下文），也要考虑尽早实施“最佳药物治疗”的益处。EXPRESS 研究评估了两组 TIA 患者卒中的早期风险。第一组（2002—2004 年）患者主要就诊于指定的常规 TIA 诊所（以预约为主，日常转诊常有延迟等），其治疗建议通过传真发送给转诊医师；然后患者自行联系他们的主治医师进行治疗，但是平均 19 天后才能开始药物治疗。第二组（2004—2007 年）患者每天都可接受“无预约式”诊治，且他汀类和抗血小板药物在门诊即开始使用[35]。第一组 90 天的卒中风险为 10.3%，第二组下降到 2.1%。风险降低与年龄、性别无关，且迅速开始治疗不会增加出血性卒中的风险。

✔ 快速开始“最佳药物治疗”能有效降低卒中的早期风险，且应在 TIA 诊所内即开始实施。

颈动脉疾病的手术治疗

症状性颈动脉疾病

颈动脉内膜切除术试验者协作组（CETC）综合了 ECST、NASCET 以及 VA 试验的数据，使用 NASCET 检测法重新评估了随机化之前的造影情况。这个数据库[36-38]包含有 6000 多例患者 5 年的预后结果。

✔ 尽管有人质疑 CETC 试验的陈旧性，但现在分层研究时仍需优先引用其 5 年的数据。

✔✔ NASCET 狭窄 0～50%的症状性患者不推荐施行 CEA；对于 NASCET 狭窄 50%～69%且近期（少于 6 个月）出现症状的患者，行 CEA 有一定的获益；对于 NASCET 狭窄 70%～99%（ECST 狭窄 70%～85%）且近期（少于 6 个月）出现症状的患者，行 CEA 获益最大；但“线样征”患者除外。

随着 ECST/NASCET 研究结果的发表，有顾虑认为这些结果不能普遍适用于临床。例如，北美 1988—1989 年间接受 CEA 的患者，只有不到 0.5%被随机纳入 NASCET 研究。目前，美国 94%的 CEA 在非 NASCET 入组医院开展，且其死亡率明显高于 NASCET 入组医院[39]。一项关于 936 436 例 CEAs 术后死亡/卒中的系统性综述强调医院容量与预后有关[40]。

✔ meta 分析得出结论，医院容量与结果之间密切相关，临界容量（每个医院）为每年进行 79 例 CEAs[40]。

如给低容量手术者提供高容量中心平台，则其可达到与高容量术者相似的结果。CEA 应在哪里开展一直存在争议，但依据这篇 meta 分析的证据以及更早手术（可能风险更大）的趋势，意味着医师不能简单地忽略这一争议问题。

✔ 外科医师必须根据自己的手术结果做出判断，而非根据 ECST 和 NASCET 的数据来做决定。

自 1991 年以来，ECST/NASCET 已经发表了 50 多篇文章，大部分为二次分析，促进了 CEA 对症状性脑血管病变患者作用的认识[41]。这些数据并非用于排除介入治疗，而是在“最佳药物治疗”的基础上，发现能够预测卒中风险增加的临床和影像学因子（框 10.2）；以及发现哪些患者行 CEA 获益“最小”或“最大”（表 10.7）。CEA 和 CAS 术者共同面对的一大问题是延迟干预的后果。此前，除了推荐“尽快合理地”开展 CEA 外，并无其他能够极大推动快速干预的因素。

✔ 因为存在以下确凿证据此方法面临挑战：(a) 绝大多数易损斑块患者可能在术前就会发生卒中；(b) 手术的长期获益因相关事件的发生而迅速减少。

CETC 发表了强有力的证据表明，“延迟手术”会明显降低获益[12,36-38]，这同样适用于 CAS。表 10.8 所示为对 NASCET 狭窄 50%～99%（即 ECST 狭窄 70%～99%）施行 CEA 的患者的 CETC 数据进行重分析，特别是：①对手术的延期时间进行了分层，分析了 CEA 的同侧卒中绝对风险降低率；②5 年预防一次同侧卒中的需治疗人数；③行 1000 例 CEA 可预防的 5 年同侧卒中数量；④ 1000 例 CEA 中 5 年非必需手术数量。

框 10.2 狭窄 70%～99%的症状性患者采用“最佳药物治疗”，哪些患者卒中风险更高？

临床特征

男性比女性风险高

高龄（尤其年龄>75 岁）

大脑半球症状比眼部症状风险高

大脑皮质卒中比腔隙性卒中风险高

症状反复发作>6 个月

更多并发症

1 个月内有症状发作

影像学特征

不规则斑块比平整斑块风险高

狭窄程度越高风险越大（但未接近闭塞）

对侧闭塞

合并颅内病变

颅内无侧支循环代偿

引自 Naylor AR，Rothwell PM，Bell PRF. Overview of the principal results and secondary analyses from the European and the North American randomised trials of carotid endarterectomy. Eur J Vasc Endovasc Surg 2003；26：115－29. With permission from Elsevier.

表 10.7 CEA 相对获益的预测因素

CEA 术后低收益		CEA 术后高收益	
临床：影像学参数	CVA/1000	临床：影像学参数	CVA/1000
症状性女性患者（50%～69%）＋ CEA ＞ 4 周	5 年收益为 0	症状性，70%～99%，年龄 ＞ 75 岁	2 年收益为 333
症状性 ＋ 线样征（接近闭塞）	5 年收益为 0	症状性，70%～99%，高合并症	2 年收益为 333
全部无症状的女性患者	5 年收益为 2	症状性，70%～99%，复发性 TIAs ＞ 6 个月	2 年收益为 333
手术风险为 6%的任何无症状患者	5 年收益为 22	症状性，70%～99%，手术＜ 2 周	3 年收益为 333
手术风险为 2.8%的任何无症状患者	5 年收益为 53	症状性，80%～99%，＋ 颅内病变	3 年收益为 333
所有狭窄 50%～69%的患者	3 年收益为 67	症状性，90%～99%，非线样征	3 年收益为 370
症状性女性患者，70%～99%，手术时间 2～4 周	3 年收益为 67	症状性，70%～99%，女性 ＋ CEA ＜ 2 周	3 年收益为 417
所有症状性患者，70%～99% ＋ 腔梗	3 年收益为 91	症状性，70%～99%，＋ 对侧完全闭塞	2 年收益为 500
所有症状性患者，70%～99% ＋ 年龄 ＜ 65 岁	2 年收益为 100	症状性，90%～99% ＋ 溃疡斑块	2 年收益为 500

CVA/1000：每治疗 1000 例患者可预防的卒中人数。
数据源自对 ECST、NASCET、ACAS、ACST 和 CETC 的二次分析。

表 10.8 NASCET 50%～99%狭窄患者，“延期 CEA 术”对预防术后 5 年同侧卒中的效果

	＜ 2 周	2～4 周	4～12 周	＞ 12 周
CEA 术后 5 年绝对危险度降低率	18.5%	9.8%	5.5%	0.8%
需治疗人数	5	10	18	125

续表

	<2 周	2～4 周	4～12 周	>12 周*
每 1000 例 CEA 可预防卒中发生数	185	98	55	8
“非必要”手术	815	902	945	992

* 延迟是指随机化入组到行 CEA 术的时间间隔。在上述研究中，随机化入组到行 CEA 术的平均间隔时间为 7 天。数据源自对 CETC [36-38]数据的重新分析。

> ✔ 对于预防晚期卒中，2 周内开展手术获益最大。如手术延迟到 12 周后，行 1000 例 CEA 可预防的 5 年同侧卒中数仅为 8 例[12,36-38]。

当然这只是复杂争论中的一个方面。同样重要的是，亦需考虑到早期 CEA 可导致手术风险升高。一项综述分析了纽约地区 1046 例症状性患者施行 CEA 术后的情况：4 周内手术的患者 30 天死亡/卒中率（5.1%）是 4 周后手术患者（1.6%）的 3 倍多[42]。这类数据被用作延迟干预以最低化手术风险的一个理由。但是，另一个 CETC 数据分析表明（图 10.6）：即便 2 周内手术的风险是 10%，4 周后手术的风险是 0%，长期来说前者仍可预防更多的卒中发生[12]。

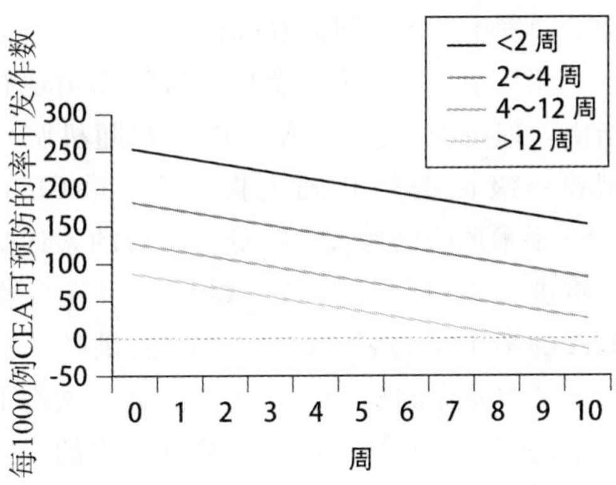

图 10.6 每 1000 例 CEA 可预防的 5 年卒中发作的分层分析：(i) 从最近一次事件发生到患者随机化入组间隔的时间 (ii) 30 天死亡/卒中风险。转载自 Naylor AR. Time is brain! Surgeon 2007；5：23 - 30. 已得到爱丁堡及爱尔兰皇家外科学院的许可

更具争议的是性别对延迟手术的影响[12,38]（图 10.7）。可以看到，无论是从延迟手术还是狭窄程度来说，男性都获益更多（且更持久）。而 CETC 数据表明：女性的获益在 4 周后会快速下降。

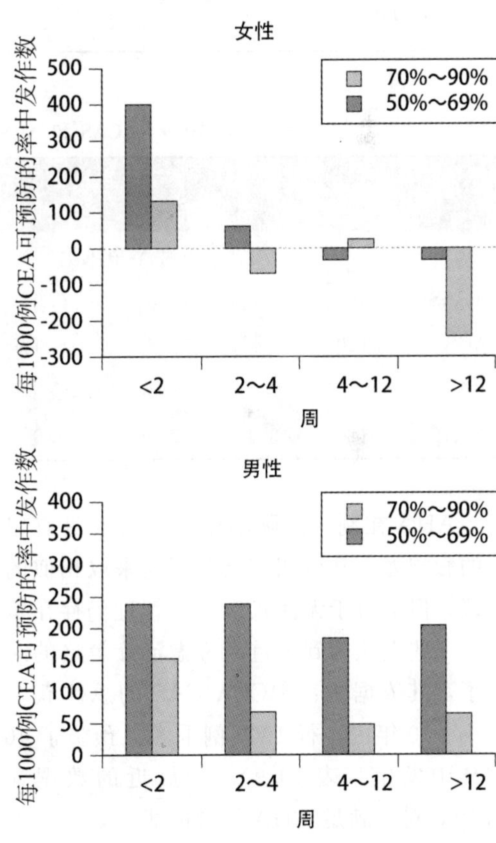

图 10.7 每 1000 例 CEA 可预防的 5 年卒中发作的分层分析（狭窄程度和性别）。转载自 Naylor AR. Time is brain! Surgeon 2007；5：23 - 30. 已得到爱丁堡及爱尔兰皇家外科学院的许可

✔ 有证据表明：即使手术风险增加，但是长期来说快速干预能够预防更多的卒中发生。今后的指南也必须考虑到，接受早期手术带来的略微升高的手术风险是否是合理的。

✔ 症状性女性患者行 CEA 的获益低于男性患者，只有在尽快施行手术的情况下才能使获益最大化。过度延迟干预意味着女性患者在面对所有干预风险的同时获益却很少。

无症状性颈动脉疾病

5 个随机对照实验对比研究了 CEA 联合“最佳药物治疗”与单独“最佳药物治疗”的效果，其中两个研究（ACAS 和 ACST）影响了临床实践。ACAS/ACST 的 5 年和 10 年研究结果总结见表 10.9。

✔ 2011 年，美国心脏协会（AHA）指南继续保留以下建议：对于狭窄 60%～99%的中度风险的无症状患者，可在“严格筛选”后考虑手术干预治疗[45]。

表 10.9　ACAS 和 ACST[22,43,4]的 5 年及 10 年愈后

	数目	手术	最佳药物治疗	绝对危险度降低率	相对危险度降低率	须治疗人数	每 1000 例 CEA 可预防的卒中发生数
			5 年卒中风险				
ACAS	1662	5.1%	11.0%	5.9%	54%	17	59
ACST	3120	6.4%	11.8%	5.4%	46%	19	54
			10 年卒中风险				
ACST	3120	13.4%	17.9%	4.6%	26%	22	46

AHA 在制订国际临床指南方面具有很大的影响力，其他国家极有可能采取相似的建议。但是对于无症状患者的管理仍存在争议。一些人认为到了重新考虑治疗策略的时候了，其依据为：①CEA/CAS 的总体获益很小。10 年内，行 1000 例手术只预防了 46 例卒中发生（表 10.9）。②最近的数据显示[46]，对于满足 AHA 标准的患者，50%的临床医师不会施行 CEA/CAS 手术。③AHA 推荐对“严格筛选”的患者实施手术治疗，但从未说明具体如何筛选。④大部分患者不会发生卒中。采取药物治疗的患者，5 年内无卒中率为 88%，10 年内无卒中率为 82%（表 10.9）。⑤对于无症状患者，高达 94%的手术治疗是不必要的，而这些治疗每年需花费 20 亿美元[47]。⑥最近 20 年的数据表明药物治疗发生卒中的风险在降低[47]。

相反地，一些人认为应该继续使用现有指南，理由为：①AHA 指南是在随机临床试验一级证据的基础上提出的。②CEA/CAS 手术风险已经大大降低且患者的累计受益将进一步增加。③对于 80%不事先发作 TIA 的卒中受害者，CEA/CAS 提供唯一的预防卒中发作的机会。④所谓的卒中风险下降是基于一些有缺陷的研究数据得出的，因其纳入了一些关于亚手术狭窄（50%～60%）的研究。

最具争议的问题是在过去 10 年内，卒中风险明显下降，这种下降在不同狭窄程度的患者中都一致，且 ACAS 和 ACST 数据也很明显地支持这一点[47]。1995 年，ACAS 数据表明：随机接受“最佳药物治疗”的患者，5 年“任一”卒中风险率为 17.5%（3.5% p.a）；而在 2004 年 ACST 的报道中，头 5 年的“任一”卒中风险率已经下降至 11.8%（2.4% p.a）；ACST 报道的 10 年数据中，第二个 5 年的“任一”卒中风险率现已仅为 7.2%（1.4% p.a）。实际上，自 1995 年以来，“任一”卒中的 5 年风险率已经下降了 60%。同侧卒中的发生趋势也相同。1995 年 ACAS 报道接受药物治疗的患者中，同侧卒中的 5 年风险率为 11.0%（2.2% p.a）；到了 2004 年，同侧卒中的 5 年风险率为 5.3%（1.1% p.a）；而在第 6～10 年的同侧卒中 5 年风险率已经降至 3.6%（0.7% p.a）。这些数据[8]意味着自 1995 年以来，同侧卒中的 5 年风险率已经下降了 70%。希望以后关于无症状患者的随机研究能纳入第三组“最佳药物治疗组”，以确定在非随机研究中观察到的卒中风险率下降是否为真实的。

✔ 毫无疑问，一小部分无症状患者将从干预措施中获益。因此需要更多的研究来确定“卒中高或低风险”人群是接受或者避免 CEA/CAS。到目前为止，除外法医学保护的情况，大部分指南仍然遵循 2011 AHA 指南的建议。

有篇综述[47]建议：在将来的研究中，可以使用一些成像方法来评估高风险患者［如经颅多普勒检测自发性栓塞、电脑斑块分析（GSM，活动性指数）、CT/MRA 发现隐匿性梗死、MRI 显示斑块内出血证据］。

CEA/CAS 和冠状动脉旁路手术（CABG）

对于患有不稳定心脏疾病，不能行 CEA/CAS 的症状性患者，应尽快分期或者同期行 CEA/CAS 加 CABG。因为症状开始的早期阶段，卒中风险最高（实际上，这仅适用于不到 5%的心脏手术患者[48]）。对于施行 CABG 的无症状颈动脉疾病患者，是否施行预防性的 CEA/CAS 一直存在争议。在美国，96%无症状性颈动脉疾病患者接受分期/同期手术干预，而这些患者大部分为单侧病变[48]。因此，支持对这类患者进行干预的证据有哪些呢？

✔✔ 一项针对 190 449 例接受 CABG 的患者的 meta 分析[49]显示其卒中风险为 1.7%（95%*CI*：1.5～1.9）。

meta 分析指出以下 3 个颈动脉相关的因素可预测 CABG 术后卒中风险：①颈动脉杂音；②术前有 TIA 或卒中史；③严重的颈动脉狭窄或闭塞[49]。

对 4674 例施行 CABG 的患者进行多普勒检查后，其中无严重颈动脉疾病的患者术后发生卒中的风险是 1.8%，单侧狭窄 50%～99%的患者为 3.2%，双侧狭窄 50%～99%的患者为 5.2%，颈动脉闭塞的患者为 7%～11%[49]。

✔ 最新的 meta 分析（排除双侧狭窄及单侧颈动脉闭塞的症状性患者）显示：单侧狭窄无症状患者，仅施行 CABG 所致卒中的发生率为 2%。尽管双侧严重狭窄的无症状患者在施行心脏手术时应考虑行预防性的手术治疗，但是看起来不大可能从预防性的 CEA/CAS 中获得很大益处[50]。

关于 CABG 患者分期/同期施行 CEA 或者 CAS 的 meta 分析详细描述了 30 天的死亡率/卒中率（表 10.10）。可以看出，发病率及死亡率明显高于单独施行 CEA/CAS。

✔ 一旦决定施行分期或者同期 CEA/CAS，没有证据表明哪种方案更安全。

表 10.10 分期或同期行 CEA/CAS 加 CABG 术后 30 天死亡、卒中和心梗发生率的系统评价和 meta 分析

	30 天死亡率	30 天死亡/卒中率	30 天死亡/卒中/心梗率
同期 CEA + CABG（先行 CEA）	4.5%	8.2%	11.5%
同期 CEA + CABG（后行 CEA）	4.7%	8.1%	9.5%
同期 CEA + CABG（不停跳 CABG）	1.5%	2.2%	3.6%
先行 CEA 再行 CABG	3.9%	6.1%	10.2%
先行 CABG 再行 CEA	2.0%	7.3%	
CAS + CABG	5.5%	9.1%	9.4%

CABG，冠状动脉旁路移植术；CAS，颈动脉支架植入术；CEA，颈动脉内膜剥脱术。
数据摘自 Naylor 等[51]。

急诊 CEA

在 20 世纪 60 年代，急性卒中行急诊 CEA 与显著的死亡率及发病率密切相关，这主要是由于缺血性梗死灶转化为出血性。因此这种手术方式被弃用，并推荐卒中患者应在卒中发生 6 周后，待梗死范围稳定后再行 CEA。显然，这与目前推荐的加快行 CEA 的观点不符。meta 分析表明微小卒中已康复的患者，早期行 CEA 的手术风险同那些延迟手术的患者相近[52]。

> ✔ 对于 CEA/CAS 术后早期阶段发生血栓性卒中的患者，应准备行急诊 CEA（即立即开展）。卒中患者病情进展为口吃、偏瘫，或者 TIA 加重则应考虑行紧急 CEA（<24 h）。对于广泛神经功能受损的患者是否应该早期进行干预，目前还没有相关的证据。

椎动脉血管重建

15%～25%的缺血性卒中患者为椎基底动脉（VB）病变所致，但尚未有类似于 ECST/NASCET 那样完整的随机试验来指导临床实践。过去认为大部分的 VB 卒中是血流动力学原因所致，但是新英格兰后循环注册局观察到 40%为血栓性（心源性 60%、动脉-动脉 40%），32%为血流动力学异常，剩余 28%病因复杂多样（创伤、夹层、动脉瘤、动脉炎、骨赘压迫）[53]。椎基底动脉狭窄/闭塞所致 TIA 患者中，62%为颅外椎动脉病变（动脉开口 39%，接近椎动脉开口 30%，V2/V3 节段 31%），30%为颅内椎动脉病变，8%为基底动脉病变。VIST 试验针对椎动脉狭窄 50%～99%的 VB 卒中 6 个月内的患者，对比研究了支架植入术与“最佳药物治疗”的差异（www.vist.sgul.ac.uk）。

过去大多数 VB 重建需行开放手术（静脉旁路术或颈总动脉转流）。但是血管成形术（植入/不植入支架）正发挥着越来越重要的作用，尤其是针对上端颅外椎动脉和颅内动脉病变。纳入 993 例（27 个研究）行椎动脉血管成形术（99%为支架植入）患者的 meta 分析表明：技术成功率为 99%，30 天卒中率为 1.1%，2 年内 VB 卒中复发率为 1%，且裸金属支架的再狭窄率是药物洗脱支架的 3 倍[54]。这些特殊的结果不太可能反映实际问题，但是可支持将血管内支架植入术列为一线治疗。

三类 VB 相关综合征应该引起注意：锁骨下动脉闭塞/严重狭窄可能导致同侧椎动脉反流至手臂（锁骨下窃血）。手部的活动可能会造成前臂活动障碍或眩晕。推荐对症状性患者进行干预，尤其是有利手受累的患者。开放手术和血管内介入手术风险均很小，目前后者通常作为首选治疗措施。

类似的病症（冠脉窃血）还出现在使用胸廓内动脉（通常为左侧）行 CABG 的患者身上。术前忽略（或术后进展）锁骨下动脉近端的狭窄，则术后手臂的活动可能会导致心绞痛。这种情况可通过颈动脉-锁骨下动脉搭桥或者血管成形/支架植入术缓解。尚无证据表明哪种方案更优。

第三点：传统观点认为体位性眩晕是由于骨赘压迫颅外 VA 所致。最近的研究表明[55]这是不可能的，应该寻找出其他原因。

颈动脉疾病的手术治疗：颈动脉内膜剥脱术

麻醉

局麻 CEA 是预测哪些患者需要转流管的唯一可靠方案，但也无法避免血栓栓塞的发生（术中卒中的主要原因）。

> ✔ GALA 试验随机分配 3500 多例患者到局麻组或者全麻组，术后 30 天结果无差异。外科医生可根据自己的偏好选择麻醉方式[56]。

技术

行 CEA 时一般需佩戴有放大作用的眼镜，摆体位时将患者头部转向对侧，并在下方垫一块橡胶圈。手术切口位于胸锁乳突肌前缘，离断面静脉后继续分离至颈动脉分叉。

> ✔ 一些外科医生会用 1% 利多卡因局部浸润颈动脉窦以防止反射性低血压或心动过缓，4 个随机对照试验（RCTs）未发现可从这种措施中获益。

分离颈内动脉至斑块末端以上 1 cm，通过分离结扎胸锁乳突肌血管，绕线迁开舌下神经，分离/不分离二腹肌以更好地显露手术视野。如果术者担心术中需要显露至颈部较高位置，可通过术前经鼻气管插管或颞下颌关节半脱位来达到目的。后者必须术前提前制订计划，因为一旦手术开始就无法再施行。需对主要的颅神经进行标记（舌下神经、迷走神经）。解剖位置过高时，有可能会损伤到舌下神经。与通常认为的不同，绝大多数的术后吞咽困难并非由于术中损伤舌咽神经所致，而是由于损伤了跨过颈内动脉前方的迷走神经的运动分支，这些分支就在舌下神经的远端。

> ✔ 已施行过对侧 CEA 的患者，颈部分离或者甲状腺切除术前必须检查喉返神经和舌下神经功能，因为双侧损伤可能是致命性的。

全身肝素化之后，血管夹依次夹闭颈内动脉、颈总动脉和颈外动脉。纵行切开斑块至其在颈内动脉的末梢，如需转流则在此时插入转流管（图 10.8；彩图 10.8）。Watson - Cheyne 剥离器从近端至远端剥离内膜斑块。斑块远端移行段一般较纤薄，但可完整剥脱下来。径向剔除松脱的内膜片。另一术式为“外翻式”内膜剥脱术：即横断颈内动脉起始部，外翻剥脱粥样斑

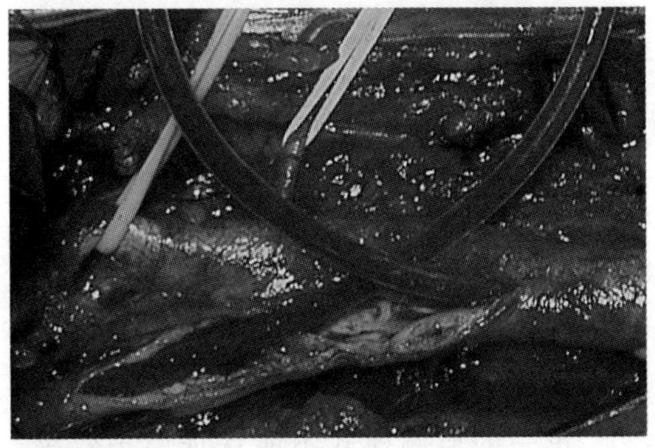

图 10.8 纵行切开颈动脉狭窄处，插入 Pruit - Inahara 转流管并充盈球囊固定位置

块后重新对接缝合血管。

✔✔ 系统性综述表明：外翻式颈动脉内膜剥脱术与传统内膜剥脱加补片修补效果相同。

补片修补还是直接缝合

✔✔ 2009 年，Cochrane 系统评价纳入了 10 个 RCT[57]，结果发现常规补片缝合优于常规直接缝合，可使围术期卒中、血栓和再狭窄发生率降低 3 倍。尚无 RCT 对比常规补片与选择性补片的差别，也无证据表明补片的类型会影响卒中率、死亡率及再狭窄率。

常规转流、选择性转流还是不转流

✔✔ Cochrane 系统评价表明常规转流不影响愈后[58]。

围术期监测

监测目的是为了在永久性神经损伤之前防止脑缺血。最简单的方法就是主观评估颈内动脉反流或者残端压力，但是在 Willis 环异常的情况下可能不能够很好地反映颅内灌流。

经颅多普勒（TCD）可能是最常用到的方法。其使用的低频率（2 MHz）脉冲波可直接穿透颞骨，因此可用于检测大脑中动脉，而颈内动脉的血流 80%流入大脑中动脉。检查效果取决于颅骨厚度，约有 10%的患者难以获得满意的结果。

单一的监测模式不能保证监护效果。CEA 期间 TCD 具有 4 个功能：①分离颈动脉（不稳定斑块）时诊断栓塞发生；②确保大脑中动脉平均流速在 15 cm/s 以上；③保证转流是有效的；④在台上发现恢复灌流后极少发生的血栓形成。神经系统功能可以通过局部麻醉法来监测，并且这是决定哪些患者需要转流的“金标准”。但是局部麻醉并不能预防血栓栓塞并发症。神经系统功能可间接通过脑电图（EEG）或体感诱发电位（SEP）来评估。一旦灌流量低于每分钟 18 ml/100g 脑组织，那么 EEG 将失去高频活动波形；而当低于 15 ml/100g 脑组织时，EEG 则不再有电位差[59]。

✔✔ 外科医生应该谨记：即便 EEG 拉平，也并不意味着一定会发生神经损伤，因为它只发生于当每分钟灌流量低于 10 ml/100 g脑组织时[59]。因此，EEG 功能丢失是在警示我们使用转流管或提高全身血压可能是有益的。

SEP 检测的优点是能反映从外周神经（通常为正中神经）到躯体感觉皮层传入通路的功能。缺血会引起大脑皮层波形振荡幅度下降，同时使中枢传导时间延长。

完成后评估

完成后评估的目的是识别技术错误（内膜剥脱不完整、内膜瓣、腔内血栓形成、残留狭窄、血管壁不平整），最重要的是要排除由内膜剥脱处的营养血管出血所致的腔内血栓[60]。质控技术包括：TCD、完成后血管造影、多普勒超声、连续波多普勒及血管镜。TCD 能够确保最佳的转流效果，且是能诊断栓塞、术中血栓形成、术后闭塞的唯一方法。血管造影（必须是双平面）可提供解剖学参数，但是需在射线下进行且只能在恢复血流后使用（即任何血栓都可阻断远端显影）。最新的彩色多普勒探头因 L 型探头的发明而变得更小、更易于使用，但是通常需要专业技师在场操作。

血管镜的主要优点是可以在恢复血流之前使用，它主要的作用是发现 3%～5%的腔内血栓残留患者以及 1%的大内膜瓣患者。

手术并发症

颅神经损伤

✔✔ 颅神经损伤是导致并发症的一大来源。Forsell 等发表的一篇综述表明，高达 50%的患者会发生程度不等的颅神经损伤[61]。

NASCET 研究发现，面神经下颌支损伤率为 2.2%，迷走神经损伤率为 2.5%，副神经损伤率为 0.2%，舌下神经损伤率为 3.7%。总的颅神经损伤率为 8.6%，92%为轻度损伤且能在 4 周内恢复[62]。CREST 研究发现：CEA 术后颅神经麻痹风险为 4.7%（2%在术后 30 天内不能发现），而支架术后相关风险仅为 0.3%[63]。CREST 研究还发现：手术 1 年后，CEA 术后颅神经损伤并不影响患者的生活质量。

伤口并发症

在 NASCET 研究中，共 132 例 CEA 患者（9.3%）发生了伤口并发症，其中 76 例（58%）较轻，52 例（39%）为中度，4 例（3%）为重度[62]。发生早期静脉补片破裂的患者不到 1%，且倘若是从腹股沟处获取的大隐静脉，则实际上可避免发生此并发症。

围术期卒中

围术期卒中定义为：术中患者麻醉苏醒后或术后新发卒中病灶。先前的文献报道大多数为术中卒中，且有脑梗死合并部分/全部血流动力学异常的患者更易受累。这表明高风险患者更容易受到灌流或者栓子细微变化的影响，因此术者犯技术性错误的余地减小甚至不可犯相应错误。

在莱斯特皇家医院实际上已经不再发生术中卒中（1600 例患者发生率为 0.3%）[60]，这归功于在恢复血流之前移除管腔中的血栓（血管镜检查）。术后卒中最常见的原因是：①颈内动脉血栓形成（尤其是术后 6 h 以内）；②高灌注综合征；③颅内出血（ICH）。CEA 术后并发 ICH 和高灌注综合征的患者比例为 1%～2%，且在双侧颅外严重病变导致脑血管储备量受损、自我调节缺陷、侧支循环差的患者中更为普遍[63]。

✔ 急诊单位必须意识到对 CEA 术后癫痫发作患者（通常术后 5～7 天）进行迅速降压治疗的重要性。这些患者发生脑出血的风险很高，主要治疗为控制癫痫发作及强有力的降压措施[62]。

围术期卒中的管理取决于：①时间（术中/术后）；②是否继发血栓形成、栓塞或出血；③损伤的严重程度。损伤越广泛，则颈内动脉/大脑中动脉闭塞的可能性越大。若没有条件进行 TCD 或者多普勒检测，那么外科医生必须假设任何麻醉苏醒后及头 24 h 发生的神经系统损伤为血栓栓塞所致，需对患者重新进行手术探查。尽管重新探查对于大脑中动脉栓塞或者血流动力学性卒中患者无益，但也仍是必须进行的。有条件行 TCD 检查的话则更容易做出决定。重中之重是尽早发现颈内动脉血栓形成患者，这些患者需立即重新手术探察。如果可以在 1 h 内恢复血运，那么神经功能的恢复将较好。

✔ 早期颈动脉血栓的 TCD 特征包括同侧大脑前动脉血液反流，同侧大脑后动脉血流增强，以及最重要的是同侧大脑中动脉血流速度类似于颈动脉夹闭时的情况。

最好能预防血栓形成。来自于3个州的证据表明：术后早期颈动脉血栓形成之前1～2 h栓塞增多（能通过TCD诊断）[64]，且50%～60%的持续性栓塞患者将发展为血栓性卒中[64]。过去认为：术后早期阶段有必要对每个患者进行监测，且要对栓塞风险增加的患者使用右旋糖酐。但是研究表明：术后易发生早期血栓栓塞的患者其血小板对ADP更敏感。术前一晚使用75 mg氯吡格雷（除阿司匹林外）能更有效地减少术后血栓性卒中[65]。在莱斯特皇家医院，术后已不再使用TCD监测，取而代之的是术前双联抗血小板治疗[66]。

长期随访和再狭窄

CEA术后迟发的同侧和对侧卒中年风险率为1%～2%。

✔✔ meta分析表明：平均每年再狭窄（50%～100%）率为1.5%～4.5%[67]，其中头12个月风险最高。再狭窄与同侧卒中的相关性很小。

对于再狭窄超过70%准备再行CEA的患者，一些外科医生推荐进行一系列临床和多普勒监测，但是这种做法尚无证据支持。

✔ 从RCT（自主神经系统功能鉴定、预先计划的随访策略）的结果来看，也没有证据证明卒中再发与再狭窄间有相关性。在ACAS研究中，迟发卒中的风险与再狭窄无关且仅有一个卒中患者（0.15%）发生了严重的再狭窄[68]。

几乎没有临床相关或者基于成本的证据表明CEA术后患者应该进行监护。大部分患者6周即可出院，同时告知他们出现症状时要来复诊。但是以下患者除外：行静脉旁路术（更高的再狭窄率）；局麻夹闭测试时发生神经系统并发症；颈动脉夹闭时，TCD观察到大脑中动脉流速小于15 cm/s（不能耐受颈动脉阻断）。

补片感染

所有CEA术后补片感染率小于1%。

✔ 无脓肿覆盖的CEA伤口应在转诊至血管外科医生之前即予以切开。

如怀疑发生感染，应在原切口下方控制颈总动脉血流后，切除人工补片（可能的话）并替换为静脉（旁路或者补片）。直接结扎只应作为最后手段（出血无法控制），并且最好有相应的监控措施（如TCD，手术开始前清醒状态下神经系统检查）表明侧支代偿满意。

颈动脉疾病的腔内治疗

CAS结果

13个随机对照试验（其中5个为单中心研究）对CEA和CAS进行了对照研究，共纳入7480名患者。这其中，有10项研究纳入的为症状性患者，1项研究将症状性患者进行了随机分组，另外2项则对症状性和无症状患者均进行了随机分组。其中6项研究早期终止，还有1项研究至今未发表。有些研究是在支架植入术、双抗治疗及脑保护装置问世之前开展的（导致这些研究显得较为陈旧），使得剩余的EVA-3S、SPACE、ICSS和CREST研究成为当前关于中危患者的随机临床研究中，对临床实践最具影响力的研究[63, 69-72]。这些研究均发表于2004年以后，共纳入5932名随机分组的患者。

表 10.11 为颈动脉支架试验者协作组（Carotid Stenting Trialists Collaboration，CSTC）关于手术风险的总结。CSTC 对 EVA－3S、SPACE 和 ICSS 研究[70-72]招募的患者，连同 CREST 研究纳入的患者进行了个体患者的 meta 分析。虽然对于临床对照研究的数据已经有了很多解读，但是一些重要的发现仍值得一提：①即使排除了较为陈旧的研究，与颈动脉内膜剥脱术相比，在症状性患者中，颈动脉支架植入术的手术相关死亡/卒中风险仍要超过约两倍[73-74]。②使用临床心梗的定义（与 ICSS/SPACE 中一样），发现 CEA 与 CAS 手术相关的心梗发生率无显著差别[72]。③在 CREST 研究中，心梗定义为中心实验室检测发现肌酸激酶 MB 或肌钙蛋白水平为正常上限值的两倍或以上，同时伴随与缺血一致的胸痛症状或心电图提示有心肌缺血。使用这一围术期心梗的定义，CEA 的心梗发生率要高出两倍[73]。④使用 CREST 研究中的心梗定义，CEA 和 CAS 术后的 30 天死亡/卒中/心梗发生率在症状性患者和无症状患者中均相近。⑤在小于 70 岁的患者中，CAS 术后 30 天的死亡/卒中发生率与 CEA 术后相近；但是在高龄患者中，CAS 的死亡/卒中发生率更高[73-74]。

表 10.11　CSTC（EVA－3S、SPACE、ICSS 研究中的个体患者 meta 分析）和 CREST 研究中 30 天风险数据汇总

试验	症状	CEA D/S	CAS D/S	OR 95% *CI*	CEA D/S/MI	CAS D/S/MI	*OR* 95% *CI*
CSTC[74] $n=3433$	症状性	5.8%	8.9%	1.5（1.2～2.0）			
CREST[63] $n=1321$	症状性	3.2%	6.2%	1.9（1.1～3.2）	5.4%	6.7%	1.3（0.8～2.0）
CREST[63] $n=1181$	无症状	1.4%	2.5%	1.9（0.8～4.4）	3.6%	3.5%	1.0（0.6～1.9）

CAS，颈动脉支架植入术；CEA，颈动脉内膜剥脱术；D/S＝30 天死亡/卒中率；D/S/MI＝30 天死亡/卒中/心梗率；OR，比值比。

表 10.12　2011 年美国心脏病协会关于平均风险的症状性及无症状性患者的治疗指南[45]

患者类型	行 CEA 术证据级别	行 CAS 术证据级别
平均风险，狭窄 50%～69% TIA/卒中<6 个月	I/B 级	I/B 级
平均风险，狭窄 70%～99% TIA/卒中<6 个月	I/A 级	I/B 级
CEA 高风险，狭窄 70%～99% TIA/卒中<6 个月		Ⅱ/B 级
平均风险，无症状 狭窄 60%～99%（造影），70%～99%（无创性检查）	Ⅱa/A 级	Ⅱb/B 级
CEA 高风险，无症状 狭窄 60%～99%（造影），70%～99%（无创性检查）		Ⅱb/C 级，效果“不确切”

⑥成功实施 CAS 术后，长期的卒中风险与 CEA 相近，即成功实施 CAS 后疗效是持久性的[75]。⑦CAS 术后再狭窄率更高，但并不增加晚期同侧卒中的风险[75]。⑧CEA 颅神经损伤的发生率更高。⑨与 CEA 相比，在症状性患者中使用滤器保护的 CAS 其新发/持续存在的 MRI 病灶发生风险要高 5 倍[76]。2011 版的美国心脏病协会指南主要

是依据CREST的结果制订的，而ICSS虽然是目前关于症状性患者的最大的临床研究（比CREST早一年发表），但AHA在其2011版的指南中完全未提及ICSS研究。表10.12总结了2011版美国心脏病协会对中危和“CEA高危”患者施行CEA/CAS的推荐。

争议

发生症状后的超级性期内CEA和CAS哪个更安全

CSTC的meta分析表明，患者发生症状后14天内行CAS发生围术期卒中的风险约是行CEA的3倍。但是有证据表明，在专科中心使用倒流保护装置对急性期患者行CAS术效果可与CEA术相媲美[77]。还有待证实这是否常规适用于大多数患者。

✔✔ TIA/小卒中患者可从快速的临床干预中获益。倘若CAS中心可以施行效果与CEA相似的快速CAS，那么在这种情况下可对患者施行CAS术。否则，应对患者施行急诊CEA术。此时不应该推迟干预时间以期获得更好的手术效果。

围术期MI的重要性

外科医生的观点

美国心脏病协会放宽CAS治疗中危患者的标准，首要原因是当CREST将围术期心梗纳入主要终点事件后，发现CEA和CAS的风险并无明显差别（表10.11）。CREST是关于中危患者的临床对照研究中，第一个发现CEA术后心梗发生率显著升高，且发生围术期心梗的患者预期寿命下降了4倍之多。但是，没有数据表明预期寿命的下降是否与心脏事件有关。更为重要的是，经常有人认为CREST研究中预期寿命的下降是由于随访过程中行CEA的患者死亡比例更大所致。事实上，CREST的报道与此相反。随访过程中，行CAS发生围术期心梗的患者死亡的比例（6/22；27%）较行CEA的患者更高（7/40；18%），即CREST研究中行CEA发生围术期心梗的患者，较差的长期存活率不是由于其过多的死亡导致的。围术期心梗确实会引发争论，但是相关证据并未表明它显示出与患者通过快速干预措施所获受益相比更大的（相同的）重要性。CREST研究中，随机分组的患者中有13人（0.5%）在发生围术期心梗后出现了过早的死亡。相比之下，多达10%的患者会在症状发生后的头7天内发生一次脑梗[7]，而在同侧严重狭窄的患者中这一比例甚至可能更高[10]。从外科医生的角度来看，在超急性期进行干预的获益要远远大于围术期心梗导致的过早死亡的低风险。

介入科医生的观点

美国国立卫生研究院的优势分析详细解释了在CREST发表文献中采用的临床心梗的经典定义：“心梗的定义为肌酸激酶MB或肌钙蛋白水平为正常上限值的两倍以上，同时伴有与缺血一致的胸痛症状或心电图提示有心肌缺血，这包括两个或两个以上相邻导联出现新发的ST段压低或抬高超过1 mm。”美国食品药物管理局预设的雅培分析（非劣性结构）在除了经典定义以外，将“仅心肌酶谱升高”也定义为心梗。“仅心肌酶谱升高”和“经典心梗”两者的围术期（例如术后30天）发生率，CEA都要显著高于CAS，且两者（不论定义）均显著影响4年死亡率。

学界对在相关事件发生后进行早期干

预是有效且迫切地达成了共识。但是目前还没有确凿的数据（不论是 CREST，还是其他用来比较 CAS 和 CEA 的临床试验）表明 CAS（在经验丰富的中心）可造成更多的伤害。毫无疑问，虽然经过了 60 多年的演进，但是基于心梗及其后遗症发生率虽低但实际相对较高而言，CEA 仍有进一步改进的空间；而显然 CAS 在小卒中相对高发方面仍有提高的余地，虽说小卒中（与大卒中的区别主要在于对肢体的治疗）既不影响远期的神经功能缺失，也不影响远期的死亡率。CEA 和 CAS 应该视为互补性而非竞争性的手术，两者都应该得到进一步的发展。

MRI 上的新发缺血灶

一篇关于非随机研究的系统回顾发现，CAS 术后 MRI 上新发缺血灶发生率要高 6 倍[79]。这与 ICSS 的结果相一致，其研究发现 CAS 术后早期的新发缺血灶发生率要高出 5 倍，且这些缺血灶在术后 30 天仍存在（与 CEA 相比）。CAS 术后（小）病灶更多，而 CEA 术后（大）病灶较少，使得 CEA 和 CAS 对脑容量影响的中位值相近。MRI 弥散加权检出的 CAS 相关的新病灶中，有 17%存在持续性的 FLAIR 影像下的信号异常，而在 CEA 相关的新病灶中这一比例是 53%。这些病变的转归和临床相关性尚不清楚，因为许多病变为隐匿性且有相当大一部分在后期的随访影像中会消退[80]。对 florid 新发白质病变（行脑保护下 CAS 术期间）的患者和 CEA 术后发生病变（少得多）的患者进行的最新认知功能分析，并未对临床不良后遗症提供令人信服的证据。在 ICSS 的亚组分析中，5 个中心在大多数患者中使用了过滤型的脑保护装置，而 2 个中心常规不使用脑保护装置。过滤型脑保护下 CAS 术后新发白质病变的发生率是 73%，而未保护 CAS 术后的发生率则为 34%。有 2 个小型的随机对照试验比较了 CAS 术中使用 MoMa 血流阻断装置和过滤型脑保护两者的微栓塞负担。第一个研究（53 名 CTA 示脂质富集型斑块的患者）发现过滤型的微栓塞信号要显著高于 MoMa 型的，因此其 MRI 弥散加权检出的新病灶也显著增加。第二个研究纳入了 62 个患者，发现过滤型脑保护术下 CAS 术后新发脑白质病变检出率为 87%，而 MoMa 型保护下 CAS 术后发生率为 45%。不论为症状性或高龄（80 岁以上）状态，近端保护都显现出更好的保护效果[83]。

前瞻性研究一致发现，近端和远端过滤型装置在效果上存在差异，近端保护装置效果更佳。Schmidt 发现，MoMa 装置保护下行 CAS 术的患者其总的栓塞事件显著下降（57±41），而过滤型为 196±84（$P<0.0001$）。栓塞通常发生于鞘管及保护装置释放和回收阶段[84]。对 MICHI 系统（高流速的逆向血流通过同侧颈总动脉上的小切口流出，从而避免了导管经过大动脉和主动脉弓）进行的 PROOF 分析发现，其弥散加权 MRI 上新发白质病变检出率为 17%，与 ICSS 研究中 CEA 术后的新发白质病变率相似。

> ✔ 过滤型脑保护下 CAS 与 CEA 相比，其 MRI 上新发缺血灶检出率要显著升高，但并无证据表明这些病变会造成认知功能障碍。近端保护装置看似能够降低总体微栓塞的发生率。

评估 CAS 的适应证

严格的病例筛选是手术安全的前提，所有准备行 CAS 术的患者均需行术前解剖学影像评估（从弓部到 Willis 环）。绝对禁忌证包括颈内动脉完全闭塞或明显的血栓形成。迷走头臂动脉/左颈总动脉或严重的颈总动脉扭曲属于相对禁忌证。颈内动脉狭窄段以上部位扭曲（图 10.9）可能会妨碍过滤型或远端阻断型保护系统的放置，且这种扭曲在支架放置后可能会发生血管弯折或是闭塞。

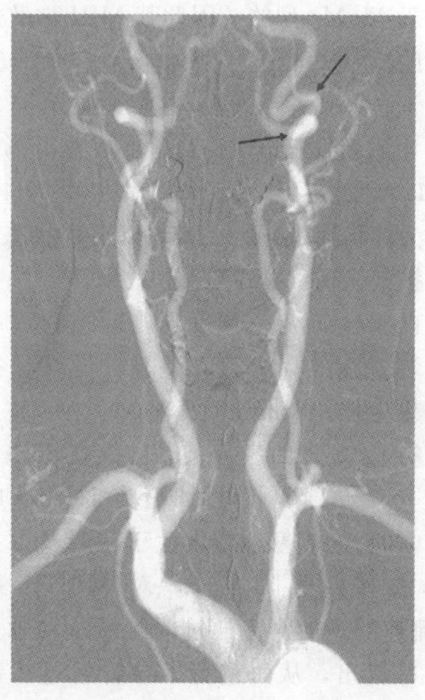

图 10.9 左颈内动脉远端扭曲将限制远端保护装置（过滤器和远端球囊）的使用，但是可使用戈尔（Flagstaff，AZ）的神经系统保护装置及美敦力（Minneapolis，USA）的 MoMa 系统。这两款产品均为近端栓塞保护系统

许多有经验的 CAS 专家倾向于在术前不行影像学检查，而是直接造影看是否适合行 CAS。随着许多新的颈动脉导管的问世，使绝大多数原为绝对禁忌证的复杂解剖因素均转变为相对禁忌证。

✔ 一旦证实解剖学条件适合行 CAS，最好通过多学科讨论来确定是否行 CAS[86]。

一份多专业 Delphi 共识基于解剖学准则，提出了对病例选择的推荐意见，特别适用于行 CAS＜50 例的新手。他们采用交通指示表标注了预计的难度级别（绿色为可顺利进行，红色预计为高难度级别）[87]。

双抗治疗

通常会在 CAS 术前行双抗治疗：术前 1 周开始每天服用 75 mg 氯吡格雷加 75 mg 阿司匹林。而对于近期有症状发作的患者，推荐至少在术前 15 h 口服 300～600 mg 氯吡格雷（根据体重计算）。口服双抗治疗应维持到术后 28 天，即推断的支架内皮化时间窗。

✔✔ 随机试验已证实了 CAS 术前围术期双抗治疗的益处[88]。

CAS 技术

股动脉是最常用的入路。在弓部解剖很复杂的情况下（“Ⅲ型弓”或“牛干”），可选择肱动脉、桡动脉或直接的颈动脉入路。Ⅲ型弓是指头臂动脉的发出点明显低于弓顶水平线。牛干是指头臂动脉和左颈总动脉于同一个开口发出。动脉入路建立后，给予普通肝素（5000～7500 μ）。如果操作时间超过 1 h，还应再加用 2000 μ。通过病变取决于患者解剖条件、术者经验和脑保护的选择。方法包括：(i) 交换技术 (同侧颈外动脉选入一根亲水导丝和特定的导管，随后交换为起支撑作用的长导丝，并通过支撑导丝跟进长鞘)；(ii) 同轴技术 (使用专用的导管和 6 F 长鞘通过同一个导丝选入颈总动脉，从而避免了与分叉部位的相互接触)；(iii) 使用 8 F 的导引导管“直接探查”，将其预置于相应的大动脉开口上，但在操作过程中较易受导管脱出的影响，安全性稍差。

通过鞘管或静脉推注阿托品（0.6～1.2 mg）或 200 μg 格隆溴铵（合成的衍生物，具有较弱的促心跳加快作用）阻断颈动脉窦压力感受器。

> ✔ 如果通过动脉鞘给予阿托品/格隆溴铵，可能会引起短暂的单边瞳孔散大。应该将这种并无妨害的情况告知病房的床位医生。

然后远端保护装置通过狭窄段，或是在放置近端保护装置（见“栓塞保护装置”）后使用 0.014 英寸导丝通过病变狭窄段。支架释放系统一般为 5 - Fr 或 6 - Fr（直径小于 2 mm）。偶尔可以在不预扩的前提下就通过输送系统，但是此时必须避免对斑块的“铲雪效应”。严重的狭窄（80%～90%）需要 3 mm 的预扩来使支架输送系统安全通过。过滤型脑保护装置放置后在路图下支架通过狭窄段，或血流阻断/回流建立后在不剪影的“对照影像”的参照下通过支架。支架释放时推荐取消路图模式。支架释放后应该进行后扩以确保和血管壁贴合良好。很重要的一点是不能后扩过度，因为此操作阶段会产生栓子脱落。许多操作者并不介意留下一定程度的残留狭窄。这是因为绝大多数的镍钛合金支架会在释放后继续扩张，同时更是为了避免“马铃薯捣碎器效应”。在完成释放后，至少应在两个平面行血管造影，以排除斑块脱垂进入支架空隙（或血小板/血栓聚集）（图 10.10）。出现这种情况时，需要进行轻柔的球囊再扩张或使用“双层支架”（在第一个支架里面再内衬一枚支架）。血管痉挛（通常耐受性良好）可通过以下方式处理：小心移动保护伞的头端，通过长鞘给予稀释后的硝酸甘油（100～200 μg），以及及时完成手术。一个完整的过滤器（可减缓血流）需用与 0.014 英寸相兼容的快速交换系统来回收。近端脑保护装置可以避免这些问题，但是有一部分患者不能耐受，会出现打哈欠、应答减弱、迟钝或癫痫发作。这可以通过间断性反流或停止反流改用远端保护装置来解决[89]。

最近的一项纳入 627 例脑保护下 CAS 的研究对手术并发症出现的时机有重大发现[90]。术后 30 天内发生了 10 例卒中（2 例致死性）、18 例小卒中（2.9%）和 1 例心源性死亡。4 例大卒中出现在第一阶段（导管过弓，选入靶血管和颈总动脉），6 例大卒中出现在第三阶段（支架释放、预扩和后扩）。因此该研究得出结论，CAS 术中有相当大比例的大卒中（4/10）发生在导管选入阶段，而这无法通过使用保护装置来预防。

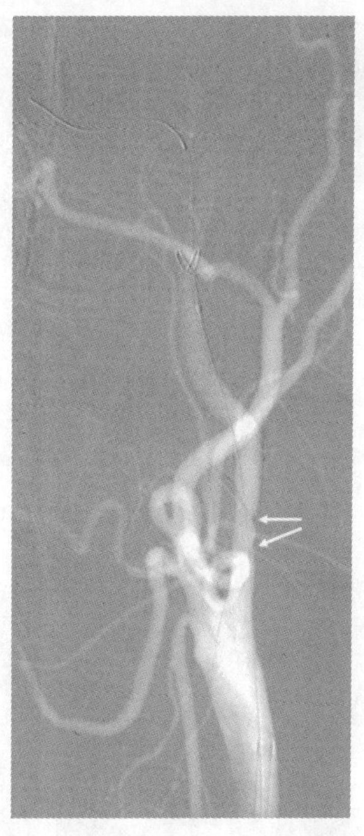

图 10.10　斑块从闭环型支架（Abbott XAct；白色箭头）的孔隙中脱垂出来。可通过在第一枚支架里面再衬一枚支架来处理（即“双层支架”技术）

栓塞保护装置

尚无临床对照研究明确保护装置是否降低了 CAS 术后发生卒中的风险，但近期有个系统回顾得出结论：与无保护的 CAS 相比，脑保护可显著降低手术相关的卒中发生率。一共有三种类型的栓塞保护装置。

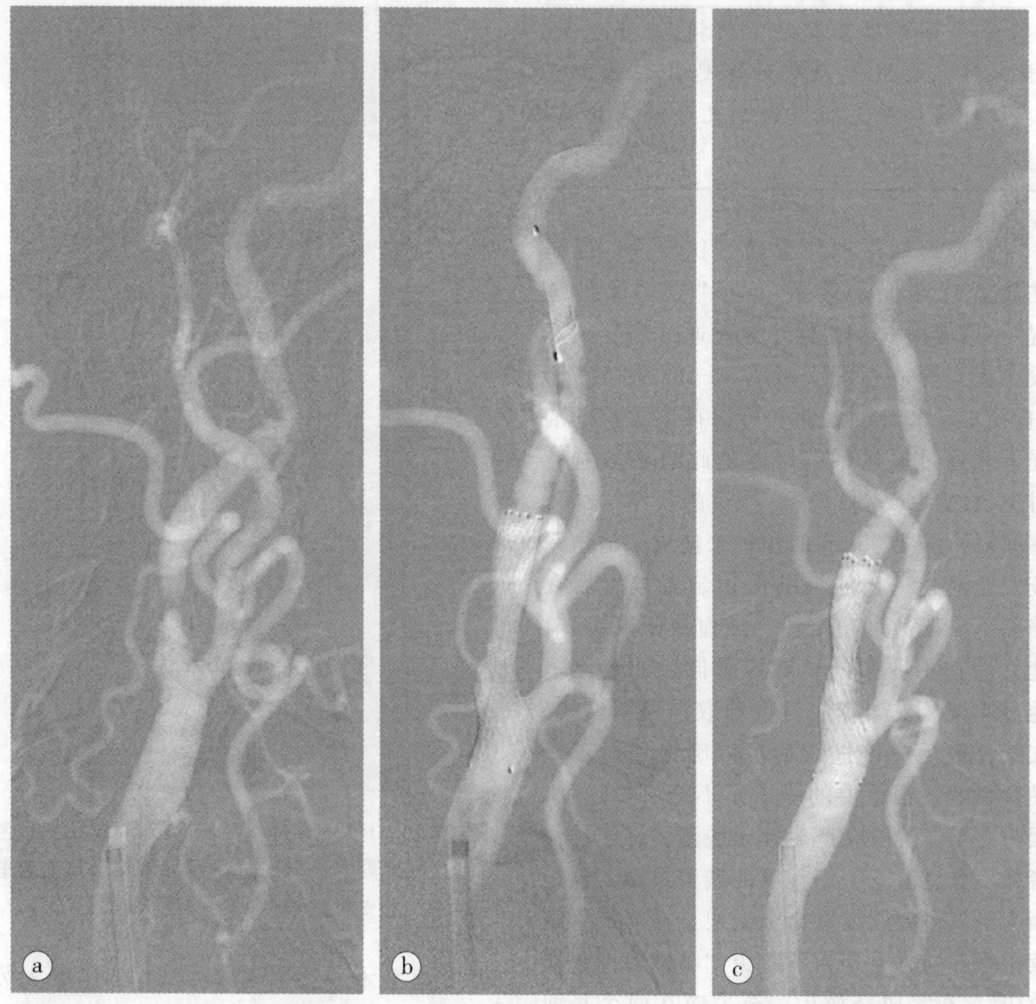

图 10.11　非限流性血管痉挛。(a) 支架植入前病变外观。(b) 支架植入后病变外观，远端可见过滤型保护伞（EV3 Protégé)。从支架头端到滤器底部均可看到血管痉挛。该患者无症状发作。(c) 回收保护伞并通过动脉鞘给予 250 μg 硝酸异山梨酯后血管外观

远端球囊阻断

虽然原理很简单，但是存在一系列缺点：很难通过成角的病变，球囊会损伤血管壁，10％的患者对颈内动脉阻断不能耐受，颈内动脉阻断时狭窄病变不能显影。"FiberNet" 过滤器的孔径小至 40 μm，并采用了血流阻断和紧密过滤（将颈内动脉内的"抽灌系统"作为一种保护机制）两种保护策略。

远端过滤器

绝大部分的滤器需要约束后通过病变并在狭窄部位上方释放，或将滤器置入一个 0.014 英寸的导丝通过病变段并释放，此时血流是顺行的。完成支架扩张后再回收滤器。滤器有通过血流（有孔径控制）或在其周边通过血流的潜能。颈内动脉的自限性痉挛相对较常见（图 10.11a～c)。

血液反流/血流阻断（血管内夹闭）

颈内动脉反流是通过导引导管输送球囊至颈总动脉阻断血流，同时使用另外一个球囊阻断颈外动脉血流来实现的。戈尔的血液反流系统的工作原理是将工作鞘的侧臂经皮连接到股总静脉上，通过动静脉漏来产生反向血流。MoMa 装置是通过阻断血流起作用，在回收之前要用 20 ml 注射器从颈内动脉的管腔中抽排 3 次血，以过筛肉眼可见的脱落碎屑。MICHI 系统则是通过在胸锁乳突肌的头端做一个小的颈总动脉切口来产生高流速的反流血，同时不阻断同侧的颈外动脉，从而确保反流血回流至股静脉。这一系统是通过低电阻、大孔径透析管装置来实现体外循环回路的。

支架的设计是否会影响预后

一篇包括 32 个研究（1363 例手术）的系统回顾发现，与开环型支架相比，闭环型支架显著降低了弥散加强 MRI 上新发脑白质病变的检出率[79]。一个小型临床对照研究对比了 Wallstent 和自膨型聚四氟乙烯（ePTFE）涂层的 Symbiot 支架（因覆膜支架侧过多的再狭窄率而早期停产），发现涂层支架微栓子的产生明显减少[91]。比利时/意大利注册局分析了来自混合群体（大部分为无症状）的 3179 例手术愈后，发现支架的“开环区面积”会影响卒中/死亡率。统计分析显示：XAct、WallStent 和 NexStent 支架比 Precise、Protégé、Acculink 和 Exponent 支架明显获益更多[92]。一个“竞争性”的欧洲注册局曾试图反驳上述结果，最后却得出了相似的结论，即对症状性患者使用闭环支架可减少手术的并发症[93]。最后，在 SPACE 研究中，使用闭环型 Wallstent 支架比使用开环型 Acculink 或 Precise 支架预后明显更佳[94]。

围术期血流动力学问题

血流动力学降低

CAS 术中由压力感受器介导的血流动力学不稳定十分常见。早期的 CAS 文献报道，在未预防性使用抗胆碱能药物时，术中低血压的发生率为 17%～22%，心动过缓发生率则为 28%～71%。术后低血压同样常见（通常持续 24 h），但一般来说是良性的。只需对有症状的患者或那些持续性低血压有可能导致心血管功能失调的患者（待行冠脉搭桥或主动脉瓣置换的患者）进行治疗。对症状性或“有风险”的患者的治疗包括抗胆碱药和（或）α 受体激动剂。最近一项研究评估了使用升压药治疗重症监护室中 625 名 CAS 术后持续低血压患者的效果[95]。作者得出结论认为那些收缩压≤90 mmHg，特别是持续时间超过 24 h的患者，其卒中/死亡/心梗的风险显著增加[95]。而且，与使用混合性 α/β 受体激动剂多巴胺相比，使用高选择性的 α 受体激动剂（去甲肾上腺素和肾上腺素）其用药时间更短，重症监护时间缩短且主要不良事件减少。

高灌注

一项 meta 分析统计了 CAS 相关的颅内出血总数为 54 例，其发生率为 0.63%（95%置信区间：0.38%～0.97%）[96]。在使用糖蛋白Ⅱb / Ⅲa 抑制剂的患者中，颅内出血的发生率为 2.01%（9/448；95%置信区间：0.98%～3.65%）[97]。颅内出血的预测因素包括：症状性病变、严重狭窄

(≥90%)和已存在脑梗灶。CAS 与颅内出血的时间间隔从术后即刻发生到术后 6 天不等。在 47 例已报道的病例中，有 33 例(70%)是在 CAS 术后 24 h 内发生颅内出血。其中有 13 例间隔时间≤1 h。有 2 例在发生颅内出血之前（意料之外）有持续性的低血压，21 例患者中有 9 例（43%）无前驱症状。可考虑对高危患者预防性用药(短效 β 受体阻滞剂)，这可能会降低高灌注综合征和颅内出血的发生率[97]。尽管 CAS 需进行严格的抗血小板治疗，但与 CEA 相比，术后颅内出血的发生率并无显著差异。

✔ 术中血流动力学不稳定是导致卒中的一个重要原因。患者的术前血压控制不佳，基线收缩压>180 mmHg 是术中和术后低血压/高血压发生率升高的一个独立危险因素。如低血压继续发展，那么血压的降幅将同随后的神经系统损伤的严重性呈线性相关[98]。血压控制良好的患者，对收缩压升高具有良好的承受能力，故在 CAS 术中可使用近端保护装置。术前预防性使用血管紧张素转换酶抑制剂及钙离子拮抗剂可使“血管内夹闭”时的血压变得可耐受。术中收缩压≥160 mmHg 通常应选用近端栓塞保护装置。

CAS 术后护理

CAS 术后患者应该进行监测以确保他们未发生神经系统、血流动力学及穿刺点相关的并发症。血压监测应该至少持续到出院后两周，并告知患者如发生严重头痛应立即回来复诊。

实现和维持能力

✔ 放射科医师皇家学会[99]提出以下几点作为“能力”指标：

- 颈部诊断性血管造影不少于 30 例；
- 100 例诊断性造影；
- 50 例非神经系统选择性血管造影；
- 25 例外周或冠脉支架植入术；
- 微导管技术；
- 神经系统影像学检查（颈动脉多普勒超声、MRA、CTA、导管造影术）。

要点

- 所有患者均需接受最佳药物治疗和风险因素控制。
- 有确凿证据表明，近期有症状的患者在症状发作后的超急性期进行治疗（药物治疗和手术干预）是有益的。
- 在无症状或有症状的患者中选择性行 CEA 的获益证据是 1 级。这要求患者尽早手术且手术风险较低。需注意的是，此风险是指术者自身操作的手术风险而非临床试验的数据。
- 最新的随机试验表明 CAS 已可在选择性的患者中替代 CEA。患者到底选择哪种治疗策略将取决于临床中心的经验、治疗的速度及总体的心血管风险。
- 不应推迟手术以期降低手术风险。卒中风险最高的时期为症状出现后的头几天。

参考文献

1. Bamford J, Sandercock P, Dennid M, et al. A prospective study of acute cerebro-vascular disease in the community. The Oxfordshire Community Stroke Project 1981–1986. (I) Methodology, demography and incident cases of first ever stroke. J Neurol Neurosurg Psychiatry 1988;51:1373–80.
2. Dunbabin D, Sandercock P. Stroke prevention. Hosp Update 1992; July: 540–5.
3. Malmgren R, Bamford J, Warlow CP, et al. Projecting the number of patients with first ever strokes and patients newly handicapped by stroke in England and Wales. Br Med J 1989;298:656–60.
4. Dennis MS, Bamford JM, Sandercock PAG, et al. Incidence of transient ischaemic attacks in Oxfordshire, England. Stroke 1989;20:333–9.
5. Menon R, Kerry S, Norris JW, et al. Treatment of cervical artery dissection: a systematic review and meta-analysis. J Neurol Neurosurg Psychiatry 2008;79(10):1122–7.
6. Hammond JH, Eisinger RP. Carotid bruits in 1000 normal subjects. Arch Intern Med 1962;109:563–5.
7. Giles MF, Rothwell PM. Risk of stroke after transient ischaemic attack: a systematic review and meta-analysis. Lancet Neurol 2007;6:1063–72.
8. Wu CM, McLaughlin K, Lorenzetti DL, et al. Early risk of stroke after transient ischaemic attack: a systematic review and meta-analysis. Arch Intern Med 2007;167:2417–22.
9. Chandratheva A, Mehta Z, Geraghty OC, et al. Population based study of risk and predictors of stroke in the first few hours after a TIA. Neurology 2009;72:1941–7.
10. Ois A, Cuadrado-Godia E, Rodriguez-Campello A, et al. High risk of early neurological recurrence in symptomatic carotid stenosis. Stroke 2009;40:2727–31.
11. Johnston SC, Rothwell PM, Nguyen-Huynh N, et al. Validation and refinement of scores to predict very early stroke risk after transient ischaemic attack. Lancet 2007;369:283–92.
12. Naylor AR. Time is brain! Surgeon 2007;5:23–30.
13. Giles MF, Albers GW, Amarenco P, et al. Early stroke risk and ABCD2 score performance in tissue versus time defined TIA: a multicentre study. Neurology 2011;77:1222–8.
14. Marquardt L, Kuker W, Chandratheva A, et al. Incidence and prognosis of > or = 50% symptomatic vertebral or basilar stenosis: prosepctive population based study. Brain 2009;132:982–8.
15. NICE. Stroke: diagnosis and initial management of acute stroke and transient ischaemic attack. CG68, issued July 2008.
16. Grant EG, Benson CB, Moneta GL, et al. Carotid artery stenosis: gray-scale and Doppler US diagnosis – Society of Radiologists in Ultrasound Consensus Conference. Radiology 2003;229:340–6.
17. Vidak V, Hebrang A, Brkljacic B, et al. Stenotic occlusive lesions of internal carotid artery in diabetic patients. Coll Antropol 2007;31:775–80.
18. Gray-Weale AC. Carotid artery atheroma: comparison of pre-operative B-mode ultrasound appearance with carotid endarterectomy specimen pathology. J Cardiovasc Surg (Torino) 1988;29:676–81.
19. Tegos TJ, Sohail M, Sabetai MM, et al. Echomorphic and histopathologic characteristics of unstable carotid plaques. AJNR Am J Neuroradiol 2000;21:1937–44.
20. Biasi GM, Froio A, Diethrich EB, et al. Carotid plaque increases the risk of stroke in carotid stenting: the Imaging in Carotid Angioplasty and Risk of Stroke (ICAROS) study. Circulation 2004;110:756–62.
21. Reiter M, Bucek RA, Effenberger I, et al. Plaque echolucency is not associated with the risk of stroke in carotid artery stenting. Stroke 2006;37:2378–80.
22. Berczi V, Randall M, Balamurugan R, et al. Safety of arch aortography for assessment of carotid arteries. Eur J Vasc Endovasc Surg 2006;31:3–7.
23. Executive Committee for the Asymptomatic Carotid Atherosclerosis Study. Endarterectomy for asymptomatic carotid artery stenosis. JAMA 1995;273:1421–61.
24. Borisch I, Horn M, Butz B, et al. Preoperative evaluation of carotid artery stenosis: comparison of contrast-enhanced MR angiography and duplex sonography with digital subtraction angiography. AJNR Am J Neuroradiol 2003;24:1117–22.
25. Johnston DC, Eastwood JD, Nguyen T. Contrast-enhanced magnetic resonance angiography of carotid arteries. Utility in routine clinical practice. Stroke 2002;33:2834–8.
26. Wardlaw JM, Chappell FM, Stevenson M, et al. Accurate, practical and cost-effective assessment of carotid stenosis in the UK. Health Technol Assess 2006;10:iii–iv, ix–x, 1–182.
27. Intercollegiate Stroke Working Party. National clinical guidelines for stroke, 2nd ed, , Section 3.5.6f, 2004.
28. The European Stroke Initiative Executive Committee and the EUSI Writing Committee. European Stroke Initiative recommendations for stroke management – Update 2003. Cerebrovasc Dis 2003;16:311–37.
29. MacMahon S. Antihypertensive drug treatment: the potential, expected and observed effects on vascular disease. J Hypertens 1990;8(Suppl.):S239–44.
30. Kalra L, Perez I, Melbourn A. Stroke risk management: changes in mainstream practice. Stroke 1998;29:53–7.
31. Heart Protection Study Collaborative Group. MRC/BHF Heart Protection Study of cholesterol lowering with simvastatin in 20536 high-risk individuals: a randomised placebo controlled trial. Lancet 2002;360:7–22.
32. NICE Technology Appraisal Guidance 90: clopidogrel and modified release dipyridamole for the pre-

vention of occlusive vascular events, www.nice.org.uk/guidance/TA210; [accessed 11.08.12].

33. North American Symptomatic Carotid Endarterectomy Trial Collaborators. Beneficial effect of carotid endarterectomy in symptomatic patients with high grade stenosis. N Engl J Med 1991;325:445–53.
34. Taylor DW, Barnett HJM, Haynes RB, et al. Low dose and high dose acetylsalicylic acid for patients undergoing carotid endarterectomy: a randomised trial. Lancet 1999;353:2179–84.
35. Rothwell PM, Giles MF, Chandratheva A, et al. Effect of urgent treatment of transient ischaemic attack and minor stroke on early recurrent stroke (EXPRESS Study): a prospective population based sequential comparison. Lancet 2007;370:1–11.
36. Rothwell PM, Eliasziw M, Gutnikov SA for the Carotid Endarterectomy Trialists Collaboration. Analysis of pooled data from the randomised controlled trials of endarterectomy for symptomatic carotid stenosis. Lancet 2003;361:107–16.
37. Rothwell PM, Eliasziw M, Gutnikov SA, for the Carotid Endarterectomy Trialists Collaboration. Endarterectomy for symptomatic carotid stenosis in relation to clinical subgroups and timing of surgery. Lancet 2004; 363:915–24.
38. Rothwell PM, Eliasziw M, Gutnikov SA. Sex difference in the effect of time from symptoms to surgery on benefit from carotid endarterectomy for transient ischaemic attack and minor stroke. Stroke 2004;35:2855–61.
39. Wennberg DE, Lucas FL, Birkmeyer JD, et al. Variation in carotid endarterectomy mortality in the Medicare population. JAMA 1998;279:1278–81.
40. Holt PJE, Poloniecki J, Loftus IM. The relationship between hospital case volume and outcome from carotid endartectomy in England from 2000 to 2005. Eur J Vasc Endovasc Surg 2007;34:646–54.
41. Naylor AR, Rothwell PM, Bell PRF. Overview of the principal results and secondary analyses from the European and the North American randomised trials of carotid endarterectomy. Eur J Vasc Endovasc Surg 2003;26:115–29.
42. Rockman CB, Maldonado T, Jacobowitz GR, et al. Early endarterectomy in symptomatic patients is associated with poorer perioperative outcomes. J Vasc Surg 2006;44:480–7.
43. Halliday A, Mansfield A, Marro J, et al. Prevention of disabling and fatal strokes by successful carotid endarterectomy in patients without recent neurological symptoms: randomized trial. Lancet 2004;363:1491–502.
44. Halliday A, Harison M, Hayter E, et al. 10 year stroke prevention after successful carotid endarterectomy for asymptomatic carotid stenosis (ACST-1): a multicentre randomised trial. Lancet 2010;376:1074–84.
45. Furie KL, Kasner SE, Adams RJ, et al. Guidelines for the prevention of stroke in patients with stroke or transient ischaemic attack: a guideline for healthcare professionals from the American Heart Association/American Stroke Association. Stroke 2011;42:227–76.
46. Autumn Klein A, Caren G, Solomon CG, et al. Management of carotid stenosis – polling results. N Engl J Med 2008;358:e23.Available at http://www.nejm.org/clinical%2Ddecisions/20080410/#commentbox; [accessed 19.07.12].
47. Naylor AR. Time to rethink management strategies in asymptomatic carotid artery disease. Nat Rev Cardiol 2011;9(2):116–24.
48. Timaran CH, Rosero EB, Smith ST, et al. Trends and outcomes of concurrent carotid revascularization and coronary bypass. J Vasc Surg 2008;48:355–61.
49. Naylor AR, Mehta Z, Rothwell PM. Stroke during coronary artery bypass surgery: a critical review of the role of carotid artery disease. Eur J Vasc Endovasc Surg 2002;23:283–94.
50. Naylor AR, Bown MJ. Stroke after cardiac surgery and its association with asymptomatic carotid disease: an updated systematic review and meta-analysis. Eur J Vasc Endovasc Surg 2011;41:607–24.
51. Naylor AR, Mehta Z, Rothwell PM. A systematic review and meta-analysis of 30-day outcomes following staged carotid artery stenting and coronary bypass. Eur J Vasc Endovasc Surg 2009;37:379–87.
52. Bond R, Rerkasem K, Rothwell PM. Systematic review of the risks of carotid endarterectomy in relation to the clinical indication for and timing of surgery. Stroke 2003;34:2290–301.
53. Caplan LR, Wityk RJ, Glass TA, et al. New England Medical Centre Posterior Circulation Registry. Ann Neurol 2004;56:389–98.
54. Stayman AN, Nogueria RG, Gupta R. A systematic review of stenting and angioplasty of symptomatic extracranial vertebral artery stenosis. Stroke 2011;42:2212–6.
55. Sultan MJ, Hartshorne T, Naylor AR. Extracranial and transcranial ultrasound assessment of patients with suspected positional vertebrobasilar iscahemia. Eur J Vasc Endovasc Surg 2009;38:10–3.
56. GALA Trial Collaborative Group. General anaesthesia versus local anaesthesia for cartoid surgery (GALA): a multicentre randomised controlled trial. Lancet 2008;372:2132–45.
57. Rerkasem K, Rothwell PM. Patch angioplasty versus primary closure for carotid endarterectomy. Cochrane Database Syst Rev 2009;(4):CD000160.
58. Rerkasem K, Rothwell PM. Routine or selective carotid artery shunting for carotid endarterectomy (and different methods of monitoring in selective shunting). Cochrane Database Syst Rev 2009;(4):CD000190.
59. Astrup J, Siesjo BK, Symon L. Thresholds in cerebral ischaemia: the ischaemic penumbra. Stroke 1981;12:723–5.
60. Sharpe R, Sayers RD, McCarthy MJ, et al. The war against error: a 15 year experience of completion angioscopy following carotid endarterectomy. Eur J Vasc Endovasc Surg 2012;43:139–45.
61. Forsell C, Bergqvist D, Bergentz SE. Peripheral nerve injuries in carotid artery surgery. In: Greenhalgh RM, Hollier LH, editors. Surgery for stroke. London: WB

Saunders; 1993. p. 217–34.

62. Ferguson GG, Eliasziw M, Barr HWK, et al. The North American Symptomatic Carotid Endarterectomy Trial: surgical results in 1415 patients. Stroke 1999;30:1751–8.
63. Silver FL, Sergentanis TN, Tsivgoulis G, et al. Safety of stenting and endarterectomy by symptomatic status in the Carotid Revascularization Endarterectomy Versus Stenting Trial (CREST). Stroke 2011;42:675–80.
64. Naylor AR, Evans J, Thompson MM, et al. Seizures after carotid endarterectomy: hyperperfusion, dysautoregulation or hypertensive encephalopathy? Eur J Vasc Endovasc Surg 2003;26:39–44.
65. Naylor AR, Hayes PD, Allroggen H, et al. Reducing the risk of carotid surgery: a seven year audit of the role of monitoring and quality control assessment. J Vasc Surg 2000;32:750–9.
66. Payne DA, Jones CI, Hayes PD, et al. Beneficial effects of clopidogrel combined with aspirin in reducing cerebral emboli in patients undergoing carotid endarterectomy. Circulation 2004;109:1476–81.
67. Sharpe R, Sayers RD, McCarthy MJ, et al. Dual antiplatelet therapy prior to carotid endarterectomy reduces post-operative embolisation and thromboembolic events: post-operative transcranial Doppler monitoring is now unnecessary. Eur J Vasc Endovasc Surg 2010;40:162–7.
68. Frericks H, Kievit J, van Baalen JM. Carotid recurrent stenosis and risk of ipsilateral stroke.A systematic review of the literature. Stroke 1998;29:244–50.
69. Moore WS, Kempczinski RF, Nelson JJ, et al. Recurrent carotid stenosis: results of the Asymptomatic Carotid Atherosclerosis Study. Stroke 1998;29:2018–2025.
70. Mas J-L, Chatellier G, Beyssen B, et al. Endarterectomy versus stenting in patients with severe symptomatic stenosis. N Engl J Med 2006;355:1660–71.
71. SPACE Collaborators. Stent Protected Angioplasty versus Carotid Endarterectomy in symptomatic patients: 30 days results from the SPACE Trial. Lancet 2006;368:1239–47.
72. ICSS Investigators. Carotid artery stenting compared with endarterectomy in patients with symptomatic carotid stenosis: interim analysis of a randomised controlled trial. Lancet 2010;375:985–97.
73. Brott TG, Hobson RW, Howard G, et al. Stenting versus endarterectomy for treatment of carotid-artery stenosis. N Engl J Med 2010;363:11–23.
74. Carotid Stenting Trialists Collaboration. Short term outcome after stenting versus carotid endarterectomy for symptomatic carotid stenosis: preplanned meta-analysis of individual patient data. Lancet 2010;376:1062–73.
75. Economoupoulos KP, Sergentanis TN, Tsivgoulis G, et al. Carotid artery stenting versus carotid endarterectomy: comprehensive meta-analysis of short- and long-term outcomes. Stroke 2011;42:687–92.
76. Bonati LH, Jongen LM, Haller S, et al. New ischaemic brain lesions on MRI after stenting or endarterectomy for symptomatic carotid stenosis: Substudy of the ICSS. Lancet Neurol 2010;9:353–62.
77. Iwata T, Mori T, Tajiri H, et al. Safety and effectiveness of emergency carotid artery stenting for a high grade carotid stenosis with intraluminal thrombus under proximal flow control in hyperacute and acute stroke. J Neurointerv Surg 2011;Dec 14. Epub ahead of print.
78. Blackshear JL, Cutlip DE, Roubin GS, et al. Myocardial infarction after carotid stenting and endarterectomy: results from the Carotid Revascularization Endarterectomy versus Stenting Trial. Circulation 2011;123:2571–8.
79. Schnaudigel S, Groschel K, Pilgram SM, et al. New brain lesions after carotid stenting versus carotid endarterectomy: systematic review of the literature. Stroke 2008;39:1911–9.
80. Palombo G, Faraglia V, Stella N, et al. Late evaluation of silent cerebral ischemia detected by diffusion-weighted MR imaging after filter-protected carotid artery stenting. AJNR Am J Neuroradiol 2008;29:1340–3.
81. Altinbas A, van Zandvoort MJ, van den Berg J, et al. Cognition after carotid endarterectomy or stenting: a randomized comparison. Neurology 2011;77:1084–90.
82. Montorsi P, Caputi L, Galli S, et al. Microembolization during carotid artery stenting in patients with high-risk, lipid-rich plaque. A randomized trial of proximal versus distal cerebral protection. J Am Coll Cardiol 2011;58(16):1656–63.
83. The PROFI trial. Presented by Bijuklic K et al. Late breaking trials TCT, San Francisco; November 2011.
84. Schmidt A, Diederich KW, Scheinert S, et al. Effect of two different neuroprotection systems on microembolization during carotid artery stenting. J Am Coll Cardiol 2004;44:1966–9.
85. Pinter L, Ribo M, Loh C, et al. Safety and feasibility of a novel transcervical access neuroprotection system for carotid artery stenting in the PROOF study. J Vasc Surg 2011;54:1317–23.
86. NICE. IPG389: Carotid artery stent placement for symptomatic extracranial carotid stenosis: Guidance. 27 April 2011.
87. Macdonald S, Lee R, Williams R, et al., Delphi Carotid Stenting Consensus Panel. Towards safer carotid artery stenting: a scoring system for anatomic suitability. Stroke 2009;40:1698–703.
88. McKevitt FM, Randall MS, Cleveland TJ. The benefits of combined anti-platelet treatment in carotid artery stenting. Eur J Vasc Endovasc Surg 2005;29:522–7.
89. Verzini F, Cao P, De Rango P, et al. Appropriateness of learning curve for carotid artery stenting: an analysis of periprocedural complications. J Vasc Surg 2006;44:1205–1211.
90. Garg N, Karagiorgos N, Pisimisis GT, et al. Cerebral protection devices reduce periprocedural strokes during carotid angioplasty and stenting: a systematic review of the current literature. J Endovasc Ther 2009;16:412–27.

91. Schillinger M, Dick P, Wiest G, et al. Covered versus bare self-expanding stents for endovascular treatment of carotid artery stenosis: a stopped randomized trial. J Endovasc Ther 2006;13:312–9.

92. Bosiers M, de Donato G, Deloose K, et al. Does free cell area influence the outcome in carotid artery stenting? Eur J Vasc Endovasc Surg 2007;33:135–41.

93. Schillinger M, Gschwendtner M, Reimers B, et al. Does carotid stent cell design matter? Stroke 2008;39(3):905–9.

94. Jansen O, Fiehler J, Hartmann M, et al. Protection or nonprotection in carotid stent angioplasty: the influence of interventional techniques on outcome data from the SPACE Trial. Stroke 2009;40:841–6.

95. Nandalur MR, Cooper H, Satler LF. Vasopressor use in the critical care unit for treatment of persistent post-carotid artery stent induced hypotension. Neurocrit Care 2007;7:232–7.

96. Hyun-Seung K, Han MH, Kwon O-Ki, et al. Intracranial hemorrhage after carotid angioplasty: a pooled analysis. J Endovasc Ther 2007;14:77–85.

97. Abou-Chebl A, Reginelli J, Bajzer CT, et al. Intensive treatment of hypertension decreases the risk of hyperperfusion and intracerebral hemorrhage following carotid artery stenting. Catheter Cardiovasc Interv 2007;69:690–6.

98. Howell M, Krajcer Z, Dougherty K, et al. Correlation of periprocedural systolic blood pressure changes with neurological events in high-risk carotid stent patients. J Endovasc Ther 2002;9:810–6.

99. Advice from the Royal College of Radiologists concerning training for carotid artery stenting (CAS). Ref. No. BFCR (06)6.

第 11 章　上肢血管疾病

Jean - Baptiste Ricco · Fabrice Schneider　著
张立魁　刚清伟　李占军　译　吴丹明　校

引言

与下肢相比，上肢动脉疾病相对少见。肩部和肘部周围良好的侧支循环使得慢性动脉闭塞性疾病通常无症状，但由栓塞引起的急性动脉闭塞会导致缺血而威胁肢体存活。此外，还应注意胸廓出口综合征、腋-锁骨下静脉血栓形成以及与职业相关的血管疾病。在本章中，不再赘述血管痉挛性疾病、结缔组织疾病、脉管炎和雷诺病（详见第 12 章），以及血管损伤类疾病（详见第 9 章）。框 11.1 中总结了上肢血管疾病的主要原因。

临床检查

上肢血管评估应包括胸廓出口。触诊和听诊锁骨上区可能有助于诊断颈肋、锁骨下动脉狭窄或动脉瘤。检查胸廓出口动脉是否受压时，应使手臂置于中立位，然后外展、外旋（投降体位）以检查上肢脉搏。脉搏触诊非常重要，必须触诊腋、肱、桡和尺动脉脉搏。最好使用手持式多普勒测量仪测量双侧上臂血压，血压差超过15%是异常的。

完整的手部缺血检查应包括 Allen 试验。检查者压迫受检者腕部的桡动脉和尺动脉，嘱其握拳排空手掌血液，放松桡动脉后观察手掌颜色的恢复。如果另一侧手掌血液再充盈的时间少于 10 s，说明测试结果正常。以同样的方法检查尺动脉。手掌的任何部位不红润都提示掌弓的连续性中断。怀疑梗死和甲床出血时应检查甲褶。

闭塞性疾病

头臂动脉和锁骨下动脉闭塞性病变多发生在相对年轻的患者，平均年龄为 50～60 岁。此类病变比累及颈动脉分叉处的病变少见。在欧洲，动脉粥样硬化是主要病因，而血栓闭塞性脉管炎（Buerger 病）和大动脉炎（Takayasu 病）罕见。上肢动脉闭塞性疾病的症状包括肌肉疲劳和缺血性静息痛。手指坏死或动脉栓塞较下肢少见，在肢体缺血中不超过 5%。

头臂动脉

头臂动脉狭窄性病变少见，13%～22%的患者可无症状。有症状的患者可表现为右上肢缺血、颈动脉症状或椎基底动脉症状。体格检查（例如右锁骨上/颈部血管杂音、右锁骨下或腋动脉无脉）疑似诊断的患者，可通过双功超声、传统的血管造影、计算机断层扫描（CT）或磁共振血管造影（MRA）确定诊断。头臂动脉闭塞中的绝大多数（61%～84%）患者伴有主动脉弓部血管的多重病变。头臂动脉的狭窄性病变可以经胸骨正中切口从主动脉弓直接进行旁路移植术，或间接通过解剖外旁路术如锁骨下动脉-锁骨下动脉、对侧颈动脉-颈动脉或锁骨下-颈动脉旁路术来处理。

框 11.1　上肢血管疾病的原因

动脉闭塞
大动脉
动脉粥样硬化
放射治疗
胸廓出口综合征
动脉炎（巨细胞性动脉炎、大动脉炎）
小动脉
动脉粥样硬化
结缔组织病
骨髓增殖性疾病
血栓闭塞性脉管炎（Buerger 病）
振动病
动脉痉挛
大动脉
麦角碱类药物和其他药物因素
小动脉
雷诺病
振动病
栓塞：近端来源
心脏
动脉溃疡斑块（主动脉弓、头臂干及锁骨下动脉）
动脉瘤（头臂干、锁骨下动脉、腋动脉、肱动脉、尺动脉）
胸廓出口综合征
锁骨下-腋静脉血栓形成
原发：Paget - Schroetter 综合征（胸廓出口综合征）
继发：导管、高凝状态
高凝状态
肝素抗体
抗凝血酶Ⅲ、蛋白 C 和 S 缺乏
抗磷脂综合征
恶性肿瘤
冷球蛋白血症
动脉瘤

主动脉-头臂动脉旁路术

✔✔ 解剖外旁路术的发病率和病死率较低，但是起自主动脉弓的直接旁路术更持久。总体来说，直接重建主动脉上的动脉主干术后死亡和卒中发生率为 2.6%～16%（表 11.1）。一期通畅率约 90%，10 年时的生存率为 72%[7]。

表 11.1　直接重建弓部血管：并发症和远期通畅率

作者，年份	病例数	平均随访时间（月）	并发症发生率（%）	一期通畅率（%）
Takach 等[8]，2005	113	61.2 ± 6［3～264］	死亡：2.7 卒中：2.7 MI：1.8	10 年：[†] 94.4 ±4
Berguer 等[4]，1998	100	51 ± 4.8［1～184］	卒中+死亡：16 发病率：27	5 年：[‡]94 ±3
Uurto 等[7]，2002	76	158［6～136］	死亡：2.6 发病率：19.7	1 年：95 5 年：[§] 91 15 年：[§] 89

MI，心肌梗死。
[†]22 例患者随访 10 年。
[‡]34 例患者随访 5 年。
[§] 54 例患者随访 5 年，25 例患者随访 15 年。

胸骨正中切口可延长至颈部。标识左头臂静脉（图 11.1a）。为避免动脉粥样斑块破裂，部分钳夹近头臂动脉处的升主动脉（图 11.1b）。将 8～10 mm 的人工血管在此位置与主动脉壁深缝合进行吻合（图 11.1c）。吻合完成后，止血钳夹闭移植血管，给予全身肝素化。钳夹并横断头臂动脉，近端残端缝闭。修剪通畅的远端动脉并以端-端方式进行吻合（图 11.1d）。通过锁骨下动脉反血排出人工血管中的空气，血流被释放进入上肢，然后进入颈动脉。在 Kieffer 和 Berguer 的研究中，直接旁路术的死亡率为 5.8%～8%，两项研究中 5 年的一期通畅率为 94%。

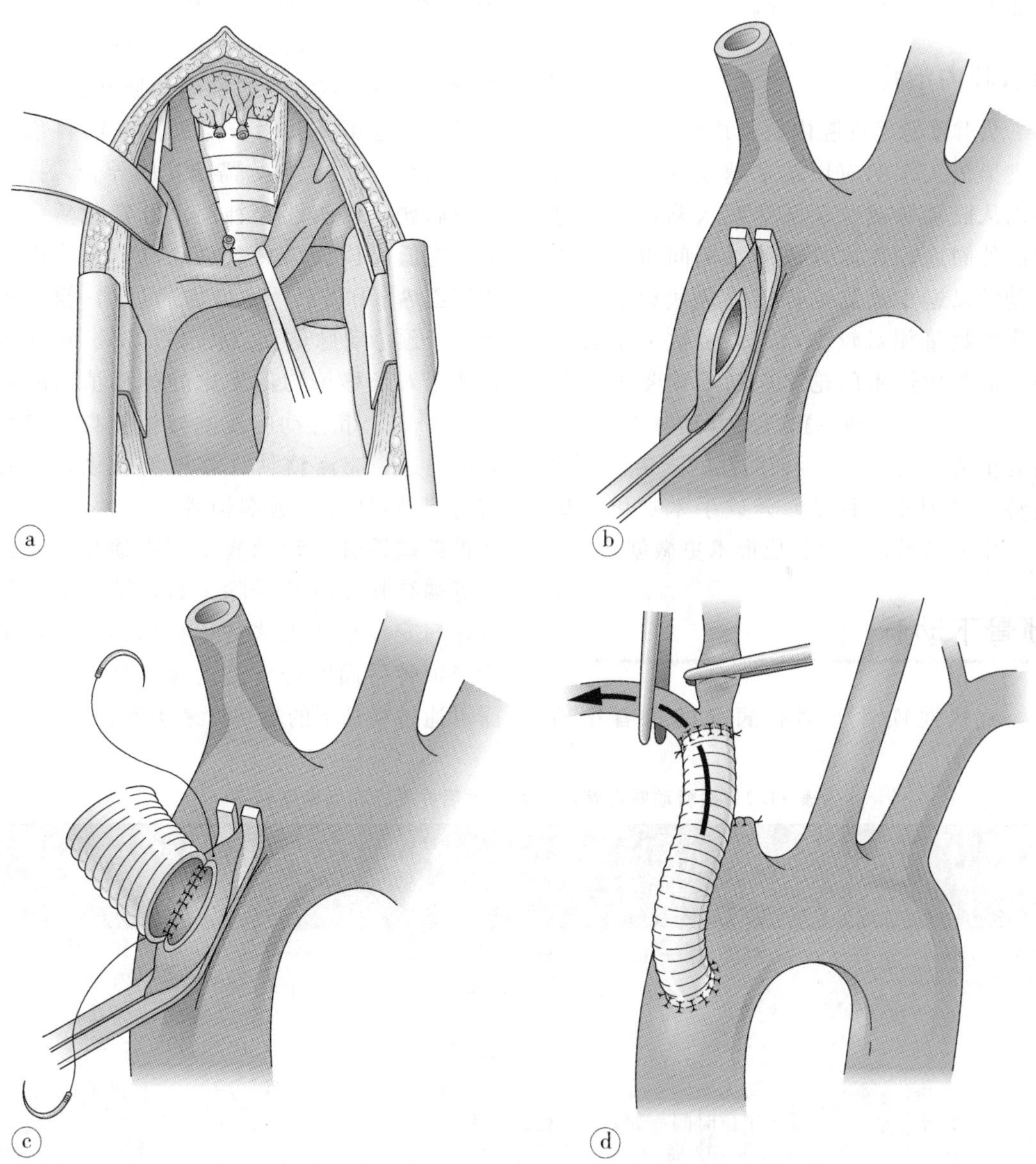

图 11.1　a. 牵拉左头臂静脉以显露头臂动脉；b. 止血钳侧面钳夹升主动脉；c. 在胸升主动脉靠近头臂动脉处植入人工血管；d. 旁路术完成。血流进入上肢，然后进入颈总动脉

头臂动脉内膜切除术

在一些病变近端进展至主动脉弓的患者中，该术式存在风险。试图处理开口处的病变可能会引发主动脉夹层或远端栓塞。因此，对于所有具备治疗指征的头臂动脉病变，常首选旁路术或腔内治疗。不过，病变位于远端者可能例外。

血管腔内治疗

头臂动脉经皮腔内血管成形术（PTA）和支架植入术的应用越来越频繁。该方法可以从股动脉或肱动脉穿刺入路，或通过颈前外侧途径在血管成形术期间钳夹右颈总动脉以避免动脉粥样硬化斑块栓塞。由于病例数量相对较少，绝大多数关于头臂动脉血管成形术的论文包括了锁骨下动脉的结果，仅有三项单独行头臂动脉 PTA 的研究报道（表 11.2）。辅助性的支架植入的优势未得到充分评估。开放手术提供了更好的中期结果，但血管成形术更微创。

锁骨下动脉

症状性锁骨下动脉病变的患者中有 72%伴发颈动脉和椎动脉病变。椎基底动脉供血不足并有显著的上肢缺血是干预的适应证。该位置常见动脉粥样斑块栓塞。如果需要手术，并且同侧颈总动脉正常，那么首选颈动脉-锁骨下动脉旁路术或颈动脉-锁骨下动脉转位术。

颈动脉-锁骨下动脉旁路术

锁骨上水平切口入路，离断胸锁乳突肌的两个附着点。显露前斜角肌和膈神经，然后在接近第一肋附着点处离断前斜角肌（图 11.2a）。在左侧，需结扎胸导管。打开颈动脉鞘，保护迷走神经。肝素化后，在尽可能低的位置钳夹颈总动脉。静脉或聚四氟乙烯（PTFE）移植物通过端-侧方式吻合于颈总动脉侧面（图 11.2b）。在此位置使用人工移植物似乎比静脉移植物的效果更好[13]。带有动脉压的移植物自颈静脉后面通过。应谨慎估计移植物长度，将移植物端-侧吻合于远端锁骨下动脉的上方。如果近端锁骨下动脉病变存在溃疡，应在其近端结扎以将其排除。如果锁骨下动脉远端病变较重而无法进行移植，可将移植物经锁骨后面吻合于腋动脉，腋动脉的显露可通过锁骨下的短切口来实现。

表 11.2　头臂动脉血管成形术：术后并发症和远期通畅率

作者，年份	病例数	平均随访时间（月）	并发症发生率（%）	一期通畅率（%）	二期通畅率（%）
Paukovits 等[9]，2010	72	42.3［2～103］	总计：8.3 死亡：无 TIA：2.6 穿刺点出血：5.2	12 个月：100 24 个月：98±1.6 96 个月：69.9±8.5	12 个月：100 24 个月：100 96 个月：81.5±7.7
Van Hattum 等[10]，2007	30	暂无 中位时间＝24［4～92 周］	总计：10.0 死亡：无 TIA：4.0	24 个月：79	暂无
Hüttl 等[11]，2002	89	暂无 中位时间＝24［12～117］	神经系统：5.6 局部：3.0	6 个月：98±2 1 年：95±3	100 98 ± 2

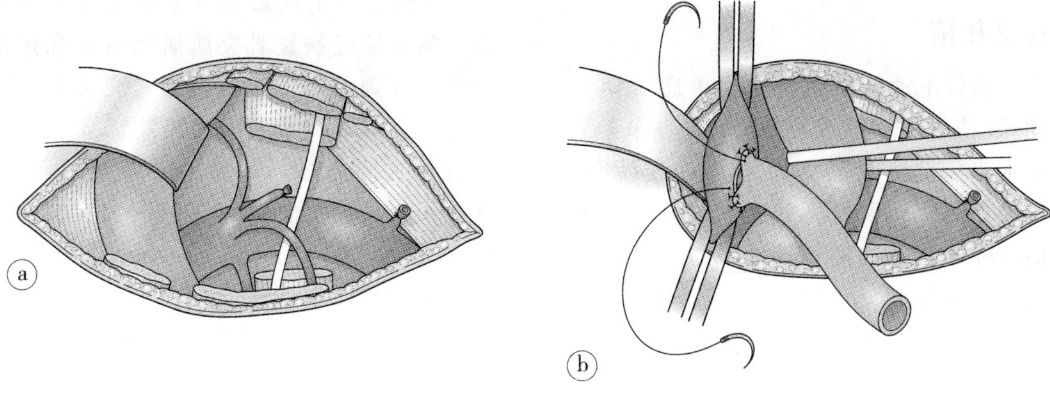

图 11.2　a. 颈动脉-锁骨下动脉旁路术的颈部入路。切断胸锁乳突肌，横断前斜角肌以显露锁骨下动脉。b. 聚四氟乙烯移植物吻合于左颈总动脉的侧面

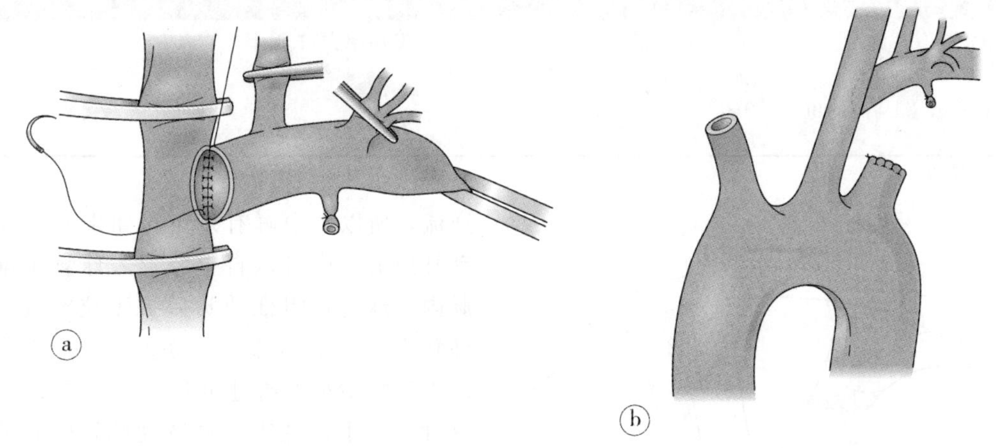

图 11.3　颈动脉-锁骨下动脉转位术：a. 钳夹颈总动脉，向前翻转以显露与锁骨下动脉吻合的后外侧面；b. 完成端-侧吻合术

✔✔ 颈动脉-锁骨下动脉人工血管旁路术的通畅性较好。术后死亡率小于 1%，10 年的一期通畅率可达到 95%[14-15]。

颈动脉转位术

锁骨下动脉再植入颈总动脉是另外一种选择，该方法不需要移植物，但需要对颈部进行更大范围的解剖。解剖时，应避免损伤紧密相连于锁骨下动脉后方的喉返神经。弯钳夹闭锁骨下动脉，横断然后缝扎其近侧残端。与颈总动脉的吻合点应选择在避免成角或造成椎动脉扭曲的位置。颈总动脉的止血夹应向前旋转，以显露与锁骨下动脉吻合的外侧面（图 11.3）。从颈总动脉切除椭圆形管壁，将锁骨下动脉以端-侧的方式与其吻合。

✔✔ 锁骨下动脉-颈动脉再植入术是一种非常好的技术。在 Cinà 等的研究中，该技术似乎比锁骨下动脉-颈动脉旁路术有更好的结果（表 11.3）[16]。在 Sandmann[17] 以及 Kretschmer[18] 等的研究中，其术后死亡率小于 1%，远期通畅率为 100%。

交叉移植

锁骨下动脉血运重建也可通过锁骨下动脉-锁骨下动脉或腋动脉-腋动脉交叉旁路术来实现。这些旁路术相对容易完成，但更长的移植物长度和更大的翻转角度可能会降低移植物的长期通畅性。此外，如果需要通过胸骨正中切口进行冠状动脉旁路术可能会有问题。流入动脉和流出动脉通过两侧锁骨上的短切口显露（图 11.4）。自一侧颈部经胸锁乳突肌肌肉后方和颈部血管前方到另一侧建立隧道。交叉腋动脉旁路术更容易完成，但移植物需要在皮下与胸骨之间通过，有受压或腐蚀的风险。在 Mingoli 等的研究中，交叉腋动脉旁路术后死亡率为 1.6%，5 年一期通畅率为 86.5%[19]。

表 11.3　颈动脉转位术：术后并发症和远期通畅率

作者，年份	病例数	平均随访时间（月）	并发症发生率（%）	平均随访时的一期通畅率（%）
Cinà 等[16]，2002	27	25±21	发病率：11.1	100
Schardey 等[13]，1996	108	70［1～144］	卒中：1.8 发病率：15	100*

* 84 例随访

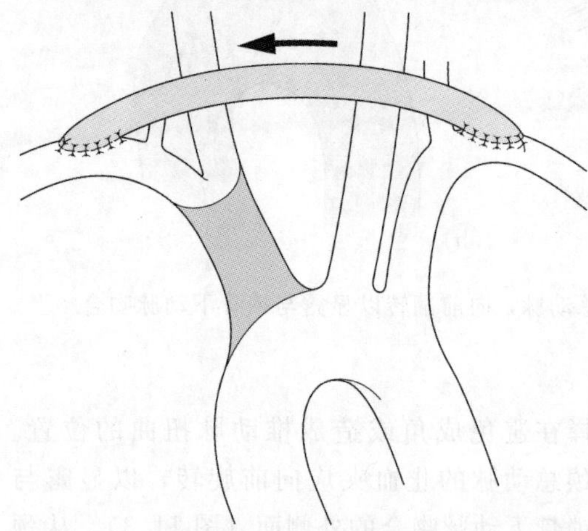

图 11.4　头臂动脉闭塞。跨锁骨下动脉聚四氟乙烯移植物血运重建。自胸锁乳突肌后方和颈部血管前方建立隧道

血管腔内治疗

锁骨下动脉狭窄的 PTA 治疗是一种相对安全、简单的治疗方式。通常选择股动脉或肱动脉入路，病变处可以扩张到 5～8mm（图 11.5）。因为经常存在椎动脉逆流，所以卒中鲜有发生。如果不存在椎动脉逆流，则可以自上肢置入球囊于椎动脉内，球囊封闭椎动脉后扩张狭窄处。单纯狭窄可以应用球囊充分扩张。绝大多数腔内治疗中难以通过闭塞段的情况较少见，这种情况下往往需要从肱动脉置管并使用球囊或自膨支架。

✔✔ PTA 后置入或不置入支架对于有症状的局限性锁骨下动脉狭窄的患者是恰当的治疗。绝大多数研究中，2 年一期通畅率为 90%（表 11.4），但其长期通畅率不如颈动脉-锁骨下旁路术或转位术[20,21]。

上臂动脉

腋动脉或肱动脉慢性动脉粥样硬化闭塞患者经常表现为上肢活动时的乏力感。很多这类患者有放射诱发的闭塞性疾病。

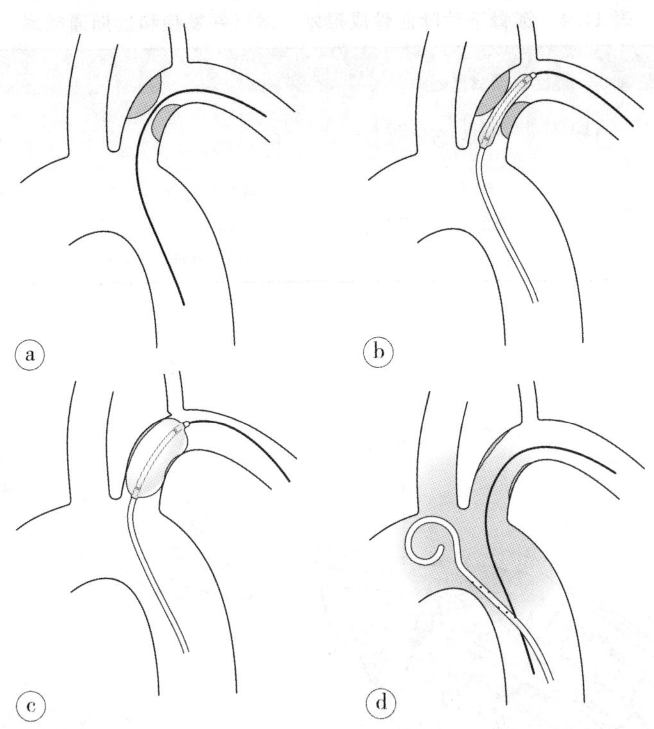

图 11.5　逆行穿刺肱动脉，如需置入支架则切开：a. 导丝通过锁骨下动脉狭窄；b. 导丝导引下向前推进球囊，进行球囊血管成形术；c. 撤出球囊，用相同的导管完成动脉造影；d. 更精确的动脉造影对照可通过另外一根定位于主动脉弓部的经股动脉猪尾导管来实现。摘自 Schneider PA. Endovascular skills, 2003. Reproduced by permission of Informa Healthcare

伴有静息痛或手指坏死的严重缺血少见，除非是由于近端溃疡或动脉瘤样变性导致反复发作的栓塞。因为闭塞病变往往是节段性的，并且远端保持通畅，所以可直接行重建手术。如果症状证实为腋肱动脉闭塞，可以通过旁路手术进行治疗。这些部位通常可以应用小切口来完成手术，在两个切口之间的皮下建立旁路术隧道（图 11.6）。自体大隐静脉是首选的移植材料。如果大隐静脉不可用，可以考虑应用贵要静脉或头静脉。大隐静脉上肢旁路术的 5 年通畅率为 60%～90%[22]。而 PTFE 用于上肢旁路术时，通畅率较低。

前臂和手部动脉

前臂或手部血管慢性闭塞的原因包括动脉粥样硬化、血栓闭塞性脉管炎、免疫性疾病、结缔组织疾病（见第 12 章）以及职业损伤。为除外近端栓塞性疾病，可行掌弓血管造影。掌弓血管造影以及选择性动脉造影对评估这些患者的远端病变至关重要。远端病变和严重肢端缺血的患者中，绝大多数可以保守治疗。避免寒冷和戒烟非常重要，可能还需要应用血管扩张剂或交感神经阻滞剂。手指坏死的患者需要局部清创，如果广泛坏疽则需截指。如果存在流出道，一些桡动脉、尺动脉或掌弓闭塞以及严重缺血的患者，可以通过显微外科技术应用静脉旁路术进行治疗。患者前臂远端严重缺血，可考虑经胸腔镜行颈背交感神经切除术。然而，交感神经切除术的结果往往令人失望，尤其对于弥漫性动脉炎的患者。

表 11.4 锁骨下动脉血管成形术：术后并发症和远期通畅率

作者，年份	病例数	平均随访时间（月）	并发症发生率（%）	一期通畅率（%）
De Vries 等[20]，2005	110	34［3～120］	卒中＋死亡：4.5 局部：3.6	2 年：* 89 3 年：[†] 89
Berger 等[21]，2011	72	82［3～299］	死亡：19.6 局部：4.9 短暂单瘫：1.5	10 年：85.2

* 2 年时随访 64 例患者。
† 3 年时随访 36 例患者。

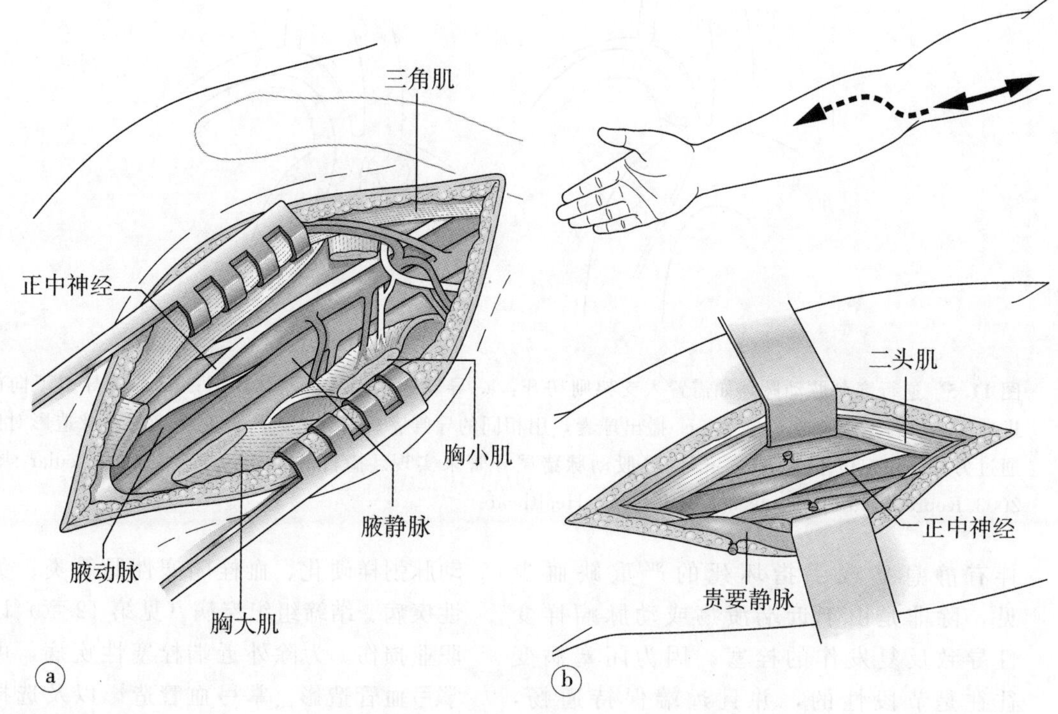

图 11.6 a. 腋动脉途径。切断胸小肌，显露神经血管束。如需显露腋肱动脉移行处，还需切除胸大肌肌腱。b. 肱动脉途径。沿肱二头肌内侧缘切口。必要时切开肱二头肌腱膜，以显露肱动脉分支

动脉瘤

上肢真性动脉瘤不常见。锁骨下动脉是最常见的部位，通常是由于胸廓出口压迫引起的。这些患者可表现为远端缺血、栓塞或急性血栓形成。由外伤或感染导致的假性动脉瘤，往往会因为臂丛神经受压而产生运动或感觉障碍。锁骨下动脉动脉瘤最好的治疗方法是通过锁骨上和锁骨下联合的方法（见下文）。头臂动脉动脉瘤罕见。在 Kieffer 等[23]的研究中，围术期死亡率为 11%，绝大多数死亡病例发生在急诊手术时。

从胸部降主动脉发出的迷走右锁骨下动脉是一种常见的变异。极端情况下，动脉将食管压向气管，造成一种被称为食管受压性咽下困难的状态，还可能导致被称为 Kommerell 憩室的动脉瘤变性。Kieffer 等[24]发表了最大病例数的经验报道。因为有存在破裂的可能性，所以推荐经胸部入路切除动脉瘤

并进行胸主动脉人工血管重建。由于此术式具有很高的术后死亡率，因此主动脉支架移植物杂交手术也适合这种情况。

上臂动脉瘤

腋动脉瘤通常是由钝性或穿透性外伤所致。这个位置的退行性或先天性动脉瘤很少见。腋动脉假性动脉瘤常伴发于肱骨骨折和肩关节前脱位。由于压迫臂丛，这些动脉瘤可导致神经系统并发症。双功超声和动脉造影可以准确诊断。通过胸外侧切口并切断胸小肌可显露腋动脉。切除动脉瘤后，可间置反转的大隐静脉移植物。支架移植物在抢救上肢动脉瘤时使用，但它们的长期完整性通常因第一肋与锁骨的压迫或动脉过度屈曲而受损[25]。

前臂和手部动脉瘤

桡动脉瘤通常是由于拔出动脉内测压导管时压迫不当或感染引起。如果 Allen 试验显示手掌可以通过尺动脉得到良好充盈，则可以自动脉瘤上、下方单纯结扎桡动脉。如果充盈不佳，则需应用静脉移植物进行重建。

尺动脉瘤或小鱼际锤打综合征

识别尺动脉瘤非常重要，因为其可以导致手指的坏死。这种被称为小鱼际锤打综合征的情况发生于手部反复遭受创伤的工人，包括木匠、管道安装工人。排球运动员或空手道学员也存在这种风险。该疾病的病理生理学涉及手的血管解剖。尺动脉远端在腕尺管和掌腱膜之间易遭受外部创伤。在这一短段距离内，动脉位于钩骨钩的前方并且仅被掌短肌和皮肤覆盖。在这一节段的尺动脉损伤会导致血栓或动脉瘤形成，以及第四指和第五指远端的栓塞，伴有疼痛、发凉和发绀。而拇指由于桡动脉的血液供应总会幸免。对于这些患者，宜选择图像放大的血管造影。

当尺动脉慢性血栓形成时，钙通道阻滞剂可能会有所帮助。在任何情况下，患者都应避免进一步的手部创伤。

✔✔ 外科手术治疗包括显微外科动脉重建恢复手指动脉的通畅，术前可应用或不应用辅助的溶栓治疗。切除动脉瘤、间置静脉移植物是首选的治疗方法。Vayssairat 等报道了使用这种方法可以获得令人满意的长期结果[26]。

上肢动脉栓塞

栓塞性动脉闭塞是上肢急性缺血的主要原因。主要的外周栓子中，上肢栓子占20%～32%。90%病例的栓子来源于心脏，与心律不齐、心肌梗死、心脏瓣膜病或心室壁瘤有关。非心源性来源包括主动脉弓部或锁骨下-腋动脉的溃疡性动脉粥样斑块或动脉瘤，以及胸廓出口压迫。肱动脉分叉处是最常受栓子累及的位置。临床检查和多普勒超声扫描可以定位动脉闭塞的节段。如果不能明确栓子来源于心脏，或锁骨下动脉搏动消失（夹层或闭塞）或过分强烈（锁骨下动脉瘤或潜在的颈肋），则需要在术前进行常规的血管造影或 CT 血管造影，以除外近端动脉栓塞性病变。一经诊断，需要立即全身肝素化，以限制血栓的播散并防止栓塞复发。

绝大多数栓子可通过肱动脉远端横切口取出。这个部位的优势是两条前臂动脉可在直视下插管。肘窝在局部麻醉下取 S 形切口，切开肱二头肌腱膜以显露肱动脉分叉处。在分叉近端进行横行动脉切开。应用 2F 的 Fogarty 导管清除两条前臂动脉的栓子十分重要（图 11.7）。向远端灌注肝素盐水，确认近端通畅后，用6/0的普理灵线间断缝合动脉切口。应当在手术台上完成血管造影。如果远端有残余血栓，可在腕部切开尺动脉和桡动脉，并用2 F的Fogarty导管向远侧取栓。另外，也可以术中溶栓（见第8章)。如果栓子位于腋动脉或锁骨下动脉，也可以经肱动脉逆行插管用同样的方法取出。然而，有时近端较大栓子不能通过肱动脉切开的方法取出，这时需要切开腋动脉或锁骨下动脉取栓。这种情况下也可以经股动脉穿刺入路进行血栓抽吸。

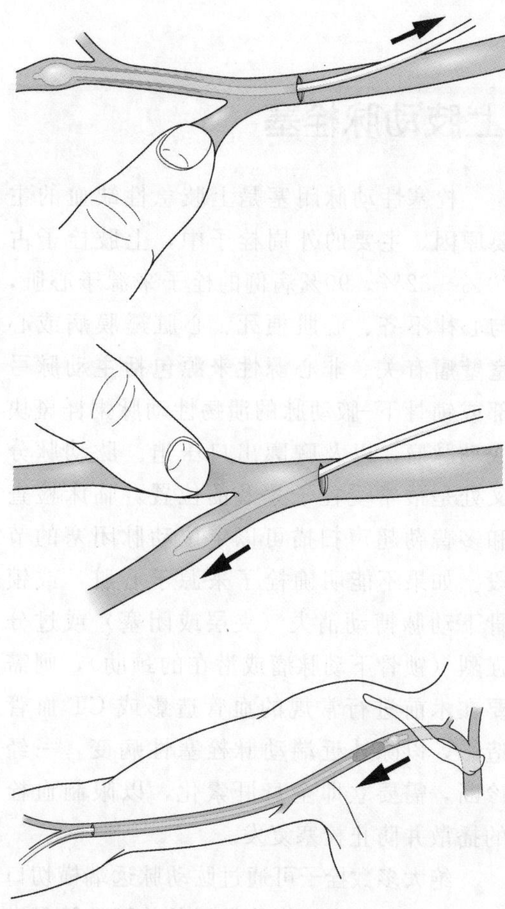

图 11.7 肱动脉取栓术。横向切开动脉。Fogarty导管依次直视下进入桡动脉和尺动脉，交替使用手指压迫和（或）硅胶阻断带阻断血流。锁骨下动脉-腋动脉取栓术由肘窝逆行插管来完成

上肢急性缺血的其他原因

框 11.2 总结了导致上肢缺血的相关药物。吸毒者随意的动脉内注射经常会由于颗粒栓塞导致强烈的血管痉挛。动脉内注射前列环素衍生物如伊洛前列素或其他血管扩张剂可缓解。除了这种情况以外，很少出现前臂骨筋膜室综合征。如果存在骨筋膜室综合征，需行筋膜切开术。截肢/指在此时很常见。

框 11.2　引发上肢缺血的药物

麦角碱中毒
β受体阻滞剂
药物滥用、吸食可卡因
多巴胺使用过量
细胞毒性药物

胸廓出口综合征

胸廓出口综合征是因臂丛或锁骨下血管在胸廓出口处受到压迫而引起的一组症候群。90%以上的胸廓出口综合征病例的神经痛和神经衰弱症状是由于C8或T1神经根受压造成的[28]。在大样本病例报道中，动脉或静脉受压所导致的症状并不常见，只占5%[29]。

神经型胸廓出口综合征（N-TOCS)

第一肋骨和锁骨之间的神经血管束可能会由于肩带低平或肌张力减退而受压导致本病。其他解剖因素包括先天性纤维肌性索带通过胸廓出口时压迫臂神经丛以及斜角肌异常/肥大。另外，骨骼病变也是可能的原因，其中包括颈肋、第一肋骨肥大，第一肋骨或锁骨骨折或外生骨疣。斜角肌三角处有臂丛及锁骨下动脉通过，是神经

最易受压的部位。N－TOCS 可能是重复的应力损伤所致，如从事明确的 N－TOCS 危险职业（如打字员）和运动（例如游泳）。罹患 N－TOCS 的绝大多数患者为 25～45 岁，女性占 70%。主要临床症状与臂丛内所有神经受累有关，如手臂疼痛、感觉异常、无力或累及上丛（正中神经）或下丛（尺神经）而出现的特异症状。

诊断

体格检查中的阳性体征包括压迫斜角肌引发同侧锁骨上疼痛及上肢感觉异常；旋转并向健侧倾斜头部时通常会出现上臂放射痛；手臂外展 90°并外旋，反复缓慢握拳，也会出现症状（Roos 试验）。诊断性试验包括斜角肌肌群检查，试验反应良好者提示外科减压术效果更好。神经生理学检查有助于除外其他部位的神经压迫，例如颈根部和腕管。双功超声扫描是良好的辅助检查，可用于显示动脉受压部位。颈椎平片可检测颈椎或异常的第一肋骨，但不能检查非骨性原因造成的压迫。磁共振成像更多用于排除颈椎间盘病变而非确诊 N－TOCS。

治疗

N－TOCS 的治疗首先应该采用非手术治疗，包括姿势锻炼和理疗。患者应避免手臂负重和在高于肩部水平工作。保守治疗应持续数月，多数患者症状会显著改善，无须手术治疗。手术指征包括：保守治疗数月无缓解，症状持续，影响工作及日常生活。手术的目的是解除臂丛神经受压。可通过锁骨上入路将颈肋切除。如果没有颈肋，可切除第一肋。

经腋切除第一肋

Roos[31] 所描述的这一术式的指征是 N－TOCS 出现了神经系统并发症。操作过程总结如下：患者侧卧位，手臂放松，助手牵拉上臂向上提升肩膀。此动作可开放肋锁空间，并牵拉神经血管束使其远离第一肋。在腋线下缘第三肋上方取平行于皮纹的切口（图 11.8）。保留第二肋间发出的肋间神经，打开腋窝顶部筋膜，显露第一肋骨前部。分离前斜角肌和动脉，并在第一肋附着点处切断前斜角肌（图 11.9）。小心分离锁骨下肌肌腱，因为它与锁骨下静脉密切相连。将中斜角肌推离第一肋。在肋骨下方，用类似方法分离肋间肌。然后在肋软骨交界处切断肋骨，用持骨钳将其与神经血管鞘分离（图 11.10）。将 T1 神经根向内侧移位。切断肋骨，用咬骨钳切除 1～2cm脊椎横突，断面须光滑，以免尖锐的骨针损伤臂丛。向创口处注入生理盐水以确认胸膜完整。常规关闭切口，并留置负压引流。

> ✔ 关于手术治疗 N－TOCS 的争议仍然存在。关于其指征，尚缺乏胸廓出口手术治疗与保守治疗的随机对照研究。

腋下肋骨切除术的并发症包括锁骨下静脉或动脉损伤、胸膜外血肿、牵拉手臂导致的臂丛神经损伤及 T1 脊神经根回缩造成的损伤。对于此术式，良好的术区照明和可视化操作至关重要，腔镜技术对此有帮助。

治疗 N－TOCS 的其他手术方法有锁骨上入路。Axelrod 等[32] 报道了 170 例 N－TOCS 患者行手术治疗的结果。在接受经锁骨上入路减压手术治疗的患者中，无重大手术并发症发生，只有 11%的患者发生了轻度并发症，最常见的是因气胸而放置胸腔引流管。在短期（10 个月）随访中，大多数患者疼痛程度（80%）和运动幅度（82%）有明显改善。然而，在长期（47 个月）随访中，65%的患者出现后遗症，35%需要药物止痛。尽管如此，仍有 64%的患者对手术效果表示满意。Scali 等[33] 对第一肋骨切除术后的患者进行了一项长期（平均 8.7 年）随访，观察中发现 72.7%的患者获得了同等或更好的功能性结果。Gordobes-Gual 等[34]认为详细的调查问卷(DASH)可用于评估 N-TOCS 手术后的功能恢复。

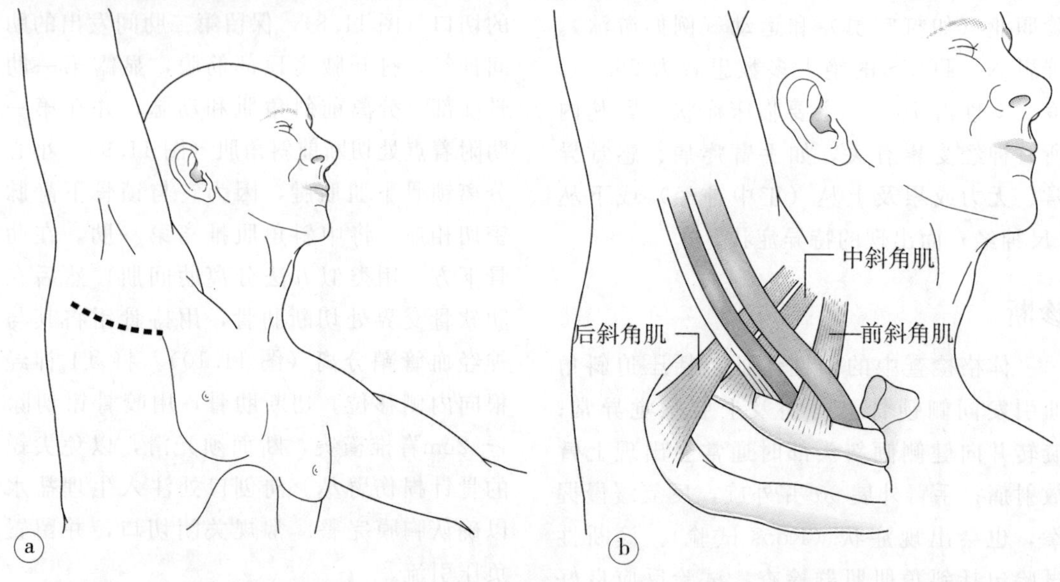

图 11.8 经腋下第一肋切除术：a. 手术体位和皮肤切口位置；b. 提拉手臂分离神经血管束与第一肋

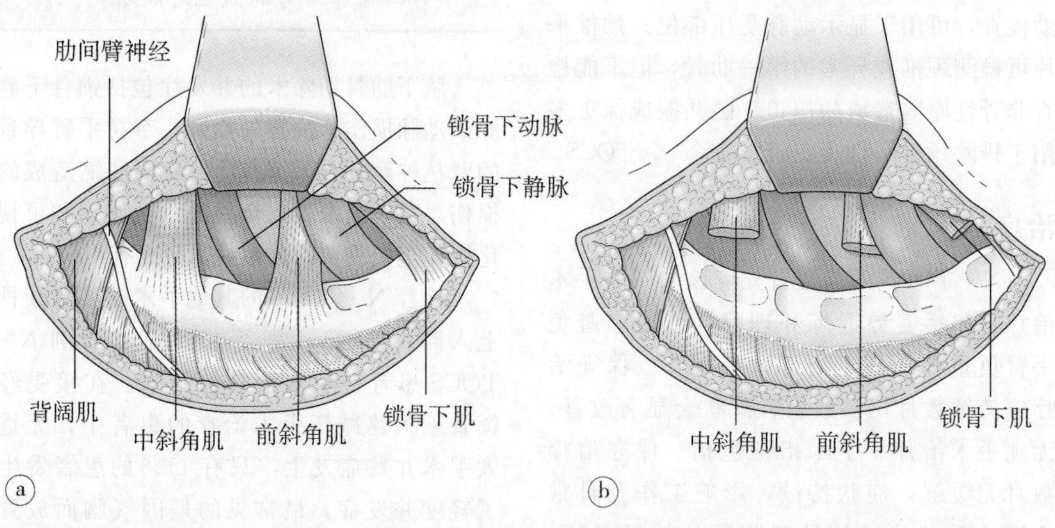

图 11.9 经腋下第一肋切除术：a. 显露第一肋、斜角肌和锁骨下-腋血管；b. 自第一肋上分离前斜角肌、中斜角肌及锁骨下肌

动脉型胸廓出口综合征

出现动脉并发症通常与骨形态异常相关，包括完整颈肋、第一肋或锁骨骨折后形成的骨痂。动脉病变最初为内膜损伤和狭窄段远端扩张引起的纤维化增厚，导致动脉瘤样变性，并有引发附壁血栓和栓塞的危险。绝大部分栓子较小，常导致手部血管栓塞，出现皮肤苍白、感觉异常和发

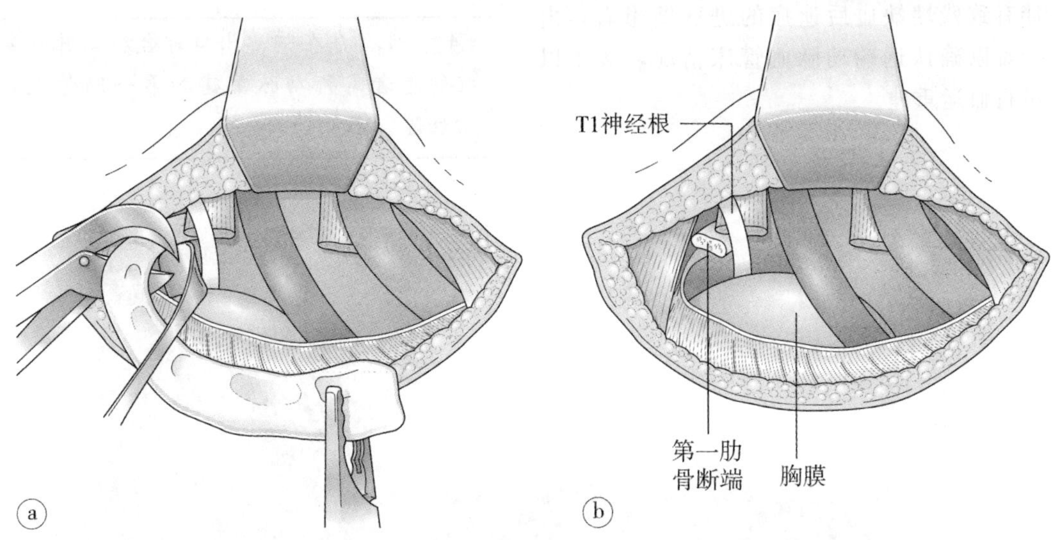

图 11.10　经腋下第一肋切除术。a. 显露第一肋。在肋软骨交界处离断肋骨。用牵开器保护 T1 神经根。b. 完成第一肋骨的骨膜外切除

凉，以致怀疑为雷诺综合征。如果不能正确识别，会导致手指严重缺血、坏疽。因此，早期鉴别诊断非常重要，对所有出现单侧上肢雷诺综合征和伴有颈部血管杂音的无症状患者，应行双功超声扫描检查。由于 9%～53%的健康志愿者在进行 Adson 动作（外展和外旋肩部）时也可出现桡动脉搏动减弱或消失，因此，依靠该方法诊断此病并不十分可靠[28]。动脉造影的变化可能很明显，也可能很轻微，胸廓出口处异常骨骼上方通常会有动脉的轻度扩张以及远端动脉栓塞的表现（图 11.11）。在前后位片中，锁骨下动脉狭窄常常不明显，因此斜位片对于诊断很重要。

手术治疗

由颈肋导致的锁骨下动脉病变可通过锁骨上入路或锁骨上、下联合入路的方式切除颈肋骨而修复。

锁骨上、下联合入路方法

锁骨上、下联合入路的手术术野暴露充分。首先在锁骨下做一 S 形切口，从胸骨上部及锁骨离断胸大肌（图 11.12）。切断锁骨下肌后，腋动脉及腋静脉就在锁骨后方游离出来。经锁骨上切口，分离胸锁乳突肌的锁骨头和颈外静脉，以显露前斜角肌和膈神经。在靠近第一肋骨处切断前斜角肌，锁骨下动脉和静脉就被游离出来（图 11.13）。分离第一肋间肌肉并在肋骨软骨交界处离断，不用刻意贴近后段切断肋骨。经锁骨上入路显露肋骨残端，可显示外侧的臂丛和内侧的动脉。分离第一肋与中斜角肌，保护 T1 脊神经根后，在近横突处切断肋骨。

对于继发于第一肋骨或颈肋的动脉瘤或动脉狭窄后扩张的患者，通常动脉的长度足够切除病变并直接进行吻合（图 11.14）。当动脉病变范围较广时，需要应用反转的大隐静脉进行血管置换，如静脉不可用则使用 PTFE。建议对所有病例进行术中血管造影。对于近期出现远端血管栓塞的患者，应该尝试导管取栓。如果无法取栓，则需要使用大隐静脉进行旁路手术，以期重新建立其中一条前臂动脉。另外，对于长期广泛的远端栓塞性闭塞的患者，也可以考虑行交感神经切除术。对于

伴有致残性缺血后遗症的进展期患者，由于难以确认远端动脉血管床情况，故难以进行血运重建。

> ✔✔ 所有存在胸廓出口综合征动脉并发症的患者需行动脉重建和第一肋骨或颈肋切除。

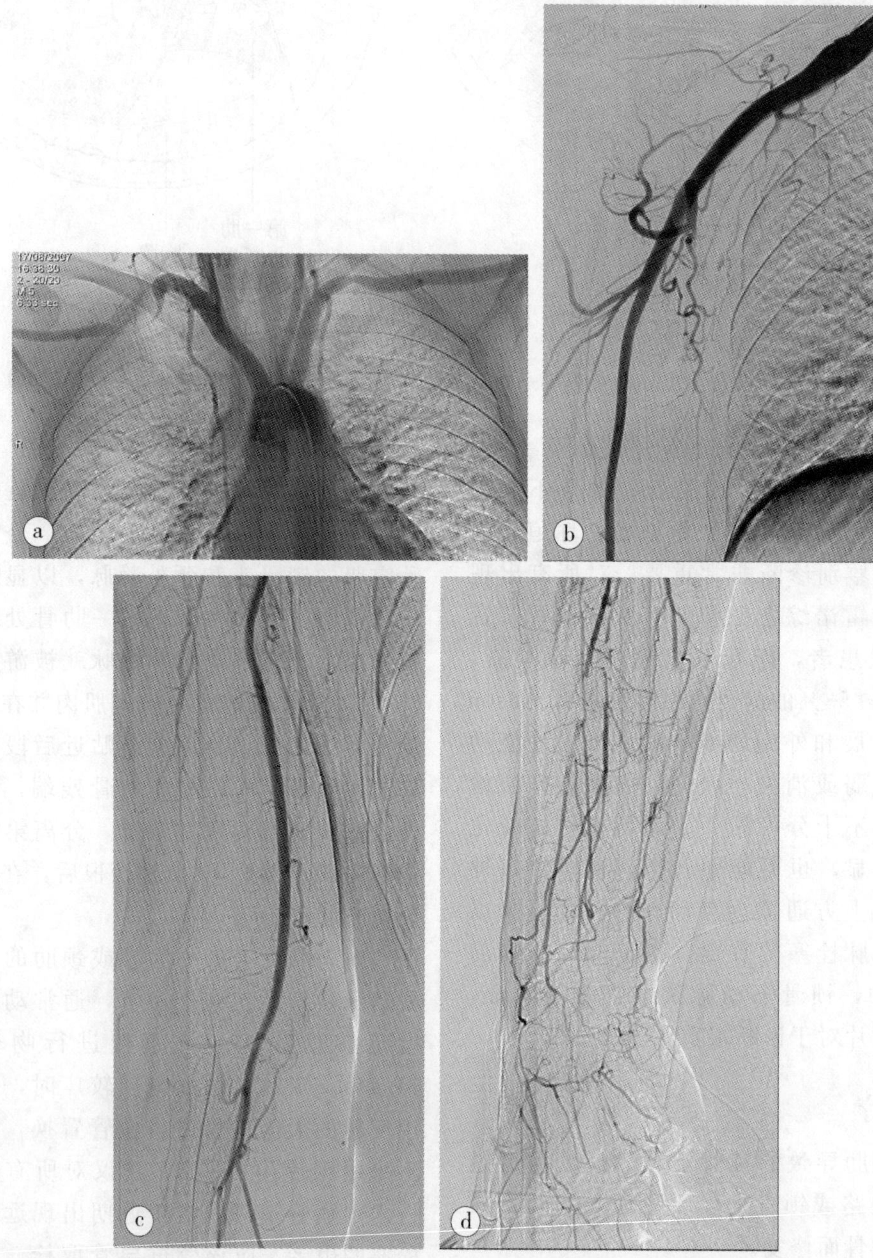

图 11.11 胸廓出口压迫综合征的血管造影显示动脉受压。a. 上肢外旋再外展 90°可见右锁骨下动脉受压；b. 右锁骨下动脉狭窄后扩张；c. 右肱动脉；d. 远端动脉栓塞

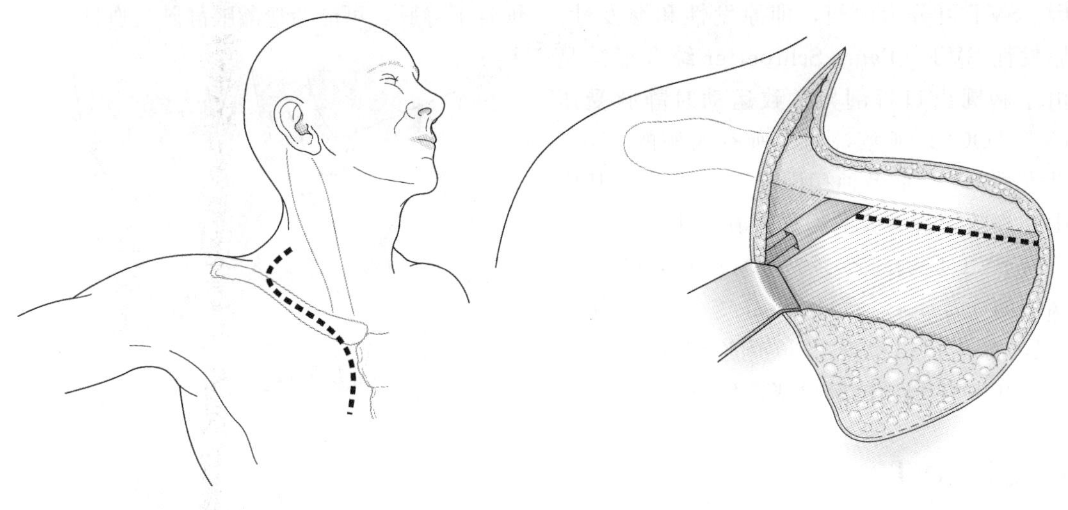

图 11.12　当需广泛重建动静脉时，经锁骨上、下联合入路行第一肋切除。图示为皮肤切口和胸大肌与锁骨的切开位置

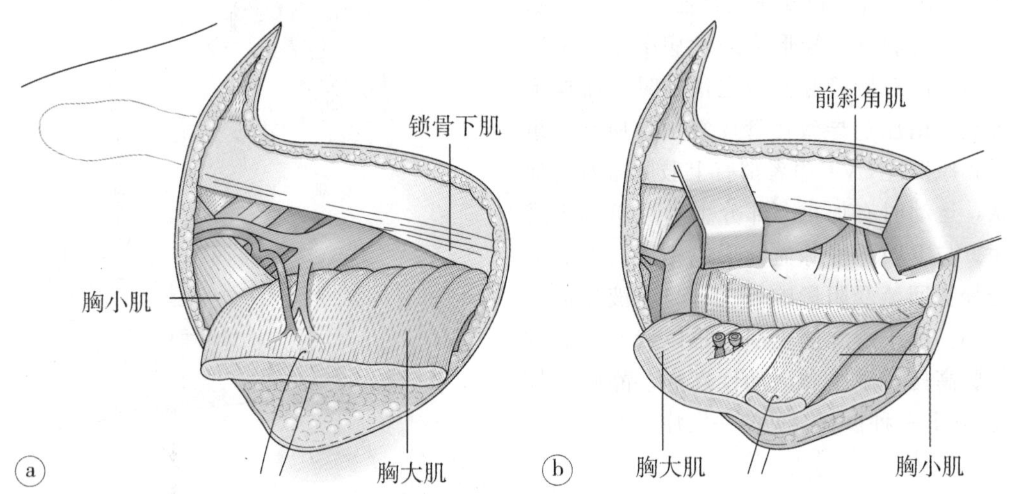

图 11.13　锁骨上、下联合入路。a. 显露近端腋血管。用牵开器将腋窝血管拉向一侧，以显露第一肋和前斜角肌附着点；b. 经锁骨下切口分离肋间肌与第一肋骨。切除肋骨前部，通过锁骨上切口切断肋骨断端（未标出）

锁骨下静脉-腋静脉血栓形成（SVT）

在青壮年患者中，自发的或用力后引发静脉血栓形成称为 Paget-Schroetter 综合征。在一个多世纪以前，这两位作者分别首次报道了该综合征。Hughes 在 1949 年收集了 320 例病例，他认为该病为一独立疾病，并以其名字来命名该病。随着中心静脉通路适应证的拓展，导管相关的锁骨下静脉-腋静脉血栓形成（SVT）亦逐渐增多[35]。

上肢急性深静脉血栓形成（DVT）有多种原因，治疗及预后情况依赖于其特定病

因。SVT 可分为两组，即原发性和继发性。原发性 SVT（Paget-Schroetter 综合征）是由于胸廓出口解剖异常致运动时静脉受压（V－TOCS）所致，约占所有病例的 25%。继发性 SVT 是多种病因导致的结果，其中中心静脉导管导致的损伤占其中大部分（占所有 SVT 病例的 40%）。SVT 占所有 DVT 病例的 1%～4%。Monreal 等[36]报道使用通气-灌注扫描检查了 30 例连续的 SVT 患者，其中有 15%的肺栓塞发生率。

原发性 SVT

在文献中，Hurlbert 和 Rutherford[37]报道原发性 SVT 中男女患病比例为 2∶1，原发性 SVT 患者的平均年龄为 30 岁，只有 3.5%的病例是因胸廓出口受压综合征（TOCS）引起。右上肢静脉血栓形成的发病率是左上肢的 3 倍，但双侧静脉受压也很常见。血栓形成可能是由压迫导致血管反复损伤所致。事实上，原发性 SVT 患者都有上肢肿胀及疼痛症状，运动时有加重。部分患者可出现手臂发绀。与下肢深静脉血栓形成不同，上肢症状受静脉回流受阻影响较大，与血液逆流关系很小。由于静脉侧支回流难以代偿，故导致静脉高压、肿胀和活动性疼痛。静脉性坏疽是 SVT 一种极其罕见的并发症。

诊断

临床症状为手臂肿胀、发绀，伴有肩胛带侧支静脉扩张。与静脉造影相比，双功超声是首选检查，其敏感性和特异性分别为 94%和 96%[38]。对于非闭塞性血栓形成和短段闭塞，MRA 的敏感性较差。CT 可用于诊断上肢 DVT，但其特异性和敏感性不明确。静脉造影对评估 SVT 有重要的参考价值（图 11.15）。贵要静脉是首选的注射部位，手臂需外展 30°。在适当的位置留置静脉造影导管，可用于后续的溶栓和（或）肝素注入治疗。不使用头静脉是因为其直接注入锁骨下静脉，可能会遗漏腋静脉的血栓。

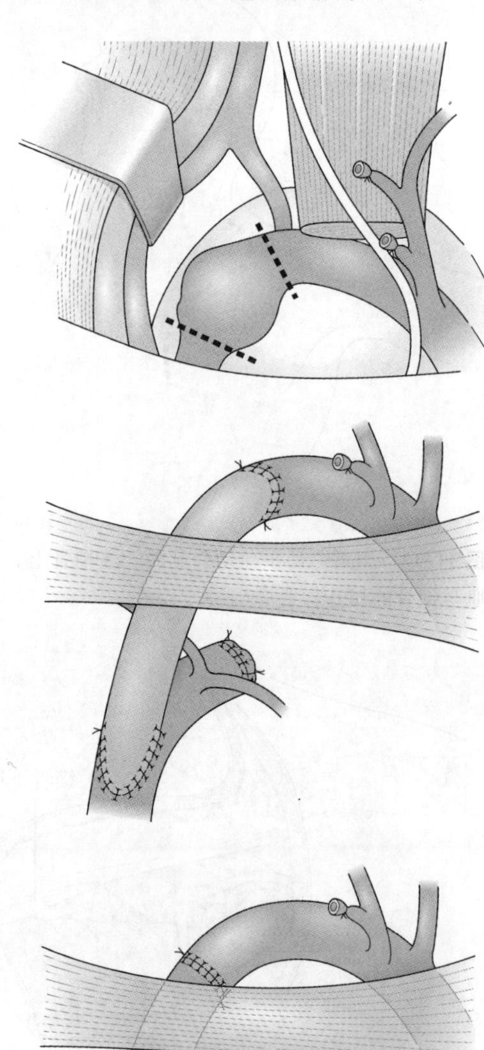

图 11.14 锁骨上、下联合入路。显露锁骨下血管和腋血管。端-端吻合或移植物置换取决于动脉切除的程度

治疗

多年来，SVT 的治疗主要依靠休息、抬高上肢及应用抗凝药物。然而保守治疗的复发率很高。最近，研究人员发现许多 SVT 患者有胸廓出口受压。对于原发性 SVT 患者，可早期行切开取栓及第一肋骨切除以恢复锁骨下静脉通畅。切开取栓虽然

已被溶栓治疗取代，但它是有效的，溶栓禁忌或治疗失败的患者可考虑应用此方法。导管接触溶栓可及时评估静脉情况，并且可以在溶栓后通过静脉造影来定位外源性压迫[40]。然而，Sheeran 等[41]认为，只进行溶栓再通静脉而不进行胸廓出口解压的治疗效果较差，55%的患者症状未缓解。不过，Machleder[42]报道联合治疗的效果更佳，36 例患者中有 86%症状消失。关于溶栓治疗与胸廓出口减压治疗之间适当的时间间隔尚无定论。Machleder 认为需间隔 3 个月，而 Lee 等[43]建议在溶栓后 4 天内立即行第一肋骨切除术，间隔时间过长有引发血栓再发风险，而立即手术治疗可能会因溶栓药物未完全代谢而有引发出血的风险。

✔✔ 有胸廓出口综合征和 SVT 的患者应该早期行溶栓治疗，其次是第一肋骨切除术[44]。

部分患者溶栓治疗后可能会出现特殊问题。小部分患者溶栓治疗后静脉造影显示无残留病变或血管受压。在这些病例中，建议行抗凝治疗而不需行胸廓出口减压。对于其他患者，溶栓治疗后的静脉造影显示为血管腔内狭窄（图 11.15）。在这些病例中，需要进行开放的静脉旁路术或补片血管成形术并行第一肋切除术，因为血栓再发的风险非常高，因此，手术应在溶栓治疗后的几天内进行。在这种情况下，建议行经皮球囊静脉成形术，置入或不置入支架治疗。对于未行胸廓出口减压术的患者，腔内方法疗效较差，1 年的一期通畅率为 35%[45]。显然，腔内治疗并不能取代开放手术，一些患者仍需要进行胸廓出口减压术。即使已行胸廓出口减压术，但某些静脉狭窄对球囊扩张已耐受或呈现固有的弹性回缩。各种类型的支架已经用于治疗血管残留狭窄，但其预后比静脉减压术后单纯血管成形术要差[46]。

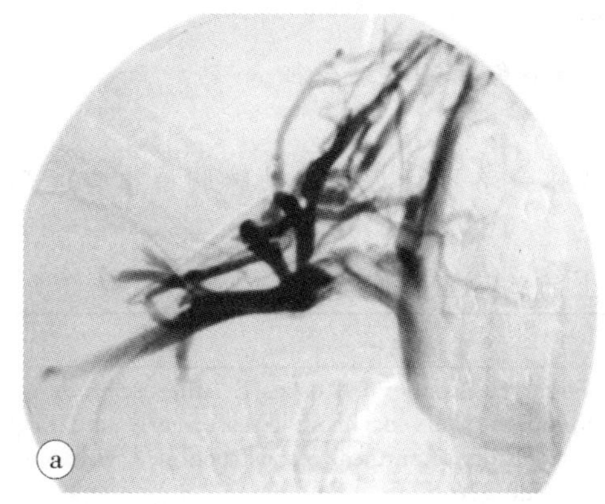

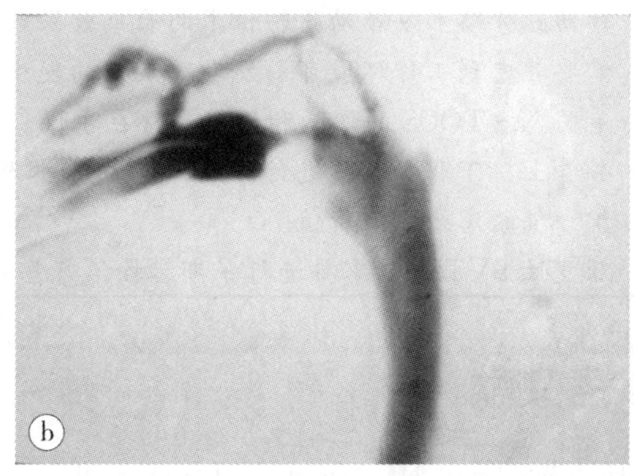

图 11.15 a. 经贵要静脉行静脉造影显示 SVT 及侧支血管；b. 溶栓后造影发现锁骨下静脉的潜在狭窄，可通过切除第一肋及修补静脉来治疗

✔✔ 支架置入对于原发性 SVT 并不适宜。通常需要手术解除胸廓出口压迫，同时行锁骨下静脉补片血管成形术和短段自体旁路术似乎更合理。

相当一部分患者在原发性上肢 DVT 发病 10 天以后才就诊，溶栓治疗相对较晚，故效果不佳。除非是短段闭塞，否则绝大部分此类患者应该行抗凝保守治疗。在这些患者中，行切开取栓术并进行静脉重建和第一肋切除可以获得满意的效果[47]。静脉重建包括颈内静脉转位术或头静脉旁路术和建立临时动静脉瘘。这个位置的人工血管旁路术效果较差。

继发性 SVT

继发性 SVT 的主要原因是中心静脉导管置入（CVC）。总体上，置入中心静脉导管的患者中有 1/3 会发展成 SVT，虽然仅有 15％有症状。导管相关血栓形成的病因很多，可能与导管周围形成的纤维蛋白鞘有关。导管插入的方式、导管型号、成分和导管的使用时间也很重要。已发现柔软和更柔顺的导管，其静脉血栓发病率低，而用于血液透析的大型号导管的 SVT 发生率较高。另一危险因素是通过导管输注的液体类型。肿瘤化疗药物对血管内皮有损伤，可能增加了血栓形成的风险。此外，许多留置中心静脉导管的患者具有血栓形成的全身性危险因素，如恶性肿瘤、脓毒症、充血性心力衰竭及长期卧床。

有症状的患者会出现水肿和肩部周围静脉的扩张。肺栓塞亦不少见，通气-灌注扫描发现有 16％的患者为阳性[48]。由于缺少对照研究，所有对于继发性 SVT 的治疗指南均基于观察性研究。在所有病例中，在撤出导管之前需要经患侧上肢静脉注射肝素抗凝以防止血栓蔓延。溶栓治疗有助于形成血栓的导管重新开放。应重视血栓形成的预防，低剂量香豆素[49]或低分子量肝素可降低高危患者导管相关血栓形成的风险。有关 CVC 治疗的进一步探讨可以参阅第 16 章。

要点

- 与下肢相比，上肢血管疾病相对少见，动脉栓塞除外。
- 临床检查很重要，包括 Allen 试验。
- 对主动脉弓上血管主干的狭窄进行腔内治疗具有较好的中期结果。
- 颈动脉旁路术或颈动脉转位术的长期效果较好。
- 需要考虑到工作环境可引发动脉疾病的发生，如小鱼际锤打综合征。
- 有关 N－TOCS 的诊断和治疗尚存在争议。
- 锁骨上、下联合入路进行第一肋骨切除术及动脉旁路术，对治疗动脉胸廓出口受压综合征的患者很有价值。
- 原发性 SVT 患者需要进行早期溶栓治疗基础上的胸廓出口减压术。

参考文献

1. Fields WS, Lemak NA. Joint study of extracranial artery occlusion. Subclavian steal. A review of 168 cases. JAMA 1972;222:1139–43.

2. McCarthy WJ, Flinn WR, Yao JST. Results of bypass grafting for upper limb ischemia. J Vasc Surg 1986;3:741–6.
Between 1978 and 1984, the authors performed 33 bypass grafts to relieve hand and forearm ischaemia in 27 patients. A reversed saphenous vein graft was used in 22 cases and PTFE in the remaining 11 procedures. Follow-up of 31 grafts from 6 to 72 months (mean 35.5 months) revealed an overall patency rate of 73% at 2 years and 67% at 3 years. More proximal grafts fared better: the 2-year patency rate was 83% for grafts at or above the brachial artery but only 53% for bypass distal to the brachial bifurcation.

3. Kieffer E, Sabatier J, Koskas F. Atherosclerotic innominate artery occlusive disease: early and long term results of surgical reconstruction. J Vasc Surg 1995;20:326–37.
During a 20-year period (1974–93), the authors operated on 148 patients with brachiocephalic (innominate) artery atherosclerotic occlusive disease. Approach was through a median sternotomy in 135 (91%) patients. Endarterectomy was performed in 32 (22%) patients, whereas 116 (78%) patients underwent bypass. Eight (5.4%) patients died in the perioperative period. There were five (3.4%) perioperative strokes. Mean follow-up was 77 months. Survival was 51.9% at 10 years. The probability of freedom from ipsilateral stroke was 98.6% at 10 years. The primary patency rate was 98.4% at 10 years. In conclusion, surgical reconstruction of brachiocephalic artery atherosclerotic occlusive disease yields acceptable rates of perioperative complications with excellent long-term patency and freedom from neurological events and reoperation.

4. Berguer R, Morasch M, Kline R. Transthoracic repair of innominate and common carotid artery disease. Immediate and long-term outcome of 100 consecutive surgical reconstructions. J Vasc Surg 1998;27:34–41.
5. Cherry KJ, McCullough JL, Hallett JW, et al. Technical principles of direct innominate artery revascularization. A comparison of endarterectomy and bypass grafts. J Vasc Surg 1989;9:718–24.
6. Reul GL, Jacobs MJHM, Gregoric ID, et al. Innominate artery occlusive disease. Surgical approach and long-term results. J Vasc Surg 1991;14:405–12.
7. Uurto IT, Lautamati V, Zeitlin R, et al. Long-term outcome of surgical revascularization of supra-aortic vessels. World J Surg 2002;26:1503–6.
8. Takach TJ, Reul GJ, Cooley DA, et al. Brachiocephalic reconstruction I: Operative and long-term results for complex disease. J Vasc Surg 2005;42:47–54.
9. Paukovits TM, Lukacs L, Berczi V, et al. Percutaneous endovascular treatment of innominate artery lesions: a single-center experience on 77 lesions. Eur J Vasc Endovasc Surg 2010;40:35–43.
10. Van Hattum ES, de Vries J-P, Lalezari F, et al. Angioplasty with or without stent placement in the brachiocephalic artery: feasible and durable? A retrospective cohort study. J Vasc Interv Radiol 2007;18:1088–93.
11. Hüttl K, Nemes B, Simonffy A, et al. Angioplasty of the innominate artery in 89 patients: experience over 19 years. Cardiovasc Intervent Radiol 2002;25:109–14.
12. Rapp JH, Reilly LM, Goldstone J, et al. Ischemia of the upper extremity. Significance of proximal arterial disease. Am J Surg 1986;152:122–6.
13. Schardey HM, Meyer G, Rau HG, et al. Subclavian carotid transposition: an analysis of a clinical series and a review of the literature. Eur J Vasc Endovasc Surg 1996;12:431–6.
14. Vitti MJ, Thompson BW, Read RC. Carotid–subclavian bypass. A twenty-two years experience. J Vasc Surg 1994;20:411–8.
A retrospective review of 124 patients who underwent carotid–subclavian bypass from 1968 to 1990 was done to assess primary patency and symptom resolution. Graft conduits were PTFE in 44 (35%) and Dacron in 80 (65%) cases; 30-day mortality was 0.8%, 30-day primary patency was 100%. Primary patency rate was 95% at 10 years. Survival rate was 59% at 10 years. Symptom-free survival rate was 87% at 10 years. Carotid–subclavian bypass appears to be a safe and durable procedure for relief of symptomatic occlusive disease of the subclavian artery.
15. AbuRahma AF, Robinson PA, Jennings TG. Carotid–subclavian bypass grafting with polytetrafluoroethylene grafts for symptomatic subclavian artery stenosis or occlusion: a 20-years experience. J Vasc Surg 2000;32:411–9.
16. Cinà CS, Safar HA, Langanà A, et al. Subclavian carotid transposition and bypass grafting: consecutive cohort study and systematic review. J Vasc Surg 2002;35:422–9.
17. Sandmann W, Kniemeyer HW, Jaeschock R, et al. The role of subclavian–carotid transposition in surgery for supra-aortic occlusive disease. J Vasc Surg 1987;5:53–8.
18. Kretschmer G, Teleky B, Marosi L, et al. Obliterations of the proximal subclavian artery. To bypass or to anastomose? J Cardiovasc Surg (Torino) 1991;32:334–9.
19. Mingoli A, Sapienza P, Felhaus RJ, et al. Long-term results and outcomes of crossover axillo-axillary bypass grafting: a 24-year experience. J Vasc Surg 1999;29:894–901.
20. De Vries JPPM, Jagger LC, van den Berg JC, et al. Durability of percutaneous transluminal angioplasty for obstructive lesions of proximal subclavian artery: long-term results. J Vasc Surg 2005;41:19–23.
21. Berger L, Bouziane Z, Felisaz A, et al. Long-term results of 81 prevertebral subclavian artery angioplasties: a 26-year experience. Ann Vasc Surg 2011;25:1043–9.
22. Brunkwall J, Berqvist D, Bergentz SE. Long term results of arterial reconstruction of the upper extremity. Eur J Vasc Surg 1994;8:47–53.
23. Kieffer E, Chiche L, Koskas F, et al. Aneurysms of the innominate artery: surgical treatment of 27 patients. J Vasc Surg 2001;34:222–8.
24. Kieffer E, Bahnini A, Koskas F. Aberrant subclavian artery: surgical treatment in thirty-three adult patients. J Vasc Surg 1994;19:100–10.
The authors reviewed their experience with surgery for aberrant subclavian arteries (ASA). During a 16-year period they surgically treated 33 adult patients with ASA. Twenty-eight patients had a left-sided aortic arch with a right ASA, whereas five had a right-sided aortic arch with a left ASA. Eleven patients had dysphagia caused by oesophageal compression, five patients had ischaemic symptoms, 10 patients had aneurysms of the ASA and seven patients had an ASA arising from an aneurysmal thoracic aorta. In all cases the distal subclavian artery was revascularised, most often by direct transposition into the ipsilateral common carotid artery. The cervical approach was combined with a median sternotomy or a left thoracotomy in 17 patients. Aortic cross-clamping was required in 12 patients to perform the transaortic closure of the origin of the ASA with patch angioplasty or prosthetic replacement of the descending thoracic aorta. Cardiopulmonary bypass was used in six patients. Four patients died after operation. Satisfactory clinical and anatomical results were obtained in the remaining 29 patients. Provision should be made for cardiopulmonary bypass in patients with aneurysm of ASA or associated aortic aneurysm.

25. Sullivan TM, Bacharach JM, Perl J. Endovascular management of unusual aneurysms of the axillary and subclavian arteries. J Endovasc Surg 1996;3:389–95.

Aneurysms of the upper extremity arteries are uncommon and may be difficult to manage in emergency with standard surgical techniques. The authors report the exclusion of three axillary–subclavian aneurysms with covered stents. Palmaz stents were covered with either PTFE (two cases) or brachial vein and deployed to exclude pseudoaneurysms in one axillary and two left subclavian arteries. Endovascular exclusion of axillary and subclavian aneurysms with covered stents may offer a useful alternative to operative repair in patients with ruptured aneurysm or significant comorbidities.

26. Vayssairat M, Debure C, Cormier J-M. Hypothenar hammer syndrome. Seventeen cases with long-term follow-up. J Vasc Surg 1987;5:838–42.

The authors report 17 patients who had either ulnar thrombosis or ulnar aneurysm; most also had embolic occlusions of the digital arteries. Main pathological findings were thrombosis on the intima and fibrosis in the media. The authors adopted a surgical procedure consisting of resection with end-to-end reconstruction for patent aneurysms to avoid downstream emboli and more conservative treatment when the ulnar artery was thrombosed. No patient required digital amputation and all except one improved and were able to live and work normally.

27. Haimovici H. Cardiogenic embolism of the upper extremity. J Cardiovasc Surg (Torino) 1982;23:209–15.

28. Sanders RJ, Hammond SL, Rao NM. Diagnosis of thoracic outlet syndrome. J Vasc Surg 2007;46:601–4.

29. Sanders RJ, Cooper MA, Hammond SL, et al. Neurogenic thoracic outlet syndrome. In: Rutherford RB, editor. Vascular surgery. 5th ed. Philadelphia: WB Saunders; 2000. p. 1184–99.

30. Sanders RJ, Haug CE. Thoracic outlet syndrome: a common sequela of neck injuries. Philadelphia: JB Lippincott; 1991.

31. Roos DB. Thoracic outlet and carpal tunnel syndrome. In: Rutherford RB, editor. Vascular surgery. 2nd ed. Philadelphia: WB Saunders; 1984. p. 708–24.

32. Axelrod DA, Proctor MC, Geisser ME. Outcomes after surgery for thoracic outlet syndrome. J Vasc Surg 2001;33:1220–5.

This study determined whether there is an association between psychological and socio-economic characteristics and long-term outcome of operative treatment for patients with sensory N-TOCS. Multivariate logistic regression models were developed as a means of identifying independent risk factors for postoperative disability. Operative decompression of the brachial plexus via a supraclavicular approach was performed for upper-extremity pain and paraesthesia, with no mortality and minimal morbidity in 170 patients. After an average follow-up period of 47 months, 65% of patients reported improved symptoms and 64% of patients were satisfied with their operative outcome. However, 35% of patients remained on medication and 18% of patients were disabled. Preoperative factors associated with persistent disability include major depression, being unmarried and having less than a high-school education. Operative decompression was beneficial for most patients. The impact of the preoperative treatment of depression on the outcome of TOCS decompression should be studied prospectively.

33. Scali S, Stone D, Bjerke A, et al. Long-term functional results for the surgical management of neurogenic thoracic outlet syndrome. Vasc Endovascular Surg 2010;44:550–5.

34. Cordobes-Gual J, Lozano-Vilardell P, Torreguitart-Mirada N, et al. Prospective study of the functional recovery after surgery for thoracic outlet syndrome. Eur J Endovasc Surg 2008;35:79–83.

35. Rutherford RB, Hurlbert SN. Primary subclavian–axillary vein thrombosis. Consensus and commentary. Cardiovasc Surg 1996;4:420–3.

Fifteen multiple-choice questions concerning options in the management of primary subclavian–axillary vein thrombosis were discussed by a panel of experts and then voted upon by 25 attending vascular surgeons with experience in subclavian–axillary vein thrombosis. The large majority favoured or agreed upon: (i) early clot removal for active healthy patients with a need/desire to use the involved limb in work or sport; (ii) catheter-directed thrombolysis as initial therapy; (iii) further therapy based on follow-up positional venography; (iv) surgical relief of demonstrated thoracic outlet compression after a brief period of anticoagulant therapy; (v) conservative therapy if post-lysis venogram showed either no extrinsic compression or a short residual occlusion; and (vi) intervention for residual intrinsic lesions with over 50% narrowing.

36. Monreal M, Lafoz E, Ruiz J. Upper extremity deep venous thrombosis and pulmonary embolism. Chest 1991;99:280–3.

The authors prospectively evaluated the prevalence of pulmonary embolism in 30 consecutive patients with proved DVT of the upper extremity. Ten patients had primary DVT and 20 patients had catheter-related DVT. Ventilation–perfusion lung scans were routinely performed at the time of hospital admission in all but one patient. Lung scan findings were normal in 9 of 10 patients with primary DVT. In contrast, perfusion defects were considered highly suggestive of pulmonary embolism in four patients with catheter-related DVT. The authors conclude that pulmonary embolism is not a rare complication in upper-extremity DVT and that patients with catheter-related DVT seem to be at higher risk.

37. Hurlbert SN, Rutherford RB. Subclavian–axillary vein thrombosis. In: Rutherford RB, editor. Vascular surgery. 5th ed. Philadelphia: WB Saunders; 2000. p. 1208–21.

38. Koksoy C, Kuzu A, Kutlay J, et al. The diagnostic value of colour Doppler ultrasound in central venous catheter related thrombosis. Clin Radiol 1995;50:687–9.

39. DeWeese JA, Adams JT, Gaiser DL. Subclavian venous thrombectomy. Circulation 1970;41:158–64.

40. Lokanathan R, Salvian AJ, Chen JC, et al. Outcome after thrombolysis and selective thoracic outlet decompression for primary axillary vein thrombosis. J Vasc Surg 2001;33:783–8.

41. Sheeran SR, Hallisey MJ, Murphy TP, et al. Local thrombolytic therapy as part of a multidisciplinary approach to acute axillo-subclavian vein thrombosis (Paget–Schroetter syndrome). J Vasc Interv Radiol 1997;8:253–60.

42. Machleder HI. Evaluation of a new treatment strategy for Paget–Schroetter syndrome: spontaneous thrombosis of the axillary–subclavian vein. J Vasc Surg 1993;17:305–17.

43. Lee MC, Grassi CJ, Belkin M. Early operative intervention following thrombolytic therapy for primary subclavian vein thrombosis. An effective treatment approach. J Vasc Surg 1998;27:1101–8.

The authors conducted a study to determine an acceptable treatment approach to primary subclavian vein thrombosis. A retrospective review evaluated 11 patients in an 8-year period. All patients with occlusion received urokinase therapy and underwent surgical decompression within 5 days of thrombolytic therapy. Five percutaneous transluminal angioplasties were attempted before operative intervention. Eleven decompressions were performed. All patients received coumadin for 3–6 months after the operation. Urokinase therapy established wide venous patency in 9 of 11 extremities treated, with the remaining two requiring thrombectomy. One patient who underwent transluminal angioplasty before the operation had rethrombosis, and the remaining four showed no improvement in venous stenosis after the intervention. Eight of nine extremities treated by first rib resection and one of two treated by scalenectomy were free of residual symptoms at follow-up. The authors conclude that preoperative use of percutaneous balloon angioplasty is ineffective and should be avoided in this setting. Surgical intervention within days of thrombolysis enables patients to return to normal activity sooner.

44. Urschel HC, Razzuk MA. Paget–Schroetter syndrome: what is the best management. Ann Thorac Surg 2000;69:1663–9.

The authors evaluated the results of 312 extremities in 294 patients with Paget–Schroetter syndrome to provide the basis for optimal management. Group I (35 extremities) was initially treated with anticoagulants only. Twenty-one developed recurrent symptoms after returning to work, requiring transaxillary resection of the first rib. Thrombectomy was necessary in eight. Group II (36 extremities) was treated with thrombolytic agents initially, with 20 requiring subsequent rib resection after returning to work. Thrombectomy was necessary in only four. Of the most recent 241 extremities (group III), excellent results accrued using thrombolysis plus prompt first rib resection for those evaluated during the first month after occlusion (199). The results were only fair for those seen later than 1 month (42). The authors conclude that early diagnosis (less than 1 month), expeditious thrombolytic therapy and prompt first rib resection are critical for the best results.

45. Glanz S, Gordon DH, Lipkowitz GS, et al. Axillary and subclavian vein stenosis. Percutaneous angioplasty. Radiology 1988;168:371–3.

46. Illig KA, Doyle AJ. A comprehensive review of Paget–Schroetter syndrome. J Vasc Surg 2010;51:1538–47.

47. Sanders RJ, Cooper MA. Surgical management of subclavian vein obstruction, including six cases of subclavian vein bypass. Surgery 1995;118:856–63.

48. Monreal M, Raventos A, Lerma R, et al. Pulmonary embolism in patients with upper extremity DVT associated with venous central lines. A prospective study. Thromb Haemost 1994;72:548–50.

49. Bern MM, Lokich JJ, Wallach SR. Very low doses of warfarin can prevent thrombosis in central venous catheters. Ann Intern Med 1990;112:423–8.

The goal of this study was to determine whether very low doses of warfarin are useful in thrombosis prophylaxis in patients with central venous catheters. Patients at risk for thrombosis associated with chronic indwelling central venous catheters were prospectively and randomly assigned to receive, or not to receive, 1 mg of warfarin beginning 3 days before catheter insertion and continuing for 90 days. Subclavian, innominate and superior vena cava venograms were done at onset of thrombosis symptoms or after 90 days in the study. A total of 121 patients entered the study and 82 patients completed the study. Of 42 patients completing the study while receiving warfarin, four had venogram-proven thrombosis. All four had symptoms from thrombosis. Of 40 patients completing the study while not receiving warfarin, 15 had venogram-proven thrombosis and 10 had symptoms from thrombosis (P<0.001). In conclusion, very low doses of warfarin can protect against thrombosis without inducing a haemorrhagic state. This approach may be applicable to other groups of patients.

第12章 原发/继发性血管痉挛（雷诺现象）与血管炎

Jill J. F. Belch • Matthew A. Lambert 著

花苏榕 王文达 译 花苏榕 校

引言

许多炎性和血管痉挛性疾病所导致的缺血会引起血管外科医师的关注，其中就包括雷诺现象（Raynaud′s phenomenon，RP）及与其相关的结缔组织病，和一组称为“血管炎”的疾病。由于这些疾病的多系统受累特点，各科的临床医师都会在其工作中或多或少涉及这些疾病的不同阶段。这些疾病的临床表现有相当一部分是重叠的，使诊断变得困难。尽管目前免疫病理学检测方面的进展使得其中的大部分疾病得以分类，但不断发现的新型自身抗体让非专科医生对这些疾病的识别变得更加困难。本章的目的在于向血管科医师提供该类疾病的基础知识，以便作出初步诊断。本章描述该类疾病最常见的临床表现以及筛查策略（着重于诊断性自身抗体检测），简要介绍其治疗，并将重点放在当前进展。

雷诺现象

血管痉挛是雷诺现象的主要特征。莫里斯·雷诺（Maurice Raynaud）首次描述了因遇冷和情绪变化而引起的指端缺血现象[1]。在发绀、发红之前发白的典型表现对应初始的血管痉挛，随后继以淤滞的静脉血脱氧（发绀）以及血流再通时的反应性充血（发红）。颜色的三相变化对于雷诺现象的诊断并非必要，如由寒冷引发的苍白以及随后的反应性充血同样可以说明血管痉挛。另外，其他刺激如化学物质（包括药物和烟草烟雾[2]）、创伤和激素等，也可引起血管痉挛发作。除了手指，血管痉挛还可累及鼻、舌、耳垂和乳头。而遇冷后同样也会出现肺[3]、食管[4]和心肌[5]的灌注减低，表明血管痉挛可以是系统性的，而且这些患者的偏头痛、肠易激综合征和心绞痛的发病率更高[6]。

不同人群中原发性雷诺现象的患病率不同。弗雷明汉心脏病研究的后代队列数据显示，女性患病率为11%，男性为8%[7]。原发性雷诺现象通常见于10～30岁的人群。家族性及对同卵双生的研究显示了具有遗传性，但尚未找到其候选基因[8]。继发性雷诺现象（见下文）的患病率与其原发病的患病率相关，而不同人群中其相关原发病的患病率也不尽相同。

术语应用不一致对于雷诺现象的临床管理来说是一大问题。欧洲学者们将所有寒冷相关的血管痉挛统称为雷诺现象，将与其他疾病相关的雷诺现象统称为继发性雷诺综合征（Raynaud′s syndrome，RS），孤立性的雷诺现象称为原发性雷诺病（Raynaud′s disease，RD）。而美国及澳大利亚的研究者们将综合征和现象两个词汇同时使用[9]，不同类型雷诺现象的区别仅在于原发性或继发性。本章所采用的是欧洲分类法。

许多轻型雷诺现象的患者并不会因此就诊，且多为雷诺病。严重的血管痉挛发作往往是雷诺综合征的早期标志，而该类患者会就诊于专科门诊[10]。雷诺现象可能会早于其原发系统性疾病 20 年出现[11]，因此，专科门诊就诊的患者中雷诺综合征的比例较高，鉴别原发性与继发性及对其潜在的原发疾病的识别是一大挑战。

与继发性雷诺综合征相关的疾病见框 12.1。在结缔组织病（connective tissue diseases，CTDs）中，系统性硬化是与雷诺综合征相关的最常见疾病。在高黏滞综合征中（如骨髓瘤等），雷诺综合征的患病率与一般人群相似，但症状更重。

框 12.1 雷诺现象相关疾病

结缔组织病
系统性硬化
系统性红斑狼疮
类风湿关节炎
混合结缔组织病
干燥综合征
皮肌炎/多发性肌炎
阻塞性疾病
动脉粥样硬化（特别是血栓闭塞性脉管炎）
微栓子
胸廓出口综合征（特别是颈肋）
药物
β受体阻滞剂
细胞毒药物，如博来霉素
环孢素
麦角胺和其他抗偏头痛药物
柳氮磺吡啶
职业因素
振动性白指病
氯乙烯病
弹药工人（离开工作环境）
冷冻食物包装工
其他因素
甲状腺功能减退
冷球蛋白血症
反射交感性营养不良
恶性肿瘤

职业性雷诺综合征也已经引起了人们的重视，其中一种相对常见的表现形式是手臂振动综合征（hand-arm vibration syndrome，HAVS；以前被称为振动性白指）。正如名字所示，该病出现在暴露于振动仪器如链锯、气动路钻和抛光机器的工人中。在英国，约有 420 万男性及 66.7 万女性存在手传振动的职业暴露[12]。在这些工具被规范管理前，90%的暴露工人会出现手臂振动综合征。在美国造船厂工人中，71%的全职气动研磨工人存在白指表现[13]，而在日本 9.6%的伐木工人患有该综合征[14]。

✔ 通过使用轻型链锯并减少振动，芬兰森林工人的患病率已由 40%减至 5%[15]。

职业暴露的持续时间很重要，症状的潜伏期一般不超过 5 年。在全职工人中，症状的严重程度与暴露时间的长短呈正比[15]。血管痉挛可不仅限于手指，也有脚趾的报道（图 12.1；彩图 12.1）[16]。振动诱导的内皮损伤可能是该病的基础[17]。在疾病进程的早期如更换工作，约 1/4 患者的症状能够自行缓解[18]。

英国 1985 年就已将手臂振动综合征列入职业病。如果患者符合特定的标准就会得到相应的工伤伤残救济金[19]。对不同机器，人们指定了相应的工作时间限制，在实施中通常会采用点数制度。

目前，长时间暴露于振动性电子游戏控制装置也会引起手臂振动综合征。其他雷诺现象的职业相关因素包括氯乙烯病，出现于约 3%的暴露工人中。弹药工人由于其工作环境中存在具有扩血管作用的硝酸盐，当他们离开其工作环境后，也可因扩血管作用消失发生雷诺现象。

动脉粥样硬化阻塞性疾病是 60 岁以上老人雷诺现象的常见病因，特别是对于男性。推荐针对已知的危险因素，如高脂血症等进行筛查和治疗。多种药物也可导致

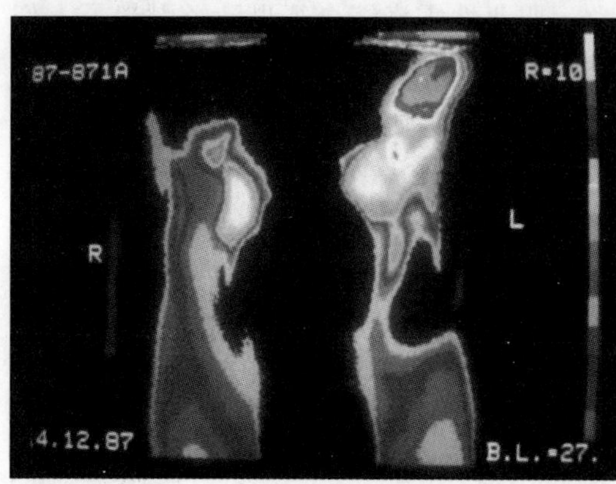

图 12.1 温度成像显示脚趾的雷诺现象

或加剧雷诺现象（如治疗心绞痛的 β 受体阻滞剂），此时应更换治疗药物（如改为硝苯地平等钙离子通道拮抗剂）。血管痉挛也是反射性交感神经营养不良和胸廓出口综合征的特征表现，尤其是在有颈肋存在的情况下（见第 11 章）。

病理生理学

引起雷诺现象的确切机制尚不清楚，但存在 4 个重要的病因学因素：①神经源性因素；②血细胞与血管壁相互作用；③炎症与免疫反应；④遗传因素。这些机制可能通过互相依赖、互相作用来产生相应症状。

神经源性因素

关于此病的研究大多着眼于外周神经系统。雷诺现象患者的 α-肾上腺素受体的敏感性和密度相对增高[20]，同时外周血管 β-肾上腺素突触前受体的反应性也增加[2]。而中枢神经系统也可能与血管痉挛相关，但该领域的研究较为困难，目前鲜有直接证据证明其作用。

血细胞与血管壁相互作用

正常的血流微循环有赖于功能性的内皮、血浆和血液中的细胞成分。活化的血小板聚集以及形成的凝块不仅会阻塞血流，还可释放血管收缩剂如血栓素 A_2 和血清素，进一步引起血小板聚集。雷诺现象患者的红细胞可塑性降低，而低温会进一步使其下降[21]。这种僵硬的红细胞和白细胞会阻碍微循环，同时活化的白细胞聚集并附于微循环血管内，使管腔变窄。另外，白细胞的活化会促进自由基的形成，后者可促进血栓形成[22]。升高的纤维蛋白原和球蛋白水平会增加血浆黏度而减少血流。雷诺综合征患者同时存在血小板聚集、红细胞僵硬以及活化的白细胞增多，并伴有血浆黏度升高而纤维蛋白溶解减少[23]。

完整的内皮是一个功能器官，能够产生许多协助维持正常血流的物质。雷诺现象患者中，内皮的破坏可能会损害正常的血流。血管损伤后会释放 VIII 因子（von Willebrand 因子）抗原，而雷诺现象患者体内其含量增加[24]。VWF 促进凝血连锁反应及血小板活化，从而导致血流减少。组织纤溶酶原激活物可促进纤维蛋白溶解，而其在雷诺现象患者体内减少，继而减少了纤维蛋白的溶解[23]。

内皮血管收缩/舒张因子的生成过程同样会因受损而异常[25-32]。多数异常出现在雷诺综合征患者中，而 VWF 除外，因为 VWF 增加也可见于原发性雷诺病。现在认为，或许这些因子的异常是雷诺现象的结果而非其原因。但不管怎样，它们可以使血流受损，而相应的药物治疗可以产生一定的临床获益。

炎症及免疫机制

多数严重的雷诺综合征病例都与结缔组织病相关，而且在这些患者中会发现紊乱的免疫系统和炎症反应。然而有趣的是，异常的白细胞改变也可出现在手臂振动综合征中[33-34]，却没有明确的免疫/炎症基础。感兴趣的读者可参阅相关文献[35-37]。

遗传因素

人们已经提出了与雷诺现象相关联的

遗传因素，发现原发性雷诺现象可出现在同卵双生中[33]。一项关于 2852 名女性的双胞胎研究发现，相比异卵双生，同卵双生中雷诺现象患病的一致率较高，说明遗传因素在发病中具有重要作用[38]。

临床表现

该病多是以遇冷、温度变化及情绪变化时，偶发肢端界限清晰的苍白为最初表现。手指动脉痉挛是其原因，尽管许多人也会出现遇冷时指端颜色轻微变化，但他们并非雷诺现象患者，可能仅是由于低温诱导的皮肤动静脉分流关闭，减少了表浅血流并以此控制身体热量的损失。雷诺现象患者随后会进入发绀阶段和（或）发红的反应性充血阶段，而最后这一阶段可能会伴有复温时的感觉异常和疼痛。因此典型的雷诺现象表现具有双相或三相，通常会影响手指和脚趾，而手指的症状一般更明显。这种表现可能是非对称的，例如可能是每只手仅 1～2 根手指受累，也可能是所有的手指同时受累。另外，其他末端如耳、舌和鼻也可受累。但单纯的发青是由于手足发绀症而非雷诺现象。合并其他皮肤相关问题例如手指溃疡（图 12.2）和复发性冻疮，10 岁以下儿童起病或年长时（30 岁以上）起病，以及长期发作等往往提示继发性雷诺现象。

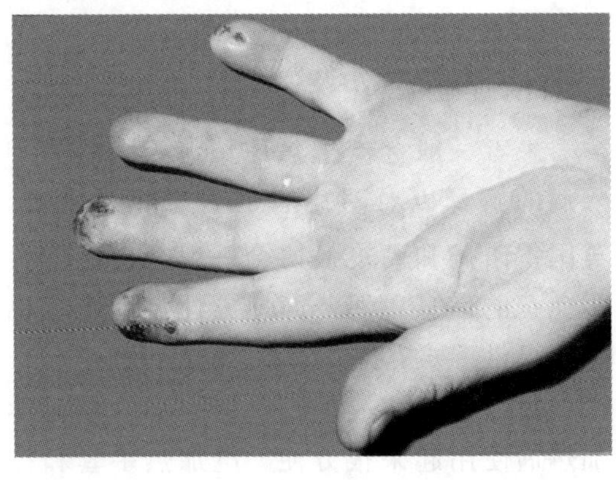

图 12.2　手指溃疡

检查

首先要确定诊断是否为雷诺现象，再进一步鉴别是原发性还是继发性，并说明潜在的病因。如果有雷诺现象发作，多数雷诺现象患者可根据病史和检查进行临床诊断。通常不需要客观测量血流状况，除非临床症状不明确。检查方法有多种，许多涉及冷刺激，但由于实践困难以及个体差异尚无金标准。

最常用的试验是检测 15℃ 局部冷敷前后手指收缩压的变化。其中认为压力下降 ＞30 mmHg 有意义，但应避免假阴性。理论上，在一天已发作过的患者不应该接受该试验，因为之后的反应性充血阶段会抑制进一步血管痉挛。但实际上，该试验可于发作后 2～3 h 且症状已消失时进行。试验前 24 h 应停用所有血管活性药物，而且由于排卵可使血流减少，应避免绝经前女性在月经周期中期进行。患者应注意保暖，避免在基线测量之前出现血管收缩，最好在试验开始前于控温的实验室中休息 30 min。在更温暖的环境中，由于温暖的身体可以保护患者免受局部手指冷却造成的血管痉挛，因此需要额外的全身冷却。

压力测量体积描记法是测量手指收缩压常用的方法。此方法需要一定操作技术，而且不能测量血流状况。光学体积描记法和更精细的多普勒超声装置可以测量血液恢复时的压力。

电子温度记录法将皮肤温度作为手指血流的指标。该技术可以在发作时任何阶段进行动态测量，但要注意皮温会同时受静脉血流和动脉血流的影响。

除了对雷诺现象的诊断，还应通过血液筛查试验寻找相关疾病。通过全血细胞计数、尿素和电解质测定，以及尿液分析可以发现慢性病贫血和肾性贫血；筛查甲状腺功能可以发现甲状腺功能减退。血细胞沉降率（rythrocyte sedimentation rate，ESR）或血浆黏度，以及类风湿抗体、抗核抗体能发现相关结缔组织病。其他检验如冷球蛋白可选择性进行。胸部 X 线可显示结缔组织病相关的肺底纤维化或者骨性颈肋。可使用高功率检眼镜进行甲襞微循环显微检查。正常情况下血管是不可见的，但不正常的血管扩张可被检出（例如系统性硬化患者，图 12.3；彩图 12.3）。微循环也可以用标准的高功率显微镜进行检查，但应注意甲襞变化也可出现在创伤和糖尿病患者中。同时具有甲襞血管异常和免疫检验异常对之后进展为结缔组织病的预测值达 90%[9]。应用结构分类体系，甲襞的表现可以用来评估结缔组织病的进展程度[39]。

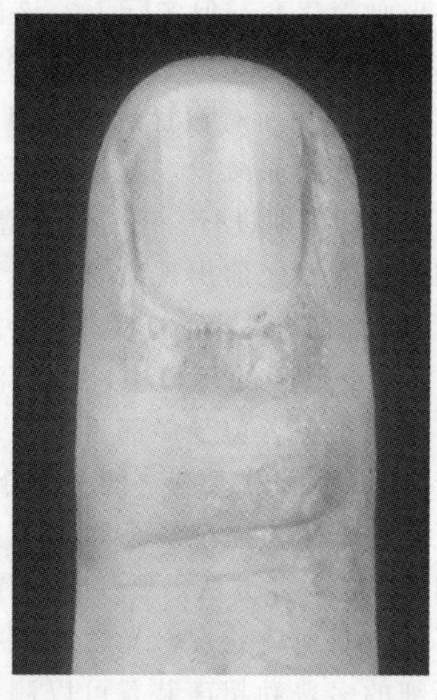

图 12.3 系统性硬化患者扩张的甲襞毛细血管

> ✔ 人们已经充分认识到甲襞微循环显微镜检查的诊断价值，其提示结缔组织病的相关表现：毛细血管扩张、迂曲，并于结缔组织病进展中于血管闭塞处形成所谓的“drop－out”斑块[40]。

其他检查如激光多普勒血流测定等，目前对诊断并无帮助，可作为研究工具[41]。

治疗

部分病情较轻的患者不需要药物治疗。其相关疾病，如甲状腺功能减退等需要治疗，或进行药物（例如 β 受体阻滞剂）调整。尽管目前尚无法治愈，但很多患者可以获得较好缓解。建议的治疗计划见图 12.4。

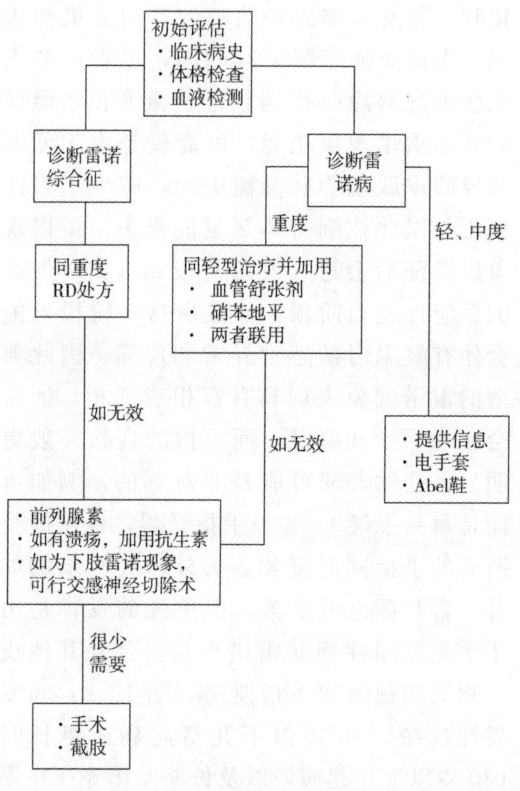

图 12.4 对雷诺现象的管理流程图

一般治疗

患者一般会产生焦虑情绪，因此关于疾病的解释以及对患者的安慰相当重要。英国雷诺病和硬皮病协会一般会向患者发放免费的信息手册，而地方性自助组织也可以提供重要支持。

吸烟者应该戒烟。口袋大小的热化学加热剂使用起来很方便。电加热手套和袜子对一些患者更合适，且能够提供长达 3 h

的保温。相比于需要笨重电池的老式设备，应用内置电池的新型手套或袜子或许更能被接受。不过加热时所产生的热量可能会刺激到已有的皮肤溃疡。另外，还可向器械供应商购买“Abel”鞋，其有填充材料且能适应脚的宽度，因此可以在加热的同时减轻脚趾周围的压力。良好的溃疡护理以及早期、足够的抗感染治疗也是很重要的。值得注意的是，由于血流的减少，可能不会出现常见的感染体征如发热、红肿和脓肿形成，需高度警惕。

药物治疗

当症状足够严重而影响工作、生活时需要药物治疗。多数雷诺综合征患者和一些雷诺病患者需要药物。治疗雷诺现象的药物选择见框 12.2。

钙离子通道阻滞剂

该类药物为血管舒张剂。硝苯地平是标准治疗用药，也是最常用药物，其同时具有抗血小板[42]和抗白细胞活性的作用，然而其应用受限于面部潮红、头痛及踝关节肿胀等血管舒张效应。这些副作用可以通过以下方法削减，如应用缓释剂，或从 10 mg 每日 1 次小剂量开始逐渐加量至最大 20 mg 每日 3 次（如果需要的话）。除了踝关节肿胀，血管舒张不良反应通常会随使用而减轻。硝苯地平未被批准应用于孕妇，需对相应的患者交代相关风险和注意事项。其他可应用的钙离子通道阻滞剂包括氨氯地平[43]、地尔硫䓬[44]和伊拉地平[45]。这些药物血管舒张效应更弱，但药效也较低。维拉帕米和酮色林是无效的。

框 12.2　治疗雷诺现象的常用药物

硝苯地平

缓释或之前进行延迟准备，10 mg b.d. 至 t.d.s.

如果需要，改为 20 mg b.d. 至 t.d.s.

如规律剂量不能控制，可作为“急救药”压碎于舌下服用

如果不耐受，可低剂量（如 10 mg 每日次）与血管舒张剂联用

萘呋胺

如果需要，初始 100 mg t.d.s. 至 200 mg t.d.s

烟酸肌醇酯

如果需要，从 500 mg t.d.s. 开始增至 750 mg b.d.

最大剂量为 1g q.i.d.

长期服用前需有 3 个月观察期

己酮可可碱

如果需要，400 mg b.d. 增至 t.d.s.

莫西赛利（百里胺）

40 mg q.d.s. 增至 80 mg q.d.s.

如 2 周内无反应停药

其他血管舒张剂

草酸萘呋胺（必来循宁）是一种较弱的外周血管舒张剂，具有 5-羟色胺受体拮抗作用。很多研究评估了 200 mg 每日 3 次口服的效果，对于严重的疼痛及持续的发作会有些许改善。

依照经验，原发性雷诺病患者相比雷诺综合征患者对血管舒张剂的反应更好，限制因素主要是大剂量药物带来的不良反应。有时联合应用小剂量钙离子通道阻滞剂与萘呋胺等血管舒张剂，能够在获益的同时，将单独大剂量应用其中任何一种药物时的不良反应降至最低。

前列腺素

前列腺素如 PGI_2 和 PGE_1 具有强效的血管舒张和抗血小板作用，但均不稳定，需要静脉内给药。伊洛前列素是一种对雷诺现象有效且稳定的前列环素类似物[46]，每日 6 h 持续静脉内给药，3～5 天为一疗程。每次 6 h 持续给药中，逐渐提高剂量直至最大耐受量，但不应超过 2 ng/（kg・min）。由于颜面潮红、头痛及罕见的低血压等不良反应，特别是女性，一般用药量均低于此。疗程中每天用同样的最大剂量。

该药药效可能等同于硝苯地平，但在欧洲为次选方案，主要是由于其为肠外给药且在一些国家尚未被许可应用。一项针对雷诺现象患者口服伊洛前列素的研究正在进行[47]，其中一项有关继发于系统性硬化的雷诺现象的试验显示，相比安慰剂，口服伊洛前列素有显著获益[48]，而口服贝前列素无效。

其他药物

病例报告和前导性研究指出了将来研究工作的热点。患有硬皮病相关肺纤维化和雷诺现象的患者，西地那非可以改善肺高压及外周血流[49]。在某些病例中，银杏叶提取物也是有效的[50]。西洛他唑——一种合成磷酸二酯酶Ⅲ抑制剂，能够可逆性地抑制血小板聚集，用于治疗间歇性跛行，也已在雷诺现象患者中进行随机对照试验。其治疗作用与肱动脉和交通血管的舒张有关[51]。然而，无论是原发性还是继发性雷诺现象，该药对改善微循环血流或频繁而严重的雷诺现象发作无效。

交感神经切除术

包括向交感神经链注射苯酚。腰交感神经切除术对于脚趾的难治性雷诺现象是一种重要的治疗手段，必要时可考虑。由于颈交感神经切除术效果欠佳且复发率高，治疗上肢雷诺现象时一般不考虑。选择性手指交感神经切除术在一些专科中心较为常用，但尚无长期随访结果的报道。

小结

雷诺现象是一种常见的疾病，可见于10%的女性。原发性与继发性雷诺现象的鉴别对于选择适当的治疗策略至关重要。尽管尚不能治愈，但将药物与非药物治疗结合起来可以获得较满意的症状缓解。外科治疗可能适用于某些骨性/纤维性颈肋压迫血管的病例。原发结缔组织病的治疗同样重要。另外，职业性雷诺现象有时可考虑通过变更工作或转变工作技术获得改善。

结缔组织病

雷诺综合征最常见的伴随疾病是结缔组织病。表 12.1 列出了这些相关疾病及其并发雷诺现象的概率。大多数系统性硬化症和混合结缔组织病患者中存在雷诺现象。结缔组织病最常见的伴随症状之一也是雷诺现象。有些病例中，雷诺现象仅仅表现为双相或者三相的皮肤颜色变化和轻度的不适；而另一些病例中，雷诺现象是最重要的主诉，伴有严重的疼痛、溃疡甚至坏疽。最常出现在血管外科诊室的是那些伴有严重雷诺现象的系统性硬化症患者。雷诺现象往往是结缔组织病最早出现的症状，常常在其他症状之前数年出现。因此，接诊医师看到这类血管痉挛症状的患者需要高度警惕结缔组织病的可能。

表 12.1　各种结缔组织病并发雷诺现象的概率

系统性硬化症	95%
系统性红斑狼疮	29%～40%
多发性肌炎/皮肌炎	40%
干燥综合征	33%
混合型结缔组织病	85%
类风湿关节炎	10%

文献中报道的继发性雷诺综合征的发生率差异较大，可能和医师的转诊模式及筛查结缔组织病的习惯有关。其中较有争议的部分，是如何评估单纯的雷诺现象未来转化为结缔组织病的风险。Koenig 等报道发现因雷诺现象就诊的患者中有 12.6% 在平均 4 年的随访过程中进展为系统性硬化症而 Ziegler 等报道平均 12.4 年的随访中，单纯性雷诺现象转化的概率为 9%，而可疑的继发病例最终有 30% 转化为结缔组织病。这些研究表明，雷诺现象向结缔组

织病的转化是一个持续的过程，不要轻易许诺单纯的原发雷诺现象无碍。近期的一些研究已经揭示了雷诺现象向结缔组织病转化过程中的一些特征，包括一些特定的症状（如前面提到的异常甲襞血管）和免疫学指标的改变，能够更好地预测未来转化为结缔组织病的概率。

美国风湿病协会（American Rheumatism Association，ARA）提出的结缔组织病的诊断标准具有较高的特异性，但是敏感性较低。因此，那些起病仅有单个症状（如指端硬化、指端凹陷或光过敏等）的患者，起病时按照 ARA 标准未能明确诊断，需要经过一段时间才能达到某种结缔组织病的诊断标准[54]。因此，当雷诺现象和上述症状同时出现时，即使不能达到某种结缔组织病的诊断标准，也需要引起高度的重视。雷诺现象出现的年龄对诊断也有帮助。前面已经提到，雷诺现象在年轻女性更为常见，大多数是原发性雷诺病。如果雷诺现象在年长的患者身上出现，则其背后隐藏着某种结缔组织病的概率就大得多。Kallenberg 报道的病例中，原发性雷诺病的平均起病年龄为 14 岁，而伴有结缔组织病的雷诺现象的平均起病年龄为 36 岁[55]。60 岁以上发病的雷诺现象患者中，大约 80% 合并存在其他疾病，其中最常见的伴发疾病为动脉粥样硬化（29%），小部分伴有恶性肿瘤相关的高黏滞综合征，而伴发结缔组织病的概率和普通人群无差异[53]。需要注意的是，当雷诺现象出现在年幼的儿童中时，伴发结缔组织病的率将大大增加。一项针对儿童的研究表明，70% 为原发性雷诺病而 30% 伴发其他疾病[31]。雷诺病通常不伴有指端溃疡，因此当出现指端溃疡及其可疑症状时，需要考虑继发性雷诺综合征的可能性。成人中反复出现的冻疮也要引起重视，尤其是在夏季出现的冻疮[56]。另外，累及几个指/趾的不对称性皮肤颜色改变也往往提示雷诺综合征[57]。

近年来，甲襞微循环显微镜检查和免疫相关抗体检查领域都取得了明显的进步。Koenig 等发现在以雷诺现象初诊的患者中，同时存在 ANA 抗体阳性、SSc 自身抗体阳性（抗 CENP-B、抗 CENP、抗 Th/To、抗 RNAP Ⅲ）及甲襞微循环显微镜下的典型改变，是未来进展为系统性硬化症的独立强预测因子。当上述三种因素存在时，进展的概率为 79.5% 而当三种因素均为阴性时，进展的概率仅为 1.3%[52]。因此，雷诺现象的综合评估预测其未来结缔组织病风险十分重要。Ingegnoli 等设计了一套算法，能够根据患者的甲襞微循环显微镜及自身抗体结果估算未来进展为系统性硬化症的风险[58]。

血管炎

血管炎是指血管壁内的炎症所导致的一系列症候群，可伴或不伴有血管结构的破坏。血管炎可以累及单个血管，也可以同时累及多个血管，造成器官甚至系统性症状。一般来说，血管炎的临床症状主要是受累血管所供应区域的缺血相关表现，伴有发热、体重减轻和食欲减低等炎症相关性全身表现。血管炎的严重程度差异较大，从轻度的血管闭塞性改变到坏死性血管炎均有可能。表 12.2 中按照累及血管的大小列出了常见的血管炎类型。不同类型血管炎的累及范围有相当大的重合，这使得单纯依靠临床症状进行血管炎分型变得很困难，需要综合影像学、组织学（炎症改变的类型）和免疫学检查的结果才能准确地分型。近年来，全身对比增强磁共振血管造影（contrast-enhanced magnetic resonance angiography，CE-MRA）和多层螺旋 CT 的应用已经取代了传统的血管造影来评估受累血管的范围。PET/CT 也被应用于血管炎的诊断、受累范围和炎症活动情况评估，以及监测治疗反应。

表 12.2　血管炎类型及其累及血管的大小

血管炎类型	主动脉及其分支	大、中动脉	中型肌肉动脉	小型肌肉动脉	微动脉、毛细血管及微静脉
多发性大动脉炎	√				
Buerger 病（血栓闭塞性脉管炎）	√	√			
巨细胞性动脉炎（颞动脉炎）	√	√			
结节性多动脉炎		√	√		
韦格纳肉芽肿			√	√	
结缔组织功能障碍				√	√
类风湿相关性血管炎				√	√
皮肤血管炎（白细胞碎裂性或过敏性）					√

多发性大动脉炎

多发性大动脉炎累及含弹力层的大动脉，表现为受累动脉的炎性及闭塞性改变。它可以累及主动脉全程及其一级分支和肺动脉。多发性动脉炎高发于 10～30 岁的女性，女性患病率是男性的 5～9 倍，高龄发病的患者罕见。该病的临床症状可以分为两个时相：急性系统性症状期（无脉前期）和慢性闭塞性症状期（无脉期）。急性期症状通常是全身炎症反应的非特异性症状，包括乏力、疲倦、体重减轻和发热等，常常伴有多关节痛和肌痛。慢性期的症状主要取决于受累血管的部位及其闭塞的严重程度，常见的症状包括：肢体脉搏减弱或无脉、血管杂音、高血压、上下肢血压不等及心脏听诊异常等。上肢可出现缺血性症状（麻木、无力、疼痛），伴有上肢脉搏减弱或消失。

多发性大动脉炎的炎症本质可以从实验室检查中反映出来。绝大多数患者的 ESR 在急性期升高。CE-MRA 对于该病的诊断非常重要，可以发现血管的狭窄、闭塞（图 12.5）、动脉瘤形成和侧支循环的情况。主动脉全程及其一级分支均可能受累，且一半左右的患者存在肺动脉受累，因此均需要评估。根据美国风湿病协会提出的诊断标准，需要满足 6 条临床和影像学标准中的 3 条以上方能确诊为多发性大动脉炎[59]。急性期早期的活检可以表现为肉芽肿形成和不均匀的血管壁受累。之后会出现内膜增生，以及外膜和中膜的条状纤维化等改变。

> 在多发性大动脉炎的急性炎症期，应用糖皮质激素和或环磷酰胺可以有效地减缓影像学上的疾病进展[59]。

糖皮质激素联合其他免疫抑制剂（如甲氨蝶呤、霉酚酸酯和咪唑硫嘌呤等）也能帮助缓解病情[60]。对症处理也很重要，尤其是需要积极地控制血压。治疗反应的评估需要综合考虑症状的改善、ESR 的降

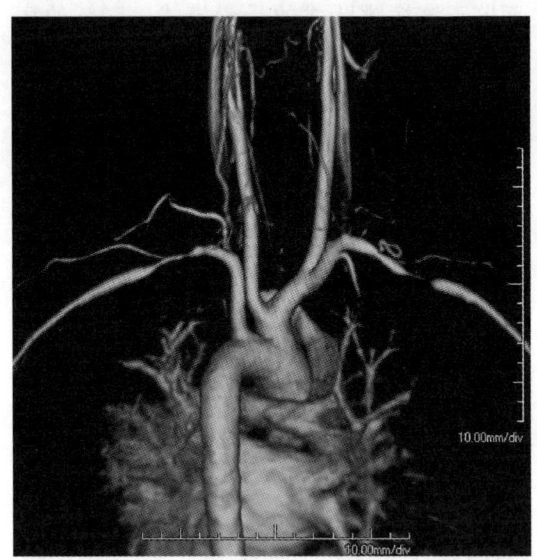

图 12.5　患者为 35 岁女性，以胸痛起病，胸主动脉 MRA 重建（后位观）提示双侧锁骨下动脉重度狭窄。该患者同时存在腹腔动脉和下肢动脉狭窄闭塞。图片来源：Dr John Bottomley，Sheffield Vascular Institute，UK.

低和影像学的改变。对于严重狭窄或者闭塞的血管，可以考虑手术或者介入治疗。传统搭桥手术的长期随访结果较好，介入腔内血管成形术对于短段病变有较好的疗效[60]。

Buerger 病（血栓闭塞性脉管炎）

Buerger 病以累及中一小动脉的节段性闭塞性血栓形成为特点，常常累及下肢，偶可见累及上肢。Buerger 病多见于年轻的吸烟人群，常常伴有雷诺现象和浅表性游走性血栓性静脉炎。过去认为 Buerger 病在男性中多见，然而近年来随着女性吸烟人群的增加，女性患者也变得越来越常见[61]。最近的回顾性研究证实了 Buerger 病在女性中发病率升高的趋势，并且发现年长 Buerger 病患者的数量也在增加[62]。

在 Buerger 病的急性期，动脉的内弹力层往往是完整的。淋巴细胞、成纤维细胞和巨细胞浸润形成的富细胞性的血栓填满整个血管腔，往往不伴有血管壁坏死或钙化，也没有动脉粥样硬化斑块或动脉瘤形成。持续存在的富细胞性的血栓栓塞是本病的标志性特征。

对血栓闭塞性脉管炎的血液流变学改变的新认识，可能引向新的治疗策略[63]。

Buerger 病的症状主要和下肢的缺血性改变相关，包括静息痛和组织坏死。间歇性跛行并不常见，即使出现也常常局限于足部。股动脉和腘动脉的搏动往往存在，而足背动脉的搏动常常消失[64]。Buerger 病主要依靠排除性诊断，即除外其他血管闭塞性疾病（如早发型动脉粥样硬化、自身免疫性疾病等）来确诊。

Buerger 病的下肢动脉造影检查常常提示腘动脉以近端的正常血管，胫腓动脉除某几处突然闭塞中断外，其余部分常大致正常。

> ✔ 戒烟是防治 Buerger 病的基础。在成功戒烟的患者中，疾病进展及出现需要截肢处理的坏疽的概率要低得多[64]。

尽管如此，继续吸烟会导致 Buerger 病的持续进展，导致上肢的雷诺现象、指/趾端溃疡和坏疽等。针对累及下肢的 Buerger 病，有大量的关于各种治疗方案的报道，然而遗憾的是，至今没有一种方案能让人满意或被学术界接受，而且大多数方案缺乏规范的循证医学证据支持。糖皮质激素、抗血小板药物和伊洛前列素是其中较为常用的治疗方案。现有证据表明糖皮质激素对 Buerger 病的治疗效果很有效，相比之下，阿司匹林类药物和伊洛前列素的证据似乎更加有力[65]。病理生理方面的基础研究表明，血管内皮生长因子在 Buerger 病的发病过程中起到重要作用，基因治疗的相关研究也正在进行中[66]。针对目前已有的许多治疗方案，尚需要设计严谨的临床实验来评估其疗效。

巨细胞性动脉炎

巨细胞性动脉炎过去也称为颞动脉炎，是一种主要累及大-中动脉的系统性肉芽肿性动脉炎。该病往往累及主动脉的头颅分支，以颞动脉最为常见，常常于50岁以上发病，其最严重但可防治的并发症是不可逆的失明。颞动脉受累时可以有多种临床表现，颅外症状也不罕见。文献估计巨细胞性动脉炎在50岁以上人群中的年发病率约为17/10万[67]。女性的发病率是男性的3～5倍。吸烟人群和确诊动脉粥样硬化人群的发病率也较高[68]。

巨细胞性动脉炎可以急性起病，也可以隐匿起病。头痛和突发失明是最典的临床症状，发热、体重减轻和乏力等全身表现常常是首发症状。头痛为该病的常见主诉，可以局限于颞浅动脉的供血区，也可以是泛化的头痛。头皮发紧的症状也可能很突出，常常会对患者梳理头发及夜间睡眠带来困扰。头痛和头皮发紧都是颞浅动脉和枕动脉受累的继发表现。咀嚼无力症状可在约一半的患者中出现，其机制是面动脉和上颌动脉的受累。舌肌无力和吞咽困难的症状在文献中也有报道，但舌炎或舌坏死的情况罕见[69]。突发的失明是眼动脉或睫后动脉受累的结果，且失明一旦出现就几乎是不可逆的。一过性黑矇是即将出现失明的警告信号，及时的糖皮质激素治疗有效。肺部、肾、神经系统受累的症状以及滑膜炎在文献中也有报道，但表皮和肢体血管受累的表现非常罕见。因此，该病很少会寻求血管外科医师就诊或会诊。

组织活检发现肉芽肿性炎症反应是巨细胞性动脉炎的特征性改变（图12.6）。然而鉴于该病跳跃式的受累模式，50%的病例为活检阴性。因此对于高度怀疑该病，但是活检阴性的患者并不能除外巨细胞性动脉炎的诊断，必要时仍应积极应用糖皮质激素治疗。急性期升高的ESR也可以辅助诊断，需要注意的是，也存在部分ESR不升高的巨细胞性动脉炎患者。

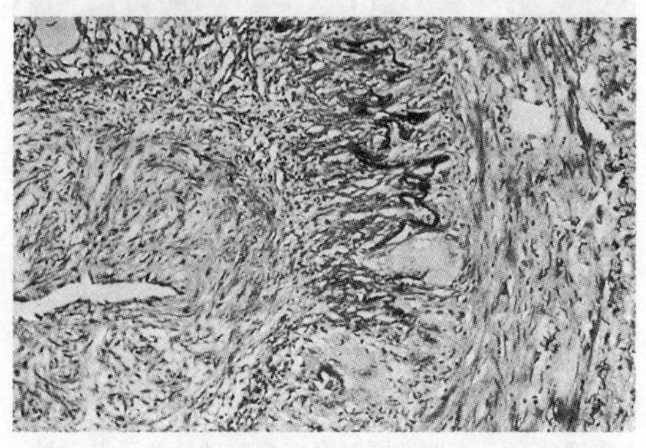

图12.6 颞动脉活检提示肉芽肿性炎症反应及内弹力层中断

> ✔ 糖皮质激素是治疗巨细胞性动脉炎的主要药物，可以有效预防但不能逆转失明。实验性激素治疗本身也可以作为一种诊断方法[70]。

甲氨蝶呤是一种减轻糖皮质激素负荷的免疫抑制剂，在风湿性多肌痛和巨细胞性动脉炎患者中有相矛盾的结果[71-72]，而一项对三个实验研究的meta分析结果提示，甲氨蝶呤可以小幅度减少激素的用量，并增加激素停药的概率[73]。因此，在激素用量较大，或者激素副作用反应较为明显的患者中，可以尝试应用甲氨蝶呤。血小板计数升高的患者出现失明的风险更高，需要更加积极地治疗[74]。ESR、血浆黏滞度、C反应蛋白（CRP）等可用于监测巨细胞性动脉炎的活动度，在同时存在其他可导致ESR或CRP升高的疾病时（如感染等），抗心磷脂抗体也可用于监测[75]。

对于风湿性多肌痛，白介素-6（IL-6）水平的升高可用于提示该病的活动期[76]，而对于巨细胞性动脉炎，IL-6 的升高则提示缺血事件的风险较低[77]。所有患者在应用糖皮质激素的同时均应常规补充钙剂和维生素 D。对于骨密度较低的患者，需加用二膦酸盐类药物[78]。一项小型的开放研究提示，抗肿瘤坏死因子类的生物制剂可能能够使巨细胞性动脉炎患者获益[79]，然而该现象尚需要对照研究的结果来证实。

结节性多动脉炎

结节性多动脉炎（polyarteritis nodosa，PAN）是一类累及中、小肌肉动脉全层的系统性坏死性血管炎。PAN 的患病率为百万分之 5～77，且在乙型病毒性肝炎高发区有更高的患病率[80]。PAN 患者中男：女比例约为 2：1，确诊的平均年龄在 40～60 岁，偶可见儿童或者老年人患病。该病的症状主要取决于受累血管的部位，最常见的是非特异性症状，如乏力、腹痛、体重减轻、发热和肌痛等，还常常伴有高血压。器官受累可能在发病的初期或者晚期出现，其中约 70% 的患者存在肾受累（表现为蛋白尿和进展性肾功能不全）；胃肠道受累也很常见，多表现为腹痛、恶心和呕吐；急性肠道事件（如肠坏死、穿孔和出血）较为罕见，但病死率较高；皮肤也可以受累出现甲襞梗死、指端梗死（图 12.7）、紫癜和网状青斑（图 12.8）；血管壁受累时可以出现血管瘤；多发性单神经炎也较为常见；其他部位如视网膜和睾丸等也可能受累。实验室检查结果往往是非特异性的，这使得 PAN 的诊断较为困难。贫血、ESR 升高和抗中性粒细胞胞浆抗体（ANCA）阳性具有一定的提示意义。所有疑诊 PAN 的患者均应筛查乙肝表面抗原及抗体。血管造影若发现典型的结节样的囊状或梭状动脉瘤、动脉狭窄可以明确诊断[81]。确诊 PAN 需要依赖血管造影或者活检提示的血管炎性病变。

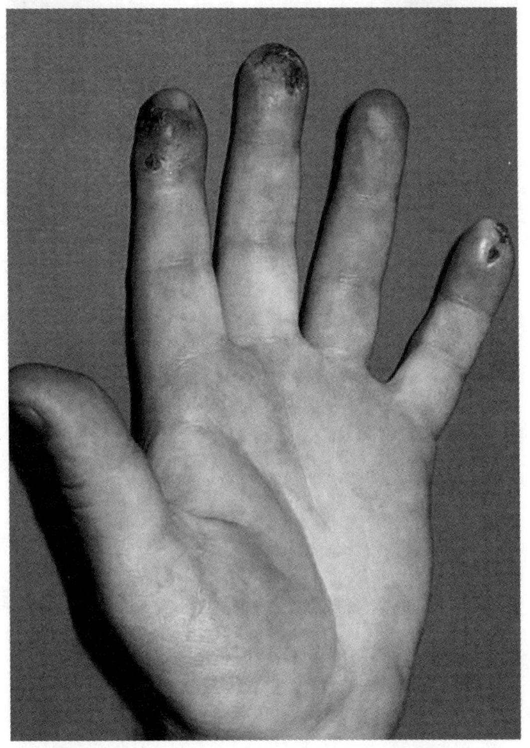

图 12.7　结节性多动脉炎的指端坏死

> ✔ 糖皮质激素是治疗结节性多动脉炎的基石，当症状难以控制时，可以加用环磷酰胺。

韦格纳肉芽肿

韦格纳肉芽肿是一种主要累及呼吸道和肾的中、小动静脉的系统性坏死性肉芽肿性血管炎，典型的韦格纳肉芽肿表现为上呼吸道、肺和肾的三联受累。该病发病时的临床表现和严重程度差异较大，但通常不累及表皮血管[82]，因而表皮溃疡、皮下结节和紫癜等症状少见。实验室检查提

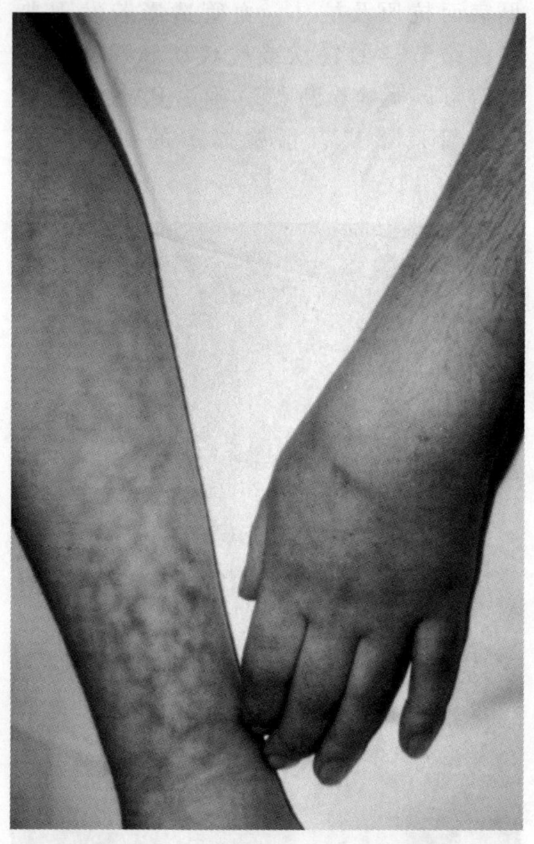

图 12.8 结节性多动脉炎的网状青斑

示为炎症反应。鼻窦 X 线或者 CT 可能发现黏膜增厚、鼻窦渗出或气液平面。胸部 X 线可发现占位性病变。确诊需要依靠活检病理结果。C-ANCA 阳性强烈提示韦格纳肉芽肿可能性，在可疑病例中应常规筛查。

循环内皮细胞可能是 ANCA 相关性血管炎活动期的一种新型筛查标记物。该检查的临床应用推广和其病理生理机制尚不完全明确[83]。治疗方面需要应用免疫抑制剂。

皮肤血管炎/小血管炎

小血管炎最常累及毛细血管后微静脉，尽管毛细血管和微动脉也可受累。最初小血管炎被称为高敏感性脉管炎，之后小血管炎一度被认为是 PAN 累及小血管的一种亚型。目前认为 PAN 多累及小动脉和微动脉，而不是微静脉，因此和小血管炎不是同一个疾病。框 12.3 中列出了皮肤血管炎相关的临床综合征。

框 12.3　皮肤血管炎相关的临床综合征

特发性皮肤血管炎

坏死性血管炎，可继发于：

药物（如抗生素、利尿剂、NSAIDs、抗痉挛药）

感染（如上呼吸道病毒、链球菌、乙肝病毒、人类免疫缺陷病毒）

免疫功能障碍（如结缔组织病）

以皮肤血管炎为表现的系统性疾病

结缔组织病

混合型冷球蛋白血症

过敏性肉芽肿病（Churg-Strauss 综合征）

Behçet 病

特发性皮肤血管炎

该病是最常累及皮肤的血管炎[8]，多表现为下肢（尤其是膝下）的紫癜。双下肢常常对称受累，且在久坐或站立后加重。病变常常成簇出现，起初类似红斑，后来进展为紫癜。该病也可偶以类似荨麻疹起病，但持续时间超过 24 h，此点可以和典型的荨麻疹相鉴别。病变的活检可见白细胞碎裂性血管炎伴内皮细胞水肿，常有坏死伴出血、纤维蛋白沉积和多形核中性粒细胞浸润。

感染、药物或结缔组织病相关性坏死性血管炎

该病的病因尚不明确，可能和对多种因素（如感染源和药物）引起的超敏反应相关，或者是某种潜在的系统性疾病的表现。该病至今仍有一半左右的病例无法确定致病源[84]。大约 10%的皮肤坏死性血管炎和感染相关。常见的感染源是上呼吸道病毒，可导致 Henoch-Schönlein 紫癜等血

管炎，细菌有时也可以引起类似的超敏性血管炎。常见的致病源还包括一些药物，包括抗生素（尤其是青霉素和磺胺类）、利尿剂和非甾体消炎药（non-steroidal anti-inflammatory drugs，NSAIDs）。白细胞碎裂性血管炎可以和许多系统性自身免疫疾病相关，尤其是结缔组织病。

以皮肤血管炎为表现的系统性疾病

皮肤血管炎背后可能隐藏着某种系统性疾病，其中最常见的是结缔组织病，包括系统性红斑狼疮和混合型冷球蛋白血症。单纯靠临床症状和组织活检结果很难将其与特发性皮肤血管炎相鉴别。因此，有必要对每一名皮肤血管炎的患者进行详细的筛查，除外结缔组织病的可能性。

Churg-Strauss 综合征的皮肤病变常常累及肢体，表现为斑丘疹，可伴有水疱，但是大疱罕见。Behçet 病通常以口腔和生殖器溃疡起病，但也可出现许多非特异性的皮肤改变，如丘疹、水疱、脓皮病或红斑样病变。尽管大多数皮肤血管炎患者仅有皮肤受累，但仍需要积极寻找潜在致病物和可能的潜在系统性疾病。

大多数仅有皮肤受累的皮肤血管炎患者一生中可能只有一次发病，且发作时间较短，症状较轻，治疗上往往不需要药物干预，或仅需要抗组胺药或 NSAIDs 类药物。然而，对于那些反复发病，或发病症状较重的患者，需要考虑应用糖皮质激素治疗。

人类免疫缺陷病毒（human immunodeficiency virus，HIV）可以引起血管炎，临床医师在实践中应注意到这一点。各类血管炎均可在 HIV 感染患者中出现，从小血管炎、药物引起的超敏性血管炎到大动脉炎均有报道。血管炎累及肺、肾或中枢神经系统且威胁生命的情况下，应在有效抗病毒治疗前提下考虑糖皮质激素和免疫抑制剂的治疗。

小结

血管炎可能以皮肤缺血症状首诊。累及下肢的血管炎多为大血管相关或有血栓倾向。该类疾病诊断的基础是急性期的炎性改变（ESR 升高、血液黏滞度增加和 CRP 升高）。自身抗体的筛查对诊断有帮助，然而确诊往往需要依靠组织活检病理结果。如果条件允许，所有血管炎患者均应行活检检查。

要点

- 雷诺现象可大致分为原发性雷诺病和继发性雷诺综合征。需要重视潜在原发病的筛查。治疗方面包括一般治疗、药物治疗、交感神经切除术等。
- 血管炎可能以皮肤缺血症状首诊，发热、体重减轻和乏力等全身表现有提示意义。ESR、血液黏滞度、CRP、自身抗体和组织活检都是非常重要的检查。免疫抑制治疗是血管炎治疗的基石。

参考文献

1. Raynaud MD. De l'asphyxie locale et de la gangrene symetrique des extremites. Paris; 1862. (Trans. Thomas Barlow, London, New Sydenham Society, 1988.).
2. Brotzu G, Falchi S, Mannu B, et al. The importance of presynaptic beta receptors in Raynaud's disease. J Vasc Surg 1989;9:767–71.
3. Baron M, Feiglin D, Hyland R, et al. ^{67}Gallium lung scans in progressive systemic sclerosis. Arth Rheum 1983;26:969–74.
4. Belch JJ, Land D, Park RH, et al. Decreased oe-

sophageal blood flow in patients with Raynaud's phenomenon. Br J Rheumatol 1988;27:426–30.

5. Kahan A, Devaux JY, Amor B, et al. Nifedipine and thallium-201 myocardial perfusion in progressive systemic sclerosis. N Engl J Med 1986;314:1397–402.
6. De Trafford JC, Lafferty K, Potter CE, et al. An epidemiological survey of Raynaud's phenomenon. Eur J Vasc Surg 1988;2:167–70.
7. Suter LG, Murabito JM, Felson DT, et al. The incidence and natural history of Raynaud's phenomenon in the community. Arth Rheum 2005;52(4):1259–63.
8. Porter JM, Bardana Jr EJ, Baur GM, et al. The clinical significance of Raynaud's syndrome. Surgery 1976;80:756–64.
9. Porter JM, Rivers SP, Anderson CJ, et al. Evaluation and management of patients with Raynaud's syndrome. Am J Surg 1981;142:183–9.
10. Kallenberg CG, Wouda AA, The TH. Systemic involvement and immunologic findings in patients presenting with Raynaud's phenomenon. Am J Med 1980;69:675–80.
11. Allen EV, Brown GE. Raynaud's disease: a critical review of minimal requisites for diagnosis. Am J Med Sci 1932;183:187–200.
12. Palmer KT, Griffin MJ, Bendall H, et al. Prevalence and pattern of occupational exposure to hand transmitted vibration in Great Britain: findings from a national survey. Occup Environ Med 2000;57:218–28.
13. Letz R, Cherniack MG, Gerr F, et al. A cross sectional epidemiological survey of shipyard workers exposed to hand–arm vibration. Br J Ind Med 1992;49:53–62.
14. Mirbod SM, Yoshida H, Nagata C, et al. Hand–arm vibration syndrome and its prevalence in the present status of private forestry enterprises in Japan. Int Arch Occup Environ Health 1992;64:93–9.
15. Koskimies K, Pyykko I, Starck J, et al. Vibration syndrome among Finnish forest workers between 1972 and 1990. Int Arch Occup Environ Health 1992;64:251–6.
16. Hedlund U. Raynaud's phenomenon of fingers and toes of miners exposed to local and whole-body vibration and cold. Int Arch Occup Environ Health 1989;61:457–61.
17. Kennedy G, Khan F, McLaren M, et al. Endothelial activation and response in patients with hand arm vibration syndrome. Eur J Clin Invest 1999;29:577–81.
18. Taylor W, Pelmear PL. The hand–arm vibration syndrome: an update. Br J Ind Med 1990;47:577–9.
19. Department for work and pensions. DB1 – A guide to industrial injuries disablement benefits. 2011.
20. Freedman RR, Sabharal SC, Desai N, et al. Increased alpha-adrenergic responsiveness in idiopathic Raynaud's disease. Arth Rheum 1989;32:61–5.
21. Lau CS, O'Dowd A, Belch JJ. White blood cell activation in Raynaud's phenomenon of systemic sclerosis and vibration induced white finger syndrome.
22. Lau CS, Bridges AB, Muir A, et al. Further evidence of increased polymorphonuclear cell activity in patients with Raynaud's phenomenon. Br J Rheumatol 1992;31:375–80.
23. Belch JJ, Drury J, McLaughlin K, et al. Abnormal biochemical and cellular parameters in the blood of patients with Raynaud's phenomenon. Scott Med J 1987;32:12–4.
24. Belch JJ, Zoma AA, Richards IM, et al. Vascular damage and factor-VIII-related antigen in the rheumatic diseases. Rheumatol Int 1987;7:107–11.
25. Belch JJ, McLaren M, Anderson J, et al. Increased prostacyclin metabolites and decreased red cell deformability in patients with systemic sclerosis and Raynaud's syndrome. Prostaglandins Leukot Med 1985;18:401–2.
26. Belch JJ, O'Dowd A, Forbes CD, et al. Platelet sensitivity to a prostacyclin analogue in systemic sclerosis. Br J Rheumatol 1985;24:346–50.
27. Zamora MR, O'Brien RF, Rutherford RB, et al. Serum endothelin-1 concentrations and cold provocation in primary Raynaud's phenomenon. Lancet 1990;336:1144–7.
28. Kahaleh B, Fan PS, Matucci-Cerinic M, et al. Study of endothelial dependent relaxation in scleroderma (abstract). Am Coll Rheum 1993;B233:S180.
29. Khan F, Belch JJ. Skin blood flow in patients with systemic sclerosis and Raynaud's phenomenon: effects of oral l-arginine supplementation. J Rheumatol 1999;26:2389–94.
30. Nakamura H, Matsuzaki I, Hatta K, et al. Blood endothelin-1 and cold-induced vasodilation in patients with primary Raynaud's phenomenon and workers with vibration-induced white finger. Int Angiol 2003;22:243–9.
31. Kahaleh MB. Raynaud phenomenon and the vascular diseases in scleroderma. Curr Opin Rheumatol 2004;16(6):718–22.
32. Konttinen YT, Mackiewicz Z, Ruuttila P, et al. Vascular damage and lack of angiogenesis in systemic sclerosis skin. Clin Rheumatol 2003;22:196–202.
33. Lau CS, O'Dowd A, Belch JJF. White blood cell activation in Raynaud's phenomenon of systemic sclerosis and vibration white finger. Ann Rheum Dis 1992;51:249–52.
34. Lau CS, Bridges AB, Muir A, et al. Further evidence of increased polymorphonuclear cell activity in patients with Raynaud's phenomenon. Br J Rheumatol 1992;31:375–80.
35. Kurozawa Y, Nasu Y. Circulating adhesion molecules in patients with vibration-induced white finger. Angiology 2000;51:1003–6.
36. Lau CS. Haemostatic abnormalities in Raynaud's phenomenon and the potential for treatment with manipulation of the arachidonic acid pathway. MD thesis, University of Dundee; 1993.
37. Worda M, Sgonc R, Dietrich H, et al. In vivo analysis of the apoptosis-inducing effect of anti-

endothelial cell antibodies in systemic sclerosis by the chorionallantoic membrane assay. Arth Rheum 2003;48:2605–14.

38. Cherkas LF, Williams FMK, Carter L, et al. Heritability of Raynaud's phenomenon and vascular responsiveness to cold: a study of adult female twins. Arth Care Res 2007;57:524–8.
39. Cutolo M, Sulli A, Pizzorni C, et al. Nailfold videocapillaroscopy assessment of microvascular damage in systemic sclerosis. J Rheumatol 2000;27:155–60.
40. Nagy Z, Czirjak L. Nailfold digital capillaroscopy in 447 patients with connective tissue disease and Raynaud's disease. J Eur Acad Dermatol Venereol 2004;18:62–8.
41. Turner JB, Belch JJF, Khan F. Current concepts in assessment of microvascular function using laser Doppler imaging and iontophoresis. Trends Cardiovasc Med 2008;18(4):109–16.
42. Maricq HR, Jennings JR, Valter I, et al., Raynaud's Treatment Study Investigators. Evaluation of treatment efficacy of Raynaud phenomenon by digital blood pressure response to cooling. Vasc Med 2000;5:135–40.
43. La Civita L, Pitaro N, Rossi M, et al. Amlodipine in the treatment of Raynaud's phenomenon. Br J Rheumatol 1993;32:524–5.
44. Rhedda A, McCans J, Willan AR, et al. A double blind placebo controlled crossover randomized trial of diltiazem in Raynaud's phenomenon. J Rheumatol 1985;12:724–7.
45. Leppert J, Jonasson T, Nilsson H, et al. The effect of isradipine, a new calcium-channel antagonist, in patients with primary Raynaud's phenomenon: a single-blind dose–response study. Cardiovasc Drugs Ther 1989;3:397–401.
46. Pope J, Fenlon D, Thomson A, et al. Prazosin for Raynaud's phenomenon in progressive systemic sclerosis. Cochrane Database Syst Rev 2000;2 CD000956.
47. Belch JJ, Capell HA, Cooke ED, et al. Oral iloprost as a treatment for Raynaud's syndrome: a double blind multicentre placebo controlled study. Ann Rheum Dis 1995;54:197–200.
48. Wigley FM, Korn JH, Csuka ME, et al. Oral iloprost treatment in patients with Raynaud's phenomenon secondary to systemic sclerosis: a multicenter, placebo-controlled, double blind study. Arth Rheum 1998;41:670–7.
49. Rosenkranz S, Diet F, Karasch T, et al. Sildenafil improved pulmonary hypertension and peripheral blood flow in a patient with scleroderma-associated lung fibrosis and the Raynaud phenomenon. Ann Intern Med 2003;139:871–3.
50. Muir AH, Robb R, McLaren M, et al. The use of Ginkgo biloba in Raynaud's disease: a double-blind placebo-controlled trial. Vasc Med 2002;7:265–7.
51. Rajagopalan S, Pfenninger D, Somers E, et al.
52. Koenig M, Joyal F, Fritzler MJ, et al. Autoantibodies and microvascular damage are independent predictive factors for the progression of Raynaud's phenomenon to systemic sclerosis: a twenty-year prospective study of 586 patients, with validation of proposed criteria for early systemic sclerosis. Arth Rheum 2008;58:3902–12.
53. Ziegler S, Brunner M, Eigenbauer E, et al. Long-term outcome of primary Raynaud's phenomenon and its conversion to connective tissue disease: a 12-year retrospective patient analysis. Scand J Rheumatol 2003;32:343–7.
54. Belch JJ. Raynaud's phenomenon: its relevance to scleroderma. Ann Rheum Dis 1991;50(Suppl. 4):839–45.
55. Kallenberg CG. Early detection of connective tissue disease in patients with Raynaud's phenomenon. Rheum Dis Clin North Am 1990;16:11–30.
56. Franceschini F, Calzavara-Pinton P, Valsecchi L, et al. Chilblain lupus erythematosus is associated with antibodies to SSA/Ro. Adv Exp Med Biol 1999;455:167–71.
57. Cardelli MB, Kleinsmith DM. Raynaud's phenomenon and disease. Med Clin North Am 1989;73:1127–41.
58. Ingegnoli F, Boracchi P, Gualterotti R, et al. Improving outcome prediction of systemic sclerosis from isolated Raynaud's phenomenon: role of autoantibodies and nail-fold capillaroscopy. Rheumatology (Oxford) 2010;49(4):797–805.
59. Arend WP, Michel BA, Bloch DA, et al. The American College of Rheumatology 1990 criteria for the classification of Takayasu arteritis. Arth Rheum 1990;33:1129–34.
60. Liang P, Hoffman GS. Advances in the medical and surgical management of Takayasu arteritis. Curr Opin Rheumatol 2005;17:16–24.
61. Lie JT. The Canadian Rheumatism Association, 1991 Dunlop–Dottridge Lecture. Vasculitis, 1815 to 1991: classification and diagnostic specificity. J Rheumatol 1992;19:83–9.
62. Stvrtinova V, Ambrozy E, Stvrtina S, et al. 90 years of Buerger's disease: what has changed. Bratisl Lek Listy 1999;100:123–8.
63. Bozkurt AK, Koksal C, Ercan M. The altered hemorheologic parameters in thromboangiitis obliterans: a new insight. Clin Appl Thromb Hemost 2004;10:45–50.
64. Mills JL, Porter JM. Thromboangiitis obliterans (Buerger's disease). In: Churg A, Churg I, editors. Systemic vasculitides. Tokyo: Igaku-Shoin; 1991. p. 229–39.
65. Fiessinger JN, Schafer M. Trial of iloprost versus aspirin treatment for critical limb ischaemia of thromboangiitis obliterans. The TAO Study. Lancet 1990;335:555–7.
66. Isner JM, Baumgartner I, Rauh G, et al. Treatment of thromboangiitis obliterans (Buerger's disease) by intramuscular gene transfer of vascular endothelial growth factor: preliminary clinical results. J Vasc

Surg 1998;28:964–73.

67. Rao JK, Allen NB. Polymyalgia rheumatica and giant cell arteritis. In: Belch JJF, Zurier RB, editors. Connective tissue diseases. London: Chapman & Hall Medical; 1995. p. 249–70.
68. Machado EB, Gabriel SE, Beard CM, et al. A population-based case–control study of temporal arteritis: evidence for an association between temporal arteritis and degenerative vascular disease. Int J Epidemiol 1989;18:836–41.
69. Sonnenblick M, Nesher G, Rosin A. Nonclassical organ involvement in temporal arteritis. Semin Arth Rheum 1989;19:183–90.
70. Hayreh SS, Zimmerman B. Visual deterioration in giant cell arteritis patients while on high doses of corticosteroid therapy. Ophthalmology 2003;110:1204–15.
71. Hoffman GS, Cid MC, Hellmann DB, et al. A multicenter, randomized, double-blind, placebo-controlled trial of adjuvant methotrexate treatment for giant cell arteritis. Arth Rheum 2002;46:1309–18.
72. Jover JA, Hernandez-Garcia C, Morado IC, et al. Combined treatment of giant-cell arteritis with methotrexate and prednisone: a randomized, double-blind, placebo-controlled trial. Ann Intern Med 2001;134:106–14.
73. Mahr AD, Jover JA, Spiera RF, et al. Adjunctive methotrexate for treatment of giant cell arteritis: an individual patient data meta-analysis. Arth Rheum 2007;56:2789–97.
74. Liozon E, Herrmann F, Ly K, et al. Risk factors for visual loss in giant cell (temporal) arteritis: a prospective study of 174 patients. Am J Med 2001;111:211–7.
75. Liozon E, Roblot P, Paire D, et al. Anticardiolipin antibody levels predict flares and relapses in patients with giant-cell (temporal) arteritis. A longitudinal study of 58 biopsy-proven cases. Rheumatology (Oxford) 2000;39:1089–94.
76. Weyand CM, Fulbright JW, Evans JM, et al. Corticosteroid requirements in polymyalgia rheumatica. Arch Intern Med 1999;159:577–84.
77. Hernandez-Rodriguez J, Segarra M, Vilardell C, et al. Elevated production of interleukin-6 is associated with a lower incidence of disease-related ischemic events in patients with giant-cell arteritis: angiogenic activity of interleukin-6 as a potential protective mechanism. Circulation 2003;107:2428–34.
78. American College of Rheumatology Ad Hoc Committee on Glucocorticoid-induced Osteoporosis. Recommendations for the prevention and treatment of glucocorticoid-induced osteoporosis: 2001 update. Arth Rheum 2001;44:1496–503.
79. Hoffman GS, Merkel PA, Brasington RD, et al. Anti-tumor necrosis factor therapy in patients with difficult to treat Takayasu's arteritis. Arth Rheum 2004;50:2296–304.
80. McMahon BJ, Heyward WL, Templin DW, et al. Hepatitis B-associated polyarteritis nodosa in Alaskan Eskimos: clinical and epidemiologic features and long-term follow-up. Hepatology 1989;9:97–101.
81. Schirmer M, Duftner C, Seiler R, et al. Abdominal aortic aneurysms: an underestimated type of immune-mediated large vessel arteritis? Cur Opin Rheumatol 2006;18(1):48–53.
82. Langford CA, McCallum RM. Idiopathic vasculitis. In: Belch JJF, Zurier RB, editors. Connective tissue diseases. London: Chapman & Hall Medical; 1995. p. 179–217.
83. Woywodt A, Streiber F, de Groot K, et al. Circulating endothelial cells as markers for ANCA-associated small-vessel vasculitis. Lancet 2003;361:206–10.
84. Sanchez NP, Van Hale HM, Su WP. Clinical and histopathologic spectrum of necrotizing vasculitis. Report of findings in 101 cases. Arch Dermatol 1985;121:220–4.

第 13 章 外周动脉瘤和腹主动脉瘤

Michael G. Wyatt · John D. Rose 著
成 伟 翟梦瑶 译 陈 忠 王 盛 校

动脉瘤的定义

动脉瘤（aneurysm）这个词是源于希腊语 *aneurysma*，它的意思是“扩张”。动脉瘤的定义是血管直径扩张达到 50%或血管的直径比其附近未扩张的血管直径要大[1]。

动脉瘤的患病率

通过对人群的筛查研究表明，腹主动脉瘤（AAA）的患病率随着年龄的增长而增加[2-3]。在年龄>65 岁的男性人群中，AAA 的患病率是 7%～8%[3-4]。男性的患病率是女性的 6 倍[5]。在英国，AAA 破裂在男性的死因中位列第 7。1951—1995 年，在所有罹患主动脉瘤的男性患者中，年龄标准化死亡呈稳步增高的趋势。英格兰和威尔士的数据是 2～65/10 万。最近有数据显示，AAA 的发病率有所下降。1997—2009 年，AAA 的年龄调整死亡率在英格兰和威尔士由 40.4/10 万下降到 25.7/10 万，在苏格兰由 30.1/10 万下降到 20.8/10 万[6]。

虽然外周动脉瘤通常与 AAA 一起发病，但是有关外周动脉瘤的患病率数据非常之少。约有 25%的 AAA 患者合并有股动脉或腘动脉瘤[7]。因此，外周动脉瘤与 AAA 的病因是一致的，前者的患病率变化与主动脉瘤的变化也是一致的。

主动脉瘤的发病机制

主动脉壁中的弹力蛋白和胶原蛋白的代谢调节受到多种酶的调控。在这些调节因子中，最重要的一组是需要锌和钙参与的基质降解金属蛋白酶（MMPs）。有令人信服的证据表明，局部 MMP 的异常产生和调控，与主动脉瘤的发病机制有关。促进弹性组织降解的亚基 MMP－9 和 MMP－2是对 AAA 发病最有影响的因素。T 细胞、巨噬细胞、B 淋巴细胞和浆细胞的慢性炎症浸润是 AAA 的典型组织学特征。虽然导致这些细胞迁移的始动因素尚不十分清楚，但是炎症细胞的诱导浸润、MMP 亚基激活导致的细胞因子和趋化因子的释放而介导的血管壁破坏是 AAA 的发生机制[10]。

虽然特定的表现型与疾病的进展加快有关，但目前尚没有一种单独的遗传因素异常或遗传多态性能够在所有的 AAA 患者中得到广泛的证实。这种对于致病机制的研究，可能最终会形成对于特定的高危人群进行遗传检测的基础，这样就可以进行更加有针对性的监测和早期干预[8]。

为了对这一复杂过程的所有方面进行统一，Ailawadi 等[9]提出了一个主动脉瘤的发病机制模型。他们假设 AAA 的始动因子是这些因素的联合，例如破碎中层蛋白、局部的血流动力学压力，或者是一种遗传易感因素，可以导致炎症细胞迁移到主动脉壁中。这种富于细胞因子、趋化因子和反应性氧物种的炎症浸润，会吸引更多的能够表达和激活蛋白酶的细胞聚集，特别是MMP家族。随之而来的未经调控的结缔组织转化导致了主动脉的中层降解以及主动脉瘤扩张。血管壁压力的自然增加使蛋白裂解增加，造成了AAA的进展加速。如果不经过治疗的话，这种程序会造成级联反应，最终导致动脉瘤破裂[10]。

肾下腹主动脉瘤

大多数AAA在破裂之前均无症状，大约有75%的患者在诊断为AAA时没有症状。大多数的这种病例都是在对不相关的疾病进行检查时偶然发现的。病因主要包括高龄、男性、种族、家族史、吸烟、高胆固醇血症、高血压以及之前有血管疾病。在这些因素中，男性和吸烟是最重要的，它们会将AAA的发生率分别提高4.5倍和5.6倍[11]。

症状性腹主动脉瘤和破裂腹主动脉瘤

瘤体直径快速扩张（>1 cm/年）或者是出现症状，如腹痛、压痛以及背痛，通常提示无论瘤体大小，均需要紧急的外科干预 。这是由于发生这些情况后，腹主动脉的破裂率很高[12]。

主动脉瘤破裂是一类突发的级联效应事件，患者可出现严重的腹痛和（或）背痛以及循环衰竭。通常情况下，瘤体会破裂进后腹膜，而且出血会因为低血压和后腹膜间隙的填塞压迫而止住。虽然止血短暂而不稳定，但这种情况可以给急诊手术挽救生命创造条件。瘤体破裂入腹腔可以迅速致命。大约有75%的破裂AAA患者在到达医院之前已经死亡。

炎性腹主动脉瘤

炎性腹主动脉瘤（IAAAs）占所有AAA的比例是3%～10%，直到20世纪70年代才从本质上划分到AAA的范围之内。经典的诊断三联征是：瘤壁增厚、显著的瘤体周围/腹膜后纤维化以及广泛的周围腹腔脏器的粘连。有明确的主动脉瘤病史的患者，出现腹部或背部疼痛、体重下降、红细胞沉降率增快，在排除其他原因之前，可考虑诊断为IAAA[14]。

对人群中罹患腹主动脉瘤的筛查

假设：①绝大多数AAA患者是没有症状的；②他们之中有75%的患者由于瘤体破裂，在到达医院之前就已经死亡；③择期的手术治疗对于AAA是有效的，则对于人群中罹患AAA的患者进行筛查就是一项十分具有吸引力的命题。

通过便携式B型超声设备，对人群罹患AAA的情况进行筛查是十分有效而经济的[15]。另外据估计，单独应用超声检查，能够对65岁以上的男性患者筛查出90%的有破裂风险的瘤体[16]。

✔✔ 多中心动脉瘤筛查研究（MASS）为我们提供了很好的统计学证据，其数据表明与动脉瘤相关的死亡率在65～74岁的筛查男性中明显下降，这一组人群在所有参加筛查的人群中下降的比例为53%[2]。由于其他原因导致的死亡大大超过了由于AAA破裂所导致的死亡，但是这一组人群的总体生存优势与所有筛查人群相比，尚未显示出有显著的统计学差异。但是，对于AAA进行的延伸人群筛查的案例是具有说服力的。

有意思的是，在筛查人群中发现了动脉瘤的存在，并不会反过来影响患者的生活质量。

✔✔ MASS 研究的数据表明，在 4 年的时间里，每一个生存年用于筛查的经费平均可以节省￡28 400，这相当于每个质量调整生存年可以节省￡36 000。据估计，这笔经费在第 10 年的时候可以下降到每生存年￡8000[17]。

通过为 65 岁左右的男性提供超声筛查，可以将其由于 AAA 破裂导致的早期死亡率降低 50%。2009 年 3 月，NHS 腹主动脉瘤筛查项目（NAAASP）开始实施，此项目的实施是分时期进行的，其目的是到 2013 年 3 月为止，覆盖整个英格兰地区。

✔✔ 通过对 MASS 研究 10 年的数据分析，NAAASP 项目会防止很多 AAA 患者瘤体发生破裂，以及由于罹患 AAA 而导致的死亡[18]。此项研究还证明，实施这一项目所能挽救的患者数量远远大于择期手术后的患者死亡数量。下列图片使用了 MASS 研究 10 年的数据，并假设有 80%的人参加了筛查，而且择期手术后患者的死亡率为 5%：在为期 10 年的研究中，为了拯救 1 例因 AAA 而死亡的病例，需要纳入 240 例的人员进行筛查（扫描 192 例），每纳入 2080 例人员进行筛查（扫描 1660 例），会增加 1 例择期手术后患者的死亡。这一数据表明，在 10 年的时间里，在 NAAASP 项目纳入的每 10 000 例人员中，可以预防 65 例 AAA 患者发生破裂，挽救 52 条生命。可是，在筛查项目已经实施，且发现罹患 AAA 的人群中，仍然有 6 例患者发生了择期手术后的死亡。

与之前进行过的筛查项目相比，例如对乳腺癌和颈部癌症的筛查，对 AAA 进行筛查更加省钱。

腹主动脉瘤的治疗原则

AAA 最基本的治疗原则是防止破裂。内科治疗是十分重要的，主要包括控制血压、降脂、抗血小板治疗以及戒烟。AAA 的直径大小仍然是预防瘤体破裂最主要的考虑因素。Law 等总结了 13 个研究后进行了 meta 分析，他根据不同的瘤体直径，对每年发生破裂的风险进行了定量分析（表 13.1）[19]。

表 13.1　腹主动脉瘤年破裂风险与瘤体大小的关系

腹主动脉瘤直径（cm）	年破裂风险（%）
< 3.0	0
3～3.9	0.4
4～4.9	1.1
5～5.9	3.3
6～6.9	9.4
7～7.9	24

摘自：Law MR，Morris J，Wald NJ. Screening for abdominal aortic aneurysms. J Med Screening 1994；1：110 - 15.

英国小动脉瘤研究以及美国动脉瘤检测和治疗研究（ADAM）是根据瘤体的直径，何时对动脉瘤进行外科干预而设计的[12,20]。

✔✔ 这两项研究都强调了如何对这类患者进行治疗的两难境地，即在手术的风险和破裂的风险相似的时候，应该如何选择。由医学研究委员会资助的英国小动脉瘤研究，对 1090 例无症状的直径在 4.0～5.5 cm 的 AAA 患者进行随机分组，一组患者最开始就接受超声检查随访（527 例患者），另一组接受手术治疗（563 例患者）。在超声随访组，有 321 例患者由于瘤体快速增长或增长超过了 5.5cm 的阈值，最终进行了手术治疗。在早期进行手术治疗组，患者 30 天的死亡率为 5.8%。两组间生存率方面没有明显的差异。这项研究的结论是，对于 AAA 直径<5.5cm 的患者进行早期手术干预并不是手术指征。未经治疗的小动脉瘤的破裂率在每个自然年<2%。但是，女性患者的破裂率相对更高，这表明对于这一组小动脉瘤患者进行早期的手术干预是必要的。尽管如此，目前的数据仍然不够充分支持这一具有说服力的结论。ADAM 研究的结果和结论与之相似。

小动脉瘤患者的随访监测

根据已经公开发表的有关小动脉瘤研究的结果，推荐对于罹患直径< 5.5 cm 的 AAA 患者进行保守治疗，包括进行最佳的内科治疗以及通过超声检查进行常规的随访监测。超声检查的时间仍然存在争议，需要在花费/不方便以及患者的安全性之间寻找平衡。已有研究表明，年龄 65 岁及以上的男性如果主动脉的直径< 3 cm，那么最终瘤体发生破裂的风险很低，因此没有必要进行持续的监测。对于较大的动脉瘤，尚没有充足的证据来支持一个随访监测项目。可是，被广泛接受的筛查间隔是，对于动脉瘤的直径在 3.5～4.4 cm 的患者，每年筛查 1 次；直径在 4.5～5.4 cm 的患者，每 6 个月筛查 1 次，这样的时间间隔是十分合适的。

腹主动脉瘤的修复

目前已有的证据支持对直径≥5.5 cm 的无症状性 AAA 进行择期的外科干预，手术前要评价患者的健康状况以及对于手术的耐受程度。

已患腹主动脉瘤患者的调查

诊断为 AAA 患者的评估目的是：

1. 确定患者瘤体破裂与手术治疗的风险；

2. 确定需要在手术之前，进一步检查或治疗合并疾病的情况，以降低围术期并发症的发生率以及死亡率；

3. 评价动脉瘤的解剖条件，适合开刀手术还是腔内修复治疗。精确的临床评价是十分必要的，因为围术期死亡率与患者之前存在的生理条件密切相关[20]。在进行 AAA 修复术后早期发生死亡的患者，其主要原因是心脏事件。如果在手术之前发现了已经存在的心脏问题，并对其进行治疗，那么就可以改善患者的生存率[21]。在腹部大手术之后，呼吸系统的并发症是最常见的，在所有此类手术中，包括主动脉瘤修复手术，发生率为 25%～50%[22]。围术期肾功能不全的风险在那些之前存在肾疾病、糖尿病或者并存有心脏疾患，以及那些年龄在 60 岁以上的患者中增高。

术前影像学检查

超声对于最开始发现 AAA 以及门诊的随访监测是十分有用的。在手术之前，实际上所有的择期手术患者均要行细致的横断面 CTA 检查。多排 CT 扫描可以提供薄层的数据，并且获得良好的三维重建影像，医生可以根据这些影像来制订腔内修复的手术方案。如果行多排 CT 血管造影（MD-CTA）比较方便，而且可以提供高质量的影像，那么在手术前就基本不需要行经导管的血管造影了。

择期手术修复腹主动脉瘤

推荐全身麻醉，通常与硬膜外麻醉联合，来达到术后镇痛的目的。也可以单独应用硬膜外麻醉，特别是对于那些有严重呼吸系统疾病的患者。在手术开始的时候，应给予患者广谱抗生素来预防移植物的感染。在阻断动脉之前，经静脉一次性团注肝素。

✔ 大不列颠和爱尔兰联合血管疾病研究组进行的一项研究表明，肝素不会造成任何出血的风险，也不会导致血栓栓塞的并发症，围术期心肌梗死的发病率可以下降到 1.4%，而没有应用肝素的患者可以达到 5.7%[23]。

虽然择期手术的失血量比较小，但是偶尔会碰到大出血的情况，这包括在打开瘤腔后出现的腰动脉返血，或者是从吻合口缝合线部位的出血。在这些情况下，常规应用自体血回收装置来保存患者的自体红细胞是一项十分有用的辅助措施[24]。

主动脉是一个纵行的中线结构，而且大多数进行主动脉瘤修复的手术均包含了腹腔内近端和远端的吻合。因此，推荐纵向的沿腹部中线的切口，经腹腔入路。其他可以选择的入路是经腹腔的横切口和经腹膜外左侧腹部的斜切口，这两种路径对于不同的特定患者均具有优势。对于经腹腔的路径来说，小肠应该放置在腹腔内，并包裹起来偏向右侧放置，然后通过合适尺寸的自动拉钩固定在这个位置上。

切开后腹膜，显露瘤体，小心将十二指肠推向右侧。对于肾下腹主动脉瘤来说，看到肾静脉即标志着解剖游离的上限。向下方解剖双侧髂总动脉，以备阻断，特别对于性活跃的男性患者来说，此处解剖时要小心，避免损伤髂腹下神经丛。在从动脉前方放置阻断钳的时候要进行小范围的解剖，使阻断钳能够放置到位。可以应用覆盖有聚酯涂层（涤纶）或者聚四氟乙烯纤维材料的移植物。虽然髂总动脉的扩张与 AAA 常常伴随存在，但是真正形成髂动脉瘤却不十分常见。因此，有 60%～70%的 AAA 患者可以通过直筒形的移植物来完成动脉吻合和修复，近端吻合在肾下腹主动脉，远端吻合在主动脉分叉。对于其他病例来说，就需要通过分叉形人工血管，远端吻合在双侧髂总动脉分叉。如果髂外动脉有严重的动脉硬化或钙化，就要吻合在腹股沟区的股总动脉。

对于修复近肾腹主动脉瘤来说，可能需要进行肾上阻断。在这种情况下，通过游离膈肌脚以及小网膜囊来显露腹腔动脉上方的主动脉用来阻断，是比较好的方式。这种解剖游离方式可以更大范围地显露出双肾动脉开口，相比直接在肾动脉上方阻断，这种方式可以减少肾动脉动脉粥样硬化栓子造成的栓塞风险。对于近肾腹主动脉瘤来说，很少需要按照胸腹主动脉瘤修复的方法，经过腹膜外的途径来显露腹主动脉；但是对于肥胖患者来说，入路是个很大的问题，这时就需要考虑这个入路。

微创手术修复腹主动脉瘤

与传统的手术治疗相比，腔内修复术的优势带动了其他微创技术的发展。这些技术主要包括小切口（6 cm）以及完全通过腹腔镜技术来解决[25]。为这些手术已经专门研发了定制拉钩和其他的手术器械。通过这些微创技术，使患者的手术创伤大大减少，主要包括降低了手术死亡率和并发症发生率，患者术后恢复迅速。可是到目前为止，尚缺乏可靠的证据。

急诊手术修复腹主动脉瘤

成功急诊修复破裂 AAA 取决于一个非常危险的“时间窗”，即由于低血压和后腹膜血肿的压迫导致了活动性出血暂时停止。为了最大限度地维持患者的临床状态，需要在允许的范围内适当降低患者的血压。

已经出现过心搏骤停、超高龄老年人，以及那些持续昏迷的破裂 AAA 患者，生存率是很低的。对这类患者不进行外科干预是明智的选择。少尿或无尿不是手术的禁忌证，但是在一些风险评分系统，如 Glasgow 动脉瘤评分系统（详见下文），此项是考虑在内的，这能帮助选择合适的手术患者[26]。

手术修复腹主动脉瘤后的结果

择期手术修复AAA是一种有效的治疗方式，移植血管的耐久性比较好。

加拿大动脉瘤研究结果表明，住院患者的死亡率是4.7%，5年的生存率是68%[19]。英国小动脉瘤研究报道患者30天死亡率约为5.8%。最近的EVAR-1研究报道的结果是，适合手术治疗的患者30天死亡率约为4.7%[11,27]。

与预后不良相关的开放手术修复AAA，主要包括高龄、瘤体直径大以及术前存在肾功能不全。为了帮助预测高危的、进行择期手术和破裂AAA修复患者的围术期死亡率和并发症发生率，开发了Glasgow动脉瘤评分系统（GAS）[26,30]。除了患者的年龄之外，不同权重的患者特异性变量，包括合并心脏、脑血管和（或）肾疾病，合并或不合并低血容量性休克，将其合并在一起，产生一个数值，用于推断风险的等级［例如：GAS＝年龄±心脏疾病（7分）±肾功能不全（14分）±脑血管疾病（10分）±休克（17分），通常情况下GAS系统不能单独指导临床实践，但是可以作为患者风险分级的有效辅助手段，用于评估患者对于AAA手术的耐受程度］。

另外一个决定行修复术后的AAA患者预后的因素是手术医生的能力和经验。最近的一项meta分析表明，经验较为丰富的外科医生进行AAA修复之后，患者的死亡率明显降低，这项分析还建议每年至少行13例开放手术的练习[31]。进一步的分析表明，这一数字似乎有必要增加，这对于进行血管外科疾病治疗的单位来说具有十分重要的意义，而且会支持成立更少更大的、直接与目标AAA筛查项目相关的全国性区域性血管外科中心的观点。

与年龄和性别相匹配的对照人群相比，患有AAA的人群预期寿命明显降低。手术后5年的生存期在62%～72%（年龄和性别相匹配的对照人群为83%～90%），大多数患者的死亡原因为冠状动脉疾病[21,28]。生活质量研究表明，在开放手术后头2年，与随访观察的患者相比，行手术治疗的患者能够获得更好的健康状况的改善[32]。

英国小动脉瘤研究的结果表明，只有约25%的AAA破裂患者进行的是急诊修复治疗[12]。后续的meta分析结果表明，在过去的40年的时间里，AAA破裂手术患者的生存率改善情况每10年会递增3.5%。可是这项研究还表明，估计手术死亡率还会维持在一个比较高的水平，约为41%[33]。

腹主动脉瘤腔内修复术

首例腹主动脉瘤腔内修复术（EVAR）由Parodi等于1991年报道[34]，自此，这项极具微创优势的治疗技术越来越受到医生和患者的青睐。EVAR手术的基本治疗目标是通过置入覆膜支架（术前测量好的尺寸）而将动脉瘤与体循环隔绝开来，以防止动脉瘤腔进一步扩张，因此降低其破裂风险（图13.1）。

腹主动脉瘤腔内修复术的适应证

最初，EVAR手术是为了具有外科手术禁忌证的患者而创造的一种替代治疗方式，目前其适应证并非十分明确。这种手术比较适用于开腹困难（如腹膜粘连、肠造瘘）以及医源性损伤形成风险较高（如炎性腹主动脉瘤修复）的病例[35]。如果不存在上述情况，且患者身体情况良好，EVAR是否适宜尚存在争议。

与开腹AAA修复术不同，能否进行EVAR手术不仅取决于患者的一般状况，而且还要看瘤体形态如何。由于目前可用的覆膜支架及其输送系统的限制，也阻碍了EVAR手术在许多患者中的应用，择期

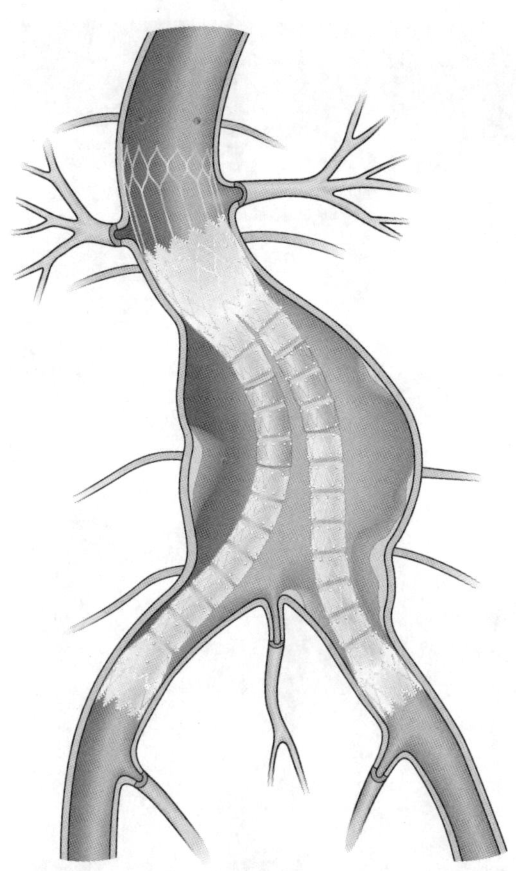

图 13.1　主动脉支架修复腹主动脉瘤的治疗原则模型

手术病例中的 EVAR 可行比例在 55%～74%[36-37]。适宜 EVAR 手术的瘤体形态因素包括近端瘤颈形态良好且成角较小，长度应不短于 15 mm，直径不超过 30 mm，且内壁光滑、平直、无过多附壁血栓。此外，还要求髂动脉不应过细，大部分耗材要求髂动脉直径至少达到 7 mm，以满足将输送装置送入腹主动脉的需求。短且扩张的髂总动脉也不是进行 EVAR 手术的有利条件，因为可能会造成远端封闭不佳[37-38]。

腹主动脉瘤腔内修复术的耗材

EVAR 手术治疗肾下 AAA，目前有 4 种不同设计的装置：直筒式腹主-腹主覆膜支架、分叉形覆膜支架系统、腹主-单侧髂覆膜支架系统以及分叉形加髂分支支架系统。所有上述耗材的近端封闭区域都位于肾下腹主动脉，差别在于远端锚定区的位置。较早出现的腹主-腹主直筒形覆膜支架完全位于腹主动脉内，只适用于很少的一部分病例。关于 EVAR 手术的早期报道显示，当腹主-腹主直筒形支架被用于纺锤形 AAA 的治疗时，远期治疗失败率相当高，原因是远期病变累及腹主动脉远端瘤颈及髂动脉段[39]。即便如此，直筒形覆膜支架仍适用于局限的囊性 AAA、术后假性动脉瘤，以及腹主动脉透壁溃疡。

分叉形覆膜支架系统为保障远端封闭效果提供了最佳解决方法，可以经受住术后远期瘤样改变进展的考验，而且它是生理学解剖形态的支架系统。目前可用的标准分叉形覆膜支架适用于约 50% 的患者[40]，随着一些适用于短且成角的近端瘤颈的新型耗材问世，这一数字还在持续升高。其他解剖形态更具挑战的 AAA（包括合并髂动脉瘤的 AAA），如要行 EVAR 手术，需要使用分支形覆膜支架或腹主-单髂覆膜支架[41]。放置腹主-单髂覆膜支架并行腔内封堵对侧髂总动脉，还需要建立一条解剖外路径（股-股）的人工血管移植物来恢复对侧下肢的血供。髂分支型覆膜支架是一种新型耗材，尚未得到很好的验证，但它为那些比较年轻的合并双侧髂动脉瘤的 AAA 患者提供了另一种治疗选择。

患者评估及腹主动脉瘤腔内修复术

EVAR 患者的术前评估和准备应与传统开腹手术一样详尽。术前应进行清晰的血管成像检查（最好采用多排 CT 血管造影），以便于测量 AAA 和髂股动脉段血管的各个径线，继而确定支架型号范围并评估入路血管条件如何。知情同意书中应包括常规的手术并发症，以及 EVAR 手术相关的特殊并发症，如造影剂肾病、内漏（见后）以及转为开腹手术可能等。在理想条件下，手术室应被设计成同时允许腔内治疗与开放手术的复合手术室，装备有 C

型臂或功能相同的其他设备以便于进行术中造影。

麻醉诱导后，将患者摆好体位，然后消毒、铺单。EVAR手术通常需要解剖股动脉作为入路血管，随着股动脉缝合设备越来越多地应用[44]，也有不少医生推荐使用穿刺技术建立入路[42-43]。股动脉通路建立后，将一根软导丝配合导管送至肾下腹主动脉，然后通过导管置入一根加硬导丝。加硬导丝并非被用作工作导丝，而且最好也不要试着用加硬导丝来调整迂曲的髂血管形态。沿加硬导丝送入覆膜支架主体，并造影显示肾动脉位置。为了最清楚地显示肾动脉，通常需要一定的造影角度，一般要将机头向头位或足位打一个小的角度。

分步释放覆膜支架主体的同时，在其一侧要留置一根造影导管，随时进行短时造影以确保覆膜支架相对于肾动脉的精确定位。送入对侧髂支前，要用导丝在已放置好的覆膜支架主体上选择进入主体的短臂，也称“断”臂。这个步骤通常是经过对侧股动脉入路配合弯头导管进行。选择成功后一定要进行验证，否则有可能将对侧髂支释放于主体外而非主体内。髂支远端释放的位置靠近髂内动脉开口，需要用斜位投照来确定髂内动脉开口位置。各覆膜支架组件间需要一定长度的重叠以避免术后远期支架分离。

术毕时进行造影以确定AAA是否完全封闭，以及内脏动脉或髂内动脉有没有被支架的覆膜部分遮闭（图13.2）。如发现存在Ⅰ型内漏，一定要利用各种可能的方法进行一期处理。

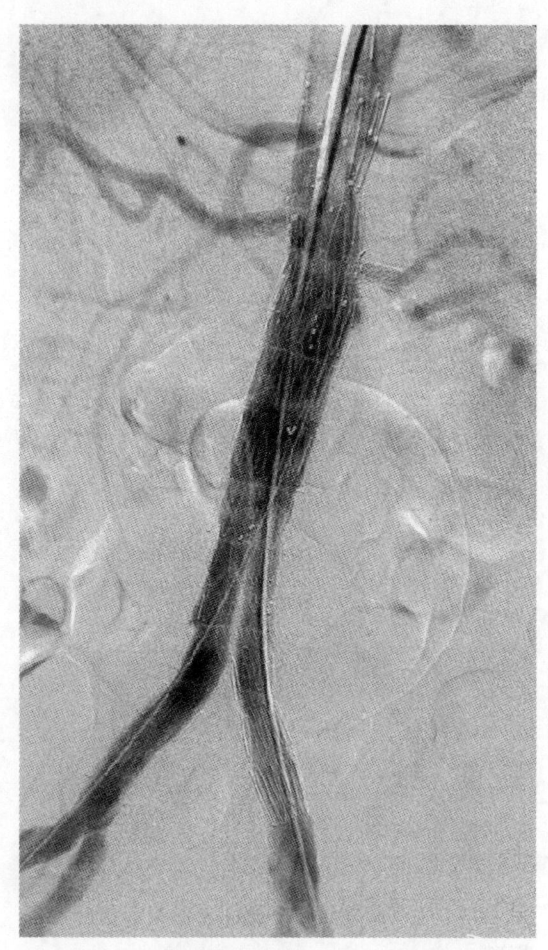

图13.2 术中血管造影显示腹主动脉瘤开窗支架定位准确，肾动脉充盈良好，无内漏表现

腹主动脉瘤腔内修复术相关并发症及耗材相关并发症

EVAR手术在生理学上的优势体现在减少了对术后重症监护支持的需要，以及降低了严重心脏、肺及肾并发症的发生率。但是，除了这些AAA修复术后的一般并发症，EVAR手术还有其自身特殊的并发症。

内漏

内漏指的是在放置覆膜支架的瘤腔或邻近血管节段的覆膜支架腔外仍存在活动血流[45]。内漏可能是一期存在的，即在EVAR术中就存在，或是二期才出现，也就是术中造影并未发现，但在后期造影时出现。内漏可以按异常血流来源进行分型，这种分型既可以描述内漏特点，也能提示其后果的严重性（表13.2）[46]。

表 13.2　内漏分型

内漏分型		来源
Ⅰ型	A：近端	支架附着点
	B：远端	
	C：髂封堵器	
Ⅱ型	A：单纯（单支血管）	侧支血管
	B：复杂（多于两支血管）	
Ⅲ型	A：连接部漏	支架放置失败
	B：支架中部空洞	
	C：其他（例如缝合处空洞）	
Ⅳ型		支架壁孔隙
Ⅴ型	A：无内漏	内张力
	B：伴封闭内漏	
	C：伴Ⅰ型或Ⅲ型漏	
	D：伴Ⅱ型漏	

在临床上，内漏是一个非常重要的问题，因为内漏可使瘤体持续扩张并最终导致瘤体破裂。这种结果常见于Ⅰ型（图 13.3a）和Ⅲ型（图 13.3c）内漏，这两型内漏直接与瘤腔相通，因此常需要进行二次干预。

> ✔ 在入选 2002 年 EUROSTAR 研究的 4291 例患者中，对 34 例 EVAR 术后瘤体破裂的患者进行分析发现，Ⅰ型和Ⅲ型内漏以及严重的覆膜支架解体（伴或不伴有移位）是导致瘤体破裂最常见的原因[47]。

Ⅱ型（图 13.3b）内漏指的是从侧支血管反流入瘤腔的情况，通常是腰动脉和肠系膜下动脉的反流。Ⅱ型内漏是否有临床意义还存在争议，目前没有标准的治疗方案。许多医生认为这种类型的内漏是自限性的，因此推荐观察随访。其他医生则建议早期干预，理由是任何形式的内漏都会增加瘤腔内的压力，因此会再次引发破裂风险[48]。EUROSTAR 研究数据提示，尽管Ⅱ型内漏不需要紧急处理，但它绝不是无害的，Ⅱ型内漏与瘤体持续增大及二次干预都存在相关性[49]。

Ⅳ型内漏是指 EVAR 术后 30 天内，经过完整的覆膜支架有血液渗透入瘤腔（图 13.3d）[50]。这一型内漏通常会自愈，其更多见于目前更新一代的薄层多孔的覆膜支架系统。

支架移位

EVAR 手术能否成功主要取决于覆膜支架与健康血管壁间能否严密封闭而不漏血，从而达到隔绝腹主动脉瘤的目的。任何锚定部位贴合不紧密都可能导致覆膜支架定位不牢，经过动脉血流冲刷继而出现支架的异常移动（移位）。覆膜支架在锚定区的明显移位将增加患者发生内漏（Ⅰ型）的风险，而预料之外的支架组件相互位移也可能导致支架组件脱位并发生Ⅲ型内漏（图 13.3c）。

覆膜支架移位通常是患者和耗材相关的因素共同引起的，大部分是因为近端锚定失败引起（图 13.4）[51]。鉴于近端支架向远端移位导致发生Ⅰ型内漏的风险较高，如发现大多数需要补救性的干预，通常可通过放置主动脉短直筒覆膜支架巩固近端封闭效果，少数情况下可能需要修补支架。

支架扭曲和闭塞

EVAR 术中放置的覆膜支架如呈扭曲走形，可导致支架内狭窄、血栓形成，并最终导致覆膜支架主体或髂支的闭塞（图 13.5）。回顾为期 8 年的 EUROSTAR 研究入选的 4613 例 EVAR 病例，术后支架扭曲的发生率为 3.7%[52]。尚通畅的但引起症状的支架扭曲通常可采用腔内治疗（球囊扩张成形术或支架植入术）来处理，如支架发生闭塞，则很可能需要手术来解决。

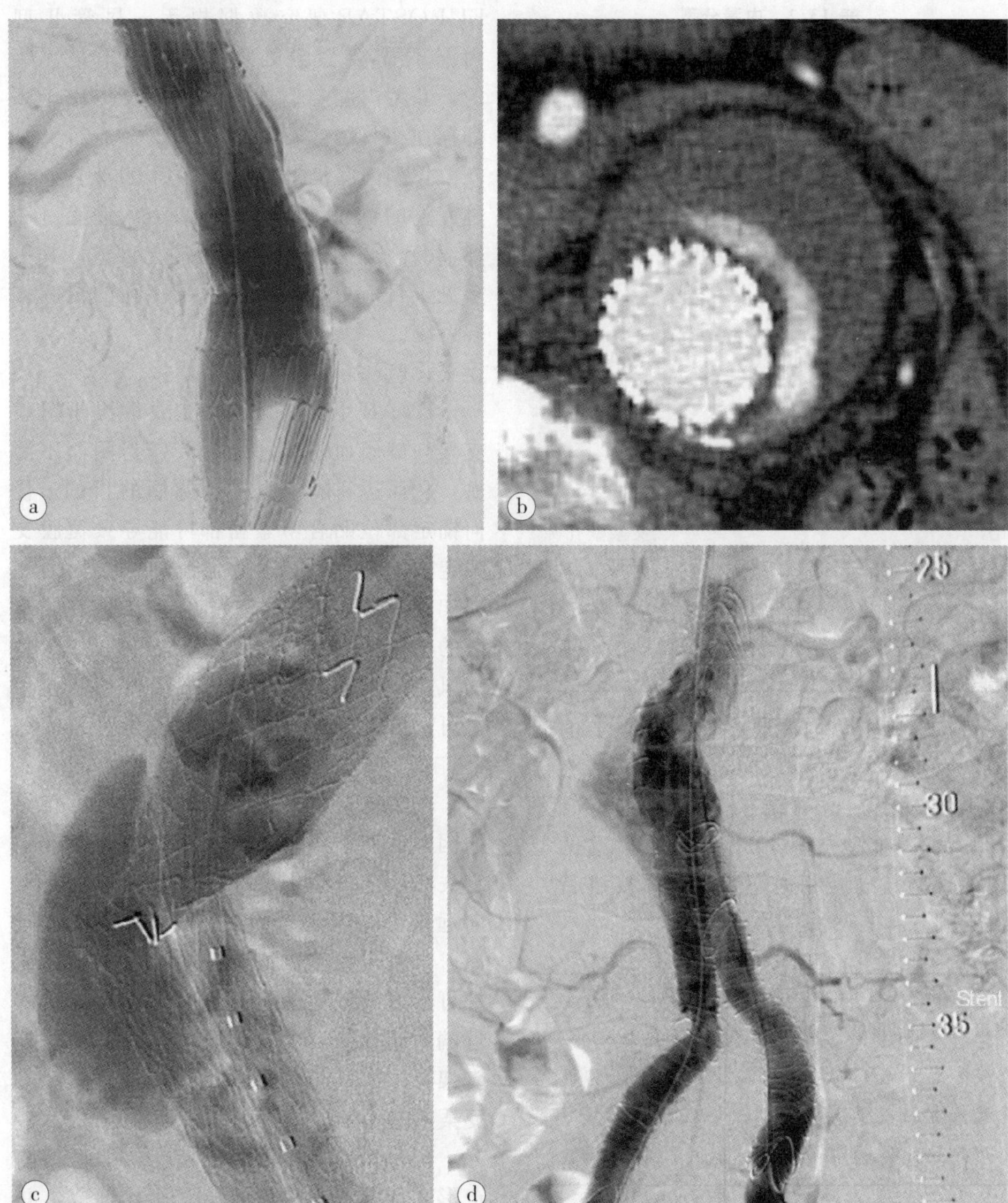

图 13.3　EVAR 术后Ⅰ～Ⅳ型内漏影像：a. 术后造影显示的Ⅰ型内漏（支架近端封闭失败）；b. EVAR 术后造影增强 CT 显示Ⅱ型内漏影像；c. 延迟造影显示Ⅲ型内漏影像（支架连接处封闭失败）；d. 术后造影显示Ⅳ型内漏影像（支架孔隙过大）

其他腹主动脉瘤腔内修复术相关并发症

定位支架时在动脉瘤腔内的操作，以及支架释放可导致血管内脱落物造成远端微栓塞事件的发生，从而引起器官梗死和肢体缺血[53-55]。置入导丝、大口径导管和覆膜支架本身都存在损伤血管的风险，如血管破裂和夹层。一些医源性动脉损伤的延迟表现，如假性动脉瘤形成，需要积极修复。

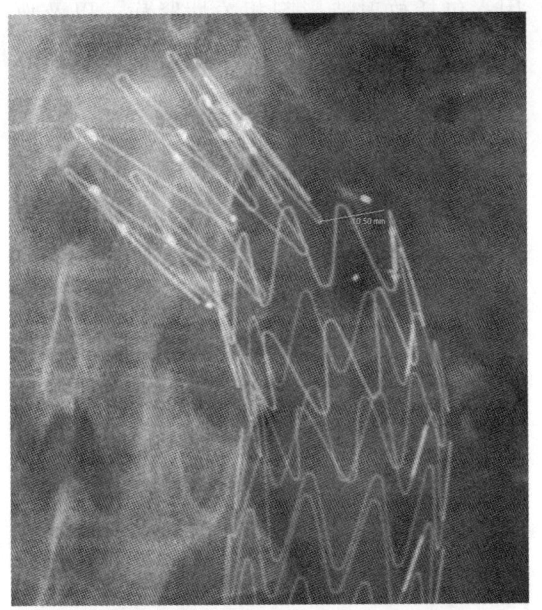

图 13.4　EVAR 术后影像显示近端支架移位和支架即将断裂

腹主动脉瘤腔内修复术后管理

腔内覆膜支架植入手术失败的例子时有发生。因此，所有患者术后必须接受系统的随访，以便于发现任何可能导致远期破裂的危险因素。最主要的观察目标是覆膜支架相关的内漏、瘤体增大、主动脉或髂动脉锚定区或组件重叠部位的支架移位。随访的检查方式包括超声、CT、磁共振扫描和 X 线平片扫描。

有证据显示，超声在发现覆膜支架相关内漏（Ⅰ型）时非常可靠[56]。但超声在筛查Ⅱ型内漏方面就没有那么好了。不过鉴于Ⅱ型内漏如不引起瘤体直径扩大则不会产生严重临床不良事件这一结论，这点不足还是可以接受的。采用标准程序进行 X 线平片检查有助于发现支架移位[57]。支架断裂和支架组件间脱位通过 X 线检查也比较易于发现。X 线平扫相对来说花费较低，而且可以有效补充超声检查的不足。结合这两种检查方法从一定程度上可以替代用 CT 进行随访。

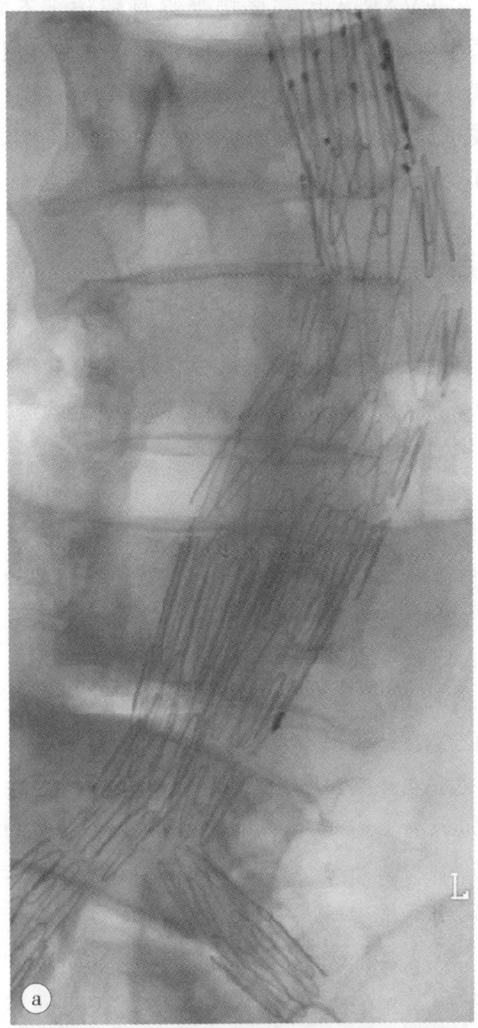

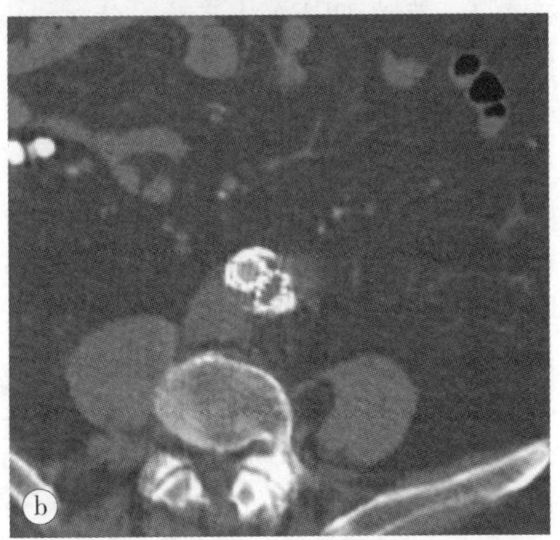

图 13.5　EVAR 术后影像显示同一个患者支架扭曲和闭塞。a. 平片显示左髂分支支架扭曲；b. 增强 CT 显示随后发生的腔内闭塞

EVAR术后需要接受终身随访。不同医生要求的随访间隔不同，但一般都包括基线CT影像以及EVAR术后1个月的X线平扫。大多数随访计划在术后头2年内都要求比较频繁的复查，此后每年复查1次即可。

腹主动脉瘤腔内修复术的预后

两项来自欧洲的大规模、多中心、随机对照研究发布的结果提供了一些Ⅰ级证据，支持在普通AAA患者群体中继续进行EVAR手术。

✔✔ 英国EVAR-1研究入选了1082名健康状况适宜接受择期开放修复手术的AAA患者（平均直径65 mm），并将他们随机分配到EVAR组或传统开放修复手术组。早期预后分析结果显示，EVAR组术后30天的死亡率显著低于开放手术对照组（1.7% *vs.* 4.7%）[27]。研究的中期随访结果显示，在预防远期动脉瘤相关死亡方面，EVAR和传统手术同样有效，但EVAR术后移植物相关并发症发生率要显著高于手术组（35% *vs.* 8%）[58]。另一项规模略小但设计相近的研究——荷兰DREAM试验，针对345例适宜入组的患者比较了EVAR和开放手术的预后结果。研究证实，EVAR术后相关死亡率显著低于开放手术（1.2% *vs.* 4.6%），术后早期严重并发症发生率也较低[59]。术后2年的随访结果显示，EVAR与开放手术的生存率没有差异[60]。近期发表的一项纳入42项研究、共21 178名患者的meta分析，通过比较开放AAA修复手术与EVAR手术，也证实了上述更有利于EVAR手术的结论[61]。

EVAR术后肾衰竭与远期死亡率上升相关，其病因可能是多因素引起的。相关因素包括放射造影剂相关性肾病，以及血管腔内支架置入和其他操作引起的肾动脉损伤、支架诱发的肾动脉狭窄，以及近端瘤颈血栓栓塞事件[62]。支架覆膜部分意外遮盖肾动脉开口很少发生，谨慎制订手术计划以及支架释放操作可以降低这种情况的发生率。有医生认为，置入带有肾上固定裸支架的覆膜支架系统可能导致肾衰竭发生率升高，特别是在术前就存在肾功能减退的患者中；但是，还没有研究证实这一观点[62-63]。

✔✔ EVAR研究的长期结果近期已经发表[64]。在EVAR-1试验中，结果显示与开放修复手术比较，EVAR手术在远期生存率上不具优势，术后8年两组的存活率均为54%。因此，其他远期预后指标对这些超过一半的患者来说更为重要，特别是新出现的覆膜支架相关并发症和再干预。

据报道，在术后前6个月内，EVAR组新出现的覆膜支架相关并发症发生率是最高的（48.7例新并发症事件/100例患者-随访年），到术后6个月至4年期间降低至9.0例新并发症事件/100例患者-随访年，4年后为5.1例新并发症事件/100例患者-随访年。上述结果比开放手术相关结果要高得多。此外，EVAR组有25例继发破裂，而开放手术组为0，证明从远期来看，EVAR手术的疗效没有开放修复术持久。

上述远期结果对EVAR手术疗效的持久性提出了挑战，而仅从目前来说，没有更好的证据支持EVAR手术。EVAR试验刚刚结束，进一步的随访数据近期无法公布[65]。对自2010年以后EVAR试验入选的患者进行严谨的随访和报告至关重要，很可能是通过组织严密的注册单位如瑞典和芬兰内的站点进行[66-67]，对强制参与做一些调整。EVAR 远期疗效的不确定性也可能动摇患者采用腔内修复手术的意愿；目前，患者的倾向性将成为决定动脉瘤修复手术方式的关键因素。

✔✔ 英国 EVAR-2 试验入选了 338 例医学条件不适宜行开放修复手术但解剖学条件适宜 EVAR 手术的患者，将他们随机分配至 EVAR 手术组和最佳药物治疗组。EVAR 组的早期死亡率为 9%，平均随访 3.3 年后，两组的全因死亡率和动脉瘤相关死亡率均无差异[68]。许多临床医师援引这一结论作为在高危患者群体不推荐 EVAR 手术的证据，但也有研究者建议要小心对待这些结论，因为仔细研究 EVAR-2 试验的结果可以发现一些很复杂的问题。第一，从随机化完毕到接受 EVAR 治疗之间间隔过长，有接近一半的（20 例中有 9 例）动脉瘤相关死亡事件是由在 EVAR 手术前动脉瘤发生破裂引起的。手术（EVAR）相关死亡率超乎预料的高（9%），而药物治疗组破裂率显著低于预期（9 例/100 人年），引出两组患者所接受药物治疗是否完全不同这个问题。显然，EVAR-2 试验结果显示，对于高危腹主动脉瘤患者，无论采取何种治疗方式，远期预后都较差，4 年存活率只有 62%～66%。

EVAR-2 试验的 8 年随访结果显示，EVAR 手术后远期的动脉瘤相关生存率结果要高于药物干预组（6 年时 86% *vs.* 64%），但全因生存结果没有差异（6 年时 30% *vs.* 26%）[69]。EVAR 手术能够降低动脉瘤破裂（以及动脉瘤相关死亡率），但无法改善生存率，这是出乎研究者预料的。不过，8 年后只有不到 20%的患者仍然在世，所以这些患者的远期预后结果可能不如 EVAR-1 试验入选的患者那样有价值[65]。

对于大部分患者，EVAR 可以提供良好的近期结果，但无远期获益，尽管如此随访也不能免除（不一定是常规 CT 检查）。对于一般状况较差、并发症较多的患者，如果预期寿命够长，那么在合理药物治疗的前提下进行 EVAR 手术是可以使患者获益的；如果预期寿命很短，EVAR 手术不太会带来什么好处。未来对亚组数据的研究可能能够更好地澄清这个问题[65]。在 AAA 患者的处理上，治疗策略的制订仍然至关重要。

腹主动脉瘤腔内修复术的未来

对于破裂 AAA，EVAR 的治疗原理很具优势似乎没什么疑问，一些团体很提倡在破裂 AAA 进行 EVAR 手术。在紧急情况下避免了开腹操作，是生理学方面 EVAR 胜于开放修复手术的原因所在[70]。但是，由于破裂 AAA 情况紧急，在 EVAR 术前可能没有多少时间去获得所需的影像学形态信息。获得影像学检查资料非常关键，因为这些动脉瘤一般都有比较短且宽的瘤颈，因此使用现有的耗材进行 EVAR 手术很具挑战[71]。因此，在大部分中心，缺乏一支随时待命的血管腔内治疗团队，以及可以进行 EVAR 手术的场所，这是一个很大的局限性[72]。

一项随机对照试验（IMPROVE）目前正在招募实验者，它的研究目的是确定腔内治疗是否能改善破裂 AAA 患者的生存率[73]。受试者自 2009 年 10 月开始招募，需要 600 例患者来证明首选 EVAR 手术、术后 30 天 14%的生存率优势（主要终点）。招募范围在英国及欧洲。次要终点包括 24 h、在院期间以及 1 年时的生存率和并发症发生率。在该研究或类似研究的结论发表前，只有在个别国家范围的临床试验中推荐对破裂 AAA 患者采用 EVAR 手术。

传统腔内覆膜支架对解剖形态的要求将很多患者排除在择期 EVAR 手术之外，主要是因为肾下腹主动脉近端瘤颈条件不适宜。经过术前精确测量定制成的开窗支架，可以将经肾或近肾腹主动脉都作为瘤颈使用。采用此类耗材得出的早期临床数据是很有希望的[74-75]。开窗有三种形式：扇形、大开窗或小开窗。扇形开窗支架在覆膜支架头端有一个 U 形开槽，是为了保持近端内脏动脉通畅而设计的（图 13.6）。其他类型的开窗位于覆膜支架主体侧面（图 13.7）。大开窗是借用金属裸支架网孔，小开窗在支架骨架之间，需要在其中再放置支架来达到封闭效果和避免闭塞[76]。

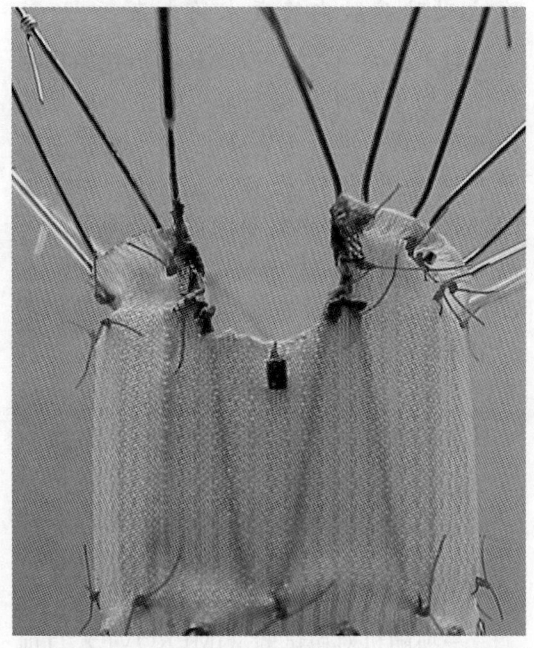

图 13.6 带花冠支架用于腔内治疗近端瘤颈短的腹主动脉瘤

一项关于开窗腹主动脉瘤腔内修复术（FEVAR）的 meta 分析近期已发表，这篇 meta 分析的目的是明确 FEVAR 的优势[77]。11 项研究一共统计了 660 例手术。关于 AAA 形态学的描述不尽一致，不是所有研究都有明确的入选和排除标准。两开窗比三开窗或四开窗更常见。靶血管维持灌注率从 90.5%到 100%不等。围术期 30 天内有 11 例死亡，30 天死亡率为 2.0%。并发症发生率的报道极不详细。作者得出的

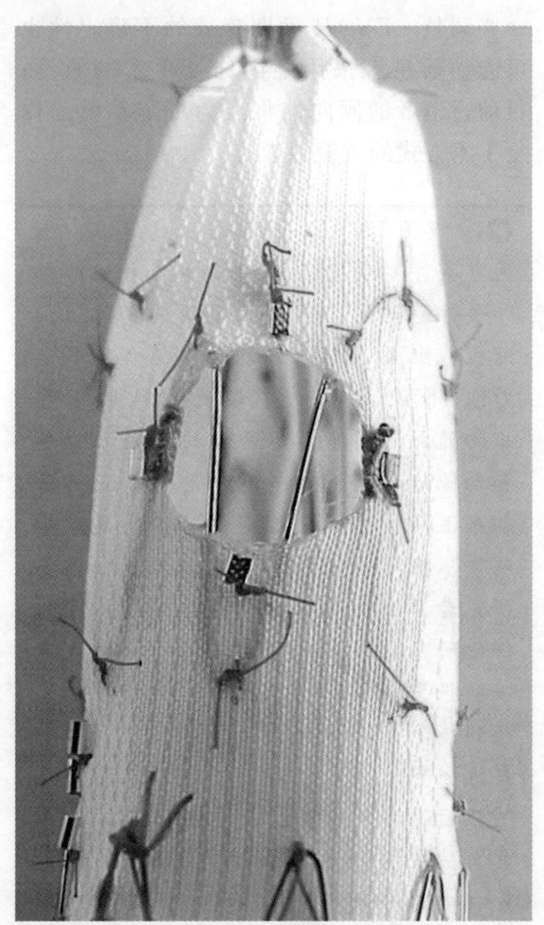

图 13.7 开窗支架治疗肾周主动脉瘤。图片来源：Cook Medical

结论是，FEVAR 是替代开刀手术治疗肾上和近肾腹主动脉瘤的可靠方法。但是目前还没有支持 FEVAR 的 Ⅰ 类证据，现有的证据级别都比较低，还未解答的问题也有很多。

关于分支支架[78]和潜望镜技术[79]，得到的也是类似的结论。尽管通过采用远端分支支架来恢复髂内动脉血流得出了比较好的早期结果[78]，但我们还在等待有研究能提供这些技术在治疗主动脉弓和胸腹主动脉瘤方面的长期结果（图 13.8）。已有的关于疗效的证据还仅限于个案报道和小宗病例回顾研究[80-82]。关于这些新技术的担忧主要集中在分支支架的远期通畅率、多个组件增加重叠区域，以及动脉瘤收缩后

分支可能迂曲打折等。无论如何，这种技术发展迅速，开窗覆膜支架成品很快就能上市，势必会增加接受 EVAR 手术的患者数量[83]。

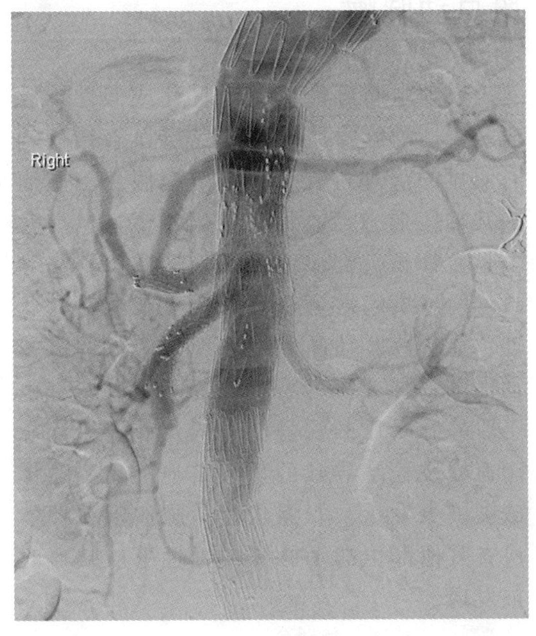

图 13.8　术中造影显示完整的四分支覆膜支架

感染性动脉瘤

与动脉瘤退行性病变相比，感染性动脉瘤很不常见，但其仍是一个重要的疾病亚组。随着抗生素疗法的应用以及心内膜炎的减少，目前真性真菌性动脉瘤已很罕见。但是，随着侵入性医疗检查及静脉用毒品成瘾者（IVDA）的增加，创伤后的感染性股动脉假性动脉瘤已成为血管外科医生目前面对的主要临床疾病之一。这类疾病将在股动脉瘤等章节进一步阐述。

真性霉菌性动脉瘤

心脏来源（心内膜炎）的菌栓栓塞至动脉管腔或滋养血管可导致真性真菌性动脉瘤形成。中年人群（30～50 岁）易感且动脉瘤可多部位发病。正常或异常血管均可受累。病理研究提示好发于主动脉、颅内动脉、内脏动脉及股动脉，但全身各动脉均可发病。常见致病菌为革兰氏阳性球菌，特别是链球菌属及金黄色葡萄球菌[84]。

细菌性动脉瘤样动脉炎

随着人口老龄化及动脉粥样硬化发生率的升高，细菌性动脉炎合并动脉瘤形成较真性真菌性动脉瘤更为常见。其病理学过程包括血行传播的细菌定植于病变动脉内膜、化脓、局部穿孔，最终假性动脉瘤形成（图 13.9）。与真菌性动脉瘤不同的是，正常血管并不受累，动脉粥样硬化是其主要致病因素。主动脉受累是其典型特征，这些部位的病理变化更常见，较外周循环系统多 3 倍。传统的感染源为沙门菌，但也有大肠埃希菌、葡萄球菌和肺炎克雷伯菌等其他微生物感染的报道。

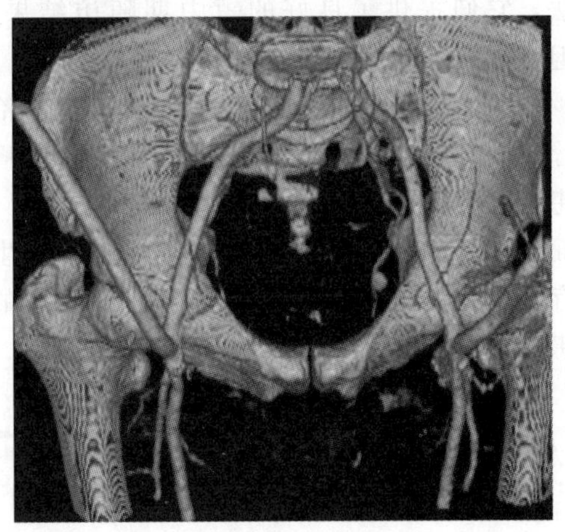

图 13.9　CT 三维重建显示主动脉支架感染患者伴发左侧阴部内动脉种植性真菌性动脉瘤

感染性动脉瘤的临床特点及治疗原则

感染性动脉瘤的临床表现取决于其发病部位和潜在的感染程度。通常来说，患者主要表现为不明来源的发热，其他症状较少。因此，对本病的高度怀疑是必要的。支持诊断的表现还包括血培养阳性、白细胞升高、无钙化的动脉瘤、椎骨受累以及败血症后首发症状出现动脉瘤。血管造影术的典型放射学表现可能出现/不出现，包括囊性动脉瘤、多小叶结构和（或）存在异常病理学结构的狭窄瘤颈。

一经诊断，所有患者均应开始适当的抗生素治疗，除非患者的一般状况不允许，那么最确切的治疗措施仍然是手术治疗。感染性动脉瘤的手术原则是通用的，与部位无关，还包括控制出血、控制感染（如动脉瘤完整切除、广泛清创、冲洗及引流）、明确诊断（样本培养与药敏试验），以及自体血管进行动脉重建，例如股浅静脉治疗主动脉疾病。术后患者需接受长疗程的抗生素治疗，甚至在某些病例中需终身应用[84]。另有部分笔者建议，将介入支架治疗作为霉菌性动脉瘤的确定性治疗方法，它们提供了良好的短中期随访结果，但是缺乏远期疗效的数据。

虽然近来在诊断、手术技术和药物治疗方面都有了进展，但是感染性主动脉瘤患者的早期预后仍不乐观，死亡率在23%；而创伤后的外周动脉感染性假性动脉瘤生存率较高，死亡率在5%，但股动脉受累的患者下肢截肢率可高达25%～33%。

外周动脉瘤

髂动脉瘤

髂动脉瘤常并发于主动脉瘤。单纯的髂动脉瘤相对少见，据估计其发病率较主髂动脉瘤低2%。髂动脉瘤体一般较大(4～8 cm)，且典型病例常累及髂总或髂内动脉，髂外动脉极少发生动脉瘤疾病。公认的指南认为直径>3～4 cm的无症状性髂动脉瘤可选择性应用开放手术或腔内介入治疗，而有症状及破裂的动脉瘤需要急诊手术治疗。

股总动脉瘤

股动脉瘤可简单分为真性或假性动脉瘤。真性动脉瘤股动脉壁三层血管结构均有明显的病理过程，而所谓的假性动脉瘤因其临床形态与真性动脉瘤相似，但事实上是血管相关性血液聚集且通常由外伤导致。两种疾病均可表现为有症状或无症状性。症状性股动脉瘤可表现为腹股沟区搏动性肿物伴或不伴有疼痛、下肢肿胀（由于股静脉受压和深静脉血栓）和由于动脉瘤血栓及栓塞导致的慢性贫血症状。瘤体破裂极少发生。非症状性动脉瘤常在偶然检查其他部位的动脉瘤或慢性下肢缺血时被发现。

真性股动脉瘤

真性股动脉瘤是继腘动脉瘤后第二常见的外周动脉瘤。其在主动脉瘤患者中的发病率为2%～3%，且多为老年男性（男女比例为30∶1）。股动脉瘤常双侧发病，且可与其他解剖位置的动脉瘤共同存在，如主髂动脉瘤或腘动脉瘤等。

小而无症状的真性股动脉瘤可定期进行临床评估，直径≥3 cm以及出现症状的股动脉瘤需手术干预。通常植入短段人工血管，要求近、远端分别在腹股沟水平及股总动脉分叉水平行吻合。这是一种具有长期疗效且相对较小的手术。

假性股动脉瘤

由于股动脉入路更易操作，且介入性临床检查与治疗如血管造影术、心导管插入术、腔内主动脉修复术、主动脉球囊反搏术等呈增长趋势，医源性损伤导致的假性动脉瘤相对常见，在经股动脉介入治疗中的发生率约 1%。近期行动脉穿刺后出现穿刺点搏动性包块的患者均应考虑本病可能（图 13.10）。首先行双功超声检查明确诊断及确定假性动脉瘤特征。如果瘤体小而症状轻微，单纯超声复查可观察到大部分此类假性动脉瘤在 2～4 周内有自发血栓形成。其他治疗还包括压迫疗法（包括直接或超声引导下）封闭供血动脉血流。凝血酶注射疗法是有效的，有报道其成功率>95%。上述治疗失败，或出现肿胀、皮肤活性下降或神经系统症状，均是开放手术修补的指征。与非侵入性治疗相比，手术治疗具有同时修补动脉和手术区域减压的优势。以往的方法通常是缝线单纯缝合血管，有时需要人工血管重建。

感染性股动脉假性动脉瘤是目前临床上感染性动脉瘤最常见的类型，最主要的原因是近年来增加的静脉毒品注射。虽然大部分的病原培养为葡萄球菌，但是多重感染病例要求与微生物学专家团队密切合作以选择适当的抗生素疗法。而感染性股动脉假性动脉瘤的手术策略主要取决于其病因。对于非静脉毒品注射患者，遵从感染性动脉瘤手术原则，首选早期进行动脉切除与自体血管重建（例如大隐静脉闭孔旁路移植）。对于静脉毒品注射患者，由于术后继续进行毒品注射所造成的移植物感染的高风险是不可接受的，因此这类患者建议单纯行动脉结扎术（不进行动脉重建）。如果只有一只股动脉分支受累，结扎股动脉并不一定导致截肢。如果股动脉分叉受累，截肢风险将明显升高，此时需要考虑进行动脉重建手术，但这一观点存在争议。

腘动脉瘤

腘动脉瘤在外周动脉瘤中是最常见的，数量占 80%左右。腘动脉瘤与 AAA 的比例约 1∶15。半数为双侧发病，1/3 无症

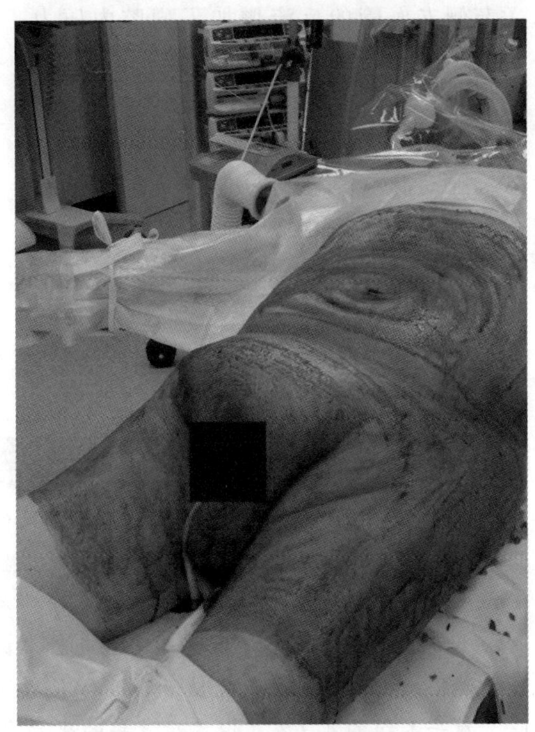

图 13.10 巨大右股动脉假性动脉瘤术中照片

状，40%的患者并发于 AAA。虽然 AAA 罕有破裂，但半数病例表现出肢体缺血征兆。与其他部位的动脉瘤相似，腘动脉瘤瘤体内部会形成层状血栓。而腘动脉会逐渐扭曲与扩张，这极大地增加了破裂与血栓栓塞风险。多数患者在主干闭塞或腘动脉血栓形成前就已出现观察不到的外周循环微栓塞，因此下肢的存活将受到严重损害。此外，循环中断的损害可以反过来影响急诊旁路手术的预后。瘤体越大，越有可能存在附壁血栓。相比于动脉瘤直径变化，瘤腔内血栓形成是更重要的手术干预指征。任何由超声、CT 或磁共振发现的血栓均是择期手术的指征。无附壁血栓的股动脉瘤，一般观点认为瘤体直径>2 cm 是择期手术修补的指征。

腘动脉瘤的传统手术方式是腘动脉近远端结扎，经瘤体中部行自体血管旁路移植术。但近来的研究已证实，有 30%的患者术后瘤腔内存在持续的血流。此外，膝

关节侧支血管的反流增加了瘤腔内压力，进一步显著增加了瘤体持续扩张甚至破裂的风险。因此，手术方式首选经后路旁路移植并植入一段人工血管。

腘动脉瘤急性血栓形成是临床急症。术前或术中溶栓用于开通栓塞血管同时给旁路手术提供便利。一些低级别的证据指出溶栓可提高保肢成功率。

随着可弯曲血管内支架的发展，目前腔内修复取代开放手术治疗某些腘动脉瘤已成为一种可行的手段。长期随访结果显示对于经过筛选的患者，血管内支架治疗长期有效，可获得满意的通畅率及保肢疗效。未来大样本临床试验有助于明确该项技术的适宜人群。

上肢动脉瘤、颈动脉瘤以及内脏动脉瘤会在相应章节阐述。

要点

- 近 40 年来，AAA 的发病率上升迅速，但这一趋势已出现回落。
- 采用以人群为基础的 AAA 定向筛查在临床与经济方面均是令人信服的。
- 小直径动脉瘤临床试验并不支持早期手术干预直径＜5.5 cm 的 AAA。
- 大型医院的外科医师施行的手术死亡率更低。
- 英国的 EVAR－1 试验显示，EVAR 手术组术后 30 天死亡率为 1.7%，明显低于开放手术组的 4.7%，但术后 8 年的死亡率两者持平。
- EVAR－1 和 DREAM 试验均证实，EVAR 手术对长期预防动脉瘤相关性死亡的作用不低于开放手术水平。
- EVAR 手术需要多年的监测且再手术率为 10%。
- 不适于开放手术的 AAA 病例应用 EVAR 手术需谨慎，因这类患者 5 年死亡率为 50%，其中大多数患者死于并发动脉瘤破裂。
- 感染性真性动脉瘤诊断率低，但其发病率在下降。
- 目前创伤后假性动脉瘤是临床最常见的感染性动脉瘤，其病因与日益增多的临床操作及静脉毒品注射有关。

参考文献

1. Johnston KW, Rutherford RB, Tilson MD, et al. Suggested standards for reporting on arterial aneurysms. Subcommittee on Reporting Standards for Arterial Aneurysms, Ad Hoc Committee on Reporting Standards, Society for Vascular Surgery and North American Chapter, International Society for Cardiovascular Surgery. J Vasc Surg 1991;13:452–8.

2. Ashton HA, Buxton MJ, Day NE, et al. The Multicentre Aneurysm Screening Study (MASS) into the effect of abdominal aortic aneurysm screening on mortality in men: a randomised controlled trial. Lancet 2002;360:1531–9.
   A UK multicentre population-based screening study of 67800 men, aged 65–74 years, who were randomly allocated to be invited to attend for ultrasound assessment or not. The primary outcome measure was aneurysm-related death and there was a 42% risk reduction in the invited group.

3. Lucarotti M, Shaw E, Poskitt K, et al. The Gloucestershire Aneurysm Screening Programme: the first 2 years' experience. Eur J Vasc Surg 1993;7:397–401.

4. Norman PE, Jamrozik K, Lawrence-Brown M, et al. Population based randomised controlled trial on impact of screening on mortality from abdominal aortic aneurysm. Br Med J 2004;329:1259–62.

5. Vardulaki KA, Walker NM, Day NE, et al. Quantifying the risks of hypertension, age, sex and smoking in patients with abdominal aortic aneurysm. Br J Surg 2000;87:195–200.

6. Anjum A, Powell JT. Is the incidence of abdominal aortic aneurysm declining in the 21st century? Mortality and hospital admissions for England & Wales and Scotland. Eur J Vasc Endovasc Surg

2012;43(2):161–6. Epub 2011 Dec 16.

7. Cutler BS, Darling RC. Surgical management of arteriosclerotic femoral aneurysms. Surgery 1973;74:764–73.
8. Wassef M, Baxter T, Chisholm RL, et al. Pathogenesis of abdominal aortic aneurysms: a multidisciplinary research program supported by the National Heart, Lung and Blood Institute. J Vasc Surg 2001;34:730–8.
9. Ailawadi G, Eliason JL, Upchurch GR. Current concepts in the pathogenesis of abdominal aortic aneurysm. J Vasc Surg 2003;38:584–8.
10. Longo GM, Xiong W, Greiner TC, et al. Matrix metalloproteinases 2 and 9 work in concert to produce aortic aneurysms. J Clin Invest 2002;110:625–32.
11. Lederle FA, Johnson GR, Wilson SE, et al. Prevalence and associations of abdominal aortic aneurysm detected through screening. Aneurysm Detection and Management (ADAM) Veterans Affairs Cooperative Study Group. Ann Intern Med 1997;126:441–9.
12. The UK Small Aneurysm Trial Participants. Mortality results for randomised controlled trial of early elective surgery or ultrasound surveillance for small abdominal aortic aneurysms. Lancet 1998;352(9141):1649–55.
    A multicentre randomised controlled trial of 1090 patients with asymptomatic aneurysms of diameter 4.0-5.5 cm were randomly allocated to early elective surgery or ultrasound surveillance. There was no significant survival advantage at 6 years for those undergoing surgical repair.
13. Walker DI, Bloor K, Williams G, et al. Inflammatory aneurysms of the abdominal aorta. Br J Surg 1972;59:609–14.
14. Rasmussen TE, Hallett JW. Inflammatory aortic aneurysms: a clinical review with new perspectives in pathogenesis. Ann Surg 1997;225:155–64.
15. Lindholt JS, Vammen S, Juul S, et al. The validity of ultrasonographic scanning as screening method for abdominal aortic aneurysm. Eur J Vasc Endovasc Surg 1999;17:472–5.
16. Emerton ME, Shaw E, Poskitt K, et al. Screening for abdominal aortic aneurysm: a single scan is enough. Br J Surg 1994;81:1112–3.
17. Multicentre Aneurysm Screening Study Group. Multicentre Aneurysm Screening Study (MASS): cost effectiveness analysis of screening for abdominal aortic aneurysms based on four year results from randomised controlled trial. Br Med J 2002;325:1135.
    See also Ref. 2. Cost-effectiveness analysis at 4 years showed that the cost per quality-adjusted life-year was £36 000. It is projected that this value will fall to £8000 per quality-adjusted life-year at 10 years, which is well below the funding threshold in the UK health service.
18. Thompson SG, Ashton HA, Gao L, et al., Multicentre Aneurysm Screening Study Group. Screening men for abdominal aortic aneurysm: 10 year mortality and cost effectiveness results from the randomised Multicentre Aneurysm Screening Study. Br Med J 2009 Jun 24; 338:b2307. http://dx.doi.org/10.1136/bmj.b2307.
19. Law MR, Morris J, Wald NJ. Screening for abdominal aortic aneurysms. J Med Screen 1994;1:110–5.
20. Katz DJ, Stanley JC, Zelenock GB. Operative mortality rates for intact and ruptured abdominal aortic aneurysms in Michigan: an eleven-year statewide experience. J Vasc Surg 1994;19:804–15.
21. Johnston KW. Non-ruptured abdominal aortic aneurysm: six-year follow-up results from the multicenter prospective Canadian aneurysm study. Canadian Society for Vascular Surgery Aneurysm Study Group. J Vasc Surg 1994;20:163–70.
    A prospective analysis of 680 patients undergoing elective aneurysm surgery showed that cardiac-related death is the major perioperative risk and cardiac and cerebrovascular events are the major causes of death at 6 years.
22. Zibrak JD, O'Donnell CR, Marton K. Indications for pulmonary function testing. Ann Intern Med 1990;112:763–71.
23. Thompson JF, Mullee MA, Bell PR, et al. Intraoperative heparinisation, blood loss and myocardial infarction during aortic aneurysm surgery: a Joint Vascular Research Group study. Eur J Vasc Endovasc Surg 1996;12:86–90.
24. Goodnough LT, Monk TG, Sicard G, et al. Intraoperative salvage in patients undergoing elective abdominal aortic aneurysm repair: an analysis of cost and benefit. J Vasc Surg 1996;24:213–8.
25. Kolvenbach R, Schwierz E, Wasilljew S, et al. Total laparoscopically and robotically assisted aortic aneurysm surgery: a critical evaluation. J Vasc Surg 2004;39:771–6.
26. Samy AK, Murray G, MacBain G. Glasgow Aneurysm Score. Cardiovasc Surg 1994;2:41–4.
27. Greenhalgh RM, Brown LC, Kwong GP, et al. Comparison of endovascular aneurysm repair with open repair in patients with abdominal aortic aneurysm (EVAR trial 1), 30-day operative mortality results: randomised controlled trial. Lancet 2004;364:843–8.
    A multicentre randomised controlled trial comparing open and endovascular repair in patients anatomically suitable for either. The 30-day mortality results show an initial survival advantage for patients treated with EVAR.
28. Batt M, Staccini P, Pittaluga P, et al. Late survival after abdominal aortic aneurysm repair. Eur J Vasc Endovasc Surg 1999;17:338–42.
29. Sahal M, Prusa AM, Wibmer A, et al. Elective abdominal aortic aneurysm repair: does the aneurysm diameter influence long-term survival? Eur J Vasc Endovasc Surg 2008;35:288–94.
30. Korhonen SJ, Ylonen K, Biancari F, et al. Glasgow aneurysm score as a predictor of immediate outcome after surgery for ruptured abdominal aortic aneurysm. Br J Surg 2004;91:1449–52.
31. Young EL, Holt PJE, Poloniecki JD, et al. Meta-

analysis and systematic review of the relationship between surgeon annual caseload and mortality for elective open abdominal aortic aneurysm repairs. J Vasc Surg 2007;46:1287–94.

A meta-analysis involving 115 273 elective open AAA repairs demonstrating significantly lower mortality with higher caseload surgeons. The study suggested a critical case volume threshold of 13 open AAA repairs per annum.

32. Lederle FA, Johnson GR, Wilson SE, et al. Quality of life, impotence, and activity level in a randomized trial of immediate repair versus surveillance of small abdominal aortic aneurysm. J Vasc Surg 2003;38:745–52.
33. Bown MJ, Sutton AJ, Bell PR, et al. A meta-analysis of 50 years of ruptured abdominal aortic aneurysm repair. Br J Surg 2002;89:714–30.
34. Parodi JC, Palmaz JC, Barone HD. Transfemoral intraluminal graft implantation for abdominal aortic aneurysms. Ann Vasc Surg 1991;5:491–9.
35. Hinchliffe RJ, Macierewicz JA, Hopkinson BR. Endovascular repair of inflammatory abdominal aortic aneurysms. J Endovasc Ther 2002;9:277–81.
36. Wolf YG, Fogarty TJ, Olcott CIV, et al. Endovascular repair of abdominal aortic aneurysms: eligibility rate and impact on the rate of open repair. J Vasc Surg 2000;32:519–23.
37. Arko FR, Filis KA, Seidel SA, et al. How many patients with infrarenal aneurysms are candidates for endovascular repair? The Northern California experience. J Endovasc Ther 2004;11:33–40.
38. Dillavou ED, Muluk SC, Rhee RY, et al. Does hostile neck anatomy preclude successful endovascular aortic aneurysm repair? J Vasc Surg 2003;38:657–63.
39. Faries PL, Briggs VL, Rhee JY, et al. Failure of endovascular aortoaortic tube grafts: a plea for preferential use of bifurcated grafts. J Vasc Surg 2002;35:868–73.
40. Simons P, van Overhagen H, Nawijn A, et al. Endovascular aneurysm repair with a bifurcated endovascular graft at a primary referral center: influence of experience, age, gender, and aneurysm size on suitability. J Vasc Surg 2003;38:758–61.
41. Moore WS, Brewster DC, Bernhard VM. Aorto-uni-iliac endograft for complex aortoiliac aneurysms compared with tube/bifurcation endografts: results of the EVT/Guidant trials. J Vasc Surg 2001;33:S11–20.
42. Morasch MD, Kibbe MR, Evans ME, et al. Percutaneous repair of abdominal aortic aneurysm. J Vasc Surg 2004;40:12–6.
43. Perdikides TP, Georgiadis GS, Avgerinos ED, et al. Percutaneous endovascular treatment of aortic aneurysms: Clinical evaluation and literature results. Minim Invasive Ther Allied Technol 2012; 21(5):342–50. Nov 29. Epub ahead of print.
44. Georgiadis GS, Antoniou GA, Papaioakim M, et al. A meta-analysis of outcome after percutaneous endovascular aortic aneurysm repair using different size sheaths or endograft delivery systems. J Endovasc Ther 2011;18(4):445–59.
45. White GH, Yu W, May J. Endoleak: a proposed new terminology to describe incomplete aneurysm exclusion by an endoluminal graft. J Endovasc Surg 1996;3:124–5.
46. Veith FJ, Baum RA, Ohki T, et al. Nature and significance of endoleaks and endotension: summary of opinions expressed at an international conference. J Vasc Surg 2002;35:1029–35.
47. Fransen GA, Vallabhaneni Sr SR, van Marrewijk CJ, et al. Rupture of infra-renal aortic aneurysm after endovascular repair: a series from EUROSTAR registry. Eur J Vasc Endovasc Surg 2003;26:487–93.
48. Choke E, Thompson MM. Endoleak after endovascular aneurysm repair: current concepts. J Cardiovasc Surg (Torino) 2004;45:349–66.
49. van Marrewijk CJ, Fransen G, Laheij RJF, et al. Is a type II endoleak after EVAR a harbinger of risk? Causes and outcome of open conversion and aneurysm rupture during follow-up. Eur J Vasc Endovasc Surg 2004;27:128–37.
50. Chaikof E, Blankensteijn J, Harris P, et al. Reporting standards for endovascular aortic aneurysm repair. J Vasc Surg 2002;35:1048–60.
51. Lee JT, Lee J, Aziz I, et al. Stent-graft migration following endovascular repair of aneurysms with large proximal necks: anatomical risk factors and long-term sequelae. J Endovasc Ther 2002;9:652–64.
52. Fransen GAJ, Desgranges P, Laheij RJF, et al. Frequency, predictive factors, and consequences of stent-graft kink following endovascular AAA repair. J Endovasc Ther 2003;10:913–8.
53. Zhang WW, Kulaylat MN, Anain PM, et al. Embolization as cause of bowel ischemia after endovascular abdominal aortic aneurysm repair. J Vasc Surg 2004;40:867–72.
54. Kramer SC, Seifarth H, Pamler H, et al. Renal infarction following endovascular aortic aneurysm repair: incidence and clinical consequences. J Endovasc Ther 2002;9:98–102.
55. Aljabri B, Obrand DI, Montreuil B, et al. Early vascular complications after endovascular repair of aortoiliac aneurysms. Ann Vasc Surg 2001;15:608–14.
56. McWilliams RG, Martin J, White D, et al. Use of contrast-enhanced ultrasound in follow-up after endovascular aortic aneurysm repair. J Vasc Interv Radiol 1999;10:1107–14.
57. Murphy M, Hodgson R, Harris PI, et al. Plain radiographic surveillance of abdominal aortic stent-grafts: the Liverpool/Perth protocol. J Endovasc Ther 2003;10:911–2.
58. The EVAR Trial Participants. Comparison of endovascular aneurysm repair with open repair in patients with abdominal aortic aneurysm (EVAR trial 1): randomized controlled trial. Lancet 2005;365:2179–86.

59. Prinssen M, Verhoeven EL, Buth J, et al. A randomized trial comparing conventional and endovascular repair of abdominal aortic aneurysms. N Engl J Med 2004;351:1607–18.
A multicentre randomised trial comparing open surgical and endovascular repair in 345 patients with 5 cm or larger AAAs; 30-day mortality was 4.6% in the open repair group and 1.2% in the endovascular group.

60. Blankensteijn JD, De Jong S, Prinssen M, et al. Two year outcomes after conventional or endovascular repair of abdominal aortic aneurysms. N Engl J Med 2005;352:2398–405.

61. Lovegrove RE, Javid M, Magee TR, et al. A meta-analysis of 21178 patients undergoing open or endovascular repair of abdominal aortic aneurysm. Br J Surg 2008;95:677–84.
A meta-analysis of 42 studies comparing outcomes following open and endovascular AAA repair. EVAR was associated with significantly lower early 30-day mortality, postoperative morbidity and late aneurysm-related mortality.

62. Davey P, Peaston R, Rose J, et al. Impact on renal function after endovascular aneurysm repair with uncovered supra-renal fixation (SR-EVR) assessed by serum cystatin C. Eur J Vasc Endovasc Surg 2008;35:439–45.

63. Mehta M, Cayne N, Veith FJ, et al. Relationship of proximal fixation to renal dysfunction in patients undergoing endovascular aneurysm repair. J Cardiovasc Surg (Torino) 2004;45:367–74.

64. The UK EVAR Trial Participants. Endovascular versus open repair of abdominal aortic aneurysm. N Engl J Med 2010;362:1863–71.
In this large, randomised trial, endovascular repair of abdominal aortic aneurysm was associated with a significantly lower operative mortality than open surgical repair. However, no differences were seen in total mortality or aneurysm-related mortality in the long term. Endovascular repair was associated with increased rates of graft-related complications and reinterventions and was more costly.

65. Powell JT, Brown LC. The long-term results of the UK EVAR trials: the sting in the tail. Eur J Vasc Endovasc Surg 2010;40(1):44–6.

66. Troeng T, Malmstedt J, Bjorck M. External validation of the Swedvasc registry: a first-time individual cross-matching with the unique personal identity number. Eur J Vasc Endovasc Surg 2008;36(6):705–12.

67. Kechagias A, Perala J, Ylonen K, et al. Validation of the Finnvasc score in infrainguinal percutaneous transluminal angioplasty for critical lower limb ischemia. Ann Vasc Surg 2008;22(4):547–51.

68. EVAR Trial Participants. Endovascular aneurysm repair and outcome in patients unfit for open repair of abdominal aortic aneurysm (EVAR trial 2): randomized controlled trial. Lancet 2005;365:2187–92.
A multicentre randomised trial comparing EVAR and best medical therapy in 338 unfit patients with morphologically suitable AAAs; 30-day mortality was 9% in the EVAR group and at a mean follow-up of 3.3 years there was no difference in either the all-cause or aneurysm-related mortality between groups.

69. The UK EVAR Trial Participants. Endovascular repair of aortic aneurysm in patients physically ineligible for open repair. N Engl J Med 2010;362:1872.
A randomised trial involving patients who were physically ineligible for open repair. Endovascular repair of abdominal aortic aneurysm was associated with a significantly lower rate of aneurysm-related mortality than no repair. However, endovascular repair was not associated with a reduction in the rate of death from any cause. The rates of graft-related complications and re-interventions were higher with endovascular repair, and it was more costly.

70. Hinchliffe RJ, Hopkinson BR. Ruptured abdominal aortic aneurysm: time for a new approach. J Cardiovasc Surg (Torino) 2002;43:345–7.

71. Veith FJ, Ohki T. Endovascular approaches to ruptured infrarenal aortoiliac aneurysms. J Cardiovasc Surg (Torino) 2002;43:369–78.

72. Hinchliffe RJ, Yusuf SW, Macierewicz JA, et al. Endovascular repair of ruptured abdominal aortic aneurysm – a challenge to open repair? Results of a single centre experience in 20 patients. Eur J Vasc Endovasc Surg 2001;22:528–34.

73. Powell JT, Thompson SG, Thompson MM, et al. The Immediate Management of the Patient with Rupture: Open Versus Endovascular repair (IMPROVE) aneurysm trial. Acta Chir Belg 2009;109(6):678–80.

74. Greenberg RK, Haulon S, O'Neill S, et al. Primary endovascular repair of juxtarenal aneurysms with fenestrated endovascular grafting. Eur J Vasc Endovasc Surg 2004;27:484–91.

75. Verhoeven EL, Prins TR, Tielliu IF, et al. Treatment of short-necked infrarenal aortic aneurysms with fenestrated stent-grafts: short-term results. Eur J Vasc Endovasc Surg 2004;27:477–83.

76. Parkinson TJ, Rose JD, Wyatt MG. Endovascular aneurysm repair: state of the art 2006. In: Earnshaw JJ, Murie JA, editors. The evidence for vascular surgery. 2nd ed. Shrewsbury: Tfm Publishers; 2007. p. 153–64.

77. Cross J, Gurusamy K, Gadhvi V, et al. Fenestrated endovascular aneurysm repair. Br J Surg 2012;99(2):152–9.
A search was performed for studies describing FEVAR for juxtarenal abdominal aortic aneurysms. Eleven studies were identified describing a total of 660 procedures. Target vessel perfusion rates ranged from 90.5% to 100%. Eleven deaths occurred within 30 days, giving a 30-day proportional mortality rate of 2.0%. FEVAR for repair of suprarenal and juxtarenal aneurysms is a viable alternative to open repair, although there is no level I evidence.

78. Resch T, Sonesson B, Malina M. Incidence and management of complications after branched and fenestrated endografting. J Cardiovasc Surg (Torino) 2010;51(1):105–13.

79. Lee JT, Greenberg JI, Dalman RL. Early experience with the snorkel technique for juxtarenal aneurysms. J Vasc Surg 2012;55(4):935–46.

80. Abraham CZ, Reilly LM, Schneider DB, et al. A modular multi-branched system for endovascular repair of bilateral common iliac artery aneurysms. J Endovasc Ther 2003;10:203–7.

81. Chuter TA, Gordon RL, Reilly LM, et al. Multi-branched stent-graft for type III thoracoabdominal aortic aneurysm. J Vasc Interv Radiol 2001;12:391–2.

82. Verhoeven EL, Vourliotakis G, Bos WT, et al. Fenestrated stent grafting for short-necked and juxtarenal abdominal aortic aneurysm: an 8-year single-center experience. Eur J Vasc Endovasc Surg 2010;39:529–36.

83. Nordon IM, Hinchliffe RJ, Manning B, et al. Toward an "off-the-shelf" fenestrated endograft for management of short-necked abdominal aortic aneurysms: an analysis of current graft morphological diversity. J Endovasc Ther 2010;17:78–85.

84. Reddy DJ, Weaver MR. Infected aneurysms. In: Rutherford RB, editor. Vascular surgery. 6th ed. Philadelphia: Elsevier Saunders; 2005. p. 1581–96.

85. Reddy DJ, Shepard AD, Evans JR, et al. Management of infected aorto-iliac aneurysms. Arch Surg 1991;126:873.

86. Kritpracha B, Premprabha D, Sungsiri J, et al. Endovascular therapy for infected aortic aneurysms. J Vasc Surg 2011;54(5):1259–65.

87. Knight CG, Healy DA, Thomas RL. Femoral artery pseudoaneurysms: risk factors, prevalence and treatment options. Ann Vasc Surg 2003;17:503–8.

88. Kirkpatrick UJ, McWilliams RG, Martin J, et al. Late complications after ligation and bypass for popliteal aneurysm. Br J Surg 2004;91:174–7.

89. Marty B, Wicky S, Ris HB, et al. Success of thrombolysis as a predictor of outcome in acute thrombosis of popliteal aneurysms. J Vasc Surg 2002;35:487–93.

90. Gerasimidis T, Sfyroeras G, Papazoglou K, et al. Endovascular treatment of popliteal artery aneurysms. Eur J Vasc Endovasc Surg 2003;26: 506–11.

91. Jung E, Jim J, Rubin BG, et al. Long-term outcome of endovascular popliteal artery aneurysm repair. Ann Vasc Surg 2010;24(7):871–5.

第 14 章　胸主动脉及胸腹主动脉疾病

Ian Nordon · Robert Morgan · Matthew Thompson　著
郭伟　卫任　译　熊江　校

引言

腔内技术的演变已然改变了胸主动脉瘤及 B 型主动脉夹层的治疗。这些疾病以往是心脏病医生和心胸外科医生的治疗范畴，现在已被从事周围血管疾病的医生所熟知，并成为血管疾病治疗领域中日趋重要的组成部分。

胸主动脉腔内修复术（endovascular repair，EVR）已成为一项成熟的治疗方法，但其证据基础相对薄弱。已有的临床结果是对既定适应证下，腔内技术与开胸手术的对比结果，尚缺少 EVR 的随机化资料。连续病例及注册研究的数据显示，腔内修复胸主动脉瘤或急性夹层的并发症发生率及死亡率明显低于开放手术[1-2]。然而，腔内技术的窘境在于缺少随机化试验研究。目前诸多的证据源自小样本的回顾性及注册研究。这些研究并不能提供充分的细节来进行亚组分析以提炼治疗指征。

尽管围绕胸主动脉瘤及夹层的治疗日新月异，但针对胸腹主动脉瘤的治疗操作仍旧是一项挑战，其较高的死亡率也印证了开放手术修复后伴随病理生理方面的紊乱。本章对胸主动脉及胸-腹主动脉疾病的治疗现状进行了综述，适合于从事血管专业的临床医生参考。若需了解诸如升主动脉瘤、A 型夹层等心胸外科范畴的内容，读者可以参考其他对其有详细介绍的专业书籍。

胸主动脉影像学检查

评估患者胸主动脉病变的主要影像学方法是计算机断层扫描（computed tomography，CT）。评估应包括轴位及多平面的图像。一般来讲，轴位图像更有助于评估主动脉直径，而多平面重建则有助于评估主动脉长度。现今，应在工作站中进行腔内手术的规划。工作站应具备三维重建及中心线分析功能。磁共振（magnetic resonance，MR）血管造影的空间分辨率欠佳，不能协助腔内手术的规划，而且肾衰竭患者应用含钆制剂可能导致肾纤维化这样的问题。然而，CT 血管造影由于存在电离辐射且造影剂具有潜在肾毒性，不适用于胸主动脉疾病患者的长期随访。一般而言，MR 则更适用于此类患者的随访。

工作站能够提供高质量的 CT 血管造影，以及高水平的图像处理。这就意味着对于绝大多数患者来讲，只在需要进一步干预时才应进行造影检查。

经食管超声心动图在胸主动脉夹层的分型及诊断中也有重要作用。

胸主动脉瘤（TAAs）

分型及病因学

胸主动脉降段是动脉瘤最常见的发生部位。以第 6 肋间隙为胸廓界限，基于是否累及上半段、下半段或者整段降主动脉，将胸主动脉降段瘤分成 A、B、C 三型[4]。

大多数胸主动脉瘤（thoracic aortic aneurysms，TAAs）是非特异改变或退变所致，近 1/4 是由慢性胸主动脉夹层发展而来。少数情况下，动脉瘤与 Marfan 综合征、Ehler－Danlos 综合征、细菌性动脉瘤以及结缔组织异常，如强直性脊柱炎、风湿性关节炎、Reiter 病及系统性红斑狼疮有关。假性动脉瘤可以继发于创伤，或是之前缩窄修复术后的并发症。胸主动脉降段动脉瘤可扩展至腹部，称为胸腹主动脉瘤。

大多数动脉瘤在形态上呈梭形。囊形动脉瘤并不常见，往往为感染或先前外伤所致。TAAs 与冠状动脉疾病及腹主动脉瘤有很强的相关性。

发病率及临床表现

胸主动脉降段动脉瘤是一种老龄化疾病，男女比例为 3∶1。据估计，TAAs 的年发生率约为 10/100 000[6]，多为常规胸部放射或 CT 扫描时偶然发现。临床症状包括胸骨后、后背部或肩部疼痛，上腔静脉综合征，吞咽困难，呼吸困难，喘鸣及声嘶（系喉返神经受压迫所致），以及破裂。TAAs 不经干预，其生存状况堪忧，据估计其 5 年生存率在 13％～39％[7]。尸检中发现的 TAAs 有 80％已发生破裂。动脉瘤越大，其破裂的风险就越高。但目前关于 TAAs 的年破裂率与主动脉直径的数据，并不如腹主动脉那么充分。一些数据显示 TAAs 的年破裂率在 2.7/100 000，而腹主动脉瘤则在 9.2/100 000。

治疗指征

干预的主要指征是基于 TAAs 的症状和大小。关于 TAAs 治疗的直径标准尚存在争议。Juvonen 等报道直径小于 7 cm 的 TAAs，其 2 年破裂率为 23％[8]；而 Elefteriades 则报道主动脉直径超过 6 cm，其 5 年破裂率达 30％[9]。临床实践中，多数医师把5.5～6 cm作为无症状患者的治疗指征。这一标准无疑是基于与外科手术风险的平衡。对于有明确结缔组织异常的患者，直径标准应予降低，因为更小直径的动脉瘤亦有可能发生破裂。

外科修复术

TAAs 传统外科手术的要点包括左侧开胸入路、主动脉钳夹并通过肋间植入移植物。整个操作过程中需要保持内脏及脊髓供血，该技术极具挑战性。一些外科辅助手段对此方面有一定帮助，包括使用 Gott 转流、左心旁路并主动脉远段灌注、选择性肋间分流，以及常规脑脊液（cerebrospinal fluid，CSF）引流。

胸主动脉瘤腔内修复术

术前需要进行详细的影像学检查，以评估移植物远、近端锚定区条件，并规划手术入路。理想状态下，应利用具有中心线影像重建功能的血管专业化软件进行影像评估，以保证对移植物释放进行最佳的规划。

病变部位的远、近端需要有正常的主动脉段（锚定区），使得移植物与正常主动脉壁能达到密闭贴合。锚定区长度在小弯侧至少应有 15 mm，最好 20 mm。对于主动脉弓，锚定区长度的测量应基于弓的内弯侧，而非外弯侧。如果锚定区长度不足，可以通过外科旁路术实现主动脉弓或腹主动脉去分支，以提供有效的锚定区。这常被称为杂交式腔内方法。外科旁路术式包括升主动脉至无名动脉和左颈总动脉旁路（图 14.1）、左右颈动脉旁路（图 14.2），以及左颈动脉-锁骨下动脉旁路。

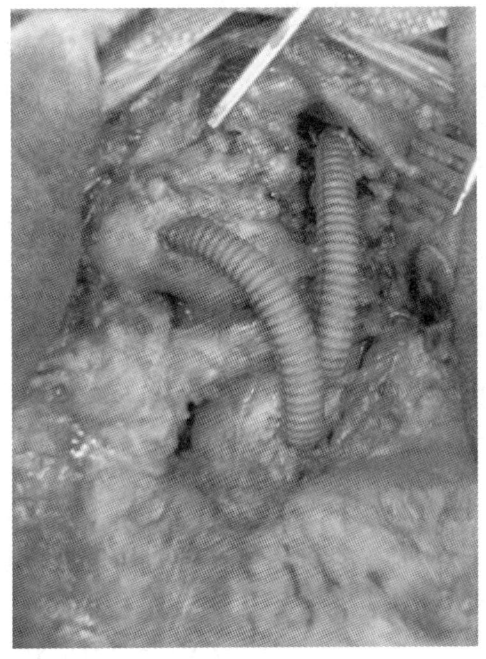

图 14.1 升主动脉至无名动脉及左颈总动脉旁路的术中图片。该手术为极邻近的胸主动脉瘤提供充分的锚定区

移植物的直径取决于已有的器具规格。器具规格应超过主动脉直径一定程度。一般来说，用于治疗动脉瘤的器具大小应超过 15%～20%。已有的最大和最小支架移植物直径分别是 46 mm 和 22 mm。因此，锚定区直径的上、下限分别为 40～42 mm 和 18 mm。如果主动脉病变段过长，需要置入更多支架，那么术者应该考虑到邻近器具的重叠长度（一般 5 cm 左右）。毫无疑问，对于所有主动脉腔内操作，需要有充分的入路，以适应直径相对较大的腔内输送鞘。

支架置入术可在单纯局麻下完成，但腔内治疗往往选择在全身麻醉或区域麻醉下进行。将一根诊断用造影导管通过左侧肱动脉或对侧股动脉置入升主动脉。这通常需要行股动脉切开（尽管经皮穿刺技术可行并逐渐普及）。然后交换置入长的加硬导丝（比如 Lunderquist 导丝，Cook，英国），头端置于升主动脉近端。释放移植物时，应将收缩压峰值降到 100 mmHg 以下，以避免心脏搏出血液产生的风向袋效应。

移植物输送系统循导丝进入既定的释放部位。连续造影以确保精确定位。当输送系统到达准确位置，释放支架移植物（图 14.2）。如需要进一步置入更多的腔内移植物，则移植物之间应至少重叠 4～5 cm。

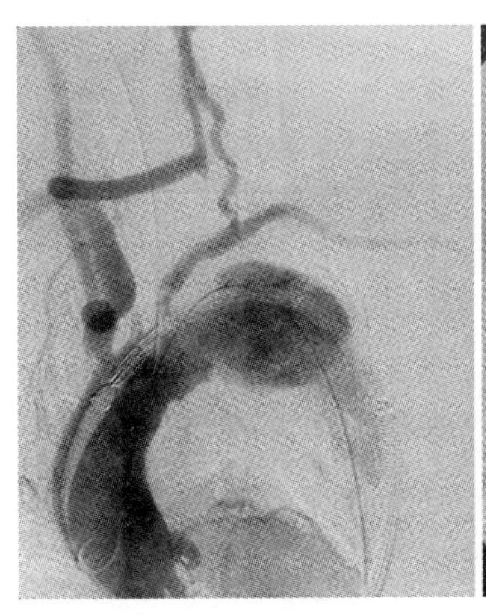

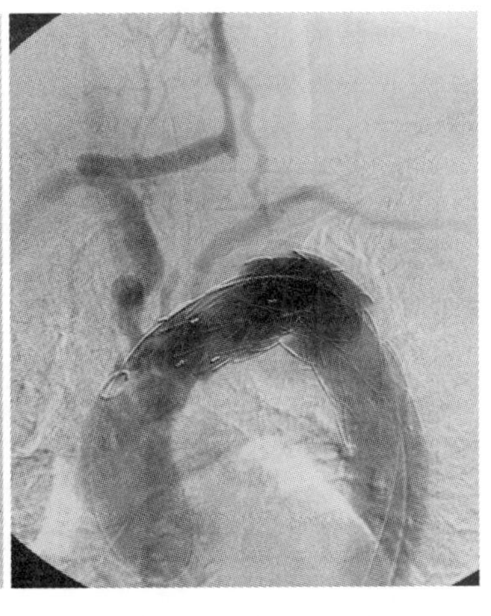

图 14.2 造影证实一大胸主动脉瘤，左颈总动脉位于锚定区内。为行腔内治疗，先结扎左颈动脉近端（箭头所指），完成右侧颈总动脉至左侧颈总动脉旁路

胸主动脉腔内治疗中的脊髓管理

胸主动脉干预最令人担心的并发症之一就是截瘫。在胸主动脉段置入腔内移植物会覆盖许多非常重要的肋间血管（T6～L1），有发生脊髓缺血（spinal cord ischaemia，SCI）的风险。一些中心主张预防性CSF引流，而其他学者则持观望态度。尽管合并肾下动脉病变或者之前行腹主动脉修复有可能减少供应脊髓的侧支血管网[10]，但目前仍未发现导致SCI的独立诱发因素。毫无疑问，一旦出现SCI的任何征兆，一定要通过脊液穿刺引流降低CSF压力（目标为10～12 mmHg），并应用血管收缩药提高平均动脉压（mean arterial pressure，MAP；目标为85～100 mmHg），以增加脊髓灌注压[11]。尽管胸主动脉腔内修复术（thoracic endovascular repair，TEVR）术后发生SCI的患者生存率比未发生SCI者有所降低，然而对于TEVR术后发生SCI的患者，这种方法是安全的，能够使持续性神经功能损害的程度减轻在可接受范围内。

在胸主动脉腔内治疗中，围绕左锁骨下动脉的处理一直存在争议。早期的经验认为，覆盖左锁骨下动脉开口对于上肢灌注仍是安全合理的。然而，更多近期的证据表明保留锁骨下动脉灌注，卒中及截瘫率更低。这可能是由于椎动脉对脊髓前动脉存在供血[13-14]。对于大多数计划覆盖左锁骨下动脉的病例，笔者建议常规重建左锁骨下动脉（通过左颈-锁骨下动脉旁路）[15]，而且这个方法最近也得到血管外科协会（Society for Vascular Surgery，SVS）的推荐支持。

治疗结果

在优秀的中心，胸主动脉开放手术的结果很好，其各类型胸主动脉瘤30天死亡率低于12%，截瘫率低于4%[16]。来自社区的结果涉及多家中心，更接近患者的真实情况。该结果显示30天死亡率近20%[17]。肾功能不全、年龄以及急诊状况均是死亡的预测因素[18]。一些资料报道了胸主动脉瘤EVR的结果。作为EUROSTAR协作者，Leurs等报道其249例择期行腔内手术的患者，30天死亡率为5.3%，截瘫率为4%[1]。一项针对TAAs的回顾性队列研究对比了应用Gore TAG器具进行腔内移植的患者与94例行开放手术患者的结果，显示腔内治疗组在围术期死亡率（2.1% *vs.* 11.7%）、截瘫率（3% *vs.* 14%）及免于重大不良事件发生率（48% *vs.* 20%）方面均优于开放手术组[18]。同样，欧洲Talent注册研究报道腔内治疗技术成功率为98%，院内死亡率为5%（择期手术及急诊手术分别为4.1%和7.9%），截瘫率为1.7%，脑卒中为3.7%[19]。关于最新一代腔内移植物也报道了类似的结果，而且这些近期的系列研究中，患者的解剖条件较之前的研究更具挑战性[13]。胸主动脉瘤腔内修复术有一系列技术相关性并发症。最常见的是内漏，其中最多的类型无疑是锚定区（或Ⅰ型）内漏，可以在术中即刻发生或者随访中出现，应置入其他器具进行治疗。Ⅲ型内漏（相邻支架之间或通过断裂的移植物）也可能发生，同样需应用其他器具进行处理。

方法推荐

胸主动脉瘤腔内修复术已经改变了既往惯例。笔者认为，腔内技术应作为大多数胸主动脉瘤的一线治疗措施。解剖条件不合适、远期稳定性欠佳以及明确有结缔组织病的患者则除外。这部分患者应用腔内移植物的结果尚不明确，而一些有经验的中心采用外科手术治疗得到很好的结果。

对于Marfan综合征患者的治疗，自从

腔内治疗开展之初即存在争议。Marfan 综合征患者可发生动脉瘤和夹层，但与非特异性动脉瘤患者相比，前者往往更为年轻，而且体型匀称，并且采用传统外科治疗有很好的结果[20]，而腔内治疗的结果并不确切[21-22]。目前，尚未有明确证据支持对 Marfan 综合征患者常规采用腔内治疗。

胸腹主动脉瘤（TAAAs）

胸主动脉瘤累及腹主动脉内脏段，习惯上称为胸腹主动脉瘤（thoraco－abdominal aortic aneurysms，TAAAs）。其临床分类也基于动脉瘤变累及范围（见图 14.3 对 Crawford 分类的描述）。TAAAs 的病因不同于肾下动脉瘤，尤以中膜退行性病变及慢性夹层常见[23]。不同于肾下动脉病变，绝大多数 TAAAs 有症状，以后背部疼痛最为常见，而且这些症状发生于主动脉破裂或壁内夹层之前[24]。治疗 TAAAs 的基本原理主要来自于 Crawford 和 DeNatale 对其自然病史的研究结果。他们对 94 例不宜行手术治疗的患者进行了系列报道[25]。经过 24 个月的随访，这些患者中仅有 24％存活，而同期行手术修复的患者 5 年生存率达 59％。基于这些结果可以得出结论，即有明显 TAAAs 的患者应进行手术修复，除非受当时医疗条件所限。

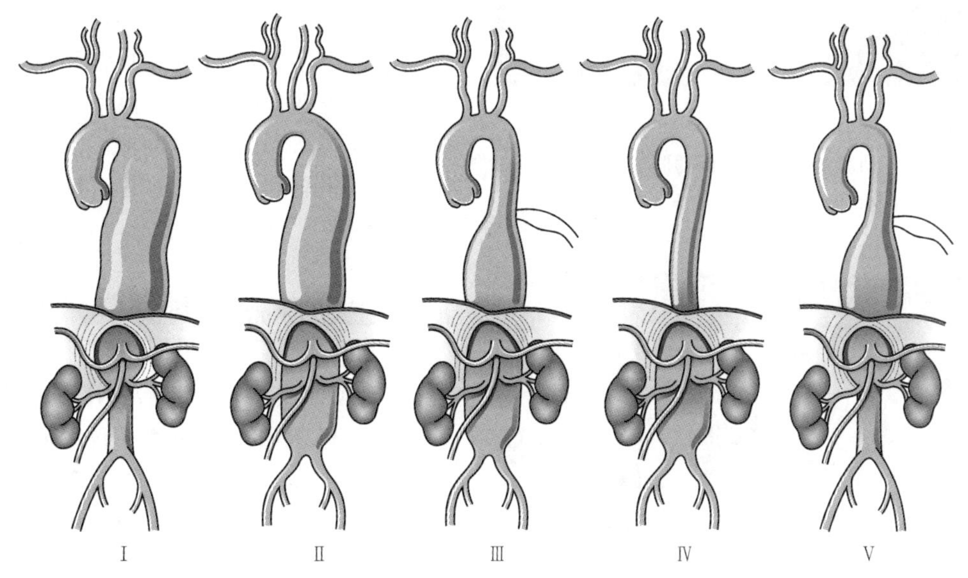

图 14.3　胸腹主动脉瘤 Crawford 分类图解

手术治疗

与所有复杂主动脉疾病一样，详细的影像学检查以及对其合并危险因素的仔细评估至关重要。TAAAs 修复术死亡率高，因此一定要考虑到可能的手术风险与动脉瘤直径的平衡关系。术前宜行冠脉重建。

手术往往需行左侧胸廓切开，而一些Ⅳ型动脉瘤可能需要经腹部入路。通常将左侧内脏翻转即暴露腹主动脉。为保留神经支配功能，可通过圆周形切口局部分离横膈膜。分离完成后，钳夹动脉瘤近、远端，于瘤体侧壁上切开动脉。动脉切开的部位应避开动脉瘤腹段内脏动脉开口，这非常重要。近端动脉在主动脉完全横断的状态下进行吻合，以预防主动脉-食管瘘。如果可能，裁剪近端吻合口尽可能多地包括邻近的肋间动脉或内脏动脉，同时任何其余的肋间动脉可以直接吻至移植物上，或者通过独立的移植物重建这些血管并跳跃式吻合至主移植物上。采用内翻式技术将内脏动脉直接吻合至移植物椭圆形的开口上。如有可能，可将腹腔干、肠系膜上动脉及右肾动脉制成一补片。移植物的远端吻合于主动脉分叉或髂动脉。重建完毕(图 14.4、14.5；彩图 14.4)。

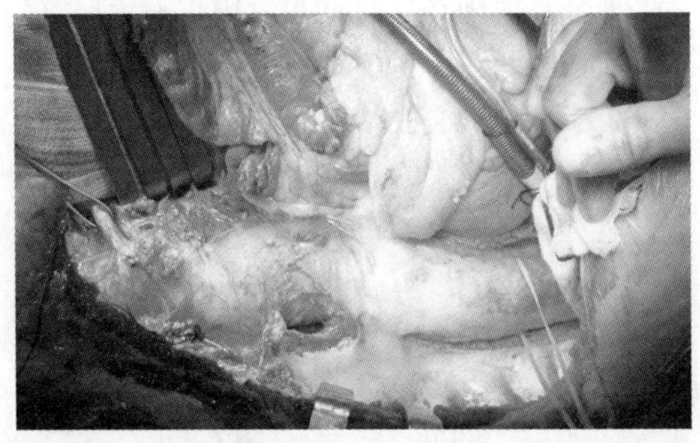

图 14.4 术中图片显示左侧胸腹联合切口暴露Ⅲ型胸腹主动脉瘤。这个病例的膈肌已被完全分离。左侧肾动脉被牵拉控制

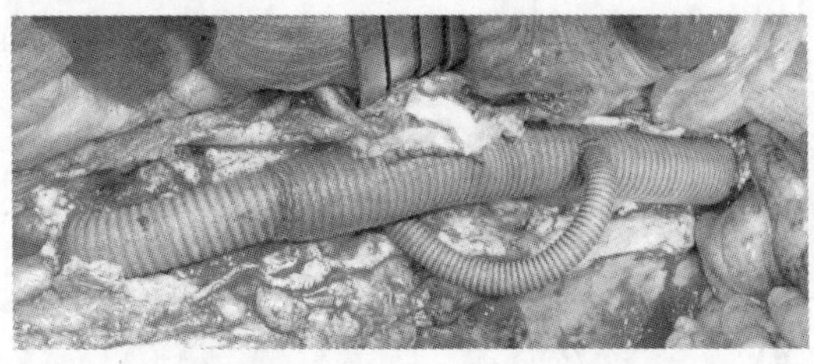

图 14.5 胸腹主动脉瘤完成重建后的手术图片。内脏动脉补片处已用 Teflon 止血棉加固。另一独立移植物吻合到一个大的肋间动脉上

外科辅助技术

TAAAs 修复过程中，长时间的内脏动脉缺血是术后发生肾功能不全的主要原因，并可导致多器官功能衰竭。为降低器官低灌注的风险，可采用左心部分转流术，即应用离心泵将血液从左心房或上肺静脉泵出，泵入到股动脉或主动脉。这种方法有助于在近端吻合成形，而远端主动脉钳仍于内脏血管近端钳夹时保证肾及内脏的灌注供血[26]。在动脉瘤腹段修复过程中，腹腔干、肠系膜上动脉以及两侧肾动脉可有选择性地通过连接左心旁路的导管进行灌注[27]。TAAAs 修复中，截瘫的发生率高达 20%，而且在更近端的动脉瘤中，由于钳夹时间长、肾功能损伤、高龄以及急诊状况，截瘫的发生率更高。截瘫是由于脊髓动脉离断、长时间脊髓缺血、再灌注损伤以及术后低血压这些综合因素，导致脊髓受损而引起的。脊髓可通过再植通畅的肋间动脉以及远端主动脉灌注以维持血供。主动脉钳夹时，CSF 压力增高，CSF 引流被认为能够减少截瘫的发生[28-29]。针对神经功能受损这一问题，一种方法是术中对脊髓功能进行监测。体感诱发电位检查广泛应用于主动脉横向钳夹时脊髓缺血的评估，以及辨别脊髓重要供血血管，这些血管有可能需进行灌注和再植。也可选择监测运动诱发电位，据报道其有助于提高截瘫的检测率[30-31]。

胸腹主动脉瘤外科修复术结果

TAAAs 传统修复术后的死亡率及并发症发生率仍然很高。一些专科中心报道其死亡率为 5%～16%，截瘫率为 4%～11%[32-34]。然而，这些数据并不能代表其他中心的结果。国家/社区中心报道其 30 天死亡率超过 20%，1 年死亡率达 30%[35-37]。已证实的能够预测患者不良结果的风险因素包括急诊状况、既往行主动脉置换、糖尿病、吸烟史、肾及心肺损伤、年龄超过 80 岁、急性夹层以及 TAAA 的范围。

杂交式内脏动脉重建联合腔内技术修复胸腹主动脉瘤

外科手术联合腔内技术的方法治疗复杂主动脉疾病，能够降低开胸造成的手术

创伤，以及主动脉钳夹引起的持续性内脏及肾缺血。自远端切开的动脉或移植物管道输送腔内支架移植物隔绝 TAAAs，要求在近、远端无病变或置换段主动脉上有足够长的锚定区，同时需要保证内脏及肾的灌注。联合外科手术及腔内技术的方法即称为杂交式修复。该方法经腹逆行重建内脏动脉，为移植物腔内隔绝 TAAA 提供足够的远端锚定区。逆行内脏动脉旁路确保了内脏动脉及肾动脉的持续灌注。这种方法可与大血管置换或旁路相联合，为胸腹主动脉腔内移植物提供充足的近端锚定区（图 14.6）。

目前，关于这项技术的结果仅有一些个案系列报道（表 14.1）[38-46]。一篇最近的“合作性”文章报道了三家单位连续收治的 107 例患者的结果，显示所有纳入患者的死亡率为 15%，永久性截瘫率为 8.4%[47]。表面上看，该结果并没有体现出杂交技术相对于传统手术的显著优越性，但总体来说，相比于同系列研究中接受开放手术的患者，这部分患者伴发疾病更多、年龄更大、Ⅱ型及Ⅲ型动脉瘤的比率更高。对于治疗胸腹主动脉疾病的任何技术，一定要评估其适用范围——基于生理及解剖条件的考虑，开放手术置换以及完全腔内方法均适用于 50%～60%的患者。

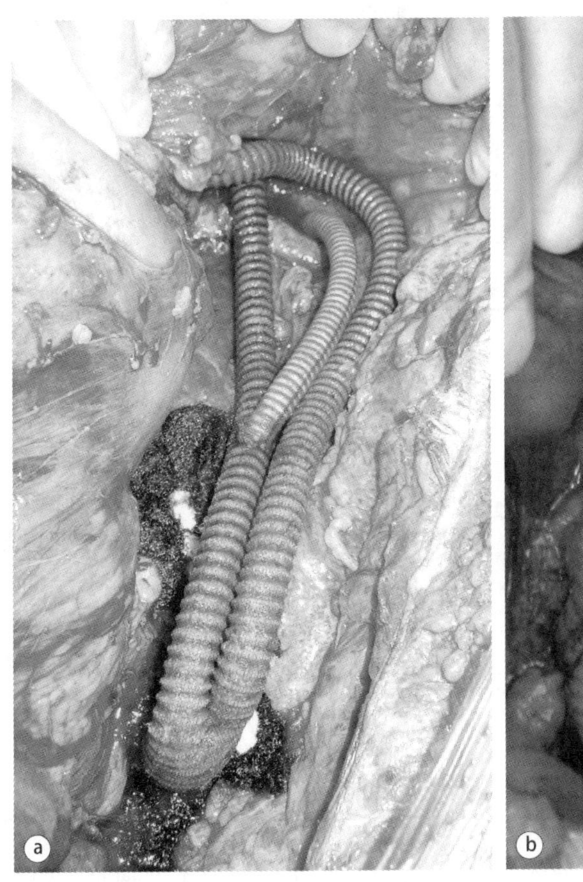

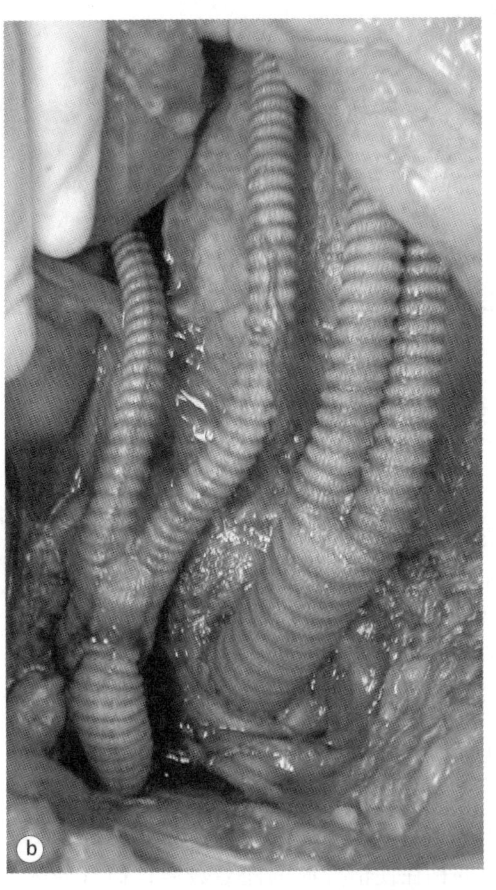

图 14.6　两名患者接受逆行内脏动脉重建的手术图片。需重建血管的数目不同，即可能有诸多不同的移植物构型

表 14.1　已发表的关于联合外科手术和腔内技术修复TAAAs（$n>10$）的独立系列性研究汇总

作者	单位，发表年限	例数	Ⅱ型（%）	Ⅲ型（%）	旁路重建的内脏血管	死亡率（%）	永久性截瘫发生率（%）
Resch 等[38]	Cleveland，2006	13	38.5	15.4	N/A	23.1	30.7
Zhou 等[39]	Houston，2006	15	0	53.3	40	6.7	0
Black 等[40]	St Mary 's London，2006	26	62	26.9	94	23	0
Bockler 等[41]	Heidelberg，2007	11	18.2	9.1	N/A	18	0
Chiesa 等[42]	Milan，2007	13	15.4	0	32	23.0	7.7
Lee 等[75]	Gainesville，2007	17	11.8	47.0	56	24.0	0
Biasi 等[44]	St George's London，2008	18	44.4	38.9	48	17.6	5.6
Wolf 等[45]	Munich，2010	20	55	35	N/A	10	0
Ham 等[46]	Los Angeles，2011	51	0	13	47	3.9	2

完全腔内技术修复胸腹主动脉瘤

近年来，支架移植物设计方面的技术发展（图 14.7）已经实现了利用开窗术进行个体化移植物释放的可能，即于靶血管中置入额外的覆膜支架，为内脏动脉提供顺行灌注[48]。同样，分支型腔内移植物也成功地用于一些特定患者，维持了终末器官的灌注，而且一些 TAAAs 如今可采用四分支的分支型移植物进行治疗[49-50]。多数情况下，对测量准确性以及制作精确性的要求，往往使治疗时间滞后数周；而且受入路解剖条件、血管扭曲的限制，并非所有 TAAAs 都可通过完全腔内方法进行治疗。目前这一革新技术所治疗的TAAA病例数极少且具有高度选择性，但其在降低 TAAA 修复的死亡率及并发症发生率方面展现出很好的应用前景。日益增加的模块化器具也在不断演进，已有的分支型及开窗型腔内移植物将形成标准化成品，这将避免制作时间的延误，扩大了其应用范围[51]。完全腔内修复技术目前尚处于初期阶段。鉴于其早期的成就，该技术很有可能成为未来 TAAA 治疗的主要方法，但不包括有明确结缔组织病的年轻患者。

方法推荐

腔内技术在该领域不断演进，但维持内脏及肾灌注的难度使其在技术操作上十分复杂。杂交手术可能是传统外科技术和发展中的全腔内技术之间最好的桥梁。目前，对于那些行胸腹主动脉开放置换术预

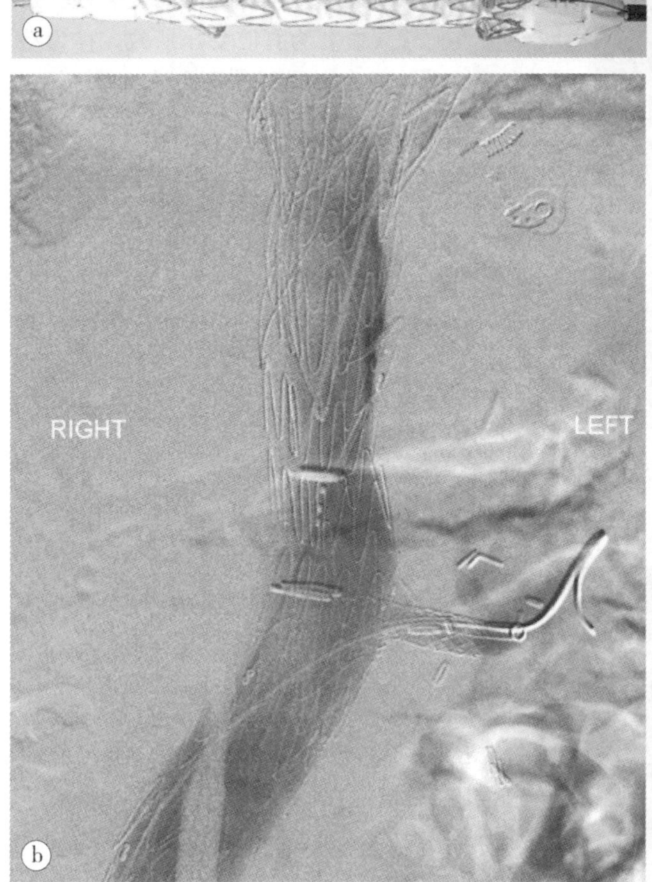

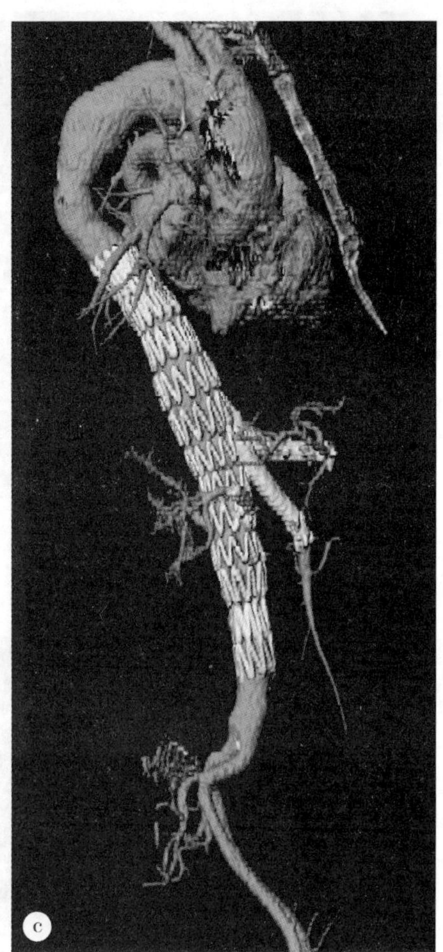

图 14.7　a. 有四个定制分支的腔内移植物图片；b. 血管造影显示一分支型移植物完全重建胸腹主动脉瘤，其分支置入左肾动脉；c. CT 重建四分支型移植物（图中仅看到两个分支）释放后节段侧面图。图 a 由 Cook，UK 提供

期死亡率高的患者，备选杂交和腔内方法均是合理的，而且随着腔内经验的积累，这种技术可能在治疗 TAAAs 中起到越来越突出的作用。

胸主动脉夹层和急性主动脉综合征

病理学及分类

急性主动脉综合征可以描述为侵及胸主动脉的一组病理状态，通常导致严重胸痛。主动脉夹层（图 14.8）、壁间血肿（intramural haematoma，IMH）（图 14.9）和穿透性主动脉溃疡（penetrating aortic ulcers，PAUs）（图 14.10）均可导致急性主动脉综合征[52]。这三种病症可以并存，也有由 IMH 和 PAUs 发展为夹层的情况。对典型主动脉夹层的处理，在很大程度上也可以应用到对 IMH 和 PAUs 的处理。

主动脉夹层系血流自主动脉内膜破口进入主动脉壁，于中膜中穿行，形成劈裂面。两条血流通道构成真、假腔。夹层的常见原因包括高血压、创伤及结缔组织异常。通常情况下，假腔内压力高于真腔，从而压迫真

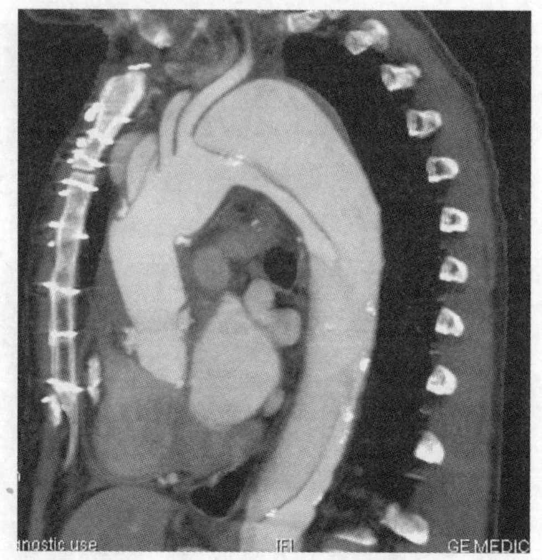

图 14.8 矢状位重建显示 B 型主动脉夹层的典型表现

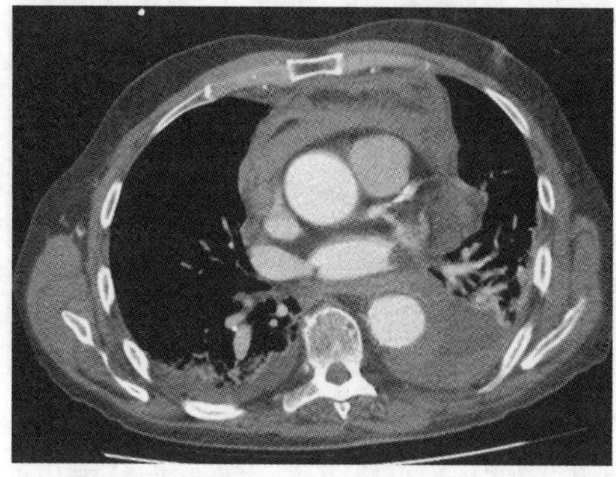

图 14.9 轴位 CT 显示为壁间血肿。在主动脉壁有一新鲜血液形成的相对高密度的月牙形边缘

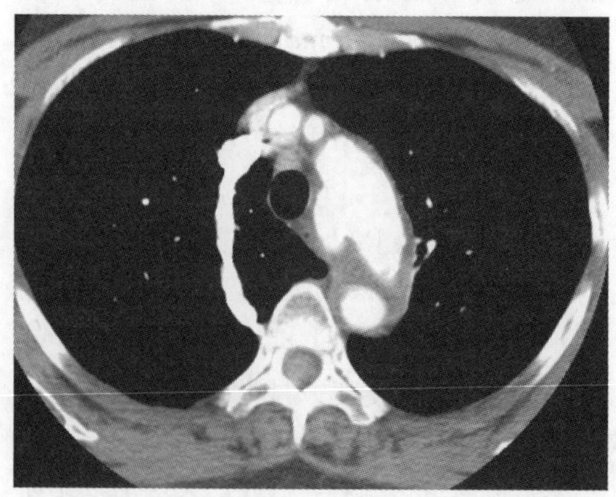

图 14.10 轴位 CT 显示穿透性主动脉溃疡

腔，可造成缺血或假腔破裂。内脏、肾及下肢动脉缺血增加了主动脉夹层的复杂性。这些分支血管缺血若为真腔受压所致，称为动力性缺血；若为夹层延伸至分支血管所致，则为静力性缺血（图 14.11）。

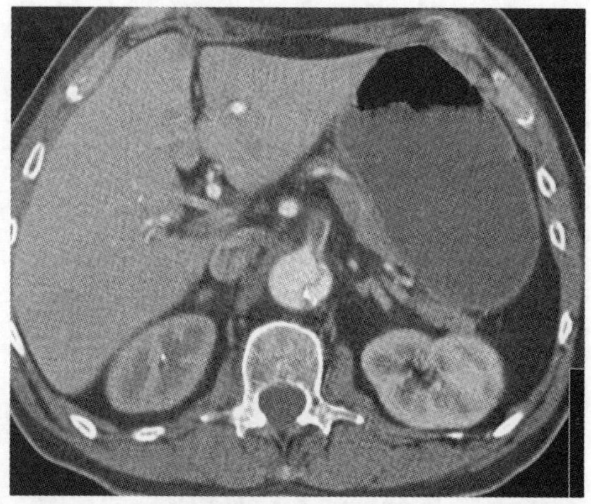

图 14.11 轴位 CT 显示患者内脏缺血，系为肠系膜上动脉真腔明显塌陷，假腔内形成血栓

IMH 是指管壁内有凝血块，但未有明显内膜破口。这种情况被认为是中膜滋养血管破裂所致，通常认为是夹层的前兆。IMH 占急性主动脉综合征的 20％以上，预后与普通主动脉夹层相似[53]。

PAU 是由动脉硬化斑块的局部溃疡发展而来，且可能与主动脉壁间血肿的形成有关。穿透性溃疡的预后较普通夹层差，引起主动脉破裂的发生率更高[54]。

主动脉夹层的分类是基于其部位、持续时期及症状，其中最为重要的是基于夹层部位的分类。根据常用的 Stanford 分类法，A 型夹层涉及升主动脉，而 B 型夹层未涉及。DeBakey 系统也是基于部位的分类。一般地，自症状出现起 2 周以内的夹层为急性，2 周以后的为慢性。另外，夹层也分为复杂型和非复杂型。复杂型主动脉夹层包括破裂、冠脉夹层、累及主动脉瓣、肢体或脏器缺血、即将破裂（持续性疼痛）、难控性高血压及假性动脉瘤形成。

急性主动脉夹层的常规处理

急性夹层的处理包括快速药物控制血压和 dP/dt。A 型夹层因主动脉破裂、主动脉反流、心脏压塞或冠脉缺血所致的死亡率为每小时 1%，需要紧急行外科移植术修复升主动脉，同时行或不行主动脉瓣移植[55]。

B 型夹层的处理主要是药物治疗，若伴有并发症可进一步干预。总体来讲，接受药物治疗的急性主动脉夹层患者的死亡率超过 10%。该人群混合了非复杂型夹层及一些被认为不适合行外科干预的复杂性夹层患者。对复杂性夹层患者进行外科干预，其死亡率接近 30%[56]。总的来说，鉴于急性期的非复杂型 B 型夹层死亡率相对较低，对其采用药物治疗是合理的。在一项包括 159 例急性 B 型夹层患者的研究中，47%为复杂型夹层，其总体入院死亡率为 18%。与之相比，另 53%非复杂型夹层患者接受药物治疗后的死亡率仅 1.2%[57-58]。

急性 B 型胸主动脉夹层的腔内治疗

腔内技术已经彻底革新了复杂型 B 型胸主动脉夹层的治疗。这种干预方式的目的在于通过腔内移植物覆盖 B 型夹层的主要穿破口。这能够瞬时降低假腔压力，使得真腔扩张。后期，假腔内形成血栓进一步促进假腔重塑。在急性阶段，覆盖主要穿破口，降低假腔内压力，能够最大化减少假腔致主动脉破裂的效应，并通过真腔扩张治疗动力性分支血管闭塞（图 14.12）。如果残存静力性分支血管闭塞，则最好置入支架。

EVR 技术与上述胸主动脉瘤处的描述相似。支架移植物的近端部分应放置于近端无夹层的主动脉处。移植物直径范围不应超过锚定区直径的 10%，避免近段应用金属裸支架以免损伤脆弱的近端主动脉，同理也应避免进行球囊扩张。在急性夹层中，关于主动脉需覆盖的长度问题仍存在争议。短的支架移植物能够覆盖主要破口，但却依赖远端主动脉重塑以避免胸主动脉下段的假腔灌注。较长的支架移植物可以使更多假腔形成血栓，但理论上会增加截瘫的风险。最近一种理念是应用短的覆膜移植物以覆盖主要破口，并联合一个非覆膜型支架以促进重塑[59]。复杂型 B 型夹层腔内治疗的早期结果远优于开放手术。诸多系列报道其死亡率大约为 10%，截瘫率不超过 3%[1,60-61]。这些结果促使其治疗发生快速转变。目前许多血管中心将腔内治疗作为复杂 B 型夹层的一线治疗方法。胸主动脉夹层腔内治疗的围术期并发症包括逆行性 A 型夹层、主动脉破裂及假腔的持续性灌注[13]。此外，该领域其他腔内技术包括内脏动脉支架术或经皮夹层开窗术[62]，可用于缺血症状的处理。

近年来，一些学者提出急性非复杂 B 型夹层应接受腔内治疗，因其可能会在预防急性期及远期并发症方面获益。这一提议是以症状性夹层患者的结果为依据。之前的一些研究已显示，双腔持续性灌注的患者主动脉相关性死亡发生率高，而现已证实腔内治疗能够促进假腔血栓形成，而降低其死亡率（因急性并发症或晚期主动脉破裂所致的死亡）。INSTEAD（INvestigation of STEnt grafts in patients with type B Aortic Dissection）试验对比了优化药物和 TEVR 治疗非复杂亚急性及慢性 B 型夹层的结果。TEVR 虽然对主动脉塑形的效果令人满意，但未能改善 2 年生存率及不良事件发生率，其 2 年累计生存率为 95.6 ± 2.5%，而优化药物治疗为（88.9 ± 3.7）%（$P = 0.15$）[63]。INSTEAD 试验的中远期结果将具有重要的临床意义，它有助于评估 TEVR 能否减少与慢性夹层有

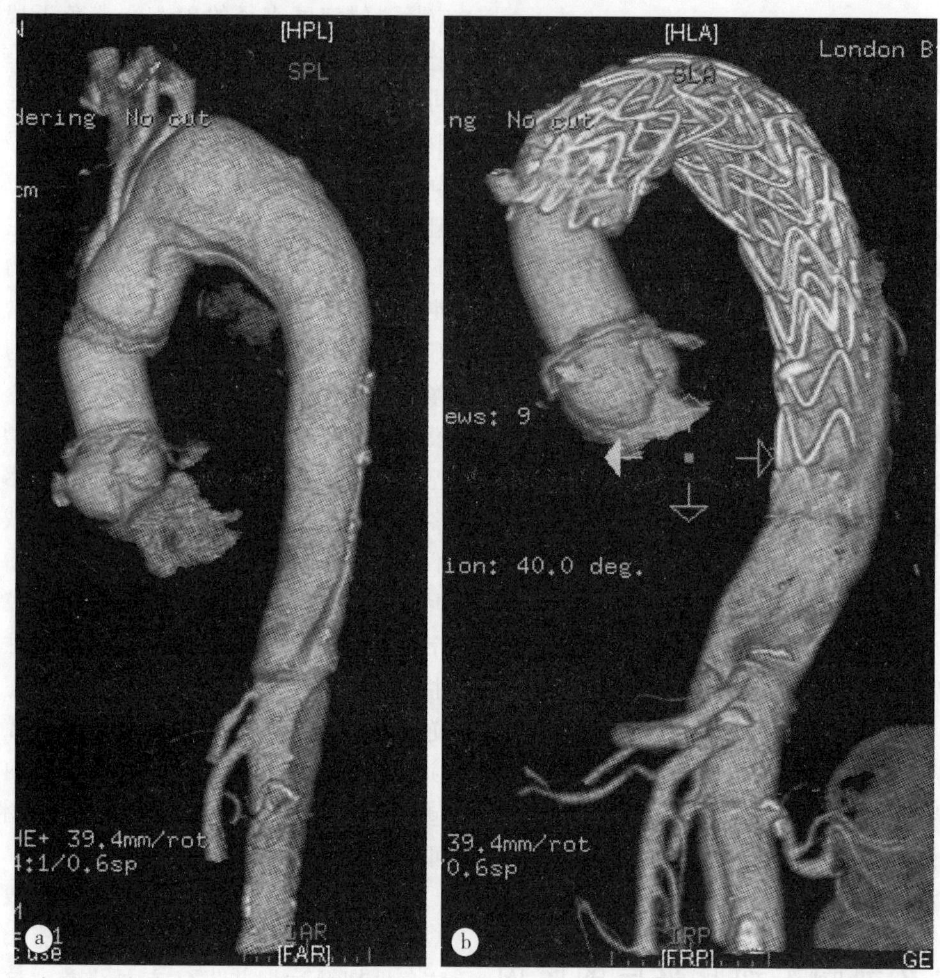

图 14.12 a. 一位患者 A 型夹层修复术后残留的夹层；b. 置入腔内移植物覆盖主要穿破口

关的主动脉相关性死亡。欧洲 ADSORB（Acute uncomplicated aortic Dissection type B：evaluating Stent－graft placement OR Best medical treatment alone）研究自 2007 年启动病例招募，但尚未有结果报道。与 INSTEAD 相比，ADSORB 试验将对急性非复杂 B 型夹层患者进行研究，计划随访时间为 3 年[64]。

只有对早期形态学结果进行仔细研究并长期随访，才能确定哪个亚组的患者可能从早期 TEVR 术中获益。但近期一些可用的数据指出假腔直径超过 22 mm，能够预测主动脉会快速扩张[65]。

慢性夹层的腔内治疗

慢性夹层的修复指征一直以来被限定于出现并发症，且主动脉直径超过 5.5～6.0 cm。关于慢性夹层 TEVR 术结果的文献报道极少。目前的一系列研究报道其死亡率尚在可接受范围，但远期预防主动脉扩张的有效性并不清楚。有个别报道治疗后支架下方的假腔可能持续扩张，再次干预率高[13]。因此，该领域还需仔细进行病例收集研究，以助于有效治疗。此外，关于主动脉应覆盖的范围，是否仅覆盖流入道破口，抑或所有反流破口均需处理，是否病变形态能够预测主动脉重塑，这些问题均未有定论。因此，这些治疗细节还需不断完善。

方法推荐

腔内治疗应作为处理复杂急性 B 型胸主动脉夹层的金标准。尽管这是一个不断革新的领域，但是目前非选择性针对非复杂性非慢性夹层进行修复的依据尚不充分，来自随机化设计的 INSTEAD 和 ADSORB 试验将指导临床实践。慢性夹层的治疗指征和方法仍未明确。

创伤性主动脉损伤（TAI）

创伤性主动脉损伤（traumatic aortic injury，TAI）是钝性伤导致患者死亡的第二大最常见原因：尸检发现 15%～30% 的钝性伤致死者有主动脉横断。TAI 通常与车祸或坠落所致的多发性损伤有关。主动脉损伤最常见的部位是峡部，即胸主动脉相对活动的部分与固定的弓部连接处。80% 的病理研究及 90% 的临床研究结果表明，主动脉破裂均发生在此处[66]。主动脉可发生从内膜出血到完全横断一系列不同程度的损伤（Ⅰ级：内膜撕裂；Ⅱ级：壁间血肿；Ⅲ级：假性动脉瘤；Ⅳ级：破裂）[67]。过去 10 年里，外科治疗方法发生了极大的改变。既往认为必须急诊修复，因为在即时幸存者中早期破裂的危险性高（24 h 内 79%），而外科处理的手术死亡率仅高于 30%。而近期系列研究显示，症状稳定者的破裂风险仅 10%。药物降低血压及收缩期射血强度能促进患者病情稳定，增加延迟修复的机会。因此，可暂缓外科治疗，直到其他危及生命的损伤得到控制[68]。过去 10 年里，TAI 行 TEVR 治疗的并发症发生率低。在许多中心，TEVR 已经取代了外科手术，其操作时间短，对那些病情严重的患者，也几乎不会引起其他病症。而且，鉴于创伤的病变特点，仅需用腔内移植物覆盖短段主动脉。

TEVR 已成为 TAI 治疗的金标准，但关于其中远期结果的数据相对较少。病例系列研究均为小样本的患者，但据报道其死亡率均低于 10%，截瘫风险也微乎其微[69-71]。至今最大样本量的 TEVR 治疗 TAI 的研究报道其 30 天死亡率为 9.1%，1 年死亡率为 14.4%[72]。TEVR 治疗 TAI 的主要缺点在于已有的器具与需行 TEVR 治疗的患者不十分匹配。TAI 的患者群体相对年轻、主动脉小，而且相对于年龄更大的人群，主动脉成角更大。目前已有的器具尚不能与弯曲的主动脉很好地匹配。有报道腔内移植物"笔直坐立"于主动脉弓内，导致移植物塌缩并形成假性缩窄[73]。此外，目前也缺少小直径的腔内移植物。现有最小的移植物是 22 mm，允许植入的主动脉最小为 18～19 mm。这在年轻患者中可能会出现问题。在一些病例中，术者会选择应用一些并非为胸主动脉设计，但直径更小的腔内移植物，比如腹主动脉支架的髂支。

尽管如此，在患者能够接受最后的手术修复之前，腔内移植物至少可作为预防破裂的临时措施。未来，我们期待腔内移植物的不断发展，尤其是设计专用于治疗主动脉创伤的腔内移植物。

方法推荐

对 TAI 的治疗，无论患者的年龄多大，在保证解剖学匹配的前提下，应优先选择 TEVR，而非开放手术。TEVR 应在受伤后 24 h 内紧急施行。对于最轻的Ⅰ级损伤，即内膜撕裂，可予期待疗法，完成连续性影像学检查并间断复查。TAI 发生后，基于术者的判断，可选择性重建左锁骨下动脉及脊液引流[74]。

要点

- 关于胸主动脉疾病的处理尚缺少随机化研究的数据。大多数资料来源于个案系列研究或注册研究。但是，对于一些病变类型，采用开放手术和腔内方法的死亡率差别明显，可予参考。
- 目前腔内治疗被认为是治疗胸主动脉瘤、急性复杂B型夹层及创伤性主动脉损伤的一线治疗手段。
- 尚未有数据支持对非慢性非复杂性夹层施行预防性腔内治疗。
- 胸腹主动脉瘤的治疗仍是一个技术挑战，无论采用何种治疗手段，死亡率和并发症发生率均较高。对于开放手术预期死亡率低的患者，开放手术可作为一线方案；而对于预期死亡率高的患者，则优先选择杂交或完全腔内治疗。
- Marfan综合征患者腔内治疗的结果尚不明确。对此类患者优先考虑开放手术。

参考文献

1. Leurs LJ, Bell R, Degrieck Y, et al. Endovascular treatment of thoracic aortic diseases: combined experience from the EUROSTAR and United Kingdom Thoracic Endograft registries. J Vasc Surg 2004;40(4):670–80.
2. Swee W, Dake MD. Endovascular management of thoracic dissections. Circulation 2008;117(11):1460–73.
3. Bellin MF, Van Der Molen AJ. Extracellular gadolinium-based contrast media: an overview. Eur J Radiol 2008;66(2):160–7.
4. Estrera AL, Miller 3rd CC, Porat E, et al. Determinants of early and late outcome for reoperations of the proximal aorta. Ann Thorac Surg 2004;78(3):837–45.
5. Sayed S, Choke E, Helme S, et al. Endovascular stent graft repair of mycotic aneurysms of the thoracic aorta. J Cardiovasc Surg (Torino) 2005;46(2):155–61.
6. Clouse WD, Hallett JW, Schaff HV, et al. Improved prognosis of thoracic aortic aneurysms: a population-based study. JAMA 1998;280(22):1926–9.
7. Perko MJ, Norgaard M, Herzog TM, et al. Unoperated aortic aneurysm: a survey of 170 patients. Ann Thorac Surg 1995;59(5):1204–9.
8. Juvonen T, Ergin MA, Galla JD, et al. Prospective study of the natural history of thoracic aortic aneurysms. Ann Thorac Surg 1997;63(6):1533–45.
9. Elefteriades JA. Natural history of thoracic aortic aneurysms: indications for surgery, and surgical versus non-surgical risks. Ann Thorac Surg 2002;74(5):S1877–80.
10. Clough RE, Modarai B, Topple JA, et al. Predictors of stroke and paraplegia in thoracic aortic endovascular intervention. Eur J Vasc Endovasc Surg 2011;41(3):303–10.
11. Ullery BW, Cheung AT, Fairman RM, et al. Risk factors, outcomes, and clinical manifestations of spinal cord ischemia following thoracic endovascular aortic repair. J Vasc Surg 2011;54(3):677–84.
12. Keith Jr CJ, Passman MA, Carignan MJ, et al. Protocol implementation of selective postoperative lumbar spinal drainage after thoracic aortic endograft. J Vasc Surg 2012;55(1):1–8.
13. Thompson MM, Ivaz S, Cheshire N, et al. Early results of endovascular treatment of the thoracic aorta using the Valiant endograft. Cardiovasc Intervent Radiol 2007;30(6):1130–8.
14. Buth J, Harris PL, Hobo R, et al. Neurologic complications associated with endovascular repair of thoracic aortic pathology: Incidence and risk factors. A study from the European Collaborators on Stent/Graft Techniques for Aortic Aneurysm Repair (EUROSTAR) registry. J Vasc Surg 2007;46(6):1103–11.
15. Holt PJ, Johnson C, Hinchliffe RJ, et al. Outcomes of the endovascular management of aortic arch aneurysm: implications for management of the left subclavian artery. J Vasc Surg 2010;51(6):1329–38.
16. Estrera AL, Miller CC, Azizzadeh A, et al. Thoracic aortic aneurysms. Acta Chir Belg 2006;106(3):307–16.
17. Safi HJ, Estrera AL, Miller CC, et al. Evolution of risk for neurologic deficit after descending and thoracoabdominal aortic repair. Ann Thorac Surg 2005;80(6):2173–9.
18. Bavaria JE, Appoo JJ, Makaroun MS, et al. Endovascular stent grafting versus open surgical repair of descending thoracic aortic aneurysms in low-risk patients: a multicenter comparative trial. J Thorac Cardiovasc Surg 2007;133(2):369–77.
19. Fattori R, Nienaber CA, Rousseau H, et al. Results of endovascular repair of the thoracic aorta with the Talent Thoracic stent graft: the Talent Thoracic Retrospective Registry. J Thorac Cardiovasc Surg 2006;132(2):332–9.
20. Mommertz G, Sigala F, Langer S, et al. Thoracoabdominal aortic aneurysm repair in pa-

tients with Marfan syndrome. Eur J Vasc Endovasc Surg 2008;35(2):181–6.

21. Nordon IM, Hinchliffe RJ, Holt PJ, et al. Endovascular management of chronic aortic dissection in patients with Marfan syndrome. J Vasc Surg 2009;50(5):987–91.
22. Ince H, Rehders TC, Petzsch M, et al. Stent-grafts in patients with Marfan syndrome. J Endovasc Ther 2005;12(1):82–8.
23. Svensson LG, Crawford ES, Hess KR, et al. Experience with 1509 patients undergoing thoracoabdominal aortic aneurysms. J Vasc Surg 1993;17(2):357–68.
24. Money SR, Hollier LH. The management of thoracoabdominal aneurysms. Adv Surg 1994;27:285–94.
25. Crawford ES, DeNatale RW. Thoracoabdominal aortic aneurysm: observations regarding the natural course of the disease. J Vasc Surg 1986;3(4):578–82.
26. Safi HJ, Hess KR, Randel M, et al. Cerebrospinal fluid drainage and distal aortic perfusion: reducing neurologic complications in repair of thoracoabdominal aortic aneurysm types I and II. J Vasc Surg 1996;23(2):223–9.
27. Jacobs MJ, de Mol BA, Legemate DA, et al. Retrograde aortic and selective organ perfusion during thoracoabdominal aortic aneurysm repair. Eur J Vasc Endovasc Surg 1997;14(5):360–6.
28. Huynh TT, Miller 3rd CC, Estrera AL, et al. Correlations of cerebrospinal fluid pressure with hemodynamic parameters during thoracoabdominal aortic aneurysm repair. Ann Vasc Surg 2005;19(5):619–24.
29. Estrera AL, Miller 3rd CC, Huynh TT, et al. Preoperative and operative predictors of delayed neurologic deficit following repair of thoracoabdominal aortic aneurysm. J Thorac Cardiovasc Surg 2003;126(5):1288–94.
30. Jacobs MJ, Elenbaas TW, Schurink GW, et al. Assessment of spinal cord integrity during thoracoabdominal aortic aneurysm repair. Ann Thorac Surg 2002;74(5):S1864–8.
31. Shine TS, Harrison BA, De Ruyter ML, et al. Motor and somatosensory evoked potentials: their role in predicting spinal cord ischemia in patients undergoing thoracoabdominal aortic aneurysm repair with regional lumbar epidural cooling. Anesthesiology 2008;108(4):580–7.
32. Coselli JS, Bozinovski J, LeMaire SA. Open surgical repair of 2286 thoracoabdominal aortic aneurysms. Ann Thorac Surg 2007;83(2):S862–4.
33. Conrad MF, Crawford RS, Davison JK, et al. Thoracoabdominal aneurysm repair: a 20-year perspective. Ann Thorac Surg 2007;83(2):S856–61.
34. Estrera AL, Miller 3rd CC, Huynh TT, et al. Neurologic outcome after thoracic and thoracoabdominal aortic aneurysm repair. Ann Thorac Surg 2001;72(4):1225–30.
35. Rigberg DA, McGory ML, Zingmond DS, et al. Thirty-day mortality statistics underestimate the risk of repair of thoracoabdominal aortic aneurysms: a statewide experience. J Vasc Surg 2006;43(2):217–23.
36. Cowan Jr JA, Dimick JB, Wainess RM, et al. Ruptured thoracoabdominal aortic aneurysm treatment in the United States: 1988 to 1998. J Vasc Surg 2003;38(2):319–22.
37. Derrow AE, Seeger JM, Dame DA, et al. The outcome in the United States after thoracoabdominal aortic aneurysm repair, renal artery bypass, and mesenteric revascularization. J Vasc Surg 2001;34(1):54–61.
38. Resch TA, Greenberg RK, Lyden SP, et al. Combined staged procedures for the treatment of thoracoabdominal aneurysms. J Endovasc Ther 2006;13(4):481–9.
39. Zhou W, Reardon M, Peden EK, et al. Hybrid approach to complex thoracic aortic aneurysms in high-risk patients: surgical challenges and clinical outcomes. J Vasc Surg 2006;44(4):688–93.
40. Black SA, Wolfe JH, Clark M, et al. Complex thoracoabdominal aortic aneurysms: endovascular exclusion with visceral revascularization. J Vasc Surg 2006;43(6):1081–9.
41. Bockler D, Schumacher H, Klemm K, et al. Hybrid procedures as a combined endovascular and open approach for pararenal and thoracoabdominal aortic pathologies. Langenbecks Arch Surg 2007;392(6):715–23.
42. Chiesa R, Tshomba Y, Melissano G, et al. Hybrid approach to thoracoabdominal aortic aneurysms in patients with prior aortic surgery. J Vasc Surg 2007;45(6):1128–35.
43. Lee WA, Brown MP, Martin TD, et al. Early results after staged hybrid repair of thoracoabdominal aortic aneurysms. J Am Coll Surg 2007;205(3):420–31.
44. Biasi L, Ali T, Loosemore T, et al. Hybrid repair of complex thoracoabdominal aortic aneurysms using applied endovascular strategies combined with visceral and renal revascularization. J Thorac Cardiovasc Surg 2009;138(6):1331–8.
45. Wolf O, Eckstein H. Combined open and endovascular treatment of thoracoabdominal aneurysms and secondary expanding aortic dissections: early and mid-term results from a single-center series. Ann Vasc Surg 2010;24(2):167–77.
46. Ham SW, Chong T, Moos J, et al. Arch and visceral/renal debranching combined with endovascular repair for thoracic and thoracoabdominal aortic aneurysms. J Vasc Surg 2011;54(1):30–40.
47. Drinkwater SL, Bockler D, Eckstein H, et al. The visceral hybrid repair of thoraco-abdominal aortic aneurysms – a collaborative approach. Eur J Vasc Endovasc Surg 2009;38(5):578–85.
48. Chuter TA. Fenestrated and branched stent-grafts for thoracoabdominal, pararenal and juxtarenal aortic aneurysm repair. Semin Vasc Surg 2007;20(2):90–6.

49. Roselli EE, Greenberg RK, Pfaff K, et al. Endovascular treatment of thoracoabdominal aortic aneurysms. J Thorac Cardiovasc Surg 2007;133(6):1474–82.

50. Anderson JL, Adam DJ, Berce M, et al. Repair of thoracoabdominal aortic aneurysms with fenestrated and branched endovascular stent grafts. J Vasc Surg 2005;42(4):600–7.

51. Chuter TA, Hiramoto JS, Park KH, et al. The transition from custom-made to standardized multibranched thoracoabdominal aortic stent grafts. J Vasc Surg 2011;54(3):660–8.

52. Nordon IM, Hinchliffe RJ, Loftus IM, et al. Management of acute aortic syndrome and chronic aortic dissection. Cardiovasc Intervent Radiol 2011;34(5):890–902.

53. Evangelista A, Mukherjee D, Mehta RH, et al. Acute intramural hematoma of the aorta: a mystery in evolution. Circulation 2005;111(8):1063–70.

54. Coady MA, Rizzo JA, Elefteriades JA. Pathologic variants of thoracic aortic dissections. Penetrating atherosclerotic ulcers and intramural hematomas. Cardiol Clin 1999;17(4):637–57.

55. Mehta RH, Suzuki T, Hagan PG, et al. Predicting death in patients with acute type A aortic dissection. Circulation 2002;105(2):200–6.

56. Hagan PG, Nienaber CA, Isselbacher EM, et al. The International Registry of Acute Aortic Dissection (IRAD): new insights into an old disease. JAMA 2000;283(7):897–903.

57. Estrera AL, Miller CC, Goodrick J, et al. Update on outcomes of acute type B aortic dissection. Ann Thorac Surg 2007;83(2):S842–50.

58. Estrera AL, Miller 3rd CC, Safi HJ, et al. Outcomes of medical management of acute type B aortic dissection. Circulation 2006;114(1, Suppl):I384–1389.

59. Nienaber CA, Kische S, Zeller T, et al. Provisional extension to induce complete attachment after stent-graft placement in type B aortic dissection: the PETTICOAT concept. J Endovasc Ther 2006;13(6):738–46.

60. Eggebrecht H, Nienaber CA, Neuhauser M, et al. Endovascular stent-graft placement in aortic dissection: a meta-analysis. Eur Heart J 2006;27(4):489–98.

61. Bortone AS, De Cillis E, D'Agostino D, et al. Endovascular treatment of thoracic aortic disease: four years of experience. Circulation 2004;110(11, Suppl. 1):II262–7.

62. Beregi JP, Haulon S, Otal P, et al. Endovascular treatment of acute complications associated with aortic dissection: midterm results from a multicenter study. J Endovasc Ther 2003;10(3):486–93.

63. Nienaber CA, Rousseau H, Eggebrecht H, et al. Randomized comparison of strategies for type B aortic dissection: the INvestigation of STEnt grafts in Aortic Dissection (INSTEAD) trial. Circulation 2009;120(25):2519–28.

64. Tang DG, Dake MD. TEVAR for acute uncomplicated aortic dissection: immediate repair versus medical therapy. Semin Vasc Surg 2009;22(3):145–51.

65. Song JM, Kim SD, Kim JH, et al. Long-term predictors of descending aorta aneurysmal change in patients with aortic dissection. J Am Coll Cardiol 2007;50(8):799–804.

66. Shorr RM, Crittenden M, Indeck M, et al. Blunt thoracic trauma. Analysis of 515 patients. Ann Surg 1987;206(2):200–5.

67. Parmley LF, Mattingly TW, Manion WC. Penetrating wounds of the heart and aorta. Circulation 1958;17(5):953–73.

68. Fabian TC, Davis KA, Gavant ML, et al. Prospective study of blunt aortic injury: helical CT is diagnostic and antihypertensive therapy reduces rupture. Ann Surg 1998;227(5):666–77.

69. Melnitchouk S, Pfammatter T, Kadner A, et al. Emergency stent-graft placement for hemorrhage control in acute thoracic aortic rupture. Eur J Cardiothorac Surg 2004;25(6):1032–8.

70. Waldenberger P, Fraedrich G, Mallouhi A, et al. Emergency endovascular treatment of traumatic aortic arch rupture with multiple arch vessel involvement. J Endovasc Ther 2003;10(4):728–32.

71. Fattori R, Napoli G, Lovato L, et al. Descending thoracic aortic diseases: stent-graft repair. Radiology 2003;229(1):176–83.

72. Dake MD, White RA, Diethrich EB, et al. Report on endograft management of traumatic thoracic aortic transections at 30 days and 1 year from a multidisciplinary subcommittee of the Society for Vascular Surgery Outcomes Committee. J Vasc Surg 2011;53(4):1091–6.

73. Hinchliffe RJ, Krasznai A, Schultzekool L, et al. Observations on the failure of stent-grafts in the aortic arch. Eur J Vasc Endovasc Surg 2007;34(4):451–6.

74. Lee WA, Matsumura JS, Mitchell RS, et al. Endovascular repair of traumatic thoracic aortic injury: clinical practice guidelines of the Society for Vascular Surgery. J Vasc Surg 2011;53(1):187–92.

75. Lee YK, Seo JB, Jang YM, et al. Acute and chronic complications of aortic intramural haematoma on follow up computed tomography: incidence and predictor analysis. J Comput Assist Tomogr 2007;31(3):435–40.

第 15 章 肾动脉及内脏动脉疾病

Trevor Cleveland · Jonathan G · Moss · Nicholas J. Cheshire
Robert Kaikini · Mark O. Downes 著
舒畅 杨晨紫 译校

肾动脉疾病

肾动脉狭窄是一种解剖学描述，是肾动脉血管的各种病理生理性疾病进展或静止的表现。西方国家大部分患者的病理改变是动脉粥样硬化，通常被称为“动脉粥样硬化性肾血管疾病”。其他病理改变主要包括非动脉粥样硬化性的纤维肌性发育不良以及全身性血管炎。

纤维肌性发育不良

维纤肌性发育不良（fibromuscular dysplasia，FMD）是一种非炎性、非动脉粥样硬化性病变，可发生在几乎所有的动脉床，并导致动脉狭窄。FMD 包括 5 种不同类型，常见于年轻女性，累及肾动脉远端和（或）肾内动脉分支。FMD 在极少数情况下可能合并动脉瘤。患者可能无症状，但最常见的症状是高血压。高血压通常能用药物控制，但其中 1/3 的患者会发生肾动脉狭窄和肾功能不全持续进展，肾动脉完全闭塞及肾功能完全丧失的患者例外。磁共振成像（MRA）能检测出近端血管 FMD，但对二、三级动脉分支探测敏感性降低。诊断常依赖于传统的数字减影血管造影，选择性视图能发现微小分支病变。采用经皮穿刺血管成形术（PTA）治疗 FMD 效果良好，10 年累计通畅率约 87%，约 50%的患者不再有高血压，其余患者控制血压药物剂量减少，血压控制较前好转[1]。支架常用于不宜行 PTA 的患者。

动脉炎

全身性血管炎常累及肾动脉，不易诊断，在缺少其他系统症状时需肾活检帮助诊断。多发性大动脉炎（见第 12 章）是一种非特异性炎性疾病，主要累及大动脉如主动脉及其主要分支包括肾动脉，是印度和中国肾血管性高血压最常见的病因。大多数患者可用皮质激素治疗，并使用血细胞沉降率（ESR）监测疾病活动程度。在慢性非活动期，PTA 能有效控制血压[2]。

动脉粥样硬化性肾血管疾病

定义与病理学

动脉粥样硬化性狭窄是肾动脉最常见的病理改变，1%～5%的患者有高血压[3]。超过 50%的患者有肾动脉闭塞，因此称其为动脉粥样硬化性肾血管疾病（ARVD）较肾动脉狭窄（RAS）更合适。尸检数据显示，ARVD 的发病率随年龄增长而增加，65～74 岁人群发病率约 18%，而超过 75 岁人群的发病率大于 40%[4]。美国 Medicare 数据显示 ARVD 在 65 岁以上人群中，发病率为 3.9‰[5]。ARVD 通常是全身动脉粥样硬化累及多根血管的一个表现。

广泛的动脉粥样化通常累及主动脉和一侧或双侧肾动脉近端 1～2 cm。未经治疗的动脉粥样硬化性狭窄患者约有 50%发展为肾动脉闭塞[6]，15%～25%发展成永久性肾实质损害，特别是在老年人中[7]。但狭窄超过何种程度才是严重的 ARVD 一直存在争议，直径偏差 50%～75%不等。大型动物实验显示超过 60%的狭窄是严重狭窄[8]，但在人类小于 50%的狭窄就能产生 15 mmHg 的压力梯度变化[9]。

病理生理学

肾功能

ARVD 与大多数慢性和终末期肾衰竭同时存在，但一般不认为前者是后者的直接原因。仅有小部分患者的 RAS 对血流动力学影响较大，会降低肾动脉灌注压，通过液压作用引起肾功能损害。在狭窄后的肾内，肾素和血管紧张素水平升高，出球小动脉收缩，以维持肾小球毛细血管渗透压和滤过率。这就解释了为什么对 ARVD 患者使用肾素-血管紧张素-醛固酮系统（RAAS）阻断剂如血管紧张素转化酶抑制剂（ACEI）有争议。这些患者的肾小球灌注特别依赖血管紧张素Ⅱ，因此发生急性肾衰竭的风险较高，特别是当双侧肾动脉狭窄或孤立肾时。但 RAAS 阻断剂是唯一一种被证实能减缓终末期肾疾病进展的药物，肾功能在治疗期间的急性恶化在停药后能迅速恢复。

胆固醇栓塞可能引起肾血管疾病患者的急性肾衰竭。严重主动脉粥样化患者行动脉开放或腔内治疗，溶栓或抗凝治疗很可能因胆固醇栓塞而继发肾衰竭。相关的临床表现包括网状青斑、蛋白尿和嗜酸性粒细胞增多。蛋白尿是衡量 ARVD 患者肾损害程度的关键指标，一项前瞻性研究还表明它可能是未来预测肾功能远期恶化程度的主要指标[11]。

大宗队列研究发现，ARVD 患者其动脉粥样化狭窄程度与肾小球滤过率（GFR）及肾功能之间无明显相关性[12-13]。单侧 ARVD 患者的 GFR 可以正常，也可以是肾疾病 5 级水平。核心研究发现，单侧肾动脉狭窄患者的 GFR 同无肾动脉狭窄患者相近或低于后者。肾缺血损伤程度与肾功能之间无明显相关性，这解释了为什么在血管重建后尽管肾动脉维持通畅，但肾功能常无明显改善。

高血压

发生高血压的病理生理学机制在单侧和双侧 RAS 中有所不同。两者共同的机制是狭窄后肾灌注压降低，使 RAAS 活性增加，血管收缩，水钠潴留，全身血压增高，狭窄后肾灌注压趋向正常。在单侧 RAS 患者中，对侧肾灌注压增高，形成压力性排钠反射，水钠排出增加，细胞外液量恢复正常，从而切断 RAAS 反射，最终患者血压下降。

在双侧 RAS 患者中，增高的全身血压不能使肾灌注压增加，无法形成压力性排钠反射，水钠潴留。高血压和细胞外液增多逐渐使肾灌注压趋向正常，抑制 RAAS 活性。在这类患者中，RAAS 阻滞剂可能无法有效降低血压。不管是单侧还是双侧病变，血管重建可能对治疗高血压意义不大，特别是当狭窄时间较长时。

诊断与临床表现

肾动脉造影是诊断 RAS 的金标准。也可使用 MRA 等无创性检查，它避免了放射线和有潜在肾毒性的含碘造影剂的影响。增强 MRA 有助于明确副肾动脉病变。但需要注意的是，中到重度肾疾病患者在进行 MRA 检查时摄入的含钆造影剂被认为与肾源性系统性纤维化（NSF）有关。

保持临床警觉对制订合适的 ARVD 诊断和治疗策略十分重要。特有的临床指标包括：

- 高血压
- 肾损害
- 合并心血管疾病
- ACE 相关急性肾损害
- 一过性肺水肿
- 血管杂音

动脉粥样硬化性肾血管疾病与心血管疾病

ARVD 患者较同龄人不良心血管事件发生率高。33%～44%的周围血管疾病患者中，38%的腹主动脉瘤患者合并 ARVD[14-15]。346 例脑梗死患者的尸检报告显示，10.4%合并 RAS，33.6%合并颈动脉狭窄[6]。

在行心导管术的同时行肾动脉造影的患者中，约 15%的患者存在严重的 RAS。RAS 患者的不良心血管事件发生率远高于没有 ARVD 的患者[17]。狭窄程度与整体生存率之间也有直接相关性。狭窄程度大于 95%的患者，其 4 年生存率仅约 40%，正常肾动脉人群的 4 年生存率为 80%。上述结果不受血管重建的影响[8]。

既往无心脏病史且心功能良好的患者突然出现左心衰（一过性肺水肿）提示 ARVD。超过 10%的 ARVD 患者有上述表现，大部分为双侧 RAS 患者[19]。

ARVD 患者发生不良心血管事件的风险增高，可能是由包括冠状动脉和脑动脉在内的全身其他动脉粥样硬化引起的。

治疗方法

ARVD 患者可接受内科治疗，也可考虑通过腔内或开放手术重建血管。

内科治疗

理想的内科治疗应该包括：控制血压、抗血小板治疗、血脂管理、糖尿病患者的血糖监控、戒烟、饮食和运动疗法（见第 1 章）。值得注意的是，加用他汀类药物能延缓 RAS 患者狭窄病变的进展[20]。

降压治疗

尽管降压治疗能有效地防止高血压患者发生不良事件，但其对 ARVD 患者的疗效仍不清楚。对于无其他并发症的患者，其目标血压＜ 140/90 mmHg；对于有高血压合并糖尿病或有明显蛋白尿的肾疾病患者，其目标血压＜ 130/80 mmHg。大部分患者需联合使用降压药物控制血压。RAAS 阻断剂是 ARVD 患者的一线降压药物，特别是合并慢性实质病变的患者，但需密切监测其血清肌酐和血钾浓度，尤其是双侧 RAS 或孤立肾的患者。

动脉粥样硬化性肾血管疾病的腔内治疗

与传统手术相比，肾动脉支架操作相对简单、损伤小，但围术期监护十分重要。对动脉粥样硬化性 RAS 患者进行血管重建的风险与优势尚不确定。最近 ASTRAL 试验[21]对腔内治疗的优势提出了质疑（见下文）。然而，腔内治疗仍是一些重症患者的明智之选，其适应证包括：

- 复发性一过性肺水肿；
- 顽固性高血压；
- 需透析的急性肾衰竭（对于保留肾皮质功能的患者，介入治疗利大于弊）。

次级适应证包括：

- 孤立肾动脉严重狭窄（＞ 70%）合并肾功能不全；
- 双侧肾动脉严重狭窄（＞ 70%）合并肾功能不全；
- 心脏疾病患者 ACEI 相关性尿毒症。

影像学检查

在人们认识 NSF 之前，增强 MRA 代替了其他所有影像学检查。MRA 能提供放置肾动脉支架前所需的信息（图 15.1a）。如果患者 GFR＜60 ml/min，可考虑行 CTA 检查（图 15.1b）。如果 MRA 和 CTA 都有

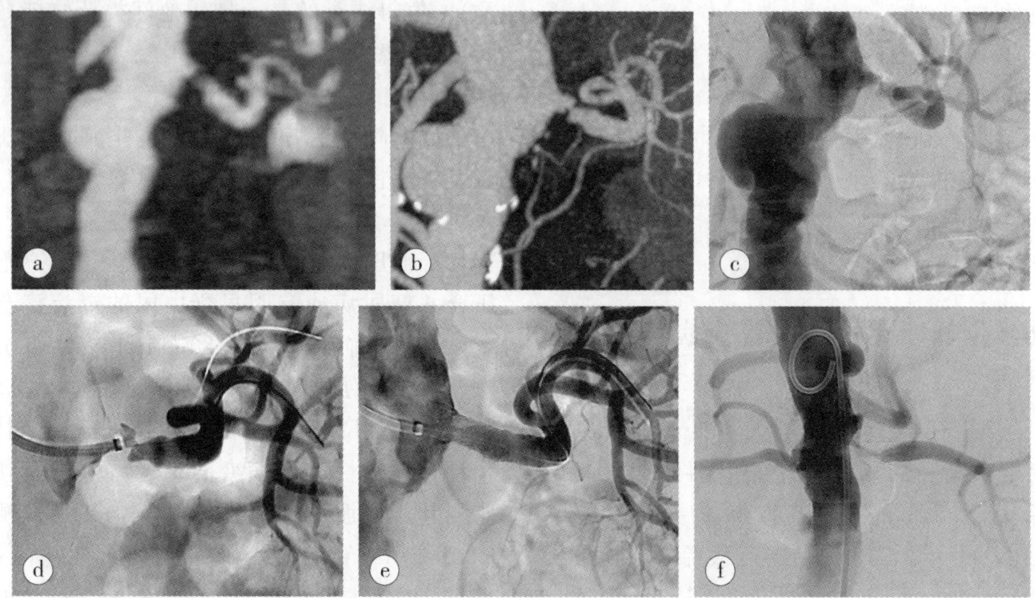

图 15.1 a. 磁共振血管造影显示局限性左肾动脉狭窄；b. 同一患者的 CTA 结果；c. 术中从肱动脉置入导管造影确认以上病变；d. 插入鞘管后，支架释放前造影；e. 支架置入术后造影；f. 造影示另一名患者支架内狭窄

禁忌，可考虑 CO_2 血管造影。

术前造影能显示肾动脉结构，支架需覆盖病变段并允许伸入主动脉内 1～3 mm。长度小于 8 cm 的肾一般不适合行腔内血管重建。手术前后至少 12 h 需静脉补液使患者充分水化[23]。有证据表明，摄入 N-乙酰半胱氨酸能减少对比剂肾病的发生[24]。患者需终身服用阿司匹林或氯吡格雷抗血小板治疗，并密切随访肾功能和血压的变化。

手术步骤（图 15.1c～e）

在动脉粥样硬化性 RAS 的腔内治疗中，肾动脉支架已有效地替代了血管成形术成为首选治疗方法（见下文）[25]。一般经股动脉向腹主动脉置入 5 F 或 6 F 鞘管，0.014～0.018 导丝置入肾动脉后通过鞘管预扩张并释放支架。可从鞘管注射血管扩张剂如硝酸甘油防止血管痉挛。目前广泛使用球扩支架，能精确定位，与肾动脉开口贴合良好。

对于造影剂可能引起肾损害的高危患者，可用 CO_2 替代。释放肾动脉支架时可能发生胆固醇栓塞[26]。有人提倡用栓塞保护伞[26-27]，但目前尚无专门的肾动脉保护伞，反而可能增加操作的复杂性。根据其他动脉的治疗经验，使用他汀类药物可减少并发症，应考虑在发现 RAS 之前给药。

并发症

肾动脉 PTA 及腔内支架置入术的并发症发生率为 0～66%[29]，主要并发症包括：

- 急性肾功能不全（常继发于造影剂引起的急性肾损伤）；
- 胆固醇栓塞（起病隐匿，红细胞沉降率增高，嗜酸性粒细胞增多，网状青斑）；
- 肾动脉穿孔（极少见）发生后可用球囊压迫或置入支架一枚。

使用小直径鞘管、充分水化、使用伤口闭合器、术者经验丰富，以及术前择优选择患者，能避免大多数并发症。

血管成形术和支架置入术的结果

临床症状稳定的严重 RAS 患者是否需手术治疗一直备受争议。

✔✔ Van Jaarsveld 等[30]将 106 名 RAS 合并严重高血压的患者随机分配至血管

成形组或内科治疗组。这些患者的狭窄程度超过 50%，但只有轻到中度的肾损害，血肌酐＜200 μmol/L。当患者血压和肾功能水平达到主要终点时结束观察，两组疗效无明显差别。

两项类似试验（分别有 49 和 55 例患者[31-32]）和两篇基于上述试验的 meta 分析[33-34]均得出相同结论：PTA 对高血压的作用不大，这些试验的效能无法检测到肾功能的变化。

ASTRAL 试验的结论是动脉粥样硬化性肾血管疾病患者行血管重建有风险，并无明显获益。

✔✔ ASTRAL 比较肾动脉血管重建＋内科治疗和单纯内科治疗的疗效，共纳入 806 名患者[21]，是迄今为止该领域最大样本量的随机试验。至少有一侧肾动脉需治疗的患者被随机分配至其中一组，医生也同样被随机分配。患者的临床表现不同，包括高血压和肾衰竭。肾功能是主要观察结果，用血清肌酐的倒数来衡量其水平。次要结果包括血压、肾事件及大的心血管事件发生时间、死亡率。中位随访时间为 34 个月。

5 年肾损害率在血管重建组为－0.07 × 10^{-3} 升/（微摩尔·年），在内科治疗组为－0.13 × 10^{-3} 升/（微摩尔·年），血管重建组有 0.06× 10^{-3} 升/（微摩尔·年）的优势［95%置信区间（*CI*）为－0.002～0.13；*P* ＝ 0.06］。两组收缩压无明显组间差异。23 例患者发生严重并发症，包括 2 例死亡和 3 例趾头或肢体截肢。

自 ASTRAL 发表以来批评不断，主要是对其研究方法的批评。其入选标准意味着只有当临床上对血管重建的疗效有疑问时才将患者分配至内科治疗组，它还可能排除了一系列能从介入治疗中获益的严重或单侧肾动脉疾病。

尽管 ASTRAL 试验认为血管重建并无优势，但最近 Kalra 发表的一项前瞻性队列研究认为，支架在 RAS 和慢性肾脏病（CKD）患者中更有优势[35]。

血管重建的优势存在争议。手术需在有经验的中心谨慎操作。一项大型随机对照试验 CORAL 目前正在美国进行。

支架置入与经皮腔内血管成形术的比较

✔✔ 一项 meta 分析[25]对 PTA（10 篇文章，644 名患者）和支架手术（14 篇文章，678 名患者）进行了比较。它们都不是随机对照试验。与 PTA 相比，支架置入术具有较高的技术成功率、较低的再狭窄率和相似的并发症发生率；其高血压治愈率高（20% *vs.* 10%），肾功能改善率低（30% *vs.* 38%）。

一项单中心随机对照试验入组了 85 名肾动脉开口狭窄患者，对其 PTA 和支架手术疗效进行了比较[36]。支架的技术成功率高于 PTA（88% *vs.* 55%），最初 6 个月的通畅率同样高于 PTA（75% *vs.* 29%）。试验已经停止进行中期数据分析。

尽管此项研究无法发现血压和肾功能水平的差别，但两组的临床结果相似。

✔ 应首选支架置入而不是 PTA 治疗动脉粥样硬化性 RAS。

再狭窄和药物涂层支架

肾动脉支架置入后同其他血管支架一样面临再狭窄的问题（图 15.1f）。狭窄常发生在术后 3～6 个月。尽管数据有差别，但术后 6 个月的再狭窄率约 15%[35]。虽然金属裸支架的疗效优于 PTA，但药物涂层支架将有希望降低再狭窄的发生率。

GREAT 试验[37]是一个小样本（$n=106$）非随机研究，它比较了西罗莫司涂层支架与金属裸支架，结果显示西罗莫司涂层支架优于金属裸支架，但可能由于检验效能较低，数据没有统计学意义。

为了比较其他药物涂层支架在动脉粥样硬化性 RAS 中的疗效，一些临床试验正在招募受试者。

开放手术

治疗肾动脉疾病的手术方法很多（框 15.1）。目前指南推荐以下患者应行开放手术：多个小肾动脉分支有血管重建指征的 ARVD 患者，或有其他病变（如动脉瘤、严重主髂动脉闭塞性疾病）需行近肾动脉的主动脉重建的 ARVD 患者。病变部位也决定了手术方式，如果是行血管搭桥手术，供体必须有良好的内脏血管条件。对于肾动脉闭塞的患者，肾活检（术前或术中）能明确肾依靠侧支循环是否有活性并能维持功能，但有出血和切除肾的风险[38]。内膜剥脱和血管搭桥是两种主要的手术方式。

框 15.1　外科血管重建手术
主动脉人工血管重建＋肾动脉搭桥术
主-肾动脉搭桥术
主肾动脉内膜剥脱术
旁路搭桥
体外 bench 手术

肾切除是一种治疗 ARVD 的古老方法。尽管很少使用，但若受累肾长度小于 8 cm，且对侧肾正常，它仍是可选方法之一。在这种情况下可检测肾静脉内肾素水平，若比值大于 1.5 可考虑肾切除。

若主动脉瘤累及肾动脉开口，不适合行 EVAR 术，则可考虑行主动脉移植血管重建＋主-肾动脉搭桥术。6～8 mm 的涤纶或聚四氟乙烯（PTFE）人工血管分别与主动脉人工血管端端吻合，与受累的肾动脉行端端（更简便）或端侧吻合。当有两侧 RAS 时，首选分叉型涤纶人工血管。若瘤体位置较高，需肾上阻断主动脉，可考虑经主动脉行肾动脉内膜剥脱，小心剥除肾动脉开口处的病变内膜，补片修复主动脉缺损（图 15.2）。在大中心，5 年通畅率可达 90%[39]。

旁路血管搭桥适合无严重主动脉病变

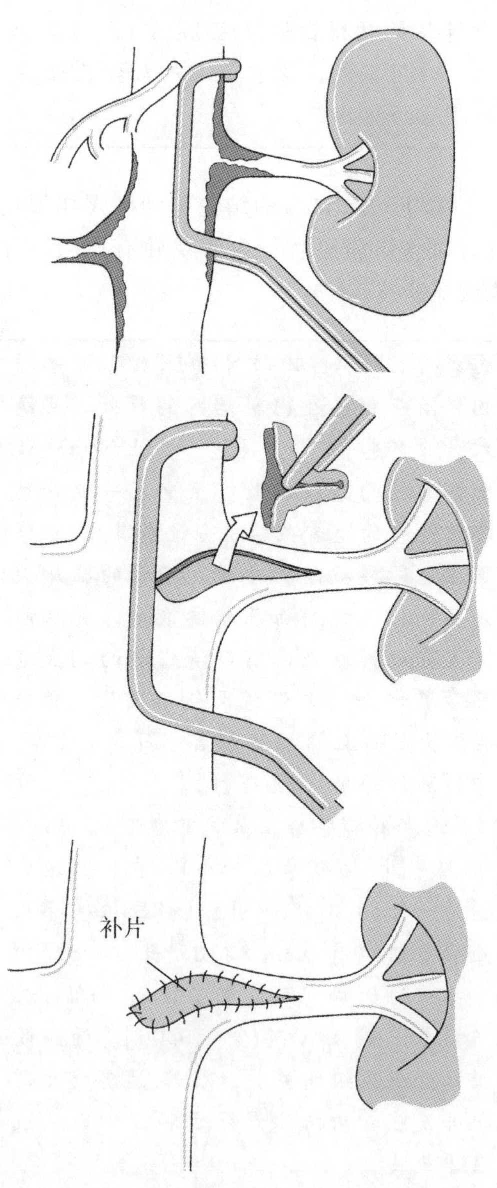

图 15.2　经主动脉的肾动脉内膜剥脱术，主动脉缺损补片修复

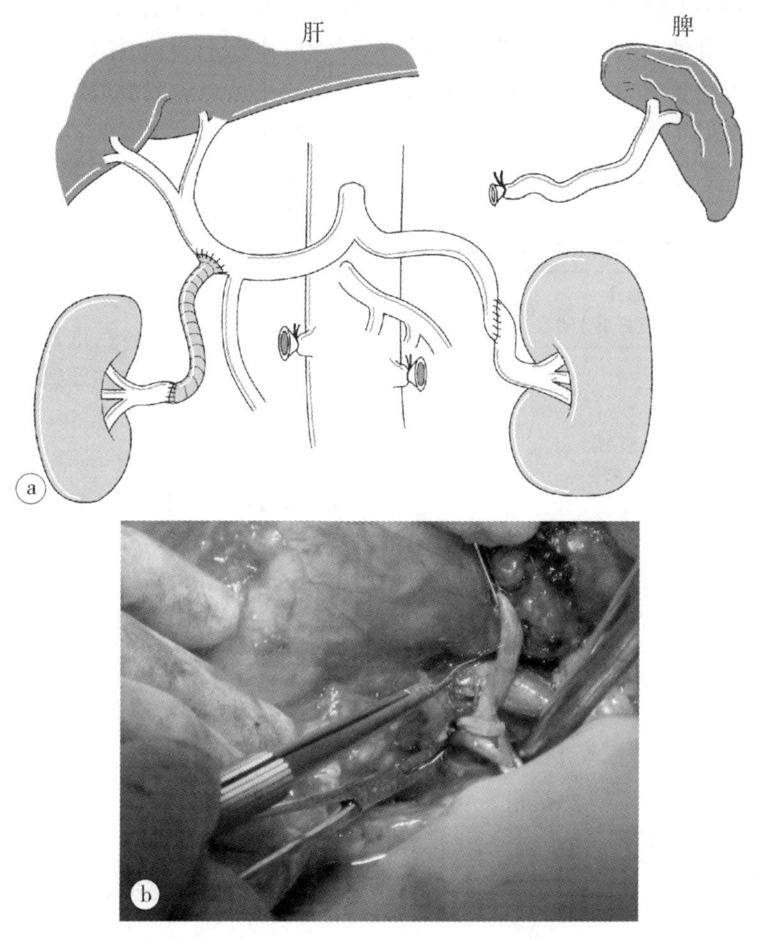

图 15.3　a. 肝或脾动脉-肾动脉旁路血管搭桥；b. 用大隐静脉行肝-肾动脉搭桥

的单侧 RAS 患者。做肋缘下切口，不需阻断主动脉或广泛组织游离，可直接行肝动脉或脾动脉到肾动脉搭桥（图 15.3a）。若动脉管径和长度不够，无法行端端吻合时(图 15.3b)，可用大隐静脉代替。下腔静脉、右肾静脉和左肾静脉需充分游离。在左侧，从胰腺后面解剖出中段脾动脉，由于丰富的侧支循环和胃短动脉供血，可避免脾切除。Cleveland 临床中心 12 年内完成了 175 例旁路血管搭桥[40]，手术死亡率为 2.9%，移植血管通畅率达 96%，术后 40%的患者肾功能改善，1/3 的患者高血压较前好转或治愈。

主-肾动脉搭桥可使用大隐静脉、PTFE 或涤纶人工血管，极少数情况下使用髂内动脉。正常肾下段腹主动脉是搭桥的首选，若该段主动脉无法使用，则行“屋顶式”切口进腹以暴露腹腔干以上的腹主动脉，胸主动脉也可是搭桥的选择之一。当病变累及肾动脉分支时，需开展体外手术或 bench 手术，事先完成与多个肾动脉小分支的吻合。与肾移植手术相似，将切除的肾低温保存并完成吻合，然后再行自体肾移植 。髂内动脉一般用于直接行端端吻合。Cleveland 临床中心报道了大量自体肾移植病例，均有不错的远期疗效[38]。

相比微创手术，开放条件下重建血管的手术风险高，结果见表 15.1[41-47]。这类手术的发病率和死亡率标准可供其他手术方式进行比较。至今还没有任何临床大样本试验比较 ARVD 的腔内支架治疗与开放手术。年轻且全身情况良好的患者可选择开放手术，因其性价比高，远期再狭窄率仅 3%～4%。ARVD 的治疗很复杂，需多学科交叉为每个患者提供最大化治疗。

表 15.1 外科血管重建术结果的文献报道

Benjamin 等 (1996)[41]	**治疗高血压（治愈或好转）**	**63%～91%**
Dean (1997)[42]		
Benjamin 等 (1996)[41]	治疗肾衰竭（治愈或好转）	33%～91%
Reilly 等 (1996)[43]		
Steinbach 等 (1997)[44]	一期血管通畅率	93%～97%
Darling 等 (1995)[45]		
Novick 等 (1987)[46]		
Darling 等 (1995)[45]	并发症发生率	6%～43%
Reilly 等 (1996)[43]	并发症发生率	2%～8%
Steinbach 等 (1997)[44]		
Cambria 等 (1996)[47]		

✔ 血管重建首选微创的支架植入术，对支架治疗失败或复杂的主动脉和肾动脉病变可考虑开放手术。

肾动脉去神经支配

肾动脉去神经支配是一种新型的治疗顽固性高血压的腔内治疗手段。支配肾动脉外膜的传入和传出交感神经过度兴奋，因此，去神经支配也是治疗肾动脉疾病的一种方法。

根治性肾切除及外科交感神经切除可用于控制高血压合并终末期肾病（ESRD）患者的血压[48-49]。肾交感神经兴奋性增强也是发生高血压的重要原因之一[50]。

Symplicity HTN－2 项目首次证实腔内肾动脉去神经支配是一种安全有效的技术，能降低顽固性高血压患者的血压[51]。肾动脉置入鞘管后插入探针，探针头接触血管内表面，射频消融破坏支配肾动脉外膜的神经纤维。双侧肾动脉多点重复操作，以切断维持交感神经过度兴奋、导致顽固性高血压的神经传导信号。Symplicity HTN－2项目将 106 名难治性高血压患者（收缩压＞160 mmHg）随机分配至去神经支配＋内科治疗组或单纯内科治疗组。入组患者至少口服 3 种降压药物。6 个月后，去神经支配组患者血压明显降低 32/12 mmHg。虽然无法根据这个小样本研究建立标准的治疗策略，但正在美国进行的后续研究（Symplicity HTN－3）也许能建立该治疗的安全性和有效性标准。

内脏血管疾病

内脏动脉疾病的病理改变与其他动脉疾病一样分为两类：闭塞病变和瘤样病变。肠道缺血和内脏动脉瘤虽不常见，但却可能威胁生命。尽管近年来临床诊疗手段有了很大进步，但处理这类疾病仍较棘手。问题主要是如何选择最佳治疗方案和如何预测临床结果。外科手术是一种传统的治疗方法，而腔内治疗作为一种新的方法正在不断完善。

肠缺血

肠道低灌注引起肠系膜缺血，主要是由动脉闭塞、血栓形成或血管痉挛（在少数情况下）造成的。该病的预后主要取决于受累血管的数量、是否有足够的侧支循环建立以及缺血损伤的时间。对肠系膜缺血应该早诊断、早治疗，否则预后不容乐观。

急性肠系膜缺血

病因和发病率

急性肠系膜缺血（AMI）的病因很多，如急性肠系膜上动脉（SMA）栓塞、血栓形成、医源性损伤，或由肠系膜动脉血流氧供不足引起的非闭塞性缺血。AMI 最常见的原因是 SMA 栓塞（50%），栓子常来源于心脏，也可来自动脉粥样硬化斑块或者动脉瘤。腔内操作时，栓子不小心脱落或者支架不小心将内脏动脉开口封堵，均可引起内脏动脉血流灌注的突然中断。动脉重建后，左半结肠仍可发生缺血[52]。大多数栓子能通过 SMA 的锥形段，停留在中结肠动脉开口以远。有 20%的患者动脉开口处粥样硬化，导致内脏动脉血栓形成。这类患者以女性居多，常合并其他部位血管疾病，既往多有血管介入手术史。半数患者有慢性肠系膜缺血的症状。还有 20%的患者因低心排血量和休克造成非闭塞性动脉缺血[53]。一项对瑞典临床尸检数据库内 997 例肠缺血的研究分析发现，严重心力衰竭是肠灌注不足的主要原因，其他原因还有肠系膜上动脉和腹腔干狭窄、心房颤动以及近期的外科手术[54]。其他一些少见的动脉病变，如多发性大动脉炎、纤维肌性发育不良、结节性动脉炎，均可以肠缺血为首发症状。局限性 SMA 夹层也有报道，但主要是胸主动脉夹层的延续。

病理生理学

肠系膜的血供可从局部和全身两方面进行调控。局部自我调控主要包括小动脉平滑肌的松弛，对腺苷等其他黏膜缺血代谢产物的应答。而全身调节分为神经和体液调节。只要不是致命打击，肠道在血流量骤减 12 h 内仍能代偿。主要动脉闭塞会使侧支循环大量开放。然而，当组织持续缺血，病灶血管进行性收缩，会导致局部灌注压升高和分流量下降。即使恢复供血，这种血管收缩可持续存在，导致组织持续缺血。缺血引起黏膜屏障功能障碍，细菌、内毒素和细胞因子移位，最终导致败血症和多器官功能衰竭。缺血带来的损伤还可能是再灌注损伤，再灌注后大量自由基释放，造成严重的全身性炎症反应[55]。

诊断和治疗

AMI 的典型症状是急性剧烈的腹痛，且症状与体征不符。这类患者常因急腹症入院。主动脉重建或动脉瘤修复术后左半结肠缺血表现为术后早期水样腹泻（带血或不带血），应急诊行床旁结肠镜检查。AMI 能引起急性代偿失调，一旦有类似症状出现，应高度怀疑以免延误诊断和治疗。该病死亡率高达 70%～80%[54]。AMI 是名副其实的急症，应尽早完善诊断性血管造影以免延误治疗。急诊处理包括扩容、纠正酸中毒以及静脉使用抗生素，早期行肝素抗凝可阻止血栓的进一步发展。只要不延误手术，急诊剖腹探查前行 CT 扫描对诊断有帮助。

虽然经皮腔内 SMA 成形＋溶栓有成功的报道[56]，但还是强烈建议行剖腹探查评估受累肠段的活性。若是急性动脉栓塞，暴露 SMA 后能触及栓塞近端搏动。若受累肠段仍有活性，可使用 3 Fr 的 Fogarty 导管取栓。常做动脉横切口，若是纵向切开动脉，需使用自体静脉补片缝合血管以防止术后狭窄发生。

若是急性血栓形成，SMA 往往不会有搏动。血栓清除术的效果不尽如人意，需行闭塞段远端动脉搭桥来恢复肠道血供。可顺行或逆行搭桥，顺行搭桥选择腹腔干下方的腹主动脉，逆行搭桥选择肾下腹主动脉或髂动脉。常选择后者，因为术中显露更加容易，并且阻断动脉和分离组织带来的损伤小[57]。如果存在腹腔感染或肠道广泛坏疽时，自体静脉优于人工血管，但应注意避免移植血管扭曲和继发的血管闭塞。必须等肠道充分再灌注后再评估肠段活性，并将坏死肠段切除。肠段旷置，二期再行肠吻合是一个安全的选择。栓塞患者术后应予抗凝治疗，有动脉粥样硬化性疾病的患者术后应给予规范的药物治疗并管理其危险因素。

远期疗效取决于患者的心血管系统状态、基础疾病以及肠缺血的程度。该病死亡率很高。

肠系膜静脉血栓形成

肠系膜静脉血栓形成十分少见，5%～15%的急性肠系膜动脉缺血患者合并该病。它分为原发性和继发性，可继发于血液高凝状态、门静脉血流淤滞、腹腔内炎症、感染、恶性肿瘤、口服避孕药（4%～5%）。多达75%的肠系膜静脉血栓形成患者都患有遗传性易栓症，最常见的是凝血因子V基因Leiden突变。与肠系膜静脉血栓形成相关的获得性血液高凝状态患者，常伴发阵发性睡眠性血红蛋白尿及骨髓增殖异常综合征。由于缺乏特异性症状、体征以及实验室检查，常延误诊断。增强CT可显示肠系膜静脉或门静脉内血栓或气栓的范围，以及是否有侧支循环建立。遗憾的是，大多数患者还是要等到剖腹探查或者尸体解剖时才能明确诊断。梗阻肠段应予切除。由于复发率高，需早期开始长期抗凝治疗。

非闭塞性肠系膜动脉血栓形成

该病继发于严重的全身疾病，如心肺源性休克和多器官功能衰竭，常见于有充血性心力衰竭和严重心功能障碍的重症监护患者。正性肌力药物的使用可加重病情。地高辛、α肾上腺素受体激动剂和可卡因均有此副作用。有上述情况的患者应高度怀疑并完善血管造影检查以确诊。影像学表现为肠动脉痉挛，并可排除血管本身的疾病。治疗依赖于改善心排血量，治疗基础疾病如脓毒症，以及在病情允许的条件下停用相关药物，如正性肌力药。对于重症患者，可向肠系膜动脉内注射罂粟碱（30～60 mg/h），或静脉注射胰高血糖素（2～4 mg/h），增加内脏血供。然而即使积极治疗，该病死亡率仍有70%～80%。

慢性肠系膜缺血

病因和发病率

超过90%的进展期动脉粥样硬化患者会发生慢性肠系膜缺血（CMI）。其发病率有明显的性别差异，76%的患者为女性[58]。半数患者有严重的冠脉疾病和（或）外周血管闭塞性疾病。非动脉粥样硬化性CMI并不常见，包括胸腹主动脉瘤腔内血栓、主动脉夹层、动脉炎、纤维肌性发育不良、神经纤维瘤病、放射线损伤、滥用可卡因、血栓闭塞性脉管炎和正中弓状韧带压迫引起的腹腔干压迫综合征。虽然内脏动脉狭窄并不少见，但有症状的慢性肠道缺血少见。这是由于在各内脏动脉（如腹腔干、肠系膜上动脉、肠系膜下动脉以及主动脉）之间存在丰富的侧支循环（图15.4）。

> ✔ 3根肠血管至少有2根发生狭窄或闭塞，患者才会出现症状[58]；而仅1根血管病变的患者极少出现症状。

诊断

内脏动脉缺血患者的典型症状是餐后腹痛、厌食和进行性消瘦，称为临床三联征。然而只有半数患者具有典型的三联征。临床症状缺乏特异性，容易误诊为胃炎、消化道溃疡、胃肠道恶性肿瘤或憩室。体征也缺乏特异性，尽管常有全身动脉粥样硬化的表现，且70%的患者有腹部血管杂音。CMI的自然病程是营养不良、进行性

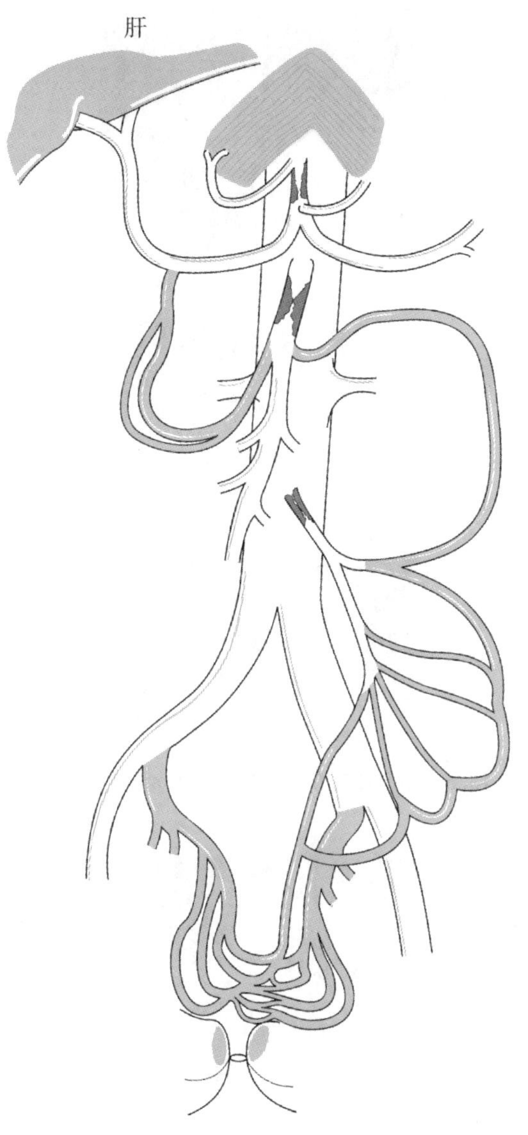

图 15.4 肠道的血供

肠缺血，最终导致肠梗阻和死亡。

血管造影以前是评估内脏供血情况唯一可靠的检查方法。如今，多普勒超声、胃肠张力测定、CTA（图 15.5）和 MR 等无创或微创检查新技术广泛开展，可用于了解内脏血管的功能及解剖情况。鉴于 CMI 缺乏有效的药物治疗，对该病的处理主要是恢复内脏供血。

外科干预

目前不提倡对无症状的 SMA 狭窄或闭塞患者行内脏血管成形术，除了患者需做主动脉手术。同期行肠系膜上动脉搭桥后，患者肠道缺血情况改善。对于 3 根主要内脏动脉全部闭塞的患者，需考虑重建肠系膜下动脉。

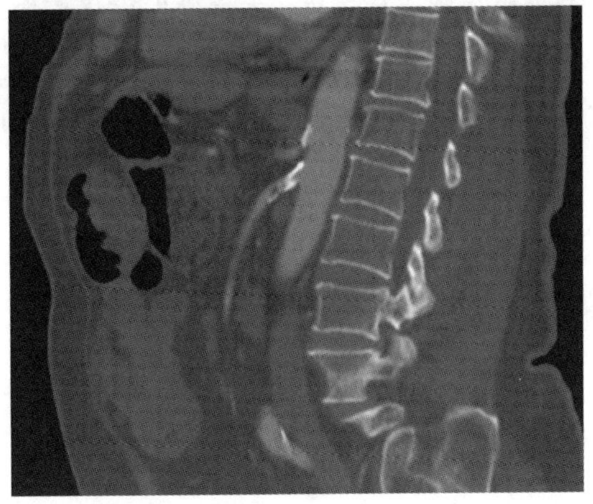

图 15.5 CTA 重建可见局限性肠系膜上动脉狭窄且起始部钙化

CMI 患者的症状可通过外科干预得到改善，但相对于其他择期血管手术，其出血和死亡风险高。院内死亡率达 12.2%，术后并发症发生率为 54%，其中包括血管重建综合征[59]。

对于肠系膜动脉狭窄或闭塞的外科治疗，临床上常用自体静脉或人工血管行动脉重建，尽管标准术式仍未确定。手术可选择腹腔干以上的腹主动脉或胸主动脉远端（顺行）或肾下腹动脉或髂动脉（逆行）进行搭桥，可重建 1 根（如腹腔干，重建 SMA 更常见）或多根血管。Hollier 等发现对多根病变动脉进行重建，其远期复发率为 11%；而仅重建单根病变动脉，复发率达 50%。因此，他们认为首先要尽可能多地重建血管，术后即使 1 根血管堵了，也不至于发生肠梗阻[59]。Gentile 等认为，单一 SMA 逆行搭桥的远期复发率低[60]，但顺行搭桥的血流方向符合生理，可降低吻合口湍流的发生率，减少来自肠系膜的压迫和牵拉，防止发生扭曲和血栓形成。

早期用静脉逆行搭桥，术后常发生移植血管的扭曲和闭塞，而带环人工血管可避免这种情况的发生。Foley 等报道他们术后 9 年辅助通畅率达 79%，大多数采用逆行单一 SMA 搭桥[61]。Taylor 等倾向从肾下主动脉开始逆行搭桥，因为暴露术野更简单，且阻断动脉和分离组织带来的损伤小；其术后 5 年血管通畅率达 96%，手术死亡率为 7%[62]。Kansal 认为在某些情况下应优先选择逆行搭桥，如暴露腹腔干以上主动脉困难的再次手术患者、应尽早结束手术的高危患者，以及需同时行肾下主动脉和肠系膜动脉重建的患者[63]。

由于移植血管闭塞可导致急性肠系膜动脉缺血，因此我们要重视移植血管狭窄这一问题。Kazmers 发现根据患者的术后症状进行评估是不够的，建议患者术后每 4～6个月行多普勒超声检查[57]。

外科动脉重建和腔内治疗两者的一期通畅率不同[63-65]。一项非随机对照研究发现，外科手术的一期通畅率和辅助通畅率均优于腔内治疗[66-68]，再干预率和复发率更低[68-69]。然而，传统外科手术的最大缺点仍是围术期死亡率和并发症发生率较高。

腔内治疗

医生倾向于选择腔内手术治疗该疾病，是因为开放手术对老年人和有严重并发症的患者负担过重。而且，这些患者长期营养不良、脱水和代谢储备不足，让他们接受大型外科手术显然不合适。

腔内技术理论上很简单，但由于动脉成角厉害，且慢性阻塞性病变钙化严重，实际上可能很具挑战性。穿刺入路动脉时，常规使用肝素确保导管操作时的抗凝效果，然后行主动脉造影明确目标病变（图 15.6），再用导丝通过狭窄病变完成血管成形或支架置入。关于支架置入术，文献常使用球扩式支架，在能覆盖病变的前提下，支架越短越好（图 15.7）。

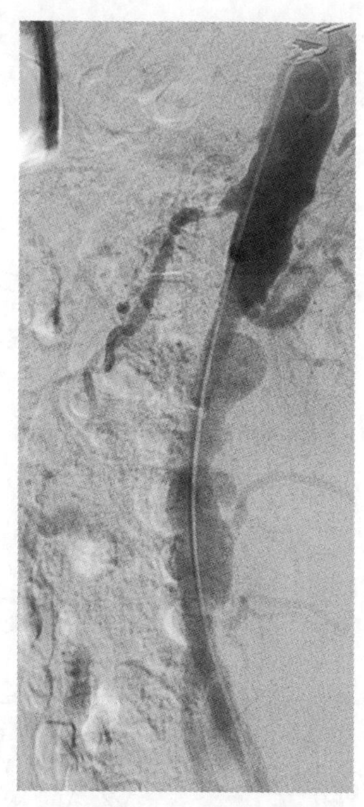

图 15.6 动脉造影见肠系膜上动脉多处局限性狭窄

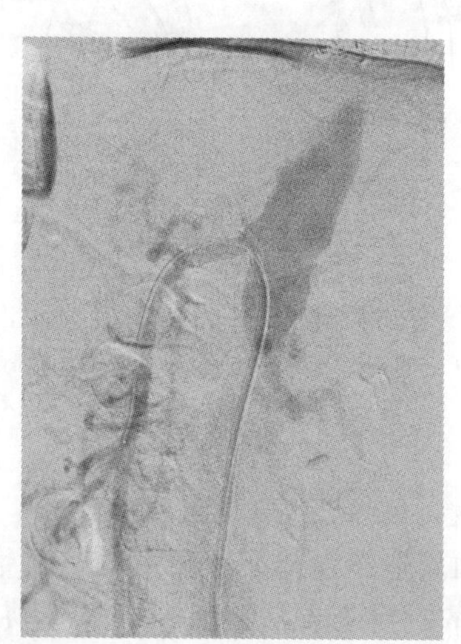

图 15.7 上图患者支架置入术后造影

病例资料显示，行腔内治疗的 27 名患者一期通畅率为 81%，二期通畅率为 100%[70]。迄今为止最大样本的相关病例研究发现，尽管腔内治疗的住院时间缩短，但支架的通畅率降低，辅助通畅率也降低，早期再干预率增加[66]。但是，再干预治疗较开放手术创伤小、并发症发生率低。另外，行腔内治疗的患者整体预后不佳，其远期通畅率是空谈。

✔ 血管重建可能更适合年轻人和全身情况良好的患者，而腔内治疗更适合老年人和全身情况较差的患者。

腹腔干压迫综合征

由于腹腔干受到正中弓状韧带的外来压迫，可能导致慢性肠系膜缺血和内脏动脉瘤形成[71]。吸气时，主动脉和腹腔干随其他腹腔内脏动脉一起下移；呼气时，血管上移，腹腔干受到最大限度的压迫。腹腔干解除压迫后，症状能否缓解与许多因素有关，Reilly 列出了一些有利因素：女性、餐后痛、40～60 岁、体重明显下降、无精神病史或药物成瘾史、动脉造影示腹腔干出现狭窄后扩张或侧支代偿[72]。该病仍是排除性诊断。目前唯一有效的手术方法仍是游离正中弓状韧带[73]。该手术可在腹腔镜下完成，并可考虑同期置入腹腔干支架，这是一种新颖的、有潜力的微创手术[74]。术后再狭窄的发生加剧了人们对这一临床综合征重要性的争论[75]。

内脏动脉瘤

病因和发病率

内脏动脉瘤虽然少见，但临床十分重要，有 22% 的患者急性起病，其中 8.5% 的患者死亡[76]。尽管文献报道超过 3000 例内脏动脉瘤，但其准确发病率仍不清楚。自然病程是瘤体逐渐扩张，最终导致破裂。在过去，以梅毒或真菌性内脏动脉瘤居多，而现在真性动脉瘤主要由动脉粥样硬化或中膜变性引起，假性动脉瘤多是创伤或炎症的结果（如胰腺炎）[76]。内脏动脉瘤的临床症状、自然病程和死亡率因病变部位不同而不同。

内脏动脉瘤按发病率由高到低依次为：脾动脉瘤（60%）、肝动脉瘤（20%）、肠系膜上动脉瘤（5.5%）、腹腔干动脉瘤（4%）、胃动脉和胃网膜动脉瘤（4%）、肠道动脉瘤（3%）、胰十二指肠动脉和胰腺动脉瘤（2%）、胃结肠动脉瘤（2%），肠系膜下动脉瘤十分少见[72]。图 15.8 是一个内脏动脉瘤。

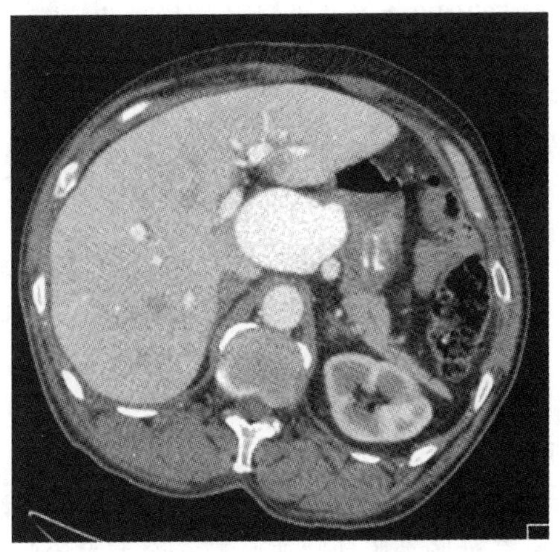

图 15.8 CTA 示巨大胃动脉瘤

诊断和治疗

在过去，大部分内脏动脉瘤只有在破裂或尸检时才被发现，而随着先进影像学手段的广泛应用，目前许多无症状的动脉瘤得以及早诊断。与其他内脏动脉瘤相比，SMA 动脉瘤常位于胰十二指肠和中结肠动脉的开口处，通常有症状。如果发生夹层或动脉瘤闭塞，肠系膜远端血供将会受到影响。一般表现为不同程度的腹痛，多为绞痛。SMA 夹层可用裸支架[77]，SMA 动脉瘤可用覆膜支架治疗[78]。

✔ 目前，可采用腔内栓塞技术或覆膜支架腔内隔绝术治疗肝脾动脉假性动脉瘤和炎性假性动脉瘤[79-80]。

治疗内脏动脉瘤是为了预防严重的并发症。手术方式包括动脉瘤缩缝或单纯动脉结扎[75,81]，很少需要自体静脉或人工血管搭桥来重建血运[82]。内脏动脉瘤破裂的死亡率仍高达50%，而择期手术死亡率为5%[82]。

致谢

感谢 Philip Kalra、Michael Dialynas 和 Celia Riga 对本章的撰写提供的帮助。

要点

肾动脉疾病

- 经皮腔内血管成形术（PTA）是非动脉粥样硬化病变的首选治疗方法。
- 采用PTA治疗非动脉粥样硬化病变，术后患者血压控制良好。
- ARVD的症状包括高血压、急慢性肾衰竭或肺水肿，但多数患者无症状。有肾外血管疾病的患者也要警惕ARVD。
- 对于肾动脉开口处的动脉粥样化病变，支架置入较PTA有较高的技术成功率和通畅率。
- 开放手术的再狭窄率最低，但只适合支架失败或全身情况良好的年轻患者。
- 动脉粥样化病变患者支架置入后，其血压改善可能不明显，但可减少药物使用量。
- 肾动脉支架置入后，ARVD患者高血压或肾功能不全情况的改善尚不明确。后续研究正在进行中。

肠缺血

- 肠缺血临床少见，给血管外科医生的诊断和治疗带来了挑战。
- 急性肠系膜动脉缺血需急诊手术治疗，大多数患者需剖腹探查重建血管并切除坏死肠段。
- 慢性肠系膜动脉缺血可行开放手术或腔内治疗。有症状的高危患者和值得进一步客观评价的患者可选择腔内治疗 。

内脏动脉瘤

- 内脏动脉瘤虽然少见，但临床十分重要，有22%的患者急性起病，其中8.5%的患者死亡。治疗内脏动脉瘤是为了预防严重的并发症发生。

参考文献

1. de Fraissinette B, Garcier JM, Dieu V, et al. Percutaneous transluminal angioplasty of dysplastic stenoses of the renal artery: results on 70 adults. Cardiovasc Intervent Radiol 2003;26(1):46–51.
2. Tyagi S, Singh B, Kaul UA, et al. Balloon angioplasty for renovascular hypertension in Takayasu's arteritis. Am Heart J 1993;125:1386–93.
3. Rudnick KV, Sackett DL, Hirst S, et al. Hypertension in a family practice. Can Med Assoc J 1997;117(5):492–7.
4. Schwartz CJ, White TA. Stenosis of renal artery: an unselected necropsy study. Br Med J 1964;2(5422):1415–21.
5. Kalra PA, Guo H, Kausz AT, et al. Atherosclerotic renovascular disease in US medicare recipients aged 67 years or more: risk factors, revascularization and prognosis. Kidney Int 2005;68(1):293–301.
6. Zierler RE, Bergelin RO, Isaacson JA, et al. Natural history of atherosclerotic renal artery stenosis: a prospective study with duplex ultrasonography. J Vasc Surg 1994;19(2):250–8.
7. Herrera AH, Davidson RA. Renovascular dis-

237–54.

8. Haimovici H, Zinicola N. Experimental renal-artery stenosis diagnostic significance of arterial hemodynamics. J Cardiovasc Surg 1962;3:259–62.
9. Wasser MN, Westenberg J, van der Hulst VP, et al. Hemodynamic significance of renal artery stenosis: digital subtraction angiography versus systolically gated three-dimensional phase-contrast MR angiography. Radiology 1997;202(2):333–8.
10. Guo H, Kalra PA, Gilbertson DT, et al. Atherosclerotic renovascular disease in older US patients starting dialysis, 1996 to 2001. Circulation 2007;115(1):50–8.
11. Wright JR, Shurrab AE, Cheung C, et al. A prospective study of the determinants of renal functional outcome and mortality in atherosclerotic renovascular disease. Am J Kidney Dis 2002;39(6):1153–61.
12. Middleton JP. Ischemic disease of the kidney: how and why to consider revascularization. J Nephrol 1998;11(3):123–36.
13. Textor SC. Revascularization in atherosclerotic renal artery disease. Kidney Int 1998;53(3):799–811.
14. Missouris CG, Buckenham T, Cappuccio FP, et al. Renal artery stenosis: a common and important problem in patients with peripheral vascular disease. Am J Med 1994;96(1):10–4.
15. Olin JW, Melia M, Young JR, et al. Prevalence of atherosclerotic renal artery stenosis in patients with atherosclerosis elsewhere. Am J Med 1990;88(1N):46N–51N.
16. Kuroda S, Nishida N, Uzu T, et al. Prevalence of renal artery stenosis in autopsy patients with stroke. Stroke 2000;31(1):61–5.
17. Harding MB, Smith LR, Himmelstein SI, et al. Renal artery stenosis: prevalence and associated risk factors in patients undergoing routine cardiac catheterization. J Am Soc Nephrol 1992;2(11):1608–16.
18. Crowley JJ, Santos RM, Peter RH, et al. Progression of renal artery stenosis in patients undergoing cardiac catheterization. Am Heart J 1998;136(5):913–8.
19. MacDowall P, Kalra PA, O'Donoghue DJ, et al. Risk of morbidity from renovascular disease in elderly patients with congestive cardiac failure. Lancet 1998;352(9121):13–6.
20. Cheung CM, Patel A, Shaheen N, et al. The effects of statins on the progression of atherosclerotic renovascular disease. Nephron Clin Pract 2007;107(2):c35–42.
21. The ASTRAL Investigators. Revascularisation versus medical therapy for renal-artery stenosis. N Engl J Med 2009;361:1953–62.
22. Tan KT, van Beek EJ, Brown PW, et al. Magnetic resonance angiography for the diagnosis of renal artery stenosis: a meta-analysis. Clin Radiol 2002;57(7):617–24.
23. Solomon R, Werner C, Mann D, et al. Effects of saline, mannitol, and furosemide to prevent acute decreases in renal function induced by radiocontrast agents. N Engl J Med 1994;331(21):1416–20.
24. Mainra R, Gallo K, Moist L. Effect of N-acetylcysteine on renal function in patients with chronic kidney disease. Nephrology 2007;12 (5):510–3.
25. Leertouwer TC, Gussenhoven EJ, Bosch JL, et al. Stent placement for renal arterial stenosis: where do we stand? A meta-analysis. Radiology 2000;216:78–85.
   Renal stenting is technically superior and clinically comparable to renal angioplasty alone.
26. Hiramoto J, Hansen KJ, Pan XM, et al. Atheroemboli during renal artery angioplasty: an ex vivo study. J Vasc Surg 2005;41:1026–30.
27. Holden A, Hill A, Jaff MR, et al. Renal artery stent revascularization with embolic protection in patients with ischemic nephropathy. Kidney Int 2006;70:948–55.
28. Hagspiel KD, Stone JR, Leung DA. Renal angioplasty and stent placement with distal protection: preliminary experience with the FilterWire EX. J Vasc Intervent Radiol 2005;16:125–31.
29. Beek FJ, Kaatee R, Beutler JJ, et al. Complications during renal artery stent placement for atherosclerotic ostial stenosis. Cardiovasc Intervent Radiol 1997;20(3):184–90.
30. Van Jaarsveld BC, Krijnen P, Pieterman H, et al. The effects of balloon angioplasty on hypertension in atherosclerotic renal artery stenosis. N Engl J Med 2000;342:1007–14.
   The largest randomised controlled trial (106 patients). In patients with hypertension and atherosclerotic RAS, angioplasty has little advantage over drug therapy alone.
31. Plouin P-F, Chatellier G, Darne B, et al. Blood pressure outcome of angioplasty in atherosclerotic renal artery stenosis. Hypertension 1998;31:823–9.
   In unilateral atherosclerotic RAS, angioplasty is a drug-sparing procedure that involves some morbidity. Previous uncontrolled studies have overestimated its effect on hypertension.
32. Webster J, Marshall F, Abdalla M, et al. Randomised comparison of percutaneous angioplasty vs continued medical therapy for hypertensive patients with atheromatous renal artery stenosis. J Hum Hypertens 1998;12:329–35.
   Angioplasty results in a modest improvement in systolic blood pressure compared with drug therapy alone. This benefit was confined to bilateral disease. No patient was cured and renal function did not improve. Angioplasty was associated with significant morbidity.
33. Ives N, Wheatley K, Stowe RL, et al. Continuing uncertainty about the value of percutaneous revascularisation in atherosclerotic renovascular disease: a meta-analysis of randomised trials. Nephrol Dial Transplant 2003;18:298–304.
   Reported trials are too small to determine reliably the role of angioplasty in ARVD. Trials do exclude a large improvement in hypertension or renal function but are too small to exclude a clinically worthwhile benefit.
34. Nordmann AJ, Woo K, Parkes R, et al. Balloon angioplasty or medical therapy for hypertensive patients with atherosclerotic renal artery stenosis? A

meta-analysis of randomised controlled trials. Am J Med 2003;114:44–50.

Angioplasty has a modest but significant effect on blood pressure and should be considered in poorly controlled hypertension in atherosclerotic patients. There is no evidence to support its use in improving or preserving renal function.

35. Kalra PA, Chrysochou C, Green D, et al. The benefit of renal artery stenting in patients with atheromatous renovascular disease and advanced chronic kidney disease. Cath Cardiovasc Interv 2010;75(1):1–10.

36. Van de Ven PJG, Kaatee R, Beutler JJ, et al. Arterial stenting and balloon angioplasty in ostial atherosclerotic renovascular disease: a randomised trial. Lancet 1999;353:282–6.

This trial showed convincing superiority of stenting over angioplasty regarding technical success and primary patency.

37. Zahringer M, Sapoval M, Pattynama PM, et al. Sirolimus-eluting versus bare-metal low-profile stent for renal artery treatment (GREAT Trial): angiographic follow-up after 6 months and clinical outcome up to 2 years. J Endovasc Ther 2007;14:460.

38. Novick AC. Extracorporeal microvascular reconstruction and autotransplantation for branch renal artery disease. In: Novick AC, Scoble J, Hamilton G, editors. Renal vascular disease. London: WB Saunders; 1996. p. 497–511.

39. Bergentz SE, Weibull H, Novick AC. Long-term patency after reconstructive surgery and PTA for renal artery stenosis. In: Greenhalgh RM, Hollier L, editors. The maintenance of arterial reconstruction. London: WB Saunders; 1991. p. 384–96.

40. Fergany A, Kolettis P, Novick AC. The contemporary role of extra-anatomical surgical renal revascularization in patients with atherosclerotic renal artery disease. J Urol 1995;153(6):1798–802.

41. Benjamin ME, Hansen KJ, Craven TE, et al. Combined aortic and renal artery surgery. A contemporary experience. Ann Surg 1996;223:555–65.

42. Dean RH. Surgical reconstruction of atherosclerotic renal artery disease. In: Branchereau A, Jacobs M, editors. Long term results of arterial interventions. Armonk, NY: Futura; 1997. p. 205–16.

43. Reilly JM, Rubin BG, Thompson RW, et al. Revascularization of the solitary kidney: a challenging problem in a high risk population. Surgery 1996;120:732–6.

44. Steinbach F, Novick AC, Campbell S, et al. Long-term survival after surgical revascularization for atherosclerotic renal artery disease. J Urol 1997;158:38–41.

45. Darling III RC, Shah DM, Chang BB, et al. Does concomitant aortic bypass and renal artery revascularization using the retroperitoneal approach increase perioperative risk? Cardiovasc Surg 1995;3:421–3.

46. Novick AC, Ziegelbaum M, Vidt DG, et al. Trends in surgical revascularization for renal artery disease. Ten years' experience. JAMA 1987;257:498–501.

47. Cambria RP, Brewster DC, L'Italien G, et al. Renal artery reconstruction for the preservation of renal function. J Vasc Surg 1996;24:371–82.

48. Johal NS, Kraklau D, Cucklow PM. The role of unilateral nephrectomy in the treatment of nephrogenic hypertension in children. BJU Int 2005;95(1):140–2.

49. Medina A, Bell PRF, Briggs JD, et al. Changes of blood pressure, renin and angiotensin after bilateral nephrectomy in patients with chronic renal failure. Br Med J 1972;4:694–6.

50. Schlaich MP, Sobotka PA, Krum H, et al. Renal denervation as a therapeutic approach for hypertension – novel implications for an old concept. Hypertension 2009;54(6):1195–201.

51. Symplicity HTN-2 Investigators. Renal sympathetic denervation in patients with treatment-resistant hypertension (the Symplicity HTN-2 Trial): a randomised controlled trial. Lancet 2010;376:1903–9.

52. Farkas JC, Calvo-Verjat N, Laurian C, et al. Acute colorectal ischemia after aortic surgery: pathophysiology and prognostic criteria. Ann Vasc Surg 1992;6(2):111–8.

53. Stoney RJ, Cunningham CG. Acute mesenteric ischemia. Surgery 1993;114(3):489–90.

54. Acosta S, Ogren M, Sternby NH, et al. Fatal non-occlusive mesenteric ischaemia: population-based incidence and risk factors. J Intern Med 2006;259(3):305–13.

55. Granger DN, Hollwarth ME, Parks DA. Ischemia–reperfusion injury: role of oxygen-derived free radicals. Acta Physiol Scand Suppl 1986;548:47–63.

56. Gartenschlaeger S, Bender S, Maeurer J, et al. Successful percutaneous transluminal angioplasty and stenting in acute mesenteric ischemia. Cardiovasc Intervent Radiol 2008;31(2):398–400.

57. Kazmers A. Operative management of acute mesenteric ischemia. Part 1. Ann Vasc Surg 1998;12(2):187–97.

58. Hansen HJ, Christoffersen JK. Occlusive mesenteric infarction. A retrospective study of 83 cases. Acta Chir Scand Suppl 1976;472:103–8.

59. Hollier LH, Bernatz PE, Pairolero PC, et al. Surgical management of chronic intestinal ischemia: a reappraisal. Surgery 1981;90(6):940–6.

60. Gentile AT, Moneta GL, Taylor Jr. LM, et al. Isolated bypass to the superior mesenteric artery for intestinal ischemia. Arch Surg 1994;129(9):926–32.

61. Foley MI, Moneta GL, Abou-Zamzam Jr. AM, et al. Revascularization of the superior mesenteric artery alone for treatment of intestinal ischemia. J Vasc Surg 2000;32(1):37–47.

62. Taylor L, Moneta G, Porter J. Treatment of chronic visceral ischemia. In: Rutherford RB, editor. Vascular surgery. Philadelphia: WB Saunders; 2000. p. 1532–41.

63. Kansal N, LoGerfo FW, Belfield AK, et al. A comparison of antegrade and retrograde mesenteric bypass. Ann Vasc Surg 2002;16(5):591–6.

64. Park WM, Cherry Jr KJ, Chua HK, et al. Current

results of open revascularization for chronic mesenteric ischemia: a standard for comparison. J Vasc Surg 2002;35(5):853–9.

65. Kruger AJ, Walker PJ, Foster WJ, et al. Open surgery for atherosclerotic chronic mesenteric ischemia. J Vasc Surg 2007;46(5):941–5.
66. Atkins MD, Kwolek CJ, LaMuraglia GM, et al. Surgical revascularization versus endovascular therapy for chronic mesenteric ischemia: a comparative experience. J Vasc Surg 2007;45(6):1162–71.
67. Kasirajan K, O'Hara PJ, Gray BH, et al. Chronic mesenteric ischemia: open surgery versus percutaneous angioplasty and stenting. J Vasc Surg 2001;33(1):63–71.
68. Biebl L, Oldenburg W, Paz-Fumagalli R, et al. Surgical and interventional visceral revascularization for the treatment of chronic mesenteric ischemia – when to prefer which? World J Surg 2007;31(3):562–8.
69. Sivamurthy N, Rhodes JM, Lee D, et al. Endovascular versus open mesenteric revascularization: immediate benefits do not equate with short-term functional outcomes. J Am Coll Surg 2006;202(6):859–67.
70. van Wanroij JL, van Petersen AS, Huisman AB, et al. Endovascular treatment of chronic splanchnic syndrome. Eur J Vasc Endovasc Surg 2004;28(2):193–200.
71. Sugiyama K, Takehara Y. Analysis of five cases of splanchnic artery aneurysm associated with coeliac artery stenosis due to compression by the median arcuate ligament. Clin Radiol 2007;62(7):688–93.
72. Reilly LM, Ammar AD, Stoney RJ, et al. Late results following operative repair for celiac artery compression syndrome. J Vasc Surg 1985;2(1):79–91.
73. Gloviczki P, Duncan AA. Treatment of celiac artery compression syndrome: does it really exist? Perspect Vasc Surg Endovasc Ther 2007;19(3):259–63.
74. Carbonell AM, Kercher KW, Heniford BT, et al. Multimedia article. Laparoscopic management of median arcuate ligament syndrome. Surg Endosc 2005;19(5):729.
75. Geelkerken RH, van Bockel JH, de Roos WK, et al. Surgical treatment of intestinal artery aneurysms. Eur J Vasc Surg 1990;4(6):563–7.
76. Graham LM, Stanley JC, Whitehouse Jr WM, et al. Celiac artery aneurysms: historic (1745–1949) versus contemporary (1950–1984) differences in etiology and clinical importance. J Vasc Surg 1985;2(5):757–64.
77. Chu S-Y, Hsu M-Y, Chen C-M, et al. Endovascular repair of spontaneous isolated dissection of the superior mestenteric artery. Clin Radiol 2012;67(1):32–7.
78. Larson SA, Solomon J, Carpenter JP. Stent graft repair of visceral artery aneurysms. J Vasc Surg 2002;36(6):1260–3.
79. Ishii A, Namimoto T, Morishita S, et al. Embolization for ruptured superior mesenteric artery aneurysms. Br J Radiol 1996;820(69):296–300.
80. Lorelli DR, Cambra RA, Seabrook GR, et al. Diagnosis and management of aneurysms involving the superior mesenteric artery and its branches: a report of four cases. Vasc Endovasc Surg 2003;37(1):59–66.
81. Jindal R, Pandey V, Natt R, Jenkins M. Ruptured mycotic aneurysm of a branch of the superior mesenteric artery and pulmonary tuberculosis. Eur J Vasc Endovasc Surg 2005;30(1):107.
82. Huang YK, Hsieh HC, Tsai FC, et al. Visceral artery aneurysm: risk factor analysis and therapeutic opinion. Eur J Vasc Endovasc Surg 2007;33(3):293–301.

第16章 中心静脉和透析通路

Peter W. G. Brown · David C. Mitchell 著
熊 飞 陈熹阳 译 赵纪春 熊 飞 校

引言

静脉通路是几乎所有住院患者静脉输液或输血的普遍需求。外周静脉留置针通常可满足大部分需求，但中心静脉压力监测、静脉营养、血液透析、血液过滤或给予细胞毒性药物常需要中心静脉通路。

对于急性血液透析患者，主要选择中心静脉导管（central venous catheters，CVCs）通路，它能提供较高的透析流量（>300 ml/min），但并发症发生率高，不太适用于慢性患者。对于需长期行血液透析患者，自体动静脉内瘘（arteriovenous fistula，AVF）或人工血管内瘘（arterio-venous graft，AVG）能提供足够高的透析流量，通过双针穿刺输出静脉或人工血管可进行透析。

中心静脉通路

适应证

中心静脉导管除了可监测中心静脉压外，还可以输注大剂量刺激性溶液，如抗生素、血液制品、肠外营养制剂和化疗药物，特别是需长期输注时。紧急情况下，如果不能通过外周通道迅速给予大剂量溶液，则可通过 CVCs 输入。其余适应证包括血液透析和血浆置换。可使用可植入式注射港（portacaths）进行化疗或长期输入其他药物[1]。其中一种已被应用于血液透析（Lifesite）[2]。

方法

通常最好在超声引导下，在局麻下经颈内静脉、锁骨下静脉或股静脉，采用 Seldinger 技术置入中心静脉导管[3]。如果通路仅需短期使用，则选用多孔导管置入颈内静脉，这样其头端可留置于上腔静脉中。对于长期通路，建议选用带涤纶套导管置入皮下隧道并固定以防止感染。

可植入式注射港通常在手术室中固定于前胸壁，并通过隧道置入锁骨下静脉，可使用一种特殊的侧孔针穿刺这套装置包含的隔膜以建立通路。经外周静脉穿刺中心静脉导管（peripheral intravenous central catheter，PICC）可通过肘前静脉或大隐静脉建立中心静脉通路。这些导管相对较小，但广泛应用于新生儿，可替代脐静脉置管。

并发症

穿刺时采用头低位可避免空气栓塞。

✔✔ 超声引导下精确置管可以降低穿刺动脉、血肿、血胸及气胸等的发生率[4]。

远期并发症例如感染及血栓形成将在后面章节中详述。

临时透析通路

肾脏替代治疗可通过肾移植或腹膜透析实现，但大多数患者至少需要一段时间的血液透析治疗。需透析前 90 天，大约 75%的患者已知肾功能不断恶化，因此可提前建立永久血液透析通路。遗憾的是，在英国的医疗实践中并非如此，只有不到 1/3 的患者从一开始便使用永久通路进行透析[5]。当出现高钾及体重减轻、恶心、呕吐、厌食及瘙痒等症状时，就需要进行透析，这时血肌酐通常在 500～1500mmol/L。

既往没有建立通路的患者突然出现终末期肾病（endstage renal disease，ESRD）时，可使用双腔中心静脉导管透析，同时等待建立永久性自体动静脉内瘘（AVF）。但是，中心静脉导管发生感染[6]，导致中心静脉狭窄及血栓形成的风险较高[7]，会影响将来建立上肢血液透析通路，也比 AVF 死亡率高[8]。因此，不建议长期使用中心静脉导管，除非其他通路已被耗竭。

> ✔ 临时导管（不带隧道）用于因一过性肾衰竭需短期透析或急性终末期肾病患者，也适用于原永久通路失功、在等待新 AVF 成熟的患者。对于需透析超过 2 周或建立 AVF、AVG 等永久通路有禁忌或技术上不可行时，推荐使用带隧道的导管。

皮下隧道可能有助于降低感染率，但尚缺乏随机对照试验的证实[9]。

方法

临时股静脉导管在急性透析中很有用，但比颈内静脉置管有更高的感染率[10]，应尽早更换为带隧道的静脉导管（推荐颈静脉）。据报道，股静脉带隧道的中心静脉导管中位使用时间是 166 天[11]。

推荐首选右侧颈内静脉，因为这是通往上腔静脉及右心房最直接的通路。左颈内静脉置管并发症发生率较高，因为它需要进行 2 次 90°扭曲才能到达右心房。不推荐使用锁骨下静脉通路，因为常导致锁骨下静脉狭窄或血栓形成，从而影响同侧肢体建立通路。当其余的通路都被耗竭时，可使用带隧道的中心静脉导管置入股静脉，甚至经肝或经腰途径置入下腔静脉。

导管的尖部通常位于上腔静脉与右心房交界处。心房的结构可以有效限制反流并降低站立时导管移位的风险[12]，但有可能引起心律失常。

> ✔✔ 中心静脉置管推荐选用右侧颈内静脉通路。中心静脉置管应该在放射或超声引导下进行，否则位置不良的发生率可达 29%[13]。

中心静脉导管的并发症

置入

导管置入相关并发症与之前在 CVCs 章节中所述类似，使用超声引导并使用微穿刺技术可降低发生率。

导管功能不全

当体外血流量达不到 300 ml/min 即发生导管功能不全。早期功能不全一般是由于导管位置不良或扭曲，通常通过调整位置即可解决。远期功能不全通常因血栓形成或纤维鞘形成导致。有时导管尖端移位需要使用抓捕器调整位置或通过导丝更换。

导管的封管方案

两次透析的间期需对导管进行封管以

保证导管的通畅性。标准的流程是在导管腔内灌注肝素（1000～10 000 U/ml）直至尖端。因肝素可能扩散至血液中而丢失，有产生系统性抗凝的风险。低剂量（1000～2500 U/ml)肝素看起来和高剂量的效果类似[14]。枸橼酸钠具有抗菌的作用，也可用于封管，但缺乏其对于肝素的随机对照试验[15]。

最近，一项随机对照研究纳入了 225 例中心静脉导管血液透析患者，分别使用 5000 U/ml 肝素或 1mg 重组组织型纤溶酶原激活物（recombinant tissue plasminogen activator，rt-PA）封管。肝素组导管功能不全的发生率（34.8%）明显高于rt-PA组，而rt-PA 组的菌血症发生率比肝素组高 3 倍[16]。

导管腔内血栓形成

导管血栓形成是其远期功能不良最常见的原因[17]。预防性使用华法林可有效降低血栓形成的概率[18]，但是没有随机数据对比国际标准化比值（INR）控制范围及对照。因为有出血的风险，所以需要定期监测。

血栓导致的导管功能不全可使用 rt-PA或者尿激酶等溶栓药物进行治疗。

rt-PA 优于尿激酶，但尚无随机对照试验证实。出于安全性考虑，尿激酶已退出美国市场。

流量不足可在透析后通过封管或在透析中溶栓灌注进行治疗。这两种方法都有效，但没有随机数据。

溶栓药物同样可用于治疗导管内血栓形成。一项研究表明，灌注 30 min 1 mg/ml rt-PA可以使 72%（36/50）的患者流量恢复或维持至少 300 ml/min 且没有反复，另有 4 例（80%）患者通过二次灌注恢复通畅。大多数患者在未来的 4 个月随访期内需要进一步的溶栓治疗或介入治疗[19]。

目前还没有确定保留溶栓药物的最佳时间。即使有纤维鞘存在，rt-PA 灌注也是有效的[20]。

替耐普酶是一种新型溶栓药物，纤维蛋白特异性更高，对纤维蛋白酶原激活物抑制剂-1 抵抗更强且具有相对长的半衰期。一项随机研究显示，2 mg 替耐普酶灌注 1 h 比安慰剂能更有效地恢复功能不全的血液透析导管的血流量[21]，延长灌注时间可以提高治疗成功率[22]。

中心静脉血栓形成

有中心静脉导管的上腔静脉及右心房内，附壁血栓很常见。如果有碍于静脉回流，面部及上肢可能出现水肿。中心静脉血栓可通过磁共振成像或静脉造影确诊。灌注溶栓药物通常是有效的，但机化血栓可能需要球囊扩张及支架置入。

纤维鞘

43%的导管功能不全是由纤维鞘引起的[23]。通过血液透析通路注射造影剂可显示导管尖部有充盈缺损，或血流沿导管外表面反流（图 16.1）。可使用溶栓药物灌注 6 h，或通过股静脉使用抓捕器进行机械性剥脱，或使用导丝更换导管进行治疗。

剥脱的技术成功率很高，但纤维鞘很容易反复发生。一项随机研究显示，经皮穿刺剥脱术并不比使用尿激酶获得更高的通畅率[24]。另一项随机研究显示，更换导管比经皮穿刺剥脱术具有更高的 4 个月导管通畅率[25]。

使用导丝更换导管时，必须破坏原纤维鞘或者将导管重新置入原纤维鞘以下。目前没有对照研究对比这三种治疗方法。

导管相关性感染

导管相关性感染是导致并发症及患者死亡的重要原因，与导管留置的时间有关。革兰氏阳性细菌最常见[26]，如耐甲氧西林金黄色葡萄球菌（MRSA）等耐药菌不断增加。导管相关性脓毒血症可以引起感染性心内膜炎、骨髓炎、感染性关节炎、硬膜外脓肿及死亡。感染可沿着导管的管腔或导管外播散，与之相关的生物膜会降低

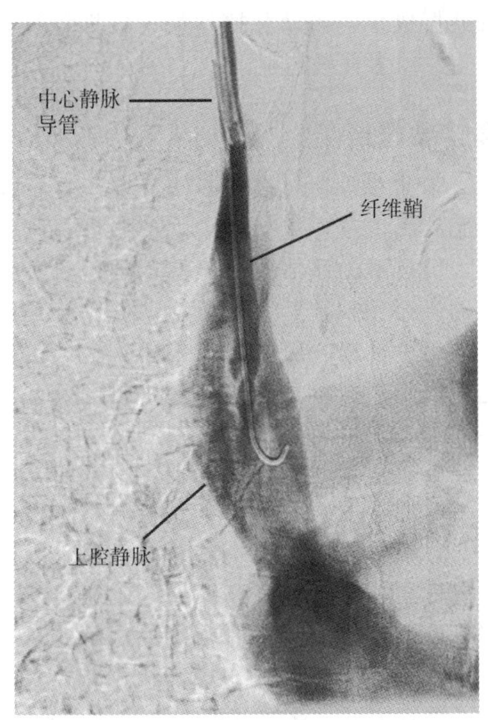

图 16.1　静脉造影显示部分回撤中心静脉导管周围的纤维鞘

抗生素的效果。

不带隧道的导管发生感染，需拆除导管并全身使用抗生素进行治疗。对于带隧道的导管，口服抗生素对于 90%的出口部位感染都有效，但更严重的隧道感染需要静脉使用抗生素并拆除导管。带隧道的导管相关性全身性感染最初可通过抗生素治疗，但常常需要拆除导管。全身脓毒症治愈后需选择其他部位置入新导管。使用导丝更换导管是有争议的，有一些证据表明这种方法与拆除导管并延期更换具有类似的无感染生存期[27]。

预防感染的关键是严格无菌操作、导管出口的定期检查及敷料更换。导管出口消毒时，氯己定及 70%乙醇比 10%聚维酮碘灭菌效果更好[28]。莫匹罗星软膏也是有效的[29]，但可能引起真菌及多重耐药菌的繁殖。抗生素涂层导管可降低危重患者[30]及临时导管透析患者的脓毒血症发生率[31]，但没有证据表明对长期透析患者有效，因为随着时间推移，抗生素已被冲刷掉了。铋剂被认为具有抗生物膜及抗菌的作用。最近一项纳入了 77 例患者的随机临床试验显示，铋剂涂层无隧道透析导管相对于不带涂层导管可降低导管感染率[32]。最近有证据显示，将导管表面改变成不规则状可抑制细菌生长[33]。使用导管抗菌阀对于控制导管感染是有效的，但有导致抗生素耐药的风险。抗菌肝素及柠檬酸肝素闸比纯肝素更有效，但没有随机试验对比[34]。

永久透析通路

✔ 在估计透析时间前 16～24 周，或肌酐清除率降低至 25 ml/min 或者血肌酐水平升至 400 μmol/L（4 mg/dl）时，就应该建立自体动静脉瘘，以保证有足够时间成熟或者失败后重新手术[35-37]。

中心静脉导管通常在病房或在介入室内就可以完成，而外周动静脉通路需要在手术室完成。但是外周动静脉通路通常只需要局麻，且当日就可出院。

✔ 由一名透析通路护士专门安排手术排队有很大的好处，每周每 120 名透析患者就需要这样一个排队表来避免过长的等待时间以及中心静脉导管使用时间[5,37]。

通路计划

✔ 对于所有慢性肾功能不全的患者，保护其双手的头静脉及肘前静脉用于建立透析通路是非常重要的。除非紧急情况，其他目的的静脉置管都应置于手背的静脉或腕关节前侧的小静脉内。中心静脉导管、自体动静脉内瘘及人工血管动静脉内瘘只能用于透析[35-37]。

自体动静脉内瘘应尽量靠近远端，以保证将来有足够的透析部位。推荐选择非优势手以保证透析有更大的自由，或有利于家中透析患者进行插管。当上肢的通路血管被耗竭后，可选择下肢的血管[35-37]。相对于人工血管动静脉内瘘（AVG），更推荐选择自体动静脉内瘘（AVF），因为 AVF 通畅率更高[38]，感染率、翻修率更低[39]，死亡率也略低，尤其对于糖尿病患者[8,40]。

虽然最初使用的 AVF 是桡动脉-头静脉的端端吻合[41]，目前更推荐选用端侧吻合的方式，因为这种吻合方式发生外周静脉高压的危险性更低。部分报道宣称在保证尺动脉搏动良好的情况下，选择远端桡动脉-头静脉端端吻合方式可以降低盗血综合征的发生率[42]。自体 AVF 需要有一段成熟期，当静脉血流动脉化后才能使用；而 AVG 在伤口愈合后就能穿刺。

术前评估

✔ 在很多中心，如果患者桡动脉搏动良好而前臂静脉合适，首选 AVF。术前是否进行影像学评估是有争议的：最新的美国国家肾脏病基金会-透析生存质量工作组（National Kidney Foundation - Dialysis Outcomes Quality Initiative，NKF - KDODI）临床指南建议，对所有患者常规使用多普勒超声[43]，但血管通路协会推荐有选择地使用超声[36]。

为了降低原发失功、不能成熟及非必要手术的发生率，目前术前影像学评估有增多的趋势[35-37,43]。这些都还没有经过临床试验的检验。

怀疑中心静脉狭窄时推荐行静脉造影。对于静脉解剖条件不详的复杂病例，特别是透析前的患者，使用碘造影剂可能导致肾功能不全恶化，推荐首选多普勒超声或磁共振成像。当动脉搏动消失后推荐行动脉造影或多普勒超声。

多普勒超声

术前多普勒超声对于浅静脉不能扪及的肥胖患者或原来的瘘失功的患者特别有用，但是不能评估中心静脉的通畅性。美国的研究发现，其人工血管动静脉瘘比欧洲使用更频繁；历史对照发现，术前常规超声使用率不断上升，可降低自体 AVF 的早期失功率并提高一期通畅率[44-46]。人工动静脉通路重建和并发症发生率也明显下降。在另一个研究中，多普勒测绘改变了 1/3 患者的手术预案，几乎将建立 AVF 的比例提高了 1 倍[47]。但是在英国的研究中，多普勒很少提供有用的信息，除了临床检查发现患者血管条件差，这部分人中有 50%改变了手术方式。这提示患者动脉搏动良好，且临床评估发现其静脉条件不错，就不需要在术前超声测绘下安全地进行手术[48]。

桡动脉腔内直径小于 1.6 mm 与内瘘早期失功有关[49]，现在通常建议其最小直径为 2 mm[36-37,43]。在此直径以上，内瘘成功率与动脉直径及流量无关。

静脉直径是造瘘结果的重要决定性因素。在前瞻性研究中，无功能的 AVF 的头静脉平均直径明显更小。目前推荐 AVF 造瘘静脉最小直径（不使用止血带）为 2～2.5 mm，而人工血管造瘘至少 3.5～4.0 mm[36-37,43]。

静脉扩张能力是成功的另一个重要因素。使用止血带后，成功内瘘的静脉扩张占 48%，而失败的内瘘扩张只有 12%[50]。

静脉造影

✔ 多年以来，静脉对比造影是金标准，在静脉测绘上具有优势。静脉造影对既往有同侧中心静脉置管史、侧支静脉形成、水肿或肢体肿胀等提示中心静脉梗阻可能的患者是必需的[36-37]。对这类患者建立外周瘘可能引起肢体的严重水肿。既往有肩部放疗史（例如乳腺癌）是另一个术前静脉造影的指征。

碘造影剂可能导致急性肾衰竭，因此是透析前期患者的相对禁忌。多普勒超声是替代方案，但评估中心静脉狭窄效果较差。增强磁共振静脉造影效果确切，而使用的少量顺磁性造影剂不会影响肾功能，但有发生罕见并发症——肾源性系统性纤维化的可能。使用新的脉冲序列并使用血池造影剂可以显著提高图像质量。

二氧化碳静脉造影没有肾毒性，在法国使用广泛，但存在注射器昂贵、注射时可引起局部疼痛、夸大静脉狭窄程度及偶尔引起急性右心衰等弊端。

首选通路

鼻烟窝 AVF 是可行的最远端通路，能提供最长的静脉以供穿刺。在 50%的患者能获得成功，而另一半失败的患者中，其中 50%的患者能行腕部 AVF（图 16.2）[51]。

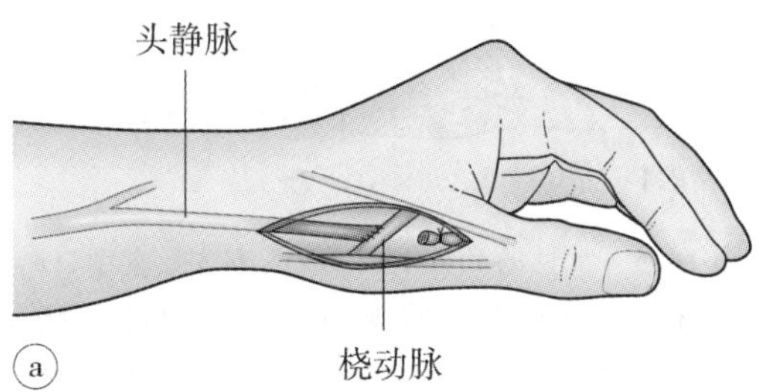

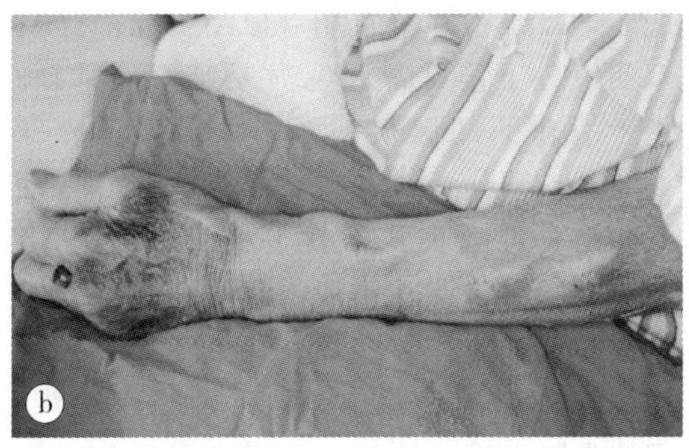

图 16.2　鼻烟窝 AVF。a. 图片显示吻合的位置；b. 成熟的鼻烟窝内瘘显示有足够长可供穿刺的静脉

腕部桡动脉-头静脉 AVF（图 16.3）出现最早[41]，至今仍是大多数中心的标准通路方式。其并发症发生率低，也能提供足够长的静脉，1 年通畅率通常为 65%[52]。如果腕部 AVF 失功后，可在其近端前臂建立桡动脉-头静脉瘘。患者若因肥胖导致静脉难以穿刺，建议通过一个或多个横行切口切除静脉周围的皮下脂肪。

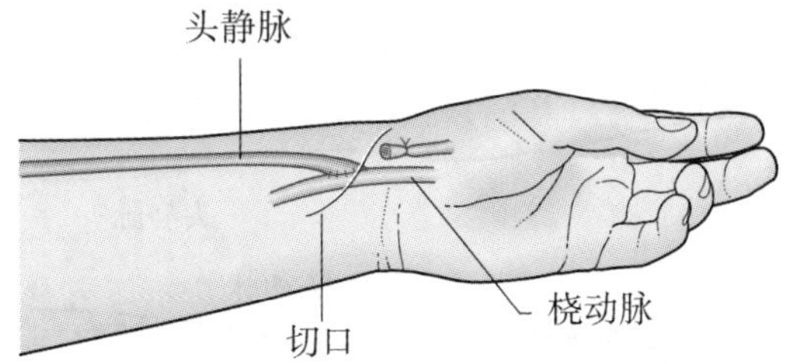

图 16.3　腕部桡动脉-头静脉 AVF

肱动脉-头静脉 AVF 是下一步的选择，有多种手术方式（图 16.4），可提供非常好的血流但盗血（见下文）发生率更高。为了避免这种情况，有些作者建议将头静脉与桡动脉起始部远端 2 cm 吻合，而不是直接与肱动脉吻合[53]。

尺动脉-贵要静脉 AVF 是肱动脉瘘失功后的选择，但更难穿刺，与其他上臂 AVFs 相比，其通畅率更低[54]。

当静脉血栓及动脉病变导致选择受限时，可选择前臂桡动脉-贵要静脉或尺动脉-头静脉瘘，但这需要游离更长段的前臂静脉并在皮下做隧道[55]。

备选通路

当头静脉血栓形成，可选择行肘前肱动脉-贵要静脉 AVF，但留下供穿刺的静脉较短。因此可游离贵要静脉，在其动脉化后一期或二期转位到肱二头肌浅面（贵要静脉转位，图 16.5）[56]。

当不能建立自体 AVF 时，可选择 AVG。可供使用的移植物材料很多，最常

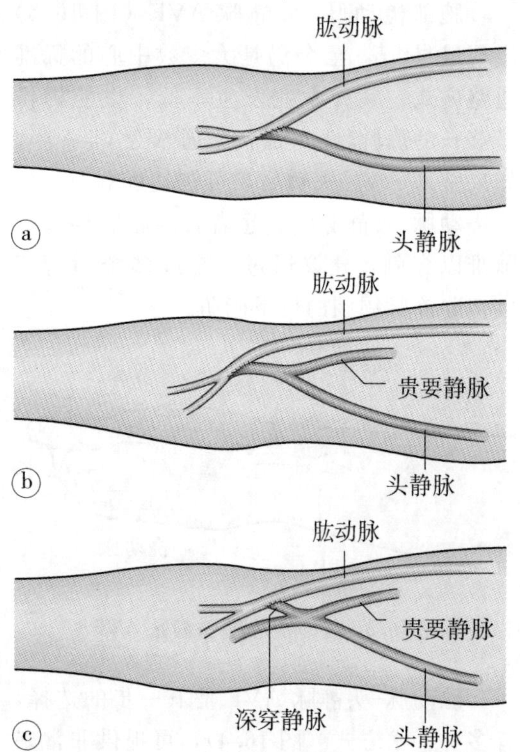

图 16.4 肘窝处肱动脉-头静脉 AVF 方式。a. 直接将头静脉与肱动脉吻合；b. 吻合包括贵要正中静脉及头静脉；c. Gracz 瘘：深穿静脉及肱动脉吻合

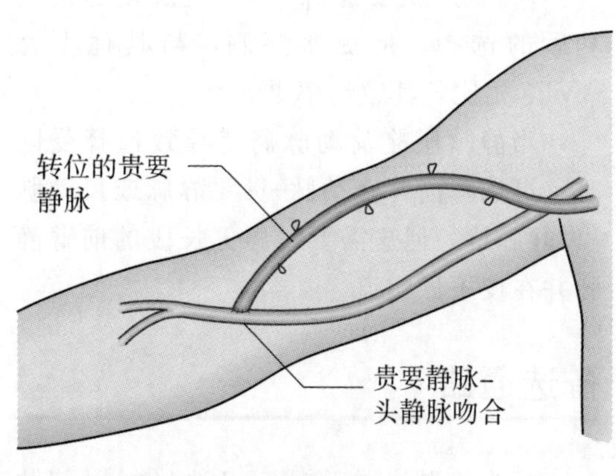

图 16.5 贵要静脉转位 AVF

用的是聚四氟乙烯（PTFE）。一般术后 2 周人工血管就可穿刺，也可以更早，但这可能导致移植物周围血肿形成。较之 AVF，人工血管有更高的感染率，血栓形成的概率也更高，通常因吻合口周围的内膜增生引起。更粗的移植物[57]、静脉涤纶套[58]或者静脉端扩张的移植物（Veno-flo）[59]可能改善上述情况并改善通畅率。目前共识是，AVG 每年翻修率为 80%，而 AVF 只有 15%。

有的中心更喜欢使用生物移植血管，例如牛肠系膜静脉及牛输尿管，因为它们有更强的抗感染能力，但是易于形成动脉瘤[60]。前臂 AVG 无论成袢或直型，都可在其失功后行贵要静脉转位，但是比后者通畅率更低[61]。因此，何种手术方式应作为优选争议很大。肱动脉-腋静脉 AVG 是下一步的选择（图 16.6）。

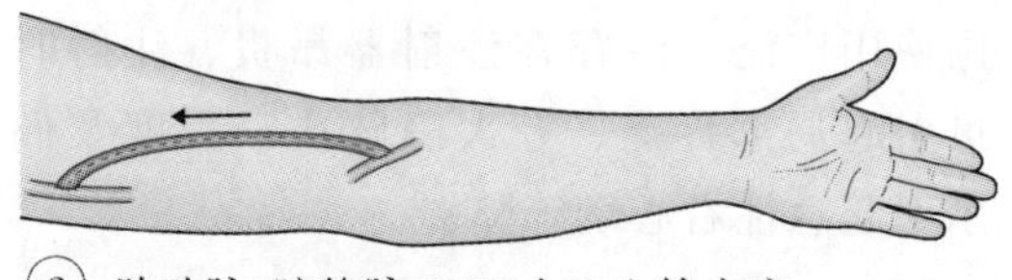

ⓐ 肱动脉-腋静脉 PTFE人工血管内瘘

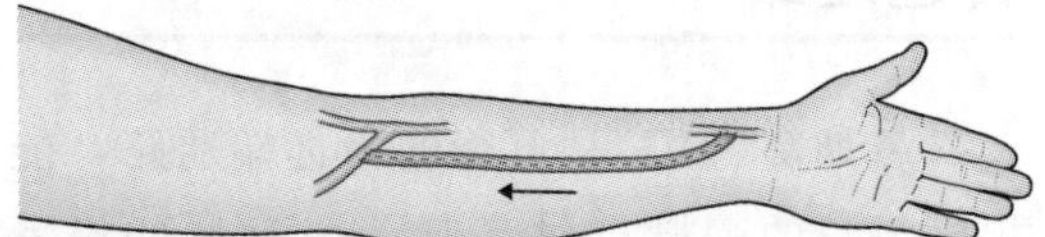

ⓑ 桡动脉-贵要静脉人工血管内瘘

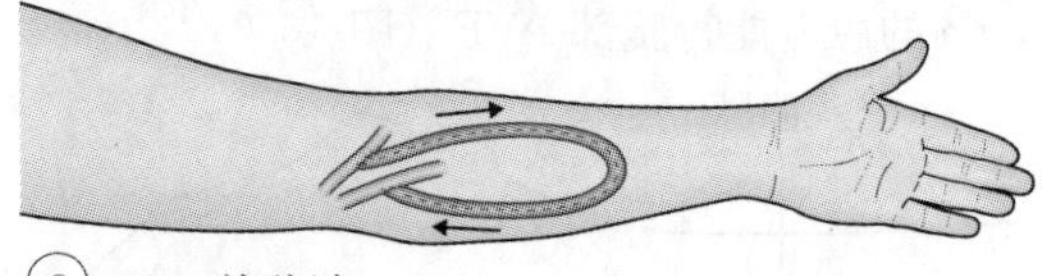

ⓒ PTFE前臂袢

图 16.6 常见的几种上肢 AVG 方式：直型（a、b）和成袢（c）肱动脉-腋静脉前臂移植物内瘘

下肢通路并不常用，但当上腔静脉或双侧锁骨下静脉都闭塞时是唯一的选择。由于潜在的动脉疾病，在踝部大隐静脉（greater saphenous vein，GSV）与胫后动脉的吻合可能性很低。大隐静脉可在膝上与腘动脉吻合或在腹股沟形成皮下袢与股动脉吻合，这些方式导致穿刺有难度。大隐静脉在大腿转位更少用，因为穿刺更难，但比大腿人工血管袢并发感染率低[62]。也可以使用股浅静脉建立类似的内瘘（或转

位到前臂），这样的内瘘效果非常好，但发生盗血概率高。

一些极端病例中，可选用：腋-股、腋-腋、髂-髂，甚至主动脉-下腔静脉 AVG。当没有可用的静脉时，右心房可作为流出道。另外，可选择动脉-动脉人工血管，通常在腋窝位置建立，但有发生上肢远端栓塞的风险[63]。间置的动脉人工血管闭塞将导致肢体急性缺血。

影响通路通畅率的因素

已知如下的因素可影响通路的通畅度：

- **血管大小。**较小的动静脉有较高的初期失功率，更难成熟，远期通畅率更低[49]。
- **内瘘流量。**术后流量与血栓形成风险呈负相关，尽管术中流量更不可靠[49]。肱动脉血流的充血反应是通路通畅及成熟的重要预测因素，可发现近端动脉狭窄[64]。
- **出现方式。**较快出现肾衰竭的患者 AVF 通畅率低，可能与需要中心静脉导管临时通路透析有关[65]。
- **吻合方式。**非穿透性血管夹可间断吻合血管，并形成非常好的内膜对位并减少出血，在随机试验中比缝合吻合方式通畅性更佳且更灵活[66-67]。
- **通路位置。**越近端的 AVF 有更好的通畅率[67]，但失功后再建通路选择更少。
- **性别。**女性患者 AVF 的通畅率比男性低[51,65,68-69]。
- **糖尿病。**糖尿病是否是不利因素的证据有争议，有的作者认为糖尿病患者的 AVF 通畅率更低[67]，但其他作者发现没有影响[51,70-71]。
- **年龄。**一项 meta 分析发现，老年患者通路通畅率低[72]。腕部内瘘与近端 AVF 表现类似[73]。
- **肥胖。**肥胖患者的静脉更难穿刺，一些作者报道这与更低的通畅率有关[74]。
- **吸烟。**吸烟可降低 AVF 的通畅率[75]。
- **药物。**抗血小板药物例如阿司匹林和双嘧达莫可延长内瘘使用时间，可常规使用[76-78]。一项研究发现，联合使用阿司匹林和氯匹格雷可增加出血的发生，并不会影响人工血管 AVG 的通畅率[79]，但另一项研究发现单独使用氯匹格雷可明显延长移植物的使用时间[80]。华法林可降低高凝状态患者 AVF 血栓形成的概率[81]，但因为有出血风险，最好避免常规使用。惊奇的是，透析预后与实践模式研究（Dialysis Outcomes and Practice Patterns Study，DOPPS）发现华法林与更低的通畅率相关，但在既往有内瘘血栓形成或已知有血栓性疾病的患者中可考虑使用[78]。钙离子通道抑制剂与较好的一期通畅率相关[78]。一项研究显示，血管紧张素转换酶抑制剂并不影响一期通畅率[82]，但 DOPPS 发现其与二期通畅率改善有关[78]。一项随机试验提示，鱼油可以降低 AVF 的血栓形成概率[8,83]。红细胞生成素并不降低反而可能提高通畅率，至少在 AVG 上如此[84-85]。
- **血栓形成倾向及血管炎。**纤维蛋白原增高及血管炎易导致通路血栓形成[86]。

通路失功

血管通路成熟失败

大约有 10%的患者在血管通路建立以后仍然无法达到透析所需要的流量，行超声检查可以发现其近端的动脉或者静脉存在狭窄。对于此类患者，行球囊扩张或手术治疗也许能够解决，否则需要再行更近端的血管造瘘。

狭窄和血栓形成

手术操作失误，术前未评估动脉存在的狭窄情况或者由于静脉置管史而导致的静脉流出道血栓性浅静脉炎等情况，均可能导致血管通路建立后早期血栓形成。而对于血管通路远期失效的原因包括：低血压、脱水、高凝状态或者由于不恰当的血管穿刺或透析造成的血管通路瘤样扩张或出血。但是导致血管通路远期失效最常见的原因是人工血管造瘘后近吻合口静脉内膜的增生。吻合口周围狭窄可以导致AVF失败，而对于长期透析的AVF，瘘中段穿刺点之间的血管狭窄是主要因素。

> ✔ 对于AVF或者AVG存在血管狭窄的患者，经皮球囊扩张能够在保存静脉的同时防止血栓形成。而支架置入目前仍然存在争议，但可能有少许优势。对于血管通路中存在的狭窄已经进行球囊扩张的患者，经腔内溶栓或者取栓对于解决闭塞性病变是有效的手段[35-37]。

预防血管通路失功

为了避免损伤，应该仔细穿刺和避免不恰当地使用AVF。应用药物（例如紫杉醇）预防血管内膜增生可能将常规在临床上使用[87-88]。

血管通路的监测

AVF和AVG都有可能在没有任何先兆的情况下突然出现阻塞，从而导致患者需住院行中心静脉置管。大部分这类患者存在尚未发现的血管内膜增生导致的狭窄。对于血管通路的常规监测以及处理这些狭窄，能够预防血管通路血栓形成，从而保证通路的继续使用。

震颤无法扪及、穿刺困难或者有效透析流量的减少［比如Kt/V（尿素清除容积/分布容积）降低］均预示血管通路的失功。但是以上监测方式并不足以发现所有失功的血管通路。

> ✔ 尽管目前对于血管通路的监测仍然存在争议，但是越来越多的证据表明，对于血管通路流量的监测能够明确狭窄病变的存在，并通过血管腔内治疗以防止通路失功。

目前提倡通过多种动态或者静态的静脉压力监测方法在透析过程中进行监测，但是这些监测方法不一定可靠，因为各个方向的静脉压力变化取决于静脉穿刺针是在狭窄的上游还是下游。流量测定通常通过稀释指示剂（比如超声稀释剂）进行[89-90]。相对于动态静脉压力，低流量（<500 ml/min）更能提示AVG血栓形成可能[91-93]。人工血管时段的流量测定相对于单点的流量测定更具有预测作用[94]，下降25%就预示着需要进行进一步的影像学检查和干预。

发现狭窄非常重要，因为预先对移植物进行球囊扩张的非干预生存期，比之后再进行取栓和球囊扩张的非干预生存期更长[95]，同时进行血管通路流量的监测能够减少通路并发症的发生率和费用[96]。降低住院率也是提高患者治疗体验的一个重要因素[97]。

无论随机[99]还是非随机研究[96,98]，均显示在AVF流量监测可以减少血栓形成率，但是其他研究提示流量监测并不能改善预后，但这些报道因其敏感性低[100]以及对监测的狭窄不恰当地进行球囊扩张而受到质疑[101]。多普勒监测同样也减少了AVFs及AVGs中的血栓形成率[102]、住院率和中心静脉导管的使用率[103]。

通路的挽救

自体通路狭窄

在桡动脉-头静脉动静脉内瘘中，大多数的狭窄发生在吻合口附近（图16.7），而其余的狭窄更多地发生在头静脉近心端。

在上臂的 AVF 中，狭窄也发生在头静脉汇入锁骨下静脉处。当狭窄＞50％同时伴流量减少、透析效果降低或手臂肿胀的时候，应该进行腔内介入治疗。内瘘造影通常是通过吻合口近心端静脉，应保留肱动脉入流穿刺点和吻合口病变。造影中静脉流出道及中心静脉也应该进行评估。

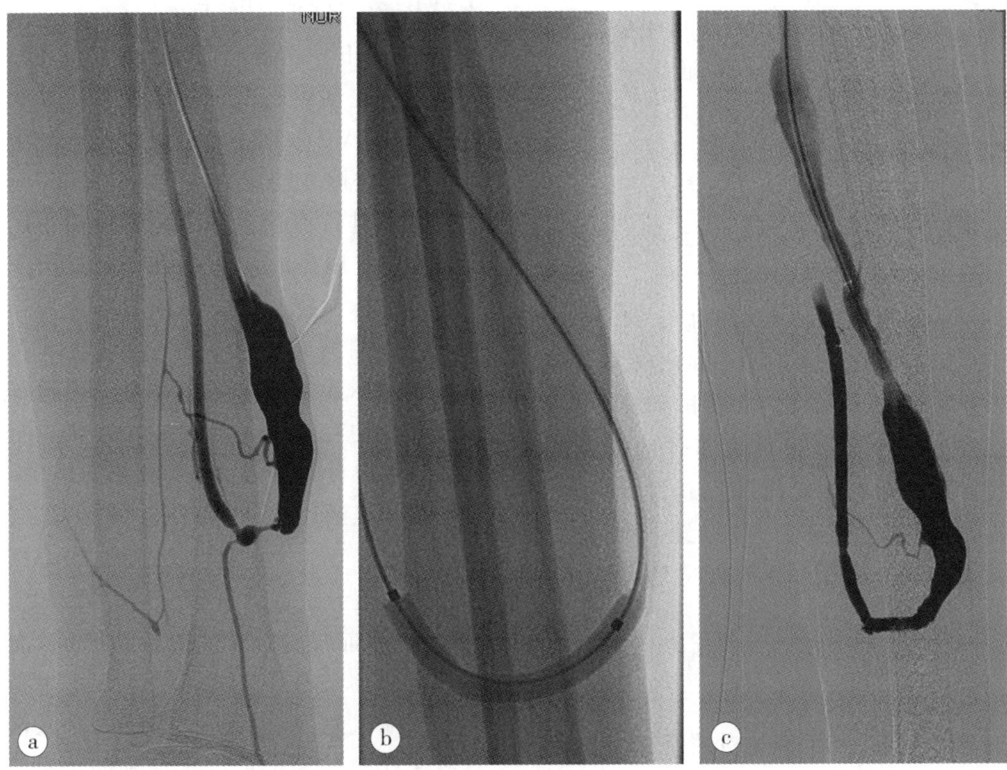

图 16.7　内瘘造影显示桡动脉-头静脉 AVF 紧贴吻合口处狭窄（a）通过球囊扩张成功治疗（b、c）

一期球囊扩张推荐用于前臂和上臂严重狭窄处，手术成功率超过 90％，前臂和上臂内瘘的 1 年一期通畅率分别为 51％和 35％[104]，二期通畅率可以达到 80％，但是对于上臂内瘘需要更频繁的介入治疗。而支架置入进行内瘘狭窄治疗没有明显优势。

在上臂肱动脉-头静脉血管内瘘中，上臂的头静脉狭窄是导致内瘘失效的常见原因。此类病变对于球囊扩张的效果不佳，主要是因为弹性回缩导致早期的再狭窄，同时还伴有较高的静脉破裂的风险。一期球囊扩张后 6 个月和 1 年的通畅率分别为 42％和 23％[105]。一小型随机对照研究比较了覆膜支架与裸支架治疗头静脉弓狭窄，术后 6 个月的一期通畅率分别为 81.8％和 39.1％[106]。但目前没有随机对照研究比较球囊扩张与支架置入。支架置入后有移位到锁骨下静脉的风险，这会影响同侧肢体远期血管通路的建立。当球囊扩张失败后，可以考虑通过外科手术将头静脉转位至肱静脉或腋静脉，但是转位后会增加透析穿刺的难度。对于进行了外科手术转位的患者出现再狭窄，再进行球囊扩张术，1 年时二期通畅率可以达到 92％[107]。

如果腔内介入治疗失败，通过自体静脉或人工血管补片同样可以解决狭窄。PTFE人工血管补片和自体静脉补片的效果类似[108]。远端的 AVF 狭窄最好在近端再行内瘘术，其通畅率要高于球囊扩张[109]。

人工血管通路狭窄

对于AVG失功最常见的原因是吻合口或者吻合口附近的静脉狭窄。介入治疗的指征和AVF类似，同样具有较高的手术成功率。对于AVG介入治疗，再狭窄是面临的主要问题，第1年的一期通畅率只能达到23%～44%[110]，但是通过反复球囊扩张治疗，第1年的二期通畅率可以达到92%[104]。由于置管损伤引起AVG纤维组织增生导致狭窄的治疗方式类似，但是可能需要手术刮除或节段替换。

当反复行球囊扩张失败后，可以考虑使用金属裸支架，但是其初期通畅率并不优于球囊扩张术。对于球囊扩张导致血管破裂或单纯球囊扩张效果不佳的情况下，覆膜支架正逐渐体现出其优越性。在一项随机研究中发现，AVG在球囊扩张后行覆膜支架置入，术后6个月通畅率从23%提高到51%[111]。但是，两组6个月辅助及累计通畅率相似，目前尚不清楚常规使用价格昂贵的覆膜支架是否合理[112]。目前没有关于药物涂层支架的随机对照研究。

取栓术和球囊扩张术后，非辅助移植物的生存期比通畅移植物选择性球囊扩张后的生存期差很多。人工血管的通畅率在行取栓和球囊扩张术后再进行支架置入能够得到改善[113]，但是目前没有前瞻性的对照研究。

目前没有证据表明外科修复要优于腔内修复治疗，但是对于反复狭窄的患者，则需要行人工血管替换或搭桥术解决静脉流出道狭窄。对顽固的或快速复发的狭窄，采取务实的保守手术方式可以尽量减少非必要的手术治疗。

自体和人工血管通路血栓形成

经皮去除血栓在AVG血栓形成已经证实了其可行性和有效性，但是AVF血栓形成越来越多地考虑介入治疗。血管通路血栓形成后，应该尽快地进行血栓去除，最好在48 h以内进行，而对于潜在的狭窄应该进行球囊扩张（必要时进行支架置入）。目前可用的技术包括溶栓、吸栓和取栓。三种方式并没有明显的优劣性，而主要取决于术者的经验和熟练度。

在AVF中的血栓可以引起静脉炎。将炎症反应控制到最低限度是介入治疗成功的关键。AVF须在血栓形成的24～48 h内进行血栓去除才能成功，而AVG可以延长至几周内进行血栓去除。血管通路中的血栓量也存在明显的差异。在一些AVF只有一小段静脉血栓形成，是因为吻合口周围狭窄的近端侧支是通畅的，这种情况可以单纯通过球囊扩张解决。而在流出道静脉瘤样扩张中存在大量血栓时，需要进行吸栓或机械取栓，否则会有肺栓塞的风险。

根据报道，目前手术成功率在73%～90%，但是在1年一期和二期通畅率则存在很大的差异，分别是9%～70%和44%～93%[114]。前臂的通畅率要高于上臂。对于AVF，目前没有经皮介入治疗和手术治疗比较的随机对照试验。初次腔内介入治疗具有保存静脉流出道以作穿刺的优点，但是外科转位或者重新造瘘根据情况也常常是必要的。

AVG血栓形成较AVF更为常见，但是同样适合行经皮介入治疗。介入去除血栓相比于手术而言具有微创性，同时对于潜在的病因（通常存在静脉流出道的狭窄）能够更精确地处理。目前没有单一的器械或技术在血栓去除方面具有优越性，成功治疗潜在的狭窄对于保持人工血管通畅率有潜在价值[115]。溶栓或机械取栓的临床成功率为74%～94%，但是6个月一期通畅率只有18%～39%[116]。据报道，反复多次的介入治疗二期通畅率可以提升到83%[117]。目前尚没有前瞻性多中心随机对照研究。meta分析发现，手术治疗和腔内治疗相比具有更高的一期通畅率[118]。在许多医疗中心更偏向于腔内介入治疗，因为其死亡率较低，而手术治疗可作为介入治疗失败的替代手段或者用于反复血栓形成的患者[116]。

腔内介入治疗去除血栓最常见的并发症是远端动脉栓塞，发生率为 1%～9%[116]。其他的并发症包括血管破裂（2%～4%）和穿刺点出血（2%～3%）。所有去除血栓的方式，尤其是机械取栓技术，可以引起静脉栓塞，但是通常是无症状的，因为脱落的血栓量很少。

近期出现的血管通路血栓形成通过外科取栓比较容易通畅，但同时潜在的狭窄必须通过搭桥或者补片同期解决。若血栓形成已经有 10 天或更长时间的话，最好弃用此血管通路，而在其他地方重新造瘘。

血液透析通路的其他并发症

感染

感染是导致透析患者住院以及死亡最常见的原因。感染在中心静脉导管的患者中最常见。和 AVF 相比，AVG 感染更常见。最常见的病原体是金黄色葡萄球菌。菌血症或者败血症可以导致感染性心内膜炎、真菌性动脉瘤和化脓性关节炎。

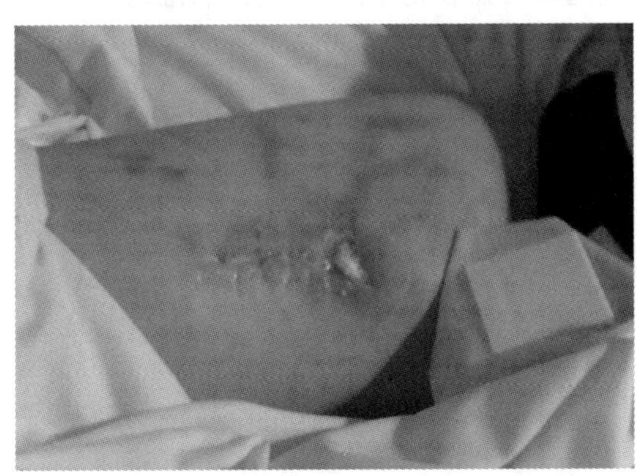

图 16.8 大腿 PTFE 袢伴部分节段外露

局部穿刺点的感染早期可以通过抗生素控制，但是在 AVF 中可以引起无法控制的大出血，需要急诊结扎血管或者行旁路避开感染区域。对于 AVG 穿刺点慢性感染或者人工血管部分暴露（图 16.8），可以通过人工血管局部切除行旁路搭桥并使用合适的抗生素覆盖局部。但是如果整个人工血管感染，则需要将全部人工血管取出，待伤口完全愈合后再行下一步人工血管通路的建立。

出血

置管损伤可能导致局部血肿形成。同一部位反复穿刺可能破坏人工血管，从而导致需要进行局部的人工血管置换。

盗血

AVF 通过降低外周阻力[119]可能减少远端动脉压力而导致缺血（高流量盗血）。AVF 建立后，近端狭窄限制了入流血流量而使得末梢循环的压力降低（低流量盗血）。

✔✔ AVF 的患者常会出现轻微的盗血症状，比如发凉、疼痛、痉挛、感觉降低或握力降低。在肱动脉 AVF 的患者中，至少有 80%会出现其中一种症状。50%前臂成攀的血管内瘘和 40%桡动脉-头静脉内瘘的患者会出现盗血症状[120]。但是，临床上因为盗血出现静息痛以及坏死的发生率通常只有 1%～8%。

盗血根据程度不同分为四级（表 16.1）。1 级和 2 级盗血通常可以保守治疗，但是 3 级和 4 级盗血需要外科干预。

表 16.1 通路盗血综合征分级

分级	临床表现
Ⅰ	手苍白/发绀和（或）发凉，但没有疼痛
Ⅱ	活动和（或）透析时疼痛
Ⅲ	静息痛
Ⅳ	溃疡/坏死/坏疽

盗血易感因素包括：近端 AVF、糖尿

病、心肌缺血、外周动脉疾病以及术前低末梢循环压力。在AVF建立后，盗血最易引起单侧手掌和手指的缺血（图16.9）。

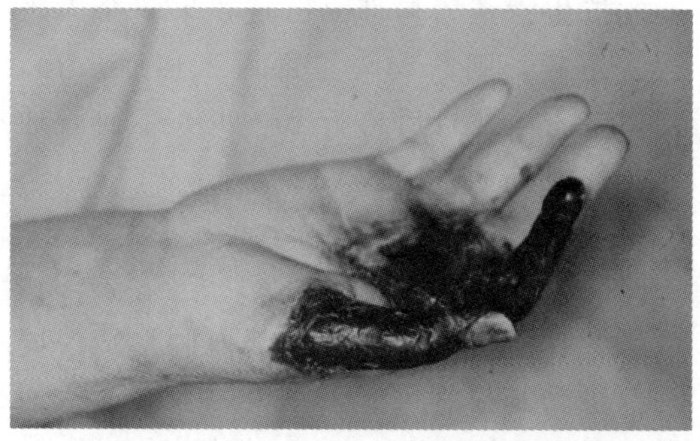

图16.9 肱动脉AVF术后严重盗血导致手指坏疽

盗血可以通过桡动脉搏动的消失以及压闭瘘口后桡动脉恢复进行诊断。如果存在疑虑，可以通过测试指压进行证实，若内瘘术后指压小于60 mmHg，但是压闭瘘口后指压明显增加就可以得到证实[123]。肱指指数<0.4通常和盗血相关。多普勒扫描可以显示近端狭窄、确定AVF的流量以及远端动脉的反流血量（尽管这并不能确诊）。极少需要进行内瘘造影。

及时治疗盗血综合征可以避免神经后遗症。若盗血持续一段时候后，这些症状很少能完全恢复。

对于快速发生的严重盗血患者，需要及时进行闭瘘。临床医生在进行闭瘘前必须明确有其他可替代且安全的血管通路。由于大部分患者的四肢血管存在类似的病变，试图在对侧肢体重新造瘘可能会再次出现盗血的情况。由于动脉流入道狭窄而引起的盗血，通常可以通过球囊扩张或者旁路解决。对于近端动脉病变引起的盗血，可以选择多种治疗方式。在腕关节处的AVF，如果掌深浅弓和尺动脉通畅的情况下，可以结扎吻合口远端的桡动脉避免反流血。

对于肱动脉血管通路建立，远端肱动脉结扎也是避免盗血的有效措施，但是术中需要对指压和穿刺压进行监测，因为在大部分患者中指压很少有效地增加。对于这样的患者，可以行近端肱动脉（至少吻合口近段8 cm）或者腋动脉至结扎动脉远端的搭桥来增加远端压力，减轻相应的症状。这称为间隔结扎远端再血管化术（distal revascularisation interval ligation, DRIL）（图16.10）[124]。

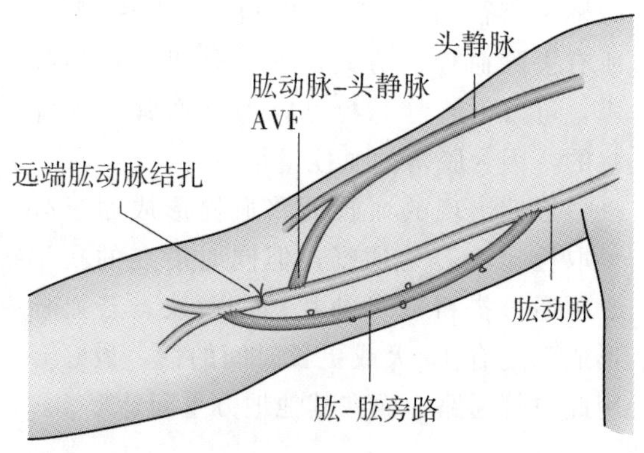

图16.10 DRIL术

另一项避免反向流量的技术是“流入道动脉近端化”，移除肱动脉AVF或AVG，用人工血管从腋动脉或近段肱动脉吻合至流出道静脉或AVG末端的动脉[125]（图16.11）。这种方式保留了内瘘的流量，将流入道血管转换到了管径更大、流量更高的动脉，以适应没有远端反流的外周动脉阻力的降低。这种技术可以作为间隔结扎远端再血管化术的一种替代方法。

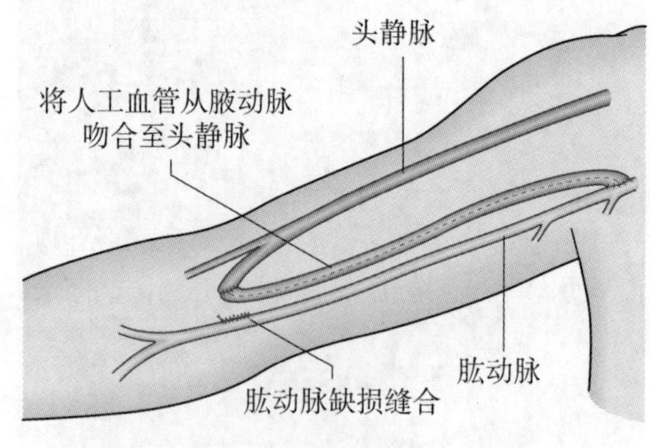

图16.11 流入道动脉近端化

另外一项可替换的流量减少的方法是“延伸技术”[126]，也称为远端流入道修正技术（revision using distal inflow, RUDI）[127]。

在肱动脉处原位分离人工血管或头静脉，通过静脉或人工血管将其延伸至桡动脉起始段 2～3 cm 处。这样减少了流入道血流，同时通过尺动脉保证了手掌的血液供应（图 16.12）。这种方式的选择根据术者个人的经验和偏好，但是 DRIL 术是目前最普遍的。

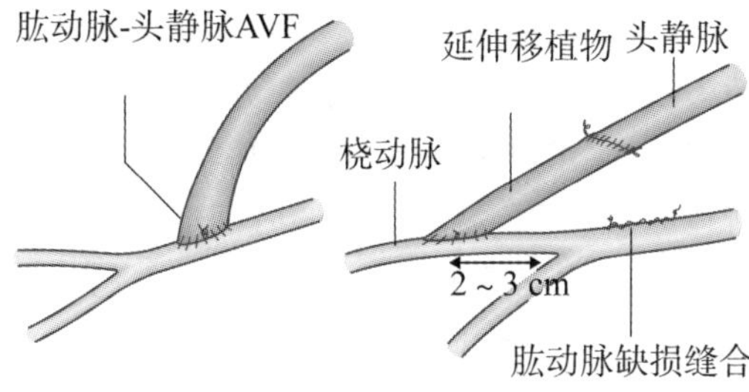

图 16.12　延伸技术

血管通路的流量可以通过流出道静脉的缩窄（束带）减少，但是如何合适地缩窄流出道静脉是一个难题。流出道静脉缩窄后引起流出道狭窄，导致血栓形成或者流量未减少以及盗血症状未减轻的情况并不少见。但是最近的报道显示，对于流出道静脉缩窄的程度可以通过在术中监测流量、指压以及锁骨下静脉氧饱和度的同时，通过聚酯带进行分级捆绑缩窄来控制[128]。另外一些报道指出，对于流出道静脉的缩窄，也可以在术中监测流量的情况下进行梭形缝扎和 PTFE 补片术成形缩窄[129]。

腕管综合征

腕管综合征的发生率随着 AVF 的出现而增加，可能是由于静脉高压引起的水肿[130]所致。

心力衰竭

高输出心力衰竭是血管通路少见的并发症，偶尔见于近端 AVF 术后流量超过 1.5 L/min。Bramham 征（压闭血管通路瘘口导致心率下降）能够明确诊断。治疗方式包括闭瘘或者通过延伸技术和控制性缩窄技术降低流量[128]。

静脉高压和中心静脉闭塞

静脉高压合并水肿、静脉侧支形成、溃疡和组织坏死，通常发生在侧-侧吻合的 AVF，但是更常发生于合并中心静脉闭塞的患者（图 16.13）。如果侧-侧吻合的 AVF 患者出现静脉高压，可以通过结扎吻合口远端静脉进行治疗。

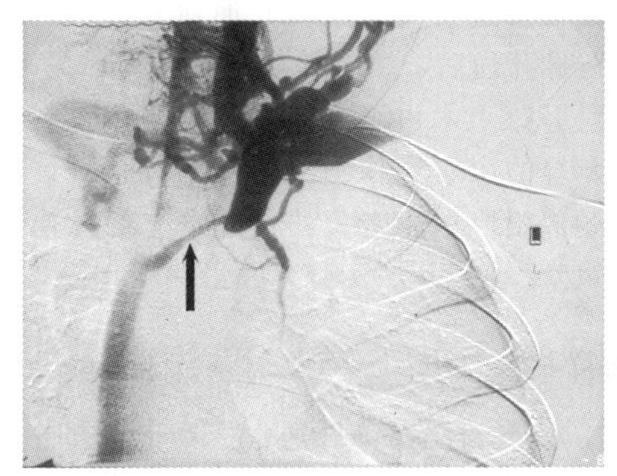

图 16.13　静脉造影显示无名静脉狭窄

中心静脉闭塞远端的 AVF 可能导致静脉高压恶化和症状加重。中心静脉闭塞的治疗采用腔内治疗，在腔内治疗无法实现的情况下可以采用外科旁路手术，从而保留血管通路，但是有时需闭瘘再在新的位置建立血管通路，通常是下肢。

锁骨下静脉狭窄或血栓形成通常因为既往曾有锁骨下静脉置管。虽然目前多进行颈内静脉置管，但是仍然有相当大的概率会发生无名静脉和锁骨下静脉的狭窄（图 16.13）或血栓形成。腔内介入技术治疗上述病变比较理想，但是大部分研究表明，单纯的球囊扩张在 1 年时的一期通畅率结果不甚理想，低于 40%[7]。一期辅助或二期通畅率有所上升，在 35% ～ 97%[131]。支架置入在治疗上述病变时具有重要作用，既可以在首次介入治疗就进行常规支架释放，也可以在早期及反复再狭窄的情况下释放，但目前没有随机对照试验比较支架置入与球囊扩张的效果。目前也没有证据推荐覆膜支架。

一项研究表明，外科旁路手术和球囊扩张、支架置入术在 1 年时的一期通畅率相似，均在 70％～80％[132]，但是其外科旁路手术的死亡率及并发症发生率明显更高。独立的锁骨下静脉闭塞可以通过人工血管补片成形术、腋静脉-颈静脉旁路手术或颈静脉翻折术进行治疗。

上腔静脉闭塞最好通过腔内介入治疗，通常需要进行支架置入开通血管。一旦上腔静脉开通后，患者的症状可以马上缓解。外科旁路手术由于其并发症发生率高，对于年轻的患者应作为最后的治疗选择。对于颈部肥厚的患者，外科手术有静脉出血的风险。

瘤样扩张

AVF 流出道静脉通常会增生，部分会形成瘤样扩张（图 16.14）。一般来说，静脉瘤样扩张可以随访观察，因为很少出现破裂。介入治疗的指征有：快速、持续的扩张，皮肤破损伴或不伴出血以及患者有强烈的治疗意愿。过于膨大或难看的血管通路对于年轻患者的心理影响不应该被低估。外科手术行成形术能够切除血管通路的瘤样扩张，同时还能够切除受损皮肤和保存血管通路。AVF 合并多个静脉瘤样扩张时，笔者偏向于行序贯动脉瘤成形术以保留血管通路。

目前对于动脉瘤成形术中是否需要网片包裹存在争议[133-134]。

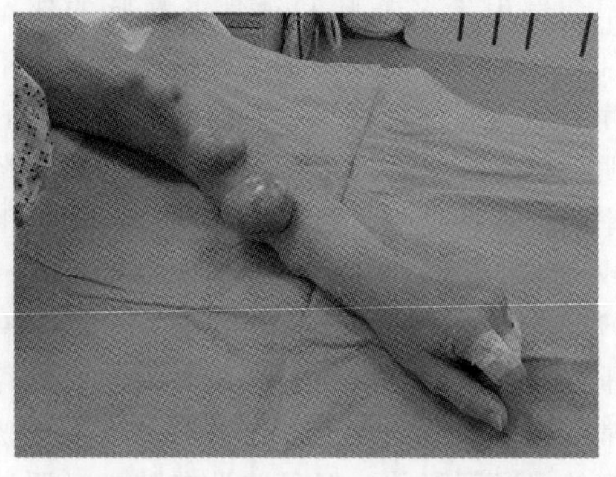

图 16.14 腕部 AVF 瘤样扩张

目前大家对于使用覆膜支架治疗假性动脉瘤很感兴趣，但是目前还没有通过正规临床试验验证。

置管

AVF 的穿刺置管应该由经过正规培训的人员在无菌环境下进行。尽管早期穿刺置管在 DOPPS 中并非危险因素[135]，但是新建立的 AVF 需要 6 周的时间成熟，让静脉壁增厚才能穿刺。可能是由于文化的差异，在日本更倾向于早期穿刺。首次穿刺置管都应该由经验丰富的护士操作。AVG 建立后 2 周可直接穿刺使用。

目前主要有三种穿刺技术：

- **扣眼穿刺**：每次透析均在同一位置穿刺，优点在于疼痛感少，同时瘤样扩张形成率低，但是不太适用于人工血管，因为可能会导致局部人工血管的破坏。
- **区域穿刺**：不管是自体静脉还是人工血管，每次穿刺均在一个特定的区域，可能会导致一个区域静脉的瘤样扩张，同时也可能引起瘤样扩张之间的血管狭窄。
- **绳梯穿刺**：每次透析自体静脉或人工血管穿刺均排序进行。这种方式可能最适合 AVG，因为穿刺点散在分布于较大面积区域后，延长了之后需要进行人工血管修复的时间。

小儿血管通路

对于小儿血管通路的建立，血管直径过小是许多外科医生面临的难题。因此，许多医疗中心更偏向一些替代的治疗方法，比如持续性非卧床腹膜透析，但是当必须要行血液透析时，通常采用中心静脉置管。但是，经验丰富的医疗中心已经报道了小儿桡动脉-头静脉或肱动脉 AVF 后良好的效果[136]。

要点

- 先选择手背的静脉进行静脉置管，而头静脉和肘前静脉应该保留用于肾衰竭患者血管通路的建立。
- 中心静脉置管应该首先考虑右侧颈内静脉，同时操作应该在超声引导下进行。
- 应该尽量减少中心静脉行急诊或短期透析，因为存在感染并发症、中心静脉血栓形成以及和血管通路相比更高的死亡率。
- 在自体或人工血管透析通路无法建立的情况下，如果需要透析超过 2 周，才考虑行中心静脉置管。
- 永久的血管通路应该尽可能地在透析前 16～24 周建立。
- 对于永久自体透析通路应该尽量在肢体的远端建立，同时最好在非惯用肢建立。
- 当 AVF 无法建立时，才考虑 AVG。

参考文献

1. Sariego J, Bootorabi B, Matsumoto T, et al. Major long-term complications in 1,422 permanent venous access devices. Am J Surg 1993;165:249–51.
2. Rayan SS, Terramani TT, Weiss VJ, et al. The LifeSite hemodialysis access system in patients with limited access. J Vasc Surg 2003;38:714–8.
3. Seldinger SI. Catheter replacement of the needle in percutaneous arteriography; a new technique. Acta Radiol 1953;39:368–76.
4. Hind D, Calvert N, McWilliams R, et al. Ultrasonic locating devices for central venous cannulation: meta-analysis. Br Med J 2003;327:361–4.
5. Ansell D, Feest T, Williams AJ, et al. editors. UK Renal Registry Report 2005. Bristol: UK Renal Registry, Chapter 6. The National Dialysis Access Survey – preliminary results, p. 87–102. www.renalreg.com.
6. Nasser GM, Ayus JC. Infectious complications of haemodialysis access. Kidney Int 2001;60:1–13.
7. Mickley V. Central vein obstruction in vascular access. Eur J Vasc Endovasc Surg 2006;32:439–44.
8. Dhingra RK, Young EW, Hulbert-Shearon TE, et al. Type of vascular access and mortality in U.S. hemodialysis patients. Kidney Int 2001;60:1443–51.
9. Tokars JI, Miller ER, Stein G. New national surveillance system for hemodialysis-associated infections: initial results. Am J Infect Control 2002;30:288–95.
10. Merrer J, De Jonghe B, Golliot F, et al. Complications of femoral and subclavian venous catheterisation in critically ill patients: a randomised controlled trial. JAMA 2001;286:700–7.
11. Chow KM, Szeto CC, Leung CB, et al. Cuffed tunneled femoral catheters for long-term hemodialysis. Int J Artif Organs 2001;24:443–6.
12. Nazarian GK, Bjarnason H, Dietz CA, et al. Changes and why to consider revascularization. J Nephrol 1998;11(3):123–36.
13. Textor SC. Revascularization in atherosclerotic renal artery disease. Kidney Int 1998;53(3):799–811.
14. Missouris CG, Buckenham T, Cappuccio FP, et al. Renal artery stenosis: a common and important problem in patients with peripheral vascular disease. Am J Med 1994;96(1):10–4.
15. Olin JW, Melia M, Young JR, et al. Prevalence of atherosclerotic renal artery stenosis in patients with atherosclerosis elsewhere. Am J Med 1990;88(1N):46N–51N.
16. Kuroda S, Nishida N, Uzu T, et al. Prevalence of renal artery stenosis in autopsy patients with stroke. Stroke 2000;31(1):61–5.
17. Harding MB, Smith LR, Himmelstein SI, et al. Renal artery stenosis: prevalence and associated risk factors in patients undergoing routine cardiac catheterization. J Am Soc Nephrol 1992;2(11):1608–16.
18. Crowley JJ, Santos RM, Peter RH, et al. Progression of renal artery stenosis in patients undergoing cardiac catheterization. Am Heart J 1998;136(5):913–8.
19. MacDowall P, Kalra PA, O'Donoghue DJ, et al. Risk of morbidity from renovascular disease in elderly patients with congestive cardiac failure. Lancet 1998;352(9121):13–6.
20. Cheung CM, Patel A, Shaheen N, et al. The effects of statins on the progression of atherosclerotic renovascular disease. Nephron Clin Pract 2007;107(2):c35–42.
21. The ASTRAL Investigators. Revascularisation versus medical therapy for renal-artery stenosis. N Engl J Med 2009;361:1953–62.
22. Tan KT, van Beek EJ, Brown PW, et al. Magnetic resonance angiography for the diagnosis of renal artery stenosis: a meta-analysis. Clin Radiol 2002;57(7):617–24.
23. Solomon R, Werner C, Mann D, et al. Effects of saline, mannitol, and furosemide to prevent acute thrombotic and mechanical correction of malfunction. Am J Kidney Dis 1996;28:379–86.

24. Gray RJ, Levitin A, Buck D, et al. Percutaneous fibrin sheath stripping versus transcatheter urokinase for malfunctioning well-positioned central venous dialysis catheters: a prospective randomized trial. J Vasc Interv Radiol 2000;11:1121–9.

25. Merport M, Murphy TP, Egglin TK, et al. Fibrin sheath stripping versus catheter exchange for the treatment of failed tunneled hemodialysis catheters: randomised clinical trial. J Vasc Interv Radiol 2000;11:1115–20.

26. Saad TF. Bacteraemia associated with tunnneled, cuffed hemodialysis catheters. Am J Kidney Dis 1999;34:1114–24.

27. Tanriover B, Carlton D, Saddekni S, et al. Bacteraemia associated with tunneled dialysis catheters: comparison of two treatment strategies. Kidney Int 2000;57:2151–5.

28. Onder AM, Chandar J, Billings A, et al. Chlorhexidine-based antiseptic solutions effectively reduce catheter-related bacteremia. Pediatr Nephrol 2009;24:1741–7.

29. Johnson DW, MacGinley R, Kay TD, et al. A randomized, controlled trial of topical exit site mupirocin application in patients with tunnelled, cuffed haemodialysis catheters. Nephrol Dial Transplant 2002;17:1802–7.

30. Kamal GD, Pfaller MA, Rempe LE, et al. Reduced intravascular catheter infection by antibiotic bonding. JAMA 1991;265:2364–8.

31. Chatzinikolaou I, Finkel K, Hanna H, et al. Antibiotic-coated hemodialysis catheters for the prevention of vascular catheter-related infections: a prospective, randomised study. Am J Med 2003;115:352–7.

32. Schindler R, Heemann U, Haug U, et al. Bismuth coating of non-tunelled hemodialysis catheters reduces bacterial colonization: a randomized controlled trial. Nephrol Dial Transplant 2010;25:2651–6.

33. Verbeke F, Haug U, Dhondt A, et al. The role of polymer surface degredation and barium sulphate release in the pathogenesis of catheter-related infection. Nephrol Dial Transplant 2010;25:1207–13.

34. Snaterse M, Ruger W, Scholte OP, et al. Antibiotic-based catheter lock solutions for the prevention of catheter-related bloodstream infections: a systematic review of randomised controlled trials. J Hosp Infect 2010;75:1–11.

35. National Kidney Foundation – Dialysis Outcomes Quality Initiative. NKF-DOQI clinical practice guidelines for vascular access. Am J Kidney Dis 1997;30(4, Suppl. 3):S150–91.

36. Vascular Access Society Guidelines, http://www.vascularaccesssociety.com; [accessed 2.07.12].

37. Winearls CG, Fluck R, Mitchell DC, et al. The organization and delivery of the vascular access service for maintenance haemodialysis patients. Report of a joint working party, 2006. Online. http://www.renal.org/Libraries/Clinical_Service/Report_of_a_Joint_Working_Party_on_Vascular_Access_September_2006.sflb.ashx. [accessed 18.06.12].

38. Huber TS, Carter JW, Carter RL, et al. Patency of autogenous and polytetrafluoroethylene upper extremity arteriovenous hemodialysis accesses: a systematic review. J Vasc Surg 2003;38:1005–11.

A review and meta-analysis comparing 34 non-randomised studies of upper limb AV access showing a significantly better primary patency for autogenous AV fistulas at 6 months (72%) and 18 months (541%) than PTFE AV grafts (58% and 33% respectively).

39. Hodges TC, Fillinger MF, Zwolak RM, et al. Longitudinal comparison of dialysis access methods: factors for failure. J Vasc Surg 1997;26:1009–19.

A large retrospective single-centre study showing similar secondary patency for autogenous and prosthetic access but a much higher revision rate for AV grafts.

40. Astor BC, Eustace JA, Powe NR, et al. Type of vascular access and survival among incident hemodialysis patients: the Choices for Healthy Outcomes in Caring for ESRD (CHOICE) Study. J Am Soc Nephrol 2005;16:1449–55.

A large non-randomised multicentre study on the outcome of different forms of AV access, showing a relative mortality for central venous catheters of 1.5 and prosthetic access 1.2 in comparison with autogenous AV fistulas.

41. Breschia MJ, Cimino JE, Appel K, et al. Chronic hemodialysis using venepuncture and a surgically created arteriovenous fistula. N Engl J Med 1966;275:1089–92.

42. Gelabert HA, Freischlag JA. Haemodialysis access. In: Rutherford RB, editor. Vascular surgery. 5th ed. Philadelphia: Saunders; 2000. p. 1466–77.

43. NKF-DOQI clinical practice guidelines for vascular access. Online, www.kidney.org/professionals/kdoqi/guideline_upHD_PD_VA/index.htm; [accessed 18.06.12].

44. Silva MB, Hobson RW, Pappas PJ, et al. A strategy for increasing use of autogenous hemodialysis access procedures: impact of preoperative non invasive evaluation. J Vasc Surg 1998;27:302–8.

45. Allon M, Lockhart ME, Lilly RZ, et al. Effect of preoperative sonographic mapping on vascular access outcomes in hemodialysis patients. Kidney Int 2001;60:2013–20.

46. Mihmanli I, Besirli K, Kurugoglu S, et al. Cephalic vein and hemodialysis fistula. Surgeon's observation versus color Doppler utrasonographic findings. J Ultrasound Med 2001;20:217–22.

47. Robbin M, Gallichio MH, Deierhoi MH, et al. US vascular mapping before hemodialysis access placement. Radiology 2000;217:83–8.

48. Wells AC, Fernando B, Butler A, et al. Selective use of ultrasonographic vascular mapping in the assessment of patients before haemodialysis access surgery. Br J Surg 2005;92:1439–43.

49. Wong V, Ward R, Taylor J, et al. Factors associated with early failure of arteriovenous fistulae for haemodialysis access. Eur J Vasc Endovasc Surg 1996;12:207–13.

50. Malovrh M. The role of sonography in the planning of arteriovenous fistulae for dialysis. Semin Dial 2003;16:299–303.

51. Wolowczyk L, Williams AJ, Gibbons CP. The snuffbox arteriovenous fistula for vascular access. Eur J Vasc Endovasc Surg 2000;19:70–6.
52. Rooijens PP, Tordoir JH, Stijnen T, et al. Radiocephalic wrist arteriovenous fistula for hemodialysis: meta-analysis indicates a high primary failure rate. Eur J Vasc Endovasc Surg 2004;28:583–9.
53. Ehsan O, Bhattacharya D, Darwish A, et al. 'Extension technique': a modified technique for brachio-cephalic fistula to prevent dialysis access-associated steal syndrome. Eur J Vasc Endovasc Surg 2005;29:324–7.
54. Salgado OJ, Chacon RE, Henriquez C. Ulnar–basilic fistula: indications, surgical aspects, puncture technique, and results. Artif Organs 2004;28:634–8.
55. Tordoir JH, Keuter X, Planken N, et al. Autogenous options in secondary and tertiary access for haemodialysis. Eur J Vasc Endovasc Surg 2006;31:661–6.
56. Dix FP, Khan Y, Al-Khaffaf H. The brachial artery–basilic vein arterio-venous fistula in vascular access for haemodialysis – a review paper. Eur J Vasc Endovasc Surg 2006;31:70–9.
57. Garcia-Pajares R, Polo JR, Flores A, et al. Upper arm polytetrafluoroethylene grafts for dialysis access. Analysis of two different graft sizes: 6 mm and 6–8 mm. Vasc Endovasc Surg 2003;37:335–43.
58. Lemson MS, Tordoir JH, van Det RJ, et al. Effects of a venous cuff at the venous anastomosis of polytetrafluoroethylene grafts for hemodialysis vascular access. J Vasc Surg 2000;32:1155–63.
59. Sorom AJ, Hughes CB, McCarthy JT, et al. Prospective, randomized evaluation of a cuffed expanded polytetrafluoroethylene graft for hemodialysis vascular access. Surgery 2002;132:135–40.
60. Berardinelli L. Grafts and graft materials as vascular substitutes for haemodialysis access construction. Eur J Vasc Endovasc Surg 2006;32:203–11.
61. Keuter XH, De Smet AA, Kessels AG, et al. A randomized multicenter study of the outcome of brachial–basilic arteriovenous fistula and prosthetic brachial–antecubital forearm loop as vascular access for hemodialysis. J Vasc Surg 2008;47(2):395–401.
62. Bhandari Wilkinson A, Sellars L. Saphenous vein forearm grafts and gortex thigh grafts as alternative forms of vascular access. Clin Nephrol 1995;44:325–8.
63. Rudarakanchana N, Davies AH. Complex vascular access. In: Davies AH, Gibbons CP, editors. Vascular access simplified. 2nd ed. Shrewsbury, UK: tfm Publishing; 2007. p. 103–16[chapter 9].
64. Wall LP, Gasparis A, Callahan S, et al. Impaired hyperemic response is predictive of early access failure. Ann Vasc Surg 2004;18:167–71.
65. Rayner HC, Pisoni RL, Gillespie BW, et al. Dialysis Outcomes and Practice Patterns Study. Creation, cannulation and survival of arteriovenous fistulae: data from the Dialysis Outcomes and Practice Patterns Study. Kidney Int 2003;63:323–30.
66. Lin PH, Bush RL, Nelson JC, et al. A prospective evaluation of interrupted nitinol surgical clips in arteriovenous fistula for hemodialysis. Am J Surg 2003;186:625–30.
67. Shenoy S, Miller A, Petersen F, et al. A multicenter study of permanent hemodialysis access patency: beneficial effect of clipped vascular anastomotic technique. J Vasc Surg 2003;38:229–35.
68. Ernandez T, Saudan P, Berney T, et al. Risk factors for early failure of native arteriovenous fistulae. Nephron Clin Pract 2005;101:c39–44.
69. Rodriguez JA, Armadans L, Ferrer E, et al. The function of permanent vascular access. Nephrol Dial Transplant 2000;15:402–8.
70. Murphy GJ, Nicholson ML. Autogeneous elbow fistulae: the effect of diabetes mellitus on maturation, patency, and complication rates. Eur J Vasc Endovasc Surg 2002;23:452–7.
71. Akoh JA, Sinha S, Dutta S, et al. A 5-year audit of haemodialysis access. Int J Clin Pract 2005;59:847–51.
72. Lazarides MK, Georgiadis GS, Antaniou GA, et al. A meta-analysis of dialysis access outcome in elderly patients. J Vasc Surg 2007;45:420–6.
73. Weale AR, Bevis P, Neary WD, et al. Radiocephalic and brachiocephalic arteriovenous fistula outcomes in the elderly. J Vasc Surg 2008;47(1):144–50.
74. Kats M, Hawxby AM, Barker J, et al. Impact of obesity on arteriovenous fistula outcomes in dialysis patients. Kidney Int 2007;71:39–43.
75. Weitzig GA, Gough IR, Furnival CM. One hundred cases of arteriovenous fistula for haemodialysis access: the effect of cigarette smoking on patency. Aust N Z J Surg 1985;55:551–4.
76. Andrassy K, Malluche H, Bornfeld H, et al. Prevention of PO clotting of AV. Cimino fistulae with acetylsalicyl acid: results of a prospective double blind study. Klin Wochenschr 1974;52:348–9.
77. Sreedhara R, Himmelfarb J, Lazarus JM, et al. Antiplatelet therapy in graft thrombosis: results of a prospective randomised double blind study. Kidney Int 1994;45:1477–83.
78. Saran R, Dykstra DM, Wolfe RA, et al. Dialysis Outcomes and Practice Patterns Study. Association between vascular access failure and the use of specific drugs: the Dialysis Outcomes and Practice Patterns Study (DOPPS). Am J Kidney Dis 2002;40:1255–63.
79. Kaufman JS, O'Connor TZ, Zhang JH, et al. Randomized controlled trial of clopidogrel plus aspirin to prevent hemodialysis access graft thrombosis. J Am Soc Nephrol 2003;14:2313–21.
80. Trimarchi H, Young P, Forrester M, et al. Clopidogrel diminishes hemodialysis access graft thrombosis. Nephron Clin Pract 2006;102:c128–32.
81. LeSar CJ, Merrick HW, Smith MR. Thrombotic complications resulting from hypercoagulable states in chronic haemodialysis vascular access. J Am Coll Surg 1999;189:73–9.
82. Heine GH, Ulrich C, Kohler H, et al. Is AV fistula patency associated with angiotensin-converting enzyme (ACE) polymorphism and ACE inhibitor in-

take? Am J Nephrol 2004;24:461–8.

83. Schmitz PG, McCloud LK, Reikes ST, et al. Prophylaxis of hemodialysis graft thrombosis with fish oil: double-blind, randomized, prospective trial. J Am Soc Nephrol 2002;13:184–90.

84. Fischer-Colbrie W, Clyne N, Jogenstrand T, et al. The effect of erythropoietin treatment on arteriovenous haemodialysis fistula/graft: a prospective study with colour flow Doppler ultrasonography. Eur J Vasc Surg 1994;8:346–50.

85. Martino MA, Vogel KM, O'Brien SP, et al. Erythropoietin therapy improves graft patency with no increased incidence of thrombosis or thrombophlebitis. J Am Coll Surg 1998;187:616–9.

86. Bumann M, Niebel W, Kribben A, et al. Pimary failure of arteriovenous fistulae in auto-immune disease. Kidney Blood Press Res 2003;26:362–7.

87. Kohler TR, Toleikis PM, Gravett DM, et al. Inhibition of neointimal hyperplasia in a sheep model of dialysis access failure with the bioabsorbable Vascular Wrap paclitaxel-eluting mesh. J Vasc Surg 2007;45:1029–37.

88. Kelly B, Melhem M, Zhang J, et al. Perivascular paclitaxel wraps block arteriovenous graft stenosis in a pig model. Nephrol Dial Transplant 2006;21: 2425–31.

89. Krivitski NM. Access flow measurement during surveillance and percutaneous transluminal angioplasty intervention. Semin Dial 2003;16:304–8.

90. Bosman PJ, Boereboom FT, Bakker CJ, et al. Access flow measurements in hemodialysis patients: in vivo validation of an ultrasound dilution technique. J Am Soc Nephrol 1996;7:966–9.

91. Bosman PJ, Boereboom FT, Smits HF, et al. Pressure or flow recordings for the surveillance of hemodialysis grafts. Kidney Int 1997;52:1084–8.

92. Bosman PJ, Boereboom FT, Eiklboom BC, et al. Graft flow as a predictor in haemodialysis grafts. Kidney Int 1998;54:1726–30.

93. May RE, Himmelfarb J, Yenicesu M, et al. Predictive measures of vascular access thrombosis: a prospective study. Kidney Int 1997;52:1656–62.

94. Neyra NR, Ikizler TA, May RE, et al. Changes in access blood flow over time predicts vascular access thrombosis. Kidney Int 1998;54:1714–9.

95. Lilly RZ, Carlton D, Barker J, et al. Predictors of arteriovenous graft patency after radiological intervention in hemodialysis patients. Am J Kidney Dis 2001;37:945–53.

96. McCarley P, Wingard RL, Shyr Y, et al. Vascular access blood flow monitoring reduces access morbidity and costs. Kidney Int 2001;60:1164–72.

97. Plantinga LC, Fink NE, Bass EB, et al. Preferences for current health and their association with outcomes in patients with kidney disease. Med Care 2007;45(3):230–7.

98. Schwab SJ, Oliver MJ, Suhocki P, et al. Hemodialysis arteriovenous access: detection of stenosis and response to treatment by vascular access blood flow. Kidney Int 2001;59:358–62.

99. Tessitore N, Lipari G, Poli A, et al. Can blood flow surveillance and pre-emptive repair of subclinical stenosis prolong the useful life of arteriovenous fistulae? A randomized controlled study. Nephrol Dial Transplant 2004;19:2325–33.

100. Ram J, Nassar R, Sharaf R, et al. Thresholds for significant decrease in hemodialysis access blood flow. Semin Dial 2005;18:558–64.

101. Krivitski N. Access flow surveillance – major criteria for success. Proc 5th Int Congress of the Vascular Access Society. Nice; 2007. p. L011.

102. Paulson WD. Access monitoring does not really improve outcomes. Blood Purif 2005;23:50–6.

103. Dossabhoy NR, Ram SJ, Nassar R, et al. Stenosis surveillance of hemodialysis grafts by duplex ultrasound reduces hospitalizations and cost of care. Semin Dial 2005;18:550–7.

104. Turmel-Rodrigues L, Pengloan J, Baudin S, et al. Treatment of stenoses and thrombosis in haemodialysis fistulae and grafts by interventional radiology. Nephrol Dial Transplant 2000;15:2029–36.

105. Rajan DK, Clark TW, Vatel NK, et al. Prevalence and treatment of cephalic arch stenosis in dysfunctional autogenous hemodialysis fistulas. J Vasc Interv Radiol 2003;14:567–73.

106. Shemesh D, Goldin I, Zaghal I, et al. Angioplasty with stent graft versus bare stent for recurrent cephalic arch stenosis in autogenous arteriovenous access for hemodialysis: a prospective randomised clinical trial. J Vasc Surg 2008;48:1524–31.

107. Kian K, Unger SW, Mishler R, et al. Role of surgical intervention for cephalic arch stenosis in the "fistula first" era. Semin Dial 2008;21:93–6.

108. Georgiadis GS, Lazarides MK, Lambidis CD, et al. Use of short PTFE segments (<6 cm) compares favorably with pure autologous repair in failing or thrombosed native arteriovenous fistulae. J Vasc Surg 2005;41:76–81.

109. Turmel-Rodrigues L, Pengloan J, Bourquelot P. Interventional radiology in hemodialysis fistulae and grafts: a multidisciplinary approach. Cardiovasc Intervent Radiol 2002;25:3–16.

110. Gray RJ. AV shunt angioplasty – are patency results good enough? J Vasc Access 2007;8:155–7.

111. Haskal Z, Trerotola S, Dolmatch B, et al. Stent graft versus balloon angioplasty for failing dialysis-access grafts. N Engl J Med 2010;362:494–503.

112. Salman L, Asif A. Stent graft for nephrologists: concerns and consensus. Clin J Am Soc Nephrol 2010;5:1347–52.

113. Maya ID, Allon M. Outcomes of thrombosed arteriovenous grafts: comparison of stents vs angioplasty. Kidney Int 2006;69:934–7.

114. Trerotola SO. AVF declotting: techniques and results. J Vasc Access 2007;8:169–71.

115. Smits HFM, Smits JHM, Wust AF, et al. Percutaneous thrombolysis of thrombosed hae-

modialysis access grafts: comparison of three mechanical devices. Nephrol Dial Transplant 2002;17:467–73.

116. Aruny JE, Lewis CA, Cardella JF, et al. Quality improvement guidelines for percutaneous management of thrombosed or dysfunctional dialysis access. J Vasc Interv Radiol 2003;14:S247–53.

117. Turmel-Rodrigues L, Pengloan J, Rodrique H, et al. Treatment of failed native arteriovenous fistulae for hemodialysis by interventional radiology. Kidney Int 2000;57:1124–40.

118. Green LD, Lee DS, Kucey DS. A metaanalysis comparing surgical thrombectomy, mechanical thrombectomy, and pharmacomechanical thrombolysis for thrombosed dialysis grafts. J Vasc Surg 2002;36:939–45.

119. Valentine RJ, Bouch CW, Scott DJ, et al. Do preoperative finger pressures predict early arterial steal in hemodialysis access patients? A prospective analysis. J Vasc Surg 2002;36:351–6.

120. Van Hoek F, Scheltinga MR, Kouwenberg I, et al. Steal in hemodialysis patients depends on type of vascular access. Eur J Vasc Endovasc Surg 2006;32:710–7.

121. Yeager RA, Moneta GL, Edwards GL, et al. Relationship of hemodialysis access to finger gangrene in patients with end-stage renal disease. J Vasc Surg 2002;36:245–9.

122. Rocha A, Silva F, Queirós J, et al. Predictors of steal syndrome in hemodialysis patients. Hemodial Int 2012. http://dx.doi.org/10.1111/j.1542-758.2012.00684.x.Epub ahead of print.

123. Schanzer A, Nguyen LL, Owens CD, et al. Use of digital pressure measurements for the diagnosis of AV access-induced hand ischemia. Vasc Med 2006;11(4):227–31.

124. Schanzer H, Schwartz M, Harrington W, et al. Treatment of ischemia due to "steal" by arteriovenous fistula with distal artery ligation and revascularization. J Vasc Surg 1988;7:770–3.

125. Zanow J, Kruger U, Scholz H. Proximalization of the arterial inflow: a new technique to treat access-related ischemia. J Vasc Surg 2006;43:1216–21.

126. Ehsan O, Bhattacharya D, Darwish A, et al. 'Extension technique': a modified technique for brachio-cephalic fistula to prevent dialysis access-associated steal syndrome. Eur J Vasc Endovasc Surg 2005;29:324–7.

127. Minion DJ, Moore E, Endean E. Revision using distal inflow: a novel approach to dialysis-associated steal syndrome. Ann Vasc Surg 2005;19:625–8.

128. Van Hoek F, Scheltinga MR, Lurink M, et al. Access flow, venous saturation, and digital pressures in hemodialysis. J Vasc Surg 2007;45:968–73.

129. Zanow J, Petzold K, Petzold M, et al. Flow reduction in high-flow arteriovenous access using intraoperative flow monitoring. J Vasc Surg 2006;44:1273–8.

130. Gousheh J, Iranpour A. Association between carpel tunnel syndrome and arteriovenous fistula in hemodialysis patients. Plast Reconstr Surg 2005;116:508–13.

131. Peden EK. Central venous obstruction: When to treat? What to do? J Vasc Access 2007;8:161–2.

132. Bhatia DS, Money SR, Ochsner JL, et al. Comparison of surgical bypass and percutaneous balloon dilatation with primary stent placement in the treatment of central venous obstruction in the dialysis patient: one year follow up. Ann Vasc Surg 1996;10:452–5.

133. Balaz P, Rokosny S, Klein D, et al. Aneurysmorrhaphy is an easy technique for arteriovenous fistula salvage. J Vasc Access 2008;9(2):81–4.

134. Berard X, Brizzi V, Mayeux S, et al. Salvage treatment for venous aneurysm complicating vascular access arteriovenous fistula: use of an exoprosthesis to reinforce the vein after aneurysmorrhaphy. Eur J Vasc Endovasc Surg 2010;40(1):100–6.

135. Saran R, Dykstra DM, Pisoni RL, et al. Timing of first cannulation and vascular access failure in haemodialysis: an analysis of practice patterns at dialysis facilities in the DOPPS. Nephrol Dial Transplant 2004;19:2334–40.

136. Bourquelot P. Vascular access in children: the importance of microsurgery for creation of autologous arteriovenous fistulae. Eur J Vasc Endovasc Surg 2006;32:696–700.

第 17 章　静脉曲张

Manjit S. Gohel · Alun H. Davies　著
杜晓炯　王铁皓　吴洲鹏　译　赵纪春　熊飞　校

引言

静脉曲张是一种常见的疾病，并且经常给患者的生活质量带来明显的影响。对于静脉疾病的管理成为英国国家卫生服务(National Health Service，NHS）的主要花销之一[1-4]。针对其广泛的临床表现，多科室临床医生参与到对静脉疾病患者及其并发症的处理中，其中有血管外科、皮肤科、整形外科医生及其他专家。临床医生及研究人员通常低估了这种情况的临床重要性，但最新的治疗进展激发了在这个领域的大量研究。优化患者的管理除了为解决潜在的解剖异常、减少静脉高压而采取的有针对性的多模式治疗，还包括详细评估和从治疗中评价患者的期望值。

病理生理学

正常静脉功能

静脉系统通过低压静脉通道将含氧量较低的血液从毛细血管床送至右心房。心脏中的血流方向是通过整个静脉系统的单向瓣膜及位于小腿和足部的肌肉泵维持的。活动时，肌肉泵收缩并推动静脉回流。血液逆流（远离心脏的方向）称为静脉功能不全或反流，通常是由于静脉瓣破坏所致。

慢性静脉高压

静脉疾病的根本原因是慢性静脉高压。这通常是由于静脉瓣膜功能不全所致的静脉反流引起，但也可能是深静脉阻塞性疾病（通常是血栓形成）和小腿肌肉泵失调(通常是由于脚踝部分僵硬或者小腿肌肉体积减小）所致[5]。无论是无症状性的情况，还是有溃疡的情况，静脉反流的临床结果不仅取决于反流的严重程度，也取决于为减少静脉高压而采取的措施的有效性（图 17.1）。近年来，之前认为皮肤的改变及溃疡的形成只是由于深静脉疾病所致的观点被证明是错误的。解剖研究已经清楚地表明，慢性静脉溃疡患者往往只有浅静脉的反流[6]。关于慢性静脉高压（功能不全）将在下一章慢性肢体肿胀中做更详细的介绍。

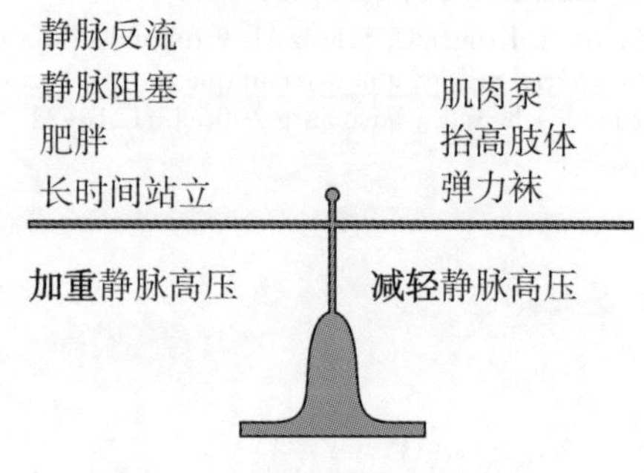

图 17.1　影响静脉高压的因素

静脉曲张

静脉曲张往往是由于浅静脉的反流所

致，包括大隐静脉（great saphenous vein，GSV）（图 17.2）、小隐静脉（small saphenous vein，SSV）及非主干静脉。瓣膜破坏与否是原发现象，还是继发于静脉壁扩张，均是未知的。有两种理论用于解释浅静脉反流导致的静脉曲张。下降理论是在 19 世纪由 Trendelenburg 提出并加以推广，该理论认为浅静脉的功能不全始于隐股静脉交汇处，并向远端发展[7]。而上升理论的倡导者却支持远端静脉功能不全向近端发展的观点，而支持这一观点的主要原因是由于观察到浅静脉功能不全，但隐股静脉汇合处功能正常[8]。虽然这两种观点均有依据及支持者，但是静脉曲张的发展可能是多因素造成的。

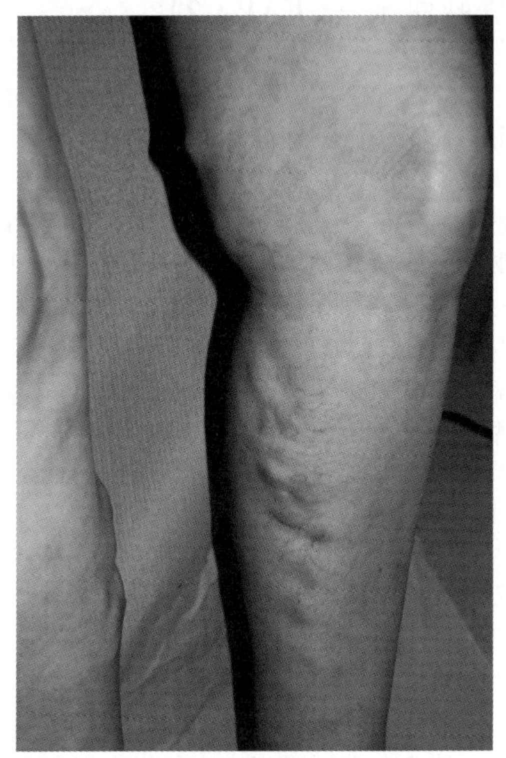

图 17.2　沿大隐静脉分布的典型曲张静脉（CEAP C2）

流行病学及自然病程

在英国的爱丁堡及德国的波恩，对于大规模人群中静脉疾病的发生率曾做过相应的研究[9-11]。这些观察性研究表明，绝大多数成年人有网状或线状静脉，而25%～40%的人出现静脉曲张或者更严重的静脉疾病（CEAP C2～C6，参见框 17.1）。静脉疾病在发达国家较发展中国家更为普遍，尽管引起这一差异的原因尚不清楚。更有趣的是，深静脉反流在男性中更为常见，而浅静脉反流在女性中有较高的发生率[9-11]。总的来说，男性及女性在静脉疾病的发生率上是相似的，而大多数临床研究常常报道相反的结论，认为女性与男性发病率之比为（3～4）：1。这种差异可能反映了两性在症状体验或者就医域值上的差异。慢性静脉性溃疡（CEAP C6）的发生率为 0.3%～1.0%，皮肤改变（CEAP C4～C5）的发生率为 5%～10%。对于静脉疾病的所有阶段，发生率均随年龄的增大而增加。

临床表现

有静脉疾病的患者由于各种原因可能会寻求医疗帮助。爱丁堡静脉研究显示了一系列下肢静脉相关症状（沉重/胀痛、肿胀的感觉，疼痛，不宁腿，抽筋，瘙痒，刺痛）与线状、网状静脉曲张的存在和严重性的不一致性及性别依赖性。临床经验也表明，静脉曲张的范围及程度与症状的严重程度很少一致。然而，静脉疾病的症状却与多普勒显示的静脉反流有关系[12]。CEAP 分级于 1994 年制订、2004 年修订，并根据临床表现、病因学、解剖学及病理生理学的标准为疾病提供了一个非常有用且广泛使用的工具（框 17.1）[13]。CEAP 分级的临床部分通常单独使用。然而，这套系统描述静脉疾病特征的广泛适用性是一大优势。其他被认可的评分系统包括静脉临床严重程度分级（venous clinical severity score，VCS）和静脉功能不全评分（venous disability score，VDS）[14-15]。

框 17.1 CEAP 分类

临床分类

C0：没有可见的或者明显静脉疾病的标志

C1：线状或网状静脉

C2：静脉曲张

C3：水肿

C4a：色素沉着或者湿疹

C4b：脂性硬化病或白色萎缩

C5：愈合性溃疡

C6：活跃性溃疡

S：有症状，包括疼痛、皮肤感觉异常、沉重、肌肉酸胀或者其他由静脉功能不全引起的症状

A：无临床症状

病因学分类

Ec：先天的

Ep：原发的

ES：继发的（血栓后的）

En：没有静脉相关原因

解剖分类

As：浅静脉

Ap：穿通静脉

Ad：深静脉

An：没有相应静脉位置的证据

病理生理学分类

Pr：反流

Po：堵塞

Pr，o：反流+堵塞

Pn：没有静脉相关的病理生理学证据

线状静脉和网状静脉（CEAP C1）

线状静脉和网状静脉指可能易于观察到并且影响美观的小的、表浅的静脉（图 17.3；彩图 17.3）。线状静脉（也称蜘蛛静脉、毛细血管扩张、静脉耀斑）通常直径<1 mm，而直径在 1～3 mm 的血管称为网状静脉。一般直径>3 mm 的弯曲的表浅静脉称为曲张静脉。线状及网状静脉的患者往往因为下肢的不美观而要求治疗。虽然这些情况不会由国家卫生保健系统负担费用，但是这些患者潜在的主干静脉反流解决后，硬化剂治疗往往是有效的。

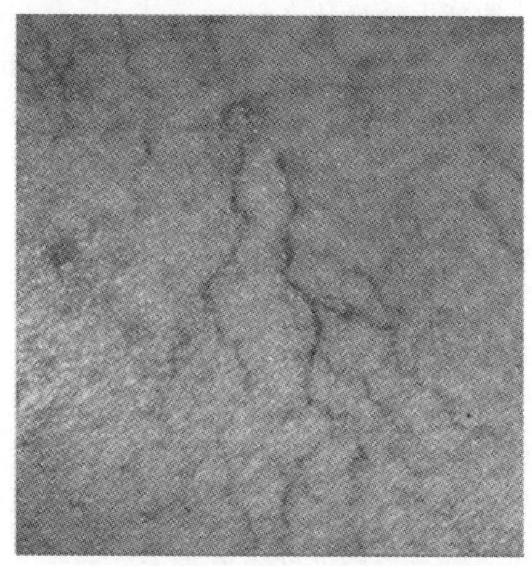

图 17.3 典型的网状及线状静脉

静脉曲张（CEAP C2）

静脉曲张往往是扩张、曲折的表浅静脉。常见于膝下，但是也常出现在大腿，其精确的位置往往取决于潜在有静脉反流的解剖分布。大多数静脉曲张源于大隐静脉功能不全，小隐静脉反流导致静脉曲张占 20%左右。有些患者可能由于交通静脉功能不全、盆腔/腹腔静脉反流或其他、无名静脉的反流所致。应该注意的是，在体型消瘦或者具有运动员体型的人群中，表浅血管也可能非常突出；然而这些血管往往是直的且是生理性的，而并非异常。

水肿和皮肤改变（CEAP C3～C4）

静脉水肿是由于静脉高压使得淋巴系统无法充分消耗过度产生的组织液所致。通常发生在脚踝周围，也可能累及足和腿部。没有其他静脉疾病相应症状，而单独出现静脉疾病产生的水肿一般是不常见的。非静脉性肿胀的原因包括淋巴性水肿和心力衰竭，应考虑到可能与静脉疾病共存。

慢性静脉疾病同时也可以伴有各种皮肤

改变（图 17.4；彩图 17.4），这其中包括：

- **静脉性湿疹（也称为静脉淤滞性皮炎）。** 由于静脉高压而产生的皮肤瘙痒、干燥、鳞状皮肤往往是一种常见的早期表现。作为大多数静脉疾病引起的皮肤改变，湿疹往往发生在小腿的内侧（足靴区）。
- **含铁血黄素沉着病及色素沉着。** 慢性静脉高压可导致红细胞外溢，引起含铁血黄素在皮下组织沉积而导致色素沉着。局部通常有相关的炎症反应，类似于蜂窝织炎（参考以下讲的脂性硬皮病）。一旦该反应发生，无论是否进行后续治疗，色素沉着通常认为是永久的。

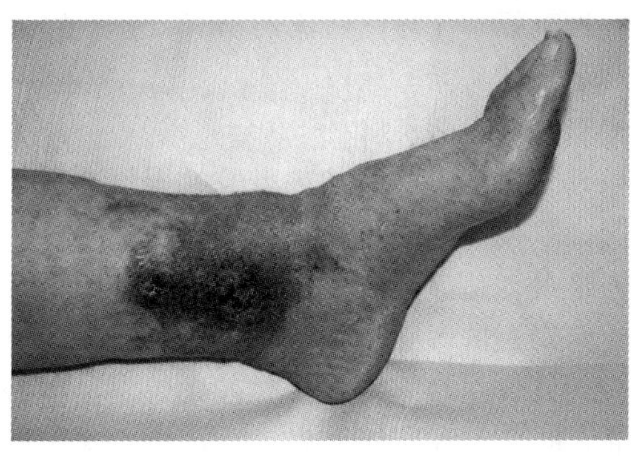

17.4　继发于慢性静脉高压的进展期皮肤改变

- **脂性硬皮病。** 慢性静脉高压和炎症可能导致小腿皮肤及皮下脂肪出现增厚和纤维化，出现类似于经典的倒置香槟酒瓶外观。由于静脉高压所产生的急性炎症往往被称为急性脂性硬皮病。与含铁血黄素沉着症、慢性皮肤和皮下的改变一样，通常也被认为是不可逆转的。而对于静脉疾病，治疗的主要目的通常是为了减轻症状和防止疾病的进展。
- **环状静脉扩张。** 也称为踝部耀斑，是指位于内踝周围的一些束缚的皮内静脉，这些有皮内静脉的皮肤往往较为脆弱，可能进展为静脉性溃疡。
- **白色萎缩。** 按照字面理解为白色萎缩，这里指的是曾经发生过溃疡的区域出现苍白光滑的瘢痕。

慢性静脉性溃疡（CEAP C5～C6）

静脉性溃疡被认为是慢性静脉性疾病中最严重的情况，可见于约 1%的成年人群（在 65 岁以上的人群中明显增加[16]）。其定义是持续时间大于 4 周的全层皮肤的缺损，一般发生在小腿内侧。慢性静脉高压可能出现的其他表现有助于区别慢性静脉性溃疡和其他原因造成的腿部溃疡。溃疡一般位于皮肤表面。虽然皮肤的基底部往往是正常的，但治疗的时间一般比较漫长。在溃疡的基底部行微生物的咽拭子培养可以培养出各种细菌，但是这种溃疡却很少需要抗生素治疗。

临床评估

病史

详细病史应包括现有症状，并排除潜在的非血管疾病原因（特别是骨科和动脉性疾病）。需重点描述症状对患者生活质量的影响，因为是否治疗及治疗方式的选择将由此决定。美观往往成为常见的关注点，制订治疗计划时应始终考虑到这一点。其他常见的症状包括沉重、疼痛、瘙痒、束缚感或刺痛。静脉尺寸与症状的严重程度常常没有关系。治疗静脉曲张的医生应注意此类患者的医疗索赔在外科专业中占有相当大的比例[17]。患者对治疗不满意的原因往往是静脉曲张复发、残存或有神经症状。

一些特殊的情况必须在病史中反映：

- 深静脉血栓形成（DVT）的病史；
- 血栓形成倾向的病史或者以前有深静脉血栓形成的高危因素；
- 联合服用口服避孕药；
- 既往静脉治疗的详细情况（开放或者腔内）。

患者体检

评估静脉曲张应让患者处于站立位置，以便曲张静脉充血显露。双下肢、腹股沟及下腹部应同时予以检查。以下特点应该专门评估和记录：

- 瘢痕和之前进行静脉治疗的证据；
- 静脉曲张的程度和分布情况（检查者应当专门记录隐静脉曲张和其他特别粗大的、棘手的曲张静脉）；
- 慢性静脉疾病中皮肤的改变（水肿、色素沉着、含铁血黄素沉着、溃疡）；
- 动脉状态（脉搏或踝肱指数）；
- 其他原因导致的静脉高压（静止不动、肥胖、脚踝僵硬、小腿肌肉萎缩）；
- 患者的一般状态（健康状况、活动性）。

慢性静脉性皮肤改变或者溃疡有可能没有明显的静脉曲张。不过，为了检测这些患者是否具有浅静脉反流而进行适当的静脉检查是必要的。

静脉检查

手持式多普勒彩超及其他床旁测试

静脉彩色双相检查的广泛可用性及可靠性意味着手持式静脉多普勒检查不再应用于指导静脉治疗，而且在很多科室已不再使用。对其他床旁检查，如大隐静脉瓣膜功能试验或者止血带试验，虽然在教科书中有详细的描述，但是较少在临床实践中使用。

多普勒超声检查

近年来，彩色多普勒超声检查（colour duplex ultrasound scanning，DUS）被认为是静脉疾病患者检查的金标准[18]。使用这种非侵入性成像方法可以准确识别深浅静脉系统中是否存在反流和闭塞的情况。多普勒超声机功能增多且价格下降意味着接受过基本训练的血管外科医生就可以在门诊和治疗过程中使用，从而改善患者预后。在静脉治疗前应考虑强制性常规多普勒超声检查[19]。

> ✔ 所有需要进行浅静脉疾病治疗的患者必须接受彩色静脉超声评估。

其特殊的优势包括：

- 准确标示浅静脉回流的模式（包括穿通静脉的功能不全）；
- 识别深静脉疾病；
- 评估对于表浅静脉进行腔内干预的适用性（见治疗部分）；
- 准确评估静脉曲张的复发；
- 可识别的解剖变异。

DUS在静脉疾病术后可作为质量控制和预测预后的工具来使用。然而，基于经济因素的考虑，在浅静脉术后使用DUS进行常规的随访在英国并不常见。

其他检查手段

一般来说，DUS是大多数患者唯一需要进行的静脉检查。然而，其他的一些成像检查在某些特定情况下可能也是有用的。

- **利用断面成像的静脉造影术。**静脉的评估可以使用计算机断层扫描（computerised tomography，CT）或磁共振成像（magnetic resonance imaging，MRI），这些检查在髂静脉和下腔静脉的可视化方面是有价值的，同样可以识别盆腔静脉功能不全的来源[20]。
- **侵入性静脉造影术。**传统诊断性静脉造影术（也称为静脉造影术）对于浅静脉的评估在现代临床实践中几乎不使用。

对于正在进行深静脉置管溶栓术的患者和考虑行深静脉重建的患者，进行造影术来评估深静脉可能有一些价值。

- **血流动力学评估。**目前有多种手段用于评估下肢静脉功能的血流动力学。非卧床静脉压力（ambulatory venous pressure，AVP）监测被认为是金标准，但因其具有侵入性，仅限于科研中使用。文献报道了数字化光学容积描计术和其他微创检查评估静脉高压的潜在临床优点，但这些检查在临床实践中很少使用[21]。

治疗

目前可用于治疗浅静脉反流的措施很多，临床医生应该认真考虑为每个患者制订最优管理策略。可结合多种治疗手段和（或）采用多期治疗。对于双下肢静脉曲张的患者，关于其最优方法，医生们的意见有所不同（一期治疗或多期治疗）。然而，有越来越多的医生认为浅静脉曲张治疗（特别是双下肢）应该类似于牙科保健，为多次小范围的干预而不是单次完成所有治疗。

CEAP 分级通常是制订治疗计划和使患者获益最大的工具。然而，不同程度的静脉疾病患者接受浅静脉治疗后，生活质量均有显著提高。

保守选择、药物及压力治疗

保守治疗的措施或者压力治疗对于某些患者来说，往往被认为是最合适的方案，常在进行外科开放手术或腔内治疗前使用。推荐采用保守治疗或压力治疗的特殊人群包括：

- 妊娠患者；
- 合并多种疾病的老年患者；
- 症状较轻，或者症状可能并不是由静脉疾病引起；
- 患者无法接受外科开放手术或者腔内治疗的风险。

保守治疗的选择

保守治疗措施如减肥、抬高肢体或者减少站立的时间，均可以改善症状，但是对于有全职工作或者刚组建家庭的患者来说很难实现。

药物治疗

很多研究关注静脉活性药物在静脉疾病患者中的作用。大量研究评估了微粒化纯化黄酮类成分（地奥司明片，施维雅）并且证实其对减轻静脉症状可能有效，但英国和美国还没有数据。也有少量研究认为芦丁和七叶树种子提取物虽然使用有限，但存在潜在益处[22]。

弹力袜

> ✔ 弹力袜可以减轻由静脉曲张引起的症状，并减轻水肿程度。

压力治疗仍然是近几个世纪以来治疗静脉性疾病的主要方式，并且是处理静脉性溃疡的主要方式[23]。对患有愈合性静脉性溃疡的患者（CEAP C5）来说，使用弹力袜被证明能减少溃疡复发的风险[24]。对于 C2～C4 的患者要求经常穿弹力袜，但其获益的证据尚不明确。潜在的益处包括：

- 改善静脉症状；
- 隐藏可见的静脉曲张；
- 防止疾病进展；
- 当患者出现症状且不能确定是否由于静脉疾病引起时，可协助临床评估。

弹力袜可以根据绷带下方的足踝压力进行分类。按照英国标准系统分类，一级弹力袜压力为 14～17 mmHg，二级弹力袜压力为 18～24 mmHg，三级弹力袜压力为 25～35 mmHg。在临床实践中，患者常常无法耐受一级以上压力的弹力袜，也有很多患者无法穿、脱三级压力的弹力袜。在开始压力治疗之前，应该首先排除动脉性疾病（通过临床评估以及踝肱压力指数测量）。应格外注意弹力袜的正确使用，避免滑脱，因为压力有可能造成皮肤的伤害或者产生止血带的效果。尽管弹力袜具有实用性，但是对于其使用来说，患者的依从性仍然是一个主要问题，因为它们可能引起瘙痒、发热（特别是夏天）、难以穿上和脱下。此外，所有患者对于弹力袜带来的获益仅出现在他们穿上弹力袜的时候，并且需要定期更换。研究表明，对于弹力袜使用的总体依从性低至 50%，且使用三级弹力袜的患者依从性更低[25]。

最近关于弹力袜有效性的系统评价和 meta 分析强调缺乏高质量的证据[26]。虽然有一些前瞻性的研究证实，但患者人群、弹力袜类型及结果计算方法存在异质性差异。笔者发现穿弹力袜可以改善患者症状，尽管存在大量依从性差的患者被排除等混杂因素。据报道压力治疗可以减轻术后水肿、减缓病程并减少复发，但最近发表的文献并不支持。

外科及腔内治疗原则

对于有症状的浅静脉反流，治疗的基本原则为去除功能不全的浅静脉。若同时存在深、浅静脉反流，则其治疗具有挑战性。总的说来，这些患者均可以通过浅静脉手术进行安全的治疗，甚至有的病例中本来有反流的深静脉会因此恢复功能（可能因为功能不全的静脉池被去除了）[6]。但由于残余深静脉的反流，仍可能导致静脉高压，我们很难评估该治疗的预期效果。研究建议通过试穿弹力袜（仅压迫浅静脉）以及压脉带试验来评估血流动力学（数字化光电体积描记法）。存在深静脉阻塞时不建议去除浅静脉，即便这些浅静脉功能不全，但仍有回流功能。

术前标记

标记大隐静脉或小隐静脉

由于术前和术中彩超的广泛应用，故术前未常规标记静脉主干。然而，一些专家倾向于术前在体表标记大隐静脉或小隐静脉，特别是静脉腔内治疗时。对于采用局部麻醉的手术，术前标记有助于麻醉部位的选择。

标记曲张静脉

如果需剥离曲张静脉，外科医生应在术前标记曲张静脉。虽然每位医生的标记方法各不相同，但都需要外科医生与患者本人共同确认，以确保不遗漏有症状的曲张静脉。

知情同意

由于静脉曲张术后已出现大量的医疗索赔，故需特别注意术前的知情同意过程[27]。术前应明确告知患者，其术后可能出现皮下淤血和感觉异常。他们还需要理解术后可能出现曲张静脉复发（经常发生）、深静脉血栓或神经性疼痛。对于静脉曲张明显的患者，他们应明白术后可能有少量残余曲张静脉，且术后外观并不完美。其他与手术方式相关的并发症将在下文中介绍。建议使用资料手册，专门的知情同意书是很有用的，与患者的讨论应清楚地记录在医疗记录中。知情同意最重要的目的是让患者在术前了解可能的治疗效果，并与医生的预期保持一致。

传统外科手术

Trendelenburg 在 1890 年已经开展了

大隐静脉近端高位结扎这一手术方式[28]，该技术经改良后已使用了一个多世纪。但随着微创及腔内治疗的开展，近年来接受外科剥离手术的患者比例已逐渐减少[29]。

麻醉选择

随着日间手术的发展，几乎所有的静脉曲张手术都可在日间手术室完成。虽然目前术中主要采用全身麻醉，但也可选择局部麻醉或区域麻醉。虽然硬膜外麻醉、蛛网膜下腔麻醉或股神经阻滞麻醉都可以满足手术要求，但因其术后运动功能恢复较慢，可能妨碍患者在术后当天出院。将低浓度局麻药和肾上腺素混合后，注入曲张静脉周围组织后可以使手术顺利进行（即下文中介绍的“肿胀麻醉”）。年轻和无麻醉禁忌的患者接受传统静脉曲张手术时，大多数外科医生（和麻醉医生）更倾向于选择全身麻醉。一项随机研究表明，术前应用抗菌药物可减少术后切口并发症的发生[30]。

> ✔ 一项随机对照研究表明，术前预防性应用克拉维酸可减少切口并发症的发生率及术后抗菌药物的使用[30]。

大隐静脉手术

患者取仰卧位，大腿外展（使用外展板），分离、结扎隐股汇合部后剥离大隐静脉。术中采用“头低位”或屈氏位可减少术中出血，但可能导致头颈肿胀，尤其是手术时间过长时。本章将不详细描述手术过程，但以下列出一些重要的技术要点：

- 虽然隐股汇合部多位于腹股沟皮肤皱褶下方，但其位置可能存在变异。术中超声可使手术切口定位更加精准。
- 在隐股汇合部（saphenofemoral junction，SFJ）确定以前，不要离断其他静脉。
- 向远端尽可能多地结扎属支（理想情况下至少结扎近端 2 个属支）。
- 为了减少静脉曲张的复发，应当结扎并离断阴部外静脉（回流至股总静脉）。若该静脉过于纤细，则可以保留。
- 必须在近隐股汇合处离断并结扎大隐静脉。大量技术被尝试用于减少术后新血管形成，包括完整去除大隐静脉后用聚四氟乙烯（polytetrafluoroethylene，PTFE）补片间置、封闭筛筋膜、逆向封闭隐股汇合口，但这些技术均没有令人信服的长期临床结果。
- 虽然已经证实了剥离大隐静脉可以减少静脉曲张的复发，但选择哪种剥离方法目前仍存在争议。一些人认为采用反向剥离法，且顺向仅剥离腹股沟至膝段（不至踝）大隐静脉，可减少隐神经损伤的风险。无论采用什么方法，术中彩超都可确保整段大隐静脉被完整剥离。剥离大隐静脉可明确减少静脉曲张的复发[31]。

> ✔ 剥离大隐静脉可使术后 11 年的再手术率降低 60%，故推荐术中常规剥离大隐静脉[31]。

小隐静脉手术

虽然小隐静脉术中通常采取俯卧位，但由于侧卧位时可使用喉罩通气，故一些外科医生更喜欢让患者在术中保持采取侧卧位。

- 必须术前标记（或术中确认）隐腘汇合部（saphenopopliteal junction，SPJ）所处位置[32]。皮肤切口应位于隐股汇合部下方，以使小隐静脉向下穿行进入腘窝处。
- 考虑到汇入口深度及可能损伤腘窝神经，一般不在隐腘汇合处结扎小隐静脉。术中是否需结扎腓肠肌静脉（通常在隐腘汇合部前注入小隐静脉）仍没有定论。

- 是否剥除小隐静脉存在巨大争议。传统观点认为，剥除小隐静脉可能损伤腓神经。但近期的研究表明，术后皮肤麻木的发生率无明显差异[33]。
- 由于腘窝处的肌肉疝可能导致疼痛和外观问题，故术中必须仔细关闭腘筋膜。

> ✔ 在一项前瞻性研究中，剥离小隐静脉可减少静脉曲张的复发，且不会出现更严重的神经并发症[33]。

静脉曲张再手术

对于腹股沟或腘窝再次手术的患者，并发症显著增多。二次手术后，血肿、感染、皮肤挫伤和神经损伤较为常见。因而对于复发患者应尽量选择介入手术，尤其是累及腘窝的二次手术。

并发症

任何治疗都可能会出现早期及晚期并发症（包括保守治疗）。传统浅静脉手术后相关的并发症有以下几种：

- **血肿或出血。**血肿在术后非常常见，特别是主干静脉（大隐静脉或小隐静脉）的走行区域。虽然术后腹股沟区持续出血较为罕见，但一旦出现就需要再次手术。有趣的是，在剥离静脉时局部浸润肾上腺素或混有肾上腺素的局部麻醉药，可减少术后血肿的发生[34]。
- **血栓栓塞并发症。**有文献报道，传统静脉曲张术后深静脉血栓的发生率为0.5%～5.3%。肺栓塞的发生率约为1/600[35]。很多怀疑有静脉血栓的患者，都被超声证实存在小的膝下深静脉血栓。虽然停用避孕药物或预防性抗凝的价值现仍不清楚，但许多外科医生虽然不要求患者停用口服避孕药物，但会在术中给予低分子肝素治疗。
- **神经损伤。**虽然静脉曲张术后感觉异常对患者生活影响不大，但其可见于多达40%的传统手术后患者。大隐静脉剥离术（至膝关节）后神经损伤发生率低于10%。隐腘汇合处结扎后腓神经损伤的发生率尚无确切数据，但可能更高。在腓骨头附近区域剥离静脉时可能损伤腓总神经，故可能导致术后运动功能障碍。
- **复发。**传统静脉曲张手术效果差常归结于手术医生经验不足。但即使经验丰富的医生，术后静脉曲张复发也较常见。尽管绝大多数患者对手术效果感到满意，但术后5～20年的复发率为20%～80%[35]。

腔内热消融术

为了减少传统静脉曲张术后的早期及晚期并发症，近10年来，腔内热消融术逐渐被广泛应用。其潜在的优点包括以下几个方面：

- 避免了全身麻醉；
- 可以在门诊完成手术（减少治疗费用）；
- 术后早期并发症少，术后恢复时间短（没有腹股沟切口，也不需要剥脱）；
- 因不需要剥脱，故神经损伤风险低；
- 通过避免新血管形成，降低了复发率。

腔内热消融术的一些潜在缺点包括：

- 手术设备、腔内导管和耗材花费昂贵；
- 新技术的掌握存在学习曲线过程；
- 一些患者不适用该技术（如静脉扭曲或表浅）。

因为腔内激光消融（endovenous laser ablation，EVLA）和射频消融（radiofrequency ablation，RFA）在主要技术上相似，故在此一并介绍。

麻醉选择

由于腔内激光消融术及腔内射频消融

术可在“肿胀麻醉”下完成，因而是理想的门诊手术方式。肿胀麻醉是指将稀释后的局部麻醉药（0.1%利多卡因）与肾上腺素混合后（1∶2 000 000），在超声引导下注入主干静脉的周围组织内。使用碳酸氢钠中和的局麻药可减轻注射麻醉时的疼痛。局麻药既可消除术中疼痛，还可对周围神经及组织提供保护。最初，手术基本都在手术室完成。由于门诊手术可减轻患者的经济负担，英国许多中心都在门诊治疗室完成手术[36]。

技术总结

对患者施行静脉腔内消融术前，需由手术医生通过彩超评估其是否适合进行该治疗（图 17.5）。在肿胀麻醉后，静脉不能有明显扭曲，直径>3 mm，且静脉距皮肤需>1 cm。患者在大隐静脉手术时取仰卧位，而在小隐静脉手术时采用俯卧位。手术步骤如下：

- 患者取头高脚低位，并通过 Seldinger 技术在彩超引导下对目标静脉进行穿刺置管，再插入能容纳导管的鞘（图 17.6）。
- 在超声的引导下，将消融导管置于隐股或隐腘汇合处远端 2 cm 处。患者体位改为头低位。
- 超声引导下在静脉周围行肿胀麻醉，其目的是在静脉周围形成环状浸润带（图 17.7）。对近端大隐静脉与股总静脉间区域的浸润麻醉需要特别小心，并需确保静脉距皮肤超过 1 cm。表面麻醉软膏（可减轻注射时的疼痛）或注射泵可使肿胀麻醉更易进行。肿胀麻醉中的麻药剂量有个体差异，但一般每 10 cm 的静脉使用 75～100 ml 药物。
- 消融时采用的技术和速度取决于导管的类型。可能是回拉技术，或节段性消融。
- 消融后需要通过超声确保深静脉的通畅性，并需做好记录。

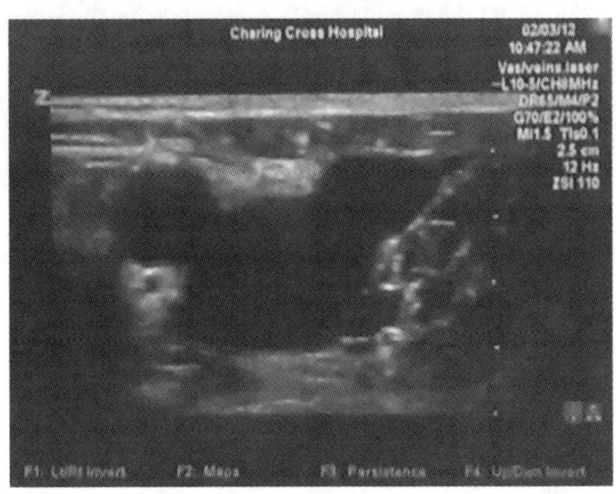

图 17.5　腔内治疗术中多普勒超声影像显示股总动脉（左）、股总静脉（中）及大隐静脉（右）呈现“米老鼠”形状

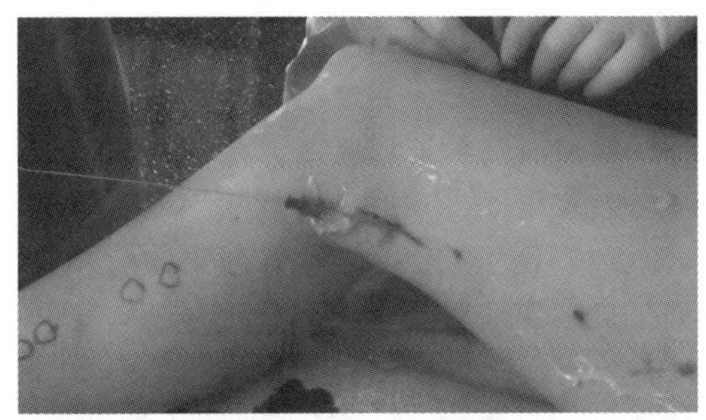

图 17.6　采用超声引导下 Seldinger 技术在大腿远端大隐静脉置管

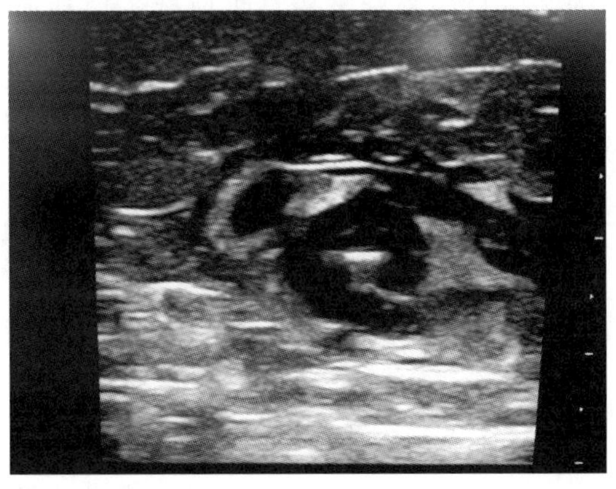

图 17.7　多普勒成像显示大隐静脉周围肿胀麻醉的“环”

腔内激光消融术（EVLA）

腔内激光消融术最早开展于 2001

年[37]。腔内激光消融需在专门的激光治疗室中进行，且在操作过程中必须遵守操作规范和佩戴护目镜。激光束在静脉内稳步回撤时传递能量。局部组织温度将超过1000 ℃，虽然我们对其原理并不清楚，但在静脉内膜上可观测到弥散的热损伤。

最初采用波长在810～980 nm的激光束向前射出。随着技术的进步，现已采用1470 nm的激光束（对水更有特异性，因而其作用更局限于静脉壁），并放射状发射（特异性针对静脉壁，减少疼痛和静脉穿孔的风险）。为了使静脉闭塞，早期的激光束剂量必须＞60 J/cm，而最新的辐射型光束所需的剂量已较前减少。

射频消融术（RFA）

射频消融术是将电流产生的热量传递至静脉壁[38]。通过双极导管产生85～120 ℃的温度，并通过内置的负反馈调节机制评估所接触静脉壁的质量，这样才能进行有效的能量传递。现有两种主要的射频消融导管。持续性回拉设备（RFITT）的操作方法与激光消融类似，而节段性消融设备（VNUS）用于处理3～7 cm长的静脉节段。两种设备均是通过负反馈机制（不论是通过听觉还是视觉效应）来确保能量传递到组织中。组织学研究已经证实了静脉壁在射频消融术后存在均匀的热损伤。

并发症

射频消融及激光消融术后的许多并发症与传统手术相似。

- **出血或血肿。**一般而言，腔内治疗术后早期并发症的发生率较传统手术显著降低。虽然术后明显的不适或皮肤挫伤较为少见，但在腔内治疗术后较为常见。使用新的激光束可减轻术后的疼痛反应。
- **血栓栓塞。**腔内治疗术后深静脉血栓的发生率非常低（＜1%）。但隐股汇合部或隐腘汇合部的血栓有时会累及深静脉。这一现象被称为腔内热相关性血栓形成（endovenous heat-induced thrombosis，EHIT），可分为以下四级[39-40]：
  - 1级：血栓累及深静脉水平，但没有突出。
  - 2级：血栓突出至深静脉，深静脉管腔狭窄＜50%。
  - 3级：血栓突出至深静脉，深静脉管腔狭窄＞50%。
  - 4级：血栓突出至深静脉，深静脉管腔完全阻塞。
- **皮肤烧伤。**皮肤热损伤是腔内激光或射频消融术后特有的并发症。其常见原因为肿胀麻醉不够充分。皮肤热损伤后可致局部色素沉着，或局部溃疡形成。
- **神经损伤。**尽管腔内治疗术后神经并发症少于传统手术，但其术后局部感觉异常较常见。感觉异常部位通常位于被消融的主干静脉周围。尽管肿胀麻醉的大量应用可减少术后神经损伤的发生，但热损伤仍可能累及隐神经、腓神经及其他神经。在腔内治疗术中，局麻患者在导管靠近神经时会有疼痛反应。大多数感觉异常通过保守治疗可逐渐恢复。

超声引导下泡沫硬化剂治疗（UGFS）

硬化剂疗法的目的是通过将液体或泡沫状硬化剂注射入静脉腔，从而达到诱导静脉化学消融和纤维化的作用[41-42]。现有3种硬化剂可供选择：

- **清洁剂**：如十四烃基硫酸钠（sodium tetradecyl sulphate，STS）、聚多卡醇；
- **渗透剂**：如高渗生理盐水（在欧洲及美国应用较多）；
- **化学刺激物**：如铬酸盐甘油。

STS 和聚多卡醇在英国被广泛使用，尽管后者还未被正式批准。一般来说，主干静脉需要更高浓度的硬化剂。近年来，泡沫状制剂被广泛使用，其制作方法为将液态硬化剂与空气或二氧化碳混合（Tessari 法）。泡沫状制剂可增大硬化剂的体积和效能，也可使其在超声下有回声。

麻醉选择

超声引导下硬化剂注射可在门诊治疗室完成。该治疗仅需要一台超声机和治疗车。因治疗时仅需进行静脉穿刺操作，故术中仅需少量麻醉或不需要麻醉。

操作技术

与其他治疗方式相比，超声引导下硬化剂治疗技术学习曲线更长。超声引导下穿刺置管与其他腔内治疗的操作相似，但在超声引导下对曲张静脉多处置管更具挑战性。

- 超声引导下置管和其他静脉内置管方式一样。但 UGFS 更有挑战性，因其可能需要在蜿蜒屈曲的曲张静脉内多根静脉置管。
- 泡沫硬化剂是将液态硬化剂和空气以 1∶3或 1∶4 的比例通过 Tessari 法混合而制成（图 17.8）。
- 将下肢抬高（排空静脉）后，将泡沫硬化剂注入静脉腔内，并由超声来监测其行踪（图 17.9）。
- 应鼓励患者活动脚踝以促进深静脉回流。
- 术后治疗局部应加压包扎。

并发症

最近报道，超声引导下硬化剂治疗后出现较多的神经并发症，故其使用仍存在争议。有证据提示泡沫硬化剂用量越大，其不良事件越多。

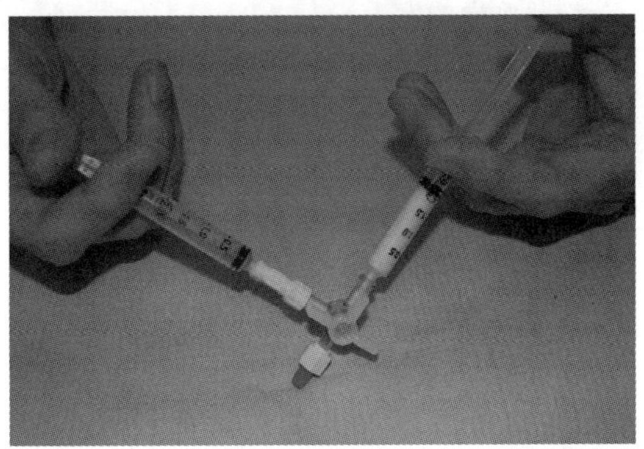

图 17.8　使用 2 个注射器和 1 个三通将液体硬化剂与空气（1∶4）混合来制作泡沫（Tessari 法）

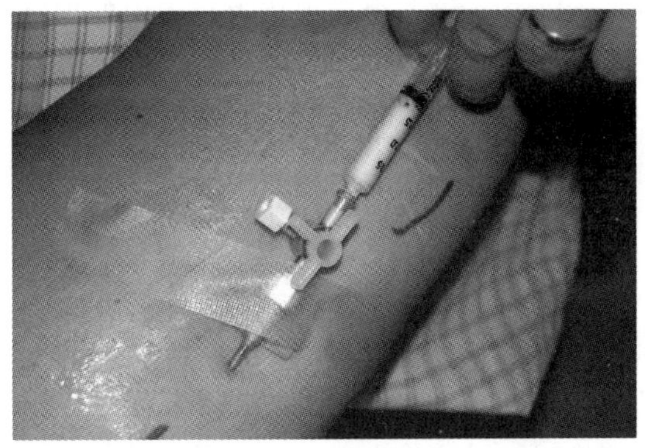

图 17.9　将泡沫注射到抬高的腿部空虚静脉内

> ✔ UGFS 术后不良反应的发生率与泡沫注射剂量相关。

泡沫硬化剂的用量存在个体差异，但大多数专家建议单次使用的最大剂量为 10～12 ml（泡沫）。其风险主要包括以下几点：

- **血栓性静脉炎。**血栓性浅静脉炎常见于超声引导下硬化剂注射术后，其表现为疼痛、局部红肿、硬结。局部应用抗炎软膏可缓解该处炎症，但若要迅速改善症状，则需吸出或去除该处血栓。
- **血栓栓塞并发症。**尽管泡沫硬化剂在治疗过程中不可避免地会进入深静脉系统，但深静脉血栓的发生率仍较低（约 1%）。注射泡沫硬化剂后，鼓励患者活动踝关节（促进深静脉回流）可减少深静脉血栓的发生。

- **皮肤色素沉着。**有不少患者术后出现不同程度的皮肤色素沉着。由于皮肤色素沉着可能会影响美观，一些专家提出吸出炎性浅静脉内血栓可能减轻皮肤色素沉着的严重程度。
- **神经症状或脑卒中。**通过对 UGFS 神经并发症的回顾性分析得出，该治疗后约 1% 的患者表现出短暂性的神经问题（通常为视物模糊），且在有偏头痛病史的患者中更为常见[43]。虽然硬化剂注射术后罕有脑卒中发生，但仍可见于部分病例中。这些个案被认为与未闭的卵圆孔反常栓塞有关。为了降低深静脉并发症的发生风险，一些专家建议可使用二氧化碳（而不是空气）来配制泡沫硬化剂，但该观点缺乏有力的证据[41]。

交通静脉功能不全的治疗

目前仍缺乏有效处理交通静脉（连接下肢深、浅静脉的交通支）病变的方法。一些研究表明，同时治疗浅静脉反流和交通支功能不全可以取得良好的效果，但治疗交通支病变的意义仍有待进一步研究[44]。有研究表明，大隐静脉或小隐静脉剥脱术后，交通静脉功能可恢复正常，故部分学者对处理交通静脉的观点表示怀疑。尽管每位患者存在个体差异，但许多专家在患者初次手术时仅处理反流的主干静脉，而在确定疾病有残留或复发肯定是由功能不全的交通支引起时再处理。交通支的处理方法有外科结扎、腔内消融或超声引导下硬化剂注射。

表浅静脉曲张的管理

鉴于大部分静脉曲张患者都有棘手的表浅静脉曲张，故需要重视对这部分患者的处理。针对曲张的浅静脉，传统的方式是开放手术同时行点式剥脱手术。而随着静脉腔内治疗技术在门诊患者的运用，大隐静脉曲张和小隐静脉曲张治疗时无法行这种传统的点式剥脱手术。有趣的是，一些作者认为在消融主干静脉后，特别是消融到反流浅静脉的最低点时。表浅静脉曲张常常会消退，因此不用处理。一项随机研究发现，同期处理主干静脉与表浅曲张静脉是有益的[45]。表浅曲张静脉的治疗策略包括：

1. 在处理主干静脉时同时治疗表浅曲张静脉。
2. 不同时处理所有的表浅曲张静脉。
3. 主干静脉治疗后再次评估，需要时再处理表浅曲张静脉。

在确定需处理表浅曲张静脉时，可选择的术式包括：

- **点式剥脱术。**通过一个小的切口（纵向切口）及 Oesch 钩完成。注意保护神经及其他组织结构[46]，特别是在膝外侧（腓总神经）、内踝（胫后血管），以及隐神经和腓肠神经走行区域。静脉点式剥脱术通常是在手术室内的全身麻醉条件下进行，而肿胀麻醉的方式也在门诊手术中逐步开展。
- **超声引导下泡沫硬化剂治疗。**可在门诊实施表浅静脉曲张的硬化剂治疗。
- **其他方法。**尽管静脉旋切术已被临床运用多年，但仍缺乏其优于静脉点式剥脱术的证据。

其他治疗方案

保留隐静脉

CHIVA 技术流行于欧洲部分地区，其与主流术式不同的是选择性地结扎分支静脉或者/以及隐股汇合部，而不剥离或消融大隐静脉[47]。这种保留隐静脉术式的目的在于保留大隐静脉的静脉引流功能以及其后作为血管通路的用途。虽然 CHIVA 技术相较于剥离手术的优势已在前瞻性研究和随机对照试验中得到证实，但仍然仅在中欧地区有临床运用，主要由于其他更简易的治疗方案拥有优异的疗效。

新的静脉腔内治疗

除了 EVLA、RFA 和 UGFS，还出现了新的热消融和化学消融治疗方法。Clarivein 系统运用快速旋转导管机械性刺激静脉内皮细胞，同时注射组织硬化剂并缓慢撤出导管。替代方案还包括在大隐静脉近端使用一种静脉内黏合剂或静脉内血栓栓塞的装置。除了这些新的进展，升级版的激光、射频导管和发生器也正在研发当中。

传统手术和腔内手术的证据

静脉腔内治疗的发展导致了静脉曲张治疗措施的多元化和复杂化[48]。近年来，出现了大量比较各种静脉腔内治疗及其与传统手术优劣的临床随机试验。

传统手术

传统手术治疗可显著改善静脉曲张患者的症状，提高生活质量。在 REACTIV 试验中，患者被随机分配至手术组或弹力袜组[49]。手术组获得更大的症状改善、更好的健康相关生活质量和满意度评分[50]。然而，术后复发是传统手术常常遇到的问题。在一项随机研究中，静脉曲张手术（大隐静脉剥离）后 11 年的复发率达到 62%[31,35]。

有趣的是，大多数对比腔内治疗与传统手术的随机研究并没有发现新型治疗手段在技术成果上的优势。但是很多作者曾报道外科手术剥脱技术的效果差，提示术中超声及其他技术增强手段改善了当代手术的效果。在慢性静脉性溃疡患者中，ESCHAR 静脉溃疡试验明确表明浅静脉手术可以降低溃疡复发的风险[51-52]。

> ✔ 对于非复杂静脉曲张的患者，传统手术可显著缓解症状，改善生活质量，具有良好的成本效益[49]。

静脉腔内热消融

很多研究均采用了 EVLA 和 RFA。由于随访时间普遍较短，鲜有长于 2 年者，EVLA 和 RFA 的远期疗效目前仍不清楚。当然，如果这些早期结果可作为长期治疗成功的准确替代指标，则可以认为静脉腔内热消融术是优于传统手术的。基于最近发表的文献，可以得出以下关于静脉腔内热消融术有效性的结论：

- EVLA 和 RFA 术后的早期结果（疼痛、瘀斑、恢复活动时间、恢复原工作状态时间）更优于传统手术[53-57]。与 RFA 相比，使用前射纤维和低波长的 EVLA 术后早期疼痛发生率较高。而用辐射纤维 1470 nm 激光能量所产生的疼痛则可能与 RFA 相似，这一点目前尚缺乏试验证据支持。
- 使用 EVLA 和 RFA 技术可预期获得＞90%的大隐静脉闭塞率。

> ✔ RFA、EVLA 和 UGFS 的术后早期结果，包括疼痛、瘀斑和恢复原工作状态时间，优于传统手术。

超声引导下泡沫硬化剂治疗

UGFS 具有极好的耐受性和适用性，而大多数研究表明其产生的闭塞率低于其他方法[58]。研究已经证实，泡沫硬化剂的疗效优于液体硬化剂[59]。

> ✔ 运用泡沫硬化剂处理干静脉（如大隐静脉、小隐静脉）的效果优于液体硬化剂。

然而，硬化剂浓度以及作为辅助性隐股汇合部结扎术对 UGFS 效果的影响仍不清楚。很明显，大多数专家发现，UGFS 的技术成功率（以静脉成功闭塞来看评估治疗效果）低于其他治疗手段。硬化治疗确切的优势包括：

- 多用途性，可用于治疗几乎所有静脉（复发和初发静脉曲张）；
- 价格低廉；
- 快速性（对于专业人士）；
- 不需要专业设备或特殊的安全防护措施。

治疗方案的选择

最近的一项随机研究纳入 500 例患者，并对 RFA、EVLA、UGFS 及手术剥脱进行了比较。该研究 1 年的结果表明，UGFS 的技术失败率最高（与其他研究的结果一致），还有待进行长期研究[60]。CLASS 试验是一项大型随机研究，对 EVLA、UGFS 和手术剥离进行了比较，预计其早期结果在 2013 年报道。

在 2009 年发表的一篇关于所有静脉腔内治疗的 meta 分析中[58]，作者认为在已发表的研究中存在巨大的异质性，这些研究包括随机试验、前瞻性和回顾性研究。鉴于研究中随访期限的不同，作者进行了多元回归分析并提供了以 5 年为时间点的成功率。分析表明，EVLA 的 5 年成功率最高（95.4%），而 UGFS 的 5 年成功率最低（73.5%）。许多其他较小规模的研究正在进行中，但这些研究之间存在着显著的异质性，包括干预措施的实施、术者的技能/经验、诊疗人数和结果报告。这些不同点使得研究结果的解释到临床实践的应用困难重重。我们必须认识到，许多有效治疗静脉曲张的方法是现实可行的，并具有各自不同的优点和缺点，应针对患者的需求而选择多种治疗策略（如果有必要）。

> ✔ EVLA 或 RFA 术后的长期技术成功率可能最高，而 UGFS 最低。

治疗的成本效益

除了传统治疗和静脉腔内治疗对浅静脉病变的确切疗效，英国国家医疗服务系统管理着治疗费用的国家拨款。在英国大部分地区，除了罹患较严重的疾病（CEAP C4～C6），所有患者的国家拨款是受限制的。目前，仅少数研究系统探讨了静脉治疗措施的成本效益。REACTIV 试验明确证实，在 2 年内，隐静脉结扎＋剥脱术的成本效益优于保守治疗，前者每个质量调整生命年（QALY）的费用效果高出后者 7175 英镑[49]。一项健康经济模型研究认为，可在门诊完成的静脉腔内热消融术极可能具有较好的成本效益[36]。将浅静脉的治疗流程从昂贵的手术室搬至门诊或办公室，应该是最具有成本效益的策略。

> ✔ 静脉曲张的传统手术和静脉腔内治疗可能具有较好的成本效益。

非典型静脉曲张

外阴和盆腔静脉曲张

在某些情况下，女性患者的静脉曲张可能由卵巢或髂内静脉分支的功能不全导致[61]。曲张的静脉可由盆腔延伸至大腿内侧并汇入大隐静脉，可合并大隐静脉功能不全。对于大隐静脉干预后复发的静脉曲张患者，应考虑存在盆腔的静脉疾病。多普勒超声通常可以通过可见的曲张静脉分辨出一根源于盆腔的功能不全静脉。磁共振静脉成像可以识别典型的卵巢静脉曲张。治疗方案是在透视监控下用弹簧圈腔内栓塞功能不全的分支静脉。卵巢静脉反流也可能与“盆腔淤血综合征”有关，其特点是慢性骨盆疼痛和月经问题[62]。

静脉曲张的先天性因素

许多研究人员报道，静脉曲张在静脉曲张患者的家族成员中可能更常见，表明该病病程与遗传或基因相关。一项研究发现，静脉曲张患者具有阳性家族史的概率超过对照组 20 倍。然而，我们尚未确定静脉曲张的特定致病基因。静脉曲张也可视为一些遗传性疾病的部分表现，比如静脉畸形肢体肥大综合征[63]。患者可能会出现皮肤的毛细血管畸形（葡萄酒色斑）、肢体肥大/增生和静脉曲张三联症。大部分患者有静脉曲张，其通常位于腿外侧。尽管功能不全的浅表静脉可以治疗，但临床医生应该意识到可能与深静脉异常有关，包括闭锁。在治疗前必须进行可靠的静脉彩色多普勒检测，必要时可考虑其他辅助检查。

小结

浅静脉反流的治疗在过去近一个世纪内没有取得显著进步，而在近十年发生了翻天覆地的变化。静脉腔内的激光、射频和泡沫硬化剂治疗方案正在迅速取代作为“金标准”的传统手术。尽管静脉腔内治疗的远期疗效尚证据不足，但其对患者和医务工作者的早期优势已表现得愈加明显。

要点

- 静脉曲张作为静脉疾病谱的一部分，与明显的生活质量下降有关。
- 对有症状的静脉曲张的治疗可显著提高临床效果和生活质量。
- 在制订治疗方案前，应对所有患者进行静脉多普勒超声检查。
- 治疗前进行深入的沟通并签订知情同意书是至关重要的，这可以避免不良结果的法律责任。
- 静脉腔内治疗的方案包括腔内热消融（使用激光或射频）和超声引导下泡沫硬化剂疗法，这已成为优于传统手术的治疗选择方案。
- 静脉腔内治疗与手术剥离相比，早期并发症的发生率更低。
- 不同腔内治疗方案各有利弊，EVLA 或 RFA 的技术成功率可能最高，而远期疗效尚有待观察。
- 传统手术和静脉腔内治疗可能成本效益最高。
- 浅静脉手术可降低静脉溃疡患者的溃疡复发风险。
- 血管外科医生和静脉疾病专家应该接受必要的多普勒超声检查和静脉腔内治疗培训，以便为静脉疾病患者提供最佳治疗方案。

参考文献

1. Callam MJ. Epidemiology of varicose veins. Br J Surg 1994;81:167–70.
2. Garratt AM, Macdonald LM, Ruta DA, et al. Towards measurement of outcome for patients with varicose veins. Qual Health Care 1993;2(1):5–10.
3. Sritharan K, Lane TR, Davies AH. The burden of depression in patients with symptomatic varicose veins. Eur J Vasc Endovasc Surg 2012;43(4):480–4.
4. Ratcliffe J, Brazier J, Palfreyman S, et al. A comparison of patient and population values for health states in varicose veins patients. Health Econ 2007;16(4):395–405.
5. Bergan JJ, Pascarella L, Schmid-Schonbein GW. Pathogenesis of primary chronic venous disease: Insights from animal models of venous hypertension. J Vasc Surg 2008;47(1):183–92.
6. Gohel MS, Barwell JR, Earnshaw JJ, et al. Randomized clinical trial of compression plus surgery versus compression alone in chronic venous ulceration (ESCHAR study) – haemodynamic and anatomical changes. Br J Surg 2005;92(3):291–7.
7. Ludbrook J. Valvular defect in primary varicose veins: cause or effect? Lancet 1963;2(7321):1289–92.
8. Labropoulos N, Leon L, Kwon S, et al. Study of the venous reflux progression. J Vasc Surg 2005;41(2):291–5.
9. Evans CJ, Allan PL, Lee AJ, et al. Prevalence of venous reflux in the general population on duplex scanning: the Edinburgh Vein Study. J Vasc Surg 1998;28(5):767–76.
10. Bradbury A, Evans CJ, Allan P, et al. The relationship between lower limb symptoms and superficial and deep venous reflux on duplex ultrasonography: the Edinburgh Vein Study. J Vasc Surg 2000;32(5):921–31.
11. Maurins U, Hoffmann BH, Losch C, et al. Distribution and prevalence of reflux in the superficial and deep venous system in the general population – results from the Bonn Vein Study, Germany. J Vasc Surg 2008;48(3):680–7.
12. Ruckley CV, Evans CJ, Allan PL, et al. Chronic venous insufficiency: clinical and duplex correlations. The Edinburgh Vein Study of venous disorders in the general population. J Vasc Surg 2002;36(3):520–5.
13. Eklof B, Rutherford RB, Bergan JJ, et al. Revision of the CEAP classification for chronic venous disorders: consensus statement. J Vasc Surg 2004;40(6):1248–52.
14. Passman MA, McLafferty RB, Lentz MF, et al. Validation of Venous Clinical Severity Score (VCSS) with other venous severity assessment tools from the American Venous Forum, National Venous Screening Program. J Vasc Surg 2011;54(Suppl. 6):2S–9.
15. Vasquez MA, Rabe E, McLafferty RB, et al. Revision of the venous clinical severity score: venous outcomes consensus statement: special communication of the American Venous Forum Ad Hoc Outcomes Working Group. J Vasc Surg 2010;52(5):1387–96.
16. Margolis DJ, Bilker W, Santanna J, et al. Venous leg ulcer: incidence and prevalence in the elderly. J Am Acad Dermatol 2002;46(3):381–6.
17. Tennant WG, Ruckley CV. Medicolegal action following treatment for varicose veins. Br J Surg 1996;83(3):291–2.
18. De Maeseneer M, Pichot O, Cavezzi A, et al. Duplex ultrasound investigation of the veins of the lower limbs after treatment for varicose veins – UIP consensus document. Eur J Vasc Endovasc Surg 2011;42(1):89–102.
19. Blomgren L, Johansson G, Bergqvist D. Randomized clinical trial of routine preoperative duplex imaging before varicose vein surgery. Br J Surg 2005;92(6):688–94.
20. Arnoldussen CW, Toonder I, Wittens CH. A novel scoring system for lower-extremity venous pathology analysed using magnetic resonance venography and duplex ultrasound. Phlebology 2012;27(Suppl. 1):163–70.
21. Gohel MS, Barwell JR, Heather BP, et al. The predictive value of haemodynamic assessment in chronic venous leg ulceration. Eur J Vasc Endovasc Surg 2007;33(6):742–6.
22. Gohel MS, Davies AH. Pharmacological agents in the treatment of venous disease: an update of the available evidence. Curr Vasc Pharmacol 2009;7(3):303–8.
23. Nelson EA. Venous leg ulcers. (Online) Clin Evid 2011;Dec 21.
24. Gloviczki P, Gloviczki ML. Evidence on efficacy of treatments of venous ulcers and on prevention of ulcer recurrence. Perspect Vasc Surg Endovasc Ther 2009;21(4):259–68.
25. Shingler S, Robertson L, Boghossian S, et al. Compression stockings for the initial treatment of varicose veins in patients without venous ulceration. Cochrane Database Syst Rev 2011;11:CD008819.
26. Palfreyman SJ, Michaels JA. A systematic review of compression hosiery for uncomplicated varicose veins. Phlebology 2009;24(Suppl. 1):13–33.
27. Campbell WB, France F, Goodwin HM. Medicolegal claims in vascular surgery. Ann R Coll Surg Engl 2002;84(3):181–4.
28. Trendelenburg F. Ueber die Unterbindung der Vena Saphena magna bei Unterschenkel Varicen. Beitr Z Klin Chir 1890;7:195–210.
29. Kanwar A, Hansrani M, Lees T, et al. Trends in varicose vein therapy in England: radical changes in the last decade. Ann R Coll Surg Engl 2010;92(4):341–6.

30. Mekako AI, Chetter IC, Coughlin PA, et al. Randomized clinical trial of co-amoxiclav versus no antibiotic prophylaxis in varicose vein surgery. Br J Surg 2010;97(1):29–36.

31. Winterborn RJ, Foy C, Earnshaw JJ. Causes of varicose vein recurrence: late results of a randomized controlled trial of stripping the long saphenous vein. J Vasc Surg 2004;40(4):634–9.

32. Blomgren L, Johansson G, Emanuelsson L, et al. Late follow-up of a randomized trial of routine duplex imaging before varicose vein surgery. Br J Surg 2011;98(8):1112–6.

33. O'Hare JL, Vandenbroeck CP, Whitman B, et al. A prospective evaluation of the outcome after small saphenous varicose vein surgery with one-year follow-up. J Vasc Surg 2008;48(3):669–74.

34. Nisar A, Shabbir J, Tubassam MA, et al. Local anaesthetic flush reduces postoperative pain and haematoma formation after great saphenous vein stripping – a randomised controlled trial. Eur J Vasc Endovasc Surg 2006;31(3):325–31.

35. Perkins JM. Standard varicose vein surgery. Phlebology 2009;24(Suppl. 1):34–41.

36. Gohel MS, Epstein DM, Davies AH. Cost-effectiveness of traditional and endovenous treatments for varicose veins. Br J Surg 2010;97(12):1815–23.

37. Darwood RJ, Gough MJ. Endovenous laser treatment for uncomplicated varicose veins. Phlebology 2009;24(Suppl. 1):50–61.

38. Gohel MS, Davies AH. Radiofrequency ablation for uncomplicated varicose veins. Phlebology 2009;24(Suppl. 1):42–9.

39. Marsh P, Price BA, Holdstock J, et al. Deep vein thrombosis (DVT) after venous thermoablation techniques: rates of endovenous heat-induced thrombosis (EHIT) and classical DVT after radiofrequency and endovenous laser ablation in a single centre. Eur J Vasc Endovasc Surg 2010;40(4):521–7.

40. Mozes G, Kalra M, Carmo M, et al. Extension of saphenous thrombus into the femoral vein: a potential complication of new endovenous ablation techniques. J Vasc Surg 2005;41(1):130–5.

41. Coleridge Smith P. Sclerotherapy and foam sclerotherapy for varicose veins. Phlebology 2009;24(6):260–9.

42. Jia X, Mowatt G, Burr JM, et al. Systematic review of foam sclerotherapy for varicose veins. Br J Surg 2007;94(8):925–36.

43. Sarvananthan T, Shepherd AC, Willenberg T, et al. Neurological complications of sclerotherapy for varicose veins. J Vasc Surg 2012;55(1):243–51.

44. Nelzen O, Fransson I. Early results from a randomized trial of saphenous surgery with or without subfascial endoscopic perforator surgery in patients with a venous ulcer. Br J Surg 2011;98(4):495–500.

45. Carradice D, Mekako AI, Hatfield J, et al. Randomized clinical trial of concomitant or sequential phlebectomy after endovenous laser therapy for varicose veins. Br J Surg 2009;96(4):369–75.

46. Rudstrom H, Bjorck M, Bergqvist D. Iatrogenic vascular injuries in varicose vein surgery: a systematic review. World J Surg 2007;31(1):228–33.

47. Pares JO, Juan J, Tellez R, et al. Varicose vein surgery: stripping versus the CHIVA method: a randomized controlled trial. Ann Surg 2010;251(4):624–31.

48. Gohel MS, Davies AH. Varicose veins: highlighting the confusion over how and where to treat. Eur J Vasc Endovasc Surg 2008;36(1):107–8.

49. Michaels JA, Campbell WB, Brazier JE, et al. Randomised clinical trial, observational study and assessment of cost-effectiveness of the treatment of varicose veins (REACTIV trial). Health Technol Assess 2006;10(13):1–196, iii–iv.

50. Michaels JA, Brazier JE, Campbell WB, et al. Randomized clinical trial comparing surgery with conservative treatment for uncomplicated varicose veins. Br J Surg 2006;93(2):175–81.

51. Gohel MS, Barwell JR, Taylor M, et al. Long term results of compression therapy alone versus compression plus surgery in chronic venous ulceration (ESCHAR): randomised controlled trial. Br Med J 2007;335(7610):83.

52. Barwell JR, Davies CE, Deacon J, et al. Comparison of surgery and compression with compression alone in chronic venous ulceration (ESCHAR study): randomised controlled trial. Lancet 2004;363(9424):1854–9.

53. Nordon IM, Hinchliffe RJ, Brar R, et al. A prospective double-blind randomized controlled trial of radiofrequency versus laser treatment of the great saphenous vein in patients with varicose veins. Ann Surg 2011;254(6):876–81.

54. Carradice D, Mekako AI, Mazari FA, et al. Randomized clinical trial of endovenous laser ablation compared with conventional surgery for great saphenous varicose veins. Br J Surg 2011;98(4):501–10.

55. Shepherd AC, Gohel MS, Brown LC, et al. Randomized clinical trial of VNUS ClosureFAST radiofrequency ablation versus laser for varicose veins. Br J Surg 2010;97(6):810–8.

56. Subramonia S, Lees T. Randomized clinical trial of radiofrequency ablation or conventional high ligation and stripping for great saphenous varicose veins. Br J Surg 2010;97(3):328–36.

57. Darwood RJ, Theivacumar N, Dellagrammaticas D, et al. Randomized clinical trial comparing endovenous laser ablation with surgery for the treatment of primary great saphenous varicose veins. Br J Surg 2008;95(3):294–301.

58. van den Bos R, Arends L, Kockaert M, et al. Endovenous therapies of lower extremity varicosities: a meta-analysis. J Vasc Surg 2009;49(1):230–9.

59. Coleridge Smith P. Foam and liquid sclerotherapy for varicose veins. Phlebology 2009;24(Suppl. 1): 62–72.

60. Rasmussen LH, Lawaetz M, Bjoern L, et al.

Randomized clinical trial comparing endovenous laser ablation, radiofrequency ablation, foam sclerotherapy and surgical stripping for great saphenous varicose veins. Br J Surg 2011;98(8):1079–87.

61. Hobbs JT. Varicose veins arising from the pelvis due to ovarian vein incompetence. Int J Clin Pract 2005;59(10):1195–203.

62. Smith PC. The outcome of treatment for pelvic congestion syndrome. Phlebology 2012;27(Suppl. 1):74–7.

63. Gloviczki P, Driscoll DJ. Klippel–Trenaunay syndrome: current management. Phlebology 2007;22(6):291–8.

第 18 章　慢性肢体肿胀

Timothy A. Lees・Hazel Trender　著
张　岩　厉祥涛　张明逸　冯亚平　罗小云　译校

慢性下肢肿胀（框 18.1）的原因有多种。慢性静脉功能不全、淋巴水肿、下垂性水肿是三种最常见的情况，其中下垂性水肿可能与缺乏运动和肥胖相关。本章将对此进行深入阐述。

框 18.1　慢性下肢肿胀的鉴别诊断

静脉疾病
原发性下肢静脉曲张
原发性深静脉瓣膜功能不全
血栓形成后综合征
动静脉畸形
淋巴水肿
原发性
继发性
全身性疾病
血脂异常
充血性心力衰竭
胫前黏液性水肿
肾病综合征
肝功能衰竭
肿瘤
盆腔肿瘤引起外在压迫
药物性
依赖性

慢性静脉功能不全（CVI）

CVI 是下肢静脉回流障碍性疾病，因长期下肢静脉血反流、静脉阻塞或小腿腓肠肌泵功能不足所致。临床表现为持续性静脉高压，并最终出现水肿、湿疹、脂性硬皮病和溃疡形成等一系列症状。

临床特点

CVI 的临床特点包括皮肤病变、静脉曲张、肿胀、溃疡和疼痛。

肿胀

肿胀是由于体液积聚所致，最初是指凹性的，随着病情的发展，出现皮下纤维化和硬化。一旦发生皮肤破损，会导致大量的液体外渗。

皮肤病变

静脉曲张性湿疹表现为干燥、鳞屑和皮肤瘙痒。皮肤变得脆弱，抓挠后可能伴发感染。局部棕色色素沉着是 CVI 的典型皮肤变化，是由于组织中的含铁血黄素沉积所致。随着纤维化进展，可出现踝关节周围脂性硬皮病等临床表现（图 18.1；彩图 18.1）。还可能会表现为局部色素脱失，称为白色萎缩。

溃疡

静脉性溃疡通常由于轻微的创伤诱发，主要发生在小腿段，多见于踝关节内侧。溃疡周围的皮肤伴有湿疹或色素沉着，创面常有渗液。下肢溃疡的患者中，约 80％[1-2]明确有静脉疾病，10％～25％[3]的患者经多普勒可发现有下肢动脉疾病。大约有 12％的人合并糖尿病、风湿性关节炎[4]。制动往往会导致孤立性淤滞性溃疡。

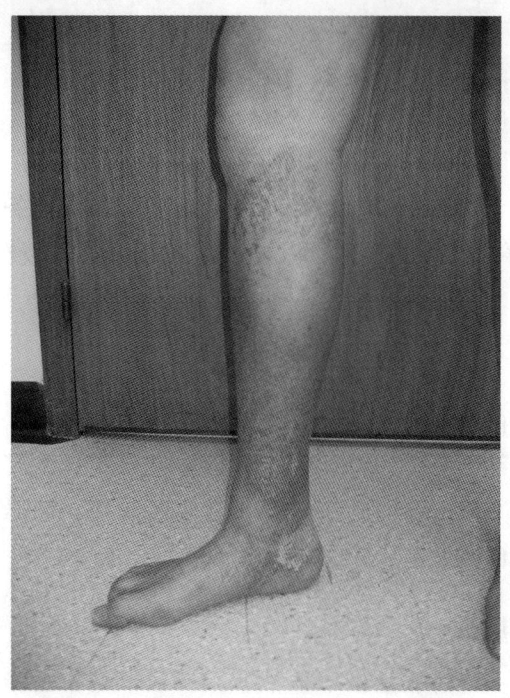

图 18.1 慢性静脉功能不全引发的色素沉着，以及严重的脂性硬皮病形成典型的“倒香槟酒瓶”形状

静脉曲张

患者可以表现为明显的静脉曲张，并且常有接受过治疗的病史。无肉眼可见的静脉曲张，并不能除外浅静脉反流。下腹壁静脉曲张提示患者下腔静脉或髂静脉阻塞，应行站立位检查以明确诊断。

疼痛

长时间站立后，患者下肢有疼痛、沉重感，晨轻暮重，抬高肢体或卧床休息，症状可缓解。对于这类患者应当询问既往有无深静脉血栓形成（DVT）病史。静脉性跛行临床罕见，通常提示广泛的髂-股静脉阻塞。静脉性跛行不同于动脉跛行，因为运动后经动脉流入到肢体的血流增加，相反从肢体回流入体循环的血流相对较少，导致肢体肿胀加重，引起患肢疼痛加剧，伴有明显的感觉异常。通常抬高患肢10～20 min,疼痛可缓解。

流行病学

在成年人群中，CVI 的患病率在 2%～9%[5-6]，男性高于女性。溃疡出现是 CVI 病情加重的表现之一，患者会苦不堪言。静脉溃疡在发达国家成年人群的发病率约1%，其中 50%的患者病史超过 12 个月，72%的患者反复发作[7]。在英国、澳大利亚、瑞典、意大利等国，活动性溃疡的发病率从 0.15%～0.5%不等，并随着年龄的增长而增加[8-12]。在英国，来自国家卫生服务系统（NHS）的数据表明，用于治疗静脉性溃疡的总费用每年已达 2.3～6.0 亿英镑[13]。

病因

必须同时在较大的血管（大循环）和毛细血管（微循环）两方面的变化进行考虑，才能充分认识 CVI。

大循环

正常人运动时，小腿肌肉泵和瓣膜功能协同作用，有效促进静脉血回流，小腿静脉压从 90 mmHg 下降到 30 mmHg。上述任一环节出现问题都可能导致下肢运动后静脉高压，这是 CVI 血流动力学异常的潜在机制。公认的原因见框 18.2。

框 18.2 静脉高压的原因

浅静脉反流
大隐静脉反流
小隐静脉反流
深静脉反流并阻塞
原发性（特发性）
继发于深静脉血栓形成或损伤
穿通支静脉反流
小腿肌肉泵功能异常
神经系统性
肌肉、骨骼病变
综合病因

深、浅静脉反流

大多数静脉性溃疡被认为是继发于DVT所致，但多普勒超声提示，部分患者的静脉性溃疡源于原发性深静脉反流。在静脉性溃疡患者中，无深静脉功能不全的孤立性浅静脉功能不全的发生率在31%[14]～57%[15]。

穿支静脉反流

穿支静脉功能不全是否会导致CVI仍然有争议。在有皮肤病变的CVI患者中，孤立性穿支静脉功能不全的发生率为2%～4%，通常同时伴有深静脉或浅静脉反流。另外，穿支静脉反流的发生率同CVI的临床严重程度呈线性相关[16]。激光或射频消融的方法治疗穿支静脉功能不全，是最近呈现出的一个新趋势，但该术式的适应证尚不明确。在同时存在浅静脉和穿支静脉反流的患者，单独解决浅静脉反流就能达到95%的溃疡愈合率[17]。

微循环

CVI的病理生理机制仍然没有完全阐明，有两个假说：

1. 白细胞俘获学说。静脉压力的增加导致白细胞堵塞毛细血管，诱导白细胞与内皮细胞发生黏附以及释放蛋白水解酶。这导致毛细血管通透性和组织损伤增加，最终导致溃疡形成[18-21]。

2. 纤维蛋白套袖学说。静脉内压力升高导致内皮细胞间隙增大[22]，其结果是纤维蛋白原析出入周围组织，进而聚合形成纤维蛋白。由于组织间隙纤溶功能不足，纤维蛋白逐渐积聚[23]，构成氧弥散屏障，导致局部组织缺血、缺氧，细胞死亡，溃疡形成[24]。

现已证明，强化的基质金属蛋白酶活性对脂性硬皮病的形成有促进作用。这一过程是通过基质金属蛋白酶降解蛋白，重塑细胞外基质来完成的。

分类

CVI涉及多项解剖和生理学异常，需要建立标准化的评估系统以规范其描述、交流。

✔✔ 1994年，在美国静脉论坛主持下达成了CVI分类的国际共识，2004年进行了进一步修订[26]。

这一共识涵盖了对患者的临床症状（C）、病因（E）、解剖（a）和病理生理状态（P）的描述，按首字母缩写为：CEAP。这方便了对CVI的研究，但在实际应用中仍有诸多不便（框18.3）。

框 18.3　CEAP 分级

临床体征（C0～6）

根据临床体征，分成如下7级：

- C0：无可见或明显的静脉疾病征象
- C1：毛细血管扩张，网状静脉丛
- C2：静脉曲张
- C3：水肿，不伴有皮肤病变
- C4a：色素沉着或湿疹
  C4b：脂性硬皮病或白色萎缩症
- C5：溃疡已愈合
- C6：活动性溃疡

进一步分为无症状（A）或有症状（S）

病因（$E_{C,P,S,N}$）

这种分类是指先天性（C）、原发性（P；不明原因但非先天性）、继发性（S；获得性）和病因不明（N）。这些组是相互独立的

解剖学分类（$A_{S,D,P,N}$）

指浅静脉（S）、深静脉（D）、穿支静脉（P）以及定位不明（N），可累及多个静脉系统

病理生理状态（$P_{R,O,N}$）

指反流性（R）或阻塞性（O），或两者兼而有之。P_N意味着静脉病理生理学改变尚未明确

辅助检查

CVI患者往往合并动脉系统疾病，对于足背动脉搏动减弱或消失的病例，如需考虑穿弹力袜治疗，之前一定要行踝-肱压指数测定。下面将详细描述静脉疾病的辅助检查方法。

手持式多普勒

带有8 MHz探头的手持式连续多普勒检查仪是门诊筛查动、静脉疾病的一个有用工具。其局限性在于精度不够，对检查者的主观依赖性强；另外，如发现静脉血流有短时间的反流现象，并不提示具有临床意义。

多普勒超声检查

多普勒超声检查是诊断下肢静脉疾病的金标准，可以清晰显示静脉系统正常或异常的解剖学结构，并可以显示静脉血的反流现象。其在下肢深静脉血栓的诊断中也有广泛应用。

> ✔ 应用多普勒超声检查诊断CVI已是国际共识[27]。

静脉造影

由于具有侵入性，下肢静脉造影已基本上被多普勒超声检查所取代。对于髂静脉和（或）下腔静脉流出道阻塞的患者，多普勒超声应用受限，而静脉造影仍有一席之地，此类病变可行阻塞段静脉血管成形术或支架置入术治疗。磁共振（MR）或计算机断层扫描（CT）血管成像有逐步取代常规导管造影的趋势，但目前其图像质量尚不能完全满足临床治疗的需求。

功能测量

下肢静脉系统的功能检查有多种。

动态静脉压测量

足背静脉穿刺建立通道，连接压力换能器、放大器和记录仪，可直接测量浅静脉压力。嘱患者做10次足尖运动。在运动过程中及之后，足部大隐静脉的压力变化就被记录下来（图18.2）。这项检查可用于检测全下肢静脉功能，包括腓肠肌泵功能。

容积描记法

容积描记法有多种，可直接测量小腿容积变化。其也采用其他方法检测间接反映小腿容积变化的参数。这些方法包括：光电容积描记、应变容积描记和空气容积描记法。

治疗

CVI的治疗有双重含义。一方面，预防脂性硬皮病或溃疡等临床并发症的出现；另一方面，对已出现的并发症进行治疗。纠正潜在的致病因素将有助于阻止CVI病情的发展，或在某种程度上能逆转这些病变。此外，在长期随访中发现，针对诱因的积极治疗，能降低CVI尤其是急性DVT的发生率。对混杂病因的溃疡患者的治疗，要针对每个具体的原因逐一攻克，但孤立性静脉疾病的治疗仍居首当其冲的位置。

一般性治疗

一般性治疗包括休息时抬高肢体至稍高于心脏的水平，这有助于减轻水肿、减少渗液、促进皮肤病变的恢复[4]。活动少、某些特定职业（需长时间站立）、肥胖及并存疾病都可以加速皮肤病变的进展，均需进行相应的治疗或调整。患者卧床后可使踝部的静脉压降至12～15 mmHg，有利于溃疡愈合。然而，长期卧床有增加血栓形

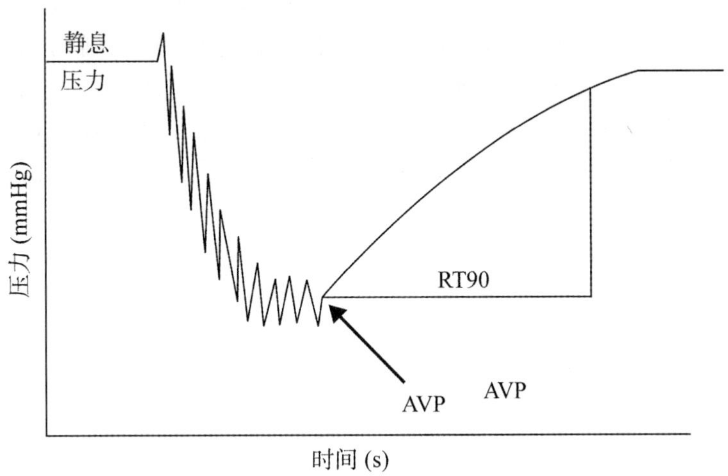

图 18.2 足背浅静脉的静脉压迹，记录从脚尖屈伸运动 10 次至静息状态的压力变化。AVP，动态静脉压力；RT 90，压力恢复到原来的 90%所用的时间

成的风险，大部分患者无法接受。这一方法仅适用于其他方法难以治愈溃疡的患者。

梯度加压治疗

局部加压治疗仍是治疗 CVI 的主要方法，也是基本方法，它可以缓解症状，促进溃疡愈合，也能预防溃疡复发。持续梯度加压治疗的原则是：在踝部施加的外压最高，向上逐渐减低，这样可增加股静脉血回流，改善静脉再充盈条件，提高静脉功能，溃疡的愈合率可达 93%[28]。可以根据患者溃疡的位置、水肿程度以及腿的形状选择弹力绷带或弹力袜。梯度加压治疗应在有经验的工作人员指导下进行，避免不当应用所致的皮肤损伤。专业评估后，梯度加压治疗也可以适用于动、静脉病变同时存在引发的混合溃疡。

✔✔ 在腿部溃疡的愈合：①加压治疗比不加压效果好；②弹性加压比非弹性加压效果好；③多层弹力加压比单层弹力加压效果好；④4 层绷带加压与其他多层高压治疗效果无显著性差异[29]。

对于溃疡的复发，还没有比较加压和不加压的随机试验。

✔✔ 不同等级压力弹力袜的回顾性分析表明，较高张力的弹力袜治疗后溃疡的复发率较低，但患者的依从性较差[30]。据统计约 1/3 的患者不能坚持长期穿弹力袜治疗[31]。

弹力袜根据对踝部施加的压力分级，从踝部向上压力线性递减，实际情况也可能并不都是这样。弹力袜压力最高可达 60 mmHg。常规压力分级和指征如表 18.1 所示。

表 18.1 弹力袜的常规压力分级

分级	踝部压力 (mmHg)	适应证
Ⅰ	< 25	轻度静脉曲张、静脉血栓的预防
Ⅱ	25～35	明显的静脉曲张、水肿、慢性静脉功能不全
Ⅲ	35～45	慢性静脉功能不全、淋巴水肿、静脉性溃疡的治疗以防止复发
Ⅳ	45～60	严重的淋巴水肿及慢性静脉功能不全

对大多数CVI或轻度淋巴水肿患者，长度及膝的弹力袜能提供25～35 mmHg较理想的压力，疗效取决于他们每天穿多长时间，以及能坚持穿多长时间。长度到大腿的弹力袜较之长度及膝者，似乎并未带来显著获益，而后者更容易穿上、依从性更好。弹力袜辅助穿戴器有助于提高患者的依从性。

间歇充气加压治疗

✔✔ 有证据表明，无论单独使用或与弹性加压联合应用，间歇性充气加压可加速溃疡愈合时间，但这有待进一步的验证[32]。

激光和电磁疗法

✔✔ 回顾性资料显示，低强度激光治疗对下肢静脉溃疡的愈合无效[33]；同样，也没有高质量的证据表明，电磁治疗能提高下肢静脉性溃疡的愈合率[34]。

药物治疗

换药

对于静脉性溃疡患者，有多种局部换药方式可供选择。

✔✔ 换药对疼痛、敷料更换的频率、浸渍和气味有影响，但换药后在外部实施加压治疗对溃疡的愈合并没有帮助。至于使用哪种换药方式，要根据当地的医疗支出、医生或患者的意愿来定[35]。

选择换药方式还要考虑到渗液、气味和患者的舒适度。无论选择何种换药方式，都要兼顾潜在的静脉功能不全的治疗，通常选择足够疗程的梯度压力治疗。简单的非黏附性敷料对多种类型的溃疡均适用。真空辅助闭合换药系统适用于深创面的溃疡，可以联合梯度压力治疗。最近有证据表明，与传统换药方式相比，可以减少溃疡愈合时间，并且费用较低[36]。Vulcan试验结果认为相比其他敷料而言，含银敷料对溃疡的愈合没有影响，但有人对此仍有质疑，因为在该试验中，有多位患者并没有真正使用含银敷料[37]。

润肤剂

润肤剂舒缓、平滑并且能滋润肌肤，适合于所有的干燥或脱屑的皮肤病变如静脉曲张性湿疹。由于其作用短暂，所以要经常使用。如无感染，禁用含有抗生素的润肤剂。

己酮可可碱

✔✔ 已经有数个随机对照试验[38]证明，无论是否联合梯度压力疗法，己酮可可碱比安慰剂治疗静脉性溃疡更有效。

营养

充足的营养对溃疡的愈合很重要，蛋白质、维生素A和C、锌等微量元素都是很重要的。如果存在营养不良，可适当服用膳食营养素。

浅静脉介入治疗

浅静脉手术

孤立性浅表静脉功能不全或同时存在浅、深静脉瓣膜功能不全的患者，浅静脉手术有助于静脉性溃疡的治疗；长期随访也发现，溃疡的复发率是降低的。微创技术适用于无法接受传统常规手术的患者。这些技术包括射频消融（RFA）、腔内激光消融术（EVLA）和泡沫硬化剂技术。请参阅第17章。

✔✔ 最近的一项随机对照试验显示，浅静脉手术联合梯度压力治疗静脉性溃疡与单纯梯度压力治疗相比，初始愈合率没有差别，但在手术组有较低的溃疡复发率，术后 12 个月时两组的复发率分别为 12% 和 28%。作者认为，多数慢性静脉性溃疡患者可从单纯浅静脉手术中获益[39]。

穿通支静脉手术

腔镜深筋膜下穿通支离断术以及最近出现的微创技术如 EVLA 和 RFA，重燃了人们对小腿内侧穿通支静脉反流治疗的热情，但有证据显示患者从中获益甚微。通过这些方法，对功能不全的穿通支静脉治疗的好处的证据并不充分，穿通支静脉手术的确切指征尚不明确。

深静脉重建术

从全球范围看，下肢浅静脉手术以及上述的保守治疗措施，对大部分 CVI 患者能够取得很好的疗效。相比而言，深静脉瓣膜重建术在此方面的经验是有限的。深静脉瓣膜重建术通常适用于那些症状严重、保守治疗效果欠佳的患者。

目前已出版的关于深静脉重建术治疗 CVI 的文献，包括大隐静脉高位结扎、剥脱术等辅助治疗措施，不足以说明其疗效就是深静脉重建术的功劳。另外，有一些研究的样本数较少、随访时间短，不具备参考价值。框 18.4 记录了深静脉重建术的相关术式。

框 18.4 深静脉瓣膜功能不全纠正术

瓣膜修复术
瓣膜成形术
瓣膜换位术
瓣膜移植术
静脉壁外加强术
涤纶环包术
静脉壁折叠术

✔✔ 最近的 Cochrane 系统评估发现，只有一项与深静脉重建术相关的随机试验[40]。该研究将深静脉瓣膜重建术＋大隐静脉高位结扎术同单纯大隐静脉高位结扎术做比较，发现前者对患者的临床症状有中度改善，后者为轻度改善。

静脉旁路移植术

DVT 后约 90 天，50% 的受累肢体将出现不同程度的再通[41]，很多患者会有静脉回流受阻、深静脉反流的后遗症状。未能获得再通的病变，静脉回流持续受阻，这将引起严重的肢体肿胀，伴有皮肤病变和静脉性跛行。静脉旁路移植术适用于那些有明确的流出道阻塞，并且伴有严重临床症状的患者。DVT 后最多 4 年，由于侧支血管的建立，患者的症状可自行缓解，静脉旁路移植术不适合在此之前进行。下面介绍两个主要的静脉旁路移植术术式：

1. 股-股静脉转流术（Palma 手术；图 18.3），适用于髂静脉阻塞患者[42]。该术式只适合少数患者，其长期通畅率及症状缓解率可以达到 70%[43]。常选择健侧肢体的长段大隐静脉作为移植血管。

2. 大隐静脉-腘静脉旁路移植术，选择长段大隐静脉作为移植血管，适用于股浅静脉阻塞或狭窄所致的功能性流出道回流受阻。如果大隐静脉已经作为机体代偿的侧支血管，这样做可能会使事情变得更糟，甚至诱发血栓形成。

植皮

较大创面的溃疡可以考虑行中厚皮片植皮或点状植皮，如果成功，将缩短愈合时间。植皮前要保持溃疡基底清洁，控制全身或局部感染（尤其要注意 β 溶血性链球菌、铜绿假单胞菌和金黄色葡萄球菌）。然而，如果不能解除静脉本身的致病因素，植皮失败或溃疡复发在所难免。

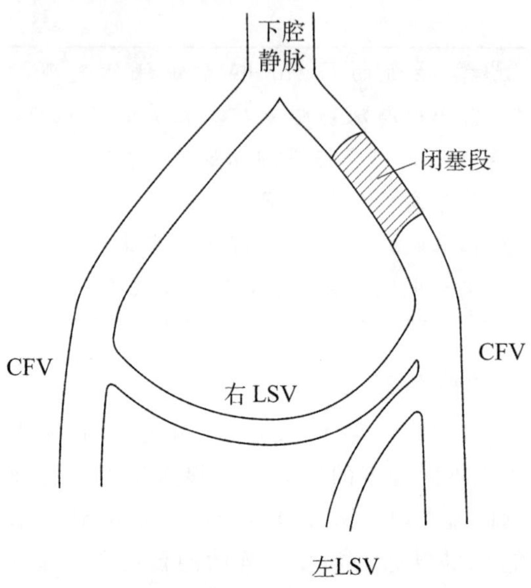

图 18.3 股–股静脉大隐静脉（LSV）转流治疗单侧髂静脉梗阻。CFV，股总静脉；IVC，下腔静脉

腔内治疗在静脉阻塞中的应用

近年来，随着血管腔内技术的发展，腔内支架置入术治疗髂静脉闭塞和狭窄性病变的效果越来越明确，但尚无同传统手术相比较的长期随访资料。Raju 等[44]报道一个小样本的长段髂静脉闭塞的临床资料，治疗 2 年后，一期和二期通畅率分别为 49%和 76%。进一步的报道称，支架置入术治疗 May - Thurner 综合征，1 年通畅率为 90%[45-46]。May - Thurner 综合征是指左髂总静脉近端受到右侧髂总动脉或主–髂动脉分叉处的慢性搏动性压迫，导致受压静脉管腔内形成网状或膜性粘连，这是一种常见病变（占成年人群的 20%）。May - Thurner 综合征是一个日益公认的、引发左侧髂静脉血栓性闭塞的病因，在年轻患者尤为明显。这或许能解释为什么左下肢深静脉血栓多见，其临床表现为左下肢静脉高压或深静脉血栓形成。

血栓后综合征的预防

继发于 DVT 的 CVI 通常被称为血栓后综合征（PTS）或静脉炎后综合征。DVT 的治疗曾经只是针对预防急性期血栓的延伸和避免肺动脉栓塞，而很少关注长期治疗来预防 PTS。然而，这类患者中至少有 30%会发展成轻度或中度 PTS[47-49]，并且血栓越靠近近端，越是复发性血栓，风险越高。即便是孤立性小腿深静脉血栓，也有发生 PTS 的风险。

✔✔ 2%～10%的 DVT 患者 10 年后将发生严重 CVI 并溃疡形成[47,50]。

继发于 DVT 的瓣膜关闭不全或残余血栓阻塞流出道，以及腓肠肌泵功能衰竭可导致 PTS。原发性 DVT 的治疗，不仅要防止血栓扩展和肺栓塞，还要注意保护受累静脉，以保留其功能，或尽早使其功能恢复。措施包括抗凝治疗、患肢抬高、梯度压力治疗等，溶栓和导管取栓在急性髂–股 DVT 的治疗中越来越受到重视。DVT 患者应终身穿弹力袜，有残余反流、长时间站立或长途旅行的患者尤其应如此[46]。患者应该适度、规律锻炼，以恢复小腿肌肉泵功能，维持踝关节的活动。这些措施虽然简单，终生坚持可以有效预防 PTS 对机体造成的不良影响。

总结

关注 CVI、DVT 或 PTS，必须制订个体化的诊治方案。图 18.4 为患者诊治的简易流程。

下垂和不活动

久坐者踝部长期处于静脉高压状态。日常行走可以发挥小腿肌肉泵的功能，从而降低静脉压，否则，就会发生长期静脉高压引起的静脉反流。久坐轮椅的人由于缺少活动，会出现下肢静脉性肿胀，这些

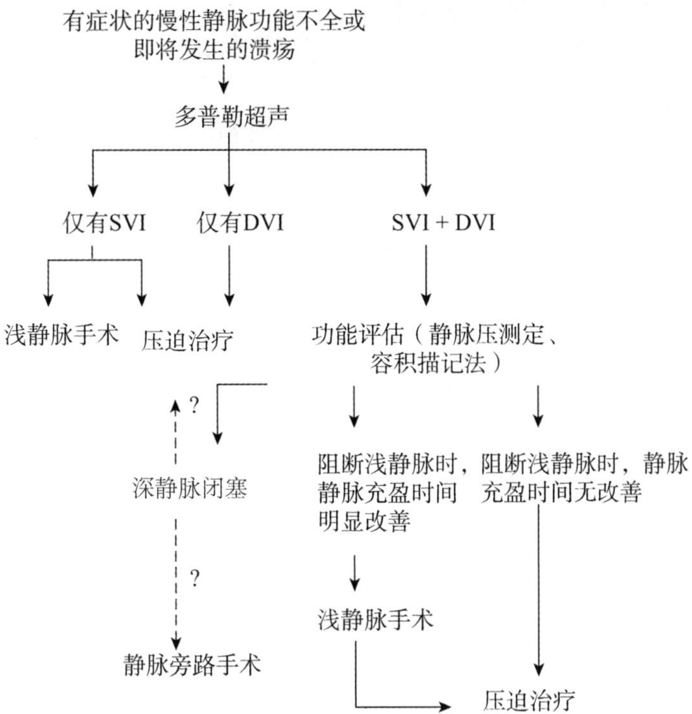

图 18.4　慢性静脉功能不全处置流程图。DVI，深静脉瓣膜功能不全；SVI，浅表静脉功能不全

人可以没有真正意义上的静脉病理基础。踝关节僵硬或发生踝关节融合的患者亦然。建议这类患者预防性应用梯度压力治疗。病态肥胖是下肢溃疡的另一个主要病因。减肥是这些患者的首要任务，虽然对大多数患者而言，这属于初级医疗保健项目，但对有些患者却有可能需要接受胃束带术或胃旁路术治疗。

淋巴水肿

淋巴水肿是一种进行性、慢性的肿胀过程，可以发生在机体的任何部位，最多见于下肢，导致肢体变形、臃肿、活动能力下降和功能受损。

病因

淋巴水肿的病因可分为内源性（原发性）或外源性（继发性）。

原发性淋巴水肿

框 18.5 列出了原发性淋巴水肿的传统分型。先天性淋巴水肿可以是患儿出生时就存在，也可以是出生后不久才出现。Milroy 病是常染色体遗传性淋巴水肿，较罕见。早发性淋巴水肿多见于 35 岁之前的女性患者。通常，先天性淋巴水肿是非家族遗传性疾病，但淋巴水肿-双行睫综合征（lymphoedema - distichiasis syndrome）是与 FOXC2 基因突变相关的家族遗传性疾病，通常在青春期发病[51]。35 岁以后发病则称为迟发性淋巴水肿。也许这三类淋巴水肿代表了同一疾病的不同演变过程，分别与淋巴管的先天萎缩、发育不良或过度增生相关。淋巴结纤维化梗阻也与之相关[52]。

此外，功能分类法更适用于治疗的需要，最早由 Browse[53] 首先提出。

框 18.5 淋巴水肿的原因

原发性

先天性（年龄＜1 岁）
- 家族性（Milroy 病）
- 非家族性

早发（＜35 岁）
- 家族性
- 非家族性

迟发（＞35 岁）

继发性

恶性肿瘤

手术
- 乳房根治术
- 腹股沟淋巴结清扫术

放疗

感染
- 寄生虫感染（丝虫病）
- 化脓（β 溶血性链球菌、金黄色葡萄球菌）
- 结核

损伤
- 动脉手术
- 静脉疾病和静脉手术

- 闭塞型（80%）：远端淋巴管发生进行性闭塞。多见于女性，双侧发病。
- 近端梗阻型（10%）：阻塞发生在腹腔、盆腔或腹股沟淋巴结，单侧多见。
- 淋巴管瓣膜功能不全及过度增生型（10%）：淋巴管瓣膜发育不全，淋巴管扩张伴增生，双侧多见。

继发性淋巴水肿

继发性淋巴水肿多源于外来损伤，阻塞段以远的淋巴管扩张，致瓣膜关闭不全。在世界范围内，丝虫感染是淋巴水肿的最常见病因，但在欧洲是个例外，那里最常见的病因是肿瘤及肿瘤相关性治疗，例如乳腺癌术后淋巴水肿。框 18.5 列出了继发性淋巴水肿的原因。

临床表现

最初的表现是外周水肿。通过询问病史和相关检查，一般都能鉴别淋巴水肿和其他原因引起的肢体肿胀，也能明确是原发性或继发性淋巴水肿。

病史

患者主诉通常是进展缓慢的全部肢体或部分肢体肿胀。肢体肿胀多从远端开始，晨起或抬高患肢，肿胀程度没有明显减轻，白天或长时间站立可使病情加重，主要表现为肢体沉重，有一半的人感觉剧烈疼痛，需使用止痛药[54]。患者可能有反复发作的淋巴管炎病史。接诊时应询问患者的发病年龄，以及既往有无手术史、恶性肿瘤病史，是否接受过放射治疗等。

淋巴水肿也可继发于脂肪水肿。脂肪水肿表现为非匀称性肿胀，是脂肪细胞异常膨胀和堆积而成，自腰部而下至踝关节，几乎总是累及双下肢，常引发疼痛，特别是小腿段，节食和运动对其无效。脂肪水肿几乎只发生在女性患者身上，与体型无关，有遗传倾向。膨大的脂肪细胞阻塞淋巴管，许多脂肪水肿的患者最终发展为淋巴水肿。由于患者无法忍受梯度压力治疗带来的疼痛，该病很难治疗。

查体

肿胀的特点是呈现均匀性，可以是单侧的，也可以是双侧的。最初是指凹性水肿，随着脂肪增生、皮下组织纤维化，水肿过渡为非指凹性，直至变得像树干一样（图 18.5）。皮肤呈现出橘皮样外观，足趾皮肤过度角化，如继发真菌感染，则出现皮肤开裂。患肢皮肤逐渐增厚，弹性越来越差，直到再也捏不起来。Stemmer 征检查呈阳性（患者第二趾背侧皮肤不能提起），表现为特征性的“水牛背”外观，胫前区皮肤出现乳糜小泡。比起静脉性水肿，淋巴水肿患者的皮肤“更有”弹性扩张的空间，踝部的溃疡相对少见[55]。患者身上有手术切口痕或放疗相关的皮肤毛细血管扩张征，则提示继发性淋巴水肿。

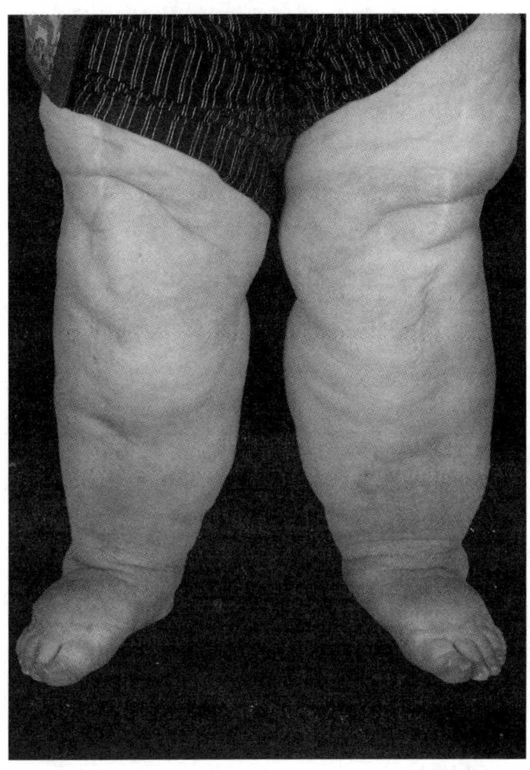

图 18.5 慢性下肢淋巴水肿的肢体呈“树干”征，足部呈“水牛背”征

临床分期

目前尚未就各种不同类型淋巴水肿的临床分期达成广泛共识。表 18.2 列出了国际淋巴学学会的推荐标准[56-57]。根据患肢容积增加的严重程度分为：轻度，容积增加＜20％；中度，容积增加 20％～40％；重度，容积增加＞ 40％。

辅助检查

通常根据患者的临床症状、体征就可以诊断淋巴水肿。如果不能确诊，就要进行相关辅助检查，以明确诊断、制订手术或其他治疗方案。

表 18.2 淋巴水肿临床分期

0 期	隐性或亚临床状态 尽管淋巴回流受损，但肿胀不明显
Ⅰ期	水肿早期，抬高患肢能缓解。轻度指凹性水肿
Ⅱ期	单纯抬高患肢，水肿消退效果不好，指凹性水肿明显 Ⅱ期晚期，皮下组织纤维化使指凹性水肿不再明显
Ⅲ期	淋巴性象皮肿，水肿不再呈指凹性，皮肤营养障碍如皮肤色素沉着、粗糙、增厚，脂肪沉积和疣状增生

超声检查

B 超可用于鉴别 CVI，可以检测在真皮和皮下组织的变化，作为临床的监控工具。

淋巴管造影（同位素淋巴造影）

同位素淋巴造影越来越普及，有取代常规淋巴管造影的趋势，可以全面评估淋巴液的引流情况（图 18.6）。将放射性核素（通常是锝）标记的胶体液注入双足第二趾蹼皮下组织，用 r-相机每间隔 5 min 照相，评估淋巴管的引流情况。该项技术诊断淋巴水肿的灵敏度为 92％，特异度为 100％[58]，阴性结果可排除淋巴水肿的诊断[59]。

CT 检查

CT 可显示扩张的淋巴管，从而有助于阻塞性淋巴水肿和淋巴管瓣膜功能不全的诊断[60]。CT 扫描所见的“蜂窝征”提示皮下组织积液，可诊断淋巴水肿。通过对比病变肢体 CT 横截面的面积变化，可评估梯度压力治疗的效果。既往有盆腔或腹

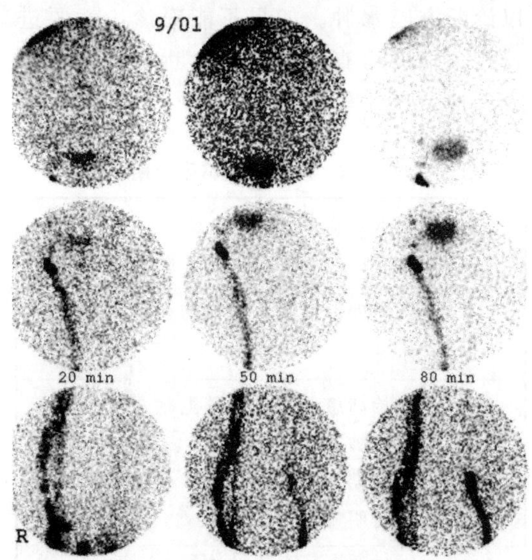

图 18.6 同位素淋巴显像提示左下肢淋巴水肿。右侧，同位素沿淋巴管上行至腹股沟，并在腹股沟淋巴结浓集（正常）；左侧，同位素局限于腿部

腔恶性肿瘤病史的患者，行 CT 扫描可明确有无肿大淋巴结或盆腔肿物，是否压迫淋巴管，致其回流受阻。

磁共振成像（MRI）

MRI 可以显示慢性淋巴水肿患者的肢体皮下组织环形水肿带，皮肤增厚，皮下脂肪增生，呈蜂窝征，以及淋巴结的大小和形状变化[61-62]。

磁共振间质淋巴造影术

磁共振间质淋巴造影术需皮内注射顺磁性造影剂以显示淋巴管[63]。淋巴管扩张及伴有皮肤淋巴管回流的侧支淋巴管形成提示其近端梗阻[64-65]。动态磁共振淋巴管造影比同位素淋巴闪烁造影，能更敏感而准确地诊断淋巴系统解剖或功能异常性疾病[66]。

微淋巴管荧光造影（FML）

FML 是指皮内注射异硫氰酸荧光素-葡聚糖后，用荧光显微镜观察皮肤表面的可视化网状化淋巴管。FML 可以确诊淋巴水肿，并与其他类型的水肿相鉴别[56-67]。荧光技术使得网状淋巴管易于识别，可进行拍照或视频记录。Milroy 病是典型的微淋巴管缺如症（先天发育不全），而其他类型的原发性或继发性淋巴水肿的网状淋巴管则代偿性扩张。在脂肪水肿的患者可见为淋巴管瘤。

淋巴管造影术

淋巴管造影现在基本被淋巴管闪烁造影所取代，除了拟行血管-淋巴管重建术的患者外，已很少使用。

治疗

治疗的目的是减轻肢体肿胀、降低感染风险以及改善功能。如果治疗足够早，比如患者刚出现指凹性水肿，保守治疗效果最佳，但是一定要坚持治疗。对保守治疗无效、有严重症状的患者需行手术治疗，能完成这样手术的医院不是很多。

一般措施

一经确诊，要明确告知患者该病是非致命性的，同时要给予其咨询与指导的方便[51]。患者积极主动地配合治疗很关键，依从性越好，治疗效果越好。散发科普资料对提高疗效很有帮助。在疾病的早期阶段，抬高患肢有利于静脉回流，可减少组织水肿。骑自行车这类的运动，可以促进淋巴液沿缺少自主收缩的淋巴管的回流，也可以提高集合淋巴管的张力。控制体重很重要。

淋巴水肿的手法按摩

手法按摩先从肢体的近端非水肿区开始，之后由近而远一点点进行，这样可以增加淋巴回流。

梯度加压治疗

弹力袜的压力规格为≥50 mmHg。弹力袜对于消肿后的维持治疗效果很好，但患者在夏季难以坚持使用，年龄、体弱的患者使用起来也不方便。非弹性绷带多层包扎是强化治疗的重要阶段，在静息状态下维持较低压力，而运动状态下则提供一个高的压力环境，可以减轻肢体肿胀，帮助肢体塑形，改善皮肤的营养状况，以便更适合穿弹力袜治疗。

✔✔ 与一开始就穿弹力袜相比，患者先接受压力梯度治疗，之后再穿弹力袜，持续消肿的效果会更好[68]。

间歇充气加压治疗（IPC）

IPC 是将肿胀肢体放入有多个气囊的肢体套中，依次充气气囊至 80 mmHg，放气顺序由远而近，达到向心性按摩促进淋巴液回流的效果。患者可以在家里完成这种治疗，每天 4 h。值得注意的是，如果近端淋巴管缺如、闭锁或阻塞，向心性按摩将导致淋巴液聚集在生殖器等异常部位，同时高压淋巴液可能造成外周淋巴管损伤。文献报道，IPC 结合弹力袜治疗可使 90％的患者即刻见效，并能维持较长时间[69]。上述方法治疗效果欠佳的患者，其病史往往超过 10 年，这类患者利用汞的静水压治疗获得了一些疗效[70]。具体方法是：将肿胀的肢体放在一个有两层膜的圆桶内，在两层膜之间每间隔一段时间分别注入和排空水银，使得足部的静水压达 80 mmHg，越往上逐渐递减到正常大气压力水平。患者对此有良好的耐受性，对那些纤维硬化性水肿的患者也能获得一定改善。尽管其原理简单，但其安全防护措施是复杂的。

热疗

局部微波加热或热水浸泡都能达到热疗的目的。热疗并不能促进淋巴回流，但能降低局部炎性反应，减少细胞外蛋白基质的形成，从而起到消肿、避免再次感染的作用。

复合理疗

复合理疗通常为期 2～4 周，包括两个阶段。第一阶段主要进行皮肤护理、轻手法按摩、适度运动以及多层绷带包扎加压治疗。第二阶段是为了巩固和提高第一阶段的效果，主张穿低张力弹力袜或使用肢体套加压治疗，继续皮肤护理，坚持做康复运动，必要时重复轻手法按摩。坚持上述治疗，65％～67％的患者肢体可以消肿，其中 90％能维持 9 个月以上的治疗效果[72]。另外，近半数患者的感染得到了控制，生活质量得到提升[73]。

预防感染

淋巴系统输送淋巴细胞，对外来抗原做出快速应答。淋巴回流受阻将中断应答反应，增加感染的风险，并使已发生的感染进一步加重。常见的病原体是 β 溶血性链球菌和金黄色葡萄球菌。蜂窝织炎或丹毒的每次发作都会对机体淋巴管造成损伤，加重肿胀。因此，要注意穿松紧合适的鞋，避免隐性皮肤破损致细菌感染。细致的皮肤护理至关重要。患者要养成良好的生活习惯，包括洗脚后认真擦干、涂润肤剂、关注任何可能引起蜂窝织炎的皮肤病变。使用抗生素积极治疗任何早期感染迹象，对于反复感染，可长期、预防性应用低剂量抗生素，如阿莫西林、氟氯西林或头孢菌素等。

目前的指南建议临床症状改善后，抗生素治疗至少 14 天[74]。

药物治疗

苯并吡喃酮可以降低血管通透性，从而减轻水肿，还可以缓解肿胀部位的疼痛和不适。有人认为该药物可增加巨噬细胞的活性，促进蛋白质的裂解，减轻肢体淋巴水肿的纤维化程度。2009 年，Cochrane 系统评价认为，根据现有证据无法得出苯并吡喃酮治疗淋巴水肿有效的结论[75]。没有证据表明利尿剂能改善淋巴回流，不建议将其用于淋巴水肿的治疗[51]。

手术治疗

手术应在专科医院进行，仅限于保守治疗无效的、症状严重的患者，如淋巴漏或复发性淋巴管炎。术前应评估手术对患者有可行性，术后要长期加压治疗。手术分为减容术（闭塞性原因）和旁路术（淋巴管梗阻）。

切除术

该手术的目的是去除病变部位多余的皮肤和皮下组织。手术经历了从 Homan 术式（图 18.7）到 Charles 术式的演变过程，前者是将病变组织做梭形切除，后者则是更大范围地切除小腿所有多余的皮肤、皮下组织，有时甚至去除部分深筋膜组织，需要同期植皮。这类手术的效果较好，但感官度差，并且可能遗留明显的瘢痕，合并难治性溃疡、淋巴液渗漏不止，甚至出现大腿马裤征等。脂肪抽吸术对乳腺癌术后的上肢肿胀效果良好[76]，一直有学者尝试将其用于解决上述困惑，但是因为下肢淋巴水肿往往同时合并严重的纤维化，这一努力仅在病情较轻的患者身上有一定效果。随着设备的不断改进，肿胀麻醉液及助力套管的应用，吸脂术将获得更好的疗效[77]。

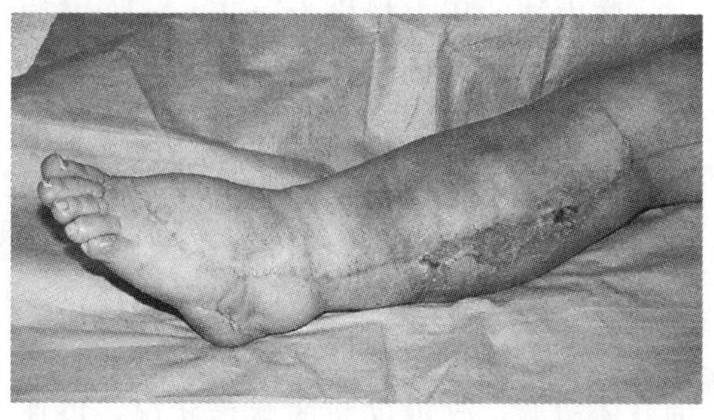

图 18.7 Homan 手术。在肢体外侧取长椭圆形切口，切除多余的皮肤和皮下组织。该患者之前经历了内侧的切除术。伤口愈合不良很常见。

旁路术

无论是原发或继发性区域淋巴阻塞，寻找可用做旁路手术的淋巴管都是个难题。如果怀疑是医源性的淋巴水肿，要临床观察 6 个月，视其发展情况再决定是否行淋巴旁路术。旁路术的术式如框 18.6 所述。皮肤、肌肉和网膜都曾用于区域淋巴阻塞的旁路手术材料，手术的效果取决于新生淋巴管的建立，而上述材料往往缺乏足够的淋巴管，尚未见有令人满意的疗效报道。对此，肠-肠系膜桥接术应运而生，切取一段长 10cm 带有系膜的回肠，沿对系膜缘剖开，剥除肠壁的黏膜组织，保留富含血管和淋巴管的黏膜下层，剥除最正常的淋巴结，将回肠植片缝合于其上。研究发现，淋巴管的桥接在早期就可建立，随后 6 年的随访中，75%的肢体有持续症状改善，只是该研究的样本量较小[78]。自体淋巴管旁路术对淋巴管吻合技术要求较高，所用材料取自患者对侧肢体的正常淋巴管，从趾蹼注射亚甲蓝有助于确定适合上述手术的淋巴管。术后 66%的患者症状得到改善，但 1 年后降到 50%。最近的研究表明，下肢旁路术效果能维持 10 年[79]。胸导管最终汇入锁骨下静脉，因此淋巴-静脉吻合术是符合生理功能的。一组长达 7 年的资料表明，在 85%获得随访的患者中，肢体消肿率为 67%，蜂窝织炎的发病率降低了 87%[80]。

框 18.6 淋巴水肿旁路手术

皮瓣和肌肉瓣
网膜桥
肠-肠系膜桥
淋巴管-淋巴管吻合术
淋巴-静脉吻合术

要点

- CVI 是慢性下肢肿胀最常见的原因。
- DVT 10 年后发生轻至中度 CVI 的风险高达 30%。
- DVT 10 年后发生重度 CVI 的风险为 2%～10%。
- 大隐静脉反流是造成 CVI 的独立病因。
- 梯度弹力加压治疗能有效促进溃疡愈合，防止复发。
- 无论是孤立的浅表静脉功能不全，或同时合并深静脉瓣膜功能不全，大隐静脉剥脱术都是有效的。
- 只有有限的证据表明深静脉重建术和血管腔内治疗对 CVI 有效。
- 淋巴水肿分原发性和继发性两种。
- 淋巴水肿进一步按功能分类为：先天闭锁、近端梗阻、淋巴管瓣膜功能不全、淋巴管异常增生。
- 在大多数地区，丝虫病都是淋巴水肿的致病因素，欧洲是个例外，肿瘤及其相关治疗是引起淋巴水肿最常见的病因。
- 水肿最初是指凹性的，由于皮下脂肪的沉积及纤维化，最终成为非指凹性水肿。
- 淋巴水肿较少引发溃疡。
- 同位素淋巴扫描通常能明确诊断。
- 包括手法按摩、弹力加压、复合理疗以及预防感染在内的保守治疗通常能获得较好的疗效。

参考文献

1. Ruckley CV, Callam MJ, Dale JJ. Causes of chronic leg ulceration. Lancet 1982;ii:615–6.
2. Cornwall JV, Lewis JD. Leg ulcers: epidemiology and aetiology. Br J Surg 1986;73:693–6.
3. Callam MJ, Harper DR, Dale JJ. Arterial disease in chronic leg ulceration: an underestimated hazard. Lothian and Forth Valley leg ulcer study. Br Med J 1987;294:929–31.
4. The Alexander House Group. Consensus paper venous leg ulcers. J Dermatol Surg Oncol 1992;18:592–602.
A condensed consensus report summarising the status of various aspects of epidemiology, diagnosis and treatment of venous ulcers. Various investigational and treatment approaches are summarised and recommendations given. Level II evidence.
5. Evans CJ, Fowkes FG, Ruckley CV, et al. Prevalence of varicose veins and chronic venous insufficiency in men and women in the general population: Edinburgh Vein Study. J Epidemiol Community Health 1999;53:149–53.
6. Van den Oever R, Hepp B, Bebbaut B, et al. Socioeconomic impact of chronic venous insufficiency. An underestimated public health problem. Int Angiol 1998;17:161–7.

7. Nelzen O, Bergqvist D, Lindhagen A. Venous and non-venous leg ulcers: clinical history and appearance in a population study. Br J Surg 1994;81:182–7.

8. Callam MJ, Ruckley CV, Harper DR, et al. Chronic ulceration of the leg: extent of the problem and provision of care. Br Med J 1985;290:1855–6.

9. Cornwall JV, Dore CJ, Lewis JD. Leg ulcers: epidemiology and aetiology. Br J Surg 1986;73:693–9.

10. Baker SR, Stacey MC, Jopp-McKay AG, et al. Epidemiology of chronic venous ulcers. Br J Surg 1991;78:864–7.

11. Lees TA, Lambert D. Prevalence of lower limb ulceration in an urban health district. Br J Surg 1992;79:1032–4.

12. Cesarone MR, Belcaro G, Nicolaides AN, et al. 'Real' epidemiology of varicose veins and chronic venous disease: the San Valentino Vascular Screening Project. Angiology 2002;53:119–30.

13. Bosanquet N. Costs of venous ulcers: from maintenance therapy to investment programmes. Phlebology 1992;7:44–6.

14. Ruckley CV, Evans CJ, Allan PL, et al. Chronic venous insufficiency: clinical and duplex correlations. The Edinburgh Vein Study of venous disorders in the general population. J Vasc Surg 2002;36:520–5.

15. Lees TA, Lambert D. Patterns of venous reflux in limbs with skin changes associated with chronic venous insufficiency. Br J Surg 1993;80:725–8.

16. Delis KT, Ibegbuna V, Nicolaides AN, et al. Prevalence and distribution of incompetent perforating veins in chronic venous insufficiency. J Vasc Surg 1998;28:815–25.

17. Darke SG, Penfold C. Venous ulceration and saphenous ligation. Eur J Vasc Surg 1992;6:4–9.

18. Lawrence MB, McIntire LV, Eskin SG. Effect of flow on polymorphonuclear leukocyte/endothelial cell adhesion. Blood 1987;70:1284–90.

19. Sahary M, Shields DA, Georgiannos SN, et al. Endothelial activation in patients with chronic venous disease. Eur J Vasc Endovasc Surg 1998;15:342–9.

20. Shoab SS, Scurr JH, Coleridge Smith PD. Increased plasma vascular endothelial growth factor among patients with chronic venous disease. J Vasc Surg 1998;28:535–40.

21. Coleridge Smith PD, Thomas P, Scurr JH, et al. Causes of venous ulceration: a new hypothesis. Br Med J 1988;296:1726–7.

22. Wenner A, Leu HJ, Spycher M, et al. Ultrastructural changes of capillaries in chronic venous insufficiency. Exp Cell Biol 1980;48:1–14.

23. Gajraj H, Browse NL. Fibrinolytic activity of the arms and legs of patients with lower limb venous disease. Br J Surg 1991;78:853–6.

24. Browse NL, Burnand KG. The cause of venous ulceration. Lancet 1982;ii:243–5.

25. Herouy Y, Nockowski P, Schopf E, et al. Lipodermatosclerosis and the significance of proteolytic remodeling in the pathogenesis of venous ulceration. Int J Mol Med 1999;3:511–5.

26. Eklof B, Rutherford RB, Bergan JJ, et al. Revision of CEAP classification for chronic venous disorders: consensus statement. J Vasc Surg 2004;40:1248–52.
This is an international consensus document produced under the auspice of the American Venous Forum that provides a classification for CVI.

27. Coleridge-Smith P, Labropoulos N, Partsch H, et al. Duplex ultrasound investigation of the veins in chronic venous disease of the lower limbs – UIP consensus document, part I. Basic principles. Eur J Vasc Endovasc Surg 2006;31:83–92.

28. Mayberry JC, Moneta GL, Taylor Jr LM, et al. Fifteen year results of ambulatory compression therapy for chronic venous ulcers. Surgery 1991;109:575–81.

29. O'Meara S, Cullum NA, Nelson EA. Compression for venous leg ulcers. Cochrane Database Syst Rev 2009;1: CD000265.
This is a meta-analysis of 39 randomised controlled trials reporting 47 comparisons of compression versus no compression or versus other types of compression in the healing of venous leg ulcers.

30. Nelson EA, Bell-Syer SEM, Cullum NA, et al. Compression for preventing recurrence of venous ulcers. Cochrane Database Syst Rev 2000;4: CD002303.
This is a review of two randomised controlled trials, one of which compared class III stockings with class II stockings and the other compared two different makes of class II stocking in the prevention of ulcer recurrence. Higher grades of compression are associated with lower recurrence rates. Also, not wearing stockings is strongly associated with ulcer recurrence.

31. Ruckley CV. Treatment of venous ulceration: compression therapy. Phlebology 1992;1(Suppl.): 22–6.

32. Nelson EA, Mani R, Thomas K, et al. Intermittent pneumatic compression for treating venous leg ulcers. Cochrane Database Syst Rev 2011;2: CD001899.
This is a review of seven randomised controlled trials; four compared IPC plus compression with compression alone. One of these found increased ulcer healing with IPC, while three found no evidence of benefit. One trial compared IPC without additional compression with compression alone and found no difference, and in one trial more ulcers healed with IPC than with dressings. One trial found that rapid IPC healed more ulcers than slow IPC.

33. Flemming K, Cullum NA. Laser therapy for venous leg ulcers. Cochrane Database Syst Rev 2000;1: CD001182.
Four trials were available, two randomised controlled trials compared laser therapy with sham, one with ultraviolet light and one with red light. Neither of the two randomised controlled trials found a difference in healing rates and there was no significant benefit for laser when the trials were pooled.

34. Aziz Z, Cullum NA, Flemming K. Electromagnetic therapy for treating venous leg ulcers. Cochrane Database Syst Rev 2011;3: CD002933.
This is a review of 3 randomised controlled trials comparing electromagnetic therapy (EMT) with sham treatment. One small trial of 44 patients reported significantly more ulcers healed in the EMT group, one reported no difference and one reported a greater reduction in ulcer size in the EMT group.

35. Palfreyman SSJ, Nelson EA, Lochiel R, et al. Dressings for healing venous leg ulcers. Cochrane Database Syst Rev 2006;3: CD001103.
This is a meta-analysis of 42 randomised controlled trials evaluating various types of dressings in the treatment of venous leg ulcers. In none of the comparisons was there evidence that any one type of dressing was better than others in terms of the numbers of ulcers healed.

36. Vuerstaek JDD, Vainas T, Wuite J, et al. State-of-the-art treatment of chronic leg ulcers: a randomized controlled trial comparing vacuum-assisted closure (V.A.C.) with modern wound dressings. J Vasc Surg 2006;44:1029–37.

37. Michaels JA, Campbell B, King B, et al. Randomized controlled trial and cost-effectiveness analysis of silver-donating antimicrobial dressings for venous leg ulcers (VULCAN trial). Br J Surg 2009;96(10):1147–56.

38. Jull AB, Arroll B, Parag V, et al. Pentoxifylline for treating venous leg ulcers. Cochrane Database Syst Rev 2007;3: CD001733.
This is a meta-analysis of 12 trials, 11 of which compared pentoxifylline (oxpentifylline) with placebo or no treatment. Pentoxifylline is more effective than placebo in terms of complete ulcer healing or significant improvement. The relative risk of ulcer healing with oxpentifylline compared with placebo is 1.70.

39. Barwell J, Davies C, Deacon J, et al. Comparison of surgery and compression with compression alone in chronic venous ulceration (ESCHAR study): randomized controlled trial. Lancet 2004;363:1854.
This is a randomised controlled trial of 500 consecutive patients with chronic venous ulcers randomly assigned to compression alone or in combination with surgery to assess the role of superficial venous surgery in the healing and prevention of recurrence of leg ulcers. There was no difference in initial healing rates but a reduction in recurrence at 12 months in the surgical group (12% vs. 28%).

40. Hardy SC, Riding G, Abidia A. Surgery for deep venous incompetence. Cochrane Database Syst Rev 2004;3: CD001097.
This is a review of randomised trials of surgical treatment of patients with deep venous incompetence. Only one trial was found comparing superficial venous ligation and limited deep anterior valve plication with superficial ligation alone, with moderate improvement in clinical outcome in the former group compared with mild improvement in the latter group.

41. Killewich LA, Bedford GR, Beach KW, et al. Spontaneous lysis of deep venous thrombi: rate and outcome. J Vasc Surg 1989;9:89–97.

42. Palma EC, Esperon R. Vein transplants and grafts in the surgical treatment of the postphlebitic syndrome. J Cardiovasc Surg (Torino) 1960;1:94–107.

43. Halliday P, Harris J, May J. Femoro-femoral crossover grafts (Palma operation), a long term follow up study. In: Bergan JF, Yao JST, editors. Surgery of the veins. New York: Grune & Stratton; 1985. p. 241.

44. Raju S, McAllister S, Neglen P. Recanalisation of totally occluded iliac and adjacent venous segments. J Vasc Surg 2002;36:903–11.

45. O'Sullivan GJ, Semba CP, Bittner CA, et al. Endovascular management of iliac vein compression (May–Thurner syndrome). J Vasc Interv Radiol 2000;11:823–36.

46. Raju S, Owen Jr S, Neglen P. The clinical impact of iliac venous stents in the management of chronic venous insufficiency. J Vasc Surg 2002;35:8–15.

47. Janssen MC, Haenen JH, van Asten WN, et al. Clinical and haemodynamic sequelae of deep venous thrombosis: retrospective evaluation after 7–13 years. Clin Sci 1997;93:7–12.
In this study, 81 patients with venographically confirmed lower-extremity DVT were clinically and haemodynamically re-examined 7–13 years after DVT (mean 10 years) to assess PTS; 7–13 years after DVT 31% of the patients had moderate and 2% had severe clinical PTS, while 57% of the patients had abnormal haemodynamic findings. Level II evidence.

48. Franzeck UK, Schalch I, Bollinger A. On the relationship between changes in the deep veins evaluated by duplex sonography and the post-thrombotic syndrome 12 years after deep venous thrombosis. Thromb Haemost 1997;77:1109–12.

49. Johnson BF, Manzo RA, Bergelin RO, et al. Relationship between changes in the deep venous system and the development of the postthrombotic syndrome after an acute episode of lower limb deep vein thrombosis: a one- to six-year follow up. J Vasc Surg 1995;21:307–12.

50. McCollum C. Avoiding the consequences of deep venous thrombosis. Br Med J 1998;517:696.

51. Lymphoedema Framework. Best practice for the management of lymphoedema. International consensus. London: MEP Ltd; 2006.

52. Kinmonth JB, Wolfe JH. Fibrosis in the lymph nodes in primary lymphoedema. Histological and clinical studies in 74 patients with lower limb oedema. Ann R Coll Surg Engl 1980;62:344–54.

53. Browse NL. The diagnosis and management of primary lymphoedema. J Vasc Surg 1986;3:181–4.

54. Moffatt CJ, Franks PJ, Doherty DC, et al. Lymphoedema: an underestimated health problem. QJM 2003;96(10):731–8.

55. Chant ADB. Hypothesis: why venous oedema causes ulcers and lymphoedema does not. Eur J Vasc Surg 1992;6:427–9.

56. The diagnosis and treatment of peripheral lymphedema: consensus document of the

International Society of Lymphology. Lymphology 2003;36:84–91.

57. International guidelines on lymphedema and lymphatic disorders. The diagnosis and treatment of peripheral oedema. Consensus Document of the International Society of Lymphology 2009. www.eurolymphology.org.

58. Gloviczki P, Calcagno D, Schirger A, et al. Noninvasive evaluation of the swollen extremity: experiences with 190 lymphoscintigraphic examinations. J Vasc Surg 1989;9:683–98.

59. Szuba A, Shin WS, Strauss HW, et al. The third circulation: radionuclide lymphoscintigraphy in the evaluation of lymphedema. J Nucl Med 2003;44(1):43–57.

60. Monnin-Delhom ED, Gallix BP, Achard C, et al. High resolution unenhanced computed tomography in patients with swollen legs. Lymphology 2002;35(3):121–8.

61. Haaverstad R, Nilsen G, Myhre HO, et al. The use of MRI in the investigation of leg oedema. Eur J Vasc Surg 1992;6:124–9.

62. Case TC, Witte MH, Unger EC, et al. Magnetic resonance imaging in human lymphoedema: comparison with lymphangioscintigraphy. Magn Reson Imaging 1992;10:549–58.

63. Ruehm SG, Shroeder T, Debatin JF. Interstitial MR lymphangiography with gadoterate meglumine: experience in humans. Radiology 2001;220:816–21.

64. Lohrmann C, Foeldi E, Speck O, et al. High resolution MR lymphangiography in patients with primary and secondary lymphedema. Am J Radiol 2006;187:556–61.

65. Lohrmann C, Foeldi E, Bartholoma JP, et al. MR imaging of the lymphatic system: distribution and contrast enhancement of gadodiamide after intradermal injection. Lymphology 2006;39:156–63.

66. Liu NF, Lu Q, Liu PA, et al. Comparison of radionuclide lymphoscintigraphy and dynamic magnetic resonance lymphangiography for investigating extremity lymphedema. Br J Surg 2010;97(3):359–65.

67. Bollinger A, Amann-Vesti BR. Fluorescence microlymphography: diagnostic potential in lymphedema and basis for the measurement of lymphatic pressure and flow velocity. Lymphology 2007;40:52–62.

68. Badger CM, Peacock JL, Mortimer PS. A randomised, controlled, parallel-group trial comparing multilayer bandaging followed by hosiery versus hosiery alone in the treatment of patients with lymphedema of the limb. Cancer 2000;88:2832–7.

This is a randomised, controlled, parallel-group trial in which 90 women with unilateral lymphoedema (of the upper or lower limbs) underwent 18 days of multilayer bandaging followed by elastic hosiery or hosiery alone, each for a total period of 24 weeks. The reduction in limb volume due to multilayer bandaging followed by hosiery was approximately double that from hosiery alone and was sustained over the 24-week period. The mean overall percentage reduction at 24 weeks was 31% (n=32) for multilayer bandaging versus 15.8% (n=46) for hosiery alone, with a mean difference of 15.2% (95% CI 6.2–24.2, P=0.001). Level I evidence.

69. Pappas CJ, O'Donnell TF. Long-term results of compression treatment for lymphedema. J Vasc Surg 1992;16:555–64.

70. Palmer A, Macchiaverna J, Braun A, et al. Compression therapy of limb oedema using hydrostatic pressure of mercury. Angiology 1991;42:533–42.

71. Liu NF, Olszewski W. The influence of local hyperthermia on lymphedematous skin of the human leg. Lymphology 1993;26:28–37.

72. Cheville AL, McGarvey CL, Petrek JA, et al. Lymphedema management. Semin Radiat Oncol 2003;13:290–301.

73. Weiss JM, Spray BJ. The effect of complete decongestive therapy on the quality of life of patients with peripheral lymphedema. Lymphology 2002;35:46–58.

74. Consensus document on the management of cellulitis in lymphoedema. British Lymphology Society. www.thebls.com/consensus.php.

75. Badger C, Preston N, Seers K, et al. Benzo-pyrones for reducing and controlling lymphoedema of the limbs. Cochrane Database Syst Rev 2004;2:CD003140.

76. Brorson H, Svenson H. Liposuction combined with controlled compression therapy reduces arm lymphedema more effectively than controlled compression therapy alone. Plast Reconstr Surg 1998;102:1058–67.

77. Greene AK, Slavin SA, Borud L. Treatment of lower extremity lymphedema with suction-assisted lipectomy. Plast Reconstr Surg 2006;118:118e–21e.

78. Hurst PAE, Stewart G, Kinmonth JB, et al. Long-term results of the enteromesenteric bridge operation in the treatment of primary lymphoedema. Br J Surg 1985;72:272–4.

79. Baumeister RG, Frick A. The microsurgical lymph vessel transplantation. Handchir Mikrochir Plast Chir 2003;35:202–9.

80. Campisi C, Eretta C, Pertile D, et al. Microsurgery for the treatment of peripheral lymphedema: long term outcome and future perspectives. Microsurgery 2007;27:333–8.

第 19 章　急性下肢肿胀

Cees H. A. Wittens • Rob H. W. Strijkers　著
刘　蒙　赵　辉　成　龙　梁刚柱　译　张福先　校

引言

急性肢体肿胀是急诊的常见病。它可能是慢性病的突然加重，也可能是一个新突发的疾患，特别要引起注意的是深静脉血栓（DVT）。下肢肿胀的原因有多种，明确病因很重要，可以据此制订治疗方案。有些情况是致命的，必须及时救治，否则将影响其预后效果。

本章将对急性下肢肿胀进行阐述，并介绍 DVT 的最新诊治进展。

水肿的病理生理

急性下肢肿胀源于组织水肿。血管内静水压增加、胶体渗透压降低、毛细通透性增加以及淋巴管阻塞等原因，会造成体内液体在短时间内异常分布，导致组织间隙积聚了过多的水分，从而发生组织水肿。

任何原因的静脉内静水压增高都会导致液体溢出血管壁，充血性心力衰竭、右心衰竭、三尖瓣关闭不全是最常见的引起中心静脉压升高的原因，局限性或单侧下肢肿胀通常是发生 DVT 时静脉流出道梗阻引起。

血管内胶体渗透压降低最常见的原因是低蛋白血症，液体被动转移到组织间隙。通常水肿是全身性，并且很少是急性的。

局部损伤、烧伤、感染、缺血以及免疫源性损伤时，毛细血管壁通透性增加，使得液体更容易进入组织间隙。患者既可以表现为急性单侧下肢肿胀，也可表现为全身急性水肿。

先天淋巴管发育不全、急性感染、手术相关、创伤或放疗后淋巴损伤都会引起淋巴水肿。这类患者很少急性发作，病因或诱因大多可明确。

病史

仔细询问病史常可发现可疑点，从而找到潜在的病理。在全身系统回顾的基础上，患者有无患肢手术史、创伤或 DVT 病史有助于明确诊断。当然，除了依靠准确而翔实的病史资料，还需要进行鉴别诊断。正确诊断或排除 DVT 对避免发生危及生命的并发症至关重要。因此，目前有多种决策性的工具可用，如 Wells 评分[1]。确定准确的症状发作时间很重要，因为这直接影响治疗方案及预后。

查体

查体可以明确有无特定体征，比如肿胀的小腿是否伴有皮肤颜色发红、触压痛、皮温升高等，丹毒患者会有感染灶，特定肌肉或肌间隔肿胀提示有肌肉的撕裂等。除了详细询问病史和查体外，还要做相关辅助检查以明确诊断。怀疑 DVT 的患者要做影像学检查；严重的疼痛，感觉、运动功能缺失提示骨筋膜室综合征的可能；如发生下肢皮肤改变、浅静脉曲张，则提示慢性静脉功能不全。

鉴别诊断

下肢急性肿胀有时需进行鉴别诊断。最常见的原因是DVT，如果可疑DVT，在考虑其他诊断前必须排除DVT。其他原因还有破裂性Baker囊肿、丹毒、蜂窝织炎、筋膜炎、肌肉断裂或淋巴水肿等，这些疾病常局限于单侧下肢。如果是双下肢肿胀，则要同慢性心力衰竭、肾衰竭或脓毒血症等全身性疾患相鉴别。

肌腱断裂

小腿突发剧烈疼痛常提示骨骼肌损伤。小腿中段内侧突然局限性疼痛伴足背屈，要考虑腓肠肌内侧头、跖肌（肌腱）断裂的可能，通常伴踝关节肿胀、皮下瘀斑等，往往持续2～5天，这是由于筋膜下出血所致。此时，宜行静脉超声检查除外DVT的诊断。

治疗包括对症治疗及支持治疗，如抬高患肢、早期冰敷、后期热敷、止痛和减轻负重，直到症状消失，一般需要1个月的时间。

Baker囊肿

Baker囊肿破裂表现为小腿突发剧烈疼痛伴肿胀。Baker囊肿多继发于退化性关节炎、半月板撕裂、痛风或类风湿关节炎等，是由于滑膜液产生过多所致，多见于成人，儿童偶发[2]。Baker囊肿多位于膝关节的后外侧，一旦发生破裂会引发瞬间疼痛，伴红肿，类似DVT的临床表现[3]，多普勒超声很容易确诊[4]。治疗上多采取抗感染、患肢抬高、冰敷等措施[5]。

蜂窝织炎和丹毒

丹毒或蜂窝织炎患者均表现为下肢突发红、肿、热、痛，伴有恶心、呕吐、头痛、发热等全身症状。丹毒、蜂窝织炎的名词有时互用，但二者之间有微小区别。区别在于：丹毒是局限于真皮浅层和浅层淋巴管的病变，而蜂窝织炎则累及真皮深层和皮下脂肪层；丹毒的皮肤红斑界限清楚，蜂窝织炎没有明确的界限。查体可以发现皮肤破损，这就是细菌入侵的门户。皮肤损伤的常见原因为昆虫叮咬或足癣。伤口分泌物应送培养，最常见的致病菌是金黄色葡萄球菌和A组链球菌感染[6]。治疗方案包括使用针对革兰氏阳性菌的抗生素、休息和抬高患肢。治疗24～48 h后，症状可获得缓解。可疑丹毒或蜂窝织炎的患者，均需行多普勒超声检查以除外DVT。

坏死性筋膜炎

筋膜炎是一种严重疾病，具有较高的并发症发生率和病死率。除了剧烈的疼痛[7]，其他临床症状可能并不典型。可能出现的临床症状包括：皮肤红斑、皮下捻发音（由于产气杆菌感染皮下组织）、发热、恶心、呕吐、局部水肿及水疱形成、皮肤和皮下组织坏死。其发病机制是由于金黄色葡萄球菌或A组链球菌感染，致病菌产生的内毒素引起严重的炎症反应，造成深筋膜及周围结构的破坏。免疫缺陷的患者更易感染机会性致病菌。如果病情未得到控制，筋膜破坏加重、扩散，将最终导致患者死亡。坏死性筋膜炎的治疗包括积极的清创术去除感染组织，应用广谱抗生素杀灭包括革兰氏阳性菌、革兰氏阴性菌和厌氧菌在内的致病微生物[8]。重症监护支持治疗对提高生存率至关重要，即便如此，其病死率仍超过 30%[9]]。

淋巴水肿

淋巴水肿是由于淋巴液回流受阻或淋巴组织受损所致，通常表现为下肢的慢性肿胀，偶尔也呈急性发作，可以分为原发性（遗传性）或继发性（获得性）淋巴肿。原发性淋巴水肿包括天性淋巴水肿、早发性和迟发性淋巴水肿，分别在儿童期、青春期或中青年期发病。继发性淋巴水肿的病因有：恶性肿瘤、淋巴清扫手术、放疗、淋巴结感染、复发性蜂窝织炎或结缔组织疾病等。淋巴水肿的治疗在第 18 章介绍。

双下肢肿胀

双下肢肿胀通常提示存在全身性疾病，如心功能衰竭，肝、肾衰竭，败血症，肺动脉高压等，或药物性原因如使用非甾体消炎药（NSAIDs）、钙离子拮抗剂等，但首先要排除 DVT 或下腔静脉阻塞。通过询问病史和查体可制订进一步的检查方案。如果是全身性疾病引起的双下肢肿胀，应先处理原发病。如果是由于使用钙离子拮抗剂或非甾体消炎药引起的，要考虑更换相应药物。

深静脉血栓形成（DVT）

DVT 在西方国家很常见，年发病率为 1.6/1000[11]；70 岁以上的人群呈指数增加；在 18 岁以下的人群罕见，年发病率为 0.07/10 000[12]。19 世纪，Virchow 首先提出血栓形成机制的假说，主要包括血流淤滞、血管壁损伤和血液高凝状态三要素。血凝块一旦形成，将有蔓延的趋势。小腿静脉血栓通常没有太多的临床症状，如累及腘静脉，将引起明显的临床症状。如果血栓蔓延至股静脉或股总静脉，阻塞流出道，会有更严重的临床表现，甚至表现为股青肿或股白肿（图 19.1；彩图 19.1），将引发严重肢体缺血，甚至截肢，需引起临床医生高度重视。

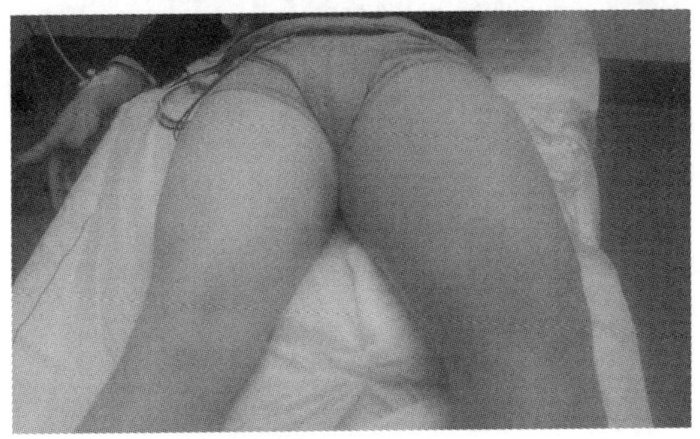

图 19.1　腿股青肿

深静脉血栓形成的病理生理

DVT 是个动态演变过程，在一系列的危险因素作用下，凝血-抗凝的动态平衡被破坏，使血液处于高凝状态。根据 Virchow 三因论（表 19.1），对血栓形成的危险因素进行了归纳、总结[13]。血栓往往先在静脉瓣膜的内皮细胞表面形成。临床上 80%的 DVT 患者是多因素综合作用的结果。

临床诊疗规则

DVT 缺少特异的临床症状，要遵从相应的诊疗规则开展临床工作。Wells 评分是应用最广和最有效的诊疗规则[14-15]。表 19.2 所示的标准用于评估患者发生 DVT 的风险，Wells 评分≥2 分属于高风险组[1]，0 或 1 分属于低风险组。临床医生结合 Wells 评分和D-二聚体的检测结果决定是否进行多普勒扫描。Wells 评分≥2 和（或）D-二聚体检测阳性的患者，需行多普勒超声扫描，明确有无 DVT；相反，Wells 评分为 0 或 1 分，或 D-二聚体检测阴性的患者，几乎可以完全排除 DVT 的可能，准确率达 99%[16]，不需要行多普勒超声扫描。临床决策流程图如图 19.2 所示。

表 19.1 DVT 的危险因素

危险因素	高凝状态	淤血	静脉损伤
年龄	X	X	
制动		X	
手术	X	X	
创伤	X	X	X
恶性肿瘤	X		
原发性高凝状态	X		
DVT 病史	X		
家族史	X		
口服避孕药	X		
雌激素替代治疗	X		
妊娠及产褥期	X	X	
抗磷脂抗体和抗心磷脂抗体	X		
中心静脉置管			X
肠炎性疾病	X		
肥胖		X	
心肌梗死/充血性心力衰竭		X	
静脉曲张		X	

表 19.2 DVT 的 Wells 评分

分数	临床因素
1	6 个月内的活动期肿瘤或正在接受姑息治疗
1	瘫痪、麻痹或最近下肢石膏固定
1	近期卧床超过 3 天或 4 周内接受过大手术
1	全肢肿胀
1	小腿肿胀超过对侧 3cm
1	指凹性水肿
1	浅静脉侧支建立（非静脉曲张）
1	既往有 DVT 病史
−2	高度怀疑 DVT 倾向
总分	
<2	低 DVT 风险
≥2	高 DVT 风险

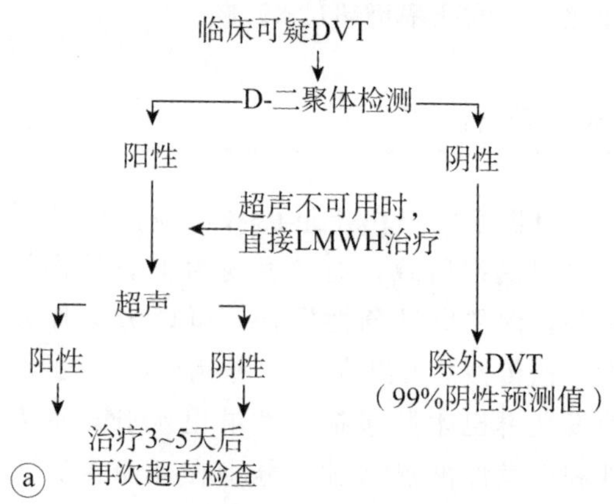

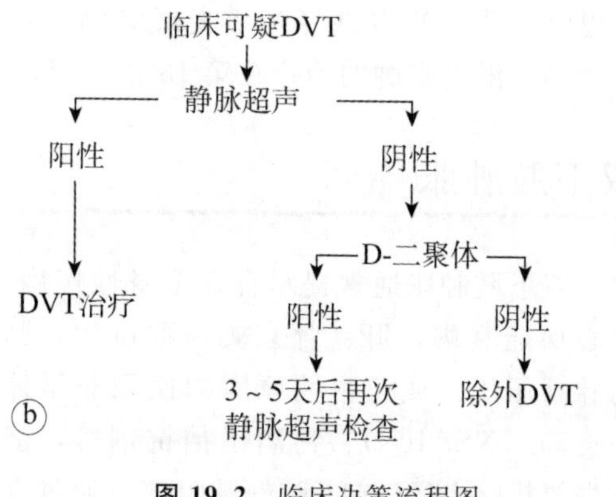

图 19.2 临床决策流程图

✔✔ Wells 评分低且 D-二聚体检测阴性的患者，可以安全排除 DVT 的诊断。

影像学诊断技术

现行 DVT 的诊断标准是无创多普勒超声 2 点扫描法[17]。检查时，医生在腘静脉和股静脉水平分别施压，如果静脉不能被压闭则提示血栓形成。超声扫描可以显示血栓的存在，同时显示静脉血流中断，也可鉴别 Baker 囊肿。如果多普勒超声不能明确诊断，又高度怀疑 DVT 的存在，则需要考虑行传统的静脉造影或其他影像学检查。传统的静脉造影依然是诊断 DVT 的金标准，但超声检查更方便、微创、易行。

在复发性 DVT 病例，对新形成的血栓和残余血栓的鉴别仍有困难。陈旧性血栓位置的标准化记录、静脉管腔的大小和瘢痕标识，可以帮助临床医生辨别是新发血栓或是陈旧性血栓。有瘢痕的静脉提示极有可能是陈旧性血栓。有经验的医生可以根据血栓的匀质性判断血栓的新旧程度。新鲜血栓的匀质性更好，陈旧性血栓再通后又发生的血栓是新鲜血栓。图 19.3 所示为超声检查发现股总静脉内血栓形成。新技术使静脉系统成像变得越来越简单，比如 CT 和 MR 静脉成像，可以定性诊断 DVT，并精确显示血栓的范围和任何潜在的狭窄，特别适用于对髂静脉和下腔静脉的检查，它们比彩超更简单[18-19]。这些检查能为医生提供更多有价值的依据，来确定患者是否适合标准的抗凝治疗，还是应该选择更积极的其他治疗方法。应用不同影像学技术评估静脉疾病的最新标准化评分（LOVE 评分）已经开发出来。这一标准化评分使得系统地诊断和描述 DVT，并进行不同的治疗分组（LET 评分）成为可能[20-21]。随着治疗手段的不断进步，标准化评分越来越重要。图 19.4 所示为左侧腘静脉、股静脉血栓形成的磁共振静脉成像。

深静脉血栓形成的治疗

DVT 需要立即治疗，以防止发生潜在的致死性肺栓塞，并阻止血栓蔓延。美国胸科医师学会（ACCP）制订的 DVT 标准治疗指南包括三个方面，即口服药物抗凝、下肢加压治疗和适度活动。抗凝治疗能有效控制血栓蔓延，并预防肺动脉栓塞，一经确诊，应尽早开始。对于 Wells 评分≥2 分和（或）D-二聚体阳性的患者，在等待多普勒检查确诊之前就应该给予抗凝治疗。即刻皮下注射治疗剂量的低分子肝素（LMWHs）抗凝的同时，口服维生素 K 拮抗剂，当国际标准化比值（INR）连续两天达到治疗范围时（第一次发生 DVT，INR 控制在 2～3[22]），停用低分子肝素。抗凝治疗至少 3 个月，根据出血抑或血栓发展风险的评估，可延长至 6～12 月[23]。恶性肿瘤合并 DVT 的患者应皮下注射低分子肝素抗凝治疗 3～6 个月。复发性 DVT 患者应终生抗凝治疗。抗凝治疗可在社区卫生站安全进行，不必住院[24]。抗凝治疗对已形成的血栓无效，已形成的血栓靠患者自身的纤溶系统清除[22-23]。

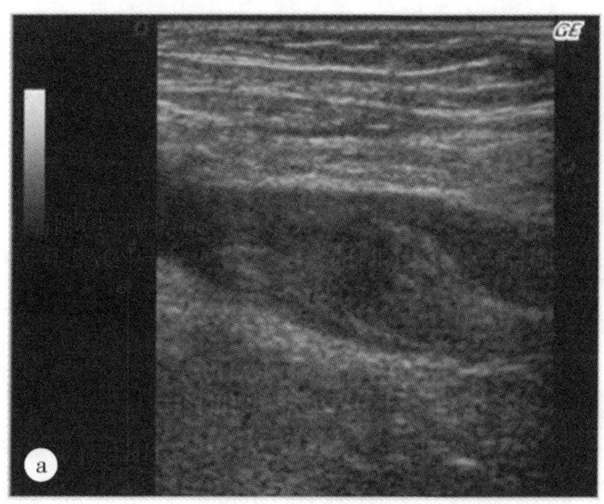

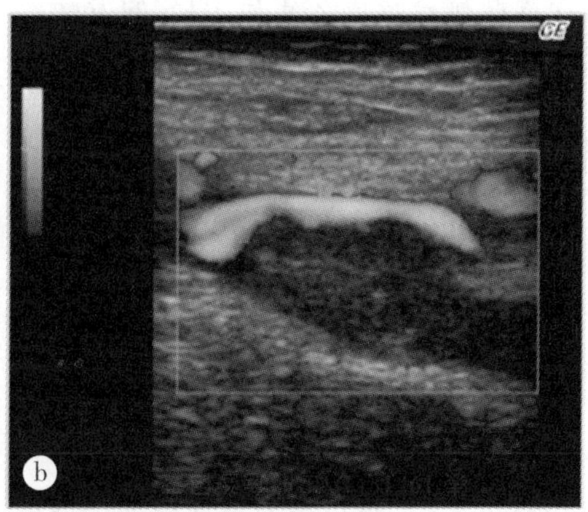

图 19.3　股总静脉及静脉腔内血栓的超声多普勒扫描

✔✔ DVT 的抗凝治疗至少维持 3 个月。

局部加压治疗应尽早开始，急性水肿期可使用低张力绷带包扎加压。待患者急性水肿消退，改穿治疗型弹力袜，长及膝部，最小压力为 30～40 mmHg，疗程持续 2 年，可使血栓后综合征（PTS）的发病率降低 50％[25]。尽管一再鼓励，能坚持穿弹力袜的患者仍然很少。

✔✔ 患者坚持穿弹力袜 2 年，可使 PTS 的发病率降低 50％。

最后，早期活动是安全的，并不增加肺动脉栓塞的风险[26-27]。

预后

按照 ACCP 指南，首次发生 DVT 患者 5 年后的复发率是 30％[28]；更糟糕的是，2 年后 PTS 的发病率是 20％～50％[29-30]（因各研究采用的 PTS 评价标准不同[31]）。髂-股深静脉血栓形成 PTS 的发病率是膝下静脉血栓的 2 倍[32]。CaVenT 研究表明，髂-股深静脉血栓形成 2 年后 PTS 的发病率是 56％[33]。

髂-股深静脉血栓形成

髂-股 DVT 的血栓位于近端，是从股总静脉或髂静脉或下腔静脉蔓延而成。股总静脉血栓阻塞了股浅、股深静脉流出道，导致下肢明显肿胀、疼痛。严重者会发生股青肿或股白肿，引起下肢血运障碍，导致截肢。ACCP 指南建议对低出血风险的患者采取取栓术。对于其他类型的髂-股 DVT，虽然仍有人质疑[34]，抗凝仍然是治疗的金标准[22]。

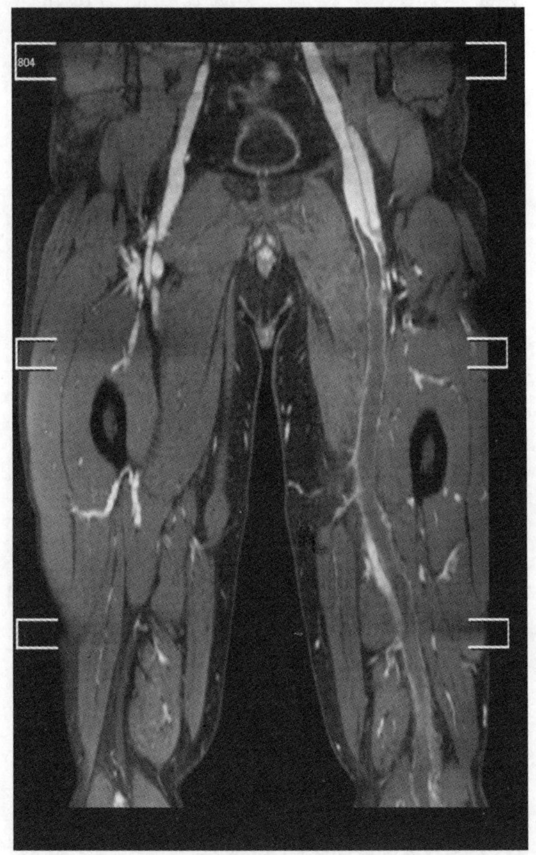

19.4 左侧股-腘静脉血栓形成的磁共振血管成像

血栓形成后综合征

PTS 是继发于 DVT 的一种慢性疾病，严重影响患者的生活质量，增加了医疗负担[3]。PTS 是患者一系列主观不适和客观体征的静脉疾病综合征。PTS 的严重程度用 Villalta-Prandoni 评分来记录（表 19.3）。虽然促进 PTS 发展的高危因素已经明确，但确切的病因不明。静脉流出道阻塞、静脉功能不全、残余血栓，以及复发性 DVT 都是促进 PTS 发展的重要危险因素[30,36]。尤其在髂-股 DVT 再通不良及静脉高压的患者，静脉壁会发生炎性损伤[37-39]，静脉瓣膜同样受损，导致静脉功能不全。早期行血栓清除术或溶栓治疗，可以避免这类情况发生，从而降低 PTS 的并发症发生率[40]。溶栓概念由来已久，早在 20 世纪 80 年代即有全身溶栓的报道，但接下来的临床实践证明这一方法使血栓完全溶解的效果有限，但是却导致高概率的大出血风险，故而被逐渐弃用[41-42]。

表 19.3　血栓后综合征的 Villalta 评分（无论有无静脉性溃疡）

症状及体征	无	轻	中	重
症状				
疼痛	0	1	2	3
痉挛	0	1	2	3
沉重感	0	1	2	3
感觉异常	0	1	2	3
瘙痒	0	1	2	3
体征				
胫前水肿	0	1	2	3
皮肤硬化	0	1	2	3
色素沉着	0	1	2	3
皮肤发红	0	1	2	3
静脉扩张	0	1	2	3
小腿的压迫性疼痛	0	1	2	3
静脉性溃疡	无	有		
总分	<5	5～9	10～14	≥15 或有静脉性溃疡
PTS 分级	无	轻度	中度	重度

✔✔ 不主张对 DVT 患者使用全身溶栓治疗，因为大出血的风险概率高。

然而，DVT 的慢性演变过程及其引起的严重后果是公认的[43]。临床医生一直致力于探索局部溶栓的可行性，导管溶栓术能提高患者的生活质量，且没有全身溶栓相关的大出血风险[44]。

导管溶栓术

导管溶栓术（CDT）是将导管直接放入血栓中，经导管局部给予溶栓剂。溶栓剂激活纤溶酶原，转化为纤溶酶，从而溶解纤维蛋白[45]，这种给药方式加强了溶栓效果，同时所用药物剂量较小、出血风险低。回顾性研究表明，成功的溶栓治疗可以直接改善患者的生活质量[46]。CaVenT 试验是第一个溶栓治疗使患者获益的随机对照试验，结果显示，与标准抗凝治疗相比，导管溶栓治疗髂-股 DVT 的绝对风险在 2 年时降低了 14%，大出血的风险是 3%，这是可以接受的[33]。ATTRACT 和 CAVA 是另外 2 个仍在进行中的类似对照研究[47-48]。

血管外科学会（SVS）和美国静脉论坛已经制订了 CDT 和其他血栓清除术的使用指南（见下文）。该指南建议对活动功能正常、病程在 14 天内的髂-股 DVT 患者，尽早开始血栓清除术治疗（2c 级证据）。指南强烈建议对髂-股 DVT 危及肢体血供的患者应用血栓清除术（1a 级证据）。指南认为药物机械溶栓优于单独 CDT，如果患者存在 CDT 禁忌证，则考虑行外科手术取栓（2c 级证据）[49]。

一项 meta 分析提示，外科手术取栓的效果较差，再次强调了 SVS 推荐的方法，同时也证明 CDT 可降低 PTS 及静脉阻塞的发生率[50]。

一系列的 CDT 研究证明，隐性髂静脉狭窄是 DVT 的潜在致病因素[51-52]。May-Thurner 综合征是最常见的在左髂静脉狭窄的类型，即左髂总静脉受右髂总动脉压迫，如图 19.5 所示[53]。球扩静脉成形术、支架成形术或两者联合应用可以解除这种隐性狭窄所致的静脉流出道梗阻，但这类技术目前论证不足[54-55]。随着越来越多的数据支持 CDT 治疗髂-股 DVT，我们对此技术及隐性髂静脉狭窄的治疗将会有更深入的认识。

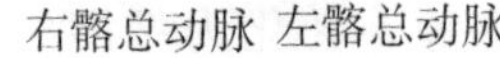

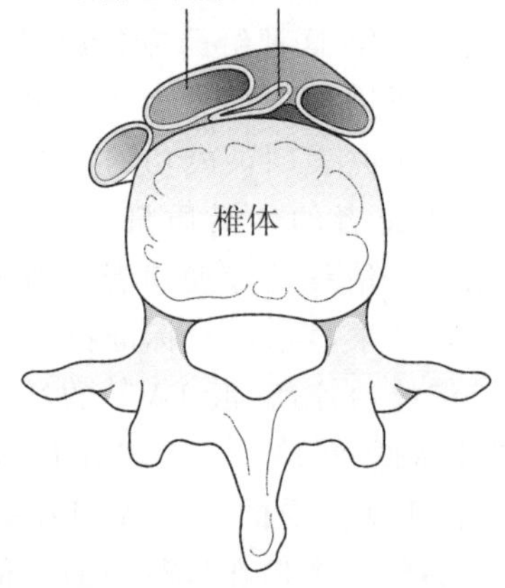

图 19.5 May - Thurner 综合征示意图

> ✔ 髂-股 DVT 患者应接受 CDT 治疗以降低 PTS 的发生率。

新的治疗方法

虽然 CaVenT 研究显示溶栓治疗的效果良好，但平均 2.4 天的治疗时间还是较长。今后的治疗将聚焦于如何缩短治疗时间、降低出血风险、避免昂贵的重症监护治疗，因此需要用额外的机械装置加速血栓清除速度，这被称为药物-机械溶栓系统（PMT）。目前，市场上有 3 种不同的 PMT 装置。

EKOS endowave 装置

EKOS endowave 装置将标准 CDT 同超声设备联合应用。该装置发出高频低能超声波使溶栓药物深入到血栓中，加强溶栓效果。体外试验显示药物能更好地渗入到血栓中，并缩短治疗时间。回顾性病例分析显示，EKOS 导管安全、有效。Dutch CAVA 试验是一个正在进行中的随机对照试验，将进一步探索 EKOS endowave 装置对髂-股 DVT 的治疗效果（图 19.6）[48]。

Trellis - 8 装置

Trellis - 8 装置是用球囊限制、封闭血栓，联合药物和机械溶栓的方法。在血栓的远、近端分别充盈球囊使血栓隔离，球囊之间是多侧孔导管可用于输入药物，将导丝更换为工作导丝，该导丝质硬，在电池

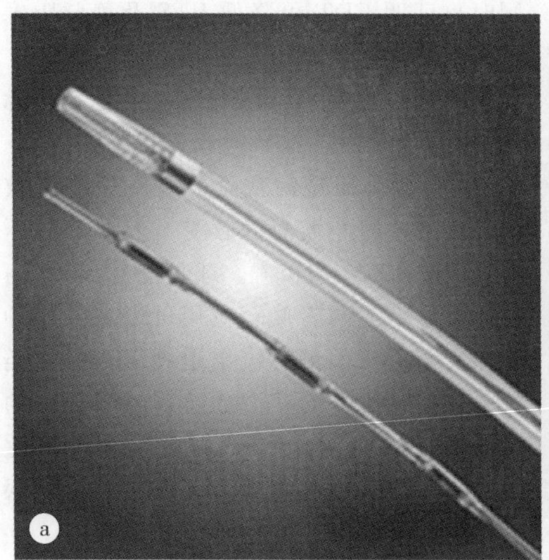

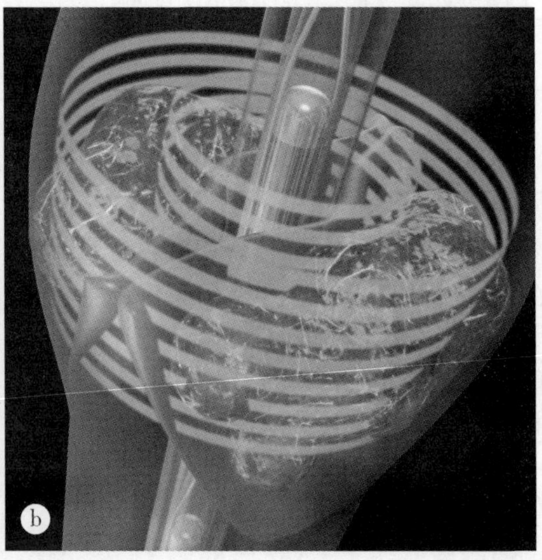

图 19.6 EKOS 装置

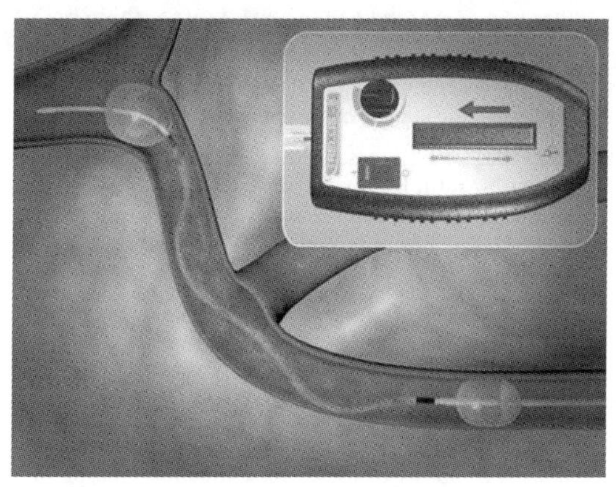

图 19.7　Trellis－8 装置

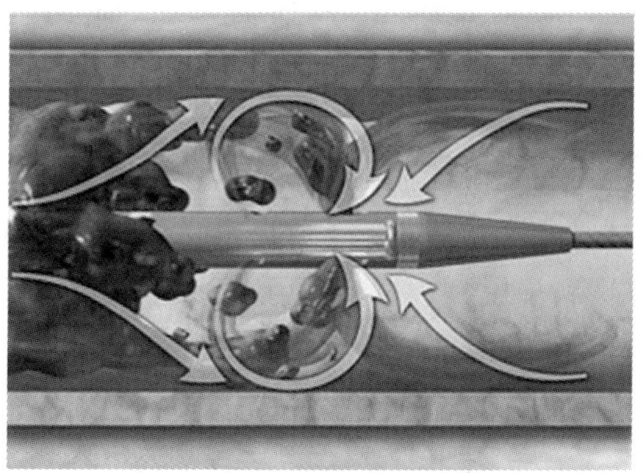

图 19.8　Angiojet 装置

驱动马达的带动下可以 3000 转/分的速度，在两个球囊之间沿正弦曲线轨迹运动（图 19.7）。回顾性病例分析显示 Trellis－8 装置安全有效，但是，目前缺少随机对照试验支持其在临床的常规应用[56]。

Angiojet 动力脉冲系统

AngioJet 动力脉冲系统利用复杂的流体力学原理，高速液体流使血栓破碎，在负压的作用下通过导管头端吸入导管（伯努利效应）。生理盐水经导管的注入孔进入，经输出孔吸出。当输出孔关闭时，溶栓药物注射液以机械脉冲的方式经注入孔向血栓喷射给药。这是唯一的一款可以单独作为机械碎栓的设备，其安全性、有效性已有回顾性病例研究单独验证[57]（图 19.8）。

展望

对髂-股 DVT 更积极的治疗态度，说明约有 50％的患者存在潜在的静脉异常情况。隐性静脉狭窄的治疗可提高远期通常率，降低 PTS 发生率。ATTRACT 及 CAVA 试验是 2 个正在进行中的随机对照试验，将会为我们提供更多的信息。专用的血栓清除装置及静脉支架将进一步改善溶栓效果，提高长期通畅率。当然，其临床地位的确立仍需要进行相关的临床随机试验来证明。

要点

- 急性肢体肿胀与许多疾病相关，首先需要同 DVT 相鉴别，后者需要紧急处理，以防出现致命的肺动脉栓塞。
- 低 Wells 评分及 D－二聚体水平可以明确除外 DVT。
- 多普勒超声是确诊 DVT 的标准检查手段。
- DVT 的标准治疗包括口服抗凝药物、穿弹力袜以及适当运动。
- 髂-股 DVT 可导致严重 PTS 的发生，患者可考虑 CDT 治疗。

参考文献

1. Engelberger RP, Aujesky D, Calanca L, et al. Comparison of the diagnostic performance of the original and modified Wells score in inpatients and outpatients with suspected deep vein thrombosis. Thromb Res 2011;127(6):535–9.
2. Fritschy D, Fasel J, Imbert J-C, et al. The popliteal cyst. Knee Surg Sports Traumatol Arthrosc 2006;14(7):623–8.
3. Vela P, Pascual E, Ronan J, et al. Cutaneous manifestation of ruptured popliteal cyst. Clin Rheumatol 1991;10(3):340–1.
4. Tarhan S, Unlu Z. Magnetic resonance imaging and ultrasonographic evaluation of the patients with knee osteoarthritis: a comparative study. Clin Rheumatol 2003;22(3):181–8.
5. Acebes JC, Sánchez-Pernaute O, Díaz-Oca A, et al. Ultrasonographic assessment of Baker's cysts after intra-articular corticosteroid injection in knee osteoarthritis. J Clin Ultrasound 2006;34(3):113–7.
6. Eriksson B, Jorup-Rönström C, Karkkonen K, et al. Erysipelas: clinical and bacteriologic spectrum and serological aspects. Clin Infect Dis 1996;23(5):1091–8.
7. Stevens DL. Streptococcal toxic-shock syndrome: spectrum of disease, pathogenesis, and new concepts in treatment. Emerg Infect Dis 1995;1(3):69–78.
8. Anaya DA, Dellinger EP. Necrotizing soft-tissue infection: diagnosis and management. Clin Infect Dis 2007;44(5):705–10.
9. McHenry CR, Piotrowski JJ, Petrinic D, et al. Determinants of mortality for necrotizing soft-tissue infections. Ann Surg 1995;221(5):558–65.
10. Ely JW, Osheroff JA, Chambliss ML, et al. Approach to leg edema of unclear etiology. J Am Board Fam Med 2006;19(2):148–60.
11. Nordström M, Lindblad B, Bergqvist D, et al. A prospective study of the incidence of deep-vein thrombosis within a defined urban population. J Intern Med 1992;232(2):155–60.
12. Andrew M, David M, Adams M, et al. Venous thromboembolic complications (VTE) in children: first analyses of the Canadian Registry of VTE. Blood 1994;83(5):1251–7.
13. Bulger C. Epidemiology of acute deep vein thrombosis. Tech Vasc Interv Radiol 2004;7(2):50–4.
14. Bahia A, Albert RK. The modified wells score accurately excludes pulmonary embolus in hospitalized patients receiving heparin prophylaxis. J Hosp Med 2011;6(4):190–4.
15. Wells PS, Owen C, Doucette S, et al. Does this patient have deep vein thrombosis? JAMA 2006; 295(2):199.
16. Wells PS, Anderson DR, Rodger M, et al. Evaluation of D-dimer in the diagnosis of suspected deep-vein thrombosis. N Engl J Med 2003;349(13):1227–35.
    This randomised controlled trial evaluates the value of D-dimer testing in combination with the Wells score in evaluating the chance of the patient having DVT and the ability to safely exclude DVT.
17. Miller N, Satin R, Tousignant L, et al. A prospective study comparing duplex scan and venography for diagnosis of lower-extremity deep vein thrombosis. Cardiovasc Surg 1996;4(4):505–8.
18. van Langevelde K, Tan M, Šrámek A, et al. Magnetic resonance imaging and computed tomography developments in imaging of venous thromboembolism. J Magn Reson Imaging 2010;32(6):1302–12.
19. Baldt MM, Zontsich T, Stümpflen A, et al. Deep venous thrombosis of the lower extremity: efficacy of spiral CT venography compared with conventional venography in diagnosis. Radiology 1996;200(2):423–8.
20. Arnoldussen CWKP, Toonder I, Wittens CHA. A novel scoring system for lower-extremity venous pathology analysed using magnetic resonance venography and duplex ultrasound. Phlebology 2012;27(Suppl. 1):163–70.
21. Arnoldussen CWKP, Wittens CHA. An imaging approach to deep vein thrombosis and the lower extremity thrombosis classification. Phlebology 2012;27(Suppl. 1):143–8.
22. Kearon C, Kahn SR, Agnelli G, et al. Antithrombotic therapy for venous thromboembolic disease: American College of Chest Physicians evidence-based clinical practice guidelines (8th edition). Chest 2008;133(Suppl. 6):445S–54S.
    These guidelines extend a level 1A recommendation for treating DVT with anticoagulation for at least 3 months. These guidelines are composed after an exhaustive search of multiple studies carefully selected by authorities in the field.
23. Büller HR, Agnelli G, Hull RD, et al. Antithrombotic therapy for venous thromboembolic disease; the seventh ACCP Conference on Antithrombotic and Thrombolytic Therapy. Chest 2004;126(Suppl. 3): 401S–28S.
24. Schraibman IG, Milne AA, Royle EM. Home versus in-patient treatment for deep vein thrombosis. Cochrane Database Syst Rev 2001;2:CD003076.
25. Prandoni P, Lensing AWA, Prins MH, et al. Below-knee elastic compression stockings to prevent the post-thrombotic syndrome: a randomized, controlled trial. Ann Intern Med 2004;141(4):249–56.
    This randomised controlled trial compares treatment of DVT with and without compression therapy and the impact on incidence of PTS on both groups.
26. Partsch H, Blättler W. Compression and walking versus bed rest in the treatment of proximal deep venous thrombosis with low molecular weight heparin. J Vasc Surg 2000;32(5):861–9.
27. Partsch H, Kechavarz B, Köhn H, et al. The effect of mobilisation of patients during treatment of thromboembolic disorders with low-molecular-weight heparin. Int Angiol 1997;16(3):189–92.

28. Prandoni P, Noventa F, Ghirarduzzi A, et al. The risk of recurrent venous thromboembolism after discontinuing anticoagulation in patients with acute proximal deep vein thrombosis or pulmonary embolism. A prospective cohort study in 1,626 patients. Haematologica 2007;92(2):199–205.

29. Prandoni P, Kahn SR. Post-thrombotic syndrome: prevalence, prognostication and need for progress. Br J Haematol 2009;145(3):286–95.

30. Kahn SR, Kearon C, Julian JA, et al. Predictors of the post-thrombotic syndrome during long-term treatment of proximal deep vein thrombosis. J Thromb Haemost 2005;3(4):718–23.

31. Kolbach DN, Neumann HAM, Prins MH. Definition of the post-thrombotic syndrome, differences between existing classifications. Eur J Vasc Endovasc Surg 2005;30(4):404–14.

32. Kahn SR, Shrier I, Julian JA, et al. Determinants and time course of the postthrombotic syndrome after acute deep venous thrombosis. Ann Intern Med 2008;149(10):698–707.

33. Enden T, Haig Y, Kløw N-E, et al. Long-term outcome after additional catheter-directed thrombolysis versus standard treatment for acute iliofemoral deep vein thrombosis (the CaVenT study): a randomised controlled trial. Lancet 2012;379(9810):31–8.

The first randomised controlled trial to study the effects of additional CDT on the incidence of PTS in patients with acute iliofemoral DVT.

34. Comerota AJ. Catheter-directed thrombolysis is the appropriate treatment for iliofemoral deep venous thrombosis. Dis Mon 2010;56(11):637–41.

35. Villalta S, Bagatella P, Piccioli A, et al. Assessment of validity and reproducibility of a clinical scale for the post-thrombotic syndrome. Haemostasis 1994;24:158a.

36. Young L, Ockelford P, Milne D, et al. Post-treatment residual thrombus increases the risk of recurrent deep vein thrombosis and mortality. J Thromb Haemost 2006;4(9):1919–24.

37. Comerota AJ, Grewal N, Martinez JT, et al. Postthrombotic morbidity correlates with residual thrombus following catheter-directed thrombolysis for iliofemoral deep vein thrombosis. J Vasc Surg 2012;55(3):768–73.

38. Delis KT, Bountouroglou D, Mansfield AO. Venous claudication in iliofemoral thrombosis. Ann Surg 2004;239(1):118–26.

39. Akesson H, Brudin L, Dahlström JA, et al. Venous function assessed during a 5 year period after acute ilio-femoral venous thrombosis treated with anticoagulation. Eur J Vasc Surg 1990;4(1):43–8.

40. Meissner MH, Manzo RA, Bergelin RO, et al. Deep venous insufficiency: the relationship between lysis and subsequent reflux. J Vasc Surg 1993;18(4): 596–605.

41. Watson LI, Armon MP. Thrombolysis for acute deep vein thrombosis. Cochrane Database Syst Rev 2004:4: CD002783.

Systematic review reporting on the effects of systemic thrombolysis for acute DVT. The results show an increase in clot lysis and a decrease in PTS incidence, and also a high rate of major bleeding. Systemic thrombolysis is therefor considered obsolete.

42. Alesh I, Kayali F, Stein PD. Catheter-directed thrombolysis (intrathrombus injection) in treatment of deep venous thrombosis: a systematic review. Cathet Cardiovasc Interv 2007;70(1):143–48.

43. Kahn SR, Hirsch A, Shrier I. Effect of postthrombotic syndrome on health-related quality of life after deep venous thrombosis. Arch Intern Med 2002;162(10):1144–8.

44. Grewal NK, Martinez JT, Andrews L, et al. Quantity of clot lysed after catheter-directed thrombolysis for iliofemoral deep venous thrombosis correlates with postthrombotic morbidity. J Vasc Surg 2010;51(5):1209–14.

45. Comerota AJ, Throm RC, Mathias SD, et al. Catheter-directed thrombolysis for iliofemoral deep venous thrombosis improves health-related quality of life. J Vasc Surg 2000;32(1):130–7.

46. Mewissen MW. Catheter-directed thrombolysis for lower extremity deep vein thrombosis. Tech Vasc Interv Radiol 2001;4(2):111–4.

47. Comerota AJ. The ATTRACT Trial: rationale for early intervention for iliofemoral DVT. Perspect Vasc Surg Endovasc Ther 2009;21(4):221–5.

48. Grommes J, Strijkers RHW, Greiner A, et al. Safety and feasibility of ultrasound-accelerated catheter-directed thrombolysis in deep vein thrombosis. Eur J Vasc Endovasc Surg 2011;41(4):526–32.

49. Meisner MH, Gloviczki P, Comerota AJ, et al. Early thrombus removal strategies for acute deep vein thrombosis: Clinical Practice Guidelines of the Soiety for Vascular Surgery and the American Venous Forum. J Vasc Surg 2012;55(5): 1449–62.

50. Casey ET, Murad MH, Zumaeta-Garcia M, et al. Treatment of acute iliofemoral DVT. J Vasc Surg 2012;55(5):1463–73.

51. Mewissen MW, Seabrook GR, Meissner MH, et al. Catheter-directed thrombolysis for lower extremity deep venous thrombosis: report of a national multicenter registry. Radiology 1999;211(1):39–49.

52. Baeligkgaard N, Broholm R, Just S, et al. Long-term results using catheter-directed thrombolysis in 103 lower limbs with acute iliofemoral venous thrombosis. Eur J Vasc Endovasc Surg 2010;39(1):112–7.

53. Heniford BT, Senler SO, Olsofka JM, et al. May–Thurner syndrome: management by endovascular surgical techniques. Ann Vasc Surg 1998;12(5):482–6.

54. O'Sullivan GJ, Semba CP, Bittner CA, et al. Endovascular management of iliac vein compression (May–Thurner) syndrome. J Vasc Interv Radiol 2000;11(7):823–36.

55. Enden T, Kløw NE, Sandvik L, et al. Catheter-directed thrombolysis vs. anticoagulant therapy alone in deep vein thrombosis: results of an open randomized, controlled trial reporting on short-term patency. J Thromb Haemost 2009;7(8):1268–75.

56. O'Sullivan GJ, Lohan DG, Gough N, et al. Pharmacomechanical thrombectomy of acute deep vein thrombosis with the Trellis-8 isolated thrombolysis catheter. J Vasc Interv Radiol 2007;18(6):715–24.

57. Kasirajan K, Gray B, Ouriel K. Percutaneous AngioJet thrombectomy in the management of extensive deep venous thrombosis. J Vasc Interv Radiol 2001;12(2):179–85.

第 20 章　血管发育异常

James E. Jackson　著
焦洋　张小明　译校

引言

血管发育异常常见于新生儿和儿童，但是对这种疾病的分类一直令人十分困惑，这直接导致对血管发育异常的治疗效果不佳。早在 1982 年，Mulliken 和 Glowacki 就提出了一种新的血管畸形的分类方法[1]，至今这仍然是应用最为广泛的分类系统。它根据细胞增殖活性以及自然病程的不同，将血管发育异常分为两类，即血管肿瘤和血管畸形，本章随后将逐一论述。血管肿瘤包括常见的婴儿血管瘤、比较少见的先天性血管瘤以及其他血管肿瘤，其中大多数是高流量性的。血管畸形包括低流量静脉、淋巴管畸形和高流量的动静脉畸形。继发于外伤的后天性动静脉瘘是另一类疾病，偶尔会被误诊为血管发育畸形。

血管肿瘤

婴儿血管瘤

婴儿血管瘤是儿童期最常见的软组织肿瘤。白种人婴儿 1 岁以内发病率达 12%，男女比例为 1∶3。先天性血管瘤与常见的婴儿血管瘤有些临床特征很相似，但其自然病程十分不同。这一分类系统中的其他血管肿瘤还包括脓性肉芽肿、簇状血管瘤和卡波西血管内皮瘤，都十分罕见。

典型的血管瘤病变在婴儿刚出生时并不显现，但在出生后的 2 个月内逐渐变得可见。在血管瘤的初始阶段，临床表现是否出现与病变侵袭皮肤的深度有关，但这一阶段病灶的快速增长往往最先引起关注。那些侵及皮肤浅层的分叶样的病变一般被归为“草莓样胎记”（图 20.1）。侵及皮肤深层和皮下组织的血管瘤，会在正常皮肤表面形成无色或青蓝色的隆起性病灶。“海绵状血管瘤”这个词常用来描述这种病变，重要的是要认识到其表现仅仅与侵及皮肤的深度有关，与任何病史的差异无关。血管瘤增殖期长短不一，快速增长期一般发生于出生后的最初 6 个月，随后维持低速生长直到 1 岁。此后，血管瘤逐渐退化，5 年时缩小 50%，7 年时缩小 70%，9 年时缩小 90%。血管瘤完全退化后，残留的皮肤改变十分常见，但大多数很轻微、不显著，包括轻微皮肤色素减退、局部毛细血管扩张和皮肤退化。

如上文所述，很多血管瘤是局部结节状病变，但有些则表现为片状外观，累及较大范围的皮肤。这种斑片状血管瘤如果出现在面部应引起充分重视，因为这往往与其他发育异常有关联，简述如下。

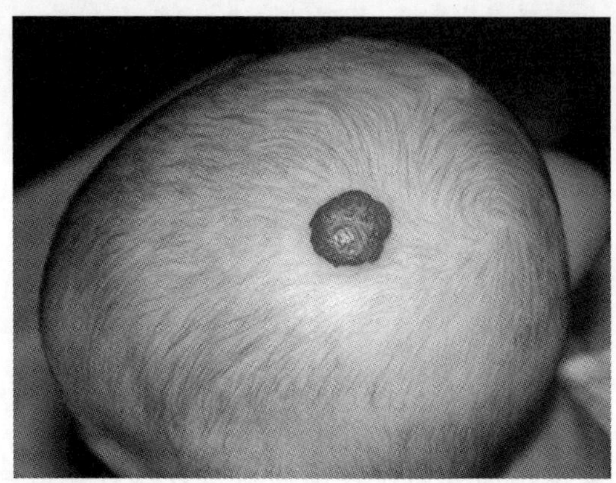

图 20.1 头皮典型的婴儿血管瘤，具有“草莓样”外观

声门下血管瘤

在颈部及“胡须区”出现大斑片状血管瘤的婴儿，在出生后的12～16周内需要进行仔细的随访观察，因为他们可能出现与之关联的呼吸道血管瘤的风险高达60%。这一肿瘤可能危及生命，如果出现气道梗阻症状，必须进行外科手术或药物治疗。

腮腺血管瘤

在耳郭前区域皮肤出现斑片状血管瘤可能伴随其深部的腮腺血管瘤。

PHACE 综合征[2]

PHACE是后颅窝脑畸形、血管瘤、动脉异常、主动脉缩窄及其他心脏缺陷的英文首字母缩写。该综合征描述的是大片状面部血管瘤和与之关联的多种结构异常。患儿多为女性，且大多数仅合并1～2项上述结构异常。血管瘤一般累及前额或面部上半部，但也可能出现在面部其他部位。出现这种血管瘤的患儿应仔细检查症状和体征，并进行适当的检查以明确有无包括主动脉缩窄在内的心脏和主动脉异常，以除外PHACE综合征。如出现神经系统症状，应进行磁共振（MR）扫描，同时也可进行导管血管造影。

诊断和影像学

做出婴儿血管瘤的诊断通常直接基于临床病史和体格检查所见，影像学检查往往不是必需的，除非担心存在潜在的其他结构异常（见上述）。偶尔，鉴别位于深部的血管瘤和其他血管异常或肿瘤是十分困难的，在这种情况下，组织活检可能是必要的。

增殖期血管瘤在影像学上通常有显著特征：超声波检查可发现明确的反射回声病灶，伴有较大的中心滋养动脉和引流静脉。磁共振成像（MRI）可见明确的分叶状肿瘤，与正常肌肉组织比较，其在T1加权像显示等信号或低信号，而在T2加权像显示高信号。如果给予造影剂，血管瘤将显示均匀强化并可看到扩张的滋养动脉和引流静脉。

在少数情况下，如果诊断难以明确，可行组织活检。婴儿血管瘤组织表达葡萄糖转运体-1（GLUT-1），这是一种简单的诊断学标志物，对鉴别婴儿血管瘤和其他血管瘤十分有帮助。空心针穿刺活检通常直接在超声引导下进行，病变往往比较表浅。

婴儿血管瘤的治疗

大多数婴儿血管瘤可以保守治疗，但当出现明显肿物影响或毁坏容貌、肿瘤侵犯呼吸道以及遮挡视轴等情况时，则有干预指征。药物治疗目前是血管瘤的主要治疗手段，其中β受体阻滞剂是首选的一线方案[3]。极少见情况下，当患儿合并巨大婴儿血管瘤，特别是累及肝时，可能出现高输出量心力衰竭，这需要紧急干预治疗。治疗由优化的药物治疗和使用颗粒栓塞剂栓塞毛细血管床结合而成，目的是减少病灶的血管，稳定患儿的心血管状态直到病灶自然退化消失。

血管瘤的外科治疗可根据治疗的时间点分为两类：在血管瘤发展的增殖期进行的手术，以及在血管瘤晚期出现部分或完全退化后残留外观畸形时进行的手术。早期手术一般用于多种保守治疗失败的遮挡视轴的病变。晚期手术一般在患儿 3～5 周岁时进行，适用于存在较大血管瘤且退化缓慢，由于血管瘤的存在可能对患儿社会能力的发展造成不利影响时。当血管瘤可能完全退化消失时，对手术可能造成的瘢痕的影响应被仔细权衡。

先天性血管瘤[4]

与婴儿血管瘤比较，这类血管瘤在自然病程和预后方面不同。不同于婴儿血管瘤，典型的先天性血管瘤在患儿出生时即已完全形成，体格检查可以发现其颜色和外观轮廓存在细小差别。根据自然病程的不同，它们可分为两个亚组：一组称为快速退化型先天性血管瘤（RICH），在出生后最初数月内快速退化；另一组称为非退化型先天性血管瘤（NICH），这一类血管瘤不会出现退化。这两个亚组在组织学和免疫学表型上均与婴儿血管瘤不同，均不表达 GLUT－1。

其他血管肿瘤

婴儿血管瘤和先天性血管瘤包括了 Mulliken 和 Glowacki 血管异常分类系统里血管肿瘤中的绝大部分病变。但是认识其他少见病变是十分重要的，包括脓性肉芽肿、簇状血管瘤和卡波西血管内皮瘤。

分叶状毛细血管瘤或称为脓性肉芽肿（PG），是婴儿血管瘤之外第二常见的血管肿瘤，尽管其可在各个年龄段发病。本病常累及头部和颈部，表现为快速生长、亮红色的丘疹样病变，病灶大小常变异，从几毫米到 2 cm，后者易出现皮肤溃疡和出血。大多数病灶可手术切除。

簇状血管瘤（TA）最初表现为颈部或上半身皮肤的红色或紫色小斑片样病灶，生长缓慢，可生长至很大的面积。其自然病程存在不可预测性，一些病变可能自行消除。卡波西血管内皮瘤（KHE）最好发于躯干、肩部和大腿皮肤。75％的卡波西血管内皮瘤发生在婴儿早期，表现为皮肤深紫红色斑点，并可能出现局部皮肤变得有张力、光泽和瘀斑。识别这两种血管肿瘤（TA 和 KHE）十分重要，因为它们有时与巨大血管瘤-血小板减少综合征（Kasabach-Merritt phenomenon，KMP）有关联。它们的活检结果都呈 GLUT－1 阴性，且具有特征性的组织学特点，因此组织活检对做出诊断十分有用。

KMP 描述的是一组严重的与多种软组织病变有关联的凝血功能障碍和血小板减少症，最常见的还是卡波西血管内皮瘤，死亡率高。KMP 不是一般婴儿血管瘤的并发症[5]，也不应与大静脉畸形有关的凝血功能障碍相混淆，后者常表现为凝血因子消耗、D-二聚体升高，但血小板和纤维蛋白原水平无明显下降。本病的治疗不在本章所述范围之内，但治疗其他血管肿瘤的药物对这一病变可能也有效[8]，对某些病例行栓塞治疗可能有帮助。

血管发育畸形

分类

血管发育畸形是病因不清的先天性血管发育异常。所有病变都被认为出生时就已出现，但临床表现上可能许多年都并不明显。本病持续终生，不能自行退化消失。在青春期和怀孕期间其体积会增大，可能出现继发于创伤的或自发的血栓形成，后者往往没有明显的触发事件。可以很简便地根据临床检查特点将其分为低流量病变和高流量病变。低流量病变可进一步分成毛细血管型、静脉型和淋巴管型。高流量型一般是指动静脉畸形。

低流量血管畸形

毛细血管型血管畸形

毛细血管型血管畸形有多种形式。

鲑鱼斑（又称单纯痣、颈背部红斑）

鲑鱼斑是一种出生时即出现的红色斑点病灶，一般累及颈背部皮肤、上眼睑及眉间皮肤，往往位于中心区域，没有皮区分布，一般在2岁时褪色，特别是在其累及面部皮肤时。颈部病灶多会持续至成年。

Port 酒斑（火焰痣）

Port 酒斑是一种边界清楚的血管病变，出生时即出现，随患儿生长其范围同步增大。本病相对少见，无性别分布差异。本病有皮区分布倾向，一般单侧发病，偶尔病变范围会跨过躯体中线。累及面部的病灶在早期通常是扁平的，随着时间的延长，病灶有增厚和结节化的趋势。可能出现相关的骨和软组织肥大，特别是累及三叉神经第二支涉及的皮区时。大多数这种面部病灶都是孤立性病变，但也有一些是某种复杂综合征的一部分，其中关系最密切的是 Sturge-Weber 综合征[6]，后者是指面部 V1 皮区出现 Port 酒斑、身体同侧软脑膜血管畸形和可能导致青光眼的眼部脉络膜血管畸形。只有 10%在 V1 皮区患有 Port 酒斑的患儿可能患此综合征，MRI 检查有助于确定颅内病变。

静脉畸形

这种病变由大小不一的扩张静脉构成，其内部血流淤滞。病灶范围差异大，从仅累及皮肤和浅表脂肪层的小局灶病变到累及皮肤、肌肉和骨骼的大范围畸形病灶。常见的症状为疼痛和肿胀，严重程度个体差异很大，不与畸形病灶累及范围直接相关，但和病变的部位和病灶内血管的大小有关。例如，一个足底仅累及浅表软组织的、相对较小的静脉畸形，比累及股四头肌的肌肉内畸形导致的肢体功能障碍更严重；一个由大静脉囊构成的股四头肌静脉畸形在活动后充盈引起的症状，较同样部位由大量小静脉构成的病变轻得多。疼痛和肿胀也可能由自发的发作性血栓形成引起，这种情况并不少见。

静脉畸形的临床检查特点是明显的皮下软组织肿物，表面皮肤呈浅蓝色，压之柔软。常常还可触及坚硬、可移动、豌豆大小的静脉石，后者是自发性血栓形成的结果。

患有巨大血管畸形出现纤维蛋白原水平降低和D-二聚体升高的患者，常常可继发慢性血管内凝血功能障碍，这可能在外科手术过程中引起严重出血。认识到这一点十分重要。

大多数静脉畸形是单发的，极少数情况下是多发的，例如作为蓝色橡胶豆痣综合征的一部分，可以累及皮肤及胃肠道(以及其他器官，包括肝、肺、泌尿系统和脑)。大多数病例是散发的，尽管其中一部分是以常染色体显性遗传方式获得的。

影像学

静脉畸形可以被比作“冰山”，因为其可见的浅表部分常常掩盖其对深部组织的侵蚀，因而在开始治疗前对此进行仔细鉴别是必要的。MRI 扫描可以精细地呈现静脉畸形累及的完整范围，这也常常是治疗前所需要的唯一的影像学检查。脂肪抑制像中病灶显示为高信号强度。如果怀疑存在静脉畸形直接侵蚀深部骨骼或继发骨肥大、骨萎缩，最好的影像学检查方法是计算机断层扫描（CT）。CT 检查很重要，但只有在骨骼异常可能影响治疗时才考虑进行，以避免不必要的放射线暴露。动脉造影是不必要的。

静脉畸形的治疗

静脉畸形的治疗与许多因素有关，包括病灶大小、部位、累及软组织的深度以及是否出现相关的骨骼畸形。治疗的目的必须明确是改善症状和外观，常用的两种治疗形式是经皮硬化治疗和外科手术切除，有时可联合应用。患者应该从一开始就清楚“治愈”是不可能的，尽管有些十分明显的病灶对治疗反应良好并且长期随访未发现症状复发。

经皮硬化治疗（图 20.2）包括直接穿刺和注射液体硬化剂，包括在荧光镜控制下向畸形的异常静脉囊内注射 14 -烷基硫酸钠和纯乙醇[7]。14 -烷基硫酸钠在注射前常加入空气或二氧化碳进行“泡沫化”，有助于提高疗效。存在大的、可压缩的静脉腔的静脉畸形对这种治疗的反应特别好。对累及范围广泛的静脉畸形有必要进行多次治疗，间隔期为数周或数月，对病变可以获得满意控制。治疗后可能出现复发，这需要后期进行进一步硬化治疗。质硬、难以压缩、控制蒂部增大不明显的低流量静脉畸形往往预示着由大量小静脉囊构成，这种病变往往对硬化治疗反应欠佳。

外科手术技术常用于治疗静脉畸形，包括分期切除和 Popescu 筋膜室缝合术，后者与经皮硬化治疗联合应用时可能有效[8]。

淋巴管畸形

淋巴管畸形可分为巨囊病变和微囊病变两种亚型。大多数在出生时即出现，但有些直到儿童早期才显现。由于脂肪抑制像能完美呈现病变的完整形态，故 MRI 是最佳影像学检查手段。超声检查有助于鉴别巨囊和微囊病变且可以引导经皮治疗。

治疗[9]

经皮硬化治疗一般被认为是巨囊型淋巴管畸形的一线治疗选择。大量硬化剂被报道具有满意的长期囊内减压效果，包括 OK－432、博来霉素、乙醇、14 -烷基硫酸钠、盐酸多西霉素和环磷酰胺。

微囊型和微囊-巨囊混合型淋巴管畸形较巨囊型常见且更难以成功治疗，需要联合使用多种方法，包括对巨囊进行经皮硬化治疗和外科减瘤术。

高流量血管畸形

尽管出生时即已出现，许多动静脉畸形（AVMs）在青春期甚至成年期都不明显。进展性高流量动静脉畸形也可能在怀孕期或创伤后出现，可能是偶发的或医源性的，例如近端结扎或栓塞滋养动脉并行

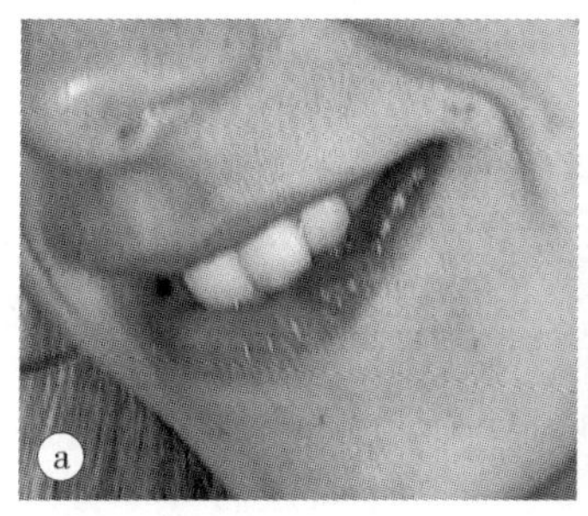

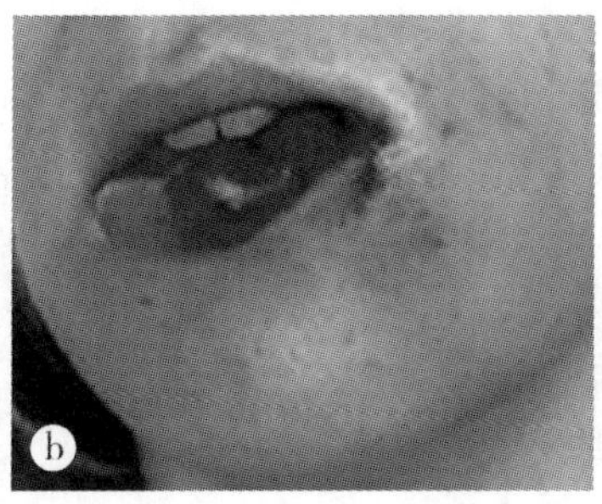

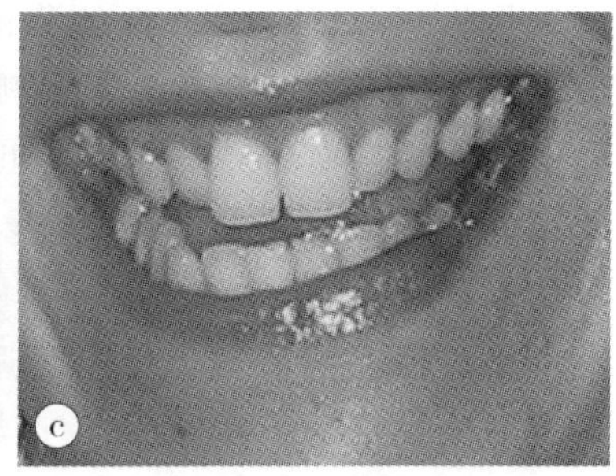

图 20.2　a. 下唇静脉畸形，行经皮硬化治疗。b. 临床照片显示分叶状的蓝色肿物累及左下唇。当患者身体前倾做临床检查时，病变迅速增大。随后在两个位置分别进行了经皮硬化治疗，共使用 3% 14 -烷基硫酸钠 3 ml。可见肿物张力增高和周围组织擦伤。c. 3 个月后临床表现获得改善

次全切除术。

体格检查常可发现搏动性肿物伴有突出的引流静脉，通过简单触诊即可显示血管畸形的高流量特征。深部病灶往往没有明显搏动，但是对于这些病例，在门诊使用简单的手持超声探头检测动静脉信号即可显示出病灶的高流量特征。本病应与血管软组织肿瘤鉴别，长期站立史、先前即已存在的肿胀和有关的皮肤颜色改变等临床检查发现有助于做出诊断。当对病变性质不确定时尽管可以行组织活检，但几乎没有必要。已知动静脉畸形的并发症包括皮肤变薄、溃疡、感染和出血，这些都应在体格检查时描述记录。

后天性创伤后动静脉瘘（AVF）与高流量动静脉畸形具有完全相同的临床表现。患者应该有外伤史，但有些患者不愿提供这些信息或者确实忘记了很多年以前曾受过外伤。动静脉瘘一般继发于贯穿性锐器伤，但也可能继发于钝性损伤。病变处常可发现唯一的瘘管，有时这是做出这一诊断的首要证据，这也往往提示通过适当治疗可获得治愈。

影像学

多普勒超声在对血管畸形做最初评估时十分有用，其他影像学检查方法尽管十分常用，却不是必需的。这是因为对于高流量血管畸形的治疗决策是基于症状和体检结果的。许多患者只需要仔细询问病变特征和自然病程，即可确定诊断。如果需要进行治疗，MRI 是首选的非侵袭性影像学检查手段，用于明确动静脉畸形的侵袭范围。磁共振血管造影可能有助于呈现血管解剖情况，但导管动脉造影更具优势。评估是否侵及骨骼首选 CT。增强 CT 几乎无助于诊断，应该避免使用以避免不必要的放射线暴露。存在 MRI 检查禁忌时，如果决定进行治疗，行导管血管造影是有必要的。在这种情况下也不推荐 CT 检查，因为 CT 不能提供比血管造影更多的信息。

治疗

对于不进展、无明显症状且对外观无明显影响的动静脉畸形一般无须处理。需要告知患者，一旦血管畸形出现变化则需要重新做出评估。

有症状的动静脉畸形患者需要治疗，一般最佳方案是栓塞治疗。对于有些病例有必要同时联合应用外科手术切除或者减瘤术。

栓塞术

高流量动静脉畸形内部血管连接的解剖学特征直接影响闭塞血管的方法和最终结果，充分理解其可能出现的变异形式十分重要。Houdart 等[10] 根据动静脉连接的解剖学特征将颅内动静脉畸形分成三种主要类型。这种分型方法同样适用于外周动静脉畸形（图 20.3）。

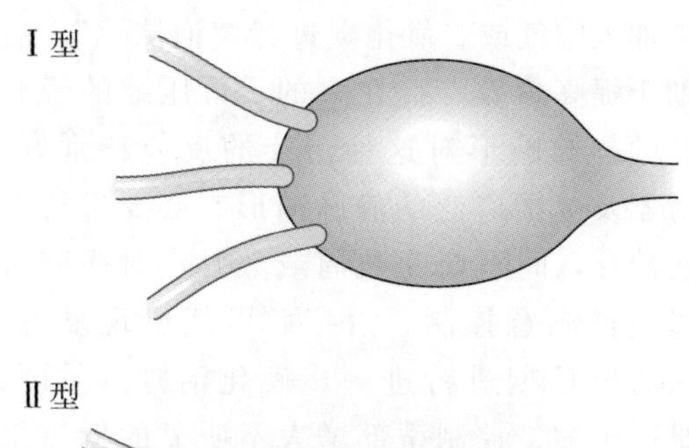

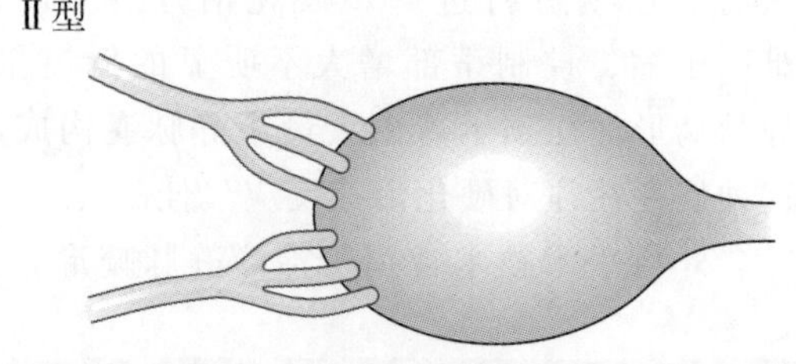

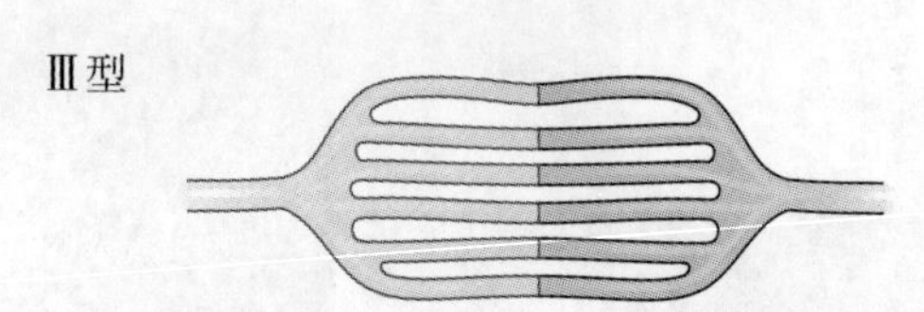

图 20.3 基于动静脉连接解剖特征的动静脉畸形分型

Ⅰ型：动静脉畸形存在一支明确的主要引流静脉，有 3 支或少于 3 支动脉与之相连。

Ⅱ型：动静脉畸形存在一支明确的主

要引流静脉，有超过 3 支（往往很多）动脉与之相连。

Ⅲ型：动静脉连接都很小、数量多，无法逐一辨识，第一支明显的引流静脉往往与动静脉连接相距较远。

这些解剖变异可在同一动静脉畸形内共存，特别是Ⅲ型占优的动静脉畸形病变可能同时存在Ⅱ型动静脉连接。

栓塞治疗的基本原则是在异常动静脉分流处阻塞血管，而不是栓塞分流处近端血管。如果能够直接栓塞在动静脉连接处，即经皮穿刺从动脉端栓塞或者经静脉途径逆行栓塞[11-12]，使用 14 -烷基硫酸钠或纯乙醇等液体栓塞剂完全损毁病灶，则可能长期改善症状。Ⅰ型和Ⅱ型病变特别适合这种治疗（图 20.4）。

很多文章提及闭塞动脉端的重要性，但这其实是无效的。我们可以把高流量血管畸形考虑成一个“静脉池”，是异常动静脉连接中低压的主要引流静脉驱动动静脉畸形发展的。如果治疗仅栓塞滋养动脉而未触及静脉，低压的“静脉池”还会持续从邻近的血管中抽取血流。如果最开始就闭塞了病灶内的静脉成分，低压的“驱动力”消失，动静脉分流也就被消除了。

侵蚀大量骨组织的动静脉畸形特别适用于这种栓塞治疗方法，因为它们通常具有Ⅱ型解剖异常，通常可以通过经骨穿刺直接到达扩张的病变静脉处对血管畸形进

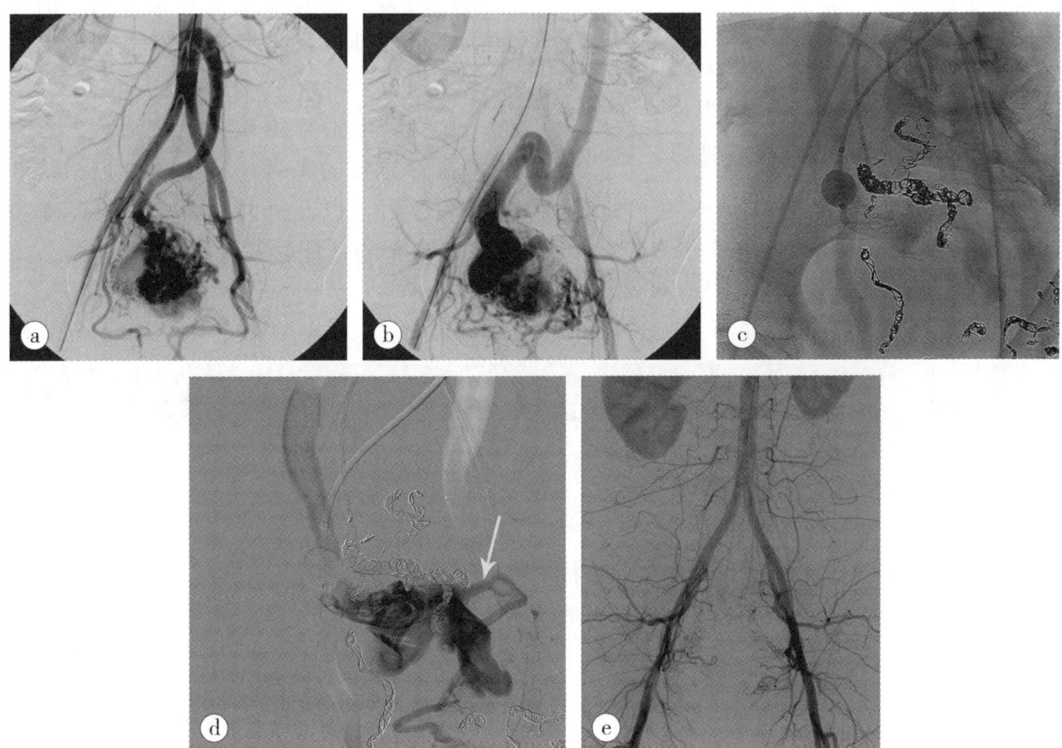

图 20.4　累及乙状结肠的动静脉畸形导致大量下消化道出血。a、b. 腹主动脉造影显示，盆腔内由过度增粗的肠系膜下动脉和双侧髂内动脉直肠支供应的动静脉畸形存在快速动静脉分流。引流静脉是一条扩张的肠系膜下静脉。使用弹簧圈栓塞技术栓塞了大量滋养动脉，这暂时停止了活动性出血。c、d. 经肝穿刺门静脉建立通路，逆行将导管经肠系膜下静脉插入至骨盆水平，充起一枚阻断球囊控制静脉回流。静脉囊内可见造影剂停滞。箭头指示通过阻断球囊内腔将同轴导管插入直肠动脉，用弹簧圈栓塞直肠动脉，随后使用 3% 14 -烷基硫酸钠硬化治疗静脉囊。e. 6 个月后的主动脉造影显示，动静脉畸形的动静脉分流被成功消除

行栓塞治疗。

栓塞治疗和外科手术

手术治疗的目的应该是完全切除动静脉畸形。术前栓塞治疗十分有价值，其目的是通过减少动静脉畸形的血管以降低手术切除难度，而不是缩小手术切除范围，理解这一点十分重要。术前栓塞技术与前述栓塞治疗不同，其目的是使血管畸形去血管化，以尽可能为外科医生创造无血管的术野。一般通过聚乙烯等特殊的栓塞材料可以获得最佳效果。需要选择适当尺寸，以利于栓塞颗粒进入到动静脉畸形病灶深部，但不通过动静脉连接。较大的动静脉连接可能需要其他栓塞剂，比如经过同轴动脉导管或经过直接穿刺路径注入“胶”。仅行弹簧圈栓塞滋养动脉是无效的，因为血管畸形仍然可以持续从邻近血管处获得血流。事实上，当末梢血管栓塞完成后不要栓塞滋养血管，因为这只会妨碍血管畸形复发时再次进行血管造影评估和治疗，理解这一点非常重要。

至于外科技术，当手术切除可能引起较大范围的皮肤缺损时，组织扩张和肌皮瓣转移技术是必要的。

结果

在可提供多学科支持的特定医学中心，动静脉畸形的治疗无疑可以获得最佳效果。在这些中心，需要治疗的病例大多数可获得长期的症状改善。毫无疑问，对动静脉畸形放射解剖学的更好理解，以及在动静脉分流处而不是在近端滋养血管处直接使用栓塞剂治疗，可使得更多的血管畸形获得放射解剖和临床上的有效栓塞。

小结

血管异常可以简单分为血管肿瘤和血管畸形两类。普通婴儿血管瘤构成了前者的主要组成部分，大多数病例将自行退化而无须积极干预。

血管畸形治疗困难且无法治愈。患有这种血管异常的患者，在能提供包括诊断和介入放射学以及外科学等多学科专业技术的特定中心，能够获得最佳的治疗。

要点

- 血管异常分为血管瘤和血管畸形两类。
- 最常见的血管瘤是婴儿血管瘤。
- 大多数婴儿血管瘤无须治疗。
- 血管畸形是先天的血管生成异常，将持续终生。
- 血管畸形最简便的分型是高流量型和低流量型。
- 不是所有的血管畸形都需要治疗。
- 静脉和淋巴管畸形可引起明显的外观异常，治疗困难。治疗手段包括经皮硬化治疗和（或）手术治疗。
- 巨大血管畸形且出现纤维蛋白原水平降低和D-二聚体升高的患者，常常可继发慢性血管内凝血功能障碍，这可能在外科手术过程中引起严重出血。
- 高流量血管畸形同样治疗困难，需要包括栓塞治疗和外科手术在内的联合治疗。
- 理解高流量血管畸形的血管结构是十分必要的，因为这影响到治疗方法的选择和预测栓塞治疗的效果。

参考文献

1. Mulliken JB, Glowacki J. Hemangiomas and vascular malformations in infants and children: a classification based on endothelial characteristics. Plast Reconstr Surg 1982;69:412–22.
2. Metry D, Heyer G, Hess C, et al. PHACE Syndrome Research Conference. Consensus statement on diagnostic criteria for PHACE syndrome. Pediatrics 2009;124(5):1447–56.
3. Itinteang T, Withers A, Leadbitter P, et al. Pharmacologic therapies for infantile hemangioma: is there a rational basis? Plast Reconstr Surg 2011;128:499–507.
4. Mulliken JB, Enjolras O. Congenital hemangiomas and infantile hemangioma: missing links. J Am Acad Dermatol 2004;50:875–82.
5. Sarkar M, Mulliken JB, Kozakewich HP, et al. Thrombocytopenic coagulopathy (Kasabach–Merritt phenomenon) is associated with kaposiform hemangioendothelioma and not with common infantile hemangioma. Plast Reconstr Surg 1997;100:1377–86.
6. Baselga E. Sturge–Weber syndrome. Semin Cutan Med Surg 2004;23:87–98.
7. Stimpson P, Hewitt R, Barnacle A, et al. Sodium tetradecyl sulphate sclerotherapy for treating venous malformations of the oral and pharyngeal regions in children. Int J Pediatr Otorhinolaryngol 2012;76(4):569–73.
8. James CA, Braswell LE, Wright LB, et al. Preoperative sclerotherapy of facial venous malformations: impact on surgical parameters and long-term follow-up. J Vasc Interv Radiol 2011;22(7):953–60.
9. Perkins JA, Manning SC, Tempero RM, et al. Lymphatic malformations: review of current treatment. Otolaryngol Head Neck Surg 2010;142(6):795–803.803.e1
10. Houdart E, Gobin YP, Casasco A, et al. A proposed angiographic classification of intracranial arteriovenous fistulae and malformations. Neuroradiology 1993;35:381–5.
11. Jackson JE, Mansfield AO, Allison DJ. Treatment of high-flow vascular malformations by venous embolization aided by flow occlusion techniques. Cardiovasc Intervent Radiol 1996;19:323–8.
12. Cho SK, Do YS, Kim DI, et al. Peripheral arteriovenous malformations with a dominant outflow vein: results of ethanol embolization. Korean J Radiol 2008;9(3):258–67.

第 21 章　未来的发展

Alan G. Dawson · Julie Brittenden　著
陆清声　刘磊　译校

引言

二级预防是所有患有外周动脉疾病（PAD）患者的首要处理方式。本章的第一部分将讨论二级预防的新进展及其新兴的治疗药物，特别是有关具有降低胆固醇作用的和抗血小板的药物。患者中重要的一部分人是指既不适合开放手术或腔内血运重建，并且对于药物治疗也呈现难治性的患者。在这些患者中，目前的研究集中在新血管化策略。接下来的两部分将讨论基因疗法和细胞治疗在 PAD 患者治疗中的作用，这种具有潜力的疗法称为治疗性血管生成法。最后将讨论基因治疗在支架植入术后血管预防内膜增生方面的作用。

降脂和抗血小板治疗

新颖的降脂的二级预防疗法

增加高密度脂蛋白

很多大型流行病学研究均显示了高密度脂蛋白（HDL）水平与心血管风险之间呈反比关系。研究表明，HDL 每增加 0.03 mmol/L，心血管风险会相应减少 2%～3%[1]。HDL 通过几种机制介导其心脏保护作用。其中之一是通过 HDL 参与胆固醇的逆转运，以消除巨噬细胞源性的泡沫细胞（图 21.1）。它从动脉巨噬细胞输送过量的胆固醇到肝，在那里胆固醇可在胆汁中进行排泄。HDL 还具有直接的抗炎和抗血栓形成作用，这被归因于一种从 HDL 衍生的蛋白质——载脂蛋白 A－I，这将在下文进行讨论（图 21.2）。

应当注意的是，HDL 颗粒和载脂蛋白的功能失调性及其表现出的促炎性特性，已在一些患者的队列研究中得到证实[4]。因此，其存在的功能以及 HDL 胆固醇的量是至关重要的。

胆固醇酯转移蛋白抑制剂

各种药物疗法都旨在提高 HDL 水平。目前的研究关注点都集中在胆固醇酯转运蛋白（CETP）抑制剂的应用上。一个包含 15 000 例既往患有心脑血管疾病（包括 PAD）患者的随机双盲研究结果显示，一种 CETP 抑制剂托彻普与心血管事件发生和死亡率的上升有关[5]。托彻普在已经服用阿托伐他汀的患者中应用会使 HDL 胆固醇含量提高 72%，并且使低密度脂蛋白（LDL）胆固醇含量降低 25%。然而，通过托彻普增加 HDL 被证明在胆固醇的反向运输上起到的作用并不大。托彻普会降低血清钾并提高碳酸氢盐、醛固酮和血压水平。这些作用和 CETP 的抑制无关。未来的工作将是开发更加具有选择性的 CETP 抑制剂：anacetrapib、dalcetrapib 和 evacetrapib，并且以上药物已开始进行Ⅰ期临床试验[6]。

为了评估 anacetrapib 在提高 HDL 胆

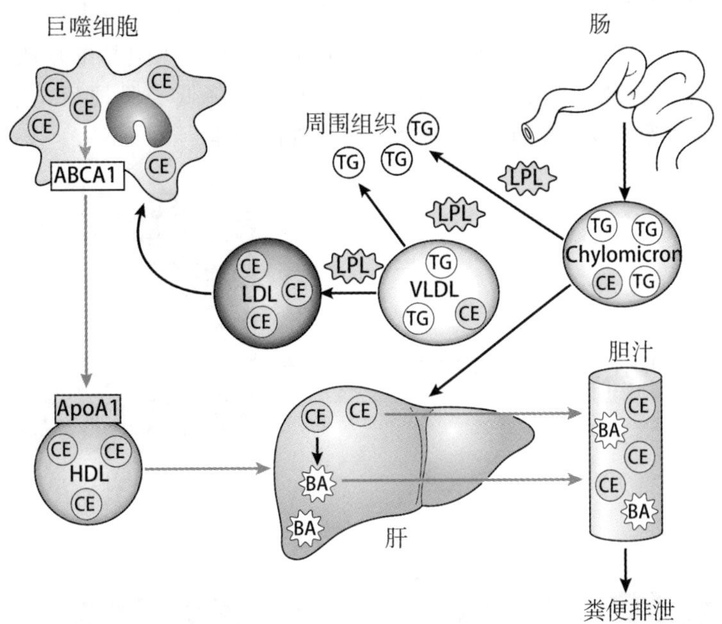

图 21.1　脂类运输和代谢概述。以三酰甘油（TG）和胆固醇酯（CE）为存在形式的膳食脂质通过肠壁被吸收并转化为乳糜微粒。这些三酰甘油富集颗粒被脂蛋白脂酶（LPL）代谢，此类酶水解三酰甘油成游离脂肪酸和甘油。随后，水解后成分由外周组织吸收。残存的乳糜微粒由肝从循环系统中清除。肝合成富含三酰甘油的极低密度脂蛋白（VLDL）颗粒，这种颗粒可以运输胆固醇和三酰甘油。VLDL 颗粒也可以通过 LPL 的作用转化为低密度脂蛋白（LDL），然后起到运输胆固醇至外周组织（如巨噬细胞）的作用。小的富含磷脂的高密度脂蛋白（HDL）可通过肝合成或者来源于夹断 VLDL 或乳糜微粒残留物。HDL 的功能在于成为胆固醇反向转运（RCT）的步骤。RCT 涉及 HDL 介导的通过 HDL 表面的载脂蛋白 A-I（载脂蛋白 AI）和外周细胞表面上的 ABCAI 相互作用，从而除去外周组织的过量胆固醇的过程。这种胆固醇以 HDL 的形式被运送到肝，在那里它被转换成胆汁酸（BA）或者直接分泌到胆囊。胆囊里的胆汁酸和胆固醇则通过粪便排泄而得以排出体外[2]。摘自：Hanniman EA，Sinal CJ. Nuclear receptors：novel therapeutic targets for the treatment and prevention of atherosclerosis. Drug Discovery Today：Therapeutic Strategies 2004；1：155 - 61. With permission from Elsevier.

固醇水平作用的安全性和有效性，已经开始了一项随机安慰剂对照双盲研究。该研究纳入 1623 例具有心脏疾病或心脏病高危的患者人群[7]。在 Anacetrapib 的调脂功能随机评估研究中（REVEAL）中，目前正在招募关于血管事件的高危患者人群（其中包括 PAD 患者）参加此项大型多中心临床研究，目的是确定 anacetrapib 是否可以预防血管事件的发生[8]。患者将在进行试验前先通过阿托伐他汀治疗进行 LDL 胆固醇的优化，然后将被随机分组，5 年内每日服用 anacetrapib 或安慰剂 100 mg。

烟酸

众所周知，烟酸可以提高 HDL 胆固醇水平，但是其在他汀治疗方案下降低患者的心血管事件的能力尚不清楚。在引入他汀治疗方案前，进行过一个有关烟酸的单药治疗的大型临床随机试验[9]。烟酸可以导致面部潮红，其可通过一种选择性前列腺素 D 受体拮抗剂——laropiprant（以前的 MK - 0524）减轻。在通过 HDL 减少血管事件发生率（HPS2 - THRIVE）的随机安慰剂对照研究中，25 000 名有动脉粥样硬化的血管疾病（包括 PAD）患者被随机分配到两组，一组排除预服用辛伐他汀情况下服用烟酸（1 g）和 laropiprant 4 年，另一组则联合服用辛伐他汀或依泽替米贝 4 年[10]。被选入研究之前，患者的 LDL 胆固醇水平需低于 2 mmol/L。这样做的目的是确定是否可以通过烟酸疗法增加 HDL 胆固醇水平以降低心肌梗死、卒中或血管重建事件的发生。

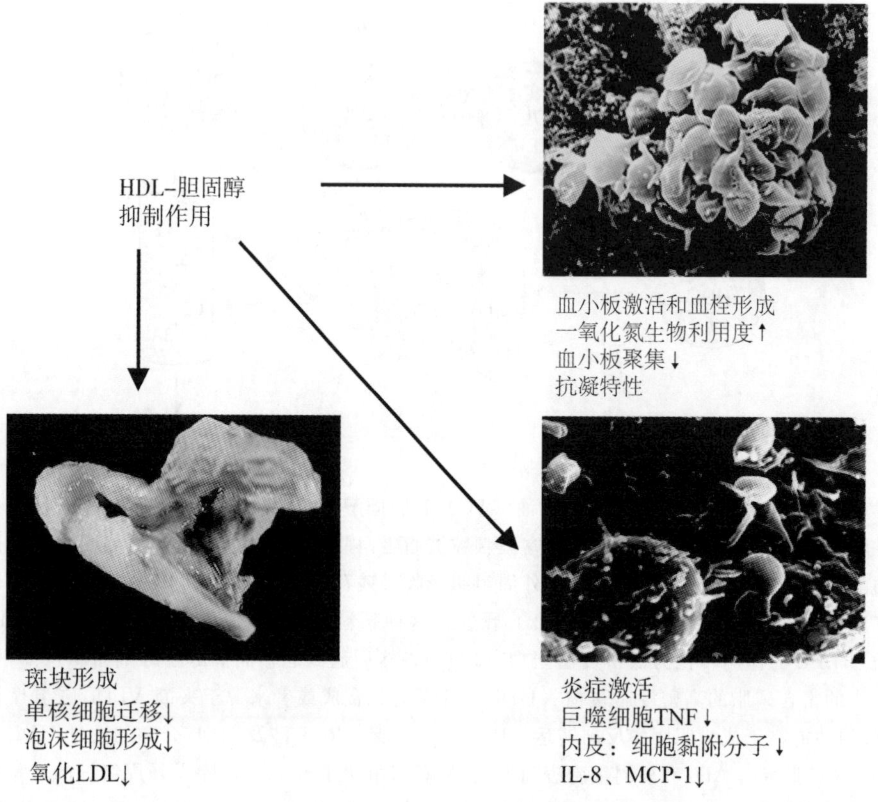

图 21.2 HDL 的抗炎特性。IL，白细胞介素；MCP－1，单核细胞趋化蛋白 1；TNF，肿瘤坏死因子

在低 HDL 胆固醇水平人群接受烟酸加强他汀类药物治疗的研究中（AIM－HIGH），3414 例动脉粥样硬化患者随机分组服用缓释烟酸（1.5～2 g/d）或相应的安慰剂[11]。所有患者的 LDL 胆固醇水平为 1.03～2.07 mmol / L，如果需要则服用辛伐他汀加依泽替米贝。主要的试验终点是心肌梗死、卒中、因急性冠脉综合征而住院、血管重建、因冠心病造成死亡等事件的首次发生或上述综合事件的发生。由于缺乏有效性，在平均 3 年的随访后研究停止，尽管观察到了 HDL -胆固醇的显著增加，但是并没有得到明显的临床获益。

载脂蛋白 A－I 和模拟肽

载脂蛋白 A－I 是胆固醇逆向转运的看门人，它与巨噬细胞上的 ABCA1 受体结合（图 21.1）。若干临床前研究已证明，载脂蛋白 A－I 通过其脂质结合特性抑制动脉粥样硬化的发生和发展。然而，由于其蛋白质较大，所以只能经静脉给药。因此，开发出了 D－4F 肽，它模仿载脂蛋白 A－I 的脂质结合特性并且可以口服给药[12]。临床前试验已经表明，D－4F 具有抗炎和抗动脉硬化作用。在一个小型 I 期临床试验中，D－4F 具有较低的生物利用度，但单次剂量具有良好的安全性和耐受性[13]。这还需要未来进一步的研究。

总结：提高高密度脂蛋白胆固醇水平的治疗

虽然有有力的流行病学证据表明，低水平的 HDL 胆固醇与心脏事件的风险增加有关，但是迄今为止，没有证据表明，通过提高 HDL 胆固醇水平的治疗等够降低这种风险。在积极的他汀类药物治疗时代，可以将 LDL 胆固醇降至非常低的水平，但提高 HDL 胆固醇水平能否临床获益仍有待证明。

脂蛋白代谢和炎症反应

脂质在动脉粥样硬化的发病机制中的作用已在第 1 章讨论过。

在基于健康者和已知冠心病患者的大型人群研究中，分泌型磷脂酶 A_2 和脂蛋白相关磷脂酶 A_2 两种炎症标志物已被证明具有预测心血管事件发生的作用[14]。但在 PAD 患者人群中还没有进行过这种研究。

分泌型磷脂酶 A_2 可引起脂蛋白和细胞膜磷脂的水解，从而产生促炎脂质（非酯化脂肪酸、溶血磷脂和类二十烷酸）。脂蛋白相关磷脂酶 A_2 通过氧化低密度脂蛋白产生促炎脂质（氧化非酯化脂肪酸和溶血磷脂酰胆碱）[15]。

分泌型磷脂酶 A_2 抑制剂

两个大型Ⅱ期研究已经表明，分泌型磷脂酶 A_2 抑制剂——甲基伐瑞拉迪可以显著降低 LDL 胆固醇、非 HDL 胆固醇和 ApoB 水平[16-17]。一个包含 6500 例急性冠脉综合征患者的Ⅲ期临床研究目前正在进行中[18]。

脂蛋白相关磷脂酶 A_2 抑制剂

脂蛋白相关磷脂酶 A_2 抑制剂 darapladib 已在两项Ⅱ期临床试验中进行评估[19-20]。darapladib 可以降低在颈动脉斑块和血流中的脂蛋白磷脂酶的活性和浓度。其他炎症介质的含量也相应减少，但是血脂没有变化。目前，有两项Ⅲ期临床研究正在进行，旨在确定 darapladib 对于近期发生心血管事件的患者或者具有稳定疾病的患者在临床结果上的影响[21,22]。这些药物联合他汀类药物治疗改善临床结果的能力仍需要确定。

新型抗血小板药物

抗血小板治疗对于 PAD 患者的价值已经在第 1 章讨论。参与血小板活化的三个主要途径由血栓素、二磷酸腺苷和凝血酶触发（图 21.3）。

我们目前能够通过阿司匹林阻断酶环氧化酶的合成，从而防止可导致血小板聚集的血栓素 A_2 的合成。噻吩并吡啶（如氯吡格雷和普拉格雷）和非噻吩并吡啶衍生物（如替卡格雷、坎格雷洛）可抑制腺苷二磷酸（ADP）结合到 P2Y（12）受体，从而防止糖蛋白Ⅱb/Ⅲa 受体复合物的活化。但是，凝血酶是最有效的血小板活化剂。它主要是通过蛋白酶激活受体(PAR-1)起作用，然而该途径不受当前抗血小板药物的影响。凝血酶受体拮抗剂如 vorapaxar 和 E-555是一类新的抗血小板药物，它们通过抑制 PAR-1 阻断凝血酶介导的血小板活化。

虽然抗血小板治疗已经有效减少了动脉粥样硬化患者的血栓形成风险，但血栓形成的事件仍有发生。这些事件发生的原因可能是患者对当前抗血小板治疗不敏感。例如，噻吩并吡啶氯吡格雷需要通过细胞色素 P450 的代谢活化，而最近的研究表明，氯吡格雷在缺乏一种功能等位基因 CYP2C19 的患者身体里是不会被激活的[23]。目前已开发出更新一代的 $P2Y_{12}$ 受体拮抗剂和新型凝血酶受体拮抗剂，会在下文中进行讨论。

凝血酶受体拮抗剂：蛋白酶活化受体 1（PAR-1）

血小板的凝血酶受体拮抗剂也被称为蛋白酶活化受体 1（PAR-1）拮抗剂，是

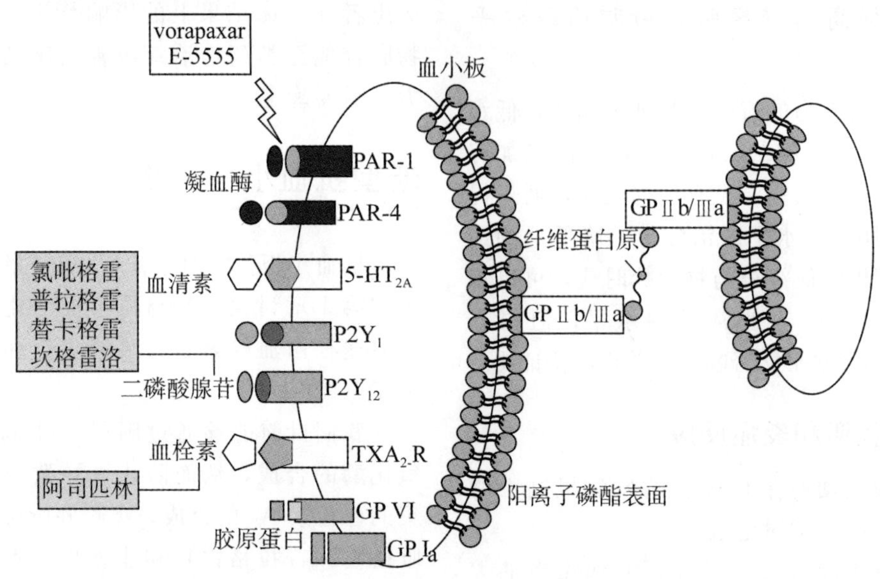

图 21.3 血小板活化和目前的抗血小板药物

一类新的抗血小板药物[24]。在Ⅱ期临床试验中，两种口服 PAR-1 拮抗剂——vorapaxar（SCH 530348，默克/先灵-葆雅公司）和 atopaxar（E-5555，卫材有限公司），已在和标准抗血小板治疗联合评估。在经皮冠状动脉腔内成形术患者的凝血酶受体拮抗剂试验（TRA-PCI）中，在纳入的 1000 例受试者中发现 vorapaxar 是安全的且有效抑制了血小板的功能[25]。涉及 atopaxar 的Ⅱ期试验结果还没有得到[26]。

vorapaxar：Ⅲ期临床试验

在Ⅲ期 TRACER 研究（在急性冠脉综合征人群中为减少临床事件的凝血酶受体拮抗剂试验）中，12 944 例无 ST 段抬高的急性冠脉综合征患者被选入 vorapaxar 的双盲随机对照试验。试验的首要终点是心肌梗死、卒中、心血管原因导致的死亡，冠状动脉缺血复发或紧急血运重建或以上的综合事件。研究早期即终止，因为被随机分配至服用 vorapaxar 的 6473 名患者出现了大出血风险，其中包括颅内出血。该研究未能在试验终点显示有任何显著意义[27]。

然而，在Ⅲ期的 TRA-2P（凝血酶受体拮抗剂在动脉粥样硬化缺血事件的二级预防试验）研究中，26 449 例既往患有心肌梗死、缺血性卒中或有症状 PAD 病史的患者被纳入，随机分入除了标准治疗之外的 vorapaxar 组或安慰剂组[28]。随机服用 vorapaxar 的患者，其试验终点事件的发生风险显著下降，试验终点为心血管事件引起的死亡、心肌梗死、卒中或紧急冠状动脉血管重建［危险比 0.88；95%置信区间（*CI*）0.82～0.95；*P*=0.001］。然而，这与增加的风险或中度/严重的出血并发症有关。尤其在 TRACER 研究中，在 vorapaxar 组的患者人群中观察到大出血包括颅内出血的风险提高。

P2Y12 受体拮抗剂

普拉格雷是第三代噻吩并吡啶，它的作用更强、起效更快，而且不像氯吡格雷，其生物转化不受 CYP 遗传多态性的影响[29]。在一次Ⅲ期试验中，3534 例 ST 段抬高型心肌梗死并因此接受经皮冠状动脉介入治疗的患者，被随机分配到安慰剂对照的双盲试验中（TRITON-TIMI38）[30]。普拉格雷比氯吡格雷在减少主要终点事件如心血管死亡、非致死性心肌梗死或卒中更有效。排除冠状动脉旁路移植术（CABG）术后的出血增加，各组的大出血率相似。

替卡格雷是第一种口服的可逆 $P2Y_{12}$ 拮抗剂，它是一种环戊烷基三唑嘧啶，不需要代谢活化，且可能对于需要接受手术的患者有一定的价值。在血小板抑制和患者结局（PLATO）试验中，由于在与 CABG 有关的所有大出血或出血事件中，心血管方面的事件发生率没有升高，所以与氯吡格雷相比，替卡格雷降低了死亡发生率。然而，在用其治疗 30 天之后，研究结果表明其与非 CABG 大出血和非程序相关的严重出血有关[31]。替卡格雷也会加重一些副作用，如呼吸困难、低血压和心律失常（心室停顿）。坎格雷洛是一种起效很快、半衰期较短的经静脉使用的 $P2Y_{12}$ 拮抗剂。它可能对接受心脏手术的患者有益[32]，但这还需要进一步的研究。

EP3 受体拮抗剂

由发炎的斑块产生的前列腺素 E_2 会加重动脉粥样硬化血栓的形成。类似于 $P2Y_{12}$ 受体，血小板 EP3 受体结合前列腺素 E_2 也会抑制 CAMP 合成，从而导致血小板活化。EP3 受体拮抗剂如 DG－041 具有选择性地减少动脉粥样硬化而不增加出血风险的潜力，目前正在通过临床试验对其进行评估[33-34]。

总结：新型抗血小板药物

在这一阶段，目前还不清楚这些新的抗血小板药物能否在 PAD 高风险患者的治疗中起到作用。很明显，它们通常与中度或严重出血并发症如颅内出血的风险增加有关。除 vorapaxar，其余新药尚未在 PAD 患者人群进行研究。而 TRA－2P 方面的研究结果显示出其良好的前景，但是还需要更加完整的研究。

血管生成

治疗性血管生成的目的是刺激已经存在的脉管系统的新血管生成，以绕过闭塞段[35-36]。血管生成是一个涉及许多生长因子相互作用，以产生新血管和逆转缺血归宿的复杂过程。引起血管生成的自然原因是缺氧。缺氧诱导多种生长因子包括血管内皮生长因子（VEGF）和血管生成素－2（Ang－2）的表达。这些生长因子作用于位于毛细血管基底膜的周细胞。周细胞在血管内皮细胞增殖、迁移和稳定方面具有重要作用。血管生成过程包含几个阶段（图 21.4）。在启动阶段，周细胞从毛细血管分离，基质金属蛋白酶（MMPs）降解基底膜，血浆蛋白外渗在胞间隙形成富含蛋白质的基质。在新血管形成阶段，生长因子由于缺氧而上调，来自细胞外基质释放的生长因子诱导内皮细胞和周细胞的迁移及增殖。在适应期，过剩的新血管网被修整以适应组织的新陈代谢和血液回流不足的血管的需要。在成熟阶段中，具有足够血流的血管得到周细胞覆盖并沉积成为基底膜[37]。VEGF 是最有效的血管生成因子，也是迄今为止在试验中研究最多的基因[38]。其他已被研究的相关因子和基因有成纤维细胞生长因子（FGF）、缺氧诱导因子－1α（HIF－1α）、肝细胞生长因子（HGF）和内皮细胞发育调节基因－1（Del－1）。

外周动脉疾病基因治疗的靶基因

作为一种内皮细胞高度特异的有丝分裂原，VEGF 是血管生成的有效启动子。其信号转导可导致内皮细胞增殖、迁移，

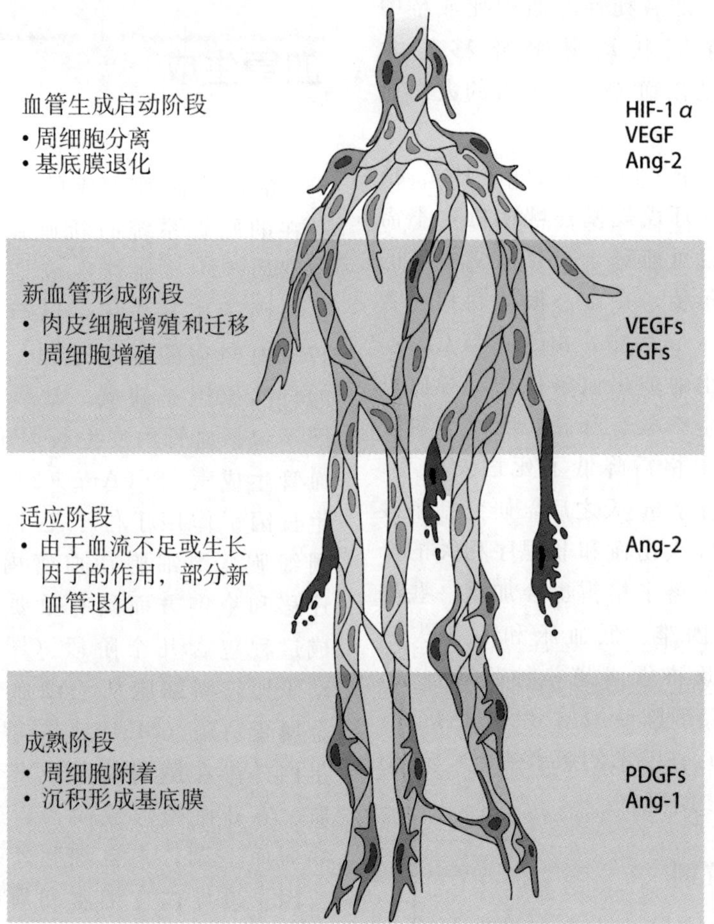

图 21.4 血管生长因子和其对血管生成的作用。Ang-1，血管生成素-1；Ang-2，血管生成素-2；FGF，成纤维细胞生长因子；HIF-1α，缺氧诱导因子-1α；PDGF，血小板衍生的生长因子；VEGF，血管内皮生长因子。摘自：Markkanen JE，Rissanen TT，Kivela A et al. Growth factor-induced therapeutic angiogenesis and arteriogenesis in the heart - gene therapy. Cardiovasc Res 2005；65：656-64. With permission from Oxford University Press.

最终新生血管形成[38]。这些促血管生成细胞因子是一个多基因家族，其中研究最普遍的是 VEGF-A，特别是 VEGF-A_{121} 和 VEGF-A_{165}，因为它们与新血管的形成有着紧密的联系[39]。同样，FGF 是一类肝素结合多肽的蛋白质家族，是有力的血管生成刺激物质。它们控制着内皮细胞、平滑肌细胞和成纤维细胞的增殖，其中研究最广泛的 FGF、FGF-1 已在临床前活体试验中被证明在血管生成中发挥关键作用[40-41]。血管生成的调节器 HIF-1α 在细胞对于低氧的应答方面起着至关重要的作用。在低氧含量情况下，该因子被释放，并且刺激机体产生几种促血管生成生长因子，其中包括血管内皮生长因子 A[42]。肝细胞生长因子（HGF）是一种促血管生成生长因子，它具有激活血管上皮细胞和内皮细胞并刺激其增殖的特性[43]。在胚胎期，内皮细胞发育调节基因（Del-1）在血管发育过程中广泛表达。它有促进内皮细胞黏附的作用，临床前研究已经证明其存在于缺血组织中，这提示它在血管生成中起到一种媒介作用（图 21.4）[44-45]。

基因治疗载体

上述基因的确定是在基因治疗领域的重大发展，目前基因治疗面对的最大挑战是载体的选择。载体允许遗传物质从外源性物质源运载到目标细胞。其中两个主要的限制是转染的速率和由此诱导免疫应答的可能性。在临床试验中使用的载体可以分为非病毒载体和病毒载体。

非病毒方法

非病毒方法用于刺激血管生成是通过利用裸质粒 DNA 完成的。质粒的应用具有以下几个优点：便于生产、高产量、低免疫原性潜力和安全性[46]。尽管有这些优点，大型随机试验表明，基因转移效率低限制了它的整体效果[47]。这导致大家将关注点放在利用病毒作为载体的方法上。

病毒方法

作为病毒复制周期的一部分，病毒进入细胞后，将它们的遗传信息整合入主体细胞的 DNA，随后即表达所期望的作用。然而，病毒会引起机体的免疫应答，老旧的病毒类型无法整合入细胞的细胞周期，而被大量排斥在血管组织中[48]。最有名、最广泛使用的病毒载体是腺病毒家族[49]。这些载体具有如下优点：低诱变率（因为它们不与宿主基因组整合）、高滴度、广泛组织嗜性和在静止期诱导细胞的能力[50]。然而，不可避免的是激活的免疫反应会降低其效能，尤其是重复给药后，虽然短期效果会提高，但是远期效果仍较差[51]。

载体的运送方法

病毒载体的运送可以是在手术或腔内介入治疗时直接进入循环系统，或由动脉内途径。如果这些患者不适合采用任何形式的血管内或外科手术，则可以通过肌内途径。直接动脉内给药的局限性是其瞬态反应，因为它分配的区域很广，而肌内注射则具有缺血区域局部渗透且药效更长的优点[52]。

非病毒方法是使用物理或化学力诱导细胞膜缺陷，以允许该质粒形态的 DNA 扩散入细胞内并起到作用。物理方法包括显微注射、超声和流体力学方法，而化学方法使用天然或合成的物质结合到细胞受体，以获得进入细胞通道，然后与 DNA 相互作用以发挥它们的功能。这种非病毒方法与低转染率和瞬时基因表达有关。然而，它具有易用性和低免疫原性的优点[37]。

血管新生治疗已被用于体外模型、动物模型和临床试验[53-54]。本部分将介绍已进行的临床试验并对基因治疗 PAD 领域的当前问题进行总结（表 21.1）。

血管内皮生长因子（VEGF）

Ⅰ期临床试验

利用 VEGF 进行的第一个临床研究是 1996 年由 Isner 进行的，并取得了较好的结果：血管造影显示治疗后 4 周在膝盖、胫骨中段和脚踝水平的腿部缺血部位新生血管，并维持了 3 个月；动脉血流增加了 82%，最大流量比治疗前增加了 72%[55]。4 周和 12 周后的磁共振血管造影（MRA）证实，之前存在的腓动脉和胫动脉的远端血流阻塞得到了改善。然而，尽管改善了血流，也发现了新血管的形成，但是基因治疗的 5 个月后还是由于缺血而进行了截肢。

2003 年，Shyu 等发表了至今最大的Ⅰ期临床试验，该试验纳入 21 名患有严重肢体缺血症的患者（24 个肢体）[56]。通过质粒载体将 $phVEGF_{165}$ 间隔 4 周 2 次经肌内注射入患者体内，分 5 个不同的剂量进行研究。踝臂压力指数（ABPI）在统计学上

表 21.1 评估基因治疗外周动脉疾病的临床试验方法学

参考	年份	途径	载体	病例数	结果
Ⅰ期临床试验					
VEGF					
Isner 等[55]	1996	经动脉内	质粒	1	侧支血管、末端血流
Baumgartner 等[57]	1998	经肌肉	质粒	9	ABPI、侧支血管、溃疡愈合、末端血流
Rajagopalan 等[59]	2002	经肌肉	病毒	18	ABPI、高峰行走时间
Shyu 等[56]	2003	经肌肉	质粒	21	ABPI、末端血流、溃疡愈合、静息痛
Kim 等[58]	2004	经肌肉	质粒	9	ABPI、侧支血管、溃疡愈合、静息痛
FGF					
Comerota 等[63]	2002	经肌肉	质粒	51	ABPI、溃疡愈合、静息痛、经皮血氧分压
HGF					
Morishita 等[66]	2004	经肌肉	质粒	6	ABPI、溃疡愈合、静息痛、经皮血氧分压
HIF-1α					
Rajagopalan 等[69]	2007	经肌肉	病毒	34	溃疡愈合、静息痛
Ⅱ期临床试验					
VEGF					
Mäkinen 等[60]	2002	经动脉内	病毒/质粒	54	末端血管供应
Rajagopalan 等[61]	2003	经肌肉	病毒	105	与安慰剂组没有区别
Kusumanto 等[62]	2006	经肌肉	质粒	54	ABPI、溃疡愈合
Del-1					
Grossman 等[71]	2007	经肌肉	质粒	105	ABPI、高峰行走时间和生存质量
FGF					
Nikol 等[64]	2008	经肌肉	质粒	125	截肢率
HGF					
Powell 等[67]	2008	经肌肉	质粒	104	经皮血氧分压
Shigematsu 等[68]	2010	经肌肉	质粒	40	静息痛、溃疡愈合、生存质量
HIF-1α					
Creager 等[70]	2011	经肌肉	病毒	289	与安慰剂组没有区别
Ⅲ期临床试验					
Belch 等[65]	2011	经肌肉	质粒	525	与安慰剂组没有区别

与治疗前相比显著增加（0.58±0.24～0.72±0.28；$P<0.001$）。MRA 则通过 MRA 值定性地显示了远端血流改善的证据，治疗前其平均值为 0.37±0.10，而治疗后则为 0.47±0.11（$P<0.01$）。有 83%的肢体静息痛消失，75%的四肢溃疡改善，并且发现最佳用药剂量是 1.6mg。

另外两个进一步的临床试验表明治疗后 ABPI 值显著改善[57-58]。而 Rajagopalan 等却报道称 ABPI 值是有所提高，但并非显著提高[59]。静息痛或无痛行走距离的显著改善，以及根据血管造影或 MRA 得到的远端血流改善的结论，在其他评估 VEGF 的研究中也得到了验证[57-58]。

Ⅱ期临床试验

3 个Ⅱ期临床试验以 VEGF 作为研究基因是因为基于Ⅰ期临床试验取得的积极结果[60-62]。区域血管生成与血管内皮生长因子（RAVE）研究是最大的Ⅱ期随机双盲安慰剂对照研究，其包括 105 例间歇性跛行和严重肢体缺血（CLI）患者[61]。含有 $VEGF_{121}$ 的腺病毒通过肌内注射入人体。患者被随机分配至安慰剂组、4×10^{9} 单元（低剂量）组或 4×10^{10} 单元（高剂量）组。该研究显示，步行距离、生活质量或 ABPI 均无显著性差异。

Kusumanto 等报道了 54 例患者的 GRONINGEN 试验，得出的结论类似，他们发现 ABPI 值或溃疡愈合率无显著性差异，虽然两者在临床上都有所改善[62]。此外，这项研究还表明，100 天截肢率也没有显著性改变[60]。虽然 VEGF - PVD 试验发现 54 名患者的 VEGF 载体注射处的下游外周血管的供养具有统计学上的明显改善（$P = 0.02$），但在 ABPI、截肢率或再狭窄率方面则无统计学差异。与上述研究一致，这项研究支持 VEGF 和主要截肢率、溃疡愈合、静息痛的解除或 ABPI 测量之间缺乏相关性的结论。

成纤维细胞生长因子（FGF）

Ⅰ期临床试验

直到 2002 年，VEGF 占据了基因治疗 PAD 领域的主导地位。Comerota 等首次发表了包括 51 例患者的经 FGF - I 治疗 CLI 的系列研究[63]。编码 FGF 的裸 DNA 通过肌内注射入体内，剂量范围为 0.5～16 mg，随访时间为 24 周。疼痛评分在 8、12 和 24 周的随访中显著减少（$P = 0.001$）。经皮血氧测量指数——一个显示组织愈合的替代指标，在 3 个月内改善，其中在第 8 周（$P = 0.035$）和第 12 周（$P = 0.0012$）显著上升，但在第 24 周随访结束时并没有进行最后的测量。ABPI 在群体间未发现明显差异，患者的溃疡也没有完全愈合。

Ⅱ期临床试验

在针对动脉病和非愈合溃疡的下肢缺血的血管新生治疗研究中（TALISMAN）[64]，125 例患者随机接受裸 DNA 编码治疗（16 mg，肌内注射）或服用安慰剂。FGF 组患者的完全截肢风险［风险比（*HR*）= 0.498，$P = 0.015$］和主要截肢风险（$HR = 0.371$，$P = 0.015$）显著降低。两组具有相似的溃疡愈合率（19.6% *vs.* 14.3%，FGF 组 *vs.* 安慰剂组，$P = 0.514$）。治疗组和对照组之间的 ABPI 值或疼痛程度指数没有显著差异。

Ⅲ期临床试验

2011 年，第一个也是唯一一个关于动脉病新生血管治疗的随机国际临床研究（TAMARIS）——Ⅲ期临床试验发表了其试验结果[65]。这项包含 525 例患者的安慰剂对照随机临床试验评估了裸 DNA 编码的 FGF 治疗（16mg 肌内注射，间隔 2 周，4 个疗程）对截肢生存率的影响。在 36 个月的随访中，组间的主要截肢率和（或）死亡率并没有显著差异。

肝细胞生长因子（HGF）

Ⅰ期临床试验

2004 年，Morishita 等首次研究了将 HGF 作为一种可能的治疗方案对于 6 名 CLI 患者的作用[66]。2 mg HGF 通过质粒载体经肌内注射入人体，4 周后再重复一次。在 4 周后第二次注射时，ABPI 值从基线（0.426 ± 0.046）显著增加至 0.626 ± 0.071，然后在第 8 周又降至 0.596 ± 0.046（$P = 0.036$）。经皮氧含量在 12 周内显著增加（21.7 ± 4.5 上升至 31.2 ± 6.4）；11 例溃疡中，2 例完全愈合，8 例改善，这也验证了经皮血氧水平升高的发现。静息痛水平也相应降低。

Ⅱ期临床试验

2008 年，Powell 等在一个双盲安慰剂对照研究（HGF－STAT）中，将104例CLI患者随机分组，分别经肌内注射接受安慰剂，低剂量组在第0、14和28天分别接受0.4 mg HGF，中剂量组在第0和28天分别接受4 mg，高剂量组在第0、14和28天分别接受4 mg[67]。随访时间为12个月。在6个月时，高剂量组的经皮血氧含量显著增加，但ABPI、疼痛、溃疡愈合并没有得到改善，主要截肢率也没有下降。

一个多中心随机双盲安慰剂对照的临床试验（HGF－CLI）应用HGF来评估无溃疡患者的静息痛改善情况和有溃疡患者的溃疡减小情况[68]。对40例患者的研究结果表明，与安慰剂组（30.8%）相比，HGF治疗组有70.4%的患者静息痛得到显著改善（$P=0.014$），并且其溃疡大小也得到显著改善（HGF组与安慰剂组为100% *vs.* 40%，$P=0.018$）。除此之外，还观察到了治疗组生活质量的提高，但是两组之间的ABPI值和截肢率方面没有明显差异。

缺氧诱导因子－1α（HIF－1α）

Ⅰ期临床试验

2007年，Rajagopalan等首次报道了利用HIF－1α进行的Ⅰ期临床研究[6][9]。这是一个对34例终末期CLI患者通过肌内注射进行腺病毒转染的试验。该研究在6个月和12个月后行MRA检查，但未发现ABPI或血流在治疗后产生任何差异。该研究发现了临床上的显著差异但无统计学意义的结果：疼痛减少（在第6个月，32例中有12例，在第12个月增加至14例）和溃疡愈合（在第6个月，18例中有3例，在第12个月时增加至5例）。

Ⅱ期临床试验

唯一评估HIF－1α的Ⅱ期临床试验（WALK试验）发表于2011年，其在间歇性跛行患者中评估了该基因的安全性和有效性[70]。试验将289例患者随机分为4组，在每位患者的两条腿上各肌内注射一定量药物或安慰剂：试验组分别接受3种剂量的HIF－1α（2×10^{9}、2×10^{10}、2×10^{11}病毒颗粒），对照组接受安慰剂20单位。随访时间为1年。主要试验终点—高峰行走时间在安慰剂组提高了0.82 min，在3个剂量的试验组分别提高了0.82 min、0.28 min和0.78 min，所以未发现统计学差异。而且，跛行发病时间、ABPI和生活质量评估在各组间也无显著差异。

内皮细胞发育调节基因－1（Del－1）

尚没有Ⅰ期试验研究评估Del－1基因的安全性和有效性。

Ⅱ期临床试验

这项研究是第一个评估Del－1基因对于中度至重度外周动脉疾病（DELTA－1）患者治疗效果的研究[71]。105例患者随机肌内注射安慰剂或42 mg Del－1。这项研究显示，对于高峰行走时间、ABPI和生活质量，Del－1治疗组显示了明显的临床获益，但与对照组相比，无明显的统计学差异。

小结

在有关基因治疗用于外周血管疾病的多个Ⅱ期试验和一个Ⅲ期临床试验中，除了关于FGF的研究，其他结果基本上都是令人失望的。Ⅰ期和Ⅱ期试验的试验终点不同，由于一些Ⅱ期试验纳入了间歇性跛行患者，而Ⅰ期研究往往纳入的是严重肢体缺血患者。基因治疗方法的多样性、运送载体的方式不同和不同的临床结果，使其难以在试验之间进行比较。然而，在2008年的一个有关PAD基因治疗的meta

分析中，Ghosh 等汇总了 5 个研究的数据[72]。在高峰步行时间、治疗 90 和 180 天后的跛行发生时间，以及 90 天后 ABPI 的变化上，并没有发现显著的统计学差异。研究认为，安慰剂的反应可能掩盖了基因治疗的积极效果，而且在纳入跛行患者的临床试验中其有完备的记录证明。

目前，与血管生成的激活相关的并发症理论上有肿瘤、视网膜新生血管（尤其是糖尿病患者）、出血风险、炎症反应和水肿[49]。在Ⅰ至Ⅲ期临床试验应用的安全性分析研究表明，最普遍的、共同的副作用是外周水肿，但药物的治疗效果很好。目前在上述试验的安全性分析研究中，尚未发现有证据说明上述治疗方案与肿瘤发生的增加、任何非目标部位（包括视网膜）的血管增生和出血有关，但目前的随访也不过才 3 年。

未来的研究很可能将着眼于以基因和细胞为基础的联合治疗。

基于细胞的疗法

血管生成是指血管由循环内皮祖细胞（EPC）和血管祖细胞分化形成。人体血液已被证明含有内皮祖细胞，其可在局部缺血的组织部位分化为具有一定作用的内皮细胞。

内皮祖细胞主要来源于骨髓。目前关于细胞疗法的研究既会使用自体骨髓，也会应用外周血单个核细胞进行。临床前研究表明，向缺血肢体植入骨髓来源的单个核细胞会导致侧支血管形成和血管生长因子浓度的增加。

临床

应用细胞移植进行血管新生治疗（TACT）的研究首次评估了来源于髂嵴骨髓的单个核细胞在治疗中可能起到的作用[73]。在预试验中，将骨髓细胞注入 25 个单侧肢体缺血患者的一侧腓肠肌内，对侧肢体相同部位注入盐水。在第 4 周和第 24 周，ABPI、经皮氧分压明显上升，静息痛明显改善，旁路血管的形成也很明显。同组随后随机分配 20 例患者接受骨髓或外周血单个核细胞的移植。总体而言，在第 4 周和第 24 周，这些接受了骨髓单个核细胞移植的患者在 ABPI、无痛步行时间、静息痛、经皮氧分压和侧支形成方面都得到了相应的升高或改善。然而，值得注意的是有 1/3 的患者没有效果。

粒细胞巨噬细胞集落刺激因子预处理

粒细胞集落刺激因子（G-CSF）可以动员干细胞从骨髓移动到循环系统。临床前模型表明，G-CSF 对于外周循环的侧支动脉的形成具有积极意义。G-CSF 还可以增加冠状动脉疾病患者的侧支流动指数。在一项包括 39 例 PAD 患者的随机试验中，结果显示 GM-CSF 与症状的改善、ABPI 和经皮血氧分压的提高有关[74]。在动脉生成激活试验（START）中，在安慰剂对照组对比下，GM-CSF 经皮下注射入 40 例间歇性跛行患者体内[75]。在第 14 天，无论是安慰剂组还是治疗组，都显示步行距离显著增加，但在行走时间的变化上两组间无显著差异。在 2007 年，Huang 等在纳入 28 例已接受 G-CSF 的 CLI 患者的研究中评估了外周血单个核细胞（PBMNCs）自体同源移植的安全性、有效性和可行性[76]。随机分配到试验组的患者连续 5 天皮下注射重组人 G-CSF，以动员祖细胞，然后其外周血单个核细胞（PBMNCs）被收集并肌内注射入缺血肢体。在第 3 个月，接受 G-CSF 和 PBMNC 的患者出现下肢疼痛减轻、溃疡愈合，并且 G-CSF PBMNC 组下肢血流灌注（$P<0.001$）和 ABPI（$P<0.001$）也明显改善。进一步的工作是确定是否如预试验提示的那样，G-CSF 激活动

员自体骨髓单核细胞移植治疗是有价值的。

小结

2009 年，De Haro 等汇集了包括细胞治疗和基因治疗方面的 6 个研究数据[77]。分析了共 543 例患者的资料后发现，试验组的临床改善（定义为高峰步行时间、静息痛解除、溃疡愈合和保肢）显著高于安慰剂组患者［比值比（*OR*）= 1.437；95%*CI* 为 1.03～2.00，*P* = 0.033)］。将患者分为跛行组和 CLI 组时，可以看出临床获益在跛行治疗方面并不明显（*P* = 0.16)，但在 CLI 治疗方面较为明显（*OR* = 2.20，95% CI 为 1.01～ 4.79，*P* = 0.046；图 21.5)。因此，可以得出的结论是 CLI 患者接受基因或细胞治疗后，临床症状上的改善会很明显。

防止内膜增生

新生内膜增生的发展限制了开放手术或腔内血管血运重建的中期和长期疗效。20%的静脉移植将在术后 1～18 个月内堵塞，主要是由于内膜增生[78]。伴随血管成形术而来的问题是，髂动脉的 4 年主要通畅率是 90%，股浅动脉是 53%[79]。

内膜增生是对损伤的一种异常反应，内皮损伤导致组织因子释放、血小板和单核细胞活化、炎症反应持续进行并造成粘连，其中还包括基质金属蛋白酶的激活[80]。血管平滑肌细胞（VSMC）——内膜增生的主要细胞类型，其增殖并从中层向内层迁移[80]。为了迁移，血管平滑肌细胞从收缩性表型变成增殖性表型[81-82]。丝裂原活化蛋白激酶在这个过程中发挥重要作用，尤其是细胞外调节激酶（ERK）1/2，它参与了有丝分裂原活化蛋白激酶级联反应的最后一步。这是激活血管平滑肌细胞增殖最必要的信号，并且此信号由血小板衍生的生长因子（PDGF）等有丝分裂因子激活[83]。

基因疗法可能在通过针对平滑肌迁移、增殖和凋亡抑制这一过程中发挥作用。潜在的基因治疗可以应用于体外来源的静脉移植，这将在下面讨论。同样，从支架递送的基因治疗已经在一些通过使用抗体结合基因载体的研究中完成，或者还可以通过各种支架表面制剂以令其与载体结合并随后释放的方式完成。

静脉移植物

迄今为止，凡是涉及基因治疗的研究都包含临床前研究，比如人类静脉的体外研究或者在动物模型上的研究。涉及一氧化氮合成酶[85]或 P53[86]的腺病毒基因转染研究已经证实，基质金属蛋白酶组织抑制剂可以减少新内膜的形成[84]。

	各研究的统计学情况				
	比值比	下限	上限	Z值	P值
MAKINEN K	1,103	0,243	5,017	0,127	0,899
TACT	2,821	0,143	6,961	2,250	0,024
	2,205	0,015	4,790	1,998	0,048

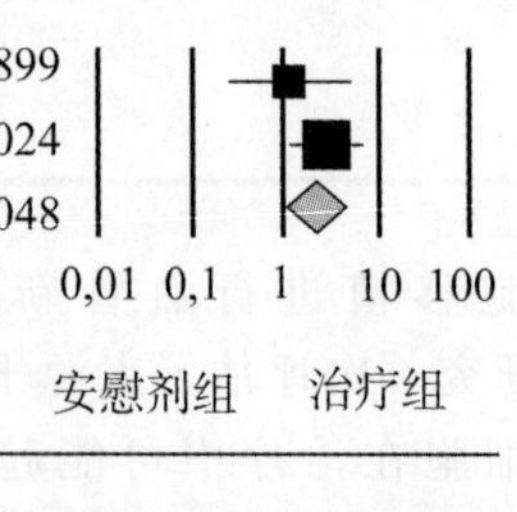

比值比和95%可信区间

0,01 0,1 1 10 100

安慰剂组 治疗组

图 21.5 关于 CLI 患者和基因/细胞治疗益处的 meta 分析。摘自：De Haro J，Acin F，Lopez - Quintana A et al. Meta - analysis of randomised，controlled clinical trials in angiogenesis：gene and cell therapy in peripheral arterial disease. Heart Vessels 2009；24：321 - 8. With permission from Springer.

到目前为止，旨在提高静脉移植物内基因表达的临床研究尚为空白，但已经出现了使用合成寡核苷酸基因抑制剂的一系列Ⅰ～Ⅲ期临床试验，这将在下文中进行讨论。EF-2 是一类可以导致若干细胞周期基因上调的转录因子。在兔模型中通过 E2F 寡脱氧核苷酸诱物 edifoligide 抑制作用可以显著降低内膜增生的形成。

Edifoligide 和体外静脉移植物工程经转项目（PREVENT）试验

基因抑制策略有一些好处在于这种小的、合成的寡核苷酸很容易传递，而不需要特定的载体。

在 PREVENT 的Ⅰ期研究中，41 例接受过下肢搭桥的患者随机分配接受 E2F 寡核苷酸诱物治疗或注射生理盐水[87]。E2F 诱物由体外压力介导转染运送，这样不会造成静脉扩张。这种治疗被认为是可行的、安全的。平均转染效率高（89%），并伴随着细胞周期基因表达和 DNA 复制的抑制作用。虽然临床结果不是最终结果，但 E2F 诱物治疗组的移植物闭塞、调整或临界狭窄事件都较对照组少。

在Ⅱ期 PREVENT 研究中，200 例接受过 CABG 手术的患者随机接受体外来源的 E2F 诱物或生理盐水[88]。目前还没有不良事件或并发症发生，并且 E2F 组较其他组的临界狭窄事件显著减少了 30%。

在外源 E2F 诱物多中心双盲安慰剂对照的Ⅲ期试验中，1404 例 CLI 患者被随机分组[89]。主要试验终点是 1 年内的移植失败。在首要试验终点和次要试验终点（抑制物通畅或保肢）之间并没有观察到显著差异。一个非临床的显著改善是二次移植通畅率的提高。

PREVENT Ⅳ 试验将 3014 例接受过 CABG 手术的患者随机接受外源 E2F 诱物[90]。在 1 年后的主要试验结果或临界狭窄方面未发现显著的不同。

基因洗脱支架

在动物模型中的一些基因已经显示，其可以减少支架内狭窄的能力。它们包括血管内皮生长因子、诱导型一氧化氮合成酶和基质金属蛋白酶组织抑制剂。

临床试验

基于支架的基因治疗具有防止新内膜增生，而且保留内皮完整性的潜力。然而，迄今为止仅有两个通过输液灌注导管运送 VEGF 的Ⅰ期临床研究。目前还没有关于在冠状动脉或外周动脉疾病患者身上应用基因洗脱支架的研究[91]。

小结

目前虽然一些新的降胆固醇和抗血小板药物正在研究中，但许多新药尚未在 PAD 患者人群中进行专门的研究。我们期待这些正在进行的试验得出结果，期待这些新疗法能给高危患者人群的治疗带来光明的未来。

令人鼓舞的是，新的策略和疗法正在用于治疗 CLI 患者。但是，在基因治疗或祖细胞治疗这个新领域，仍然有许多问题需要确定，如最佳剂量的确定、递送方式的选择、单个应用还是联合治疗策略的选择。在适合进行血流重建的患者身上进行基因或祖细胞治疗也是可能的，这样可以改善疗效的持久性和通畅率。需要进一步研究确定的是，以基因和细胞为基础的治疗对于 PAD 的治疗是否为一种可行的治疗选择。

要点

- 低 HDL 胆固醇水平与心血管事件的风险增加有关。目前正在进行的研究试图确定，提高已经进行有效他汀类药物治疗的患者的 HDL 胆固醇水平是否会带来临床获益。
- 新颖的抗血小板疗法可能在高危 PAD 患者的治疗中起到减少心血管和血栓事件的作用。然而，除了 vorapaxar，其他药物尚未在 PAD 患者人群中进行研究。
- 基因和祖细胞治疗领域中需要进一步研究解决的突出问题是这些治疗是否可以被视为一种治疗 PAD 的可行选择。
- 需要进一步研究以确定基因治疗是否在抑制新内膜增生的发展中起作用。

参考文献

1. Gordon DJ, Probstfield JL, Garrison RJ, et al. High-density lipoprotein cholesterol and cardiovascular disease: four prospective American studies. Circulation 1989;79:8–15.
2. Hanniman EA, Sinal CJ. Nuclear receptors: novel therapeutic targets for the treatment and prevention of atherosclerosis. Drug Discovery Today: Therapeutic Strategies 2004;1:155–61.
3. Navab M, Reddy ST, Van Lenten BJ, et al. HDL and cardiovascular disease: atherogenic and atheroprotective mechanisms. Nat Rev Cardiol 2011;8:222–32.
4. Onat A, Hergenc G. Low-grade inflammation, and dysfunction of high-density lipoprotein and its apolipoproteins as a major driver of cardiometabolic risk. Metab Clin Exp 2011;60:499–512.
5. Barter PJ, Caulfield M, Eriksson M, et al. Effects of Torcetrapib in patients at high risk for coronary events. N Engl J Med 2007;357:2109–22.
6. Niesor EJ. Different effects of compounds decreasing cholesteryl ester transfer protein activity on lipoprotein metabolism. Curr Opin Lipidol 2011;22:288–95.
7. Cannon CP, Shah S, Dansky HM, et al. Safety of Anacetrapib in patients with or at high risk for coronary heart disease. N Engl J Med 2010;363:2406–15.
8. Clinical Trial Service Unit (Oxford University). Randomised evaluation of the effects of anacetrapib through lipid modification (REVEAL). Available at http://www.ctsu.ox.ac.uk/reveal/index.htm; [accessed 26.02.12].
9. Canner PL, Berge KG, Wenger NK, et al. Fifteen year mortality in Coronary Drug Project patients: long-term benefit with niacin. J Am Coll Cardiol 1986;8:1245–55.
10. University of Oxford Clinical Trial Service Unit. Treatment of HDL to Reduce the Incidence of Vascular Events (HPS2 THRIVE). Available at http://www.thrivestudy.org; [accessed 26.02.12].
11. The AIM-HIGH Investigators. Niacin in patients with low HDL cholesterol levels receiving intensive statin therapy. N Engl J Med 2011;365:2255–67.
12. Sherman CB, Peterson SJ, Frishman WH. Apolipoprotein A-I mimetic peptides: a potential new therapy for the prevention of atherosclerosis. Cardiol Rev 2010;18:141–7.
13. Bloedon LT, Dunbar R, Duffy D. Safety, pharmacokinetics, and pharmacodynamics of oral apoA-I mimetic peptide D-4F in high-risk cardiovascular patients. J Lipid Res 2008;49:1344–52.
14. Rosenson RS. Phospholipase A2 inhibition and atherosclerotic vascular disease: prospects for targeting secretory and lipoprotein-associated phospholipase A2 enzymes. Curr Opin Lipidol 2010;21: 473–80.
15. Garcia-Garcia HM, Serruys PW. Phospholipase A2 inhibitors. Curr Opin Lipidol 2009;20:327–32.
16. Rosenson RS, Hislop C, McConnell D, et al. Effects of 1-H-indole-3-glyoxamide (A-002) on concentration of secretory phospholipase A2 (PLASMA study): a phase II double-blind, randomised, placebo controlled trial. Lancet 2009;373:649–58.
17. Rosenson RS, Elliott M, Stasiv Y, et al. Randomized trial of an inhibitor of secretory phospholipase A_2 on atherogenic lipoprotein subclasses in statin-treated patients with coronary heart disease. Eur Heart J 2011;32:999–1005.
18. ClincialTrials.gov. VISTA-16 Trial: evaluation of safety and efficacy of short-term A-002 treatment in subjects with acute coronary syndrome. Available at http://clinicaltrials.gov/ct2/show/NCT01130246; [accessed 26.02.12].
19. Mohler ER, Ballantyne CM, Davidson MH, et al. The effect of Darapladib on plasma lipoprotein-associated phospholipase A2 activity and cardiovascular biomarkers in patients with stable coronary heart disease or coronary heart disease risk equivalent. J Am Coll Cardiol 2008;51: 1632–41.
20. Serruys PW, García-García HM, Buszman P, et al. Effects of the direct lipoprotein-associated phospholipase A_2 inhibitor darapladib on human coronary atherosclerotic plaque. Circulation 2008;118:1172–82.
21. ClinicalTrials.gov. The stabilization of atherosclerotic plaque by initiation of Darapladib therapy trial

(STABILITY). Available at http://clinical trials.gov/ct2/show/NCT00799903; [accessed 26.02.12].

22. ClinicalTrials.gov. The stabilization of plaques using Darapladib – thrombolysis in myocardial infarction 52 trial (SOLID-TIMI 52). Available at http://clinicaltrials.gov/ct2/show/NCT01000727; [accessed 26.02.12].

23. De Labriolle A, Doazan JP, Lemesle G, et al. Genotypic and phenotypic assessment of platelet function and response to P2Y12 antagonists. Curr Cardiol Rep 2011;13:439–50.

24. Leonardi S, Tricoci P, Becker C. Thrombin receptor antagonists for the treatment of atherothrombosis: therapeutic potential of vorapaxar and E-555 (Review). Drugs 2010;70:1771–83.

25. Becker RC, Moliterno DJ, Jennings LK, et al. Safety and tolerability of SCH 530348 in patients undergoing non-urgent percutaneous coronary intervention: a randomized, double-blind, placebo-controlled phase II study. Lancet 2009;373:919–28.

26. Goto S, Ogawa H, Takeuchi M, et al. Double-blind, placebo-controlled Phase II studies of the protease-activated receptor 1 antagonist E5555 (atopaxar) in Japanese patients with acute coronary syndrome or high-risk coronary artery disease. Eur Heart J 2010;31:2601–13.

27. Tricoci P, Huang Z, Held C, et al. Thrombin receptor antagonist Vorapaxar in acute coronary syndromes. N Engl J Med 2012;366:20–33.

28. Morrow DA, Braunwald E, Bonaca MP, et al. Vorapaxar in the secondary prevention of atherothrombotic events. N Engl J Med 2012;366(15):1404–13.

29. Oliphant CS, Doby JB, Blade CL, et al. Emerging P2Y12 receptor antagonists: role in coronary artery disease. Curr Vasc Pharmacol 2010;8:93–101.

30. Montalescot G, Wiviott SD, Braunwald E, et al. Prasugrel compared with clopidogrel in patients undergoing percutaneous coronary intervention for ST-elevation myocardial infarction (TRITON-TIMI 38): double-blind, randomised controlled trial. Lancet 2009;373:723–31.

31. Becker RC, Bassand JP, Budaj A, et al. Bleeding complications with the P2Y12 receptor antagonists clopidogrel and ticagrelor in the PLATelet inhibition and patient Outcomes (PLATO) trial. Eur Heart J 2011;32:2933–44.

32. Angiolillo DJ, Firstenberg MS, Price MJ, et al. Bridging antiplatelet therapy with cangrelor in patients undergoing cardiac surgery. A randomized controlled trial. JAMA 2012;307:265–74.

33. Fabre JE, Gurney ME. Limitations of current therapies to prevent thrombosis: a need for novel strategies. Mol Biosyst 2010;6:305–15.

34. Singh J, Zellert W, Zhou N, et al. Antagonists of the EP3 receptor for prostaglandin E2 are novel antiplatelet agents that do not prolong bleeding. ACS Chem Biol 2009;4:115–26.

35. Carmeliet P. Angiogenesis in health and disease. Nat Med 2003;9:653–60.

36. Helisch A, Schaper W. Angiogenesis and arteriogenesis – not yet for prescription. Z Kardiol 2000;89:239–44.

37. Dvorak HF, Brown LF, Detmar M, et al. Vascular permeability factor/vascular endothelial growth factor, microvascular hyperpermeability, and angiogenesis. Am J Pathol 1995;146:1029–39.

38. Markkanen JE, Rissanen TT, Kivela A, et al. Growth factor-induced therapeutic angiogenesis and arteriogenesis in the heart – gene therapy. Cardiovasc Res 2005;65:656–64.

39. Latham AM, Molina-Paris C, Homer-Vanniasinkam S, et al. An integrative model for vascular endothelial growth factor A as a tumour biomarker. Integr Biol 2010;2:397–407.

40. Murakami M, Simons M. Fibroblast growth factor regulation of neovascularisation. Curr Opin Hematol 2008;15:215–20.

41. Baffour R, Berman J, Garb JL, et al. Enhanced angiogenesis and growth of collaterals by in vivo administration of recombinant basic fibroblast growth factor in a rabbit model of acute lower limb ischaemia: dose–response effect of basic fibroblast growth factor. J Vasc Surg 1992;16:181–91.

42. Hirota K, Semenza GL. Regulation of angiogenesis by hypoxia-inducible factor 1. Crit Rev Oncol Hematol 2006;59:15–26.

43. Galimi F, Brizzi MF, Comoglio PM. The hepatocyte growth factor and its receptor. Stem Cells 1993;11:22–30.

44. Penta K, Varner JA, Liaw L, et al. Del1 induces integrin signaling and angiogenesis by ligation of alphaVbeta3. J Biol Chem 1999;274:11101–9.

45. Ho HK, Jang JJ, Kaji S, et al. Developmental endothelial locus 1 (Del-1), a novel angiogenic protein: its role in ischemia. Circulation 2004;109:1314–9.

46. Rissanen TT, Ylä-Herttuala S. Current status of cardiovascular gene therapy. Mol Ther 2007;15:1233–47.

47. Kastrup J, Jorgensen E, Ruck A, et al. Direct intramyocardial plasmid vascular endothelial growth factor-A165 gene therapy in patients with stable sever angina pectoris. A randomised double-blind placebo-controlled study: the Euroinject One trial. J Am Coll Cardiol 2005;45:982–8.

48. Gaffney MM, Hynes SO, Barry F, et al. Cardiovascular gene therapy: current status and therapeutic potential. Br J Pharmacol 2007;152:175–88.

49. Yla-Herttuala S, Alitalo K. Gene transfer as a tool to induce therapeutic vascular growth. Nat Med 2003;9:694–701.

50. Varenne O, Pislaru S, Gillijns H, et al. Local adenovirus-mediated transfer of human endothelial nitric oxide synthase reduces luminal narrowing after coronary angioplasty in pigs. Circulation 1998;98:919–26.

51. Mughal NA, Russell DA, Ponnambalam S. Gene therapy in the treatment of peripheral arterial disease. Br J Surg 2012;99:6–15.

52. Mack CA, Magovern CJ, Budenbender KT, et al.

Salvage angiogenesis induced by adenovirus-mediated gene transfer of vascular endothelial growth factor protects against ischaemic vascular occlusion. J Vasc Surg 1998;27:699–709.

53. Van-Royen N, Piek JJ, Buschmann I, et al. Stimulation of arteriogenesis: a new concept for the treatment of arterial occlusive disease. Cardiovasc Res 2001;49:543–53.

54. Laitinen M, Zachary I, Breier G, et al. VEGF gene transfer reduces intimal thickening via increased production of nitric oxide in carotid arteries. Hum Gene Ther 1997;8:1737–44.

55. Isner JM, Pieczek A, Schainfeld R, et al. Clinical evidence of angiogenesis after arterial gene transfer of phVEGF165 in patient with ischaemic limb. Lancet 1996;348:370–4.

56. Shyu KG, Chang H, Wang BW, et al. Intramuscular endothelial growth factor gene therapy in patients with chronic critical leg ischemia. Am J Med 2003;114:85–92.

57. Baumgartner I, Pieczek A, Manor O, et al. Constitutive expression of phVEGF165 after intramuscular gene transfer promotes collateral vessel development in patients with critical limb ischaemia. Circulation 1998;97:1114–23.

58. Kim HJ, Jang SY, Park JI, et al. Vascular endothelial growth factor-induced angiogenic gene therapy in patients with peripheral artery disease. Exp Mol Med 2004;36:336–44.

59. Rajagopalan S, Trachtenberg J, Mohler E, et al. Phase I study of direct administration of a replication deficient adenovirus vector containing the vascular endothelial growth factor cDNA (CI-1023) to patients with claudication. Am J Cardiol 2002;90:512–6.

60. Mäkinen K, Manninen H, Hedman M, et al. Increased vascularity detected by digital subtraction angiography after VEGF gene transfer to human lower limb artery: a randomised, placebo-controlled double-blinded phase II study. Mol Ther 2002;6:127–33.

61. Rajagopalan S, Mohler III ER, Lederman RJ, et al. Regional angiogenesis with vascular endothelial growth factor in peripheral arterial disease: a phase II randomised, double-blind, controlled study of adenoviral delivery of vascular endothelial growth factor 121 in patients with disabling intermittent claudication. Circulation 2003;108:1933–8.

62. Kusumanto YH, van Weel V, Mulder NH, et al. Treatment with intramuscular vascular endothelial growth factor gene compared with placebo for patients with diabetes mellitus and critical limb ischaemia: a double-blind randomised trial. Hum Gene Ther 2006;17:683–91.

63. Comerota AJ, Throm RC, Miller KA. Naked plasmid DNA encoding fibroblast growth factor type 1 for the treatment of end-stage unreconstructible lower extremity ischaemia: preliminary results of a phase I trial. J Vasc Surg 2002;35: 930–6.

64. Nikol S, Baumgartner I, Van Belle E, et al. Therapeutic angiogenesis with intramuscular NV1FGF improves amputation-free survival in patients with critical limb ischaemia. Mol Ther 2008;16:972–8.

65. Belch J, Hiatt WR, Baumgartner I, et al. Effect of fibroblast growth factor NV1FGF on amputation and death: a randomised placebo-controlled trial of gene therapy in critical limb ischaemia. Lancet 2011;377:1929–37.

66. Morishita R, Aoki M, Hashiya N, et al. Safety evaluation of clinical gene therapy using hepatocyte growth factor to treat peripheral arterial disease. Hypertension 2004;44:203–9.

67. Powell RJ, Simons M, Mendelsohn FO, et al. Results of a double-blind, placebo-controlled study to assess the safety of intramuscular injection of hepatocyte growth factor plasmid to improve limb perfusion in patients with critical limb ischaemia. Circulation 2008;118:58–65.

68. Shigematsu H, Yasuda K, Iwai T, et al. Randomised, double-blind, placebo-controlled clinical trial of hepatocyte growth factor plasmid for critical limb ischaemia. Gene Ther 2010;17:1152–61.

69. Rajagopalan S, Olin J, Deitcher S, et al. Use of a consitutively hypoxia-inducible factor-1 alpha transgene as a therapeutic strategy in no-option critical limb ischaemia patients: phase I dose-escalation experience. Circulation 2007;115:1234–43.

70. Creager MA, Olin JW, Belch JJF, et al. Effect of hypoxia-inducible factor 1 alpha gene therapy on walking performance in patients with intermittent claudication. Circulation 2011;124:1765–73.

71. Grossman PM, Mendelsohn F, Henry TD, et al. Results from a phase II multicenter, double-blind placebo-controlled study of Del-1 (VLTS-589) for intermittent claudication in subjects with peripheral arterial disease. Am Heart J 2007;153:874–80.

72. Ghosh R, Walsh SR, Tang TY, et al. Gene therapy as a novel therapeutic option in the treatment of peripheral vascular disease: systematic review and meta-analysis. Int J Clin Pract 2008;62:1383–90.

73. Taiteishi-Yuyama E, Matsubara H, Murohara T, et al. Therapeutic angiogenesis for patients with limb ischaemia by autologous transplantation of bone marrow cells: a pilot study and a randomised controlled trial. Lancet 2002;360:427–435.

74. Arai M, Misao Y, Nagai H, et al. Granulocyte colony stimulating factor: a noninvasive regeneration therapy for treating atherosclerotic peripheral artery disease. Circ J 2006;70:1093–8.

75. Van Royen N, Schirmer SH, Ataserver B, et al. START trial. A pilot study on stimulation of arterogenesis using subcutaneous application of granulocyte macrophage colony stimulating factor as a new treatment for peripheral artery disease. Circulation 2005;112:1040–6.

76. Huang P, Li S, Han M, et al. Autologous transplantation of granulocyte colony stimulating factor-mobilised peripheral blood mononuclear cells improves critical limb ischaemia in diabetes.

Diabetes Care 2005;28:2155–60.

77. De Haro J, Acin F, Lopez-Quintana A, et al. Meta-analysis of randomised, controlled clinical trials in angiogenesis: gene and cell therapy in peripheral arterial disease. Heart Vessels 2009;24:321–8.

78. Mills JL. Mechanism of vein graft failure: the location, distribution and characteristics of lesions that predispose to graft failure. Semin Vasc Surg 1993;6:78–91.

79. Balzer JO, Thalhammer A, Khan V, et al. Angioplasty of the pelvic and femoral arteries in PAOD: results and review of the literature. Eur J Radiol 2010;75:48–56.

80. Varty K, Porter K, Bell PR, et al. Vein morphology and bypass graft stenosis. Br J Surg 1996;10:1375–79.

81. Macleod DC, Strauss BH, De Jong M, et al. Proliferation and extracellular matrix synthesis of smooth muscle cells cultured from human coronary atherosclerotic and restenotic lesions. J Am Coll Cardiol 1994;23:59–65.

82. Huang B, Dryer T, Heidt M, et al. Insulin and local growth factor PDGF induce intimal hyperplasia in bypass graft culture models of saphenous vein and internal mammary artery. Eur J Cardiothorac Surg 2002;21:1002–8.

83. Che W, Abe J, Yoshizumi M, et al. p160 Bcr mediates platelet derived growth factor activation of extracellular signal related kinase in vascular smooth muscle cells. Circulation 2001;104:1399–1406.

84. Akowuah EF, Gray C, Lawrie A, et al. Ultrasound-mediated delivery of TIMP-3 plasmid DNA into saphenous vein leads to increased lumen size in a porcine interposition graft model. Gene Ther 2005;12:1154–7.

85. Cooney R, Hynes SO, Sharif F, et al. Effect of gene delivery of NOS isoforms on intimal hyperplasia and endothelial regeneration after balloon injury. Gene Ther 2006;14:396–404.

86. Wan S, George SJ, Nicklin SA, et al. Overexpression of p53 increases lumen size and blocks neointima formation in porcine interposition vein grafts. Mol Ther 2004;9:689–98.

87. Mann MJ, Whitmore AD, Donaldson MC, et al. Ex vivo gene therapy of human bypass grafts with E2F decoy: the PREVENT single-centre, randomised, controlled trial. Lancet 1999;354(9189): 1493–8.

88. Grube E, Felderhoff T, Fitzgerald PJ, et al. Genetic manipulation of human coronary artery bypass grafts with E2F decoy (cgt003) reduces clinical graft failure – results of the randomized, controlled PREVENT II trial (abstract). Late Breaking Clinical Trials American Heart Association; 2001.

89. Conte MS, Bandyk DF, Clowes AW, et al., PREVENT III investigators. Results of PREVENT III: a multicentre, randomized controlled trial of edifoligide for the prevention of vein graft failure in lower limb extremity bypass surgery. J Vasc Surg 2006;43:742–51.

90. Alexander JH, Hafley G, Harrington RA, et al. Efficacy and safety of edifoligide, an E2F transcription factor decoy, for prevention of vein graft failure following coronary artery bypass graft surgery – PREVENT IV: a randomized controlled trial. JAMA 2005;294: 2446–54.

91. Attanasio S, Snell J. Therapeutic angiogenesis in the management of critical limb ischaemia: current concepts and review. Cardiol Rev 2009;17: 115–20.

彩　图

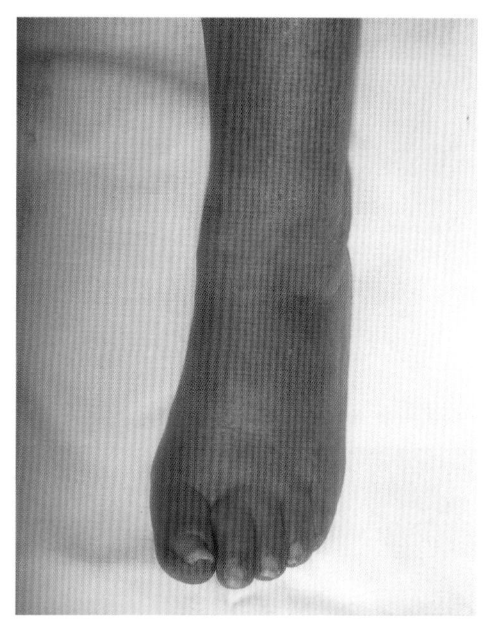

彩图 2.2　严重缺血时（危机肢体）引起侧支扩张以致足部出现夕阳红颜色。抬高足部则会出现苍白颜色（Buerger 或 Ratshow 试验阳性）

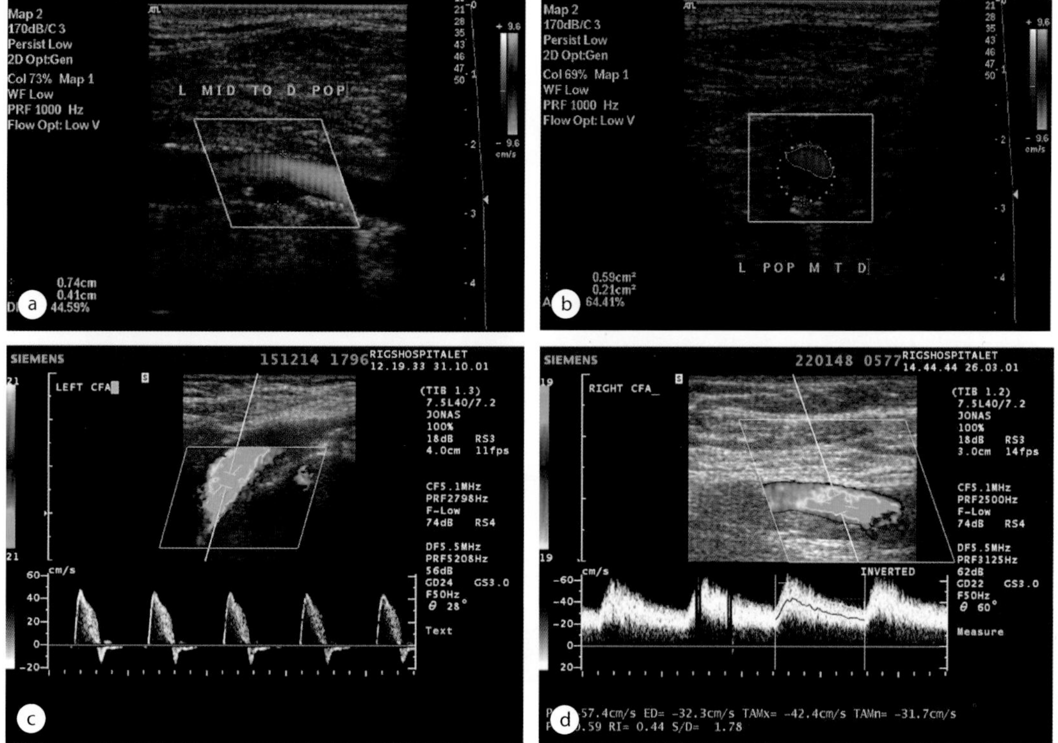

彩图 2.11　a. 纵向彩色多普勒显影左侧腘动脉中段至远段狭窄，直径减少 45%。b. 同一病变部位横断面显像直径减少 64%。c、d. 股总动脉多普勒波形显示近端狭窄（c）和远端狭窄（d）。注意三相波形中陡峭的加速阶段信号表示高阻力（c）。单相波形和减幅表示远端狭窄，此处狭窄导致压力下降合并阻力下降（d）

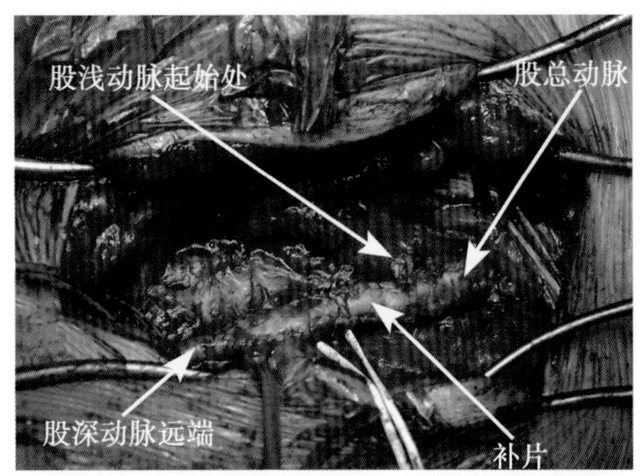

彩图 4.10 图示股总动脉和股深动脉内膜剥脱术，并用股浅动脉内膜剥脱术补片进行修复。这样就避免了人工移植物感染并保留了大隐静脉

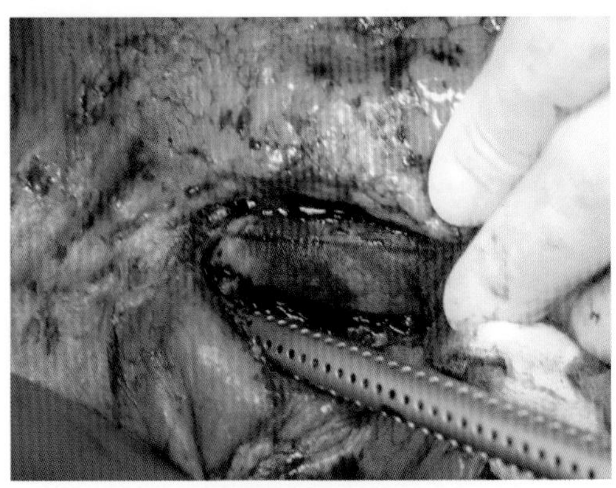

彩图 7.9 术中移植物血管与周围软组织分离，并被十二指肠分泌物染色

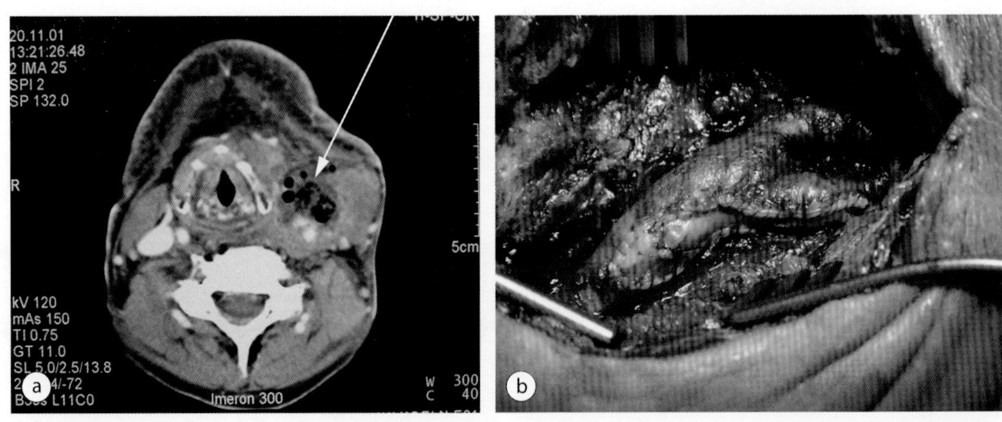

彩图 7.17 颈动脉内膜剥脱术＋补片成形术术后感染。a. CT 表现（箭头所示）；b. 术中静脉补片

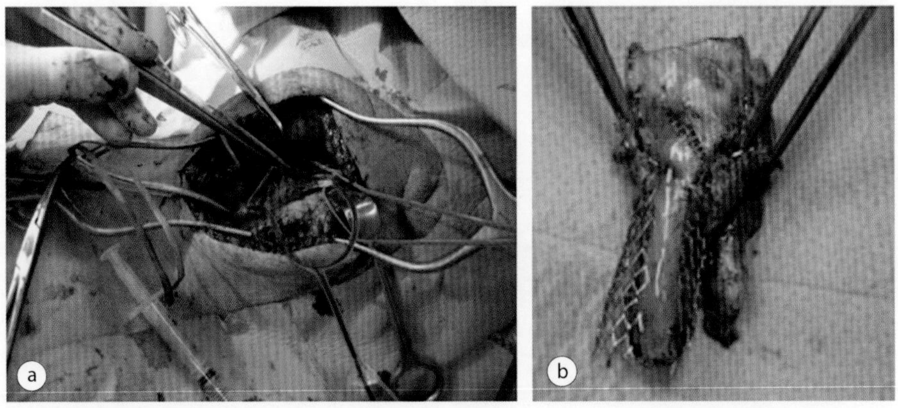

彩图 7.18 颈动脉腔内支架术后行颈动脉内膜剥脱术。a. 术中所见；b. 颈动脉内膜剥脱术后剥脱标本

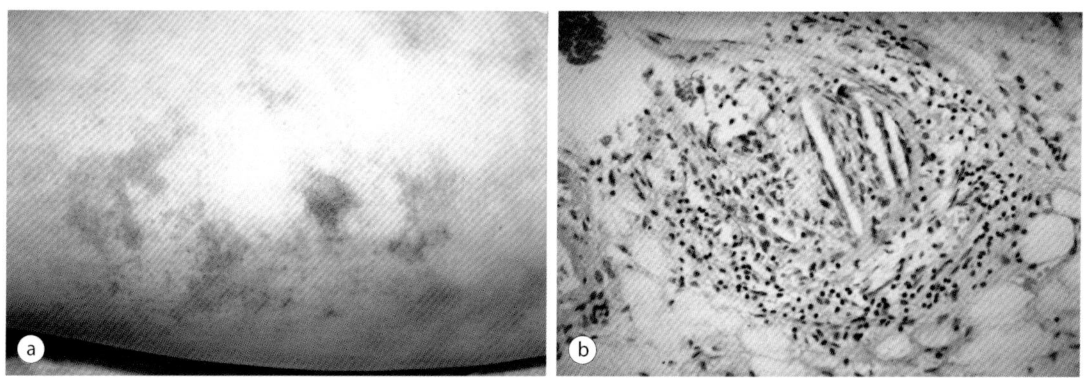

彩图 8.3 a. 网状青斑；b. 由胆固醇栓塞引起

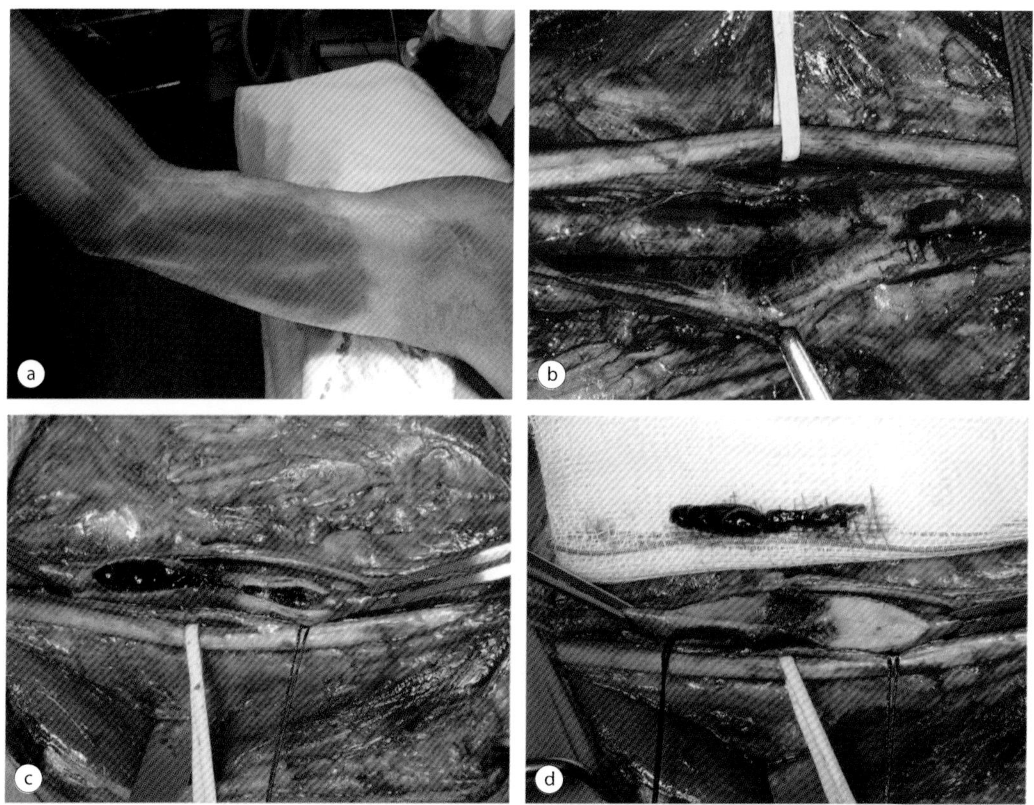

彩图 9.1 臂部钝挫伤（a）引起肱动脉挫伤（b），逐渐血栓栓塞（c），发现有潜在的内膜破坏（d）

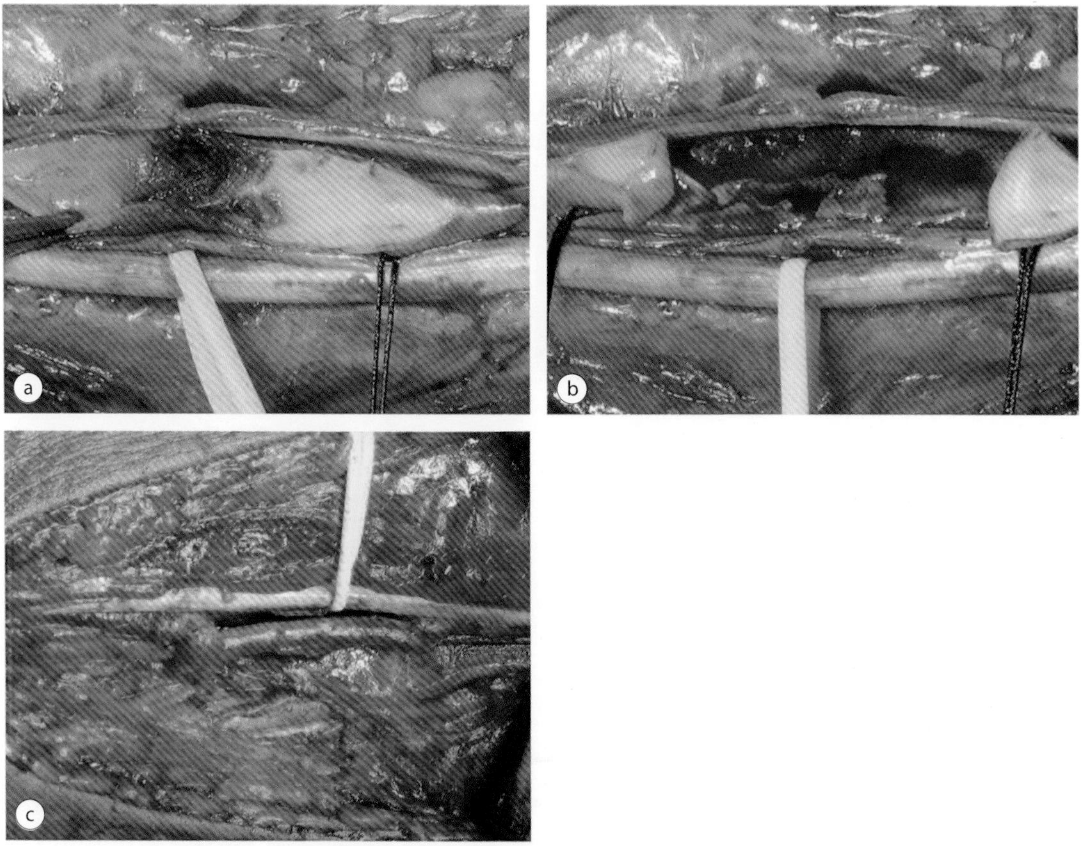

彩图 9.5　内膜钝挫伤（a）被切除（b）后，由静脉移植物替代（c）

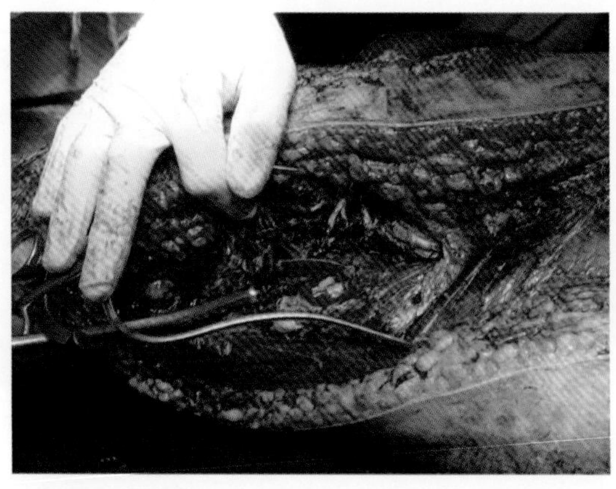

彩图 9.13　右股浅动脉临时分流在股骨外固定时保证了远端的灌注

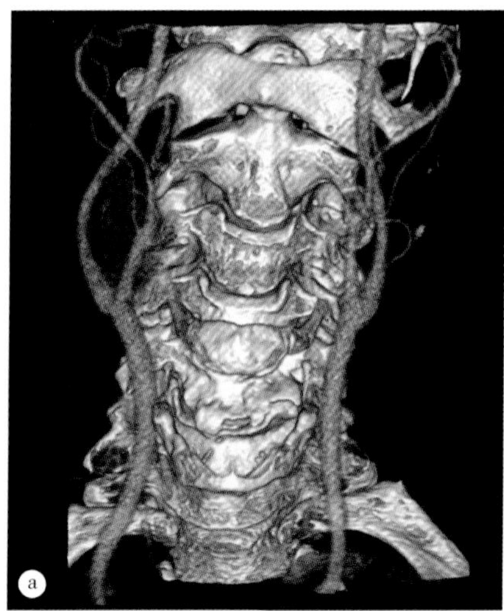

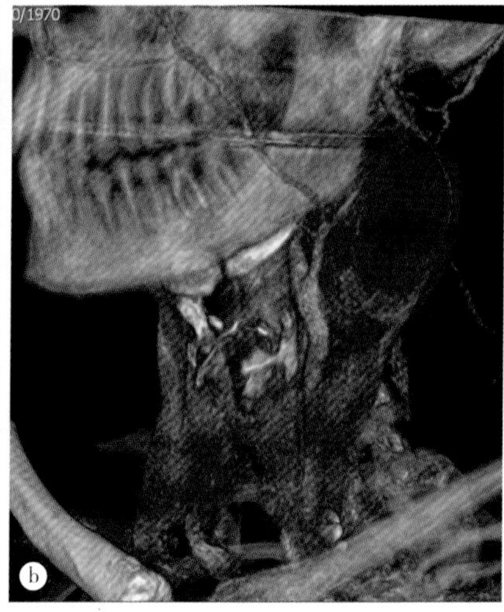

彩图 10.3 a. CTA 三维重建显示一例高位的右颈动脉体瘤，瘤体将颈动脉分叉部展开。除了提供有关瘤体大小和位置的信息外，这类影像还有助于排除双侧病变（发生率 5%）。可以看到瘤体的血供主要来自于颈外动脉的分支。b. 三维 CTA 所示为一个可疑的迷走神经副神经节瘤。需注意的是肿瘤并未将颈动脉分叉部展开，瘤体位置较高，位于颈内、外动脉之间，并从后方推移血管

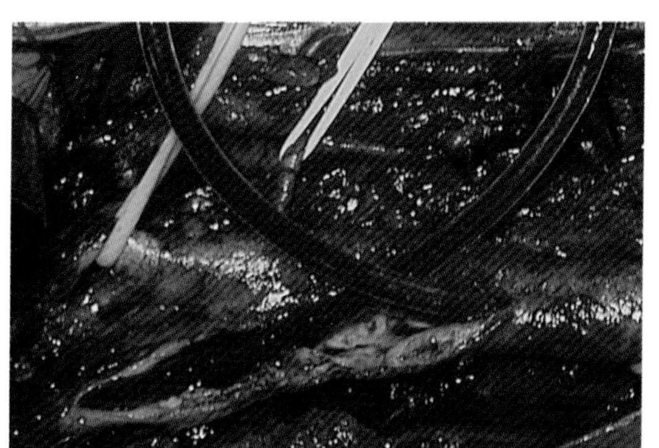

彩图 10.8 纵行切开颈动脉狭窄处，插入 Pruit - Inahara 转流管并充盈球囊固定位置

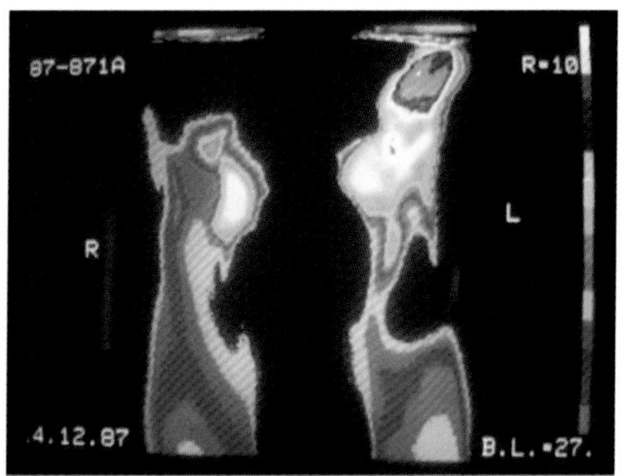

彩图 12.1 温度成像显示脚趾的雷诺现象

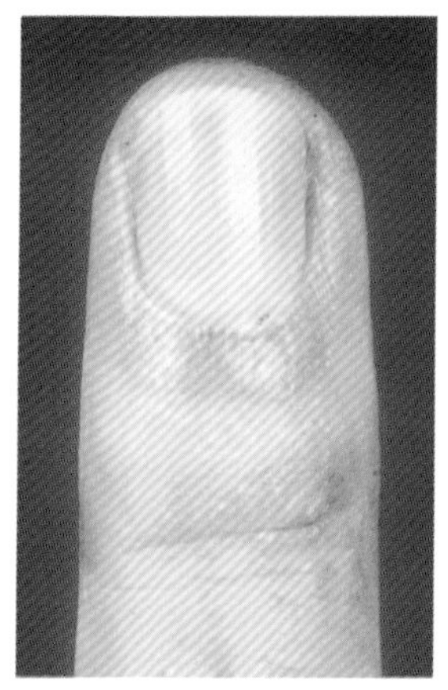

彩图 12.3 系统性硬化患者扩张的甲襞毛细血管

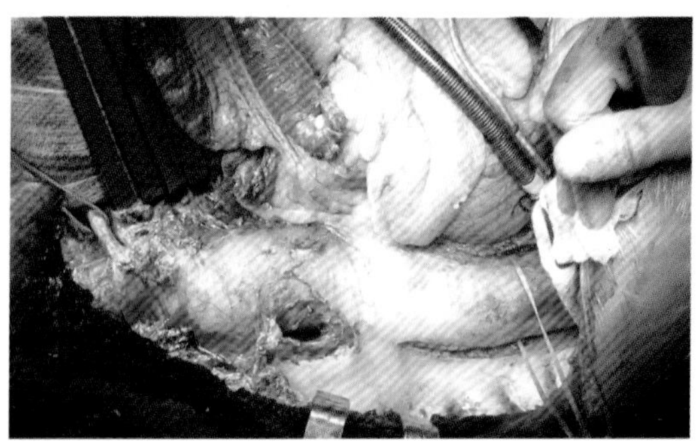

彩图 14.4 术中图片显示左侧胸腹联合切口暴露Ⅲ型胸腹主动脉瘤。这个病例的膈肌已被完全分离。左侧肾动脉被牵拉控制

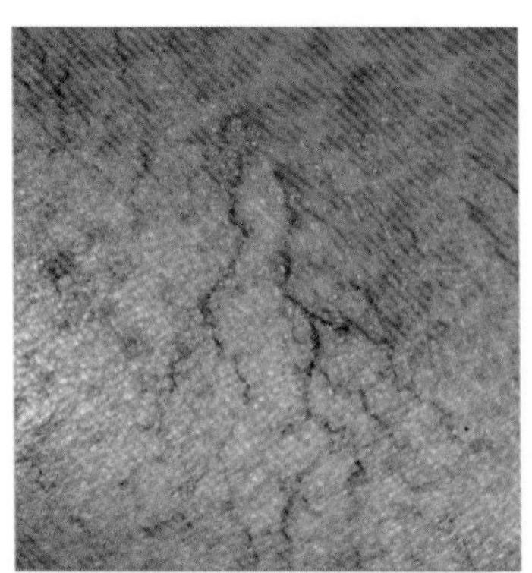

图 17.3 典型的网状及线状静脉

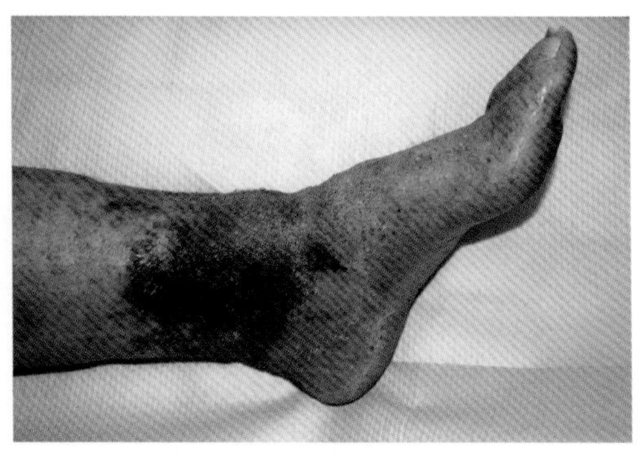

图 17.4 继发于慢性静脉高压的进展期皮肤改变

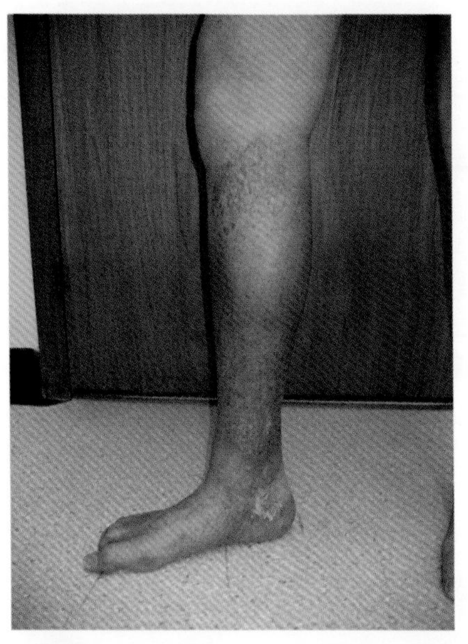

彩图 18.1 慢性静脉功能不全引发的色素沉着，以及严重的脂性硬皮病形成典型的“倒香槟酒瓶”形状

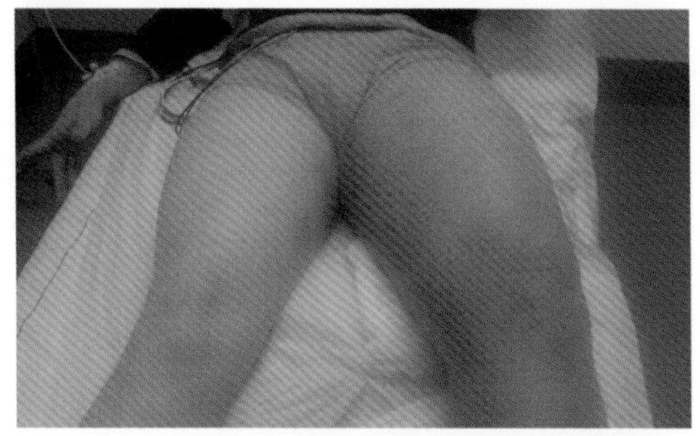

彩图 19.1 腿股青肿